AF229563

BIBLIOTHÈQUE NATIONALE
R. F.

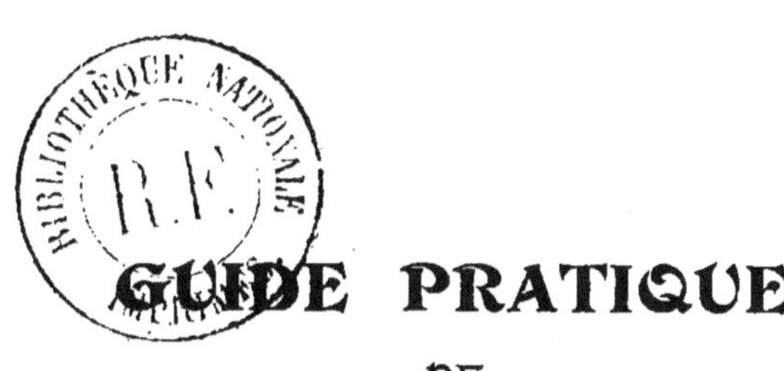

GUIDE PRATIQUE

DE

L'EXPERT CHIMISTE

EN DENRÉES ALIMENTAIRES

8° Tc⁵² 234

GUIDE PRATIQUE

DE

L'EXPERT CHIMISTE

EN DENRÉES ALIMENTAIRES

PAR

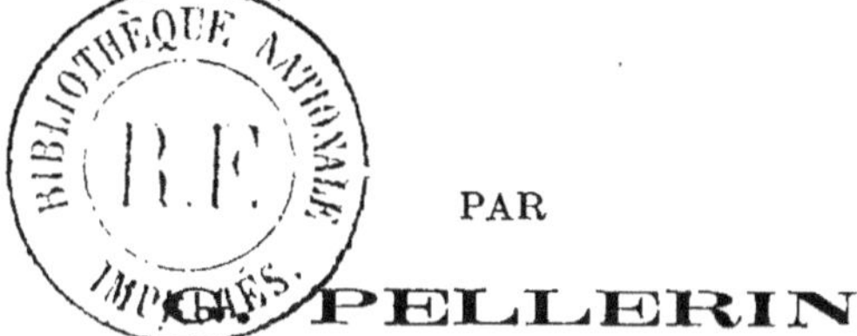

C. PELLERIN

PHARMACIEN-MAJOR DE L'ARMÉE

CHEF DU LABORATOIRE DE CHIMIE TECHNOLOGIQUE DE L'USINE D'ESSAIS
ALIMENTAIRES DU MINISTÈRE DE LA GUERRE
(Usine de Billancourt)

2e Edition

REVUE, AUGMENTÉE ET CORRIGÉE
MISE AU COURANT DE LA LOI DU 1er AOUT 1905
SUR LA RÉPRESSION DES FRAUDES DES MATIÈRES ALIMENTAIRES

PARIS

A. MALOINE

25-27, rue de l'Ecole-de-Médecine, 25-27

1910

TABLE DES MATIÈRES

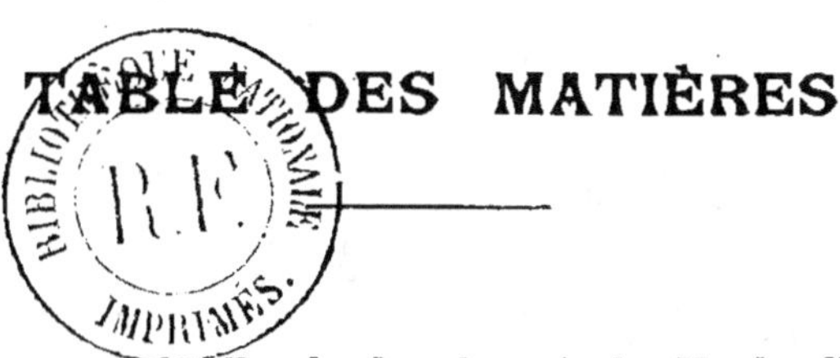

BIBLIOTHÈQUE NATIONALE — R. F. — IMPRIMÉS.

AVANT-PROPOS

Au moment de l'apparition de la première édition de cet ouvrage, la loi du 1er août 1905, relative à la répression des Fraudes alimentaires, était à peine ébauchée et rien ne pouvait faire prévoir l'importance que prendrait son exécution ; nous avions donc écrit notre *Guide* sur des données anciennes et générales, nous bornant à exposer les méthodes d'analyses consacrées par l'usage et la pratique du laboratoire ; nous faisions un résumé technique de ces méthodes pour permettre à tous ceux qui étaient appelés à donner leur avis sur la valeur d'une denrée alimentaire, de se prononcer après avoir conduit rationnellement leur analyse. Le succès de cette première édition nous a montré que nous n'avions pas fait œuvre inutile.

Aujourd'hui la nouvelle loi sur la répression des fraudes alimentaires a pris une importance considérable et est appliquée dans son ensemble ; il y avait donc un nouvel effort à tenter pour mettre notre travail au courant des dispositions légales nouvelles et présenter au chimiste une œuvre au courant de cette loi.

Il fallait tout d'abord réunir, coordonner puis mettre en concordance avec les dispositions légales anciennes non encore modifiées ou abrogées, les textes nouveaux, issus de la loi nouvelle, qui forment l'imposant cortège de la loi du 1er août 1905.

Il fallait en outre : exposer tout d'abord les méthodes officielles d'analyse, méthodes qui, si elles ne sont pas nouvelles, n'en constituent pas moins des documents d'une importance capitale car elles donnent au chimiste une arme rigoureuse pour frapper à coup sûr, au législateur l'assurance d'une répression efficace et ferme, aux experts enfin, le moyen de contrôler les résultats fournis par divers chimistes ; puis les méthodes qui, bien que non officielles, ont résisté victorieusement à toutes les critiques, ou bien sont nées sous l'impulsion de la loi nouvelle. En un mot, il fallait faire une œuvre homogène avec des matériaux hétérogènes.

C'était là, il faut en convenir, un gros travail ; nous l'avons affronté résolument, nous l'avons fait aussi simplement que possible en conservant à notre deuxième édition le plan de la première, mais en y faisant de nombreuses additions devenues nécessaires.

Les additions essentielles consistent dans l'exposé des documents officiels et d'hygiène alimentaire, les premiers fournis par les décrets et règlements promulgués en exécution de la loi relative à la répression des fraudes, les autres par les délibérations du Comité consultatif d'hygiène publique de France qui, dans la plupart des cas, ont motivé les dispositions légales ; des méthodes officielles d'analyse ; de l'organisation du service chargé de rechercher et de constater les infractions à la loi.

Puis, à côté de ces additions, d'ordre pour ainsi dire administratif, nous en avons introduit d'ordre purement chimique, modifiant et rajeunissant certains chapitres de notre première édition, élargissant ou diminuant certains autres, mais jamais au détriment de la clarté ou de l'exposé des méthodes.

Nous n'avons pas la prétention d'avoir fait une œuvre complète, encore moins parfaite : l'avenir nous dira si telle qu'elle est, elle peut être utile à ceux que la répression des fraudes intéresse, et nous serons largement récompensé de nos efforts si les chimistes peuvent en tirer quelque profit.

FRAUDES

DANS LA VENTE DES MARCHANDISES
ET FALSIFICATIONS DES DENRÉES ALIMENTAIRES

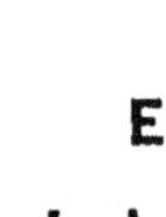

EXTRAITS

de la Loi du 1ᵉʳ août 1905
tendant à leur répression

du Décret du 31 Juillet 1906
portant règlement d'Administration publique

de l'Arrêté Ministériel du 1ᵉʳ Août 1906
pour leur Exécution

LOI DU 1ᵉʳ AOUT 1905 (1)
(*Promulguée au* Journal officiel *du 5 août 1905*)

LE SÉNAT ET LA CHAMBRE DES DÉPUTÉS ONT ADOPTÉ,
LE PRÉSIDENT DE LA RÉPUBLIQUE PROMULGUE LA LOI DONT LA TENEUR SUIT :

ARTICLE PREMIER. — Quiconque aura trompé ou tenté de tromper le contractant :

Soit sur la nature, les qualités substantielles, la composition et la teneur en principes utiles de toutes marchandises ;

Soit sur leur espèce ou leur origine lorsque, d'après la convention ou les usages,

---

(1) En dehors de ces dispositions générales contre les fraudes et les falsifications, il existe une législation spéciale qui comprend (outre les lois du 28 juillet 1824 et du 23 juin 1857, sur la protection des dénominations d'origine et des marques) des textes relatifs :

1º *aux vins et spiritueux* (14 août 1889, 26 juillet 1890, 11 juillet 1891, 24 juillet 1894, 6 avril 1897, 28 janvier 1903 — art. 32 — 18 juillet 1904, 6 août 1905, 29 juin 1907, 15 juillet 1907) ;

2º *aux cidres et poirés* (6 avril 1897) ;

3º *aux beurres et aux margarines* (loi du 16 avril 1897, modifiée par celle du 23 juillet 1907) ;

4º *aux conserves* (11 juillet 1906) ;

5º *à la saccharine* (art. 49 et 53 de la loi du 30 mars 1902) ;

6º *aux sucres* (lois du 18 janvier 1903, art. 7 ; loi du 31 mars 1903, art. 32) ;

7º *aux engrais* (loi du 4 février 1888) ;

8º *aux sérums thérapeutiques* (loi du 25 avril 1895).

la désignation de l'espèce ou de l'origine faussement attribuées aux marchandises, devra être considérée comme la cause principale de la vente ;

Soit sur la quantité des choses livrées ou sur leur identité par la livraison d'une marchandise autre que la chose déterminée qui a fait l'objet du contrat ;

Sera puni de l'emprisonnement...

Art. 2. — L'emprisonnement pourra être porté à..., si le délit ou la tentative de délit prévus par l'article précédent ont été commis :

Soit à l'aide de poids, mesures et autres instruments faux ou inexacts ;

Soit à l'aide de manœuvres ou procédés tendant à fausser les opérations de l'analyse ou du dosage, du pesage ou du mesurage, ou bien à modifier frauduleusement la composition, le poids ou le volume des marchandises, même avant ces opérations ;

Soit enfin, à l'aide d'indications frauduleuses tendant à faire croire à une opération antérieure et exacte.

Art. 3. — Seront punis des peines portées par l'article premier de la présente loi :

1º Ceux qui falsifieront des denrées servant à l'alimentation de l'homme ou des animaux, des substances médicamenteuses, des boissons et des produits agricoles ou naturels destinés à être vendus (1) ;

2º Ceux qui exposeront, mettront en vente ou vendront des denrées servant à l'alimentation de l'homme ou des animaux, des boissons et des produits agricoles ou naturels qu'ils sauront être falsifiés ou corrompus ou toxiques ;

3º Ceux qui exposeront, mettront en vente ou vendront des substances médicamenteuses falsifiées ;

4º Ceux qui exposeront, mettront en vente ou vendront, sous forme indiquant leur destination, des produits propres à effectuer la falsification des denrées servant à l'alimentation de l'homme ou des animaux, des boissons ou des produits agricoles ou naturels et ceux qui auront provoqué à leur emploi par le moyen des brochures, circulaires, prospectus, affiches, annonces ou instructions quelconques ;

Si la substance falsifiée ou corrompue est nuisible à la santé de l'homme ou des animaux ou si elle est toxique, de même si la substance médicamenteuse falsifiée est nuisible à la santé de l'homme ou des animaux, l'emprisonnement devra être appliqué. Il sera de trois mois à deux ans et l'amende de cinq cents francs (500 fr.) à dix mille francs (10,000 fr.).

Ces peines seront applicables même au cas où la falsification nuisible serait connue de l'acheteur ou du consommateur.

Les dispositions du présent article ne seront pas applicables aux fruits frais, légumes frais fermentés ou corrompus.

Art. 4. — Seront punis d'une amende de... et d'un emprisonnement de... ou de l'une de ces deux peines seulement :

Ceux qui, sans motifs légitimes, seront trouvés détenteurs dans leurs magasins, boutiques, ateliers, maisons ou voitures servant à leur commerce ainsi que dans les

---

(1) Il y a *fraude* quand, au moyen de désignations fausses ou équivoques d'étiquettes ou d'indications mensongères, on trompe l'acheteur sur la nature réelle de la marchandise qu'on lui vend.

Il y a *falsification* quand on donne à un produit l'apparence d'un produit similaire de meilleure qualité, ou lorsqu'on lui enlève certains de ses éléments, qu'on diminue sa valeur nutritive ou marchande sans, cependant, avoir changé son aspect.

La *fraude* est une tromperie en quelque sorte extérieure au produit ; celui-ci est resté ce qu'il était, mais l'acheteur ignore ses origines, sa nature, ses qualités substantielles véritables ; au contraire, la *falsification* porte sur le produit lui-même, c'est une altération intentionnelle faite en vue de tromper.

(Rapport technique de M. E. Roux, au *Congrès de Genève*.)

entrepôts, abattoirs et leurs dépendances et dans les gares ou dans les halles, foires et marchés ;

Soit de poids ou mesures faux ou autres appareils inexacts servant au pesage ou au mesurage des marchandises ;

Soit de denrées servant à l'alimentation de l'homme ou des animaux, de boissons, de produits agricoles ou naturels qu'ils savaient être falsifiés, corrompus ou toxiques ;

Soit de substances médicamenteuses falsifiées ;

Soit de produits, sous forme indiquant leur destination, propres à effectuer la falsification des denrées servant à l'alimentation de l'homme ou des animaux, ou de produits agricoles ou naturels ;

Si la substance alimentaire falsifiée ou corrompue est nuisible à la santé de l'homme ou des animaux ou si elle est toxique, de même si la substance médicamenteuse falsifiée est nuisible à la santé de l'homme ou des animaux, l'emprisonnement devra être appliqué.

Les dispositions du présent article ne sont pas applicables aux fruits frais et légumes frais fermentés ou corrompus.

Art. 5. — Sera considéré comme étant en état de récidive légale quiconque ayant été condamné par application de la présente loi ou par application des lois sur les fraudes, dans la vente :

1o Des engrais (loi du 4 février 1888) ;

2o Des vins, cidres et poirés (lois des 14 août 1889, 11 juillet 1891, 24 juillet 1894, 6 avril 1897).

3o Des sérums thérapeutiques (loi du 25 avril 1895) ;

4o Des beurres (loi du 16 avril 1897) ;

5o De la saccharine (art. 49 et 53 de la loi du 30 mars 1902) ;

6o Des sucres (loi du 28 janvier 1903, art. 7 ; loi du 31 mars 1903, art. 32).

Art. 11. — Il sera statué par des règlements d'administration publique sur les mesures à prendre pour assurer l'exécution de la présente loi, notamment en ce qui concerne : (1)

1o La vente, la mise en vente, l'exposition et la détention des denrées, boissons, substances et produits qui donneront lieu à l'application de la présente loi ;

2o Les inscriptions et marques indiquant soit la composition, soit l'origine des marchandises, soit les appellations régionales et de crus particuliers que les acheteurs pourront exiger sur les factures, sur les emballages ou sur les produits eux-mêmes, à titre de garantie de la part des vendeurs, ainsi que les indications extérieures ou apparentes nécessaires pour assurer la loyauté de la vente et de la mise en vente ;

3o Les formalités prescrites pour opérer des prélèvements d'échantillons et procéder contradictoirement aux expertises sur les marchandises suspectées (voir arrêté du 1er août 1906, page 9) ;

4o Le choix des méthodes d'analyses destinées à établir la composition, les éléments constitutifs et la teneur en principes utiles des produits ou à reconnaître leur falsification (voir décret du 31 juillet 1906, titre II, page 7) ;

5o Les autorités qualifiées pour rechercher et constater les infractions à la présente

---

(1) Le sens de cet article a été complètement développé par l'addition suivante (Loi du 5 août 1908)...notamment en ce qui concerne : la définition et la dénomination des boissons, denrées et produits, conformément aux usages commerciaux, les traitements licites dont ils pourront être l'objet en vue de leur bonne fabrication ou de leur conservation, les caractères qui les rendent impropres à la consommation, la délimitation des régions pouvant prétendre exclusivement aux appellations de provenances des produits. Cette définition sera faite en prenant pour bases les usages locaux constants.

loi, ainsi que les pouvoirs qui leur seront conférés pour recueillir des éléments d'information auprès des diverses administrations publiques et des concessionnaires de transports (voir décrets du 31 juillet 1906 et du 5 juin 1908 en ce qui concerne les armées de terre et de mer) ;

Art. 12. — Toutes les expertises nécessitées par l'application de la présente loi seront contradictoires et le prix des échantillons reconnus bons sera remboursé d'après leur valeur le jour du prélèvement.

.   .   .   .   .

Art. 15. — Les pénalités de la présente loi et ses dispositions en ce qui concerne l'affichage et les infractions aux règlements d'administration publique rendus pour son exécution sont applicables aux lois spéciales concernant la répression des fraudes dans le commerce des engrais, des vins, cidres et poirés, des sérums thérapeutiques, du beurre et la fabrication de la margarine. Elles sont substituées aux pénalités et dispositions de l'article 123 du Code pénal et de la loi du 27 mars 1851 dans tous les cas où des lois postérieures renvoient aux textes desdites lois, notamment dans les :

Article 1er de la loi du 28 juillet 1824 sur les altérations de noms ou suppositions de noms sur les produits fabriqués ;

Articles 1er et 2 de la loi du 4 février 1888 concernant la répression des fraudes dans le commerce des engrais ;

Articles 7 de la loi du 14 août 1889, 2 de la loi du 11 juillet 1891 et 1er de la loi du 24 juillet 1894 relatives aux fraudes commises dans la vente des vins :

Article 3 de la loi du 25 avril 1895 relative à la vente des sérums thérapeutiques ;

Article 3 de la loi du 6 avril 1897 concernant les vins, cidres et poirés ;

Articles 17, 19 et 20 de la loi du 16 avril 1897 concernant la répression de la fraude dans le commerce du beurre et la fabrication de la margarine.....

DÉCRET DU 31 JUILLET 1906

Portant règlement d'administration publique pour l'application de la loi du 1er août 1905, sur la répression des fraudes et falsifications, en ce qui concerne les boissons, les denrées alimentaires et les produits agricoles.

Ce décret, pris en conformité de l'article 11 de la loi du 1er août 1905, institue le mécanisme de la procédure de la répression des fraudes, il divise cette procédure en trois phases :

1o *Le prélèvement de l'échantillon à analyser* (titre I) ;

2o *Le triage* (qui n'est pas encore l'expertise) qui a pour but d'arrêter les produits anormaux en laissant aux experts qui sont à même de procéder à une enquête approfondie, le soin de déclarer si l'anomalie signalée est due à des causes naturelles ou à des manœuvres frauduleuses. *Ce triage est fait au moyen de méthodes analytiques officielles ;*

3o *L'expertise contradictoire* (titre III) qui a pour but de caractériser les cas délictueux ; elle vient après le triage du laboratoire, lequel a signalé un cas suspect.

TITRE Ier

ARTICLE PREMIER. — Le service chargé de rechercher et de constater les infractions à la loi du 1er août 1905 est organisé par l'Etat, avec le concours éventuel des départements et des communes.

Le fonctionnement de ce service est assuré, sous l'autorité du Ministre de la Justice, du Ministre de l'Agriculture, et du Ministre du Commerce, de l'Industrie et du Travail, dans les départements par les préfets, à Paris et dans le ressort de la préfecture de police par le préfet de police.

ART. 2. — Les autorités qui ont qualité pour opérer des prélèvements sont :

Les commissaires de police.

Les commissaires de la police spéciale des chemins de fer et des ports.

Les agents des contributions indirectes et des douanes agissant à l'occasion de l'exercice de leurs fonctions.

Les inspecteurs des halles, foires, marchés et abattoirs.

Les agents des octrois et les vétérinaires sanitaires peuvent être individuellement désignés par les préfets pour concourir à l'application de la loi du 1er août 1905 et commissionnés par eux à cet effet.

Dans le cas où des agents spéciaux seraient institués par les départements ou les communes pour concourir à l'application de ladite loi, ces agents devront être agréés et commissionnés par les préfets.

(Voir décret du 5 juin 1908 en ce qui concerne les prélèvements à effectuer pour le service des armées de terre et de mer).

ART. 3. — Une commission permanente est instituée près les Ministères de l'Agriculture et du Commerce, de l'Industrie et du Travail pour l'examen des questions d'ordre scientifique que comporte l'application de la loi du 1er août 1905. Cette commission est obligatoirement consultée pour la détermination des conditions matérielles des prélèvements, l'organisation des laboratoires et la fixation des méthodes d'analyse à imposer à ces établissements.

ART. 4. — Des prélèvements d'échantillons peuvent, en toutes circonstances, être opérés d'office dans les magasins, boutiques, ateliers, voitures servant au commerce, ainsi que dans les entrepôts, les abattoirs et leurs dépendances, les halles, foires et marchés, et dans les gares ou ports de départ et d'arrivée.

Les prélèvements sont obligatoires dans tous les cas où les boissons, denrées ou produits paraissent falsifiés, corrompus ou toxiques.

Les administrations publiques sont tenues de fournir aux agents désignés à l'article 2 tous éléments d'information nécessaires à l'exécution de la loi du 1er août 1905.

Les entrepreneurs de transport sont tenus de n'apporter aucun obstacle aux réquisitions pour prises d'échantillons et de représenter les titres de mouvement, lettres de voiture, récépissés, connaissements et déclarations dont ils sont détenteurs.

ART. 5. — Tout prélèvement comporte quatre échantillons, l'un destiné au laboratoire pour analyse, les trois autres éventuellement destinés aux experts.

ART. 6. — Tout prélèvement donne lieu, séance tenante, à la rédaction sur papier libre d'un procès-verbal.

Ce procès-verbal doit porter les mentions suivantes :

1° Les nom, prénoms, qualité et résidence de l'agent verbalisateur ;

2° La date, l'heure et le lieu où le prélèvement a été effectué ;

3° Les nom, prénoms, profession, domicile ou résidence de la personne **chez** laquelle le prélèvement a été opéré. Si le prélèvement a lieu en cours de route, les noms et domiciles des personnes figurant sur les lettres de voiture ou connaissements **comme** expéditeurs et destinataires ;

4° La signature de l'agent verbalisateur.

Le procès-verbal doit, en outre, contenir un exposé succinct des circonstances dans lesquelles le prélèvement a été opéré, relater les marques et étiquettes apposées sur les enveloppes ou récipients, l'importance du lot de marchandise échantillonné, ainsi que toutes les indications jugées utiles pour établir l'authenticité des marchandises prélevées et l'identité de la marchandise.

Le propriétaire ou détenteur de la marchandise, ou, le cas échéant, le représentant de l'entreprise de transport peut, en outre, faire insérer au procès-verbal toutes les déclarations qu'il juge utiles. Il est invité à signer le procès-verbal ; en cas de refus, mention en est faite à l'agent verbalisateur.

Art. 7. — Les prélèvements doivent être effectués de telle sorte que les quatre échantillons soient autant que possible identiques.

A cet effet, les arrêtés ministériels, pris de concert entre le ministre de l'agriculture et le ministre du commerce, de l'industrie et du travail, sur la proposition de la commission permanente, déterminent, pour chaque produit ou marchandise, la quantité à prélever, les procédés à employer pour obtenir des échantillons homogènes, ainsi que les précautions à prendre pour le transport et la conservation de ces échantillons (arrêté du 1er août 1906).

Art. 8. — Tout échantillon prélevé est mis sous scellés. Ces scellés sont appliqués sur une étiquette composée de deux parties pouvant se séparer et être ultérieurement rapprochées, savoir :

1° Un talon qui ne sera enlevé que par le chimiste au laboratoire après vérification du scellé. Ce talon ne doit porter que les indications suivantes : nature du produit, dénomination sous laquelle il est mis en vente, date du prélèvement et numéro sous lequel les échantillons sont enregistrés au moment de leur réception par le service administratif ;

2° Un volant qui porte ces mêmes mentions, mais où sont inscrits, en outre, les nom et adresse du propriétaire ou détenteur de la marchandise, ou en cas de prélèvement en cours de route, ceux des expéditeurs et destinataires.

Ce volant est signé par l'auteur du procès-verbal.

Art. 9. — Aussitôt après avoir scellé les échantillons, l'agent verbalisateur s'il est en présence du propriétaire ou détenteur de la marchandise, doit le mettre en demeure de déclarer la valeur des échantillons prélevés.

Le procès-verbal mentionne cette mise en demeure et la réponse qui a été faite.

Un récépissé détaché d'un livre à souche est remis au propriétaire ou détenteur de de la marchandise. Il y est fait mention de la valeur déclarée.

En cas de prélèvement en cours de route, le représentant de l'entreprise de transport reçoit, pour sa décharge, un récépissé indiquant la nature et la quantité des marchandises prélevées.

Art. 10. — Le procès-verbal et les échantillons sont, dans les vingt-quatre heures, envoyés par l'agent verbalisateur à la préfecture du département où le prélèvement a été effectué et, à Paris, ou dans le ressort de la préfecture de police, au préfet de police.

Toutefois, en vue de faciliter l'application de la loi, des décisions ministérielles pourront autoriser l'envoi des échantillons aux sous-préfectures ou à tout autre service administratif.

Le service administratif qui reçoit ce dépôt l'enregistre, inscrit le numéro d'entrée sur les deux parties de l'étiquette que porte chaque échantillon et, dans les vingt-quatre heures, transmet l'un des échantillons au laboratoire dans le ressort duquel le prélèvement a été effectué.

Le talon seul suit l'échantillon au laboratoire.

Le volant, préalablement détaché, est annexé au procès-verbal. Les trois autres échantillons sont conservés par la préfecture.

Toutefois, si la nature des denrées ou produits exige des mesures spéciales de conservation, les quatre échantillons sont envoyés au laboratoire, où ces mesures sont prises conformément aux arrêtés ministériels prévus à l'article 7. Dans ce cas, les quatre volants sont détachés des talons et annexés au procès-verbal.

ART. 11. — Les laboratoires créés par les départements et les communes peuvent être admis, concurremment avec ceux de l'Etat, à procéder aux analyses lorsqu'ils ont été reconnus en état d'assurer ce service et agréés par une décision ministérielle prise sur l'avis conforme de la commission permanente.

TITRE II

FONCTIONNEMENT DES LABORATOIRES

ART. 12. — Des arrêtés ministériels pris de concert entre le ministre de l'agriculture et le ministre du commerce, de l'industrie et du travail, déterminent le ressort des laboratoires admis à procéder à l'analyse des échantillons.

POUR L'EXAMEN DES ÉCHANTILLONS, LES LABORATOIRES NE PEUVENT EMPLOYER QUE LES MÉTHODES INDIQUÉES PAR LA COMMISSION PERMANENTE.

Ces analyses sont à la fois d'ordre qualitatif et quantitatif. L'examen comprend notamment les recherches microscopiques, spectroscopiques, polarimétriques, réfractométriques, cryoscopiques, susceptibles de fournir des indications sur la pureté des produits, la recherche des antiseptiques et des colorants étrangers.

Ces méthodes sont décrites en détail par des arrêtés pris de concert entre le Ministre de l'Agriculture et le Ministre du Commerce, de l'Industrie et du Travail, après avis de la commission permanente. (Ces méthodes ont été prises par arrêté du 18 janvier 1907) (1).

ART. 13. — Le laboratoire qui a reçu pour analyse un échantillon dresse, dans les huit jours de la réception, un rapport où sont consignés les résultats de l'examen et des analyses auxquels cet échantillon a donné lieu.

---

(1) Analyse des vins ordinaires. — *Journal officiel* des 22 et 23 janvier 1907.

Alcools. — Eaux-de-vie. — Liqueurs. — *Journal officiel* du 18 février 1907.

Farines. — Pains. — Pâtisseries. — Pâtes alimentaires, fleurages, chapelures. — Epices et Condiments. — *Journal officiel* du 4 mars 1907.

Laits. — *Journal officiel* du 9 mars 1907.

Matières grasses. — Huile d'olive. — Saindoux. — Beurre de cacao. — *Journal officiel* du 4 avril 1907.

Confitures. — Sirops. — Miels. — Limonades. — Sucres. — *Journal officiel* du 26 avril 1907.

Cidres, poirés, antiseptiques, édulcorants, — *Journal officiel* du 19 juillet 1907.

En dehors de ces décrets, il a été publié plusieurs règlements d'administration publique parmi ceux qu'a prévu l'article 11 de la loi du 1er août 1905 ; ils concernent :

Les Alcools, eaux de vie, vins (3 septembre 1907).

Les graisses et les huiles (11 mars 1908).

Les Bières, cidres, poirés, vinaigres et sirops, liqueurs (28 juillet 1908).

Les Matières colorantes des liqueurs et sirops (4 août 1908).

Ces textes ont pour but de définir l'aliment normal, d'indiquer les pratiques qui peuvent être employées sans inconvénient dans sa préparation, le protégeant ainsi contre toute manipulation ayant pour but de modifier sa composition par des opérations frauduleuses.

Ces textes seront reproduits dans le cours de l'ouvrage.

Ce rapport est adressé au préfet du département d'où provient l'échantillon ; à Paris et dans le ressort de la Préfecture de police, le rapport est adressé au préfet de police.

Art. 14. — Si le rapport du laboratoire ne révèle aucune infraction à la loi du 1er août 1905, le préfet en avise sans délai l'intéressé.

Dans ce cas, si le remboursement des échantillons est demandé, il s'opère d'après leur valeur au jour du prélèvement, aux frais de l'Etat, au moyen d'un mandat délivré par le préfet, sur représentation du récépissé prévu à l'article 9.

Art. 15. — Dans le cas où le rapport du laboratoire signale une infraction à la loi du 1er août 1905, le préfet transmet sans délai ce rapport au procureur de la République.

Il y joint le procès-verbal et les trois échantillons réservés.

S'il s'agit de vins, bières, cidres, alcools ou liqueurs, avis doit être donné par le préfet au directeur des contributions indirectes du département.

Art 16. — Des arrêtés ministériels, pris de concert entre le ministre de l'agriculture et le ministre du commerce, de l'industrie et du travail, déterminent dans quelle forme les laboratoires doivent rendre compte périodiquement aux préfets du nombre des échantillons analysés, du résultat de ces analyses et signaler les nouveaux procédés de fraude révélés par l'examen des échantillons.

TITRE III

FONCTIONNEMENT DE L'EXPERTISE CONTRADICTOIRE

Art. 17. — Le Procureur de la République informe l'auteur présumé de la fraude qu'il est l'objet d'une poursuite, Il l'avise qu'il peut prendre communication du rapport du directeur du laboratoire et qu'un délai de trois jours francs lui est imparti pour faire connaître s'il réclame l'expertise contradictoire prévue à l'article 12 de la loi du 1er août 1905.

Art. 18. — S'il y a lieu à expertise, il est procédé à la nomination de deux experts, l'un désigné par le juge d'instruction, l'autre par la personne contre laquelle l'instruction est ouverte. Celle-ci a toutefois le droit de renoncer à cette désignation et de s'en rapporter aux conclusions de l'expert désigné par le juge.

Les experts sont choisis sur les listes spéciales de chimistes experts dressées, dans chaque ressort, par les cours d'appel ou les tribunaux civils.

L'inculpé pourra toutefois choisir son expert sur les listes dressées par la cour d'appel ou le tribunal civil du ressort d'où il aura déclaré que provient la marchandise suspecte.

Art. 19. — Chaque expert est mis en possession d'un échantillon.

Le juge d'instruction donne communication aux experts des procès-verbaux de prélèvement ainsi que des factures, lettres de voiture, pièces de régie, et d'une façon générale, de tous les documents que la personne mise en cause a jugé utile de produire ou que le juge s'est fait remettre.

Aucune méthode n'est imposée aux experts.

Ils opèrent a leur gré, ensemble ou séparément, chacun d'eux étant libre d'employer les procédés qui lui paraissent le mieux appropriés.

Leurs conclusions sont formulées dans des rapports qui sont déposés dans le délai fixé par l'ordonnance du juge.

Art. 20. — Si les experts sont en désaccord, ils désignent un tiers expert pour les départager. A défaut d'entente pour le choix de ce tiers expert, il est désigné par le président du tribunal civil.

Le tiers expert peut être choisi en dehors des listes officielles.

Art. 21. — Sur la demande des experts ou sur celle de la personne mise en cause, des dégustateurs, choisis dans les mêmes conditions que les autres experts, sont commis pour examiner les échantillons.

Art. 22. — Lorsque des poursuites sont décidées, s'il s'agit de vins, bières, cidres, alcools ou liqueurs, le procureur de la République devra faire connaître au directeur des contributions indirectes ou à son représentant, dix jours au moins à l'avance, le jour et l'heure de l'audience à laquelle l'affaire sera appelée.

Art. 23. — Il n'est rien innové quant à la procédure suivie par l'administration des douanes et par l'administration des contributions indirectes pour la constatation et la poursuite de faits constituant à la fois une contravention fiscale et une infraction aux prescriptions de la loi du 1ᵉʳ août 1905.

. Art. 24. — En cas de non-lieu ou d'acquittement, le remboursement de la valeur des échantillons s'effectue dans les conditions prévues à l'article 14 ci-dessus.

Art. 27. — Il sera statué ultérieurement sur les conditions d'application de la loi du 1ᵉʳ août 1905 à l'Algérie et aux colonies.

ARRÊTÉ DU 1ᵉʳ AOUT 1906

Fixant les mesures à prendre pour le prélèvement des échantillons en exécution de la loi du 1ᵉʳ août 1905 et du décret portant règlement d'administration publique du 31 juillet 1906 sur la répression des fraudes.

Article premier. — Chaque prélèvement comporte toujours la prise de quatre échantillons.

Ces quatre échantillons doivent être identiques.

Art. 2. — Les échantillons prélevés doivent remplir les conditions suivantes :

I. — LIQUIDES.

A. — *Liquides vendus en litres, demi-litres, bouteilles, demi-bouteilles, flacons, cruchons, portant des cachets, marques et étiquettes d'origine.*

1. *Vins, vinaigres, cidres, poirés.* — Un litre (1 l.) ou une bouteille par échantillon.

2. *Bières.* — Une bouteille ou une canette.

3. *Eau-de-vie, cognac, armagnac, rhum, kirsch, apéritifs divers, liqueurs, sirops,* — Une bouteille de 75 centilitres ou un demi-litre par échantillon.

4. *Huiles.* — Une bouteille ou une carafe d'un demi-kilogramme (1/2 kg.) par échantillon.

5. *Lait stérilisé.* — Une bouteille ou une carafe d'un demi-litre (1/2 l.) par échantillon.

6 *Eau-de-vie-blanche, esprit-de-vin, alcool dénaturé, alcool à brûler.*

(Ces produits sont généralement vendus en litres).

Déboucher l'un de ces litres et en partager le contenu dans quatre flacons d'un quart-de-litre (1/4 l.) propres et secs qu'on bouchera avec des bouchons neufs.

On mentionnera au procès-verbal la disposition et le libellé des étiquettes portées sur le litre ainsi employé : si possible, décoller ces étiquettes et les joindre au procès-verbal.

*B. — Liquides contenus dans des fûts, réservoirs, bidons, estagnons,
intacts ou en vidange.*

Les quatre échantillons devront provenir d'un même récipient. Si celui-ci n'est
pas encore entamé, s'il est intact, on devra relever minutieusement toutes les
marques, cachets ou inscriptions dont le récipient est revêtu pour les mentionner
au procès-verbal, avant de procéder au prélèvement, lequel se fera, soit en piquant
le fût avec un foret ou une vrille, soit par tout autre moyen approprié.

On tirera dans un vase quelconque, sec et propre (baquet, terrine, broc, etc),
une quantité de liquide suffisante pour constituer les quatre échantillons, puis on
répartira ce liquide entre les quatre bouteilles de prélèvement.

Si l'on ne dispose pas d'un vase sec et propre, et qu'on soit dans l'obligation de
remplir les quatre bouteilles de prélèvement en tirant directement au fût, par
exemple, on devra s'y prendre à deux reprises, c'est-à-dire qu'on commencera par
remplir les quatre bouteilles à moitié seulement, puis on les reprendra, dans le
même ordre, pour achever de les remplir.

On indiquera soigneusement au procès-verbal la nature du récipient d'où l'on
aura tiré le liquide prélevé, sa contenance approximative et, s'il était en vidange,
la quantité de liquide qu'il contenait encore au moment du prélèvement.

Dans le cas où le liquide a été mis en bouteilles prêtes à la vente, par le détail-
lant, on débouchera un nombre suffisant de bouteilles dont on mélangera le contenu dans un vase sec et propre, on remplira avec ce liquide les quatre bouteilles
de prélèvement.

Les précautions spéciales à chaque cas, ainsi que les quantités à prélever pour
chaque échantillon, sont indiquées ci-après :

Les bouteilles de prélèvement devront toujours être propres et sèches, complètement remplies et bouchées avec des bouchons de liège neufs.

7. *Vins*. — Bouteilles d'un litre (1 l.) ou de 800 centimètres cubes au moins,
autant que possible en verre blanc, entièrement propres, sèches, sans aucune odeur.

Elles seront, si elles ont déjà servi, lavées à l'eau de cristaux à cinq pour cent
(5 p. 100), rincées à l'eau froide, puis complètement égouttées. Si elles doivent servir
aussitôt après le lavage, elles subiront un second rinçage avec un centilitre (1 cl.)
du vin prélevé.

Sur wagon-réservoir, la prise du volume nécessaire se fera par le robinet de tirage
après avoir laissé écouler et rejeté le premier centilitre.

Sur fût, la prise se fera à l'aide d'un trou de fausset fait au foret sur l'un des fonds,
à dix centimètres (10 cm.) environ des bords, le trou sera garni d'un ajutage métallique d'écoulement et celui-ci assuré par un trou de fausset fait à la partie supérieure du fût.

On devra avoir soin que les bouteilles ne soient pas plus froides que le vin au
moment de l'embouteillage.

8. *Laits*. — Un quart de litre (1/4 l.) par échantillon, soit un litre (1 l.) pour les
quatre échantillons. On prélèvera dans des bouteilles de verre blanc, propres,
sèches et sans odeur. Avant de les boucher, on introduira dans chacune d'elles une
pastille rouge spéciale de bichromate de potasse.

Lorsque le prélèvement portera sur du lait en cours de débit, c'est-à-dire placé
dans une terrine, sur le comptoir ou dans un pot ouvert, on mélangera soigneusement avec une louche le lait avec la crême montée à la surface avant de remplir les
bouteilles de prélèvement.

Si le prélèvement porte sur des pots ou bidons intacts, on relèvera la nature des
cachets et des marques dont ils sont revêtus avant de procéder à leur ouverture ; on
en fera mention au procès-verbal.

On transvasera le lait du pot sur lequel on se propose de faire un prélèvement dans un pot vide semblable, puis on le renversera dans le premier ; ce double transvasement n'a d'autre but que de rendre le liquide homogène, c'est-à-dire de mélanger le lait avec sa crème. On prélèvera alors le lait au moyen d'une louche et en se servant d'un entonnoir on remplira les quatre bouteilles.

Si l'on ne dispose pas d'un pot vide pour effectuer le transvasement favorable au mélange du lait avec sa crème, on agitera fortement le pot avant de l'ouvrir, puis on s'efforcera d'en rendre le contenu homogène en le brassant avec une louche, on devra alors en verser quelques litres dans un vase quelconque sec et propre et se servir de ce liquide pour remplir les quatre fioles de prélèvement. Si l'on ne dispose d'aucun vase sec, propre et convenable, on prendra directement dans le pot avec la louche et on remplira tout d'abord les bouteilles de prélèvement à moitié seulement, puis on les reprendra dans le même ordre pour achever de les remplir.

On pourra faire autant de prélèvements, c'est-à-dire prélever autant de fois quatre échantillons qu'il y a de pots.

On pourra faire aussi un prélèvement moyen sur plusieurs pots. Dans ce cas, après avoir agité soigneusement ceux-ci, on versera quelques litres de chacun d'eux dans un pot vide, ou dans un vase sec et propre et on remplira les fioles de prélèvement avec ce mélange.

On indiquera au procès-verbal le nombre de pots ainsi employés à ce prélèvement moyen, ainsi que les marques et cachets dont ils étaient revêtus. On devra se munir, pour les prélèvements de laits, d'une louche et d'un entonnoir.

9. *Bières, cidres et poirés.* — Prélever un litre (1 l.) environ par échantillon, dans des bouteilles résistantes (les bouteilles du genre Vichy suffisent). Le bouchon devra être maintenu soit avec une ficelle, soit avec un fil de fer.

Dans le cas de la bière, si celle-ci est tirée au fût au moyen d'une pompe, on aura soin de laisser perdre le liquide qui a séjourné dans les tuyaux de la pompe, soit un quart (1/4) ou un demi-litre (1/2 l.), avant de faire le prélèvement.

10. *Vinaigre.* — Un litre (1 l.).

11. *Eaux-de-vie, cognac, armagnac, rhum, kirsch, marcs, apéritifs divers* (absinthe, vermouth, bitter, amers, quinquinas, etc.), *liqueurs, sirops.* — Un demi-litre (1/2 l.).

12. *Huiles.* — Un quart de litre (1/4 l.).

Si on constate la présence d'un dépôt ou si l'huile s'est épaissie, ce qui est le cas pour certaines huiles en hiver, on devra mélanger et prélever l'huile trouble. On devra prélever les échantillons dans des fioles d'un quart de litre (1/4 l.), en verre blanc, autant que possible.

13. *Eau-de-vie blanche, esprit-de-vin, alcool à brûler, alcool dénaturé.* — Un quart de litre.

II. — MATIÈRES GRASSES, PATEUSES, SEMI-FLUIDES

(A prélever en pots ou en bocaux.)

Pour les produits vendus en pots ou bocaux d'origine, on prélèvera quatre échantillons semblables, après s'être assuré que leurs marques, étiquettes, ou cachets sont identiques.

14. *Moutardes.* — Pots de soixante-quinze grammes (75 gr.) environ.

15. *Confitures, miels.* — Pots de deux cent cinquante grammes (250 gr.).

Pour les produits vendus au détail, on placera les échantillons dans des pots de verre, de porcelaine, de terre vernissée du genre des pots employés habituellement pour les confitures ; on s'assurera qu'ils sont propres et secs. La matière prélevée sera recouverte d'un disque de papier paraffiné, parcheminé ou même de papier blanc ordinaire, puis on recouvrira le pot d'un papier propre, solide, que l'on liera avec une ficelle.

16. *Beurres, graisses alimentaires diverses, saindoux, fromages mous.* — Deux cents grammes (200 gr.) par échantillon.

Pour les beurres, quand le prélèvement se fera sur la motte, on se servira du fil, du couteau ou de la sonde et on aura soin de prendre en tous les points, en se rappelant que certaines mottes sont fourrées, c'est-à-dire que le milieu n'a pas la même qualité que l'extérieur. On prendra ainsi environ huit cents grammes (800 gr.) de matière qu'on malaxera au couteau, sur une feuille de papier, et dont on fera quatre parts semblables, qui seront placées dans les pots de prélèvement.

17. *Confitures, compotes, miels.* — Deux cents grammes (200 gr.) par échantillon. Prendre toutes précautions pour assurer la ressemblance des échantillons.

18. *Gâteaux moux* (éclairs, tartes, etc). — Cent vingt-cinq grammes (125 gr.) par échantillon.

On constituera les échantillons par un même nombre de gâteaux semblables, si ceux-ci sont petits. S'il s'agit d'une pâtisserie, on prendra des tranches semblables.

19. *Moutarde en pâte.* — Soixante-quinze grammes (75 gr.) environ par échantillon.

Dans ce cas le prélèvement ne se fera plus en pots du genre des pots à confiture, comme précédemment, on emploiera de petits pots de cent grammes (100 gr.), qui pourront être bouchés au liège.

On recouvrira le bouchon d'une feuille de papier qui sera fixée au moyen d'une ficelle.

III. — MATIÈRE A PRÉLEVER EN BOCAUX POUR ÉVITER LA DESSICCATION

Ces produits seront prélevés dans des bocaux propres et secs qui seront bouchés avec un bouchon de liège propre et sans odeur. Le bouchon sera recouvert d'une feuille de papier qu'on liera sur le col du bocal avec de la ficelle.

On prélèvera environ un kilogramme (1 kg.) de matières qu'on étalera sur une feuille de papier propre, puis, après avoir bien mélangé, on fera quatre tas semblables, égaux, qui constitueront les échantillons de prélèvement de deux cent cinquante grammes (250 gr.) environ.

20. *Cafés verts ou grillés, en grains ou moulus.* — Dans le cas d'un café en poudre on prélèvera en même temps, quand cela sera possible, le café grillé en grains dont le café moulu est dit provenir.

21. *Farines.* — Si le prélèvement porte sur un sac scellé, on prendra à la sonde dans toutes les parties du sac ; on recueillera le produit des sondages sur une feuille de papier jusqu'à ce que l'on ait obtenu la quantité nécessaire aux quatre échantillons.

22. *Sel de table, sel marin, sel raffiné, sel blanc.* — S'ils sont en boîtes ou en flacons d'origine, on en prélèvera quatre échantillons semblables de deux cent cinquante grammes (250 gr.).

IV. — PRODUITS SOLIDES OU EN POUDRE

Lorsque ces produits seront vendus en paquets, sacs, boîtes, tubes, flacons d'origine, on prélèvera quatre échantillons semblables après s'être assuré qu'ils sont identiques.

23. — *Cacaos et chocolats en poudre ou granulés.* — Boîtes de deux cent cinquante grammes (250 gr.).

24. *Thés.* — Boîtes ou paquets de cent vingt-cinq grammes (125 gr.).

25. *Chicorées.* — Paquets de cent-vingt-cinq grammes (125 gr.).

26. *Produits de la confiserie.* — Boîtes, paquets ou flacons, de cent vingt-cinq grammes (125 gr.).

27. *Pâtes alimentaires, tapioca, sagou, salep, arrow-root* — Paquets de cent-vingt-cinq grammes (125 gr.).

28. *Sucre vanillé ou à la vanilline.* — Sachets ou boîtes de vingt-cinq grammes (25 gr.).

9. *Moutardes en poudre.* — Boîtes de cent vingt-cinq grammes (125 gr.).

Lorsqu'on prélèvera des produits en poudre, en grains on en petits fragments, vendus au détail, on prendra la quantité nécessaire à constituer les quatre échantillons, on la placera sur une feuille de papier propre, puis on mélangera avec soin et on partagera en quatre tas semblables formant les quatre échantillons, chacun d'eux sera placé dans un sac de papier qui ne devra pas porter de marques.

30. *Poivres en grains.* — Cent grammes (100 gr.) par échantillon.

31. *Poivre en poudre, quatre épices, piment, gingembre, cannelle, muscade, girofle.* — Echantillon de 50 grammes.

Dans le cas où le produit aura été moulu par le débitant, on fera un prélèvement sur le produit en grains, ou entier, qui aura servi à préparer la poudre.

32. *Safran.* — Dix grammes (10 gr.) par échantillon.

33. *Sucre en poudre.* — Cent vingt-cinq grammes (125 gr.) par échantillon.

34. *Thés.* — Cent vingt-cinq grammes (125 gr.) par échantillon.

35. *Pastilles et bonbons de chocolat, bonbons divers, boules de gomme, dragées, pastilles diverses.* — 125 grammes environ par échantillon

36. *Pâtes alimentaires, semoules.* — Cent grammes (100 gr.) par échantillon.

37. *Fleurages.* Deux cent cinquante grammes (250 gr.) par échantillon.

Pour les produits en tablettes, en bâtons, en pains, en pièces pouvant être débités en les vendant à l'unité, on relèvera les marques, cachets, et étiquettes dont ils sont revêtus et on en mentionnera au procès-verbal le texte et la disposition. Chaque échantillon sera enveloppé d'une feuille de papier sans marque ou placé dans un sac de papier sans marque.

38. *Chocolat en tablettes, bâtons, croquettes, objets en chocolat.* — Cent vingt-cinq grammes (125 gr.) par échantillon.

39. *Pâtisseries sèches, petits fours, biscuits.* — Deux cent cinquante grammes (250 gr.) par échantillon.

39. *Suc de réglisse.* — Cinquante grammes (50 gr.) par échantillon.

41. *Vanille en gousses.* — Ce produit est généralement vendu en tubes de deux à trois gousses, on prélèvera quatre tubes semblables.

Les produits suivants seront soigneusement enveloppés dans une feuille de papier parcheminé ou paraffiné, puis enfermés dans un sac de papier sans marques.

42. *Pain d'épice.* — Deux cent cinquante grammes (250 gr.) par échantillon.

43. *Fruits secs, fruits confits ou glacés.* — Cent vingt-cinq grammes (125 gr.) par échantillon.

44. *Produits de la charcuterie : saucisses, cervelas, saucissons, andouilles, andouillettes, pâtés de foie, galantine, rillettes, fromage de cochon, jambon, salaisons, lard fumé ou salé, poissons fumés ou salés.* — Cent cinquante grammes (150 gr.) par échantillon.

Prendre toutes précautions pour que les échantillons soient semblables.

45. *Fromages secs* (gruyère, hollande, roquefort, parmesan, etc. — Prélever quatre morceaux aussi identiques que possible de cent vingt-cinq grammes (125 gr.) chacun.

46. *Pain.* — Prélever quatre échantillons de cent vingt-cinq grammes (125 gr.) environ, chacun aussi semblables que possible dans un même pain ou dans deux pains semblables.

V. — CONSERVES

On prélèvera quatre échantillons identiques, c'est-à-dire qu'on s'assurera qu'ils portent les mêmes inscriptions, qu'ils sont du même modèle et du même prix.

47. *Conserves de viande, gibier, volaille, poisson, légumes, fruits, à l'huile, au*

vinaigre, au vin blanc, au sirop, au sel, etc., en boîtes en fer blanc, terrines, bocaux ou flacons. — On prélèvera quatre boîtes, terrines, bocaux ou flacons du plus petit modèle.

DÉCRET DU 5 JUIN 1908

Portant règlement d'administration publique pour l'application de la loi du 1er août 1905, sur la répression des fraudes dans la vente des marchandises et des falsifications en ce qui concerne les denrées et boissons servant à l'alimentation des armées de terre et de mer.

Le Président de la République française,

Sur le rapport des Ministres de la Justice, de l'Intérieur, des Finances, de la Guerre, de la Marine, de l'Agriculture, du Commerce et de l'Industrie,

Vu la loi du 1er août 1905 sur la répression des fraudes dans la vente des marchandises et des falsifications des denrées alimentaires et des produits agricoles, notamment l'article 11 ainsi conçu :

« Il sera statué par des règlements d'administration publique sur les mesures à « prendre pour assurer l'exécution de la présente loi, notamment en ce qui con« cerne ... ;

« 5° Les autorités qualifiées pour rechercher et constater les infractions à la « présente loi, ainsi que les pouvoirs qui leur seront conférés pour recueillir les « éléments d'information auprès des diverses administrations publiques et des con« cessionnaires de transports » ;

Vu le décret du 31 juillet 1906 réglementant les prélèvements, analyses et expertises pour l'application de la loi du 1er août 1905 en ce qui concerne les boissons, les denrées alimentaires et les produits agricoles ;

Le Conseil d'Etat entendu,

Décrète :

Article premier. — Le service chargé de rechercher et de constater les infractions à la loi du 1er août 1905 fonctionne, en ce qui concerne les denrées et boissons servant à l'alimentation des armées de terre et de mer : 1° sous l'autorité du Ministre de la Guerre ou du Ministre de la Marine pour ce qui regarde les fonctionnaires militaires et les officiers visés au présent décret ; 2° sous l'autorité des Ministres de la Justice, de l'Agriculture, du Commerce et de l'Industrie pour l'application du règlement du 31 juillet 1906.

Art. 2. — Indépendamment des autorités et agents énumérés à l'article 2 du décret du 31 juillet 1906, ont qualité pour opérer des prélèvements sur les denrées et boissons ci-dessus définies :

Pour l'armée de terre, les fonctionnaires du contrôle de l'armée, les fonctionnaires de l'intendance militaire, les médecins militaires, les vétérinaires militaires, les officiers préposés aux approvisionnements et distributions de vivres ;

Pour l'armée de mer, les contrôleurs de l'Administration de la Marine, les commissaires de la Marine, les médecins de la Marine, les manutentionnaires.

Art. 3. — Les fonctionnaires militaires et les officiers énumérés à l'article ci-dessus n'ont qualité pour concourir à l'exécution de la loi du 1er août 1905 qu'à l'occasion de l'exercice de leurs fonctions.

Les prélèvements opérés par eux doivent être effectués en présence du fournisseur ou de son représentant, où lui dûment appelé.

Ils portent :

1º Sur les marchandises au moment de leur présentation pour livraison ;

2º Sur les marchandises approvisionnées dans les magasins militaires ou de la marine ;

3º Sur les denrées et boissons consommées ou approvisionnées dans les cantines des corps de troupes, services et établissements militaires.

ART. 4. — Il est procédé, pour l'application du présent décret, suivant les règles établies par le règlement du 31 juillet 1906, sous réserve des dispositions spéciales édictées aux articles ci-après :

ART. 5. — Lorsque le rapport du laboratoire chargé de l'analyse ne révèle aucune infraction à la loi du 1er août 1905, le préfet en avise, suivant le cas, le commandant de corps d'armée, le gouverneur militaire de Paris ou le préfet maritime.

ART. 6. — Dans le cas où le rapport signale une infraction à la loi du 1er août 1905, le préfet en informe, immédiatement, l'autorité militaire ou maritime intéressée, et l'avise que le procès-verbal et les échantillons réservés sont transmis au procureur de la République.

ART. 7. — Dans tous les cas où la valeur de l'échantillon doit être remboursée, ce remboursement s'effectue, aux frais du département de la Guerre ou de la Marine, au moyen d'un mandat délivré par l'autorité militaire ou maritime, sur représentation du récépissé prévu à l'article 9 du décret du 31 juillet 1906.

ART. 8. — Les préfets adressent périodiquement aux autorités militaires et maritimes un extrait des rapports des laboratoires rendant compte du nombre des échantillons analysés pour les services des armées de terre et de mer ainsi que du résultat de ces analyses. Ils signalent les nouveaux procédés de fraude révélés par l'examen des échantillons.

ART. 9. — Les Ministres de la Justice, de l'Intérieur, des Finances, de la Guerre, de la Marine, de l'Agriculture, du Commerce et de l'Industrie sont chargés, chacun en ce qui le concerne, de l'exécution du présent décret, qui sera publié au *Journal officiel* de la République française et inséré au *Bulletin des lois*.

DÉCRETS ET INSTRUCTIONS
concernant la Répression des Fraudes dans l'Armée

Indépendamment du *décret du 5 juin 1908*, il existe des instructions, des décrets et arrêtés (1) qui sont les suivants :

Loi du 1er août 1905 (Bulletin officiel du Ministère de la Guerre, partie réglementaire, 1907, page 608).

Décret du 31 juillet 1906 (id., page 614).

Arrêté ministériel du 1er août 1906.

Instruction du 12 juin 1908 pour l'application du décret du 5 juin 1908 sur la répression des fraudes dans l'armée (id., 1908, page 938).

---

(1) Abrogeant les circulaires du 17 mai 1907 (B. O. P. R., p. 606) et du 3 décembre 1907 (B. O. P. R., p. 710).

Laboratoires de Corps d'armée :

Cette dernière instruction fixe comme il suit les fonctions des Laboratoires de corps d'armée : « Les prises d'essai sont adressées au laboratoire du corps d'armée qui leur (aux chefs de corps ou de détachement) fera connaître dans le plus bref délai le résultat de son analyse.

Cet examen a uniquement pour but d'éclairer les autorités militaires sur l'opportunité qu'il peut y avoir de procéder aux prélèvements dont il est parlé dans l'instruction et ne saurait entraîner aucune sanction pénale. »

CIRCULAIRE N° 8

aux agents du service de la répression des fraudes

Le 7 juillet 1908.

Intervention des agents du service des prélèvements pour la répression des fraudes portant sur les denrées et boissons pour l'alimentation des **armées de terre et de mer**.

Un décret, en date du 5 juin 1908, a complété celui du 31 juillet 1906, rendu en exécution de la loi du 1er août 1905, sur la répression des fraudes dans la vente des marchandises et des falsifications des denrées alimentaires et des produits agricoles.

La recherche et la constatation des infractions appartenait, d'après l'article 2 du décret du 31 juillet 1906, uniquement aux autorités civiles désignées audit article ; le décret du 5 juin 1908 a pour but de donner aux représentants de l'Administration de la Guerre et de la Marine énumérés à l'article 2 dudit décret, des pouvoirs semblables, en ce qui concerne l'application de la loi du 1er août 1905 aux denrées et boissons servant à l'alimentation des armées de terre et de mer.

Ce dernier règlement ne vous retire cependant pas le pouvoir que vous tenez du décret du 31 juillet 1906 pour rechercher et constater les infractions à la loi sur les produits dont il s'agit ; aussi pourrez-vous encore intervenir.

Mais cela ne se produira qu'exceptionnellement, car les Administrations de la Guerre et de la Marine ont maintenant la possibilité d'agir sans votre concours.

Lorsque votre intervention sera, néanmoins, demandée par un Chef de corps ou de détachement ou par le Commandant d'un navire de l'Etat, vous procéderez aux constatations et prélèvements dans les formes habituelles, prescrites par le décret du 31 juillet 1906.

Lorsque sans y avoir été invité par l'une des autorités désignées à l'alinéa précédent, qui seules ont qualité à cet effet, vous serez amené à opérer, dans une caserne ou un établissement militaire ou maritime ou à bord d'un navire de l'Etat, un prélèvement sur des boissons ou des denrées alimentaires, vous devrez, préalablement, demander au Chef de corps ou de détachement, ou au Chef de l'établissement, ou au Commandant du navire, l'autorisation de pénétrer, pour cet objet, dans ledit établissement ou navire.

Je vous signale que, dans le cas où vous auriez à opérer, dans les mêmes lieux, un prélèvement en vertu d'ordres émanant de l'autorité judiciaire, vous devriez également vous munir, au préalable, d'une semblable autorisation, qui ne saurait d'ailleurs vous être refusée, après accomplissement des formalités prescrites par l'article 90 du code de justice militaire pour l'armée de terre ou par l'article 120 du code de justice militaire pour l'armée de mer.

Sous cette réserve (ne pénétrer dans les casernes et établissements militaires ou maritimes ou à bord des navires de l'Etat en vue de la répression des fraudes sur les boissons et denrées alimentaires, qu'après y avoir été invité par le Chef de corps ou de détachement, ou par le Chef de l'établissement, ou par le commandant du navire ou autorisé par lui), rien n'est donc changé par le décret du 5 juin 1908 aux conditions dans lesquelles vous avez été appelé jusqu'ici à rechercher et constater les infractions à la loi.

Le décret du 11 octobre 1907 porte règlement d'administration publique pour l'exécution en Algérie de la Loi du 1er août 1905.

EAUX POTABLES

Prise d'échantillon de l'eau destinée à l'analyse chimique. — Les précautions à prendre pour opérer les prises d'échantillons sont exposées dans le *Manuel d'analyse volumétrique de Sutton*.

« Il faut rejeter les bouteilles de grès ; elles peuvent modifier la dureté de l'eau et sont plus difficiles à nettoyer que celles de verre (1). Il faut, autant que possible, se servir de bouteilles de verre munies d'un bouchon de verre ou d'un bouchon de liège paraffiné...

« On ne doit se servir que de bouchons de liège neufs et bien lavés dans l'eau où l'on a puisé l'échantillon.

« Pour prélever un échantillon dans une source, une rivière ou un réservoir, on y plonge la bouteille elle-même, si cela est possible, au-dessous de la surface liquide ; mais s'il faut se servir de l'intermédiaire d'un vase, on veille à ce qu'il soit parfaitement propre et bien rincé à l'eau. On évitera de recueillir à la surface de l'eau ou d'entraîner les dépôts du fond.

« Pour prendre un échantillon au moyen d'une pompe ou d'un robinet on laisse couler l'eau qui a séjourné dans la pompe ou dans le tuyau de conduite avant de recevoir le jet directement dans la bouteille. Si l'échantillon représente l'eau d'une ville, on devra le prendre au tuyau qui communique directement à la principale rue et non pas à une citerne.

« Dans tous les cas, on remplit d'abord complètement la bouteille avec l'eau, on la vide, on la rince une ou deux fois avec cette eau, on la remplit enfin jusque près du bouchon et on la ferme solidement.

« Au moment de la prise d'échantillon, on note le nom de la source, soit qu'il s'agisse d'une source profonde ou peu profonde, ou d'une rivière ou d'un torrent, ainsi que le nom du lieu, afin que son identité soit bien établie.

« S'il s'agit d'un puits on détermine la nature du sol, du sous-sol, et de la couche d'où l'eau jaillit, la profondeur et le diamètre du puits, sa distance des puisards voisins, des drains et autres sources qui pourraient la souiller ; si l'eau traverse une couche imperméable d'où elle jaillit, et si les parois du puits sont ou non imperméables à l'eau.

« Si l'échantillon provient d'une rivière, on indique la distance de la source de la rivière au point où l'eau a été prise, on note quelles causes d'altérations elle a pu subir entre ces deux points et la nature géologique des pays qu'elle traverse.

« S'il s'agit d'une source, on note la couche dont elle jaillit. »

---

(1) Il est bon de laver les bouteilles destinées à recueillir l'eau avec une solution de permanganate de potasse additionnée d'acide sulfurique ; cette précaution a pour but de détruire les matières organiques adhérentes au verre. On rince enfin avec de l'eau jusqu'à ce que le liquide ne soit plus acide.

Il faut en moyenne trois litres d'eau pour l'analyse chimique.
Le Laboratoire du Conseil supérieur d'hygiène prescrit de prélever 10 litres d'eau pour l'analyse chimique et de ne pas réunir ces liquides en un seul vase, mais dans 10 bouteilles de 1 litre.

Prise d'échantillon de l'eau destinée à la numération des germes. — On choisira des flacons neufs, en verre blanc, de 150^{cc} environ, bouchant exactement à l'émeri. On les stérilisera de la manière suivante : on les traitera tout d'abord dans toutes leurs parties par un peu d'acide sulfurique pur qu'on laissera séjourner quelques minutes, afin d'amener la destruction complète des germes et matières organiques fixées sur les parois.

On rejettera l'acide, on rincera une dizaine de fois avec de l'eau ordinaire : puis une ou deux fois à l'eau distillée. On les entourera de papier et on les stérilisera à l'étuve à gaz pendant un quart d'heure entre 150 à 180° ou à défaut dans un four de cuisine ayant à peu près cette température.

Une fois en possession de deux ou trois flacons bien stérilisés, on les débarrassera de leur enveloppe au lieu de prélèvement. On les remplira en les débouchant au-dessous de la surface du liquide à l'aide d'une pince flambée et en les y maintenant de même tout en tournant le goulot dans le sens opposé au courant.

Pour les puits et pompes on observera les mêmes précautions que pour l'analyse chimique.

Le bouchon sera toujours tenu par la pince flambée, en évitant tout contact avec un objet quelconque. Par mesure de précaution on peut, avant de boucher, le flamber en le passant plusieurs fois dans la flamme d'une lampe à alcool. Enfin après fermeture, on fermera à l'aide de parchemin après avoir plongé bouchon et goulot des flacons dans un bain de paraffine fondue ou de cire.

Cela fait, bien étiqueter comme il a été dit pour l'analyse chimique. Introduire les flacons dans une boîte ou étui métallique fermant bien et ne donnant pas de ballottement ; souder au besoin. Disposer la boîte métallique contenant les flacons dans une caisse renfermant glace et sciure de bois et expédier le tout par grande vitesse au laboratoire où on les disposera à l'arrivée dans une glacière où on les prendra au fur et à mesure des besoins (Baucher).

Caractères de l'eau potable

L'eau doit plaire au goût, aider à la digestion, permettre les pratiques domestiques journalières, et contribuer aussi à la nutrition générale.

L'*Annuaire des Eaux de France* assigne aux eaux potables les caractères suivants :

« Une eau peut être considérée comme bonne et potable quand elle est fraîche, limpide, sans odeur ; quand sa saveur est très faible, qu'elle n'est surtout ni désagréable, ni fade, ni salée, ni douceâtre ; quand elle contient peu de matières étrangères ; quand elle renferme suffisamment d'air en dissolution ; quand elle dissout le savon sans former de grumeaux et qu'elle cuit les légumes. »

Dans son *Cours de Chimie* (t. I, p. 85), A. Gautier, s'écartant fort peu de cette description, résume de la façon suivante les qualités d'une bonne eau de boisson :

Toute eau potable doit être fraîche, limpide, sans odeur, agréable au goût, aérée, légère à l'estomac, imputrescible, apte aux principaux usages domestiques.

L'eau doit être fraîche : Entre les limites de 8º à 14º, l'eau est fraîche, agréable à boire et désaltérante : au-dessus de +15º et surtout à +20º elle est tiède et paraît fade, elle devient légèrement nauséuse et ne désaltère pas.

L'eau doit être limpide : L'eau qui n'est pas limpide doit être rejetée, elle contient des matières terreuses et organiques. Vue en grande masse, une eau limpide est incolore ou légèrement verdâtre, *elle permet de distinguer les détails des objets et leurs arêtes vives* même à la profondeur de trois à quatre mètres.

Une eau jaunâtre ou vert jaunâtre n'est pas limpide, le limon qui détermine le trouble ou le manque de limpidité contient des matières organiques et organisées, celles-ci de nature microbienne.

L'eau doit être inodore : Une eau excellente est celle qui ne prend aucune odeur, même au bout de 10 à 15 jours, lorsqu'on la conserve à 20-25º dans un vase fermé. Les eaux prennent quelquefois, à la longue, une odeur de marée ou de croupi. Ces eaux ne sauraient être déclarées mauvaises que si, après un mois de conservation, elles se sont troublées.

L'eau doit être agréable au goût : La saveur doit être faible, agréable, sans fadeur (matières organiques) ni douceur (sel d'alumine), ni goût terreux (sel d'alumine et de magnésie), ni goût séléniteux (sulfate de chaux et magnésie), ni goût saumâtre (sel marin), ni amer (sel de magnésie). Une personne faisant usage du tabac ou du vin perçoit mal la saveur de l'eau.

L'eau doit être légère à l'estomac : Pour cela elle doit contenir une certaine proportion d'oxygène en dissolution. Les eaux *aérées* sont *légères* et plaisent à l'estomac, les eaux dépourvues d'oxygène sont *lourdes* et indigestes ; en outre les eaux non aérées contiennent des matières organiques en proportion sensible.

L'eau doit être imputrescible : Toute eau qui, conservée pendant un mois à +30º dans une bouteille en verre, se trouble, blanchit, verdit et prend une odeur de croupi, de putréfaction ou d'hydrogène sulfuré, doit être rejetée.

On a donné une règle assez approximative pour juger dans quelques cas rapidement de la potabilité des eaux que l'on peut rencontrer à la surface du sol. Il s'agit de l'examen de sa flore et de sa faune.

M. Gérardin divise à cet égard les eaux en quatre classes :

Première classe : Eaux excellentes : dans lesquelles on rencontre :

ANIMAUX	VÉGÉTAUX
Poissons.	Ranunculus sceleratus.
Crevettes.	Iris fœtida.
Sangsues.	Juncus compressus.
Larves de libellules.	Polygonum amphibium.
Physa fontinalis.	Zanichellia palustris.
Unio pictorum.	Myriophyllum spicatum.
Nérites.....	Carex riparia.
Lymnées, etc.	Sparganium simplex.
	Potamogeton natans.
	Sisymbrium nasturtium.

Deuxième classe. — La deuxième classe comprend les eaux bonnes :

ANIMAUX	VÉGÉTAUX
Larves d'éphémères (Vers rouges).	Epis d'eau.
Dytiques.	Véroniques.
Valvata piscinalis.	Phragmites communis.
Ancillus lacustris.	
Paludina vivipara.	
Planorbis alba.	

Troisième classe. — La troisième classe comprend les eaux médiocres ainsi peuplées :

ANIMAUX	VÉGÉTAUX
Lymnea ovata.	Roseaux.
— stagnalis.	Patiences.
Planorbis subma·ginatus.	Ciguës.
— complanatus.	Menthes.
— corneus.	Salicaires.
Sangsues noires.	Joncs.
Cyclas cornea.	Nénuphars natans.
Bithynia impura.	Carets.

Quatrième classe. — Enfin la quatrième classe comprend les eaux infectes dans lesquelles la vie animale est exclue, et où l'on ne rencontre que quelques plantes d'ordre inférieur telles que les arundo et les phragmites.

L'eau doit être propre aux principaux usages domestiques : C'est-à-dire permettre la cuisson des légumes et le savonnage ; une eau qui ne remplirait pas ces deux conditions ne pourrait être considérée comme bonne à boire.

ANALYSE CHIMIQUE

L'analyse *complète* d'une eau est une opération longue et délicate qui nécessite un outillage spécial et une quantité considérable de liquide, elle est en outre superflue lorsqu'on veut simplement savoir si une eau possède les qualités requises par l'hygiène pour être utilisée sans danger dans l'alimentation. A ce point de vue, il suffit de savoir si elle n'est pas souillée par des matières étrangères, puis de connaître sa teneur en éléments minéralisateurs, et cela d'une manière approximative.

L'analyse chimique ainsi délimitée comprend (1) :

L'examen des caractères physiques et organoleptiques ;

Les essais préliminaires qualitatifs ;

Les essais hydrotimétriques ;

L'analyse quantitative { *minérale.*
{ *biologique.*

La recherche du plomb (éventuellement) ;

L'examen microscopique ;

L'examen bactériologique (numération des germes).

---

(1) Le *Comité consultatif d'hygiène* prescrit la marche analytique suivante pour rendre les analyses comparables.

1° Evaporer au bain marie 1 litre d'eau au moins : après dessication, chauffer encore 4 heures et peser. Sur le résidu, on recherche les *nitrates* dont on mentionne la présence.

2° Evaporer le même volume d'eau, chauffer au rouge sombre le résidu et peser. La différence entre le nombre ainsi obtenu et celui trouvé précédemment donne la *matière organique* et les *produits volatils* : on dose dans le résidu *l'acide sulfurique* gravimétriquement.

3° Déterminer les *quatre degrés hydrotimétriques.*

4° Concentrer à 50^{cc}, 1 litre d'eau, doser le chlore et calculer en chlorure de sodium.

5° Doser l'*oxygène consommé* par litre (voir dosage de la matière organique totale).

6° Faire l'*examen bactériologique* si possible.

Dans la méthode de l'Observatoire de Montsouris, on détermine :

Le Résidu fixe et les matières volatiles.

La Chaux (méthode de Mohr modifiée par Levy).

Le Carbonate de chaux.

On procède à l'analyse Hydrotimétrique.

Les Matières organiques (en liqueur alcaline) et on les évalue en milligrammes d'oxygène.

L'Azote nitrique.

L'Oxygène dissous (méthode Levy) (le chlore).

Dans la méthode du Laboratoire Municipal, on détermine :

Le Degré hydrotimétrique total.

      —   permanent.

Le Résidu sec à 180°

La Magnésie (par le Pyrophosphate).

Les Sulfates (par le Chlorure de Baryum et le Chromate de Potasse).

L'Alcalinité (par le méthylorange).

La Matière Organique en milieu acide et alcalin.

Les Nitrates (par le réactif sulfo-phénique).

Les Azotites (par la métaphénylène diamine).

Les Phosphates (par l'acide molybdique).

Les Chlorures.

L'Oxygène (par le procédé Levy).

Examen des Caractères Physiques et Organoleptiques

On observe la COULEUR et la TRANSPARENCE dans des verres cylindriques bien blancs, placés à côté d'un échantillon d'eau distillée pure. On regarde d'en haut le verre placé d'abord sur du papier blanc puis sur du papier noir. (En masse, la teinte de l'eau pure est bleue.)

Si on constate un trouble ou un louche, on laisse déposer, et le dépôt, recueilli séparément par filtration, est soumis à l'analyse microscopique.

Pour constater l'ODEUR, on agite d'abord l'eau dans une bouteille incomplètement remplie, puis on la chauffe lentement au bain-marie jusqu'à 60° environ, en agitant de temps à autre. L'on peut ainsi caractériser l'hydrogène sulfuré, les matières organiques en décomposition, le gaz d'éclairage, etc. En ajoutant ensuite à l'eau du sulfate de cuivre, on fixe H^2S dont l'odeur disparaît.

L'odeur particulière de l'eau, surtout en la chauffant vers 60° et secouant le ballon et celle du résidu de l'évaporation, décèlent souvent la présence de matières fécales.

On peut aussi essayer d'extraire au moyen de l'éther des substances dont l'odeur est caractéristique des matières fécales.

La SAVEUR peut prêter à confusion :

C'est ainsi qu'une saveur amère provient généralement de sels de magnésie, une saveur fade, des nitrates, des sels alcalins. En outre, la saveur peut tromper parfois sur la qualité d'une eau : c'est ainsi que les nitrates en certaine proportion, et même les chlorures en faible dose, donnent à l'eau une saveur fraîche.

Essais Préliminaires Qualitatifs

A. Evaporer environ 200^{cc} d'eau, examiner la *couleur du résidu, son odeur*. Calciner ce résidu, observer *l'odeur* qui s'en dégage pendant l'opération.

B. Effectuer les essais suivants sur l'eau elle-même :

1° Apprécier approximativement les CHLORURES en versant dans 100^{cc} d'eau colorée avec 3 gouttes de solution de chromate neutre de potassium à 1/10e, 1^{cc} de solution d'azotate d'argent 1^{gr}454 0/0. Si l'eau n'est pas potable elle restera jaune, si elle est potable elle deviendra rouge brique.

2° Apprécier approximativement les MATIÈRES ORGANIQUES en versant dans 100^{cc} d'eau additionnée de 5^{cc} de solution saturée de CO^3NaH, 2^{cc} d'une solution aqueuse de permanganate de potasse (à 0^{gr}395 par litre). Si après 10 minutes d'ébullition MnO^4K est décoloré c'est que l'eau n'est pas potable.

On pourra même conclure ainsi qu'il suit : MnO^4K reste coloré et la réaction des chlorures est rouge brique (eau bonne) ou jaune (eau douteuse). MnO^4K se décolore et la réaction des chlorures est rouge brique (eau douteuse) ou jaune (eau mauvaise).

3° Rechercher l'HYDROGÈNE SULFURÉ au moyen d'une solution d'un sel de plomb (précipité noir) ou de nitroprussiate de soude (coloration violette).

4° Rechercher l'AMMONIAQUE par l'une des réactions suivantes :

a) Prendre 20^{cc} d'eau, auxquels on ajoute 5^{cc} de solution de potasse caustique au tiers ; laisser déposer le précipité qui en résulte et ajouter enfin 5^{cc} de réactif de *Nessler*, le liquide prendra bientôt une teinte orangé s'il y a des traces d'ammoniaque ; il déposera même un précipité brun jaunâtre si cet alcali y est un peu plus abondant.

b) A 20^{cc} d'eau ajouter 3 gouttes d'une solution d'iodure de potassium à 1/10e, agiter et verser dans le mélange 2 gouttes d'hypochlorite de soude concentré. En présence d'ammoniaque, il se produit aussitôt une coloration noirâtre. (Eviter un excès de réactif qui dissoudrait l'iodure d'azote formé). (Trillat et Turchet.)

Ne pas confondre la coloration noire avec une teinte jaune se formant parfois par suite de la mise en liberté d'iode.

5° Rechercher les AZOTITES :

Trommsdorf prescrit pour la recherche des azotites dans les eaux potables, l'emploi d'un réactif composé de : amidon, 5 grammes ; chlorure de zinc,

20 grammes ; eau distillée, 100^{cc}, qu'on chauffe à l'ébullition pendant cinq heures en remplaçant l'eau qui s'évapore ; on ajoute ensuite 2 grammes d'iodure de zinc, ainsi que de l'eau pure pour faire, après filtration, 1 litre de liquide.

En additionnant 10^{cc} d'eau à essayer, de 1^{cc} de ce réactif et de 1^{cc} d'acide sulfurique étendu à 1/4, on développe une coloration bleue en présence des azotites. Si la coloration tardait plus d'une minute à se produire, la réaction n'aurait plus aucune signification.

Si la réaction était douteuse, on la complèterait par les suivantes :

Aciduler par l'acide acétique 250 à 500^{cc} de l'eau à essayer que l'on distille ensuite. Aux trois ou quatre premiers centimètres cubes passés à la distillation, on ajoute une goutte d'acide chlorhydrique étendu, un peu d'empois, et 2 ou 3 gouttes de dissolution d'iodure de potassium au 200e : il suffit des plus faibles traces d'acide nitreux pour donner alors une coloration violette ou bleue. (Fischer.)

Denigès indique la méthode suivante :

Placer dans un tube quelques centimètres cubes d'eau, 2^{cc} d'acide sulfurique pur et 5 gouttes d'une solution de 2 grammes de résorcine blanche dans 100^{cc} d'eau aiguisée de 1/2^{cc} d'acide sulfurique ; agiter : dans le cas de la présence des azotites on obtient, sans chauffer, une coloration rouge carmin ou bleu violacé très intense.

6° Rechercher les NITRATES par l'une des réactions suivantes :

1° *Essai à la Brucine.* — On dissout un centigramme de brucine dans 10^c d'eau distillée, puis on prépare de l'acide sulfurique pur complètement exempt de nitrates. (Pour cela on le chauffe dans un tube à essai avec très peu de soufre en poudre.)

On fait l'essai de la manière suivante : Dans un verre de montre placé dans une capsule de porcelaine, on met 1 ou 2 gouttes de l'eau à essayer et 2 gouttes de solution de brucine. Sur ce mélange on fait tomber successivement 1, 2, 3 jusqu'à 10 gouttes d'acide sulfurique. Si l'eau renferme des azotates, il se produit une coloration rouge plus ou moins intense qui peu à peu devient jaune.

Si la coloration ne se manifeste pas dans les conditions indiquées ci-dessus, on évapore 1 ou 2 centimètres cubes d'eau dans un verre de montre et on répète l'essai sur le résidu.

REMARQUE. — Cet essai qualitatif peut donner quelques indications approximatives sur la quantité de nitrates que peut renfermer une eau. En effet, l'expérience montre que lorsqu'on fait l'essai avec une goutte d'eau, un litre de cette eau renferme 0^{gr}200 à 0^{gr}400 d'anhydrite azotique (Az^{2}O^5) si la coloration se produit avec une goutte d'acide sulfurique ; 0^{gr},020 à 0^{gr},200 si la coloration a lieu sous l'influence de moins de 5 gouttes d'acide, enfin 0^{gr}004 à 0^{gr}020 lorsque la teinte ne se manifeste qu'avec 5 à 10 gouttes d'acide sulfurique.

2º *Essai à la Diphénylamine*. — On met dans quelques gouttes d'acide sulfurique pur une très petite parcelle de diphénylamine et par dessus on laisse couler avec précaution quelques gouttes d'eau à l'aide d'une pipette dont on appuie la pointe contre les parois du vase à expérience. Si l'eau renferme des azotates, il se produit une *coloration bleue*. Cette réaction est très sensible.

7º Rechercher les PHOSPHATES :

Après avoir acidulé par l'acide nitrique un volume suffisant d'eau, 300cc environ, on évapore celle-ci jusqu'à réduction au volume de 50cc. On verse dans le liquide bouillant un léger excès de solution nitrique de molybdate d'ammoniaque, on fait bouillir cinq minutes et laisse refroidir.

La présence des phosphates sera indiquée par un précipité ou tout au moins une coloration jaune clair.

8º Rechercher (éventuellement) LE GAZ D'ÉCLAIRAGE, LES INFILTRATIONS DE FOSSES D'AISANCE, LE PLOMB, LE CUIVRE :

RECHERCHE DU GAZ D'ÉCLAIRAGE (MÉTHODE BOURIEZ) : Opérer sur 5 à 10 litres d'eau, qu'on évapore jusqu'à réduction à 15cc, filtrer le résidu et le répartir en trois tubes, dont le premier contient une goutte de solution officinale de perchlorure de fer diluée au dixième, tandis que le deuxième contient 2 gouttes et le troisième 3 gouttes ; quelle que soit la coloration du mélange, on ajoute dans chaque tube un même volume d'éther. Si, après agitation, l'éther se colore en rouge carmin dans l'un des tubes, on peut conclure à la présence des sulfocyanures dans l'eau ; sinon, il faut, avant de conclure à leur absence, s'assurer que la coloration n'apparaît pas sous l'influence de HCl au 1/10e, versé goutte à goutte dans chaque tube et en agitant après chaque addition.

RECHERCHE DES INFILTRATIONS DE FOSSES D'AISANCE : Cette recherche, qui peut devenir nécessaire dans certains cas spéciaux (présence d'une forte proportion de chlorures, d'ammoniaque albuminoïde, des matières organiques — en milieu alcalin surtout — et de nitrites) peut être faite par la méthode de *Griess* : on ajoute à 100cc d'eau une solution à 1/100e d'acide Para-diazo-benzène-sulfonique ; au bout de 5 minutes, l'eau contaminée par les matières organiques d'origine animale (urine en particulier) prend une *coloration jaune*.

Cette réaction n'a de valeur que quand les dosages précédemment indiqués donnent eux-mêmes une présomption de pollution.

RECHERCHE DU PLOMB (BELLOCQ). — L'eau qui contient des traces de plomb présente un louche marqué que l'acide azotique dissout.

Pour rechercher le plomb : Préparer le réactif suivant :

Solution au 1/3 de sulfate de zinc pur	30cc
Ammoniaque	30cc
Solution saturée de carbonate de chaux	40cc

puis ajouter à un litre ou deux d'eau suspecte 5 à 10cc de réactif zincique et abandonner le tout au repos pendant quelques heures. Décanter ce que l'on pourra de l'eau surnageante qui doit être très limpide et jeter le dépôt sur un filtre uni de 15 à 18 centimètres de diamètre.

Détacher le précipité du filtre, le décomposer à chaud par l'acide acétique additionné d'un peu d'acétate d'ammoniaque : filtrer sur une bourre de coton hydrophile dans un tube à essai et toucher le filtrat acide et limpide avec une baguette de verre imprégnée de solution de chromate de potasse.

Un trouble jaune ou un précipité jaune (mettant souvent longtemps à se produire) indique la présence du plomb. (Voir aussi Eaux gazeuses.)

LA RECHERCHE DU CUIVRE, DE L'ARSENIC, se fera comme il est dit aux Eaux gazeuses.

Une eau qui donnerait à l'analyse qualitative les réactions de l'acide nitreux, ou qui dégagerait une odeur désagréable, serait colorée et laisserait un résidu *coloré* hygroscopique noircissant fortement par calcination ou dégageant une odeur de corne brûlée, enfin une eau qui décolorerait le permanganate de potasse (page 23) et qui donnerait la réaction jaune des chlorures (page 23) pourrait être rejetée sans autre examen.

Essais Hydrotimétriques

Les déterminations hydrotimétriques permettent de se renseigner sur la *dureté* d'une eau, c'est-à-dire sur la proportion approximative de sels terreux qu'elle contient.

On a donné le nom de *dureté totale* d'une eau, au degré hydrotimétrique de l'EAU NON BOUILLIE :

1° hydrotimétrique correspond comme il sera dit plus loin à $0^{gr}010$ de carbonate de chaux (CO^3Ca) par litre d'eau.

On nomme *dureté permanente*, le degré hydrotimétrique de l'EAU BOUILLIE (c'est-à-dire débarrassée de l'acide carbonique et du carbonate de chaux).

On nomme *dureté temporaire* la différence entre les deux degrés précédents; (elle représente CO^2+CO^3Ca).

Principe de la méthode. — Les savons sont des sels alcalins d'acides gras (stéarates, oléates, etc.), solubles dans l'eau, à laquelle ils communiquent la propriété de mousser par l'agitation. Or, tous les autres sels d'acides gras — autres que les sels alcalins — étant insolubles dans l'eau, lorsqu'on ajoutera une solution d'un sel alcalin soluble à une eau contenant des sels calcaires ou magnésiens, il se formera par double décomposition des sels terreux d'acides gras, qui sont insolubles ; ces derniers se précipiteront et ce n'est que lorsque tous ces sels insolubles seront précipités que les sels solubles communiqueront à l'eau la propriété de mousser par agitation.

Il en résulte une relation entre le volume d'une solution de savon nécessaire pour produire la mousse dans l'eau analysée, et la quantité de sels alcalino-terreux qu'elle contient. On peut donc évaluer *la dureté d'une eau d'après le volume de solution savonneuse nécessaire pour produire la mousse dans cette eau.*

Le volume de solution savonneuse ne se mesure pas en centimètres cubes, et on se sert pour faire les déterminations hydrotimétriques d'une burette spéciale, graduée de telle manière que *le trait circulaire marqué 0 au sommet de l'instrument est la limite que la liqueur savonneuse y doit atteindre pour que la burette soit chargée.* L'espace compris entre le trait circulaire et le 0 contient le volume de solution de savon nécessaire pour produire la mousse avec de l'eau distillée.

La graduation de la burette est faite de telle manière qu'une *capacité de 2cc4 prise à partir du 0 se trouve divisée en 23 parties égales.*

Chaque division à partir du 0 est un degré hydrotimétrique.

La composition de la liqueur de savon est calculée de manière que chaque degré représente 0gr10 de savon neutralisé par un litre d'eau analysée et corresponde à 0gr0114 de chlorure de calcium par litre ou à 0gr010 de carbonate de chaux.

Le degré hydrotimétrique d'une eau indique donc immédiatement la proportion de savon qu'elle décompose par litre.

Les déterminations hydrotimétriques se font toujours sur le volume invariable de 40cc d'eau.

Préparation de la liqueur de savon, son titrage. — Placer dans un ballon de 1 litre de capacité, 25 grammes de savon blanc de Marseille, coupé en morceaux, et 400 grammes d'alcool à 90°, fermer le ballon au moyen d'un bouchon traversé par un long tube effilé à son extrémité supérieure, et taillé en biseau inférieurement.

Chauffer au bain-marie jusqu'à dissolution du savon, ajouter 250cc d'eau distillée, agiter, laisser reposer pendant 2 à 3 jours dans un endroit frais après avoir bouché le ballon.

Filtrer le liquide sur un linge et exprimer le coagulum s'il y en a un (1).

Filtrer de nouveau sur un filtre en papier.

Titrer ce liquide, comme il est dit plus loin, avec la solution suivante :

Chlorure de calcium pur, calciné et fondu. 0gr25
Eau distillée q. s. pour 1000cc (2)

40cc de cette solution (1/25e de litre) contiennent 0 gr. 01 CaCl²; d'où il résulte que 22 degrés de la liqueur savonneuse sont neutralisés par 0gr01 de chlorure de calcium, et que 1 degré correspond à $\frac{0gr01}{22} = 0gr00045$ de ce sel et enfin que chaque degré de la liqueur savonneuse neutralisé par 40cc de

---

(1) Formule Courtonne. Cette formule donne une liqueur inaltérable et ne changeant pas de titre :

Huile d'amandes douces ou d'olive. . . . .   28 gr. ou 30cc
Lessive de soude D = 1,36. . . . .   10 gr.
Alcool à 90° — 95. . . . .   10 gr.

Chauffer quelques minutes à l'étuve pour saponifier et compléter le volume de 1 litre avec de l'alcool à 60°. On agite pour dissoudre le savon formé ; on filtre et on complète le volume obtenu après refroidissement à 1 litre avec de l'alcool à 60°.

(2) On peut remplacer cette solution par l'une des suivantes qui lui sont équivalentes :

BaCl² cristallisé. . . . .   0 gr. 550
Eau distillée 1000cc
        ou
Azotate de baryte . . . .   0 gr 590
Eau distillée 1000cc

solution de $CaCl^2$, représente $\dfrac{0^{gr}01 \times 25}{22} = 0^{gr}0114$ $CaCl^2$ dans un litre de solution.

Pour que la liqueur savonneuse soit exactement titrée, il faut donc, d'après ce qui a été dit plus haut, qu'elle produise une mousse persistante au 22e degré, dans 40cc de solution de CaCl².

Pour titrer la solution savonneuse, introduire dans un flacon de verre blanc, bouché à l'émeri, 40cc de la solution de CaCl², ajouter au moyen de la burette hydrotimétrique la solution de savon (en ayant soin après chaque affusion de boucher le flacon et d'agiter fortement quelques instants). Continuer les additions et agitations jusqu'à ce qu'on obtienne une *mousse persistante au moins dix minutes et ayant au moins 1/2 centimètre d'épaisseur.*

Lire sur la burette le nombre de divisions employé : si on a 22 divisions de la burette, la solution de savon est exacte.

Sinon, on fera le calcul suivant : Supposons qu'on ait trouvé 20° au lieu de 22, on aura (la liqueur étant trop concentrée de 2°).

$$22 - 20 = 2 \times \frac{1}{23} = \frac{2}{23}$$

C'est-à-dire qu'on devra étendre la liqueur d'une nouvelle quantité d'eau, égale à 2/23e de son poids pour en diminuer la force de 1° (1).

Si la solution de savon est au contraire trop faible, qu'on ait dû employer par exemple 24° : on la concentrera par évaporation et on déterminera de nouveau son titre (2).

Détermination du degré hydrotimétrique total. Marche systématique de l'opération.

1°) S'assurer par un essai préliminaire que l'eau à examiner n'est pas trop chargée de sels calcaires et magnésiens et l'amener à marquer par dilution environ 30 degrés.

Pour cela, mesurer 25cc d'eau, y ajouter 1cc de liqueur savonneuse titrée. Si, par agitation, l'eau ne laisse pas paraître de grumeaux dans sa masse et ne prend pas une teinte opaline, on peut faire l'essai direct sans dilution.

Dans le cas contraire, ajouter à l'eau 1, 2, 3 fois son volume d'eau dis-

---

(1) Comme il faut diminuer le titre de 22 à 20° = 2°, il faudra ajouter 2/23 d'eau ; on pésera donc la solution de savon, soit 185 grammes par exemple, et on ajoutera 2/23 × 185 d'eau, soit 16 gr 50, on agitera le tout pour bien mélanger et on titrera la nouvelle solution avec 40cc de solution barytique. On devra obtenir 22 divisions de la burette.

(2) Ou bien on fera la correction comme suit :

Supposons qu'en prenant le titre de la solution de savon avec 40cc de solution de CaCl², on trouve 28° de solution savonneuse pour produire la mousse, et qu'il faille 17° de la même solution de savon pour produire la mousse dans 40cc d'eau à analyser, on dira : 28° de la liqueur savonneuse correspondent à 22° de liqueur normale : 1° correspondra à $\dfrac{22}{28}$

et 17 à $\dfrac{22 \times 17}{28} = 13°9.$

tillée ; puis pour ramener les résultats à ce qu'ils seraient si l'eau n'était pas diluée, on comptera après l'opération le double, le triple, le quadruple du degré observé dans l'essai définitif, suivant que l'on a ajouté 1, 2, 3 volumes d'eau distillée.

Exemple :

Si, à 10^{cc} d'eau, on a ajouté 30^{cc} d'eau distillée : le degré hydrotimétrique sera multiplié par 4 ;

Si, à 20^{cc} d'eau, on a ajouté 20^{cc} d'eau distillée : le degré hydrotimétrique sera multiplié par 2 ;

Enfin si, à 5^{cc} d'eau, on a ajouté 35^{cc} d'eau distillée : le degré hydrotimé-trique sera multiplié par 8.

2°) S'assurer que l'eau distillée que l'on emploie pour la dilution n'exige pas plus d'une division de liqueur hydrotimétrique pour donner une mousse persistante.

3°) Procéder à l'essai hydrotimétrique de l'eau à analyser.

Mesurer 40^{cc} d'eau (diluée ou non suivant les résultats donnés par l'essai préliminaire) dans un flacon de verre blanc bouché à l'émeri, et ajouter peu à peu, en agitant après chaque affusion, la liqueur hydrotimé-trique contenue dans la burette spéciale, jusqu'à obtention d'une couche régulière de mousse de plus de 1/2 centimètre d'épaisseur et se maintenant au moins *dix minutes* sans s'affaisser.

Lire le degré sur la burette, *c'est le degré hydrométrique total*.

Soit 20° : on en conclut que 1 litre de cette eau décompose 0^{gr}1 × 20 = 2 gr. de savon et que 1 litre de cette eau renferme une quantité de sels (suscep-tibles de faire la double décomposition avec le savon) équivalente à 0^{gr}0114 × 20 = 0^{gr}228 de chlorure de calcium.

Le degré hydrotimétrique total représente l'action, sur la solution savon-neuse, de l'acide carbonique et de tous les sels calcaires et magnésiens.

Il représente en outre approximativement le nombre de centigrammes de sels terreux contenus dans un litre d'eau ; si par exemple le degré hydro-timétrique d'une eau est 20, on peut présumer que le poids des sels terreux qu'elle contient ne s'éloigne pas beaucoup de 0^{gr}20 par litre.

Détermination du degré hydrotimétrique permanent. — Dans un ballon à long col jaugé à 200^{cc} on fait bouillir pendant une 1/2 heure 200^{cc} d'eau (pour en dégager CO^2 et précipiter CO^3Ca), on laisse refroidir et on rétablit avec de l'eau distillée le volume de 200^{cc}, on filtre. Sur 40^{cc} de cette eau bouillie et filtrée on prend le degré hydrotimétrique. Ce degré diminué de 3° (pour compenser une certaine proportion de CO^3Ca qui reste en solution) repré-sente le *degré hydrotimétrique permanent*.

Les 2/3 au moins des sels de l'eau étant formés de CO^3Ca, le degré hydrotimétrique permanent ne dépassera pas de beaucoup le 1/3 du degré total.

Dans l'appréciation du degré total, il faut tenir compte de la nature des sels dissous. Si l'eau contient à peu près exclusivement du bicarbonate de chaux, il n'y a pas d'inconvénient à admettre un degré un peu plus élevé.

Aussi est-il bon de vérifier les résultats de l'analyse hydrotimétrique par le dosage direct des carbonates et des bicarbonates par le procédé Jacquemin.

On prépare le réactif suivant au moment du besoin :

$$\text{Acide Pyrogallique} \dots\dots\dots\dots\dots\dots\dots\quad 0^{gr}50$$
$$\text{Eau distillée} \dots\dots\dots\dots\dots\dots\dots\dots\dots\quad 100^{cc}$$

après dissolution on mélange avec :

$$\text{Perchlorure de fer des pharmacies à 30° B} \dots\quad 8^{gr}$$
$$\text{Eau distillée q. s. pour} \dots\dots\dots\dots\dots\dots\quad 100^{cc}$$

après 24 heures on filtre pour séparer la purpurogalline formée.

Une eau potable contenant des bicarbonates prend sous l'influence de ce réactif une coloration violette.

Si à cette eau colorée on ajoute un acide titré, dès que les carbonates ou bicarbonates sont saturés, la coloration devient brune ou jaune.

$$1^{cc}\ SO^4H^2\ \frac{N}{10} = 0^{gr}005\ CO^3Ca\ ;\ \text{et}\ 0^{gr}0081\ \text{bicarbonate de chaux.}$$

Ce procédé fournit le poids brut des carbonates.

Conversions des degrés Anglais, Allemand, Français. — La valeur du degré hydrotimétrique n'est pas la même dans ces trois pays, bien que le principe de la méthode soit le même.

Ainsi en Allemagne 1° de dureté indique le nombre de centigrammes de chaux (CaO) contenue dans 1 litre d'eau. En France, il correspond à $0^{gr}010$ de carbonate de chaux (CO^3Ca) dans la même quantité d'eau. En Angleterre, le degré correspond à $0^{gr}043\ CO^3Ca$ par litre d'eau (1 grain = $0^{gr}648$ dans un gallon = 4 litres 534) donc :

1° anglais   = 1°43 français et 0°8 allemand.
1° français   = 0°56 allemand et 0°7 anglais.
1° allemand = 1°25 anglais et 1°79 français.

Le Comité consultatif d'hygiène de France divise les eaux au point de vue hydrotimétrique en 4 catégories.

EAU	DURETÉ TOTALE	DURETÉ PERMANENTE
Très pure.	de 5 à 15°	de 2° à 5°
Potable.	de 15° à 30°	de 5° à 12°
Suspecte	au-dessus de 30°	de 12° à 18°
Mauvaise	au-dessus de 100°	au-dessus de 20°

D'après ces chiffres, une eau n'est plus « potable » à partir de 30° hydro-timétriques.

Cependant la plus ou moins grande dureté totale ou permanente ne suffit pas à elle seule pour apprécier la valeur d'une eau au point de vue de l'hygiène. Une eau très douce peut être impropre à l'alimentation si elle contient des matières d'origine animale en décomposition, par exemple. D'autre part, le carbonate et même le sulfate de chaux ne sont pas nuisibles à la santé même à dose assez élevée.

Cependant les eaux dures cuisent mal les légumes, il y a donc intérêt à avoir pour l'usage alimentaire une eau aussi douce que possible.

Le degré de dureté, d'ailleurs, varie avec la nature du terrain et dépend des matières que l'eau peut dissoudre à la surface avant de venir en contact avec le sol proprement dit. Des terrains graniteux ou schisteux au-dessus desquels il y a peu de terre végétale, peuvent fournir une eau ne marquant que de 1° à 4°, tandis qu'avec un terrain calcaire le degré hydrotimétrique sera de 20 à 30 et avec un terrain gypseux il pourra atteindre et même dé-passer 100°.

Lorsque le sol renferme beaucoup de matières organiques végétales ou ani-males et que d'autre part il est poreux (terrains sablonneux), l'oxygène de l'air intervient pour reformer les acides carbonique, azotique et sulfurique en abondance ; ces acides dissolvent les éléments solubles du sol (calcaires, etc.) et fournissent des eaux relativement dures qui dépassent 30° sans que pour cela on puisse les déclarer non potables ou malsaines.

Ces considérations montrent que la méthode hydrotimétrique n'a pas de valeur scientifique, et devrait être abandonnée ; elle n'a d'intérêt que pour l'industrie qui cherche à suivre rapidement les variations de la quantité de chaux contenue dans l'eau qu'elle emploie. Ces réserves faites, nous l'expo-sons dans ses détails.

Applications des méthodes hydrotimétriques aux dosages de l'acide carbonique, des sels de chaux, de magnésie.

1° Prendre le degré hydrotimétrique total, *soit α ;*

2° A 50^{cc} d'eau ajouter 2^{cc} de solution aqueuse d'oxalate d'ammoniaque au 1/60e ; agiter, laisser déposer une demi-heure ; filtrer au papier Berzélius lavé préa-lablement à l'eau distillée bouillante ; déterminer le degré hydrotimétrique sur 40^{cc} de cette eau : *soit β ;*

3° Prendre le degré hydrotimétrique permanent de l'eau : *soit γ le degré corrigé* (c'est-à-dire diminué de 3°).

4° A 50^{cc} d'eau bouillie et filtrée, pour le degré permanent, ajouter 2^{cc} de solution au 1/60e d'oxalate d'ammoniaque, agiter, laisser reposer 1/2 heure, filtrer ; sur 40^{cc} de cette eau prendre le *degré hydrotimétrique soit δ ;*

Interprétation :

α représentant CO_2 + sels de chaux + sels de magnésie.

β représentant sels de magnésie et CO_2 restés dans l'eau après précipitation de la chaux.

$\alpha - \delta$ = totalité des sels de chaux : *soit ε ce chiffre.*

β représentant les sels de magnésie + sels de chaux autres que le carbonate.

$$\alpha - \gamma = CO^2 + CO^3Ca$$

δ représentant les sels de magnésie restés dans l'eau, on peut écrire :

$\beta - \delta = CO^2$.
$(\alpha - \gamma) - (\beta - \delta) = CO^3Ca$.
$(\gamma - \delta) =$ Sels de chaux évalués en SO^4Ca.
$\delta =$ Sels de magnésie.

On transformera ces degrés en poids pour les sels, et en volume pour l'acide carbonique, en multipliant le nombre de degrés hydrotimétriques obtenu pour chaque corps par le chiffre correspondant à 1° hydrotimétrique et indiqué dans le tableau suivant :

Acide Carbonique (gazeux) .... 0 lit. 005 soit 5^{cc}.
CO^3Ca .... 0^{gr}0103
SO^4Ca .... 0^{gr}0140
MgO .... 0^{gr}0042

Analyse Quantitative Minérale

Si l'eau est parfaitement transparente et limpide elle pourra être traitée directement ; mais si elle est trouble et forme un dépôt en quelques heures, on décantera la plus grande partie et on ne filtrera que le reste.

Pour filtrer l'eau on se servira de filtres tarés afin de pouvoir peser les matières en suspension.

Une partie du dépôt sera soumise à l'examen microscopique (page 61).

L'analyse quantitative minérale comprend :

A. — Détermination du résidu sec a + 110°. — On évapore au bain-marie 500 centimètres cubes d'eau (préalablement filtrée si elle est trouble) dans une capsule en platine de 70 millimètres de diamètre et de 20 millimètres de hauteur recouverte d'un entonnoir. Le résidu est ensuite séché à 110° C à l'étuve, durant 4 heures, puis pesé, et la dessication est continuée jusqu'à poids constant.

C'est la méthode du Comité Consultatif d'hygiène ; Le Laboratoire Municipal de Paris dessèche le résidu sec à 180° C, il est donc nécessaire d'indiquer sur le bulletin d'analyse la température à laquelle ce résidu a été obtenu.

La pesée doit se faire rapidement, après refroidissement sous l'exsiccateur. Il est bon de recouvrir la capsule d'une plaque de verre. Sans cette précaution, le poids de la capsule augmenterait sur la balance (les nitrites, nitrates et chlorures de calcium et de magnésium étant hygroscopiques.)

Examen du résidu. — Une coloration jaunâtre ou grisâtre dénote la présence des matières organiques ou de composés du fer ; un résidu hygroscopique qui se prend en gouttelettes peut renfermer des azotates ou azotites ; enfin l'odeur peut dénoter des impuretés. Une réaction alcaline indique des carbonates alcalins.

B. — DÉTERMINATION DU RÉSIDU APRÈS CALCINATION (PERTE AU ROUGE). — Cette opération fournit des renseignements approximatifs au sujet de la nature et de la quantité des matières organiques ; éventuellement elle fournit la quantité de matières minérales fixes. Elle s'effectue en deux temps :

1°) La capsule contenant le résidu sec est chauffée d'abord progressivement à l'aide d'une très faible flamme et enfin jusqu'au rouge et jusqu'à ce que le résidu ne change plus de couleur.

Pendant ce temps, on observe les phénomènes qui peuvent se produire et qui sont :

Noircissement plus ou moins intense (matières organiques) ; fusion, déflagration, vapeurs jaunâtres (azotates, azotites), odeur de corne brûlée (matières organiques azotées).

2° Après refroidissement humecter le résidu avec quelques centimètres cubes de carbonate d'ammonium en solution aqueuse concentrée, et calciner vers le rouge sombre sans dépasser + 200° centigrades, sécher à + 100° et peser.

Soit p le poids du résidu à + 110°.

p' le poids du résidu après calcination.

p'' —   —   —   et reprise par le carbonate d'ammonium.

La différence $p - p'$ indiquera *la perte au rouge* après calcination et approximativement la proportion de matières organiques.

La différence $p' - p''$ donnera *la perte au rouge* avec reprise au carbonate d'ammonium et fournit la proportion approximative des sels ammoniacaux et d'une partie des chlorures et des nitrates volatilisés, de 1 litre d'eau.

C. — DOSAGE DU CHLORE ET DES CHLORURES. — Ce dosage s'effectue dans l'eau telle quelle, et par le procédé titrimétrique de Mohr à l'aide de l'azotate d'argent déci-normal.

Dans un verre à expérience on verse 50cc de l'eau à examiner (1), puis deux gouttes d'une solution de chromate neutre de potassium ; on y ajoute, en agitant et goutte à goutte, la solution d'azotate d'argent déci-normale, jusqu'à ce que le mélange conserve après agitation une coloration faiblement rougeâtre.

Il suffira de multiplier par 0,071 le nombre de centimètres cubes de la

____

(1) Si l'eau a une réaction alcaline ajouter quelques gouttes d'acide acétique ; dans le cas où elle serait acide, la saturer par un léger excès de carbonate de chaux, exempt de chlorures, qui ne gênera en rien le dosage.

solution titrée pour avoir en grammes la teneur en chlore de un litre d'eau ; ou de multiplier le même nombre par 0,117, pour avoir la teneur de 1 litre d'eau en chlorure de sodium.

Il est bon de faire un deuxième essai avec un volume d'eau différent. On prendra 100^{cc} d'eau dans ce deuxième essai et on emploiera les deux facteurs 0,0355 et 0,0585 suivant que l'on donnera les résultats en Chlore ou en Chlorure de sodium.

Dans l'eau, le chlore se rencontre combiné aux alcalis (et surtout au sodium) ou aux terres alcalines mais en très faibles proportions.

Comme les chlorures se trouvent en abondance dans l'urine de l'homme et des animaux et dans les eaux ménagères, leur existence en proportion notable dans une eau présente une grande importance au point de vue hygiénique ; si cette proportion dépasse celle contenue dans une eau de même origine recueillie en dehors de toute cause de souillure, il y a de fortes présomptions pour que cette eau soit contaminée par une infiltration de résidus animaux ou d'eaux d'égouts.

La proportion de Chlore trouvée joue un grand rôle pour l'interprétation des résultats notamment si on la rapproche de celles des matières organiques, de l'acide nitreux, de l'acide azotique et de l'ammoniaque.

Il faut noter que l'eau de certains terrains renferme à peine des traces de chlore, tandis que d'autres en contiennent normalement jusqu'à 100 milligrammes par litre et plus (voisinage de la mer) tout en étant exemptes d'infiltrations de matières animales.

On ne peut donc fixer de limites exactes quant à la proportion de chlorure de sodium dans l'eau, et on peut en trouver jusqu'à 0^{gr}050 sans que l'eau soit mauvaise à condition que les proportions d'ammoniaque albuminoïde et de matières organiques ne soient pas trop élevées et que l'eau ne renferme pas de nitrites et ne soit pas souillée par des infiltrations animales.

D. — DOSAGE DE L'ACIDE SULFURIQUE ET DES SULFATES. — *Méthode volumétrique* (1) (Vitali). Cette méthode est fondée sur la propriété qu'ont les sels solubles de baryum de précipiter complètement l'acide sulfurique et d'être, à leur tour, complètement précipités par CO^{3}Na^2, lequel ne

---

(1) Méthode de Vildenstein, au bichromate de potasse :
Préparer les solutions suivantes :

    A.   Chlorure de baryum .... 12^{gr}185
          Eau distillée .... 1000^{cc}

1^{cc} équivaut à 4 milligrammes SO^3 et à 3 mg 4 de sulfate de chaux.

    B.   Bichromate de potasse .... 7^{gr}370
          Eau .... 100^{cc}
          Ammoniaque : jusqu'à coloration jaune.
          Eau distillée : quantité suffisante pour faire 1000^{cc}.

On fait bouillir 100^{cc} d'eau pendant 1/2 heure en ajoutant de l'eau distillée pour compenser l'évaporation ; on filtre, on ajoute au liquide filtré et bouillant un excès (10 — 20) de solution A, puis la solution B en essayant de temps en temps dans de petits tubes à essais

donne la coloration violette rouge caractéristique avec la phénol-phtaléine que quand toute la baryte est précipitée.

Préparer d'abord deux solutions décinormales, l'une de CO_3Na_2, anhydre (53 grammes par litre), et l'autre de $BaCl_2$ ($12^{gr}20$ par litre).

Chauffer à ébullition 1/2 litre d'eau à analyser, y verser la solution de CO_3Na_2 jusqu'à réaction franchement alcaline, filtrer, laver le filtre, ajouter les eaux de lavage au filtrat, réduire le volume par évaporation à 50^{cc} environ, et pendant l'ébullition neutraliser exactement avec l'acide acétique très dilué.

Mesurer exactement le volume de la solution neutre, et y ajouter 25^{cc} de solution décinormale de $BaCl_2$, filtrer, recueillir une quantité de liquide représentant exactement la moitié du mélange, sans tenir compte du précipité.

Ajouter au liquide filtré quelques gouttes de solution alcoolique de phtaléine du phénol, porter à l'ébullition et dans le liquide bouillant faire tomber la solution de CO_3Na_2 jusqu'à coloration rouge de la phtaléine, se maintenant même après plusieurs minutes d'ébullition.

Soit N^{cc}.

$$(25 - N) \times 4 = A$$

$A \times 0^{gr}0080 = $ Acide sulfurique SO_3 de 1 litre d'eau.

$A \times 0^{gr}0068 = $ Sulfate anhydre de chaux de 1 litre d'eau.

Méthode Gravimétrique. — Si l'eau est peu chargée en sulfates comme cela arrive généralement, on opère sur 1.000 centimètres cubes, qu'on amène par évaporation à 150 centimètres cubes environ. On acidule par quelques centimètres cubes d'acide chlorhydrique pur, on porte à l'ébullition, et dans le liquide bouillant on verse peu à peu un léger excès de chlorure de baryum en solution aqueuse saturée. On maintient l'ébullition un quart d'heure, de façon à bien rassembler le précipité. On filtre alors sur un Berzélius, on lave à l'eau distillée bouillante jusqu'à neutralité et absence de chlorure dans les eaux de lavage, on sèche et on calcine.

A la calcination, une partie du sulfate de baryte est transformé en sulfure par le charbon du filtre. Pour supprimer cette cause d'erreur, il suffit de laisser refroidir le creuset, puis de le mouiller de deux ou trois gouttes d'ac de

---

jusqu'à ce que le liquide reste jaune. (On remet chaque fois dans le ballon les liquides de l'essai). Quand l'opération est terminée on fait 150^{cc}, on filtre 100^{cc} et dans un autre vase 100^{cc} d'eau distillée, on verse de la solution B dans ce dernier jusqu'à ce que la teinte soit la même dans les deux ; on multiplie le chiffre trouvé par 3/2 et on le retranche du chiffre primitif.

Exemple : on a opéré sur 100^{cc} d'eau auxquels on a ajouté 20^{cc} A et 17,6 B ;

L'excès de bichromate a été trouvé égal à $0^{cc}3$, donc cet excès est $0,3 \times \dfrac{3}{2} = 0,45$.

$$17,6 - 0,45 = 17,15$$

la solution B réellement ajoutée est $20 - 17,15 = 2,85$.

$$2,85 \times 4 = 11,40 \; SO_3$$

sulfurique pur. On chasse l'excès d'acide par la chaleur avec de très grandes précautions pour éviter les projections, on calcine à nouveau et on pèse.

Le poids du sulfate de baryte ainsi trouvé multiplié par 0,583 donne le poids des sulfates évalués en Sulfate anhydre de chaux (SO^4Ca) : multiplié par 0,3433 il donne le poids d'acide Sulfurique anhydre (SO^3).

La proportion d'acide sulfurique contenue dans les eaux est très variable, il peut provenir du terrain, lorsque celui-ci renferme du sulfate de chaux (gypse) (des eaux très pures peuvent donc contenir de fortes proportions de sulfates). Il est cependant préférable de ne pas faire usage d'eaux trop chargées en acide sulfurique, car elles sont lourdes, peu agréables au goût et peu propres aux usages domestiques ; mais cet acide peut aussi avoir pour origine des matières d'origine animale (albuminoïdes, etc.) et faire présumer une pollution de l'eau soit directement, soit par un sol infecté.

E. — DOSAGE DE LA CHAUX. — Procédé de Lévy. — Ce procédé est très rapide et très exact.

Mesurer dans un petit ballon 50^{cc} d'eau à analyser, ajouter 2^{cc} d'une solution saturée d'AzH^4Cl, et un léger excès d'oxalate d'ammoniaque (la magnésie restera ainsi en solution) ; après 12 heures de repos, décanter le liquide sur un petit filtre, laver le précipité par décantation avec de l'eau ammoniacale, puis avec de l'eau pure.

Dissoudre le précipité tombé sur le filtre et resté dans le ballon avec AzO^3H à 1/2, ajouter à la solution 100^{cc} d'eau distillée, porter à 60° environ et verser une solution de MnO^4K à $0^{gr}395$ par litre (voir page 45), jusqu'à coloration rose ; soit N^{cc} employés.

$$1^{cc} MnO^4K = 0^{gr}0035 \text{ chaux (CaO)}$$

On aura donc $N \times 0^{gr}0035 \times 20 =$ chaux (CaO) par litre d'eau.

La modification suivante (*Gosselin*), présente des avantages au point de vue pratique, mais à condition que l'eau ne renferme pas plus de 2^{mg} de matières organiques (en O emprunté).

On fait usage des liqueurs titrées, utilisées au dosage des matières organiques (Voir page 46).

a) Solution d'acide Oxalique cristallisé à $0^{gr}630$ par litre d'eau.

b) Solution de MnO^4K à $0^{gr}316$ par litre.

c) SO^4H^2 à 1/10°.

On commence par titrer la solution de MnO^4K ; à cet effet on place dans une capsule de porcelaine 10^{cc} de a + 10^{cc} d'eau distillée + 10^{cc} de c. On chauffe au bain-marie, vers 70° ; et on verse la solution b jusqu'à coloration rose persistante.

Soit N^{cc} nécessaires.

Pour faire le dosage, dans un flacon bouché à l'émeri de 150^{cc}, on verse 50^{cc} de a, 2 gouttes d'ammoniaque et 50^{cc} d'eau à analyser, on agite vivement le flacon et au bout de 10 minutes on filtre sur papier Berzélius dans une fiole sèche.

On prélève 20ᶜᶜ du filtrat et on titre comme précédemment avec la solution de Permanganate de potasse ; noter le volume employé, soit N'ᶜᶜ.

La différence N—N'=N'' représente le volume de Permanganate employé correspondant à celui de la solution d'acide oxalique combiné à la chaux et retenu par le filtre.

On aura la proportion de chaux par litre au moyen de la formule

$$\frac{N'' \times 0{,}28}{N}$$

F. *Dosage de la magnésie.* — On évapore 500ᶜᶜ à 1 litre d'eau, suivant la richesse, après avoir acidulé avec l'acide chlorhydrique. On réduit à 100ᶜᶜ et on ajoute de l'ammoniaque et de l'acide chlorhydrique.

On filtre : on lave le précipité, on porte le filtrat, réuni aux eaux de lavage, à l'ébullition, et on y ajoute un excès d'oxalate d'ammoniaque, on laisse re froidir. On filtre, on lave le résidu resté sur le filtre et on réunit les eaux de lavage au filtrat.

On ajoute au liquide de l'ammoniaque et une solution saturée de phosphate de soude, puis encore un peu d'ammoniaque, en agitant sans cesse circulairement, sans frotter les parois.

On laisse reposer 12 heures, on filtre, on lave le résidu resté sur le filtre, avec un mélange de 1 volume d'ammoniaque et de 3 volumes d'eau distillée et 1/4 de volume d'alcool, on sèche, on incinère dans un creuset de platine, on laisse refroidir et on pèse.

Le poids du Pyrophosphate multiplié par 0,3603 donne la Magnésie.

La magnésie peut être dosée approximativement par la méthode hydrotimétrique (voir page 31).

La présence de sels calcaires et magnésiens en quantité faible est avantageuse, mais inutile ; une trop forte proportion rendrait l'eau lourde, de saveur désagréable, les sels magnésiens la rendraient laxative.

G. *Dosage de la silice.* — Pour avoir la proportion d'acide Silicique, on fait évaporer jusqu'à siccité un ou plusieurs litres d'eau. On ajoute au résidu un excès d'acide chlorhydrique, on évapore à siccité et l'on chauffe vers 200° environ ; on fait ensuite digérer le résidu avec de l'eau distillée aiguisée d'acide chlorhydrique, on chauffe doucement, on jette le tout sur un filtre, on lave le précipité d'acide silicique avec de l'eau bouillante, on le dessèche, on le calcine et on le pèse.

INTERPRÉTATION DES RÉSULTATS DE L'ANALYSE MINÉRALE

Les résultats fournis par l'analyse Minérale n'ont une réelle valeur, que lorsqu'ils sont appuyés sur les données fournies par la nature géologique des terrains d'origine et de circulation de l'eau analysée ; le chimiste doit donc, à cet égard, interpréter ces résultats guidé plutôt par les renseignements qu'il possède sur l'origine géologique de l'eau et sur sa nature même, que par les tableaux déterminant les limites entre lesquelles doivent osciller les divers éléments minéraux de l'eau, pour que cette eau soit déclarée bonne, suspecte ou mauvaise.

D'ailleurs le choix d'une eau potable basée uniquement sur sa composition minérale ne prête pas à difficultés et à part la proportion de Chlorure de sodium et d'acide sulfurique qui peuvent mettre sur la trace d'une pollution possible, les proportions des autres éléments ont une importance toute relative (voir tableaux, pages 40 et 41).

Groupement hypothétique des éléments minéraux. — L'analyse minérale effectuée, il est possible d'établir la *composition probable* de l'eau en se basant sur les données suivantes :

1° On transforme tout l'acide sulfurique trouvé en sulfate de chaux : s'il reste de la chaux on la calcule en CO^3Ca.

2° On calcule la magnésie en carbonate de magnésie.

3° S'il y a trop d'acide sulfurique pour le poids de Chaux on exprime l'excès d'acide sulfurique en sulfate de soude.

$$SO^3 \times 1,7 = \text{Sulfate de chaux ;}$$
$$SO^3 \times 1,8 = \text{Sulfate de soude ;}$$
$$CaO \times 1,786 = \text{Carbonate de chaux ;}$$
$$MgO \times 2,1 = \text{Carbonate de magnésie.}$$

Exemple de calcul : L'Eau a donné les résultats suivants ; en milligrammes par litre :

Résidu à 110°	275
SO^3	6,8
NaCl	8,0
CaO	100,6
MgO	36,3
Silice (SiO^2)	7,0

SO^4Ca	$6,8 \times 1,7$	$= 11,6$		NaCl		8,0
CaO combinée à SO^3	$11,6 - 6,8$	$= 4,8$		SO^4Ca		11,6
CaO en excès	$100,6 - 4,8$	$= 95,8$	d'où	CO^3Ca		171,1
CO^3Ca	$95,8 \times 1,786$	$= 171,1$		CO^3Mg		76,2
CO^3Mg	$36,3 \times 2,1$	$= 76,23$		Silice		7,0

on peut contrôler les résultats trouvés dans l'analyse minérale en déterminant le *titre alcalimétrique* de l'eau.

Titre alcalimétrique. — Il indique l'alcalinité de l'eau correspondant aux carbonates de chaux et de magnésie.

Pour le déterminer : on mesure 50^{cc} d'eau et on y ajoute 2-3 gouttes de méthyl-orange (orangé 3 Poirrier) en solution aqueuse, puis goutte à goutte la solution décinormale d'acide sulfurique contenue dans une burette graduée, jusqu'à *coloration rose*.

Le nombre de centimètres cubes d'acide multiplié par 2, puis par 0,0049 donne la quantité d'acide sulfurique (SO_4H_2) nécessaire pour transformer en sulfates, les carbonates alcalino-terreux contenus dans l'eau.

On transforme les poids de carbonates de chaux et de magnésie trouvés à l'analyse en SO_4H_2 correspondant. Le chiffre trouvé doit correspondre à celui que l'on a obtenu dans le titrage alcalimétrique, pour que le groupement hypothétique soit exact.

Supposons une eau ayant fourni par le calcul le groupement hypothétique précédent (en CO_3Ca et en CO_3Mg) et ayant exigé dans la détermination de son titre alcalimétrique 52cc3 d'acide sulfurique $\frac{N}{10}$, par litre.

Pour l'eau examinée, il faudra :

Pour transformer 171mg1 de CO_3Ca en SO_4Ca : 171mg1 × 0,98 = 167mg6 acide sulfurique.

Pour transformer 76mg2 de CO_3Mg en SO_4Mg_2, il faudra 76,2 × 1,166 = 88mg7 acide sulfurique.

Soit pour 1 litre d'eau (88mg7 + 167mg6) = 256mg3 d'acide sulfurique.

Le titre alcalimétrique de l'eau étant 52,3, en acide sulfurique $\frac{N}{10}$ par litre, soit

$$52,3 \times 0,0049 = 256^{mg}3$$

on en conclut que, les quantités d'acide sulfurique trouvées par le calcul et par le titrage alcalimétrique étant concordantes, la composition hypothétique de l'eau établie précédemment est exacte.

Au Laboratoire Municipal de Paris, on se borne à déterminer l'alcalinité de l'eau sur 100cc, que l'on additionne de méthylorange et d'une solution d'acide sulfurique $\frac{N}{10}$ jusqu'à virage.

Si l'alcalinité est très faible, on remplace le méthylorange par le rouge de Toluylène en solution à 1 0/0.

On exprime l'alcalinité en CO_3Ca.

Analyse Quantitative Biologique

Cette analyse comprend :

Le dosage de l'Oxygène dissous ;

Le dosage des Matières Organiques ;

Le dosage des Matières Azotées { Ammoniaque libre et albuminoïde. / Acide nitrique. / Acide nitreux.

Préparation de l'eau distillée pour l'analyse biologique. — On prépare de l'eau distillée pure en traitant l'eau distillée du laboratoire par du Permanganate de potasse et de la soude caustique puis en distillant et rejetant chaque fois le premier et le dernier tiers du distillat.

Si après cette opération l'eau contenait encore de l'ammoniaque, on procéderait à une nouvelle distillation fractionnée avec de l'acide sulfurique ou du sulfate d'alumine ou mono-potassique.

LIMITES DE POTABILITÉ DES SUBSTANCES MINÉRALES

(Comité Consultatif d'Hygiène)

CLASSIFICATION DES EAUX	CHLORE		ACIDE SULFURIQUE		RESIDU A + 110° 4 heures	PERTE AU ROUGE
	en Cl	en NaCl	en SO^3	en SO^{4}Ca		
Eau très pure	moins de 0^{gr}015	moins de 0^{gr}027	0^{gr}002 à 0^{gr}005	0^{gr}003 à 0^{gr}008	moins de 0^{gr}150	moins de 0^{gr}015
— potable......	moins de 0^{gr}040	moins de 0^{gr}066	0^{gr}005 à 1^{gr}030	0^{gr}008 à 0^{gr}050	moins de 0^{gr}400	moins de 0^{gr}040
— suspecte.....	de 0^{gr}050 à 0^{gr}100	de 0^{gr}085 à 0^{gr}165	plus de 0^{gr}030	plus de 0^{gr}050	0^{gr}400 à 0^{gr}700	0^{gr}040 à 0^{gr}070
— mauvaise....	plus de 0^{gr}100	plus de 0^{gr}165	plus de 0^{gr}050	plus de 0^{gr}085	plus de 0^{gr}700	plus de 0^{gr}100

Laboratoire Municipal (les chiffres expriment des milligrammes par litre.)

DÉSIGNATION	Degré hydrotimétrique		Résidu fixe à 180°	NaCl.	SO⁴Ca	P²O⁵	Alcalinité en CO³Ca	MgO	CaO
	total	permanent							
Eau pure......	5 à 15	de 2 à 5	»	— 27	de 3 à 8	»	»	»	»
— potable ...	de 15 à 20	de 5 à 12	»	de 30 à 70	de 8 à 50	»	»	»	»
— suspecte ..	+ 30	de 12 à 18	+ 500	de 80 à 160	de 50 à 85	traces	+ 250	+ 30	+ 200
— mauvaise..	+100	+ 20		+160	+ 85	»			

CARACTÉRISTIQUES D'UNE *EAU POTABLE* (Auteurs divers)

DÉSIGNATION	CONGRÈS Bruxelles 1885	STATIONS Agronomiques	TIEMANN	CHIMISTES belges	CHIMISTES suisses	LAJOUX
Degré hydrot. total	»	30 au max.	»	30 au max. moins de la moitié du degré total	»	30 au max. moins de la moitié du degré total
— permanent..	»	10 à 20	»		»	
Résidu après évaporation .	— 500	500 à 800	— 500	500 au max.	500 au max.	
— après calcination...	»	»		450 au max.	450 au max.	
Chlore en Cl	— 8	»	20 à 30	15 au max.	»	8 au max.
— en NaCl	»	50			20 au max.	»
Acide sulfurique (SO³)	— 60	»	80 à 100	60 au max.	»	60 au max.
Alcalinité (CO³Ca)	— 200	»			»	»
Chaux (CaO)	— 30	»			»	»
Magnésie (MgO)	»	»	180 à 200		»	

A) Oxygène dissous

LE PROCÉDÉ EMPLOYÉ GÉNÉRALEMENT EST LE PROCÉDÉ DIT DE MONTSOURIS; IL EST DU A MOHR ET MODIFIÉ PAR M. ALBERT LÉVY.

Principe. — Si dans une eau rendue alcaline par la potasse, on verse du sulfate de protoxyde de fer ammoniacal, il se forme du sulfate de potasse ; le *Protoxyde* de fer se précipite et en présence de l'oxygène dissous se transforme partiellement en *Sesquioxyde.*

La quantité de protoxyde de fer transformé indique le poids d'oxygène dissous dans l'eau. On évalue alors le poids du sesquioxyde formé en saturant la potasse par un excès d'acide, les deux oxydes, le protoxyde non transformé et le sesquioxyde formé, repassent à l'état de sulfates, et on dose à l'aide du permanganate de potasse, l'oxyde de fer resté à l'état de protoxyde ; par différence, on obtient le poids de sesquioxyde formé et enfin le poids d'oxygène dissous.

Pour que le dosage de l'oxygène ait une valeur réelle, il faut que la prise d'échantillon soit faite dans de bonnes conditions ; si cela est possible, on plonge le flacon sous l'eau ou bien on le remplit lentement à l'aide d'un siphon. Les flacons doivent être hermétiquement bouchés et L'ANALYSE DOIT S'EFFECTUER LE PLUS RAPIDEMENT POSSIBLE APRÈS LA PRISE D'ESSAI. Par la conservation plus ou moins longue, suivant la température, la pression atmosphérique et l'action de la lumière et aussi d'après la quantité et la nature des matières organiques contenues dans l'eau, la proportion de l'oxygène peut en effet subir des variations considérables.

Solutions nécessaires. — 1° Solution de Permanganate de potasse à 5^{gr}65 par litre.

1^{cc} de cette solution correspond à 1^{cc} oxygène, ou en poids à 1^{mg}430 ;

2° Solution de Sulfate de fer ammoniacal à 39^{gr}20 par litre ;

3° Solution de Potasse caustique à 10 pour cent.

4° Acide Sulfurique chimiquement pur à 66° B étendu de son volume d'eau.

Pratique du dosage. — On se sert d'une pipette dont le volume est *d'environ 100^{cc}*, mais toujours exactement connu, terminée par un robinet en haut et en bas et portant à la partie supérieure un petit entonnoir; le volume V en centimètres cubes, compris entre les 2 robinets est déterminé une fois pour toutes et inscrit sur la panse de la pipette ; soit 126^{cc} par exemple ce volume.

Pour le dosage, on remplit cette pipette en la plongeant dans l'eau à analyser, les robinets étant ouverts, ou bien en aspirant, par l'entonnoir supérieur de la pipette, l'autre extrémité de la pipette étant maintenue plongée dans l'eau. Quand elle est pleine, on ferme les deux robinets et on la place verticalement sur un support à pince, la partie inférieure plongeant dans un verre contenant 2^{cc} d'acide sulfurique étendu de son volume d'eau.

Dans l'entonnoir supérieur, on verse 2^{cc} de solution de potasse à 10 0/0 et on introduit cette dernière solution dans la pipette en ouvrant avec précaution les 2 robinets de manière à ne pas laisser rentrer d'air, on referme les robinets, on essuie l'entonnoir avec un papier buvard et on y verse 3^{cc} de la solution de sulfate de fer ammoniacalque l'on introduit de la même façon.

La réaction se produit ; les oxydes de fer très denses tombent au fond du liquide et après quelques instants tout l'oxygène a disparu.

Pendant ces opérations un peu d'oxyde de fer peut être entraîné et sortir par le robinet inférieur, mais il se trouve immédiatement en présence d'un grand excès d'acide et échappe ainsi à l'oxydation.

Comme dans ces deux opérations on a fait écouler 5^{cc} d'eau, on voit que le volume sur lequel on opère est de $V - 5$, c'est-à-dire ($126^{cc} - 5^{cc} = 121^{cc}$).

Au bout de quelques minutes, on verse dans l'entonnoir supérieur de la pipette 2^{cc} SO^4H^2 étendu de son volume d'eau, on ouvre le robinet supérieur seul, l'acide pénètre lentement dans la pipette, se mêle au liquide et dissout les deux oxydes de fer.

La liqueur devenue incolore, on verse le contenu de la pipette dans un ballon, on y ajoute le liquide acide du verre placé sous l'appareil et les eaux de lavage faits à l'eau distillée pure, de l'appareil lui-même.

Le liquide est ramené au rose par le Permanganate de potasse, soit : $1^{cc}9$ de permanganate nécessaire ; il correspond au fer non oxydé.

On dose alors le fer total par le procédé suivant :

On prend un volume d'eau à analyser égal à celui de la pipette soit : 121^{cc}, on y ajoute successivement 2^{cc} de potasse 10 0/0, 4^{cc} SO^4H^2 étendu de son volume d'eau, 3^{cc} de la solution de sulfate de fer ; ce dernier se trouvant en milieu acide ne s'oxyde pas.

On verse alors la solution titrée de Permanganate de potasse jusqu'à coloration rose : soit 14^{cc} de solution de Permanganate. Ces 14^{cc} correspondent au fer total.

> Calcul : *Le fer total* = 14^{cc} Permanganate.
> *Le fer non oxydé* = $1^{cc}9$ Permanganate.
> Donc $14^{cc} - 1^{cc}9 = 12^{cc}1$ Fer oxydé.

Or, si 1^{cc} MnO^4K correspond à $1^{mg}43$ d'Oxygène,

$12^{cc}1$ correspondront à $1^{mg}43 \times 12^{cc}1 = 17^{mg}303$ d'Oxygène.

On aura ainsi le poids d'oxygène contenu dans 121^{cc} d'eau à analyser.

Et si 121^{cc} d'eau contiennent $17^{mg}303$ d'eau

1^{cc} d'eau contiendra

$$\frac{17^{mg}303}{121}$$

et 1000^{cc} contiendront

$$\frac{17^{mg}303 \times 1000}{121}$$

Pour avoir l'oxygène en volume à $0°$ et 760, il suffira de diviser le poids trouvé en milligrammes et par litre, par 1,43.

D'ailleurs 1^{cc} de la solution de permanganate employée correspond à 1^{cc} d'oxygène.

MODIFICATION DE LETTS ET BLACKE. — La méthode suivante est basée sur le même principe mais elle permet de se dispenser d'une pipette spéciale.

On emploie les mêmes solutions : celle de sulfate de fer est à 18 grammes par litre :

On commence par titrer la solution de Sulfate de fer : à cet effet, on en prélève 5^{cc} et on y ajoute une quantité d'eau distillée égale à celle de l'eau à analyser et sur laquelle on doit opérer (c'est-à-dire le volume de l'ampoule à décanter qui sera décrite plus bas), puis la même quantité d'acide sulfurique dilué ; on verse dans le mélange la solution de Permanganate de potasse titrée, jusqu'à coloration rose.

Il a fallu N^{cc} de solution de Permanganate de potasse pour arriver à la coloration rose.

On prend alors une ampoule à décanter bouchée à l'émeri et d'une contenance de 200^{cc} environ, dont la tubulure inférieure peut contenir un volume de 7 à 8^{cc} d'eau. — On détermine une fois pour toutes le volume de l'ampoule non compris celui de la tubulure inférieure.

On remplit l'ampoule avec l'eau à analyser, on en retire 7^{cc} d'eau qu'on remplace par 5^{cc} de solution de sulfate de fer et 2^{cc} d'ammoniaque, on ferme l'appareil en ayant soin de ne pas y enfermer de bulle d'air, on le renverse sur lui-même 3 ou 4 fois, le mélange vert devient brun sous l'action de l'oxygène.

Après une demi-heure de contact, on renverse l'appareil de manière que le tube de l'extrémité inférieure soit en haut, on remplit ce tube d'acide sulfurique étendu, on ouvre le robinet, la solution acide se répand dans la liqueur alcaline et dissout les oxydes de fer.

Enfin on transvase le liquide de l'ampoule dans un verre et on le titre au moyen du permanganate de potasse.

Soit N'^{cc} le nombre de centimètres cubes de permanganate nécessaire pour produire la teinte rose.

La proportion d'oxygène dissous correspondra (pour le volume de l'eau mis en expérience) à N' — N.

COEFFICIENT D'ALTÉRABILITÉ DES EAUX. — L'expérience démontre que certaines eaux perdent rapidement tout leur oxygène, d'autres au contraire s'enrichissent notablement.

Ainsi une eau chargée de matières organisées non chlorophyllées (notamment de microbes), s'appauvrit en oxygène tandis que le plus grand nombre des algues (chlorophyllées), sous l'influence de la lumière, dégagent de l'oxygène et l'eau s'enrichit.

Dans l'obscurité les algues sont inactives ; il en résulte qu'une diminution rapide de l'oxygène contenu dans l'eau annonce la présence de bactéries ou de matières oxydables (notamment de matières d'origine animale).

On a essayé de classer les eaux d'après la vitesse avec laquelle l'oxygène disparaît dans certaines conditions. M. Lévy donne le nom de *Coefficient d'Altérabilité* au rapport entre la perte d'oxygène et le poids primitif de cet élément.

On détermine d'abord la quantité d'oxygène dissous au moment de la prise d'échantillon ; au bout de 48 heures on effectue un second dosage après avoir eu soin de maintenir les flacons entièrement pleins à une température constante de +33° et dans l'obscurité ; le *rapport entre la perte d'oxygène et le titre primitif est le Coefficient d'Altérabilité.*

Ainsi si une eau qui contenait primitivement 12 milligrammes d'Oxygène par litre et qui n'en contient plus que 6 milligrammes après 48 heures à +33° a perdu, 6 milligrammes ; son coefficient d'altérabilité est 0,60.

La quantité d'oxygène dissous dans l'eau ne peut permettre *aucune conclusion absolue* quant à la valeur de cette eau au point de vue de l'hygiène ; la quantité d'oxygène varie d'ailleurs suivant l'origine de l'eau ; elle varie de 5 à 7^{cc} par litre, dans les eaux provenant des couches superficielles du sol, de 8 à 12^{cc} dans les eaux provenant des lacs, des rivières, et elle fait pour ainsi dire défaut dans les eaux profondes ayant traversé des couches privées d'Oxygène.

Cependant lorsque l'oxygène fait totalement défaut ou lorsqu'il est en quantité extraordinairement faible, on doit craindre la présence dans l'eau de microbes aérobies ou de matières organiques en décomposition.

Pour ces différentes raisons on ne peut donner de limites de potabilité en ce qui concerne l'Oxygène dissous. Cependant *le Laboratoire Municipal de Paris* estime que dans une eau potable la quantité d'oxygène dissous ne doit jamais être inférieure à 3^{cc} par litre, et *M. Vivier* (*Stations agronomiques*) fixe cette limite à 6-8^{cc} (soit 8^{gr}50 à 11^{gr}50. *Le Conseil d'hygiène* ne donne aucun chiffre à ce sujet. (On admet dans tout ce qui vient d'être dit que le dosage de l'oxygène est fait dans les conditions décrites précédemment.)

Par contre, la variation de l'Oxygène dissous, autrement dit, *le Coefficient d'Altérabilité* de Lévy, offre une grande importance et fournit des résultats plus concluants que le simple dosage de l'oxygène dissous ; car il permet de juger, par comparaison, de la plus ou moins grande quantité de microbes ou de matières organiques facilement oxydables contenues dans l'eau.

Sans cependant attacher une importance capitale au Coefficient d'Altérabilité au point de vue de la qualité d'une eau, on peut dire qu'il permet de surveiller cette eau et de connaître les variations de sa composition organique.

B) MATIÈRES ORGANIQUES

Le dosage des Matières Organiques des eaux s'effectue en déterminant la quantité de Permanganate de potasse qui est réduite par un litre d'eau dans des conditions déterminées.

On se sert d'une solution de Permanganate de potasse (0^{gr}395 par litre) préparée en diluant à 1000^{cc} à + 15°, 125^{cc} de la solution normale décime de ce sel.

On exprime les résultats de l'analyse :

Soit en poids de Permanganate de potasse réduit par un litre d'eau.

1^{cc} de la solution précédente renferme 0^{gr}000395 MnO^{4}K.

Soit en poids d'Oxygène emprunté au Permanganate de potasse.

1^{cc} de la solution précédente cède 0^{gr}0001 d'oxygène.

Soit en acide Oxalique (c'est-à-dire qu'on indique le poids d'acide oxalique qui serait oxydé par le Permanganate de potasse employé dans le dosage de la matière organique).

1^{cc} de la solution précédente correspond à 0^{gr}000738 d'acide oxalique $C^2O^4H^2+2H^2O$.

Si au lieu de la solution précédente on utilise la solution déci-normale de Permanganate de potasse à 3^{gr}162 de ce sel par litre.

$$1^{cc} \begin{cases} \text{contient } 0^{gr}003162 \text{ de Permanganate.} \\ \text{correspond à } 0^{gr}0008 \text{ d'Oxygène.} \\ \text{correspond à } 0^{gr}0063 \text{ d'Acide Oxalique.} \end{cases}$$

on emploie quelquefois une solution de MnO^4K à 0^{gr}50 par litre :

$$1^{cc} \begin{cases} \text{contient } 0^{mg}\,50 \text{ de Permanganate.} \\ \text{correspond à } 0^{mg}125 \text{ d'Oxygène.} \\ \text{correspond à } 0^{mg}985 \text{ d'Acide Oxalique.} \end{cases}$$

Indépendamment de la solution de permanganate on emploie une solution de Sulfate de fer ammoniacal :

Sulfate de fer ammoniacal...................	10 grammes
Acide sulfurique	10 grammes
Eau distillée q. s. pour	1000^{cc}

Une solution de Bicarbonate de soude à 10 0/0.
Une solution d'Acide Sulfurique (25^{cc} Acide Sulfurique + 100^{cc} d'eau).

Dosage de la matière organique totale. — *Méthode du Comité Consultatif d'hygiène.* —Introduire dans un ballon 100^{cc} d'eau à analyser préalablement filtrée, puis 3^{cc} de la solution de Bicarbonate de soude 1/10 et enfin 10^{cc} de dissolution titrée de Permanganate, porter le liquide à l'ébullition pendant *10 minutes exactement* comptées à partir du moment où le liquide entre en ébullition. La coloration du liquide de brun violacé au début devient rougeâtre (si elle devenait jaune il faudrait ajouter une nouvelle quantité de Permanganate de potasse).

Laisser refroidir, ajouter 4^{cc} d'acide sulfurique dilué et aussitôt 4^{cc} de la solution de sulfate de fer.

La liqueur se décolore.

Ajouter alors goutte à goutte la solution de Permanganate titrée jusqu'à coloration rose.

Le volume de Permanganate versé est égal au volume initial (10^{cc} ou 15^{cc} suivant le cas), augmenté de la quantité nécessaire pour oxyder le sulfate de fer en *excès*.

Soit en tout pour 100^{cc} d'eau, 16^{cc}20 de Permanganate.

On recommence exactement la même opération sur 200^{cc} de l'eau à analyser (avec 6^{cc} CO^3NaH + 8^{cc} SO^4H^2 + 4^{cc} SO^4Fe).

On a employé par exemple, dans cette deuxième opération, 18^{cc}40 de Permanganate.

La différence 18^{cc}40—16^{cc}20 = 2^{cc}20 représente la quantité de MnO^4K nécessaire pour 200—100^{cc} d'eau, c'est-à-dire pour 100^{cc} d'eau.

Si 1^{cc} MnO^4K correspond à 0^{gr}0001 d'oxygène, un litre d'eau a emprunté au Permanganate

$$0^{gr}0001 \times 22 = 0^{gr}0022 \text{ d'oxygène.}$$

Si l'Eau est très chargée en matières organiques on pourra ajouter à cette eau un volume plus grand mais toujours connu (et le même dans chaque essai) de sulfate de fer pour amener la décoloration complète (1).

Dosage de la matière organique en milieu acide et en milieu alcalin. — *1° Dosage en milieu acide.* — Introduire 100^{cc} de l'eau à essayer dans un matras bien propre d'environ 200^{cc}, y ajouter 10^{cc} de la solution d'acide sulfurique à 25 0/0 et 10^{cc} de la solution de Permanganate. de potasse à 0^{gr}50 par litre. Porter à l'ébullition modérée pendant 10 minutes. Laisser refroidir vers 50°. Ajouter 10^{cc} de la solution de Sulfate ferreux ammoniacal.

Après décoloration, revenir au rose persistant en laissant tomber goutte à goutte la solution titrée de permanganate. Noter le chiffre obtenu.

Répéter la même opération sur 50^{cc} d'eau, en employant 5^{cc} d'acide sulfurique dilué et 10^{cc} de la solution de Permanganate. Porter de même dix minutes à l'ébullition, décolorer avec 10^{cc} de la solution de fer et noter ce qu'il faut employer de Permanganate pour arriver à la teinte rose.

Retrancher le premier chiffre du second. Le nombre de centimètres cubes ainsi obtenu par différence représente l'oxygène consommé par 50^{cc} d'eau. Or comme chaque centimètre cube correspond à 0^{mg}125 d'Oxygène, il est facile d'avoir ainsi la quantité d'Oxygène consommé par litre.

2° Dosage en milieu alcalin. — Le dosage en milieu alcalin s'effectue en ajoutant à 100^{cc} d'eau, 10^{cc} de la solution saturée à froid de Bicarbonate de soude et 10^{cc} de la solution titrée de Permanganate. On porte à l'ébullition modérée pendant 10 minutes.

On laisse refroidir vers 50°, on acidifie en ajoutant avec grande précaution 25^{cc} d'acide sulfurique dilué, puis 10^{cc} de la solution de fer, enfin

---

(1) Dans ces titrages au Permanganate les résultats ne sont exacts qu'autant que l'eau ne renferme pas d'acide azoteux, car celui-ci réduit aussi le caméléon ; s'il y avait de l'acide azoteux, on retrancherait 1 p. 66 de Permanganate pour une partie d'acide trouvé. L'ammoniaque peut être aussi une cause d'erreur ; si elle s'y trouve en quantité notable, il faudrait faire bouillir l'eau et la réduire aux deux tiers pour chasser ce gaz et ajouter de l'eau distillée pour ramener au volume primitif avant de verser le Permanganate.

Dans le dosage de la matière organique au moyen du Permanganate il est bon de tenir compte des observations suivantes :

1° Si l'eau est très riche en matière organique il faudra la diluer avec de l'eau distillée pure.

2° Si elle renferme beaucoup de fer, on ajoute, après avoir terminé l'analyse, aux liquides contenus dans les ballons un peu de zinc métallique pur, on chauffe doucement et on ajoute quelques gouttes de chlorure de platine, lorsque la transformation du peroxyde en protoxyde de fer est terminée, on détermine de nouveau la quantité de Permanganate nécessaire pour ramener la teinte des liquides au rose ; l'oxygène emprunté dans cette deuxième opération doit être retranché de l'oxygène total emprunté par l'eau

3° Si elle est riche en chlorures, on additionne l'eau, avant l'opération, d'un excès d'oxyde d'argent humide ; on laisse en contact une heure environ en agitant souvent : on laisse déposer, on décante un volume convenable d'eau surnageante, et on peut opérer sur cette eau le dosage de la matière organique (on s'assurera qu'elle ne contient plus de chlorures sans quoi on ajouterait de nouveau de l'oxyde d'argent).

après décoloration on revient à la teinte rose clair à l'aide de la solution titrée de Permanganate, et l'on prend note du nombre de centimètres cubes employés.

On répète la même opération avec 50^{cc} en ajoutant 5^{cc} de la solution saturée de Bicarbonate de soude et 10^{cc} de la solution de Permanganate.

On porte à l'ébullition dix minutes, on acidifie avec précautions par 50^{cc} d'acide sulfurique dilué, puis on ajoute 10^{cc} de la solution ferreuse. Après décoloration on revient à la teinte rose par le Permanganate et l'on fait la lecture sur la burette.

Le premier nombre retranché du second indique la quantité de permanganate employée pour brûler en milieu alcalin la matière organique contenue dans 50^{cc} de l'eau à analyser.

Exemple de calcul :

Nombre de centimètres cubes de permanganate de potasse à $0^{gr}50$ par litre, nécessaires pour ramener au rose les solutions.

$$\text{Solution acide} \begin{cases} 100^{cc}\text{ d'eau} & 9^{cc}4 \\ 50^{cc} \quad— & 8\ 6 \end{cases}$$
$$\text{Différence pour } 50^{cc}\text{ d'eau} \quad \overline{0^{cc}8}$$

Soit pour 1 litre d'eau $0^{cc}8 \times 20 = 16^{cc}$.

$$\text{Solution alcaline} \begin{cases} 100^{cc}\text{ d'eau} & 10^{cc}2 \\ 50^{cc} \quad— & 9^{cc}3 \end{cases}$$
$$\text{Différence pour } 50^{cc}\text{ d'eau} \quad \overline{0^{cc}9}$$

Soit pour 1 litre d'eau $0^{cc}9 \times 20 = 18^{cc}$.

Comme 1^{cc} Solution $MnO^4K = 0^{mg}125$ d'Oxygène ou $0^{mg}985$ d'Acide Oxalique ou $0^{mg}50\ MnO^4K$

On pourra écrire :

$$\text{Matières Organiques} \begin{cases} \text{en Oxygène} & \begin{cases} \text{Solut. acide } 16 \times 0^{mg}125 = 2^{mg} \\ \text{Solut. alcaline } 18 \times 0^{mg}125 = 2^{mg}25 \end{cases} \\[2mm] \text{en Acide Oxalique} & \begin{cases} \text{Solut. acide } 16 \times 0{,}985 = 15^{mg}70 \\ \text{Solut. alcaline } 18 \times 0{,}985 = 17^{mg}73 \end{cases} \\[2mm] \text{en } MnO^4K & \begin{cases} \text{Solution acide } 16 \times 0^{mg}50 = 8^{mg}0 \\ \text{Solut. alcaline } 18 \times 0^{mg}50 = 9^{mg}0 \end{cases} \end{cases}$$

L'interprétation des résultats obtenus dans le dosage des Matières Organiques d'une eau est des plus délicates, car la nature des matières organiques nous échappe.

On a donné des limites de potabilité pour apprécier une Eau, quant à la matière organique qu'elle contient.

Lehman considère comme suspecte une eau qui exige de 2 à 5 milligrammes d'oxygène par litre, en milieu alcalin.

Tiemann et *Gartner* abatssent cette proportion à 2 milligrammes.

Le Comité Cônsultatif d'Hygiène a admis aussi 2 milligrammes, et cependant, beaucoup d'eaux parfaitement potables et saines contiennent des doses de matières organiques plus élevées. (Eaux artésiennes, par exemple).

MM. Pouchet et Bonjean ont essayé de séparer les matières organiques des eaux, et de démontrer que les matières organiques d'origine végétale absorbent plus d'oxygène en milieu acide qu'en milieu alcalin, alors que c'est le contraire pour les produits de putréfaction des matières albuminoïdes (fumiers, eaux de lavage du linge, déjections alvines, etc.), aussi proposent-ils de doser les matières organiques en milieu acide et en milieu alcalin. *Et on peut considérer comme un indice défavorable, une proportion de matières organiques supérieure à 1mg5 en oxygène et plus forte en milieu alcalin qu'en milieu acide* (dans les conditions précédentes de dosage); ils admettent en outre qu'une eau absorbant moins de 1 milligramme d'oxygène, ne doit pas être considérée comme inoffensive car c'est dans une eau pauvre en matières oxydables, qu'il y a des bacilles pathogènes.

Pour *Malméjac* l'action du permanganate acide ou alcalin ne permet pas de distinguer la nature animale ou végétale de la souillure de l'eau.

Pour *M. Guichard*, le procédé de dosage en milieu acide est sans valeur, car l'acide permanganique et les permanganates en solution acide perdent leur oxygène même à une température de +45°, *a fortiori* à l'ébullition.

Pour cette raison Frankland dose la matière organique en milieu acide, à froid, le chiffre obtenu est plus faible que celui obtenu à chaud.

Ce qu'il importe de noter, c'est qu'il n'y a aucun rapport entre la quantité de matières organiques des eaux et le nombre des germes qu'elle contient.

Limites de potabilité en milligrammes par litre

	LABORATOIRE municipal de Paris — En Oxygène En solution acide ou alcaline	STATIONS agronomiques — En acide oxalique	CONGRÈS de Bruxelles — En acide oxalique	COMITÉ consultatif d'hygiène — En oxygène emprunté en solut. alcaline
Eau pure ...	moins de 1	»	»	moins de 1
Eau potable	de 1 à 2	20,5 ou max.	moins de 20	moins de 2
Eau suspecte	de 3 à 4	»	»	de 3 à 4
Eau mauvaise	plus de 4	»	»	plus de 4

C : MATIÈRES AZOTÉES

Les données précédentes n'ont rien d'absolu, comme il a été dit, et pour se prononcer sur la potabilité d'une eau il faut doser les matières azotées.

On peut en effet tolérer des quantités plus fortes de matières organiques dans l'eau qui ne contient que des traces de produits azotés, car dans ce cas les matières organiques sont incontestablement d'origine végétale.

Les dosages des chlorures et des phosphates joints à ces éléments permettront de se prononcer sûrement.

Les matières azotées de l'eau sont de trois sortes :

a) L'*azote* { ammoniacal (ou salin). Ammoniaque libre ou saline. / organique (ou albuminoïde). Ammoniaque albuminoïde.

b) *L'azote nitrique* et les nitrates (caractérisés aux essais qualitatifs).

c) *L'azote nitreux* et les nitrites (caractérisés aux essais qualitatifs).

a : AZOTE.

AZOTE AMMONIACAL : 1º *Méthode titrimétrique.* — On se sert d'un appareil distillatoire (ou du dispositif de Schlœsing ou d'Aubin) dont le tube effilé du réfrigérant plonge de 2 ou 3 millimètres dans un verre contenant 20^{cc} de solution centinormale d'acide sulfurique.

Introduire 1500^{cc} d'eau dans le ballon de l'appareil, ajouter 10 grammes de magnésie récemment calcinée, distiller lentement et recueillir le distillat dans les 20^{cc} d'acide sulfurique centinormal.

Quand les produits de la distillation ne sont plus alcalins, enlever le tube réfrigérant de l'appareil et arrêter le feu, laver le tube avec de l'eau distillée en ajoutant les eaux de lavage au liquide distillé.

Ajouter à ce dernier quatre gouttes d'acide rosolique en solution et titrer au moyen de la soude centinormale l'acide restant (jusqu'à virage au violet).

Soit N^{cc} de soude ; sachant à combien d'acide sulfurique correspond 1^{cc} de la solution de soude ($0^{gr}00049$), on a $N \times 0^{gr}00049 = X\ SO^4H^2$.

Ce produit retranché de $0^{gr}008$ donnera la quantité d'acide saturé par l'ammoniaque et le nouveau nombre obtenu multiplié par 0,017, donnera la quantité d'ammoniaque contenue dans 1500^{cc} d'eau à analyser : soit:

$$0,008 - (N \times 0^{gr}00049) \times 0,017 ;$$ on ramènera au litre par le calcul.

Dans le cas où au lieu de l'ammoniaque on veut avoir le poids d'azote on a :

$$0,008 - (0^{gr}00049 \times N) \times 0,014 = \text{poids d'azote de la prise d'essai.}$$

2º *Méthode colorimétrique.* — Dans un ballon de verre tubulé, de 500^{cc} environ, rincé soigneusement avec de l'eau distillée pure, relié à un réfrigérant en verre communiquant avec une éprouvette graduée de 50^{cc} bouchée à l'émeri, on introduit 250^{cc} d'eau et 2 grammes de CO^3Na^2 pur et sec (obtenu en chauffant CO^3NaH jusqu'à fusion naissante).

On distille jusqu'à ce que le distillat occupe le volume de 50^{cc} de l'éprouvette et on la remplace par une seconde dans laquelle on recueille encore 50^{cc} de distillat. (On conserve le résidu resté dans le ballon pour le dosage de l'azote albuminoïde.)

On additionne *chaque distillat* de 1 à 2^{cc} de réactif de Nessler (voir réactifs).

Cela fait on prend 5^{cc} d'une solution titrée de chlorhydrate d'ammoniaque
renfermant 1/100e de milligramme d'ammoniaque par centimètre cube (1), on
complète à 50^{cc} et on ajoute la même quantité de réactif de Nessler que
dans le distillat provenant de l'eau (liquide
type).

On compare les teintes obtenues au colorimètre en interposant des verres blancs
dépolis.

Le Colorimètre de Dubosc, le plus généralement employé, est représenté par la figure
ci-contre (fig. 1).

Il se compose essentiellement : 1° de
deux godets cylindriques C C à fond de glaces
planes destinés à recevoir la solution type
et la solution à analyser ; et dans lesquels
peuvent se mouvoir, au moyen de deux cré-
maillères, deux cylindres mobiles TT en verre
plein et à faces planes permettant de faire
varier les épaisseurs de liquide traversées par
les rayons lumineux réfléchis par un miroir M
placé sous les godets : 2° d'une graduation en
millimètres gravée sur la face postérieure de
l'appareil et devant laquelle se déplace en
même temps que les cylindres mobiles, un
index muni d'un vernier au 1/10e (dont la lecture s'effectue comme il est dit au polarimètre
pour la graduation saccharimétrique) ; 3° d'une
lunette A et d'un système optique disposés
de telle manière que les images des deux
faisceaux lumineux émanant des deux godets,
soient deux demi-circonférences séparées par
une ligne diamétrale obscure.

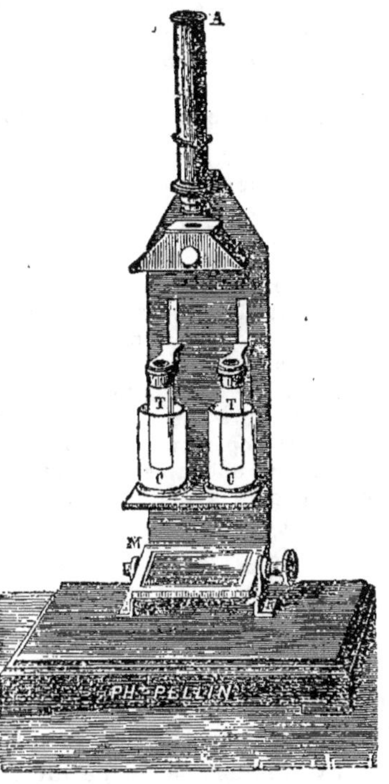

Fig. 1

Pour faire une observation, il faut d'abord régler l'appareil, pour cela : les
godets étant vides, bien nettoyés et au bas de leur course, on oriente le miroir
devant une fenêtre et on le tourne de manière que les deux demi-circonférences
observées avec la lunette paraissent d'égale intensité.

L'appareil réglé on verse au moyen d'une pipette les solutions à comparer
dans les godets, et *en soulevant le plongeur de la solution type* on donne à cette
solution une *épaisseur déterminée* entre le fond du godet et la base du plongeur ;
cette épaisseur est donnée par la graduation gravée sur la face postérieure de
l'appareil. Dans cette opération on voit s'assombrir la demi-circonférence qui
correspond à la liqueur type, tandis que l'autre demi-circonférence demeure lumineuse et incolore ; soit H cette épaisseur :

---

(1) Pour préparer cette solution opérer comme suit :

    Chlorhydrate d'ammoniaque .... 3^{gr}15
    Eau distillée .... 1000^{cc}

Verser 10^{cc} de cette solution dans q. s. d'eau distillée, pour avoir un volume de 1000^{cc}.
1^{cc} de la solution ainsi composée contient 1/100e de milligramme d'ammoniaque.

Manœuvrant alors le plongeur de la solution à comparer on amène l'intensité de la demi-circonférence qui lui correspond, à être égale à celle de la demi-circonférence d'à côté. On lit sur le vernier la hauteur H' du plongeur de la solution à comparer.

Pour une même teinte des deux demi-disques, les colorations propres des deux solutions sont en raison inverse des hauteurs qu'on a dû donner aux colonnes liquides de ces dissolutions et en raison directe des quantités de matières dissoutes dans un même volume.

Supposons que les chiffres lus sur l'échelle, soient :

Pour la liqueur titrée 45
Pour la liqueur à essayer 15

$$\frac{\text{Coloration de la liqueur à essayer}}{\text{Coloration de la liqueur titrée.}} = \frac{\text{hauteur de la liqueur titrée}}{\text{hauteur de la liqueur à essayer}} = \frac{45}{15} = 3$$

c'est-à-dire que la coloration normale étant 1, celle du liquide est 3 et proportionnelle à la quantité de matière dissoute dans le même volume.

Supposons que la liqueur titrée contienne 4^{cc} de matières colorantes dans 100^{cc}, la liqueur à essayer contiendra 4×3 soit 12^{cc} dans 100^{cc}.

Soit à titrer une solution de permanganate de potasse, par exemple : on commence par faire une solution de titre connu, à 1 gramme pour 1000^{cc} d'eau par exemple : on opère comme il est dit plus haut.

Supposons que le vernier pour la solution type accuse une épaisseur de 5 millimètres, et pour la solution à titrer de $7^{mm}5$.

On aura :

$$x = \frac{1 \times 5}{7,5} = 0^{gr}666$$

x est le poids de permanganate contenu dans 1000^{cc} de solution à titrer.

En ce qui concerne le dosage de l'ammoniaque, on aura : (en opérant comme il a été dit précédemment c'est-à-dire sur 250^{cc} d'eau et recueillant 2 fois 50^{cc} de distillat), le poids d'ammoniaque *en milligrammes* dans la première éprouvette (tout calcul de dilution étant effectué pour ce cas particulier).

$$x = \frac{0,1 \times H}{H'}$$

on fera un deuxième essai colorimétrique avec le liquide de la deuxième éprouvette (à moins que la teinte obtenue dans cette deuxième éprouvette étant trop faible, on puisse négliger les traces infinitésimales d'ammoniaque qu'elle renferme) (1) et *on aura* (H'' étant la hauteur du liquide de la deuxième éprouvette nécessaire pour obtenir l'égalité des teintes des deux demi-circonférences avec le liquide type dont la hauteur est H) en milligrammes le poids d'ammoniaque x' contenue dans la deuxième éprouvette par : (tout calcul de dilution effectué).

$$x' = \frac{0,1 \times H}{H''}$$

____

(1) Dans ce cas on se contentera du premier essai colorimétrique et la formule $x = \dfrac{0,1 \times H}{H'}$ donnera en milligrammes le poids d'ammoniaque contenue dans *un litre d'eau*.

1 litre d'eau contiendra en milligrammes une quantité d'ammoniaque **X** :

$$x + x' = X = \frac{0,1\,H}{H'} + \frac{0,1\,H}{H''} = 0,1 \times H\left(\frac{1}{H'} + \frac{1}{H''}\right).$$

Si on fait H = 21
        H' = 12
        H'' = 15

on aura dans 1 litre d'eau $x = 0,1 \times 21\left(\dfrac{1}{12} + \dfrac{1}{15}\right) = 0^{mg}325.$

En multipliant ce chiffre par 0,823 on transforme le poids d'ammoniaque en azote ;

AZOTE ALBUMINOÏDE. 1º *Méthode titrimétrique.* — Au résidu de la distillation précédente, refroidi, ajouter 10^{cc} de lessive de soude, puis 10 grammes de permanganate de potasse dissous dans 100^{cc} eau distillée bouillante.

Distiller lentement, recueillir le liquide distillé dans 20^{cc} acide sulfurique centinormal.

Continuer comme précédemment.

Exprimer les résultats en milligr. d'ammoniaque ou d'azote par litre d'eau.

2º *Méthode colorimétrique.* — Le dosage de l'azote albuminoïde peut se faire par le procédé colorimétrique précédemment indiqué en opérant sur les 150^{cc} de résidu resté dans l'appareil distillatoire.

A ce liquide on ajoute 25^{cc} de la solution suivante :

> Permanganate de potasse . . . .   4^{gr}
> Eau distillée . . . .   250^{cc}

après dissolution on ajoute la solution suivante :

> Potasse caustique . . . .   100 ^{gr}
> Eau distillée. . . . .   250^{cc}

Chauffer le tout au bain-marie pendant 1/2 heure (puis on complète 500^{cc} au besoin, avec de l'eau distillée), on distille après avoir ajouté au liquide du ballon quelques fragments de pierre ponce, on recueille deux éprouvettes de 50^{cc} qu'on traite et qu'on examine comme précédemment.

Il faut attribuer une grande importance au dosage de l'azote ammoniacal non-seulement parce que sa teneur est souvent en rapport avec celle des matières organiques, mais aussi parce que l'ammoniaque constitue un produit secondaire de la putréfaction des matières organiques azotées. Sa présence révèle habituellement une infiltration de matières organiques en voie de décomposition et se trouvant à une faible distance (eaux d'égout, contenu de fosse d'aisance, etc.).

Il peut aussi provenir de la réduction de l'acide nitrique dans le sol, sous l'action des bactéries, et caractériser ainsi un terrain imprégné de matières organiques, où l'oxygène fait défaut et dans lequel les microbes anaérobies peuvent accomplir leur œuvre de réduction. Les eaux provenant de ces terrains sont d'ailleurs peu recommandables.

Le dosage de l'azote albuminoïde présente encore beaucoup plus d'intérêt que la détermination de l'azote ammoniacal : mais en pratique les résultats de l'analyse sont peu exacts, la seule conclusion à tirer de ces dosages sera la constatation de la présence de matières organiques azotées (genre albuminoïde) en plus ou moins grande quantité ; mais la méthode de dosage, en apparence simple, exige beaucoup de temps et donne facilement raison à des multiples causes d'erreur, à des résultats inexacts.

Il faut ajouter que toutes les matières organiques azotées ne fournissent pas la totalité de leur azote sous forme d'ammoniaque (la leucine, la tyrosine, l'acide asparagique et l'urée, en dégagent de 80 à 100 0/0; d'autres composés azotés ne donnent que de 30 à 50% de leur azote sous forme d'ammoniaque) ; enfin la proportion d'azote contenue dans les diverses substances est excessivement variable, de sorte que la proportion d'ammoniaque trouvée ne donne guère d'indication au sujet de la nature des matières azotées.

Ajoutons enfin qu'une eau qui, maintenue pendant 48 heures à l'étuve réglée à $+42°$, perd son azote nitrique en augmentant son azote albuminoïde, doit être rejetée de l'alimentation.

Le Comité Consultatif d'hygiène ne donne pas de limites pour l'*ammoniaque saline*, en pratique, une eau potable en renferme moins de 1 milligramme.

Wanklin et Chapmann divisent les eaux en trois groupes, d'après leur teneur en *ammoniaque albuminoïde*.

Les *eaux très pures* qui en renferment $0^{mg}05$.

Les *eaux potables* qui en renferment de $0^{mg}05$ à $0^{mg}10$.

Les *eaux impures* qui en renferment plus de $0^{mg}10$.

Le Comité Consultatif d'hygiène admet les mêmes limites mais il divise les eaux impures en deux groupes :

Les *eaux suspectes* qui renferment de $0^{mg}10$ à $0^{mg}15$.

Les *eaux mauvaises* qui en contiennent plus de $0^{mg}15$.

b : AZOTE OU ACIDE NITRIQUE ET NITRATES

Le dosage repose sur la transformation du phénol en acide picrique par l'acide azotique, et sur l'intensité de coloration que possède le picrate d'ammoniaque. (Grandval et Lajoux.)

Pour doser l'acide nitrique et les nitrates en dissolution, on forme avec eux du picrate d'ammoniaque et on compare la teinte obtenue à celle d'une solution titrée de ce sel (liqueur type).

On commence par préparer le réactif sulfo-phénique :

> Phénol pur........................... 3^{gr}
> Acide sulfurique monohydraté........... 37^{gr}

Cette solution se prépare en tiédissant légèrement au bain-marie, le mélange des deux substances.

Puis une solution titrée d'azotate de potasse :

> Azotate de potasse .... 0^{gr}936
> Eau distillée .... 1000^{cc}

Cette quantité correspond à 0^{gr}50 Az^{2}O^5. Avec ces solutions on prépare la liqueur *type de picrate d'ammoniaque*.

Pour cela mesurer exactement 10^{cc} de solution de nitrate de potasse, les évaporer à sec au bain-marie dans une capsule de porcelaine et traiter le résidu sec refroidi par dix gouttes de réactif sulfo-phénique en ayant soin de les répandre au moyen d'un agitateur, sur toute la paroi de la capsule. Ajouter enfin quelques centimètres cubes d'eau distillée pure puis un excès d'ammoniaque.

Ajouter à cette solution jaune, quantité suffisante d'eau distillée pour obtenir 1000^{cc} à + 15°.

Cette solution correspond à *0^{gr}009360 AzO^{3}K* et à *0^{gr}005 anhydride azo-ique (Az^{2}O^5)*.

Pour doser l'acide nitrique dans une eau, évaporer lentement au bain-marie 10^{cc} de cette eau et faire sur le résidu la réaction du picrate d'ammoniaque, telle qu'on l'a faite sur le résidu de l'évaporation de la solution de nitrate de potasse : étendre la solution jaune obtenue à 50^{cc} (ou à un volume moindre, mais bien déterminé, si la coloration est faible) ; placer cette solution dans un tube de verre jaugé à 50^{cc}.

D'autre part placer dans un tube de verre identique au premier 49^{cc} d'eau distillée bien exempt de nitrate et colorer cette eau en lui ajoutant goutte à goutte la solution type de picrate d'ammoniaque contenue dans une burette graduée, jusqu'à ce que la coloration du deuxième tube soit identique à celle du premier.

La quantité de nitrate de potasse ou d'anhydride azotique contenue dans 10^{cc} d'eau à analyser sera facilement déduite du nombre de centimètres cubes de solution de picrate d'ammoniaque employée pour colorer le deuxième tube et rendre sa coloration identique à celle du premier (1).

Dosage colorimétrique. — Pour un dosage exact, il sera bon de se servir du colorimètre (voir page 51) en interposant des verres bleus.

---

(1) On peut se proposer de rechercher seulement si la proportion de nitrate de potasse ou d'acide nitrique est supérieure ou inférieure à une certaine limite.

Comme on l'a fait pour l'ammoniaque on comparera la teinte obtenue en opérant sur

A : on pourra opérer exactement comme il est dit ci-dessus, ayant évaporé 10^{cc} d'eau à analyser et ayant amené le résidu à 50^{cc} par dilution :

H et H' étant les épaisseurs des colonnes liquides, H celle de la solution de picrate d'ammoniaque, H' celle de l'eau à analyser.

Le poids d'acide azotique (Az^2O^5) en milligrammes, contenu dans un litre d'eau, sera $0,025 \times \dfrac{H}{H'}$. La solution type contenant $0^{gr}005$ Az^2O^5 par litre.

Si on juge que la coloration obtenue est trop foncée pour être examinée au colorimètre, on amène son volume à 100^{cc} ou à 200^{cc}.

Si on avait amené la solution de picrate provenant de l'eau à 100^{cc}, on aurait $0^{gr}005 \times \dfrac{10\,H}{H'}$; avec une solution à 200^{cc}, on aurait $0,005 \times \dfrac{20\,H}{H'}$.

Si on jugeait que la solution obtenue avec 10^{cc} d'eau et amenée à 50^{cc} est trop peu colorée, on l'amènerait seulement à 25^{cc}, le calcul serait alors

$$0,0125 \times \frac{H}{H'}$$

B : Enfin on pourra au lieu de partir toujours du même volume d'eau (10^{cc}) partir d'un volume quelconque V (10^{cc}, 20^{cc}, 30^{cc}, etc...) si par exemple l'eau est pauvre en acide azotique ; et on aura alors, si on fait avec le résidu du volume V traité par le réactif sulfo-phénique, un volume V' quelconque, la quantité en milligrammes d'acide azotique de 1 litre d'eau par :

$$P \times \frac{H\,V'}{H'\,V}.$$

P étant le poids d'acide azotique contenu dans 1000^{cc} du liquide type.

Méthode de Ulsch. — Alcaliniser 1 litre d'eau avec de la soude, l'évaporer à 25^{cc} et ajouter au résidu de l'acide sulfurique étndu de deux fois son volume d'eau, puis du fer réduit par l'hydrogène. Pour réduire l'acide azo-

---

10^{cc} *d'eau* à celle d'un type *b*. Pour obtenir ce type *b*, on commencera par faire une solution B de nitrate de potasse renfermant par litre la quantité limite d'acide nitrique, $0^{gr}02$ par exemple. A cet effet, on prendra 20^{cc} de la solution ci-dessus et on les diluera dans l'eau de manière à obtenir un litre. On évaporera à sec 10^{cc} de cette solution, on convertira le résidu en picrate d'ammoniaque et on fera 50^{cc} de solution jaune ; le type *b*, d'après son mode de préparation, correspond à la proportion limite d'acide nitrique de 10^{cc} d'eau diluée dans un volume 50^{cc}. On pourra faire un second type dont la dilution sera moitié moindre, un troisième, un quatrième, où elle sera double, triple. Ces liquides types seront conservés dans des tubes bien calibrés portant un trait de jauge et exactement fermés ; ils se conservent fort bien. On peut distinguer ainsi ces types b^1, b^2, b^3, pour désigner les volumes 100, 200. 300, auxquels on a amené la solution jaune ; on notera ainsi les volumes 50 et 25 : *b* 1/2, *b* 1/4.

Le liquide soumis à l'analyse (obtenu avec 10^{cc} d'eau et le picrate formé dissous dans 25, 50, 100^{cc} d'eau), sera comparé au type de même dilution ; il faut, bien entendu, que la comparaison se fasse sous le même volume, dans un tube exactement semblable à celui qui contient le type. Suivant que la teinte du premier sera inférieure ou supérieure à celle du second, l'eau sera acceptable ou inacceptable (H. Lajoux).

tique en ammoniaque, chauffer doucement le mélange jusqu'à ce que le dégagement gazeux ait cessé ; on ajoute de la soude et on distille en recueillant le distillat dans 25^{cc} d'acide sulfurique titré $\frac{N}{10}$.

Lorsqu'il ne se dégage plus d'ammoniaque, on titre l'acide sulfurique restant, au moyen d'une solution alcaline $\frac{N}{10}$. Si 25^{cc} SO^4H^2 exigent avant l'opération 25^{cc} d'alcali $\frac{N}{10}$,et qu'après l'opération ils n'en exigent plus que 18, on aura

$$(25 - 18) = 7^{cc}$$

ces 7^{cc} représentent SO^4H^2 neutralisé par l'ammoniaque.

$$7 \times 1,7 = 11,9 \text{ ammoniaque}$$

et $11,9 \times 3,2 =$ anhydride azotique de 1 litre d'eau. On retranche de ce résultat l'anhydride azoteux s'il y a lieu.

Pour convertir le poids d'anhydride azotique en azote, on le multiplie par 0,0259. Pour convertir Az^2O^5 en AzO^3K multiplier par 2,026.

Dosage de l'acide nitrique en présence de l'acide nitreux. — Si l'eau contient des nitrites, on opère comme suit :

Dans un ballon de verre placé au bain-marie, on évapore 200^{cc} d'eau jusqu'à réduction à 10^{cc} ; on ajoute au résidu 5^{cc} de la solution suivante :

Urée..	$0^{gr}50$
Acide acétique cristallisable	10^{cc}
Eau distillée pure, q. s. pour.....................	50^{cc}

et on fait bouillir avec précaution pour éviter les projections et *pendant une minute.*
On ramène alors au volume de 200^{cc} avec de l'eau distillée pure ;
Dans ce liquide on dose l'acide nitrique comme il a été dit précédemment (méthode colorimétrique B).

Le Comité Consultatif d'hygiène de France admet les limites de potabilité suivantes pour l'acide nitrique calculé en nitrate de potasse (AzO^3K).

Eau pure	0
— potable	de 0 à 15^{mg} par litre
— suspecte	de 15 à 30^{mg} —
— mauvaise.....................	plus de 30^{mg} —

Le Laboratoire Municipal de Paris admet qu'une eau qui contient par litre plus de 10 milligrammes d'azotate de potasse est suspecte.

L'acide nitrique est le produit final de l'oxydation complète des matières organiques azotées, de l'ammoniaque et de l'acide azoteux.

Les eaux de source, recueillies loin des agglomérations humaines et de l'influence de la culture, ne renferment pas d'acide azotique ou n'en contiennent que des traces; par contre, des eaux superficielles très souillées ne renferment pas d'acide nitrique. L'eau de pluie en contient fréquemment sous forme d'azotate d'ammoniaque, les eaux souterraines très pures des terrains calcaires en contiennent des proportions parfois élevées.

Quoique l'acide azotique ne représente en réalité qu'un témoin de l'existence antérieure des matières organiques azotées, il y a lieu de tenir compte de sa présence dans l'eau, car la matière organique primordiale pouvait être accompagnée de germes infectieux ou de spores qui, ayant résisté à l'oxydation, ont pu être entraînés dans l'eau.

Lorsqu'à côté de l'acide azotique en quantité notable, il y a des matières organiques et du chlore en excès, on aura affaire à une eau douteuse ou mauvaise quelle que soit son origine.

C : Azote ou acide nitreux et nitrites

Le dosage de l'acide nitreux présente peu d'importance car il suffit que l'essai qualitatif soit positif pour que l'eau analysée soit déclarée mauvaise :

Méthode Robin. — Elle repose sur ce fait qu'en ajoutant à une solution de nitrite de l'iodure de potassium pur, exempt d'iodate, puis de l'acide acé-

Centim. cubes d'hyposulfite	Acide nitreux par litre	Centim. cubes d'hyposulfite	Acide nitreux par litre	Centim. cubes d'hyposulfite	Acide nitreux par litre	Centim. cubes d'hyposulfite	Acide nitreux par litre
	Milligr.		Milligr.		Milligr.		Milligr.
0.4	0.1	7.3	1.1	13.3	2.1	1.64	3.1
0.9	0.2	8.0	1.2	13.7	2.2	1.65	3.2
1.4	0.3	8.8	1.3	14.2	2.3	1.66	3.3
2.1	0.4	9.6	1.4	14.4	2.4	1.68	3.4
2.7	0.5	10.5	1.5	14.9	2.5	1.70	3.5
3.5	0.6	11.1	1.6	15.2	2.6	1.73	3.6
4.3	0.7	11.6	1.7	15 5	2.7	1.74	3.7
4.9	0.8	11.9	1.8	15.8	2.8	1.75	3.8
5.9	0.9	12.2	1.9	16.0	2.9	1.76	3.9
6.6	1.0	12.7	2.0	16.3	3.0	1.77	4.0

tique, il y a mise en liberté d'une quantité d'iode qui est invariable pour une quantité donnée d'acide nitreux ; l'iode libre est dosé à l'aide de l'hyposulfite de soude.

Mode opératoire. — Si l'eau n'est pas limpide, on la filtre : si elle est colorée, on l'additionne de sulfate d'alumine, puis de carbonate de soude ; on peut encore ajouter à 100^{cc} d'eau, 2^{cc} d'acide acétique cristallisable et distiller 50^{cc}. Si l'eau contient de l'acide sulfhydrique, on en traite 125^{cc} par le sulfate d'argent ; on filtre et on distille 50^{cc}.

On prend donc 50^{cc} de l'eau à examiner, qu'on additionne de 2^{cc} d'une solution d'iodure de potassium à 20 p. 100 ; on ajoute ensuite 2^{cc} d'acide acétique cristallisable ; on agite et on laisse au repos pendant une demi-heure ; après avoir ajouté un peu d'empois d'amidon, on dose l'iode libre avec une solution d'hyposulfite de soude pure, préparée en étendant à un litre d'eau 50^{cc} de la solution décinormale (à 24^{gr}764 par litre) ; on cherche ensuite dans le tableau ci-contre la quantité d'acide nitreux par litre.

Si l'eau prenait immédiatement une coloration jaune ou brune, il faudrait l'étendre d'eau distillée pure.

Méthode Tiemann et Preuss. — Cette méthode est basée sur la coloration *brune* qui se manifeste lorsque le chlorhydrate de métaphénylène-diamine se trouve en contact de l'acide nitreux ou des nitrites.

On prépare les solutions suivantes :

1° Solution *type* de métaphénylène-diamine :

Chlorhydrate de métaphénylène-diamine . . . . 5^{gr}
Acide sulfurique normal . . . . 10^{cc}
Eau distillée, q. s. pour . . . . 1000^{cc}

On décolore cette solution au noir animal, on filtre et on la conserve dans l'obscurité.

2° Solution titrée d'azotite de potassium :

On dissout 0^{gr}406 d'azotite d'argent pur dans l'eau bouillante, on précipite la solution par une quantité équivalente de KCl (0^{gr}20), on dilue à un litre, on laisse déposer le chlorure d'argent, on décante.

1^{cc} de cette solution équivaut à 0^{gr}0001 d'anhydride azoteux Az^{2}O^3 et à 0^{gr}000223 AzO^{2}K (*solution forte*).

On prélève 100^{cc} de cette solution et on les étend à un litre; ainsi on a une *solution faible* dont 1^{cc} correspond à un centième de milligramme d'Az^{2}O^3.

Pour doser l'acide nitreux, on compare la coloration prise par l'eau à celle que communique 1^{cc} de solution de métaphénylène-diamine, à un volume connu de la solution titrée d'AzO^{2}K additionnée de 1^{cc} SO^{4}H^2 dilué 1/2.

On se sert de 4 tubes jaugés à 100^{cc}.

Dans le premier tube (1), on verse 1^{cc} de solution type + 1^{cc} SO^{4}H^2 dilué à 1/2 + 100^{cc} d'eau à analyser.

Dans le deuxième tube (2), on verse 1^{cc} de solution type + 1^{cc} SO^{4}H^2 dilué + 0^{cc}5 sol. faible + 10^{cc} d'eau distillée.

Dans le troisième tube (3), on verse 1^{cc} de solution type + 1^{cc} SO^{4}H^2 dilué + 1^{cc} sol. faible + 100^{cc} eau distillée.

Dans le quatrième tube (4), on verse 1^{cc} de solution type + 1^{cc} SO^4H^2 dilué + 2^{cc} sol. faible + 100^{cc} eau distillée.

On agite les tubes, et au bout d'une demi-heure, on compare les colorations.

Si le liquide contenu dans le tube 1 = colorat. de 4, c'est que 100^{cc} d'eau renferment 2 centièmes de milligrammes Az^2O^3.

S'il est intermédiaire entre 3 et 4, la quantité d'Az^2O^3 contenue dans 100^{cc} d'eau est comprise entre $0^{mg}01$ et $0^{mg}02$.

Si le liquide contenu dans le tube 1 estplus coloré que celui contenu dans le tube 4, il faut recommencer l'opération en employant des volumes plus grands d'azotite alcalin, jusqu'à ce qu'on obtienne des nuances égales.

Le Comité Consultatif d'hygiène de France admet comme limites de potabilité des nitrites (en nitrite de potasse), les chiffres suivants :

Eau pure	0
— potable	0
— suspecte	traces.
— mauvaise	quantité appréciable.

Une eau potable de bonne qualité ne doit pas contenir d'acide azoteux. Sa présence dénote une pollution directe par des matières azotées d'origine animale ou par un sol imprégné de ces matières. Le dosage des chlorures et des matières organiques en milieux acide et alcalin viendront confirmer cette indication. L'acide nitreux provient, soit de la réduction de l'acide nitrique dans le sol en l'absence d'oxygène sous l'action de micro-organismes, soit d'une oxydation incomplète d'ammoniaque. Il y a manque d'oxygène et le sol est incapable de brûler des matières d'origine animale.

Dosage du plomb. — La méthode est basée sur le traitement de l'eau par l'hydrogène sulfuré et la comparaison de la coloration produite avec des teintes obtenues dans les mêmes conditions avec des solutions titrées très diluées d'un sel de plomb.

On prépare une solution aqueuse type dont chaque centimètre cube contient $0^{gr}0001$ de plomb en dissolvant dans un litre d'eau distillée $0^{gr}116$ d'azotate de plomb.

Dans une série d'éprouvettes graduées de verres identiques et d'une contenance de 110^{cc} environ, on place successivement 1, 2, 5, 10, etc., centimètres cubes de la solution titrée d'azotate de plomb et l'on complète dans chacune d'elles le volume de 100^{cc} avec de l'eau distillée ; on y ajoute ensuite 5^{cc} de solution d'hydrogène sulfuré, et l'on compare, aux différentes teintes qui se produisent dans ces tubes, celle que l'on obtient, en ajoutant le même volume de H^2S à 100^{cc} de l'eau à examiner, acidulée par l'acide acétique.

On peut reconnaître ainsi par des teintes *jaunâtres* un centième de milligramme de plomb dans 100^{cc} d'eau. (Voir aussi *Etamages*.)

Il est recommandable de se mettre à l'abri des erreurs qui peuvent provenir de la présence du fer qui se rencontre dans la plupart des eaux et qui produit des colorations foncées même en solution acide. Aussi il est préférable de ne pas opérer directement sur l'eau, mais bien sur le sulfure de plomb. On le recueille sur un filtre exempt de fer, on le dissout dans l'acide azotique, puis on évapore avec HCl et l'on fait la réaction colorimétrique sur la solution de $PbCl^2$ obtenue.

Dosage du cuivre. — Il peut se faire par un procédé semblable à celui du plomb par le ferrocyanure potassique (coloration rouge). Ce dernier réactif annonce encore par une teinte rougeâtre la présence d'un dixième de milligramme de cuivre dans 100^{cc} d'eau.

On obtient une solution type à $0^{gr}0001$ de Cu par centimètre cube en dissolvant $0^{gr}394$ de $CuSO^4 + 5H^2O$ dans un litre d'eau.

En l'absence de fer et d'autres métaux lourds et s'il y a assez de Cu, on peut se servir de l'eau telle quelle. Dans le cas contraire, on opère sur le résidu d'évaporation ou encore on précipite au préalable le Cu sous forme de CuS, le recueille, le dissout dans l'acide nitrique dilué et pratique sur cette solution la réaction colorée.

Examen Microscopique

Pour procéder à l'examen microscopique de l'eau, on laisse se rassembler le dépôt qu'elle contient dans un verre conique ou un tube effilé, on peut également employer l'appareil à centrifuger (1). Quelquefois on ajoute à l'eau pour favoriser le dépôt, quelques centimètres cubes d'une solution d'acide osmique, mais il faut se souvenir que cet acide, s'il fixe facilement les microbes, altère certains infusoires et gêne souvent les réactions ultérieures.

1º Examiner le dépôt tel quel, c'est-à-dire sans addition de réactif colorant ou non et à un grossissement moyen de 100 diamètres d'abord que l'on augmente ensuite peu à peu pour arriver à 500 diamètres.

A 100 diamètres, on reconnaîtra :

Les fragments minéraux : sable (calcaire ou siliceux, celui-ci à angles plus vifs, à cassure vitreuse, souvent partiellement cristallisé, insoluble et inattaquable par les acides minéraux), *argile* (en général amorphe, rendant la préparation souvent opaque à froid, se précipitant et se contractant à chaud, inattaquable par les acides minéraux étendus).

Les débris végétaux : fibres de coton, de bois, cellules végétales.

Les débris animaux : insectes, fragments de plume, de laine, etc.

A 200 et 300 diamètres apparaîtront :

---

(1) Pour l'appareil à centrifuger voir *Cacaos et Chocolats* (appareil **Bruno**).

LES ALGUES

Bleues (cyanophycées) } Oscillaires.

Vertes (chlorophycées) } *Conjuguées, Syphonées, Confervacées.*

Les oscillaires forment à la surface de l'eau une couche (fleur d'eau), elles sont en filaments souples et pluri-cellulaires, amincis vers les deux extrémités qui se terminent en pointe mousse : le protoplasma est vert bleuâtre, sans noyau ; le filament est entouré d'une mince gaîne gélatineuse qui ne pénètre pas dans l'intervalle des cellules, ils sont animés de mouvements d'oscillations.

Les conjuguées sont des algues à filaments non ramifiés, à cellules égales entre elles, pourvues de noyaux avec nucléoles et des corps chlorophylliens ; les filaments sont souvent *conjugués* entre eux.

Les confervacées sont filamenteuses, souvent ramifiées, à filaments cloisonnés transversalement : zoospores.

Les syphonées sont unicellulaires, sans cloisons transversales.

Brunes (Phéophycées) } *Diatomées*

Les diatomées sont formées d'une cellule unique, sans chlorophylle ; la membrane enveloppante est faite de silice inattaquable par les acides ; quelques-unes (naviculacées) semblent avoir des mouvements spontanés.

Parmi les algues il en est une, l'*anabæna circinalis*, qui se reconnaît à sa structure spéciale (filaments contournés en spirale et formés de cellules ovales ou elliptiques juxtaposées bout à bout) et qui à l'époque de sa putréfaction rend l'eau répugnante même pour les animaux.

LES CHAMPIGNONS } Thalle et spores de moisissures appartenant aux genres : *Mucor, Aspergillus, Penicillium.* (Voir farines).

Vers 300-400 diamètres apparaîtront :

LES PROTOZOAIRES

Flagellés. } *Englena, Phalansterium.*

Ciliés. } *Paramœcium Balantidium.*

LES CRUSTACÉS. | *Cyclops, Daphnia.*

LES NÉMATHELMINTHES.

Nématodes. } *Anguillules* (vers de 2 millimètres à 2^{mm}5, œufs réunis en cordons par une substance hyaline). Œufs d'*Ascaris, Oxyure, Tricocéphale, Ankylostome.*

Les œufs de l'*Ascaris lombricoïdes* sont entourés d'une coque albumineuse ; ils offrent une surface irrégulièrement dentelée et mamelonnée (aspect mûriforme).

Les œufs de l'*Oxyuris vermicularis* sont asymétriques, plan-convexes, offrent un embryon enroulé en spirale.

Les œufs du *Tricocéphale* sont pourvus d'une capsule brillante avec à chaque pôle un renflement.

Les œufs de l'*Ankylostomum duodenale* ont une forme ovale, une surface lisse, leur contenu est brunâtre, finement granuleux et leur enveloppe est simple et extrêmement mince. L'œuf se développe en donnant naissance à une larve vermiforme dont l'extrémité céphalique est plus mince que le corps et dont l'extrémité caudale se termine en pointe. Les larves sont animées d'un mouvement sinueux très rapide.

Les Annélides | Genre *Hirudo*.

Les Plathel-
.minthes.

Trématodes. { Embryons du *Distomum hepaticum* et *D. lanceolatum*. Œufs de *Bilharzia Hæmatobia*.

Cestodes. { Œufs des *Tænia Solium, Echinococcus, Mediocanellata*. Œufs de *Botriocephalus latus*.

Les œufs de *Distomum hepaticum* et *lanceolatum* sont volumineux (140 μ sur 85), ovalaires, donnent naissance à un embryon cilié flottant librement dans le liquide. Le ver est plat, en forme de feuille.

Les œufs de la *Bilharzia* ont la forme d'une amande entourée de son péricarpe, ou mieux, d'une toupie en bois dont le clou serait terminé par un éperon orienté suivant le grand axe.

Les œufs de *Tænia solium* ont une forme arrondie légèrement ovoïde, munis d'une membrane grossière, présentant une fine striation radiée, ils ont un contenu granuleux, à l'intérieur duquel se voient 6 petits crochets. Ils ne se distinguent guère de ceux du *T. Mediocanellata*. Ceux du *Botriocephalus latus* sont longs de 75 μ et larges de 50 μ, ils possèdent un opercule facile à mettre en évidence par addition d'une goutte de potasse sur la préparation.

L'eau potable ne doit pas contenir en suspension de quantités notables d'organismes vivants ou de substances inertes, ces substances en particulier ne doivent pas être formées par des détritus humains.

Parmi les substances en suspension, les *algues vertes* et les *diatomées brunes* sont favorables à la purification spontanée de l'eau (voir oxygène dissous) à condition que ces algues ne s'y trouvent pas en trop grande quantité.

On doit considérer comme *suspecte* toute eau qui contient de nombreux débris végétaux ou animaux (amidon, poils, insectes, fibres textiles) ou minéraux (argile) ou bien des algues inférieures colorées ou non, des infusoires, des rotifères, des champignons, etc.

Des algues ou des champignons incolores, des infusoires font suspecter mais non rejeter l'eau surtout si on y rencontre en même temps des algues vertes ou des diatomées brunes et si la matière organique dosée n'est pas exagérée ; les fibres textiles, les poils constituent au contraire un indice de pollution par les eaux ménagères.

Par contre on doit considérer comme impropre à l'alimentation une eau qui contiendrait soit des œufs, larves de tænia, soit des oxyures ou des ascarides, des organismes vivants (vers).

Analyse Bactériologique

Elle consiste dans la recherche et la mise en évidence des micro-organismes auxquels on donne le nom générique de bactéries ou de microbes.

Ordinairement on se borne à la détermination *quantitative* (numération des germes ou des colonies) des microbes aérobies.

Analyse quantitative. — Le matériel nécessaire à cette analyse comprend : un verre à expérience, couvert de papier et flambé, un tube d'eau stérilisée, quelques tubes de gélatine nutritive, stérilisée, plusieurs fioles de Gayon, bouchées à l'ouate et stérilisées, une pipette soigneusement jaugée et donnant environ 50 gouttes au centimètre cube, la pipette porte indiqué sur sa pointe le nombre exact de gouttes au centimètre cube.

Voici la marche systématique de l'analyse :

A : Le goulot de la fiole contenant l'eau à analyser étant débarrassé de cire, puis flambé dans la flamme d'alcool, déboucher la fiole avec un tire-bouchon ou une pointe flambée.

B. La pipette *graduée* étant soigneusement flambée, prélever 1^{cc} de l'eau et faire tomber goutte à goutte cette eau dans la fiole de Gayon dont on vient de flamber le col et que l'on vient de débarrasser de son bouchon d'ouate au moyen d'une pince flambée.

C. Saisir un tube de gélatine liquéfiée (la température de la gélatine doit être telle que le tube puisse être aisément conservé dans le milieu de la main) flamber l'orifice du tube, déboucher et verser rapidement son contenu dans la fiole de Gayon.

Reboucher la fiole (après en avoir flambé l'orifice) avec un bouchon d'ouate flambée, l'agiter à droite et à gauche pour bien mélanger l'eau et la gélatine.

Laisser refroidir le tout sur un plan horizontal.

D. Compter chaque jour le nombre de colonies qui se sont développées, en retournant la fiole de façon à voir par sa face plane.

Supposons que la pipette donne 54 gouttes au centimètre cube.

Si au bout de 3 jours par exemple, on compte 10 colonies, on aura : $10 \times 54 = 540$ colonies aréobies par centimètres cubes.

Pour ne pas s'exposer à compter deux fois les mêmes colonies, on les marque au fur et à mesure de leur dénombrement, avec un trait de plume sur le fond de la fiole.

Si le 4e jour on compte 5 colonies nouvelles, on aura :

3e jour 540 colonies par centimètre cube.

4e jour, 810 colonies $(540 + 270)$

Si le 5e jour on compte 1 colonie nouvelle, on aura :

5e jour, 864 $(810 + 54)$, etc., etc.

La numération est terminée (c'est-à-dire qu'il ne se développe plus de colonies) en général au bout de 20 jours.

Mais il peut se produire deux phénomènes pendant cette opération :

1° *Liquéfaction de la gélatine* : Lorsque la gélatine se liquéfie on arrête la numération et on note le moment de la liquéfaction : on aura par exemple :

3e jour	60 colonies.
4e »	100 »
5e »	500 »
6e »	Liquéfaction totale

Le bulletin d'analyse portera alors : *660 germes aérobies : chiffre inférieur à la réalité car la liquéfaction de la gélatine a entravé la numération le 6e jour.*

La phrase restrictive sera ajoutée toutes les fois que la liquéfaction sera apparue avant le 10e jour.

2° *Apparition de moisissures.* Il se développe quelquefois des moisissures à côté des colonies. On comptera ces moisissures à part : on dira par exemple :

L'eau contient 1.100 germes aérobies + 150 moisissures par centimètre cube.

Appréciation des résultats (Echelle de Miquel)

Eau excessivement pure de	0 à	10	germes par centimètre cube
très pure	10 à	100	
pure	100 à	1,000	
médiocre	1,000 à	10,000	
impure	10,000 à	100,000	
très impure	plus de 100,000		

Mais la numération donne des résultats qui n'ont rien d'absolu pour divers motifs (microbes empêchants, pathogènes empêchés par les saprophytes, etc), en outre on conçoit qu'une eau contenant un grand nombre de saprophytes inoffensifs (B. subtilis par exemple) est infiniment plus pure qu'une eau qui contiendrait une petite quantité de B. typhique par exemple.

Aussi la numération doit elle être complétée par la détermination des espèces dominantes et la recherche de certains microbes pathogènes (analyse qualitative).

Analyse qualitative. — En général, l'analyse qualitative bactériologique faite au laboratoire de chimie se limite à la recherche des bactéries qui déterminent les phénomènes de la putréfaction, et en particulier des bactéries qui se trouvent dans les matières fécales, le Bactérium Coli Commune en particulier : quant à la recherche des micro-organismes pathogènes spéciaux, il est nécessaire de la laisser à un bactériologue.

Pour caractériser la présence ou l'absence du B. Coli on possède plusieurs méthodes dont la suivante (Freudenreich) convient très bien pour un laboratoire de chimie qui ne dispose pas d'un matériel spécial de bactériologie.

On prépare un bouillon de culture composé de 100 grammes d'eau dans laquelle on fait dissoudre 2 grammes de peptone et 5 grammes de sucre de lait et que l'on acidifie légèrement avec une petite quantité d'acide lactique.

On ensemence une série de tubes renfermant ce milieu nutritif avec des quantités variables d'eau à examiner (5, 10, 20 gouttes, par exemple) et on maintient ces cultures à la température de + 35°.

Lorsque l'eau contient du B. Coli on constate au bout de 12 à 24 heures une fermentation active avec dégagement gazeux, cette fermentation se manifeste surtout bien lorsqu'on agite légèrement les tubes.

Compte-rendu de l'analyse d'une Eau destinée à l'alimentation

DATE DE L'ARRIVÉE DE L'ÉCHANTILLON AU LABORATOIRE	EAU ANALYSÉE	CARACTÈRES D'UNE EAU POTABLE recueillie dans de bonnes conditions
Caractères physiques — Couleur..		Incolore
Limpidité		Bonne.
Dépôt (s'il en existe un, noter sa couleur, s'il est dense ou léger).		Nul ou très faible.
Odeur		Nulle.
Saveur		Agréable.
Réaction au tournesol		Neutre ou légèrement alcaline
Examen qualitatif — Chlorures (les apprécier approximativement).		Présence en faible proportion
Matières organiques (les apprécier approximativement		—
Ammoniaque		—
Azotates (les apprécier approxim^t.)		—
Azotites		Néant.
Hydrogène sulfuré		Néant
Phosphates		Néant.
Plomb (éventuellement)		Néant.
Analyse chimique — Degré hydrotimétrique total		15 à 30°
— permanent.		5 à 12°
Résidu sec à + 110° (noter sa coloration.		Au maximum 500 (incolore)
Perte au rouge.		Au maximum 40.
Chlorures (en NaCl)		— 66
Sulfates (en SO^{4}Ca)		— 50.
Nitrates (en AzO^{3}K).		— 15.
Matières organiques totales.		— 2.
Matières organiques en oxygène emprunté au permanganate. {milieu acide		— 3.
milieu alcalin		— 2.
Ammoniaque ..... {libre		— 1.
albuminoïde .		Traces (0^{mg}10 au max.).
Oxygène dissous (en poids dans certains cas spéciaux).		au maximum 12.
Examen micrographique — Eléments minéraux		
Débris végétaux.		
Débris animaux		Néant.
Algues (noter leur présence ou leur absence)		
Débris et œufs de parasites..		Néant.
Numération des germes — Nombre de germes par cent. cubes...		Au maximum 1000.
La gélatine est liquéfiée après____ jour.		— 4.
CONCLUSIONS		

en milligr. et par litre

Analyse rapide de l'eau par les comprimés

MM. Pignet et Hue ont indiqué un procédé simple de dosage des chlorures, de la matière organique, des nitrites, des nitrates, de l'ammoniaque salin et albuminoïde, ainsi que de détermination du degré hydrotimétrique des eaux d'alimentation, procédé qui peut rendre quelques services lorsqu'on est appelé à se prononcer rapidement sur la valeur d'une eau d'alimentation, mais auquel il ne faut pas demander une exactitude parfaite ni accorder une confiance absolue.

Le matériel nécessaire se compose de quelques tubes à essai, verres à expériences et d'une lampe à alcool. Les réactifs sont constitués par une série de neuf comprimés et de deux petits flacons de réactifs liquides.

Voici la technique des opérations :

1º *Chlorures.* — Dans 100^{cc} d'eau à analyser, on écrase et on fait dissoudre un comprimé de chromate jaune de potasse ; puis on ajoute un comprimé de nitrate d'argent. Si, après dissolution de ce dernier, la teinte jaune que l'eau avait prise sous l'action du premier comprimé n'est pas passée au rouge, on ajoute un deuxième comprimé de nitrate d'argent, puis un troisième, puis un quatrième, etc., jusqu'à ce qu'un léger précipité rouge se produise.

Le nombre de comprimés de nitrate d'argent employé × 0^{gr}010 = NaCl de un litre d'eau.

On ne doit pas, dans cette opération, obtenir après addition du dernier comprimé, un précipité *rouge foncé ;* si cela était, il faudrait diminuer le poids de chlorure trouvé de 0^{gr}005.

2º *Matières organiques.* — A 100^{cc} d'eau placés dans un ballon, ajouter un comprimé acide ; porter à l'ébullition et ajouter un comprimé de permanganate de potasse ; le faire dissoudre ; l'eau devient rose. Continuer l'ébullition un quart d'heure exactement ; si l'eau se décolore, ajouter immédiatement un deuxième comprimé de permanganate, puis un troisième, etc., jusqu'à ce que la coloration rose persiste.

α) Si avec un seul comprimé la décoloration a persisté, l'eau contient à peine 1 milligramme de matière organique par litre.

β) Si l'eau s'est décolorée après le premier comprimé de permanganate et qu'elle soit restée colorée après addition du deuxième, cette eau contient de 1 milligramme et demi à 2 milligrammes de matières organiques ; si, au contraire, le deuxième comprimé n'a pas suffi pour la colorer, on a de 3 à 4 milligrammes de matières organiques par litre d'eau.

Chaque comprimé de permanganate correspond à 1 milligramme 1/2 de matières organiques par litre d'eau.

Quelquefois, après addition du deuxième ou du troisième comprimé, l'eau prend une teinte jaune qui masque la réaction, mais cela n'a pas d'importance, puisqu'on a dépassé la limite de potabilité de l'eau.

3º *Nitrites.* — Dans 100^{cc} d'eau à analyser, dissoudre un comprimé d'iodure, puis, après dissolution, ajouter un comprimé acide que l'on a, au préalable, écrasé. Deux cas sont à considérer :

α) L'eau ne se colore pas après cinq minutes d'attente ; elle ne contient pas de nitrites.

β) L'eau prend une coloration bleue, et cette coloration se produira d'autant plus vite et sera d'autant plus intense que l'eau contiendra plus de nitrites.

Si la coloration, encore instantanée, n'atteint son maximum d'intensité qu'au bout de cinq minutes, c'est que l'eau renferme 1 milligramme de nitrites par litre.

Pour des proportions inférieures à 1 milligramme par litre, la coloration se produit plus lentement et est aussi moins intense, mais elle se manifeste toujours en moins de cinq minutes, même pour des traces de nitrites.

Enfin, on ne doit tenir aucun compte de la coloration qui se manifeste au bout d'une demi-heure.

La présence des nitrites dans l'eau suffit pour la faire rejeter de l'alimentation ; les autres essais deviennent donc pratiquement inutiles.

Nitrates —Dans l'eau essayée pour les nitrites et qui n'a *pas donné de coloration*, ajouter un comprimé écrasé de zinc.

Deux cas sont à considérer :

α) Après cinq minutes d'attente, l'eau ne s'est pas colorée ; c'est qu'elle ne renferme pas de nitrates.

β) L'eau se colore en bleu.

Cette coloration bleue apparaît dès que le comprimé s'est dissous dans l'eau, et elle devient bleu foncé au bout d'une minute ; l'eau contient $0^{gr}100$ de nitrates par litre.

Cette coloration bleue apparaît deux minutes après la dissolution du comprimé, elle ne devient bleu foncé qu'au bout de cinq minutes. L'eau renferme $0^{gr}050$ de nitrates par litre.

Cette coloration bleue ne se montre qu'au bout de quatre à cinq minutes ; l'eau renferme $0^{gr}015$ de nitrates par litre ; c'est la limite de potabilité. (Ne pas confondre la teinte gris bleuâtre, que le comprimé de zinc communique à l'eau, avec la teinte franchement bleue due aux nitrates.

Ammoniaque. — Pour cette recherche on n'emploie pas de comprimés, mais le réactif de Nessler.

Dans un ballon fermé par un bouchon de caoutchouc, traversé par un tube de verre coudé deux fois à angle droit, introduire 50^{cc} d'eau et un comprimé alcalin. Chauffer le ballon sur une lampe à alcool.

Distiller 10^{cc} de liquide dans un tube à essai (n° 1). Déboucher le ballon, le faire bouillir à l'air libre pendant cinq minutes ; le liquide qu'il contient se trouvera réduit à 30^{cc} environ ; le laisser refroidir, y ajouter un demi-centimètre cube de la solution alcaline de permanganate et recommencer à distiller ; recueillir 10^{cc} de liquide distillé dans deux tubes (n°ˢ 2 et 3).

Verser le contenu des tubes 1, 2, 3, dans trois capsules, et ajouter à chaque liquide un demi-centimètre cube de réactif de Nessler.

Si l'eau contient de l'ammoniaque, il se forme un précipité jaune foncé. Cette teinte, comparée aux teintes d'une gamme de couleurs établie par les auteurs du procédé, permet de connaître sans calculs, et immédiatement, la quantité d'ammoniaque salin libre (tube n° 1) et d'ammoniaque albuminoïde (tubes n°ˢ 2 et 3) contenue dans un litre d'eau.

Détermination du degré hydrotimétrique. — A 40^{cc} d'eau, ajouter un comprimé de savon, agiter vivement. Si on n'obtient pas de mousse persistante, ajouter un deuxième comprimé, puis un troisième, etc.

Chaque comprimé correspond à 4° hydrotimétriques. Réduire le résultat final de 1° hydrotimétrique.

Si le dernier comprimé n'est pas complètement dissous, il est facile, d'après le volume qui en reste, de réduire de 1, 2, 3 degrés hydrotimétriques le résultat, selon que le quart, la moitié ou le tiers de ce comprimé n'auront pas été dissous.

Appendice aux Eaux Potable

Glace

Une ordonnance de police du 13 décembre 1899 interdit de vendre ou de mettre en vente pour les *usages alimentaires*, de la glace qui ne donnerait pas, par fusion, de l'eau potable (1). Il est donc facile de caractériser l'eau de fusion de la glace ; dès l'arrivée au laboratoire, on sépare les morceaux de l'eau dans laquelle ils baignent et qui provient d'un commencement de fusion ; on les lave à l'eau distillée pour en séparer les corps étrangers qui pourraient les souiller, puis on abandonne la glace à la fusion.

L'eau de fusion devra être claire, limpide, sans odeur, exempte de matières en suspension. (Dans la congélation CO_2 se dégageant, l'eau de fusion est quelquefois troublée par des dépôts calcaires.)

On détermine enfin sur cette eau les éléments suivants :

Degré hydrotimétrique total.

Matières organiques.

Ammoniaque libre et albuminoïde.

Les chlorures.

Les nitrites.

On pratique l'examen microscopique.

On procède à la numération des germes.

La glace naturelle ou artificielle contient toujours des microbes (Frænkel), mais la glace bulleuse en contient plus que la glace transparente ; la glace d'eau distillée ou stérilisée est sensiblement plus pure.

L'analyse bactériologique qualitative sera ici de première importance et il sera de toute nécessité de procéder à la recherche des B. Coli et Mesentericus vulgaris.

Eaux et Limonades gazeuses

LES EAUX GAZEUSES ARTIFICIELLES sont des eaux acidulées gazeuses que l'on emploie comme boissons d'agréments ; ces eaux sont souvent dénommées *eaux de Seltz* lorsqu'elles sont contenues dans des siphons. Mais il importe de distinguer ces eaux

---

(1) Le Conseil d'hygiène a attiré l'attention de la ville de Paris sur la question de la glace. Une surveillance est actuellement établie sur sa vente.

Les fabricants et détaillants doivent avoir chez eux, deux réservoirs à glace ; l'un avec une *étiquette fond rouge* (*glace non alimentaire*) contient de la glace destinée à rafraîchir les aliments, mais elle ne doit jamais être mise en contact avec eux ; l'autre portant une *étiquette fond blanc* (*glace alimentaire*) contient la glace réservée à la boisson, elle doit être fabriquée avec l'eau des sources qui alimentent Paris.]

artificielles des eaux de Seltz ou de Selsters qui sont des eaux NATURELLES ACIDULÉES SALINES contenant une forte proportion de sels divers en dissolution.

Les *Limonades* sont des eaux gazeuses artificielles sucrées et aromatisées au moyen de sirops ou de sucs de fruits (framboise, groseille, citron, etc.). On les connaît aussi sous le nom de Sodas. La limonade commune se prépare ordinairement en introduisant dans des bouteilles spéciales une certaine dose d'un sirop acidulé avec de l'acide tartrique ou citrique, aromatisé avec de l'essence de citron ; on complète avec de l'eau gazeuse.

Par *Limonades gazeuses champignisées*, on entend des limonades contenant une substance destinée à produire une mousse persistante. Cette substance est en général la saponine (ou des extraits de saponaire ou de panama) la glycyrrhyzine (ou extrait de réglisse).

Toutes ces eaux gazeuses sont gazéifiées au moyen de l'acide carbonique produit soit par des appareils spéciaux, par l'action de l'acide sulfurique ou chlorhydrique sur le carbonate de chaux et dissous dans l'eau sous l'action d'une forte pression, soit au sein du liquide à gazéifier par l'action des acides tartrique ou citrique sur le bicarbonate de soude ou de potasse ; il sera facile par une simple évaporation de l'eau gazeuse de savoir à laquelle des deux eaux on a affaire.

Il existe dans le commerce divers appareils dérivés du type *Briet* qui fournissent de l'eau gazeuse extemporannée produite par l'action de l'acide tartrique sur le bicarbonate de soude, mais qui ne renferment pas de sels en dissolution. Le mélange de sels ne se faisant pas au sein du liquide destiné à la boisson.

On produit aussi des boissons gazeuses au moyen de petits récipients d'acide carbonique liquide : ce sont les petites capsules connues sous le nom de « sparklets » et de *selsolubles* ou Selsodon.

Les *sparklets* sont en forme d'olive et d'une capacité de 2cc5 environ ; ils sont en tôle de 0mm6 d'épaisseur, ils sont munis d'un petit goulot fermé par un obturateur entouré d'une petite bague de caoutchouc. Chaque petite balle contient 2 grammes environ d'anhydride carbonique,

Les *selsolubles* sont des récipients cylindriques à fonds hémisphériques en tôle d'acier jaugeant environ 30cc, pesant 70 grammes.

Ces petits vases ne doivent jamais être exposés aux rayons du soleil ou chauffés.

L'ANALYSE D'UNE EAU GAZEUSE SIMPLE comporte la recherche des altérations et l'examen de la potabilité de l'eau qui a servi à sa préparation.

Les altérations que peuvent présenter ces eaux sont :

LE PLOMB (provenant des têtes de siphon de l'étamage défectueux, des appareils producteurs d'acide carbonique). Dans l'eau de seltz qui contient du plomb, la presque totalité du plomb est en suspension dans le liquide et pourra être séparé par filtration.

Pour rechercher le plomb on évaporera à sec et au bain-marie l'eau du siphon ; on reprendra le résidu par un peu d'acide azotique à 1/5e ; on évaporera de nouveau pour chasser l'excès d'acide ; on reprendra par l'eau distillée et on caractérisera le plomb dans la solution par l'iodure de potassium (précipité jaune) ou l'hydrogène sulfuré (précipité noir).

Pour le doser voir : dosage du plomb dans l'eau potable. Si on trouve du plomb dans une eau gazeuse contenue dans un siphon il deviendra nécessaire de faire l'analyse de la tête de siphon (Voir : analyse des étamages) pour y doser ce métal.

LE CUIVRE qui a la même origine que le plomb. On recherchera le cuivre comme on a caractérisé le plomb, mais en traitant la solution contenant le cuivre, soit par l'ammoniaque (coloration bleue) ou le ferrocyanure de potassium (précipité brun).

Pour le doser on opérera comme il est dit aux Eaux potables.

L'arsenic qui peut exister dans l'alliage métallique des têtes de siphon ou dans les caoutchoucs sertisseurs de certains récipients.

Si l'on soupçonne la présence de l'arsenic dans l'eau, on peut l'y rechercher avec l'appareil de Marsh, car la sensibilité de cet appareil est suffisante pour agir directement sur l'eau, après s'être assuré qu'en fonctionnant à blanc, l'appareil ne donne aucun dépôt noir miroitant.

On commence par verser dans l'appareil 5^{cc} d'eau et l'on observe. On peut aller progressivement jusqu'à 50^{cc} ; mais si à cette dose il ne se produit rien de suspect, on peut considérer l'épreuve comme négative.

L'*acide sulfurique* provenant des appareils producteurs de l'acide carbonique sera recherché et dosé comme il est dit au vinaigre.

L'analyse d'une limonade gazeuse comporte :

Le dosage des sucres : saccharose, sucre interverti (provenant du saccharose employé primitivement), glucose.

Ce dosage se fera comme il est dit aux sucs et jus de fruits, ou par la méthode indiquée aux liqueurs de table : on considérera le sucre interverti comme saccharose : on pourra, dans la majorité des cas, se contenter de rechercher l'addition de glucose comme il est dit aux confitures et au miel. (Voir aussi page 72).

La recherche de la nature de l'acide : On recherchera les acides tartrique ou citrique comme il est dit aux sucs et jus de fruits, les acides minéraux comme il est dit aux vinaigres.

Le dosage de l'acidité : Ce dosage s'effectuera par un essai acidimétrique au moyen de la solution alcaline déci-normale de soude, sur 20^{cc} de limonade débarrassée de CO^2 par agitation. On donnera le résultat en acide tartrique ou citrique suivant la nature de l'acide reconnue précédemment.

$$1^{cc} \text{ Solution alcaline } \frac{N}{10} = \begin{cases} 0^g0075 \text{ acide tartrique.} \\ 0^g0070 \text{ acide citrique.} \end{cases}$$

La recherche de la saccharine. — La *saccharine* peut être caractérisée par la méthode de M. Blarez : on prend 50^{cc} de limonade qu'on place dans un ballon à col très court, avec deux ou trois gouttes d'une solution de carbonate de soude, et, tenant le ballon au moyen d'une pince en bois, on fait bouillir directement sur une flamme de Bunsen. En dix minutes, le résidu *sirupeux* est obtenu ; on l'additionne de quelques gouttes d'acide chlorhydrique pur, jusqu'à réaction acide, après départ du gaz carbonique. On verse dans le ballon 20^{cc} d'éther pur ; on bouche et agite très vivement pendant quelques minutes. On laisse déposer et on décante l'éther (qui a dissous la saccharine) dans une petite capsule de porcelaine. On fait rapidement évaporer l'éther, en plaçant la capsule sur un bain-marie bouillant, mais en prenant la précaution d'éteindre toutes les flammes à proximité. En moins de dix minutes, l'éther est évaporé, et le résidu doit présenter, dans le cas de présence de saccharine, une saveur sucrée appréciable. On place dans la capsule une pastille de potasse caustique pure et deux à trois gouttes d'eau distillée ; on promène le tout dans la capsule en lui imprimant un mouvement giratoire, de façon à dissoudre tout le résidu, et l'on verse dans un petit creuset d'argent de 10 à 15^{cc} de capacité. On chauffe ce creuset, pendant une dizaine de minutes, au bec Bunsen, *en interposant une toile métallique entre son fond et la flamme*. Dans ces conditions, la température est suffisante pour décomposer la saccharine sans détruire le salicylate de potasse formé.

On observe, après le départ de l'eau, qu'une réaction se passe dans la masse fondue dans le cas de la présence de saccharine. Il se dégage de petites bulles gazeuses et on peut reconnaître un dégagement d'ammoniaque (papier de curcuma, réactif de Nessler, hypobromite de soude).

On laisse ensuite refroidir, remplit le creuset aux trois quarts avec de l'eau distillée, et verse l'acide chlorhydrique goutte à goutte jusqu'à réaction acide, après départ d'acide carbonique.

Le contenu du creuset est versé dans un tube à essai ; on ajoute un volume égal de benzine cristallisable ; agite quelques instants et laisse les liquides se séparer. On décante le benzène dans un tube à essai bien propre et l'on y verse deux à trois gouttes d'une solution récente de perchlorure de fer à 1 0/0. On agite, et s'il y a de l'acide salicylique, l'eau, qui gagne le fond, est COLORÉE EN VIOLET.

Enfin, dans le tube dans lequel s'est fait l'épuisement par le benzène et qui contient encore en dissolution le produit retiré du creuset, on verse quelques gouttes de chlorure de baryum pour RECHERCHER LA PRÉSENCE DU SULFATE.

Ces trois réactions combinées : dégagement d'ammoniaque, formation d'acide salicylique et de sulfates, et, d'autre part, la saveur sucrée du résidu de l'évaporation de l'épuisement éthéré, sont tout à fait caractéristiques de la saccharine.

Les matières co orantes seront recherchées comme il est dit aux sucs et au jus de fruits, aux sirops de groseilles et de framboises.

L'analyse d'une LIMONADE GAZEUSE CHAMPAGNISÉE, se fait comme celle d'une limonade gazeuse, elle se complète par la recherche des agents producteurs d'une mousse persistante.

La glycyrrhyzine et la saponine rendent la limonade trouble et dès que l'acide carbonique est disparu, une simple secousse à la bouteille produit une mousse persistante.

Evaporer la limonade à consistance sirupeuse, reprendre la masse par l'éther acétique ; filtrer, évaporer le filtrat, le résidu donne :

1° Avec l'acide sulfurique concentré une coloration rouge violet.

2° Par ébullition avec l'acide chlorhydrique étendu un précipité de sapogénine, avec, en général, production d'une odeur analogue à celle du bois de cèdre.

Ces deux réactions avec la mousse persistante sont caractéristiques de la saponine et de la glycyrrhyzine (ou des extraits correspondants).

Les caractères distinctifs de la glycyrrhyzine sont : sa précipitation à froid par l'acide chlorhydrique, les chlorures de sodium, de calcium, de fer. Avec ces réactifs, les liquides filtrés précipitent encore à l'ébullition comme le fait la saponine.

En présence du sucre de la limonade et de la glycérine (cette dernière souvent contenue dans les extraits de saponaire, de panama, de bois de réglisse, de saccharine), ces réactions sont très souvent masquées. On peut alors précipiter la limonade par le sous-acétate de plomb, filtrer, laver, décomposer le précipité par l'hydrogène sulfuré, filtrer ; en présence de l'acide tartrique apporté par la limonade, la glycyrrhyzine reste sur le filtre avec le sulfure de plomb et le liquide passe clair, entraînant l'acide tartrique, on lave à l'eau légèrement acidulée par l'acide chlorhydrique, puis rapidement à l'eau, le précipité est repris par de l'alcool et enfin par de l'alcool contenant un peu d'ammoniaque.

L'alcool et l'alcool ammoniacal évaporés ensemble laissent dans les cas de la présence de glycyrrhyzine une substance jaune facile à identifier par sa saveur spéciale et les caractères indiqués ci-dessus.

Le Journal officiel du 26 avril 1907 prescrit dans les Limonades gazeuses les recherches suivantes :

Glucose. — Opérer comme il est dit pour les Sirops et Confitures, en opérant sur 50cc de limonade.

Antiseptiques et Saccharine. — Acide salicylique, benzoïque, borique, saccharine et ses congénères (voir chapitre spécial).

BOISSONS DISTILLÉES

Alccol, Eaux-de-vie et Liqueur, Alcoométrie.

Les alcools que le chimiste peut avoir à analyser sont de trois sortes.

1º *L'alcool d'industrie ou trois-six commercial.* — On donne ce nom aux produits obtenus industriellement par distillation des matières sucrées ou amylacées, préalablement soumises à la fermentation. Ces produits renferment de 90 à 96 0/0 en volume d'alcool éthylique. Ils sont caractérisés par la présence de produits accessoires (fusel) d'odeur et de saveur désagréables, et ils ne sont ordinairement pas destinés à la consommation directe.

A cette catégorie d'alcool appartiennent les alcools de betterave, de mélasse, de pommes de terre et de grains ; on les nomme encore esprits, alcools ou trois-six du Nord par opposition aux esprits, aux alcools ou trois-six du Midi ou Eaux-de-vie.

2º *Les Eaux-de-vie ou spiritueux.* — Les eaux-de-vie sont des liquides obtenus par la distillation du produit de la fermentation alcoolique des sucs de fruits ou de plantes. Elles sont formées en majeure partie d'eau et d'alcool éthylique, et renferment, en outre, de petites quantités d'alcools supérieurs, ainsi que des substances aromatiques (éthers, huiles essentielles, etc.) dont la nature varie suivant les matières premières soumises à la fermentation et qui donnent au produit distillé son bouquet caractéristique.

Dans cette classe rentrent les Eaux-de-vie naturelles :

Eaux-de-Vie de raisins.	Cognacs, Fine champagne. Eaux-de-vie de Marcs Les Armagnacs.
Eaux-de-vie de Pommes et de Poires. . .	Eaux-de-vie de cidre. — de poiré. Calvados.
Eaux-de-vie de fruits à noyaux	Prunelle. Kirsch. Quetsch.

Eaux-de-vie de canne à sucre ou de mélasses. . . . . { Rhum. / Tafia.

Eaux-de-vie d'orge . . . . { Gin. / Whisky.

Les eaux-de-vie de genièvre.

Documents officiels et d'hygiène alimentaire.

La Méthode officielle d'analyse des alcools, des Eaux-de-vie (*Journal officiel* du 18 février 1907, des 20, 21, 22 avril 1908) comporte les déterminations et dosages suivants :

Détermination du titre alcoolique, apparent et réel ;
Dosage de l'extrait sec ;
— l'acidité totale ;
— l'acidité fixe ;

Dosage des impuretés (par fonctions).

ALDÉHYDES { *Méthode colorimétrique* (Bisulfite de rosaniline). / *Méthode volumétrique* (Sulfite de soude).
ETHERS (*par saponification*).
ALCOOLS SUPÉRIEURS (*méthode colorimétrique.*)
FURFUROL (*méthode colorimétrique*).

Elle fixe en outre la marche analytique pour le dosage *de l'acide cyanhydrique,* de *l'aldéhyde benzoïque* et la recherche de *l'alcool méthylique* (procédé Trillat-Wolf).

Tous ces procédés de dosage seront donnés en leur lieu et place.

LE DÉCRET DU 3 SEPTEMBRE 1907 DISPOSE COMME SUIT, DANS SON TITRE III, DU RÉGIME DES EAUX-DE-VIE ET SPIRITUEUX.

ART. 6. — Il est interdit de détenir ou de transporter en vue de la vente, de mettre en vente et de vendre sous les dénominations fixées au présent article, des produits autres que ceux ayant, aux termes dudit article, un droit exclusif à ces dénominations.

Les dénominations d'eaux-de-vie de vin, d'alcool de vin ou d'esprit de vin, sont réservées aux produits provenant de la distillation exclusive du vin tel qu'il est défini au titre premier du présent règlement. (Voir vins.)

Les dénominations d'eaux-de-vie de cidre ou de poiré sont réservées aux produits provenant de la distillation exclusive des cidres et poirés.

La dénomination d'eau-de-vie de marc ou de marc est réservée à l'eau-de-vie provenant de la distillation exclusive des marcs de raisin frais additionnés ou non d'eau.

La dénomination de kirsch est réservée au produit exclusif de la fermentation alcoolique et de la distillation des cerises ou des merises.

Les dénominations d'eaux-de-vie de prunes, mirabelles, quetsch ou de tous autres fruits, sont réservées au produit exclusif de la fermentation alcoolique et de la distillation desdits fruits.

La dénomination de genièvre est réservée à la boisson alcoolique obtenue, dans les conditions prévues à l'article 15 de la loi du 30 mars 1902, par la distillation simple en présence de baies de genièvre, du moût fermenté de seigle, de blé, d'orge ou d'avoine.

La dénomination de rhum ou de tafia est réservée au produit exclusif de la fermentation alcoolique et de la distillation soit du jus de la canne à sucre, soit des mélasses ou sirops provenant de la fabrication du sucre de canne.

Art. 7. — Les spiritueux visés à l'article précédent, lorsqu'ils ne proviennent pas en totalité d'une même région ou d'un même cru, ne peuvent être désignés sous l'appellation réservée aux produits de cette région ou de ce cru particulier.

Les mélanges d'eaux-de-vie de cidre, de poiré, de prunes, mirabelles, quetsch ou de tous autres fruits avec de l'eau-de-vie de vin ou avec des alcools d'industrie, ainsi que les mélanges d'eau-de-vie de vin et d'alcools d'industrie, peuvent être désignés sous le nom d'eau-de-vie.

Les mélanges d'eau-de-vie de marc, de kirsch, de rhum ou de tafia avec des eaux-de-vie ou avec des alcools d'industrie peuvent être désignés sous leur nom spécifique mais accompagné du terme « fantaisie » ou d'un qualificatif les différenciant des produits définis à l'article précédent, de telle façon qu'aucune confusion ne puisse se produire dans l'esprit de l'acheteur sur la nature ou l'origine des produits.

Dans les inscriptions et marques servant à désigner les mélanges ou les spiritueux visés au présent article, la dénomination du produit et le qualificatif qui l'accompagne, ou le terme de « fantaisie », doivent être imprimés en caractères identiques.

Art. 8 — Sont considérées comme frauduleuses les manipulations et pratiques destinées à modifier l'état naturel des eaux-de-vie et spiritueux dans le but de tromper l'acheteur sur les qualités substantielles, la composition ou l'origine de ces produits.

En conséquence, rentre dans le cas prévu par l'article 3 de la loi du 1er août 1905 le fait d'exposer, de mettre en vente ou de vendre sous forme indiquant leur destination ou leur emploi, tous produits, de composition secrète ou non, pouvant servir à effectuer les manipulations ou opérations ci-dessus visées.

Art. 9. — Dans tous les établissements où s'exerce le commerce de détail des eaux-de-vie et spiritueux, les bouteilles, récipients et emballages renfermant les produits visés au présent titre doivent porter une inscription indiquant en caractères apparents, la dénomination sous laquelle ces produits sont mis en vente ou détenus en vue de la vente.

Cette inscription doit être rédigée sans abréviation et disposée de façon à ne pas dissimuler la dénomination du produit.

ALCOOLS D'INDUSTRIE

On ne livre à la consommation que les alcools *bon goût, neutres*, c'est-à-dire des alcools ne contenant que des traces d'impuretés, débarrassés du mauvais bouquet d'origine et constitués presque uniquement par de l'alcool éthylique; leur valeur commerciale est d'autant plus grande qu'ils sont plus pauvres en impuretés.

Désignations commerciales. — On emploie encore, pour désigner les alcools d'industrie, des nombres fractionnaires qui indiquent la quantité d'eau *en poids* qu'il faut ajouter au liquide alcoolique pour obtenir de l'alcool à 19° Cartier (50° centésimaux), ou preuve de Hollande, qui servait autrefois d'alcool type (v. p. 164).

Tels sont les alcools :

3/5 : alcool marquant 29°5 Cartier (77°-78° centésimaux); mélangé dans la pro-

portion de trois parties en poids avec deux parties en poids d'eau, il donne cinq
parties en poids d'alcool à 19° Cartier ;

    3/6 : alcool à 33° Cartier (85° centésimaux) ;
    3/7 : alcool à 35° Cartier (88° centésimaux) ;
    Esprit rectifié à 36° Cartier (90° centésimaux) ;
    3/8 : alcool à 37° Cartier (91° centésimaux) ;
    3/9 : alcool à 42° Cartier (98° centésimaux).

En se basant sur leur pureté, on désigne les alcools d'industrie par les
noms de : *extra-fins, surfins* et *fins.*

ANALYSE CHIMIQUE

Indépendamment de la détermination du degré alcoolique, qui *se fait sur
l'alcool lui-même* (voir page 130), l'analyse des alcools d'industrie comprend :

    1° La détermination des caractères organoleptiques ;
    2° L'appréciation de la pureté ;
    3° La recherche des aldéhydes et du furfurol ;
    4° Le dosage de l'acidité ;
    5° La recherche des altérations ; de l'alcool méthylique, de l'alcool amy-
lique, des dénaturants et de l'acétone.

CARACTÈRES ORGANOLEPTIQUES. — L'alcool d'industrie à 95° doit être
clair, transparent, incolore, droit en goût, d'une odeur franche, suave et
pénétrante.

Sa densité à + 15° est 0,8164. La densité se détermine avec un densimètre
ou même un alcoomètre (v. page 144).

L'alcool d'industrie destiné à la préparation des eaux-de-vie, des liqueurs
et aux usages pharmaceutiques doit être volatil sans résidu et neutre au
tournesol, ne contenir que des traces de furfurol et d'aldéhyde.

Il ne doit pas se colorer lorsqu'on le mélange avec son volume de SO^4H^2 ;
il ne doit décolorer qu'après quelques minutes, une solution (à $0^{gr}200$ par
litre) de permanganate de potasse.

APPRÉCIATION DE LA PURETÉ. — Pour apprécier la pureté d'un alcool
d'industrie, et établir approximativement sa teneur en *non alcool* ou *impuretés*, on le soumet aux essais suivants :

a) *Essai de Savalle.* — A 10^{cc} d'alcool, ajouter 10^{cc} SO^4H^2 monohydraté
inc lore à 66°B, agiter, chauffer jusqu'à ébullition, transvaser dans
un flacon à faces parallèles présentant un écartement de 25 millimètres,
laisser refroidir.

Un alcool d'industrie au titre de 90° au minimum, qui ne donne aucune
coloration appréciable par ce procédé, et qui est *droit de goût*, peut être considéré comme pur.

Savalle a établi une série de verres colorés qui permet par comparaison avec la teinte prise par l'alcool essayé d'apprécier la pureté. Chaque numéro de verre correspond à 100 milligrammes d'impuretés par litre.

b) Essai de Barbet. — Placer dans un ballon 50^{cc} d'alcool de 90 à 96°, porter à + 18° et verser rapidement 10^{cc} de MnO^{4}K à 0^{gr}200 par litre (on peut préparer cette solution en ajoutant à 15^{cc} H^{2}O distillée, 1^{cc} MnO^{4}K $\frac{N}{10}$)noter l'heure exacte du mélange d'alcool et de caméléon, la teinte rose violacée du début, due au Permanganate, diminue peu à peu et finit par disparaître ; lorsque la teinte est devenue *saumon pâle*, comparable à celle obtenue en dissolvant 0^{gr}225 de chlorure de cobalt et 0^{gr}028 d'azotate d'urane dans 50^{cc} d'eau, noter l'heure exacte.

Cette teinte est obtenue :

Immédiatement avec les flegmes d'industrie, les alcools mauvais goût et naturels.

Après 50 minutes avec les alcools extra-fins.

Après 40 minutes avec les alcools surfins.

Après 15 minutes avec les alcools fins.

RECHERCHE DES ALDÉHYDES ET DU FURFUROL. — A (*Aldéhydes*) *a* : Traiter l'alcool dans un tube à essai par une solution de potasse caustique à 15 0/0 environ chauffer ; l'alcool dépourvu d'aldéhyde ne se colore pas; il se colore en brun plus ou moins foncé dans le cas contraire.

b) Traiter 10^{cc} d'alcool dans un tube à essai par le réactif suivant (quelques gouttes) :

Azotate d'argent......................	3 grammes
Ammoniaque.........................	30 —
Après dissolution ajouter la solution suivante	$\left\{ \begin{array}{ll} KOH & 3^{gr} \\ H^2O & 10^{gr} \end{array} \right.$

Si l'alcool contient seulement 1 0/0 d'aldéhyde, il y a formation, sur le verre, d'un miroir au bout de 1/2 minute.

c) 10^{cc} d'alcool incolore sont traités par 4^{cc} du réactif suivant :

Eau distillée.........................	100^{cc}
Bisulfite de soude (D = 1,308)...........	10^{cc}
Solution aqueuse de fuchsine 1/1000	15^{cc}
Acide sulfurique pur	1^{cc}5

Il se produit une coloration rouge plus ou moins intense (maximum au bout de vingt minutes), suivant la proportion d'aldéhyde.

B (*Furfurol*). — A 10^{cc} d'alcool, ajouter 10 gouttes d'aniline pure et incolore et 1^{cc} d'acide acétique cristallisable ; au bout d'un quart d'heure, il se produit une coloration rouge en présence du furfurol.

DOSAGE DE L'ACIDITÉ TOTALE. — *Méthode officielle.* — « A 25^{cc} d'alcool placés dans un large vase de verre à fond plat, ajouter 5 gouttes de phtaléine du phénol en solution alcoolique à 10/0, puis la solution $\frac{N}{20}$ de soude placée dans une burette graduée jusqu'à coloration rose : soit N^{cc} de solution alcaline employés : »

$$N \times 0,120 = \text{acidité par litre (en acide acétique)}$$

On se borne, pour l'essai courant des alcools, aux déterminations précédentes : une analyse complète sera faite d'après les procédés indiqués aux eaux-de-vie.

Le laboratoire de la Régie suisse résume ainsi les caractères des alcools d'industrie :

	Extra-fins	Surfins	Fins
Acidité	0^{gr}03	0^{gr}03	0^{gr}03
Aldéhydes	0	0	0^{gr}10 max.
Furfurol	0	0	0
Essai-Barbet	55'	42'	13'

RECHERCHE DES ALTÉRATIONS. — *Les altérations des alcools d'industrie sont :*

1º *Les altérations provenant d'une rectification incomplète ;* ce sont les impuretés alcooliques que l'on recherchera et dosera, s'il est nécessaire, comme il est dit aux eaux-de-vie.

2º *Altérations spontanées.* — a) *Acide acétique* provenant de l'action de l'air sur l'alcool. Dans ce cas, l'alcool rougit le tournesol ; saturé par la potasse et évaporé à siccité, il laisse un résidu qui, traité par SO^{4}H^2, dégage de l'acide acétique reconnaissable à son odeur.

b) *Goût de fût* accompagné d'une coloration rougeâtre provenant des fûts dans lesquels l'alcool est conservé. Les alcools ainsi colorés verdissent ou bleuissent par l'acétate de plomb et par les alcalis. On leur enlève leur couleur par addition de charbon animal (5 0/0 du poids du liquide).

3º *Altérations par les sels métalliques.* Ce sont :
Les sels de plomb et de cuivre provenant des estagnons en cuivre, étamés anciennement et attaqués par C^{2}H^{4}O^2, ou de l'appareil distillatoire.
Les sels de zinc provenant d'un séjour prolongé de l'alcool dans des vases métalliques.
Ces altérations seront recherchées, sur l'alcool concentré par évaporation, suivant les méthodes usuelles de l'analyse chimique. (Voir Vins.)

M. Guérin recherche les traces de zinc de la manière suivante :
On verse dans un verre à expérience 2 ou 3^{cc} de la solution chloroformique d'uro-

biline, puis 25 à 30^{cc} d'alcool à essayer, 1/2 volume d'eau distillée, enfin 3 ou 4 gouttes d'ammoniaque.'

En présence du zinc, il se produit une fluorescence verte caractéristique très visible par réflexion, la liqueur présentant une coloration rosée, vue par transmission.

L'auteur prépare la solution d'urobiline en acidifiant avec HCl une urine riche en urobiline (urine de cirrhotique ou de fébricitant) et en l'agitant avec le chloroforme dans une ampoule à robinet. En décantant le chloroforme, le lavant à l'eau distillée acidulée par HCl, décantant de nouveau, filtrant, on obtient la solution d'urobiline que l'on doit conserver dans des flacons bien bouchés.

Recherche des alcools méthylique et amylique, des dénaturants et de l'acétone. — Ces recherches sont nécessaires lorsqu'il y a lieu de supposer que l'alcool examiné provient d'un alcool dénaturé.

Recherche de l'alcool méthylique : *a*) Méthode Portes et Ruyssen. — A 10^{cc} d'alcool à essayer, ajouter 5^{cc} d'une solution alcoolique de potasse caustique, 3^{cc} d'alcool ammoniacal et quelques gouttes de réactif de Nessler.

Avec l'alcool pur, il se produit un précipité rouge brique.

—   additionné d'alcool méthylique, il se produit un précipité jaune pâle ou blanc.

b. Méthode de Sanglé-Ferrière et Cuniasse. (Voir Eaux-de-Vie).

Méthode officielle (Trillat-Wolff). — C : « Faire dissoudre dans un ballon :

    Bichromate de potasse . . . .   15^{gr}

    Eau. . . . .   130^{cc}

Dissoudre et ajouter à la solution

    SO^4H^2 à 1/5. . . . .   70^{cc}

    Alcool à 90°-95° . . . .   10^{cc}

    (ou la quantité d'eau-de-vie contenant la proportion d'alcool équivalente.)

laisser réagir, pendant 20 minutes : distiller, recueillir 25^{cc} qu'on rejette : distiller ensuite un peu plus rapidement et recueillir 100^{cc}. Prendre 50^{cc} au distillat, les placer dans un petit flacon bouché à l'émeri et ajouter 1° de diméthylaniline pure, agiter et laisser en contact pendant 24 heures à la *température ordinaire*. Transvaser le contenu du flacon dans un petit ballon, ajouter quelques grains de ponce, 4 à 5 gouttes de solution alcoolique très étendue de phénol-phtaléine ; introduire rapidement 3^{cc} de solution de soude (160 grammes de soude caustique par litre) et continuer à verser la Soude goutte à goutte jusqu'à coloration rose persistante, en ayant soin de ne pas dépasser ce point. Distiller 30^{cc} pour éliminer la diméthylaniline, ajouter au résidu de la distillation 25^{cc} d'eau et 1^{cc} d'acide acétique et 4 à 5 gouttes d'eau contenant en suspension un peu de bioxyde de plomb. (2 grammes PbO^2 par litre d'eau).

Si l'alcool renferme de l'alcool méthylique il se produit une coloration bleue résistant à l'ébullition.

Il est bon de faire un essai à blanc avec de l'alcool pur à 90-95 degrés et deux autres essais : l'un avec de l'alcool renfermant $2/1000^e$ d'alcool méthylique et l'autre avec de l'alcool contenant $5/1000^e$ d'alcool méthylique. »

Recherche de l'alcool amylique. — Ajouter à l'alcool son volume d'éther, agiter, puis ajouter au mélange un volume d'eau égal au sien.

L'éther se sépare, entraînant avec lui l'alcool amylique. Il suffit de laisser évaporer l'éther pour percevoir l'odeur de l'alcool amylique.

On peut encore chauffer le résidu à l'ébullition avec de l'acétate de soude et de l'acide sulfurique. Il se produit de l'acétate d'amyle à odeur de poire.

Recherche de l'acétone et des dénaturants. (Voir Eaux-de-vie.)

EAUX-DE-VIE OU SPIRITUEUX

A côté des produits *naturels* retirés directement des liquides fermentés naturels (vins, cidres, etc.), on trouve dans l'industrie des eaux-de-vie *artificielles* qui sont des coupages obtenus en dédoublant, avec de l'eau, des alcools d'industrie, d'où le nom de *dédoublés* que l'on donne quelquefois à ces eaux-de-vie artificielles.

Caractères généraux. — Les eaux-de-vie *naturelles jeunes* et les *dédoublés* constituent des liquides incolores renfermant quelques millièmes, par litre, d'impuretés (acides, aldéhydes, etc.).

Vieilles ou « faites », les eaux-de-vie *naturelles* possèdent toujours un bouquet dû aux impuretés alcooliques ; mais ces impuretés sont nécessaires ; on ne peut donc les considérer comme étrangères à l'eau-de-vie.

Les eaux de vie *artificielles*, au contraire, étant sans bouquet naturel, ne doivent pas contenir d'impuretés ; on appelle « factices », les eaux de vie artificielles additionnées d'essences, de sauces destinées à leur donner un bouquet.

Donc : alors que les eaux-de-vie naturelles peuvent et doivent contenir des impuretés alcooliques, pourvu que la teneur n'en soit pas trop élevée, les eaux-de-vie artificielles n'en doivent pas contenir et doivent répondre à la même composition que les alcools dont elles dérivent. Les premières, à l'encontre des secondes et des alcools d'industrie, ont d'autant plus de valeur commerciale qu'elles renferment des « impuretés spéciales » appelées « non alcool » et qui constituent le « bouquet ».

ANALYSE CHIMIQUE

L'analyse chimique d'une eau-de-vie comprend :

1° La dégustation ;

2° L'analyse chimique proprement dite, qui comprend : le *titrage de l'alcoo* , le *dosage de l'extrait sec, des matières minérales et du sucre, de l'acidité et l'examen de la matière colorante.*

3° Le dosage des impuretés alcooliques, impuretés qui, réunies en bloc, constituent le « non alcool ».

4° La recherche des altérations et des falsifications.

DÉGUSTATION — a) Par l'odorat : Verser quelques gouttes de liquide dans les mains, les frotter l'une contre l'autre puis aspirer fortement les mains portées sous les narines, il reste un bouquet qu'il est facile d'apprécier; on peut ainsi différencier les eaux-de-vie de vin des eaux-de-vie d'industrie. Dans les premières, le bouquet est nettement accusé, il a toujours une certaine finesse et il persiste un certain temps ; dans les secondes, on trouve quelquefois un arome particulier sensiblement appréciable, mais toujours très fugace.

b) Dégustation proprement dite : Les eaux-de-vie titrant 50° peuvent être dégustées directement.

L'eau-de-vie d'industrie a une saveur brûlante qui sèche le palais et ne lui laisse aucune impression agréable.

L'eau-de-vie de vin a toujours de la finesse et un arome qui rappelle le fruit, elle laisse au palais l'impression d'une chaleur agréable, non brûlante.

TITRAGE DE L'ALCOOL. — Si l'eau-de-vie laisse moins de $0^{gr}50$ d'extrait sec par litre, l'alcoomètre peut en fournir directement le titre exact à moins de $0°10$ près. (Voir page 130.)

Si elle laisse plus de $0^{gr}50$ d'extrait sec (rhum, cognac, genièvre, marc), on la distille, puis on détermine le degré *apparent*, enfin le degré réel. (Voir page 141.)

A cet effet, dans un appareil distillatoire dont le tube condensateur se termine par un tube effilé plongeant dans une petite quantité d'alcool pur, distiller 300^{cc} d'eau-de-vie, de manière qu'il ne reste plus qu'environ vingt gouttes de liquide non distillé ; retirer alors le flacon contenant le distillat puis éteindre la source de chaleur.

Prendre le degré alcoolique du liquide recueilli et ramené au volume primitif de l'eau-de-vie avec de l'eau distillée (degré apparent), le ramener à +15° (degré réel), au moyen des tables de Gay-Lussac. (Voir alcoométrie.)

Voir Décision ministérielle de 1902 : (page 141).

Le dosage de l'alcool dans un liquide contenant des huiles essentielles peut se faire par la méthode de König.

Dans une *burette* graduée à robinet de 300^{cc} bouchée à l'émeri, on introduit 100^{cc} d'alcool à analyser, quelques grammes de chlorure de sodium et on ajoute de l'eau jusqu'au trait 270 ; on agite fortement et aussi longtemps que le sel se dépose.

Lorsque le sel est dissous, on en ajoute jusqu'à ce qu'il reste quelques cristaux non dissous.

On place la burette sur un support et on abandonne au repos ; les huiles essentielles viennent surnager ; on soutire la moitié du liquide sous-jacent renfermant 50cc d'alcool examiné et on procède à la distillation. (Voir aussi Méthode de Sanglé-Ferrière et Cuniasse à l'analyse des absinthes)

Méthode officielle. — « On détermine le titre alcoolique *apparent* en notant les indications données par le thermomètre et l'alcoomètre. On a amené, au préalable, le liquide à une température aussi voisine que possible de 15°. On se reporte ensuite aux tables de Gay-Lussac pour faire la correction de température. » (Voir alcoométrie.)

« Pour déterminer le titre alcoolique *réel,* on distille 250 centimètres cubes de liquide, mesurés à une température aussi voisine que possible de 15°. Si le titre alcoolique de l'alcool à examiner atteint ou dépasse 65°, on en prend seulement 200cc et on ajoute 50cc d'eau. Si le titre alcoolique est inférieur à 50°, on distille 275cc, on en recueille 250 et on retranche 1/11e du chiffre trouvé. On opère la réfrigération au moyen d'un serpentin en étain pur ayant au moins 1 mètre de longueur et refroidi au moyen d'un courant continu d'eau froide. Le distillat est recueilli dans un ballon jaugé de 250cc dans lequel on place 10cc d'eau. A l'extrémité du tube du réfrigérant, on ajoute au moyen d'un caoutchouc, un tube de verre qui vient plonger dans l'eau placée au fond du ballon, de manière à assurer la condensation des produits de tête et notamment des aldéhydes. Lorsque les premières portions sont condensées, et au fur et à mesure que le ballon se remplit, on abaisse ou on incline le ballon récepteur de manière à ce que le tube ne plonge pas dans le liquide distillé. On pousse la distillation aussi loin que possible. On amène à 250cc le volume du distillat et on prend son titre alcoolique. »

« On peut vérifier le titre alcoolique réel en employant la formule de M. Blarez, si on connaît le poids de l'extrait sec : A = a × E × α.

où : A = titre *réel.*

    a = titre *apparent.*

    α = facteur variable avec le degré alcoolique.

    E = extrait sec par litre (déterminé plus bas).

	Titre alcoolique	Valeur de α
	25	0,35
	30	0,30
	35	0,28
	40	0,25
	45	0,223
Valeurs de α (1)	50	0,20
	55	0,179
	60	0,16
	70	0,151
	80	0,125

(1) Pour calculer les degrés intermédiaires, on pourra opérer comme il est indiqué plus loin : Voir Méthode Blarez A : (page 85).

Si l'extrait renferme de la glycérine (s'il présente une saveur sucrée), modifier le coefficient en le divisant par 1,05 ».

DOSAGE DE L'EXTRAIT SEC. *Méthode officielle.* — « Evaporer au bain-marie, dans un vase en verre à fond plat, 25^{cc} d'eau-de-vie (il faut trois heures de chauffage).

On pèse :

On fait un examen sommaire de l'extrait et on le goûte. On se rend compte ainsi de la présence dans celui-ci des sucres, tanins, glycérine, substances diverses (aromatiques, pimentées), etc. »

L'augmentation du poids de la capsule × 40 = poids d'extrait total par litre.

Si le poids de l'extrait dépasse 1 gramme par litre, on dose les matières minérales et le sucre.

Dosage des matières minérales. — Par l'incinération de l'extrait sec au rouge vif (cendres).

Les eaux-de-vie ne doivent pas contenir de matières minérales, ou tout au plus des traces.

Dosage du sucre. — Prendre 50^{cc} d'eau-de-vie, faire bouillir pour chasser l'alcool, ajouter une goutte SO^4H^2 1/10e, faire bouillir de nouveau pendant une minute, laisser refroidir, placer le liquide dans un ballon jaugé de 50^{cc}, ajouter quelques gouttes de sous-acétate de plomb, compléter le volume à 50^{cc} avec de l'eau distillée, filtrer.

Doser le glucose au moyen de la liqueur de Fehling, rapporter le résultat au litre et multiplier le poids du sucre réducteur trouvé par 0,95, pour le transformer en saccharose.

Extrait réduit : C'est l'extrait sec diminué du saccharose. S'il est supérieur à 3 grammes par litre, on recherche la glycérine. (Voir Vins.)

DOSAGE DE L'ACIDITÉ : *Acidité totale. Méthode officielle.* — Il se fait comme il a été dit aux alcools, on l'exprime en acide acétique.

« Si l'eau-de-vie renferme une quantité sensible d'acide carbonique en solution, il faut avant de faire le dosage la faire bouillir au réfrigérant ascendant.

Si l'eau-de-vie est colorée, on préparera dans un vase identique à celui où l'on a placé l'eau-de-vie de l'eau distillée bien neutre teintée au moyen d'une quantité convenable de brun Bismarck en solution alcoolique bien neutre et on pourra ainsi par comparaison se rendre compte du moment où se produit le virage de l'indicateur. »

Dans ce dosage, il est préférable d'employer la teinture de tournesol et d'opérer par la méthode de la touche sur du papier bleu.

Acidité fixe. Méthode officielle. — «Dans un vase de verre on met 25^{cc} d'eau-de-vie; on évapore au bain-marie jusqu'à ce qu'il reste environ 5^{cc} et on termine l'évaporation dans le vide comme pour le vin. On redissout le résidu dans l'eau et on le titre comme dans l'essai précédent.»

EXAMEN DES MATIÈRES COLORANTES. — Les eaux-de-vie naturelles doivent leur coloration à des principes dérivés du tanin; dans ce cas, le résidu de l'évaporation se colore en vert brunâtre ou en noir par addition d'une solution étendue de sulfate ferreux. Les eaux-de-vie colorées avec du caramel ne donnent pas cette réaction. (Voir page 101.)

La présence de matières colorantes dérivées de la houille est caractérisée par la coloration rose que prend, sous l'action des acides, le résidu de l'évaporation des eaux-de-vie et aussi par ce que les eaux-de-vie ainsi colorées, acidulées par SO^4H^2, colorent un brin de laine mis à bouillir avec elles. Cette coloration est rosée et s'accentue par l'action de l'acide chlorhydrique.

DOSAGE DES IMPURETÉS ALCOOLIQUES. — Les corps ui forment les impuretés alcooliques et dont les dosages sont nécessaires pour se prononcer sur la qualité d'une eau-de-vie se divisent, d'après leur nature chimique, en :

Acides (acétique, butyrique, etc.).

Alcools (propylique normal, isobutylique, amylique).

Ethers (correspondant aux alcools).

Aldéhydes et furfurol.

Ces impuretés constituent le « non alcool ».

A part le dosage des acides, qui se fait comme il a été dit précédemment, ces impuretés ne peuvent être dosées sur l'eau-de-vie que si elle est incolore et dépourvue de principes extractifs. De plus, pour tous ces dosages, l'échantillon à examiner doit être ramené au titre uniforme de 50° centisimaux.

Voici comment on amène à 50° centésimaux l'eau-de-vie à analyser :

Méthode de Blarez. — A : *Le titre de l'eau-de-vie est supérieur à 50°.* Pour amener ce titre à 50°, on fait usage de tables. (Table I.)

Ou plus simplement on ajoutera à 100^{cc} d'eau-de-vie la quantité Q d'eau distillée calculée par la formule suivante :

$$Q = (\text{titre de l'eau-de-vie à réduire} - 50) \times \text{coefficient}.$$

Ce coefficient variable avec le titre est : 2,076 pour l'alcool marquant 60°

—	—	2,089	—	70°
—	—	2,1023	—	80°
—	—	2,1115	—	90°
—	—	2,13	—	95°
—	—	1,1482	—	100°

Ainsi, pour une eau-de-vie marquant 70°, on aura :

$$Q = (70 - 50) \times 2^{cc}089 = 31^{cc}335$$

on ajoutera donc 31^{cc}335 d'eau à 100^{cc} d'eau de vie à 70° et son titre se trouvera ramené à 50°.

Exemple de calcul pour les degrés intermédiaires :

Le coefficient est 2,076 pour l'alcool à 60° ; 2,089 pour l'alcool à 70°. Quel est-il pour l'alcool à 65° ?

$$2,089 - 2,076 = 0,013$$
$$65° - 60 = 5 \; ; \; 70 - 60 = 10$$
$$2,076 \times 0,013 \times \frac{5}{10} = 0,0065$$
$$2,076 + 0,0065 = 2,083$$

on aura alors, si on veut réduire à 50° le titre d'une eau-de-vie à 65°

$$Q = (65 - 50) \times 2,083 = 31^{cc}245$$

L'eau-de-vie étant ainsi ramenée à 50° par l'un ou l'autre des procédés :

Si elle est trop colorée, on en prélèvera 250^{cc}, on distillera lentement, de manière à recueillir 200^{cc} de distillat, on complétera le volume de 250^{cc} avec de l'eau distillée, on aura ainsi une eau-de-vie à 50°, sur laquelle on fera les dosages.

Si elle n'est pas trop colorée, on fait les dosages directement sur cette eau-de-vie diluée.

Mais ces dosages étant effectués sur l'eau-de-vie à un titre uniforme, comme les résultats des dosages s'appliquent à ce titre, il faudra les ramener à ce qu'ils seraient au vrai titre.

Pour cela.

a : Si on s'est servi des tables ci-contre pour diluer l'alcool et que I représente le poids d'impuretés par litre d'alcool ramené à 50° la teneur en même impureté de l'eau-de-vie primitive à $t°$ sera exprimée par :

$$\text{Impuretés par litre de l'eau-de-vie à } t° = I \times \frac{100}{V}$$

V étant le volume obtenu après dilution, ce volume est donné dans la table I.

Ainsi pour réduire à 50° l'eau-de-vie à 65°, la table indique qu'il faut ajouter à 100^{cc} de cet alcool 31^{cc}23 d'eau, et que le volume obtenu est de 130^{cc}.

Donc, le poids d'impuretés trouvé dans les différents dosages devra être multiplié par $\frac{130}{100} = 1,30$ pour se rapporter au liquide primitif.

b : Si on s'est servi de la formule à coefficient, pour rapporter les résultats à l'eau-de-vie primitive, les multiplier par l'unité suivie du nombre de centimètres cubes d'eau qu'il a fallu ajouter à 100^{cc} d'alcool, pour les amener à 50°.

Dans l'exemple choisi précédemment, on aura :

$$\text{Poids d'impuretés par litre de l'eau-de-vie à } t° = I \times 1,31$$

B *Le titre de l'eau-de-vie est inférieur à 50°* : 1° cette eau-de-vie est incolore ou très peu colorée.

a) On se servira de la table I en ajoutant de l'alcool à 90° et on tiendra compte, comme précédemment, du volume obtenu.

b) A 100^{cc} d'eau-de-vie à corriger, on ajoutera autant de fois 2^{cc}45 d'alcool pur à 90°, qu'il y aura de différence entre le titre de l'eau-de-vie primitive et le titre de 50°.

Ainsi à 100^{cc} d'eau-de-vie marquant 42°, il faudra ajouter :

$$(50 - 42) \times 2^{cc}45 = 19^{cc}6 \text{ d'alcool à 90°.}$$

Pour rapporter les résultats à l'alcool primitif, multiplier les chiffres obtenus par l'unité suivie du nombre de centimètres cubes d'alcool à 90°, qu'il a fallu ajouter à 100^{cc} d'eau-de-vie, pour la ramener à 50°.

2° L'eau-de-vie est fortement colorée. On est obligé de distiller l'eau-de-vie pour faire les dosages. On mesurera une quantité d'eau-de-vie supérieure à 250^{cc}

TABLE I

Quantité d'eau à ajouter à 100cc d'alcool titrant de 100° à 50° pour l'amener à 50°. Volume obtenu.

Degré de l'alcool à diluer (1)	Volume d'eau à ajouter	Volume obtenu	Degré de l'alcool à diluer	Volume d'eau à ajouter	Volume obtenu
100	107.44	200c	70	41cc78	140cc
99	105.05	198	69	39 66	138
98	102.73	196	68	37 55	136
97	100 43	194	67	35 44	134
96	98 14	192	66	33 33	132
95	95 87	190	65	31 23	130
94	93 62	188	64	29 14	128
93	91 40	186	63	27 04	126
92	89 18	184	62	24 95	124
91	86.96	182	61	22 83	122
90	84 76	180	60	20 76	120
89	82 56	178	59	18 10	118
88	80 37	176	58	16.60	116
87	78 19	174	57	14 52	114
86	76.02	172	56	12.44	112
85	73.85	170	55	10.36	110
84	71.69	168	54	8.28	108
83	69.53	166	53	6.20	106
82	67.37	164	52	4.13	104
81	65.22	162	51	2.00	102
80	63.07	160	50	0	
79	60.93	158			
78	58.79	156			
77	56 63	154			
76	54.51	152			
75	52.83	150			
74	50.25	148			
73	48 13	146			
72	46	144			
71	43.89	142			

Quantité d'alcool à 90° à ajouter à 100cc d'alcool titrant de 30 à 50° pour l'amener à 50° Volume obtenu.

Degré de l'alcool à remonter	Volume d'alcool à 90° à ajouter	Volume obtenu
30	47cc7	145cc9
31	45 4	143.7
32	43 1	141.5
33	40 7	139.3
34	38 4	137
35	36	134.8
36	33 6	132.5
37	31 3	130.3
38	28 9	128
39	26 5	125.6
1	26 3	125.4
2	26 1	125.2
3	25 8	124.9
4	25 6	124.7
5	25 3	124.5
6	25 1	124.3
7	24 8	124
8	24 6	123.8
9	24 3	123.5
40	24 1	123.1
41	21 8	121.1
42	19 3	118.7
43	16 9	116.4
44	14.5	114.1
45	12 1	111.8
46	9 7	109.4
47	7 3	107.1
48	4 9	104.7
49	2.4	102.3
50	0	100

et suffisante pour qu'en recueillant 250cc de distillat, le distillat marque 50°.

(1) Exemple pour les degrés intermédiaires : Soit de l'alcool à 94°6 qu'on veut ramener à 50° avec de l'eau.

Pour l'alcool à 94°, 93cc62 d'eau : volume obtenu 188cc
—   95°, 95cc87 —   —   190cc

$$(95,87 - 93,62) \times \frac{6}{10} + 93,62 = 74^{cc}87.$$ Volume d'eau à ajouter.

6 est la différence entre 94 et 94,6 : 10 est la différence entre 95 et 94.

Pour le volume obtenu, on a de même $(190 - 188) \times \frac{6}{10} + 188 = 189,2$

La quantité à distiller peut être calculée par :

$$\text{Volume à distiller} = \frac{12,500}{\text{titre alcoolique}} : \text{soit pour une eau-de-vie à } 42^o \ \frac{12,500}{42} = 297^{cc}6.$$

On prendrait donc $297^{cc}6$ d'eau-de-vie à 42° et on distillerait jusqu'à ce qu'on ait obtenu 250^{cc} de distillat ; le distillat marquerait 50°.

Pour rapporter les résultats à l'eau-de-vie primitive, on les multipliera par un chiffre formé, en faisant précéder le titre alcoolique, doublé de l'eau-de-vie primitive, d'une virgule et d'un 0.

Exemple : pour une eau-de-vie à 40°, les résultats seront multipliés par 0,80, pour une eau-de-vie à 42°, par 0,84, etc.

TABLE II

Tableau donnant les volumes d'alcool à 95 degrés à ajouter à 100 volumes d'alcool titrant moins de 50 degrés pour obtenir de l'alcool à 50 degrés.

DEGRÉ ALCOOLIQUE	VOLUME d'alcool à 95 degrés à ajouter	VOLUME final obtenu
30 degrés	42.2	140 2
31 degrés	40.1	138 2
32 degrés	38 0	136 3
33 degrés	36 0	134 3
34 degrés	33.9	132 4
35 degrés	31.8	130.4
36 degrés	29.7	128 4
37 degrés	27.6	126 5
38 degrés	25 5	124 5
39 degrés	23.4	122 5
40 degrés	21.3	120 5
41 degrés	19.2	118 5
42 degrés	17.1	116 4
43 degrés	14.9	114 4
44 degrés	12.8	112 4
45 degrés	10.7	110 3
46 degrés	8.6	108 2
47 degrés	6.4	106 2
48 degrés	4.3	104 1
49 degrés	2.1	102.0
50 degrés	0	100.0

Méthode officielle. — « On se sert du liquide provenant de la distillation et ayant servi à déterminer le degré alcoolique réel. Si le degré alcoolique de ce liquide est supérieur à 50°, on le dilue avec de l'eau. Si au contraire, il est inférieur à 50°, on y ajoute de l'alcool pur à 95° en quantité déterminée. Il faut, dans ce dernier cas, tenir compte ultérieurement de la proportion d'alcool ajouté, en faisant subir aux résultats obtenus suivant le mode opératoire décrit ci-après, la correction suivante :

$$N \times \frac{V}{2\,T}$$

Tableau donnant les volumes d'eau à ajouter à 100 volumes d'alcool titrant plus de 50 degrés

DEGRÉ ALCOOLIQUE	VOLUME D'EAU A AJOUTER
100 degrés	107 4
99 degrés	105 6
98 degrés	102 7
97 degrés	100 4
96 degrés	98 1
95 degrés	95 9
94 degrés	93 6
93 degrés	91 4
92 degrés	89 2
91 degrés	87 0
90 degrés	84 8
89 degrés	82 6
88 degrés	80 4
87 degrés	78 2
86 degrés	76 0
85 degrés	73 8
84 degrés	71 7
83 degrés	69 5
82 degrés	67 4
81 degrés	65.2
80 degrés	63 1
79 degrés	60 9
78 degrés	58.8
77 degrés	56 7
76 degrés	54.5
75 degrés	52 4
74 degrés	50 3
73 degrés	48 1
72 degrés	46.0
71 degrés	43.9
70 degrés	41.8
69 degrés	39.7
68 degrés	37.6
67 degrés	35.4
66 degrés	33.3
65 degrés	31 2
64 degrés	29 1
63 degrés	27.0
62 degrés	25.0
61 degrés	22.9
60 degrés	20 8
59 degrés	18.7
58 degrés	16.6
57 degrés	14 5
56 degrés	12.4
55 degrés	10.4
54 degrés	8.3
53 degrés	6 2
52 degrés	4.1
51 degrés	2.1
50 degrés	0.0

N étant le résultat obtenu ;

V, le volume final de 100^{cc} de distillat additionnés d'alcool à 95° jusqu'à marquer 50°, indiqué dans la table II.

T, le titre alcoolique réel du distillat analysé.

Exemple. — Une eau-de-vie a un titre alcoolique réel de 30° : on en distille 275^{cc} et on recueille 250^{cc} de distillat, qui marque 33°. En se reportant à la table II, on voit qu'il faut ajouter à 100^{cc} de ce distillat, 36^{cc} d'alcool à 95°, et que le volume final obtenu est de $134^{cc}3$.

Par conséquent, tous les nombres obtenus en employant les coefficients ou les tables de la présente méthode devront être multipliés par $\dfrac{134,3}{2 \times 33}$, pour l'eau-de-vie considérée. »

Recherche et dosage des aldéhydes. — La recherche qualitative se fera comme il a été dit aux alcools (page 77), sur l'eau-de-vie ramenée au titre 50°.

Le dosage peut être effectué par la méthode volumétrique de M. Roques ou par la méthode colorimétrique : ces deux méthodes sont inscrites au *Journal officiel*, la première est recommandée lorsque l'alcool ou l'eau-de-vie renferme une proportion élevée d'aldéhydes (certaines eaux-de-vie de marc, par exemple).

Méthode volumétrique. — On prépare les solutions suivantes :

Solution S
$\begin{cases}
\text{Sulfite de soude pur et sec (1)} & 12^{gr}60 \\
\text{Eau} \dots\dots\dots\dots\dots\dots\dots & 400^{cc} \\
\quad \text{dissoudre et ajouter :} \\
SO^4H^2\text{normal} \dots\dots\dots\dots & 100^{gr} \\
\text{Alcool pur à 95° q. s. pour} \dots & 1000^{cc}
\end{cases}$

Filtrer après 24 heures de contact, s'il se dépose des cristaux de sulfate de soude.

Solution I
$\begin{cases}
\text{Solution déci-normale d'iode (avec KI} \\
\quad \text{pour dissoudre) :} \\
1^{cc} \begin{cases} 0,0032 \; SO^2 \\ 0,0022 \text{ aldéhyde éthylique.} \end{cases}
\end{cases}$

Titrer S au moyen de I : Si le sulfite est pur 10^{cc} S = 20^{cc} I.

Le titrage se fait en présence de l'eau amidonnée comme indicateur.

Pour faire le dosage : introduire dans un ballon jaugé de 100^{cc} muni d'un long col (2) l'alcool à titrer, à raison de :

10^{cc} si cet alcool renferme 5 à 10 p. 1000 d'aldéhyde.
20^{cc} — 2 à 5 — —
50^{cc} — 1 à 2 — —

---

(1) « Si le sulfite de soude n'était pas pur, on y doserait SO^2 et on en prendrait une quantité contenant 12 gr. 6 de sulfite pur. » $6^{gr}4 \; SO^2$ correspondent à $12^{gr}6$ de sulfite.

(2) « Les ballons de 100-110 utilisés pour l'analyse des sucres conviennent bien. Le volume du col, au-dessus de la graduation à 100 centimètres cubes, est de 15 centimètres cubes environ, et ce volume est nécessaire pour permettre au liquide de se dilater par la chaleur sans faire sauter le bouchon ».

Ajouter 50^{cc} de la liqueur S et compléter le volume à 100^{cc} avec de l'alcool pur à 50° : agiter et boucher.

Préparer un deuxième ballon identique au premier dans lequel on introduit 50^{cc} de liqueur S, on complète à 100^{cc}.

Boucher solidement les deux ballons et les placer pendant 4 heures au bain-marie à + 50° ; laisser refroidir, prélever 50^{cc} de chacun des ballons et titrer dans chaque liquide SO^2 au moyen de I, après avoir ajouté dans chacun 50^{cc} d'eau distillée et de l'eau amidonnée (1).

Soient : N^{cc} de I exigés par les 50^{cc} du ballon témoin .
　　　　n　　　—　　　　　　—　　　　à titrer.

La teneur x en aldéhyde de ce dernier sera, par litre d'alcool à 50° :

$$(N - n) \times 0,44 \text{ si on a opéré sur } 10^{cc}.$$
$$(N - n) \times 0,22 \qquad — \qquad 20^{cc}.$$
$$(N - n) \times 0,088 \qquad — \qquad 50^{cc}.$$

ramener ensuite à un litre d'alcool au titre primitif, comme il est dit précédemment. (Page 85 et suivantes.)

Méthode colorimétrique. — « On prépare une solution titrée d'aldéhyde éthylique pur renfermant 1 décigramme de ce corps par litre d'alcool pur à 50° et une solution de bisulfite de rosaniline.

Solution titrée d'aldéhyde éthylique. — On purifie d'abord de l'aldéhydate d'ammoniaque pur du commerce, en le broyant à plusieurs reprises dans un mortier avec de l'éther anhydre et en décantant chaque fois ce dissolvant. On fait ensuite sécher l'aldéhydate à l'air libre, puis dans le vide sur l'acide sulfurique.

On pèse 1^{gr}386 d'aldéhydate sec (cette quantité correspond à 1 gramme d'aldéhyde) ; on introduit la matière dans un petit ballon jaugé de 100^{cc}, et on fait dissoudre à froid dans environ 50^{cc} d'alcool pur à 95°. Quand la solution est opérée, on ajoute 22^{cc}7 d'acide sulfurique normal dans l'alcool pur à 95°. Il se produit aussitôt un précipité de sulfate d'ammoniaque. On complète le volume à 100^{cc} avec l'alcool pur à 95° ; puis on ajoute, en plus, 0^{cc}8 d'alcool, de manière à compenser le volume occupé par le sulfate d'ammoniaque formé (il se produit en effet, 1^{gr}50 de sulfate d'ammoniaque, dont la densité est de 1,76). On agite, on laisse déposer jusqu'au lendemain et on filtre. On a ainsi une solution d'aldéhyde à 1 p. 100 dans l'alcool pur à 95°. On la dilue ensuite avec la quantité d'eau et la quantité d'alcool pur à 50° nécessaires pour obtenir une solution à 100 milligrammes par litre d'alcool à 50°.

---

(1) « Il faut ajouter environ 50 centimètres cubes d'eau, puis un peu de solution d'amidon, sans quoi, en présence de l'alcool, la coloration finale est rouge brun sale, au lieu d'être d'un beau bleu ».

Bisulfite de rosaniline. — Dans un ballon jaugé de 250cc on verse :

Solution de fuschine au 1/1000e dans l'alcool pur à 95°, 30cc.

Bisulfite de soude à 36° Baumé, 15cc.

Eau, 30cc.

On bouche le flacon ; on agite, on laisse reposer pendant 1 heure. Au bout de ce temps, on ajoute :

Acide sulfurique au 1/3, 15cc.

Puis on complète à 250cc, avec de l'alcool pur à 50°.

Cette solution est légèrement colorée quand elle vient d'être préparée ; elle se décolore complètement au bout de quelque temps.

Le bisulfite de rosaniline se conserve mieux quand il est préparé en solution alcoolique qu'en solution aqueuse.

Mode opératoire. — On emploie des tubes à essai de 20cc de capacité, bouchés à l'émeri et portant un trait de jauge de 10cc. On introduit dans un tube 10cc de solution d'aldéhyde type à 0,100 par litre et dans un autre 10cc de l'alcool à essayer (distillé et amené à 50°.) On ajoute dans chaque tube 4cc de réactif bisulfite de rosaniline ; on agite et on attend pendant vingt minutes. Au bout de ce temps, on procède à l'essai colorimétrique. (Voir analyse des eaux pour le mode opératoire, page 51.)

Le liquide type est examiné sur une épaisseur de 10 millimètres ; on détermine l'épaisseur de l'autre liquide nécessaire pour obtenir l'égalité de teinte.

INDICATIONS DU COLORIMÈTRE (épaisseur en 1/10e de millimètre	ALDÉHYDE par hectolitre d'alcool à 100°
	grammes
1.000	4
400	9
250	12
167	15
100	20
69	25
54	30
42	35
34	40

Si le liquide est peu coloré, on abaisse l'épaisseur du type à 5 millimètres pour faire l'essai, puis on multiplie par 2 le chiffre lu.

L'intensité colorante obtenue n'est pas proportionnelle à la teneur en aldéhyde. Le tableau ci-dessus permettra d'obtenir une courbe donnant la teneur en aldéhyde calculée par hectolitre d'alcool absolu.

On ne devra considérer cet essai que comme approximatif si la teneur en aldéhyde du type est assez éloignée de celle de l'alcool examiné, et on devra se servir des indications de ce premier essai pour en faire un second dans lequel on diluera convenablement soit avec de l'alcool pur à 50°, soit le type, soit le liquide examiné, suivant que ce dernier aura donné une coloration moins ou plus intense que le type. »

Dosage des éthers. — Mesurer dans un petit ballon en verre dur de 250^{cc}, 100^{cc} d'eau-de-vie ramenée à 50°, ajouter cinq gouttes de phtaléine du phénol et goutte à goutte NaOH $\frac{N}{10}$ fraîchement préparée pour neutraliser les acides libres. (Ajouter quelques grains de pierre ponce dans le ballon.)

Verser alors dans le ballon 20^{cc} NaOH $\frac{N}{10}$, chauffer à l'ébullition au réfrigérant ascendant pendant 1 heure, laisser refroidir, ajouter 20^{cc} SO^{4}H^2 $\frac{N}{10}$ correspondant exactement à l'alcali $\frac{N}{10}$ puis goutte à goutte la solution $\frac{N}{10}$ de NaOH au moyen d'une burette graduée, jusqu'à coloration rose.

Soit N le nombre de centimètres cubes d'alcali $\frac{N}{10}$ employé.

N × 0^{gr}088 = Ethers (en acétate d'éthyle de un litre d'alcool au titre de 50°)

On rapporte ensuite à un litre d'alcool au titre primitif, comme il a été dit précédemment. (Page 85 et suivantes.)

La méthode officielle est la même que celle qui vient d'être décrite, mais on calcule comme suit :

« N × 17,6 donne la teneur en éthers (évalués en éther acétique) par hectolitre d'alcool à 100°.

« Lorsque l'alcool à analyser renferme une proportion appréciable d'aldéhydes, on effectue la saponification par une ébullition de deux heures avec une liqueur titrée de sucrate de chaux. Le sucrate de chaux n'agit pas sur les aldéhydes comme le fait la soude caustique. »

Recherche et dosage du furfurol. — Les eaux-de-vie ne devant pas contenir de furfurol, on pourra se borner à rechercher ce corps qualitativement comme il a été dit aux alcools. (Page 77.)

Pour le dosage, on prépare une solution type de furfurol à 1/100,000^e de furfurol dans l'alcool pur à 50° centésimaux (soit 0^{gr}01 de furfurol par litre), c'est-à-dire en diluant au millième une solution alcoolique de furfurol à 1 gramme par litre (c'est-à-dire comportant un volume de 0^{cc}858, la densité du furfurol étant de 1,166).

Prendre deux tubes à essai : verser dans l'un 10^{cc} de la solution type de furfurol et dans l'autre 10^{cc} d'eau-de-vie ramenée à 50°, ajouter à chacun d'eux 1/2^{cc} d'aniline fraîchement distillée et 2^{cc} C^{2}H^{4}O^2 cristallisable ; agiter, laisser reposer 20 minutes. Examiner au colorimètre (voir page 51). La coloration est directement proportionnelle à la teneur en furfurol.

Soient :   H la hauteur du liquide type ;

          h — de l'échantillon d'eau-de-vie.

Ce dernier contiendra $0^{gr}01 \times \dfrac{H}{h}$ de furfurol par litre d'alcool à 50°. On rapporte ensuite à 1 litre d'eau-de-vie primitive. (Page 85 et suivantes).

La méthode officielle est la même que celle qui vient d'être décrite (on examine comparativement les liqueurs au colorimètre en donnant au type une épaisseur de 10 millimètres.

« Les chiffres suivants permettent d'établir une courbe donnant la teneur en furfurol en grammes par hectolitre d'alcool à 100°.

INDICATIONS DU COLORIMÈTRE (Epaisseur en 1/10e de millimètres)	FURFUROL par hectolitre d'alcool à 100°
2.000	0,1
1.000	0,2
667	0,3
500	0,4
333	0,6
250	0,8
200	1
133	1,5
100	2
80	2,5
67	8
50	4

Dosage des alcools supérieurs. — Le procédé Bardy permet de se rendre compte approximativement de la quantité grande ou petite d'alcools supérieurs existant dans un alcool.

A 5cc d'eau-de-vie à examiner, ajouter 30cc d'eau salée colorée au violet d'aniline. Si au bout de quelque temps il ne surnage aucune couche huileuse on peut considérer l'alcool comme suffisamment pur pour être consommé. S'il en était autrement, il viendrait flotter à la surface une couche colorée en violet.

Méthode de Rocques :

Préparer une solution d'alcool isobutylique pur.

Alcool isobutylique . . . . $0^{gr}667$

Alcool pur à 66°7 . . . . 1000^{cc}

(Pour préparer cette solution dissoudre $0^{gr}500$ d'alcool isobutyliquepur dans 1000^{cc} d'alcool à 50° et distiller de manière à recueillir 750^{cc} de distillat.)

Prendre 100^{cc} d'alcool ou eau-de-vie à analyser, ramenés à 50° ; les placer dans un petit ballon de 250^{cc}, ajouter 2 grammes de chlorhydrate de méta-phénylène-diamine ou de phosphate d'aniline, quelques grains de pierre ponce. Chauffer au réfrigérant à reflux à une douce ébullition pendant une heure.

Laisser refroidir.

Incliner alors le petit ballon à 45°, le relier à un serpentin en verre par un tube assez large et distiller en portant le liquide à l'ébullition, de façon à recueillir 75^{cc} de distillat en 40 minutes au plus.

Ces 75^{cc} renferment tout l'alcool ; ils titrent 66°7 ; on agite pour bien mélanger.

Prendre deux petits matras d'essayeur d'une capacité de 100^{cc}, leur couper le col de manière que celui-ci mesure environ 20 centimètres de long.

Dans l'un on mesure avec une pipette 10^{cc} d'alcool distillé provenant de l'échantillon à analyser, puis, en le faisant couler le long du matras de façon qu'il se réunisse au fond, 10^{cc} SO^4H^2 monohydraté pur.

Dans l'autre mesurer avec les mêmes précautions 10^{cc} de solution d'alcool isobutytique $+ 10^{cc}$ SO^4H^2.

Agiter vivement les deux matras pour mélanger l'alcool et l'acide, et les plonger dans un bain-marie rempli d'une solution de $CaCl^2$: *chauffer à 120° pendant une heure.*

Les retirer du bain. Laisser refroidir.

Comparer la coloration des deux liquides au colorimètre (voir page 51).

Soit H la hauteur du liquide type.

h   —   —   à examiner.

1 litre d'alcool essayé ramené au titre 50° contiendra une quantité d'alcools supérieurs (*en alcool isobutylique*) donnée par

$$\frac{500 \times H}{h}$$

Ce sera sa *teneur apparente.*

Mais comme l'intensité de la teinte obtenue n'est pas proportionnelle absolument à la teneur du liquide en alcools supérieurs, on se servira de la table ci-contre pour obtenir la *teneur réelle.*

Pour les eaux-de-vie on estime, par convention, les alcools supérieurs en alcool isobutylique, bien qu'il semble plus logique en alcool amylique.

Pour les alcools d'industrie, les flegmes, on les estime en alcool amylique.

Méthode Bardy (officielle dans les laboratoires des Contributions indi-rectes). — Dans une boule à décantation de 750^{cc} environ, introduire 100^{cc}

Table de Rocques (alcools supérieurs)
Chauffage à 120° pendant une heure.

DÉSIGNATION	TENEUR réelle en alcool supérieur	ÉPAISSEUR au colorimètre en 1/10e de millimètre	TENEUR apparente
Alcool isobutylique........	400	23	435
—	300	31	322
—	200	44	225
—	100	100	100
—	80	132	76
—	60	196	51
—	40	333	30
—	20	830	12
Alcool amylique	400	32	312
—	300	44	225
—	200	62	161
—	100	155	65
—	75	240	42
—	50	400	25
—	25	1.340	7

d'eau-de-vie telle quelle à examiner, 300^{cc} de solution saturée de chlorure de sodium, 50^{cc} d'eau distillée (ou une quantité un peu plus forte pour dissoudre le sel précipité). Ajouter enfin au mélange 70^{cc} de sulfure de carbone et agiter fortement. Laisser reposer, décanter le sulfure de carbone dans une boule à décantation d'environ 300^{cc}.

Recommencer le traitement avec 50^{cc} de sulfure de carbone, puis avec 30^{cc}, réunir dans la boule à décantation le sulfure de carbone décanté dans chaque traitement.

Epuiser, à trois reprises, le sulfure de carbone en l'agitant avec 5^{cc}, puis 2^{cc} d'acide sulfurique chimiquement pur à 66° B.

On laisse reposer et on décante avec soin l'acide sulfurique ; le recueillir dans un petit vase d'environ 125^{cc}, faire passer à la surface de l'acide un courant d'air pour chasser les dernières traces de sulfure de carbone entraîné.

Ajouter à l'acide sulfurique 15 grammes d'acétate de soude et chauffer le mélange pendant 20 minutes au bain-marie bouillant, après avoir relié le flacon à un réfrigérant ascendant.

Laisser refroidir, ajouter 100^{cc} d'eau salée (90^{cc} d'eau salée saturée + 10^{cc} d'eau), agiter, verser le mélange dans une boule à décantation dont la tige est graduée en 1/10e de centimètres cubes. Laisser reposer, décanter le liquide sous-jacent pour amener la couche d'éthers dans la partie graduée.

Plonger la boule dans l'eau à + 15°, l'y laisser 10 minutes et lire le volume occupé par les éthers, soit V :

Alcools supérieurs pour 100^{cc} d'alcool = V × 0,8.

Correction : Recueillir les éthers dans un becher, y ajouter 1 à 2 gouttes de solution alcoolique de phtaléine du phénol et y verser une solution de Soude normale jusqu'à coloration rose, Soit 4^{cc} employés :

$$4 \times 0,06 = 0^{gr}24.$$

Alcools supérieurs pour 100^{cc} d'alcool (correction de l'acide effectuée)

$$(V - 0,24) \times 0,8$$

La méthode officielle est la suivante :

Mode opératoire. — « 100^{cc} d'alcool ou d'eau-de-vie à analyser, préalablement distillé et amené exactement au titre alcoolique de 50 degrés, sont placés dans un ballon de 250^{cc} ; on ajoute 1^{cc} d'aniline pure et 1^{cc} d'acide phosphorique sirupeux pur et quelques grains de pierre ponce, et on chauffe au réfrigérant à reflux, de manière à maintenir le liquide à une douce ébullition pendant une heure. Au bout de ce temps, on cesse de chauffer, et, quand le liquide est refroidi, on le distille.

Il faut avoir soin, pour effectuer cette distillation, d'incliner le ballon à 45 degrés environ et de le relier à un serpentin de verre par un tube assez large et terminé en biseau. Le réfrigérant doit être bien refroidi et avoir environ 1 mètre de longueur, de manière que le liquide distillé s'écoule à la température ordinaire ; on recueille, dans un petit ballon jaugé, exactement 75^{cc} de liquide, qui renferment la totalité de l'alcool et marquent par conséquent 66°7 à l'alcoomètre. On rend ce mélange homogène par agitation.

On fait agir l'acide sulfurique sur ce liquide ; pour cela on se sert de petits matras d'essayeur d'une capacité de 100^{cc}, dont on coupe le col de manière que celui-ci mesure environ 20 centimètres de long. Avec une pipette on mesure exactement 10^{cc} de l'alcool distillé, qu'on introduit dans un matras propre et sec (1), on introduit 10^{cc} d'acide sulfurique monohydraté pur et incolore, qu'on fait couler le long de la paroi du matras, de manière qu'il se réunisse au fond ; on mélange ensuite vivement l'alcool et l'acide et on chauffe le mélange à 120 degrés pendant une heure dans un bain de chlorure de calcium bouillant à cette température et maintenu à un niveau constant par un ballon d'alimentation rempli d'eau.

En même temps que l'alcool ou les alcools à essayer, on met dans le bain un matras contenant 10^{cc} de liqueur type à 0.667 d'alcool isobutylique pur, et 10^{cc} d'acide sulfurique.

On remarquera que cette solution type a une composition telle qu'elle correspond au produit de la distillation d'une solution de 0^{gr}500 d'alcool isobutylique pur dans un litre d'alcool à 50°, la distillation étant faite dans

---

(1) Pour nettoyer les matras, on y fait chauffer de l'acide sulfurique, puis on les rince plusieurs fois à l'eau et on les fait égoutter.

les conditions de l'expérience, c'est-à-dire en recueillant les trois quarts du liquide distillé. De cette manière, la comparaison entre l'alcool à essayer et la liqueur type peut se faire aisément.

Quand l'alcool à essayer et la solution type ont été soumis pendant une heure à l'action de l'acide et à la température de 120 degrés, on retire les matras du bain de chlorure de calcium et on les laisse refroidir, puis on les compare au colorimètre en donnant au type une épaisseur de 10 millimètres (voir page 51).

Le tableau ci-dessous permettra d'établir une courbe donnant la teneur en alcools supérieurs, évalués en alcool isobutylique et calculés en grammes par hectolitre d'alcool à 100 degrés.

INDICATIONS DU COLORIMÈTRE (Epaisseur en 1/10e de millimètre.)	ALCOOLS SUPÉRIEURS par hectolitre d'alcool à 100 degrés
2.600	10
830	20
330	40
195	60
132	80
100	100
44	200
37	250
31	300
23	400

Ainsi qu'il a été dit pour les aldéhydes, si l'intensité colorante de l'alcool examiné est très différente de celle du type, il sera bon de faire un second essai en diluant l'un ou l'autre de ces alcools avec une proportion déterminée d'alcool pur à 66°7. »

INTERPRÉTATION DES RÉSULTATS ET CONCLUSIONS. — On exprime les divers résultats de l'analyse, en milligrammes pour *100 parties d'alcool à 100 degrés*, ce qui correspond à des grammes par hectolitre d'alcool à 100°. La somme des divers éléments ainsi calculés (acides, aldéhydes, éthers, alcools supérieurs et furfurol) constitue ce qu'on appelle le *coefficient non alcool*.

Calculs. — Les dosages étant effectués et rapportés chacun à un litre d'eau-de-vie au moyen des corrections indiquées (pages 85, 86) lorsque l'eau-de-vie n'est pas exactement à 50° centésimaux, on fait la somme des nombres ainsi obtenus et on a la *quantité d'impuretés par litre d'eau-de-vie à t°*.

On calcule alors le coefficient *non alcool* par deux procédés :

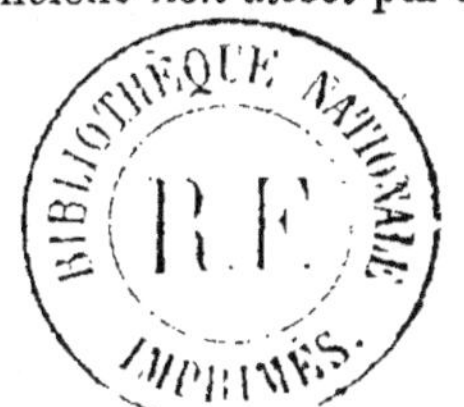

7

a) Si A représente le poids d'une impureté par litre d'alcool à t^o, la proportion X de cette impureté (ou des impuretés totales) pour 100^{cc} d'alcool à 100° sera donnée par

$$X = \frac{A \times 100}{t}.$$

b) Diviser par le titre alcoolique réel de l'eau-de-vie expertisée, le chiffre représentant en dixième de milligrammes les impuretés par litre (Blarez).

Si, par exemple, on a de l'eau-de-vie à 60° et que l'acidité dosée est de $0^{gr}200$, le coefficient d'impuretés acide sera $\frac{2000}{60} = 33,33$, ce nombre représentant des milligrammes par 100 parties d'alcool à 100° ou des grammes par hectolitre d'alcool à 100°.

La somme de tous les coefficients d'impureté partiels représentera le coefficient *non alcool* de l'eau-de-vie analysée.

Pour apprécier la qualité des alcools et eaux-de-vie on se basera sur les considérations suivantes :

Le Coefficient non alcool :

est de 20 milligrammes au maximum : *alcool d'industrie bien rectifié.* :

est compris entre 80 et 150 milligrammes : *alcool d'industrie moyen goût* (Bourse).

est supérieur à 180 millig. :

  Et le rapport $\frac{alcools\ supérieurs}{Éthers}$ est de 1 ou 2 :
- Traces d'alcool méthylique : *Alcool de vin.*
- Pas d'alcool méthylique : *mélange d'eau-de-vie de vin et d'alcool d'industrie.*

  Et le rapport $\frac{alcools\ supérieurs}{Éthers}$ est différent de 1 ou 2 :
- Quantités anormales d'aldéhydes avec peu ou pas de furfurol : *alcool d'industrie mal rectifié.*
- Quantités appréciables d'alcool méthylique et d'acétone.
- *Coupage d'alcool d'industrie avec de l'alcool dénaturé.*

est supérieur à 300 milligrammes : *alcool pur de vin.*

Nous empruntons à M. Blarez les considérations suivantes concernant les *Eaux-de-vie de vin naturelles* (obtenues par le procédé des *Charentes* ou de l'*Armagnac*)

Le coefficient d'acidité est très faible dans les eaux-de-vie jeunes provenant de vins jeunes ($0^{gr}40$ par litre environ), il augmente dans les eaux-de-vie provenant de vins plus âgés ou malades (piqués) ; il augmente aussi à mesure que l'eau-de-vie vieillit en fûts.

Le coefficient normal d'acidité par hectolitre d'alcool à 100° est de 20 à 30 gr. pour une bonne eau-de-vie nouvelle ; de 30 à 40 grammes pour une eau-de-vie d'un an ; de 45 à 60 pour une eau-de-vie de deux ans ; il atteint 70 à 80 pour une eau-de-vie de trois ans. Les vieilles eaux-de-vie sont caractérisées par un coefficient d'acidité très élevé (200 à 300 grammes), sans que la dégustation ne révèle la sensation de piqûre.

Le coefficient d'aldéhyde est faible, il suit les mêmes règles que le coefficient d'acidité ; il est faible dans les eaux-de-vie jeunes, augmente avec le vieillissement ; mais lorsque ce coefficient a atteint 20 grammes par hectolitre d'alcool à 100° les aldéhydes ne se forment plus, les aldéhydes en excès s'acidifient et on voit alors pendant longtemps, le coefficient d'acidité augmenter régulièrement, le coefficient d'aldéhyde restant stationnaire.

Le coefficient furfurol est toujours très faible, il est de 1 à 5 grammes par hectolitre d'alcool à 100° dans les jeunes eaux-de-vie, il n'augmente pas par vieillissement à moins qu'il n'y ait concentration de l'eau-de-vie ; d'ailleurs les doses de Furfurol que l'on trouve dans les eaux-de-vie sont très variables et on n'est pas en droit de conclure qu'une eau-de-vie ne renfermant pas de furfurol est forcément de l'alcool d'industrie rectifié et dédoublé.

Le coefficient d'éthers est essentiellement variable.

Le coefficient alcools supérieurs (en alcool isobutylique) est très variable ; cette variation tient principalement au mode de distillation.

« Il n'y a pas de différences essentielles entre la composition générale du « non alcool » des eaux-de-vie des Charentes et celles de l'Armagnac : toutes deux ont des coefficients de « non alcool » compris entre 300 et 500 sauf de rares exceptions. Le minimum est de 250.

La somme des coefficients *d'éthers* et *homologues supérieurs* doit toujours dépasser 220, car si l'un des deux est inférieur à 100, l'autre par compensation doit être supérieur. Le mininum est de 200.

La somme des coefficients *d'acidité* et *d'aldéhydes* doit être au moins de 30 pour les jeunes eaux-de-vie des régions précitées et cette somme augmente avec l'âge de l'eau-de-vie. Cette somme est approximativement comprise entre 30 et 40 pour une eau-de-vie nouvelle, 40 à 50 au bout d'un an ; 50 à 60 au bout de deux ans, 60 à 80 au bout de trois ans, 80 à 100 au bout de cinq ans.

RECHERCHE DES ALTÉRATIONS ET FALSIFICATIONS. — LES ALTÉRATIONS des eaux-de-vie sont les mêmes que celles des alcools.

Recherche de l'alcool méthylique. — Pour la recherche de l'alcool méthylique on additionne 50cc d'alcool au titre de 50° de 1cc SO⁴H² pur et de 5cc d'une solution saturée de permanganate de potasse — on attend quelques minutes afin que la coloration produite soit franchement brune, sans coloration rouge due au permanganate en excès (si on avait ajouté trop de permanganate et que la réduction ne se produise pas, il n'y aurait qu'à verser une ou deux gouttes de solution concentrée de tanin).

On sature alors avec CO³Na² jusqu'à réaction légèrement alcaline ; on filtre ; sur le filtrat clair on verse 2cc de solution de phloroglucine (à 1 gramme par litre) et 1cc de potasse concentrée, qui produisent une coloration rouge très nette en présence de l'alcool méthylique.

Une coloration jaune, rosée ou violacée n'indique rien (Sanglé-Ferrière et Cuniasse).

La méthode officielle est celle de MM. Trillat et Wolff (voir page 79) dans laquelle on remplace les 10cc d'alcool à 90-95 degrés par une quantité d'eau-de-vie contenant la proportion d'alcool équivalente.

Recherche de l'acétone. — Pour rechercher l'acétone, introduire dans un matras jaugé à 50cc, 5cc d'alcool au titre primitif, compléter les 50cc avec de l'eau distillée et agiter énergiquement le mélange.

Prélever 1cc de cette solution, les placer dans une carafe jaugée à un litre, compléter avec de l'eau distillée le volume de un litre ; on a ainsi une solution à 1 pour 1000.

Prendre alors 5cc de ce liquide dans un tube à essai, y ajouter 10cc de soude binormale (80 grammes par litre), et 1/2cc d'iode binormal (iode 254 grammes, KI 400 grammes ; eau quantité suffisante pour 1000).

Retourner six ou sept fois le tube ; s'il y a de l'acétone dans l'alcool essayé il se fait immédiatement un précipité d'iodoforme.

Recherche des dénaturants. — Pour rechercher la *pyridine* dans les alcools renfermant des matières extractives, on alcalinise tout d'abord le spiritueux, puis on le distille en recueillant le produit de la distillation dans un récipient contenant environ 20cc d'acide chlorhydrique dilué. (Les trois-six fins et les alcools sans extrait sont directement traités par l'acide chlorhydrique.) On concentre par évaporation le liquide acide et l'on traite le résidu avec quelques gouttes de potasse caustique en solution concentrée. Ce dernier réactif met en liberté la pyridine qui peut se trouver dans le résidu et qui sera reconnaissable à son odeur.

Pour la recherche de la *méthyléthylcétone*, on distille très lentement le liquide alcoolique contenu dans un ballon muni d'une rallonge à fractionner ; on recueille les deux ou trois premiers centimètres cubes de ce produit distillé dans une solution aqueuse concentrée renfermant deux parties de phénylhydrazine pour trois parties d'acétate de soude ; la présence de l'acétone se traduit par la production d'un trouble laiteux.

Les eaux-de-vie qui renferment une très forte proportion d'aldéhydes (plus de 1 0/0) peuvent aussi provoquer la formation d'un trouble avec la phénylhydrazine. Dans ce cas, on doit, avant de distiller, éliminer l'aldéhyde en ajoutant à l'alcool un excès de chlorhydrate de métaphénylène-diamine, ou en décomposant l'aldéhyde par ébullition avec de la potasse caustique.

LES FALSIFICATIONS les plus courantes sont les suivantes :

1° *Saveur artificielle.* — Pour donner aux eaux-de-vie plus de mordant au palais, on y ajoute des substances âcres (poivre, piment, pyrèthre, etc.), l'alun, le laurier-cerise, etc.

L'action de l'acide sulfurique sur les substances âcres permet de les déceler. L'eau-de-vie mélangée avec un volume égal au sien, de cet acide, prend une teinte d'autant plus foncée que la proportion des matières étrangères est plus forte. Cette coloration va du brun au noir.

L'eau-de-vie adultérée laisse par évaporation un extrait à odeur et à saveur piquantes.

Si on agite 40cc d'eau-de-vie étendue de deux fois son volume d'eau avec 20cc d'éther de pétrole, qu'on décante l'éther et qu'on l'évapore à une température inférieure à 60°, le résidu de l'évaporation, au lieu de l'odeur suave des bonnes eaux-de-vie, offrira l'odeur âcre ou aromatique des substances ajoutées.

L'*alun* sera recherché sur le résidu de l'évaporation de l'eau-de-vie. On reprendra ce résidu par l'eau distillée et dans la solution filtrée on recherchera les sulfates par le chlorure de baryum en milieu chlorhydrique et l'alumine par le carbonate de potasse (précipité blanc insoluble dans un excès de réactif).

L'eau de laurier-cerise sera reconnue par le précipité de bleu de Prusse qui se formera lorsqu'après avoir saturé l'eau-de-vie par la potasse, on lui ajoutera un mélange de sulfate ferreux et ferrique, puis qu'on traitera le tout par l'acide chlorhydrique.

2° *Coloration artificielle.* — On emploie le caramel, le cachou ou le brou de noix pour colorer artificiellement les eaux-de-vie.

Si l'on traite l'eau-de-vie par le blanc d'œuf battu en neige, et qu'on filtre, toute la coloration due au tanin disparaît et le liquide filtré est incolore.

Si le liquide filtré est coloré on lui ajoute du perchlorure de fer officinal. Il se manifeste une teinte verdâtre : cachou.

Il ne se manifeste aucune coloration : caramel. Pour s'en assurer, on traite alors 10cc d'eau-de-vie par 30cc de paraldéhyde, on agite vivement et on laisse déposer 24 heures. Le précipité recueilli sur un filtre et dissous dans l'eau distillée, donne une solution qui précipite par le chlorhydrate de phénylhydrazine : caramel. (Voir page 84).

3° *Bouquet artificiel.* — Les eaux-de-vie fabriquées avec des alcools d'industrie sont aromatisées avec un certain nombre de *produits végétaux* comme l'iris, la vanille, le tolu, ou *organiques*, comme des éthers de divers alcools, le formiate de méthyle, l'acétate d'éthyle surtout, enfin la dulcine, la saccharine, etc.

On additionne aussi quelquefois les eaux-de-vie d'acide sulfurique, qui à la longue détermine la formation de sulfate acide d'éthyle; lui-même, réagissant de nouveau sur l'alcool, forme des éthers-oxydes comme l'éthane-oxyéthane et l'éthane-oxypropane, qui contribuent à donner un bouquet aux eaux-de-vie.

La dégustation seule permet de déterminer la présence des produits végétaux.

La réaction acide de l'eau-de-vie, sa précipitation par le chlorure de baryum (après concentration par évaporation de l'eau-de-vie au 1/4 de son volume), indiqueront la présence de l'acide sulfurique.

On recherche les éthers en chauffant, au réfrigérant ascendant, l'eau-de-vie avec un excès de potasse caustique. Après une heure environ d'ébullition, les éthers sont saponifiés et leurs acides seront passés à l'état de sel de potasse On chasse l'alcool par évaporation et on traite le résidu par SO^4H^2 qui met les acides précédents en liberté. On les recherche alors qualitativement.

4° *Succédanés du sucre.* — (Saccharine, dulcine, sucramine). Evaporer l'eau-de-vie au bain-marie au 1/3 de son volume. Si le liquide n'est pas franchement acide, lui ajouter 1 0/0 d'acide acétique cristallisable.

Au liquide acide ajouter un excès d'acétate neutre de plomb. Précipiter l'excès de plomb par un excès d'acide sulfurique. On filtre.

Composition d'alcools d'industrie de bonne qualité et d'esprits de vin d'après M Blarez.

	ALCOOL DE GRAIN EXTRA	ALCOOL DE RIZ EXTRA	ALCOOL DE BETTERAVE	ALCOOL D E MÉLASSE	ALCOOL D'ENTREPOT	ALCOOL D'INDUSTRIE	ESPRIT DE VIN			
							MIDI	BÉZIERS	AGDE	PRÉPARÉ AU LABORAT.
Titre alcoolique.........	95 5	95 6	94 2	94 2	94 5	95 5	86 4	86 5	84 5	86
Acidité	2 3	2 4	5 0	10 2	2 5	5 1	7 0	22 0	17 3	57 0
Aldéhydes...........	0 5	0 0	11 5	10.7	11.7	13 7	9 6	10 8	4 2	16 1
Furfurol	0 0	0 0	0 0	0 0	0.0	0 0	1 0	0 0	1 4	0 0
Ethers	3.6	3 5	18 6	9.3	11.2	22 1	167 0	204 8	119 6	130 0
Homologues sup.	2.9	5 6	7 3	8 4	0.0	0.0	127 0	110.0	221 0	122 0
En grammes par hectolitre d'alcool à 100°										
Coefficient de non alcool ...	9 3	11.4	42 4	38.5	25 4	40.9	411.9	347.6	363 5	325.1

Moyennes des analyses des eaux-de-vie naturelles d'après X. Rocques

	EAUX-DE-VIE DE VIN			COGNACS			EAUX-DE VIE DE MARC		
	MAXIM.	MINIM.	MOYEN.	MAXIM	MINIM.	MOYEN.	MAXIM.	MINIM.	MOYEN.
Acides	118.28	7.34	45 08	138.30	8.94	77.65	169.35	12 40	82 15
Ethers	330 17	52.90	169.91	198.82	86.90	137 18	437.31	78 80	195.92
Aldéhydes	63.12	10.03	23.84	40.05	7.38	22 80	518.95	73.11	251 46
Furfurol	2.30	traces	0.23	25.35	1.01	3 94	1.50	traces	0 45
Alcools supérieurs	384.59	78.20	192.04	304.59	162.75	212.64	333.46	46.82	217.73
Ammoniaque	0 33	0.08	0.18	8.05	0.35	1.18	1 41	0.32	0.50
Coefficient non alcool	773 56	175.03	430.52	629.06	287.78	455.39	1227.95	494.60	748 21
Alcools supérieurs / éthers	2.32	0 43	1.13	2.5	1 89	1 54	2.54	0.26	121.7

Pour la suite des opérations voir « Recherche de la saccharine », chapitre spécial.

Pour rechercher la dulcine, on traite 25cc d'eau-de-vie par 1 gramme de carbonate de plomb ; on évapore au bain-marie pour obtenir une pâte épaisse. On continue l'opération comme il est dit au chapitre spécial « Recherche de la dulcine ».

Composition des eaux-de-vie naturelles des Charentes
en grammes par hectolitre d'alcool à 100°.

| | EAUX-DE-VIE DES CHARENTES DE MOINS D'UN AN | | | | | | | | | |
| | ANNÉE 1896 (Lusson) | | | ANNÉE 1905 (Blarez) | | | ANNÉE 1906 (Blarez) | | | |
	1	2	3	1	2	3	1	2	3	4
Titrealcoolique apparent..	»	»	»	»	»	»	»	»	»	»
Titrealcoolique réel	66 2	67 9	66 0	66 95	69 35	65 50	67 9	66.5	70 50	70.00
Acides	21 7	28 2	29 0	28 2	24 0	26 0	33 4	36 0	28 0	31 8
Aldéhydes ..	8 1	3 6	11 5	8 2	12 0	12 0	18 0	·8 6	9 6	11 6
Furfurol ...	7 7	0 4	1 2	5 0	3 3	4 2	4 4	5 0	3 7	1 4
Ether	151 5	95 1	101 3	133 8	140 8	151 2	170 2	120 0	94 4	121 9
Alcools supérieurs	200 1	372 0	260 0	142 0	264.0	143 0	197 0	197 0	162 0	138 0
Coefficient non alcool	389 1	499 3	403 0	317 2	444 1	336 4	423 0	366 6	297 7	304.7

| | EAUX-DE-VIE DES CHARENTES DE TROIS A CINQ ANS (BLAREZ) | | | | | | |
	2	3	4	5	6	7	8
Titre alcoolique apparent	59	62 0	60.10	58 1	64 25	57.75	58.25	58 65
Titre alcoolique réel	59 45	62 40	68 40	58 3	64.25	58.50	58.70	58.65
Acides	65 6	55 0	55 2	54 4	80.4	76.0	48.0	76.8
Aldéhydes	20 0	16 6	17.0	19 4	22.0	18.2	16.8	22.4
Furfurol	0 8	4 6	4.8	3 6	1.6	2.0	1.0	1 9
Ethers	123 2	110 8	126 8	110 6	140 0	128.6	102.6	105 0
Alcools supérieurs	152 6	175 0	229.0	190 0	210.0	68.4	128.4	176 6
Coefficient non alcool	362 2	362 0	432 8	378 0	454.0	323.2	296.8	382 7
Extrait sec (par litre	2.60	2.20	0.95	0.70	0 »	3.50	3.90	traces

| | EAUX-DE-VIE DES CHARENTES ET D'ARMAGNAC AGÉES DE PLUS DE DIX ANS (BLAREZ) | | | | | | | | | |
| | Armagnac très vieux | | | Charentes vieilles | | Charentes très vieilles | | Aumis | Cognac | |
	1	2	3	1	2	1	2	1860	1852	1817
Degré alcoolique apparent...	44 50	40.4	36.55	44 4	43 6	41.6	37.25	47.5	34 86	31.8
Degré alcoolique réel	45 80	42 0	37 55	46 0	46 0	43 25	38 55	»	»	»
Acides.	195 7	207 2	256 0	177 6	249 6	179 4	249 0	202 1	343 7	394 0
Aldéhydes.....	26 2	25 0	28 6	25 4	38 6	25 0	26 4	48 1	42 4	36.0
Furfurol	3.1	2 3	1 8	1 8	0.8	2 0	1 1	1 2	2.8	3 1
Ethers	109.2	119 6	151 4	135 8	137 2	103 5	95 0	133 2	169 7	128 7
Alcools supérieurs......	118 0	152 0	195 0	106 0	108 0	100 0	164 0	345 4	405 0	612 7
Coefficient non alcool.......	452 2	506 1	632 8	446 6	534 2	409.9	535 5	730 0	963 6	174 5
Extrait sec.....	5 9	0 6 2	54 66	6 20	10 50	6.80	4.90	3.30	3 00	2 62

Quant à la sucramine (dérivé ammoniacal de la saccharine), on la recherche comme il est dit au chapitre spécial.

EXEMPLE D'ANALYSE D'EAU-DE-VIE :

Degré alcoolique ....
Essai Savalle (Voir alcools d'industrie) ....
Extrait, par litre ....
Couleur ....

En milligrammes et pour 100 d'alcool à 100° :

Acidité. 40,7
Aldéhydes 16,6
Furfurol .... traces
Ethers 29,6
Alcools supérieurs 80
Coefficient de non alcool................ 166,9

Acétone .... Néant
Alcool méthylique............................ —
Altérations et falsifications................... —

Composition d'Eaux-de-vie de Cidre, de Poiré et de Marcs et d'Eaux-de-vie de consommation courante

	CIDRE ET POIRÉ (X. Rocques)				EAU-DE-VIE DE CIDRE (Ch. Girard et Cuniasse)	MARCS (Ch. Girard et Cuniasse)				EAUX-DE-VIE DE CONSOMMATION (Blarez)									
										EAUX-DE-VIE DE VIN de bonne qualité : 3-5 ans rabaissées à 50° et caramélisées					COUPAGE d'eau-de-vie de vin et d'alcool rectifié			ALCOOL dédoublé aromatisé	
	Cidre Gournay 1895	Cidre Gournay 1893	Cidre Lisieux	Cidre Caen		de Bourgogne	de Montpellier	du Beaujolais	d'Auvergne	A	B	C	D	E	F	G	H	I	J
Degré alcoolique (1).	59°	59°	57°	58°	60°	44°0	49°6	50°0	50°0	50.50	47 85	53.7	49 9	49.4	49 6	49.6	48.6	50.0	51.0
Extrait sec par litre.	0 17	traces	0 25	0 30	»	»	»	»	»	6 85	1 50	14 0	16.4	0 45	17.60	14 0	10 20	9 70	8 00
Acides.....	83 4	128.1	98 9	106 9	80 0	114 5	212.9	67.2	115 2	110 4	112 6	79 2	59 0	96 0	29.6	27.2	27.4	16.2	11 0
Aldéhydes.	17 1	32.7	2 1	27.6	16.2	223 1	111 8	2 0 0	150 2	25 1	18 7	25 0	16 6	14.2	21.7	20 6	16.4	5.4	1 6
Ethers ...	245 6	301 0	119 3	246 9	258.1	168 0	550 0	254.6	228 8	105 0	98 6	112 6	150 4	232.4	51.8	63 4	84.6	78.8	12 0
Furfurol...	0 02	traces	0 02	1 0	1.1	0 6	0 1	0.7	0.4	3 6	4 9	1 0	1.9	10 0	0.9	1 4	2.2	»	»
Alcools supérieurs.	45.7	140.3	32.8	160 5	305.7	140 0	294 3	220 0	110 0	140 0	86 0	311 0	164 0	311.0	65.1	76.4	104.2	22.4	»
En grammes par hectolitre d'alcool à 100°																			
Coefficient non alcool	391.82	602.1	253.12	542.9	661.1	656.2	1169.1	802.5	604.4	384.1	320 8	321.8	391.9	663.6	167.8	149.0	204.8	62 8	24.6

(1) Les titres alcooliques des Eaux-de-vie de Cidre et de Poiré (Analyse de M. X. Rocques), ainsi que ceux de coupage et dédoublé (Analyses de M. Blarez) sont des *titres apparents*.

RHUMS

Les Rhums et Tafias proviennent de la distillation des jus fermentés de la canne à sucre ou de mélasses de même origine. Les alcools ainsi obtenus sont, dans le pays d'origine, additionnés de *sauces* qui leur donnent de la couleur et du bouquet.

Les rhums qui arrivent de la Martinique titrent de 50 à 55° centésimaux.

Ceux qui arrivent de la Jamaïque, titrent souvent de 75 à 80° cent., ils servent à faire des coupages avec de l'eau et des alcools d'industrie.

Caractères généraux. — Les Rhums et Tafias naturels présentent la même composition en « non alcool » que les eaux-de-vie de vin naturelles ; le coefficient « non alcool » varie de 300 à 500 avec minimum de 250 ; la somme éthers + alcools supérieurs est supérieure en général à 220 (minimum 200).

Les rhums naturels renferment en outre jusqu'à 11 à 12 0/0 d'extrait.

Leur coloration est généralement due à du caramel.

On reconnaît les rhums et tafias artificiels à l'absence des produits de tête et de queue, la faible acidité et la proportion moindre d'extrait.

Si on traite 10^{cc} de rhum par 4^{cc} SO^4H^2 ($D = 1,84$), les produits artificiels perdent de suite leur odeur, tandis que les produits naturels la conservent pendant 24 heures.

Analyse chimique. — Elle se fait par les procédés indiqués pour l'eau-de-vie. (Voir page 108.)

Il sera bon d'y rechercher le curcuma par la méthode suivante (Arzberger).

Chauffer le rhum avec cinq fois son volume de chloroforme ou d'éther ; filtrer ; concentrer le filtrat et y tremper une bande de papier à filtrer. Retirer le papier, et laisser évaporer le chloroforme, tremper alors le bout du papier dans une solution chaude d'acide borique dans l'acide chlorhydrique. Une coloration rose du papier indique le curcuma ; le papier séché donne une coloration bleu ciel lorsqu'on y verse une goutte d'ammoniaque.

KIRSCH et QUETSCH

Le Kirsch et le Quetsch sont caractérisés par la présence d'acide cyanhydrique provenant du dédoublement de l'amygdaline, sous l'influence de l'émulsine.

L'analyse du kirsch comprend non seulement les dosages décrits précédemment (acidité, extrait, impuretés) et qui s'appliquent à toutes les eaux-de-vie, mais aussi le dosage de l'acide cyanhydrique et la recherche de l'aldéhyde benzoïque.

Analyse des Rhums (Blarez)

	ALCOOL APPARENT	ALCOOL RÉEL	EXTRAIT	ACIDES	ALDÉHYDES	FURFUROL	ÉTHERS	ALCOOLS SUPÉRIEURS	COEFFICIENT NON ALCOOL	
Rhum Martinique authentique	55 0	55 85	4 50	211 2	8 7	2 0	116 2	160 0	498 1	
	56 0	57 75	10 00	211 2	8 2	2 0	269 5	118 0	608 9	
	56 65	55 65	5 50	139 2	11 0	2 3	119 6	197 0	475 1	
	55 90	57 30	7 65	212 3	17 0	2 3	430 6	82 4	762 9	
Rhum Réunion authentique	57 20	58 30	6 45	251 1	16 4	40 0	222 0	106 0	599 5	
	60 2	60 4	0 98	156 8	21 8	1 1	46 6	203 0	456 3	
	59 25	59 40	1 00	15 58	22 2	1 1	55 8	234 0	456 3	
Rhum Guadeloupe authentique......	60 50	61 70	7 25	88 8	16 0	2 5	45 8	311 0	464 1	
	59 2	60.0	5 0	188 0	15 8	0 8	108 0	114 0	426 6	
	60 1	61 0	4 90	120 0	18 2	1 6	88 8	206 4	435 0	
Rhum Jamaïque	»	77 3	»	134 6	28 2	3 2	657 7	157 0	980.7	
	»	78 6	»	101 1	21 1	2 6	361.6	150 2	636 6	
	»	74 1	»	151 1	23 0	8 0	370 0	126 0	678 1	
Rhum rectifié	»	93	»	1 9	16 5	0	45 3	8 6	72 3	
Tafia	»	59 65	»	»	»	»	123 2	»	»	
Tafia du commerce...	55 0		2 56	250 90	26 80	1 0	359 60	49 0	687 30	Saglier.
	54 0		4 36	111 11	3 50	0 20	46.60	10 0	101 30	Saglier.
Eau-de-vie-blanche de canne..........	»	59 9	»	237 4	8 8	0 0	52 6	280 0	580 8	
	»	56.8	»	196 6	20 1	0 3	124 4	96 8	448 2	
	»	56 8	»	63 1	20 1	0 3	107 9	120 0	311 4	
Rhums provenant de coupages de rhums naturels et rabaissés au moyen de l'eau	54 9	55.7	4 5	235 2	19 0	2 5	264 0	133 0	651 7	
	54 1	55 3	7 0	201 6	23 4	0 2	172 4	104 0	501 6	
	54 0	54 5	2 75	220 8	20 0	1 4	239 4	100 0	581 6	
	54 95	55 90	4 80	202 4	17 0	2 6	137 2	102 0	461 2	
	51.6	52.9	3 50	225.6	16 0	2 7	151 4	86 0	481 7	
	55 0	55 9	5 0	216 0	14 1	2 9	133 8	144 0	510 8	
	5460	55.95	7 0	192 0	25 0	3 1	119 6	118 0	457 7	
	45.6	49.35	16 40	240 0	92 2	1 4	165 4	118 0	547 0	
	38 0	»	8 0	21 0	11 2	0 9	45 0	35 0	134.1	
Rhums de fantaisie	47 4	»	4 20	36.0	3 4	0	30.0	18 0	87 4	
	55 2	»	3.48	90.0	10.80	0 50	67.70	17.10	184 20	Saglier
	46 2	»	7.76	67.50	12 80	1 30	40 00	23.30	144.90	
Rhums artificiels faits à l'aide d'une sauce	44.6	»	3.48	13.40	5.80	0.40	5.80	17.90	44.26	(AzH³ : 0,96

RHUMS TYPES (X. Rocques)

	max.	minim.	moy.
Acides	295 55	189 60	240 33
Ethers	381 96	152 77	275.01
Aldéhydes	30 77	17 33	23 61
Furfurol	6 94	0 90	4 23
Alcools supér.	86 0	44 9	462 60
Ammoniaque	3 70	1 87	2 85
Alcools supér. / éthers	0 57	0 11	0 22
Coef. non alcool	705.07	465 45	608 61

Alcools supérieurs / éthers 3.08 (Mohler).

Voici une marche systématique qui permet de se prononcer sur la nature d'un kirsch (d'après M. Rocques).

Dans un ballon d'un demi-litre, placer 200^{cc} de kirsch, ajouter 2^{cc} de lessive de soude caustique à 36°B.

Distiller, tout en examinant le liquide contenu dans le ballon pendant que dure la distillation et recueillir 125^{cc} de distillat, ramener ce distillat par addition d'eau distillée au volume de 200^{cc} et conserver ce liquide dans un flacon bien bouché. Il sera examiné en B.

A. *a*) Pendant la distillation, le kirsch a jauni, mais ne s'est pas troublé : kirsch naturel.

Pendant la distillation, il s'est produit des flocons : kirsch fabriqué.

(*b*) Le résidu de la distillation :	A l'odeur de tilleul : kirsch naturel. A une odeur aromatique et d'amande : kirsch fabriqué.
(*c*) Aciduler le résidu de la distillation refroidi avec 2^{cc} d'acide phosphorique à 60° B	Il se produit un louche : kirsch naturel. Il ne se produit pas de louche et le précipité formé par KOH se dissout, au contraire : kirsch fabriqué.

Distiller alors ce résidu acide et recevoir le distillat dans 5^{cc} d'ammoniaque ; continuer la distillation jusqu'à ce qu'il ne reste plus que 20^{cc} de liquide non distillé dans le ballon.

Dans le liquide distillé, titrer l'acide cyanhydrique par la méthode suivante (Denigès) : Additionner le distillat d'une solution de KI (quelques gouttes) et y verser goutte à goutte, la solution $\frac{N}{20}$ d'Ag AzO^3 jusqu'à trouble persistant : soit N^{cc}.

N × 0,0135 = acide cyanhydrique de 1 litre de kirsch.

B. Le liquide distillé conservé précédemment et ramené à 200^{cc} avec de l'eau distillée sert à titrer l'alcool.

Examiner ensuite son odeur.

Elle est forte, sans odeur de noyau : kirsch naturel.

— avec — kirsch fabriqué.

Si l'odeur n'est pas nette, traiter cet alcool par l'éther, décanter et évaporer l'éther ; sentir le résidu.

Recherche de l'aldéhyde benzoïque. — Etendre le kirsch de deux fois son volume d'eau, épuiser ce liquide par l'éther ; décanter l'éther et l'épuiser par quelques centimètres cubes de bisulfite de soude qui retient l'aldéhyde ; décanter le bisulfite, le décomposer par un acide et traiter de nouveau le résidu par l'éther, décanter et évaporer l'éther, qui laissera, comme résidu, des gouttes huileuses d'aldéhyde benzoïque.

Dosages de l'acide cyanhydrique et de l'aldéhyde benzoïque. (Méthodes officielles).

Acide cyanhydrique. — « 200^{cc} de kirsch placés dans un ballon de 500^{cc} sont additionnés de quelques gouttes de solution alcoolique de phénol-phtaléine, puis d'une solution de soude caustique jusqu'à ce que le liquide soit très nettement alcalin : on y ajoute un peu de pierre ponce et on distille jusqu'à ce qu'il ne reste plus dans le ballon que 75^{cc} environ. On laisse refroidir, on ajoute 2^{cc} d'acide phosphorique à 60°B et on distille à nouveau en faisant plonger l'extrémité du serpentin dans un petit ballon contenant 5^{cc} d'ammoniaque. On pousse la distillation jusqu'à ce qu'il ne reste plus que 20^{cc} dans le ballon. Le liquide ammoniacal est additionné de quelques gouttes de solution d'iodure de potassium..... » titrer comme il est dit précédemment.

Aldéhyde benzoïque. — « Le produit de la distillation obtenu dans l'opération précédente est placé dans un ballon de 500^{cc}. On ajoute 3 à 4^{cc} du réactif suivant fraîchement préparé : (Fischer)

Chlorhydrate de phénylhydrazine	2^{gr}
Acétate de soude cristallisé	3^{gr}
Eau distillée...........................	20^{cc}

On agite, puis on ajoute 250^{cc} d'eau, il se forme un précipité de Benzylidène-phénylhydrazine : on filtre, on lave le précipité à l'eau faiblement alcoolisée. On redissout le précipité dans un peu d'alcool absolu en recevant le liquide dans une capsule de verre tarée : on évapore dans le vide et on pèse : soit *p* le poids obtenu.

$p \times 2,7 =$ aldéhyde benzoïque de 1 litre de kirsch. »

D'après M. Roques, l'analyse du kirsch montre, pour les kirschs naturels, la présence d'une quantité d'acide cyanhydrique comprise généralement entre 25 et 100 milligrammes par litre (en moyenne 50 milligrammes).

Un coefficient non alcool assez élevé (300 à 400).

L'absence d'aldéhyde benzoïque.

Les kirschs de fantaisie fabriqués avec de l'alcool neutre, sont, au contraire, caractérisés par l'absence presque complète d'acide cyanhydrique, la faiblesse du coefficient non alcool et la présence d'acide benzoïque (0^{gr}05 à 0^{gr}12 par litre).

Suivant la teneur en impuretés, on concluera à la nature du kirsch et de l'alcool qui a servi à le préparer (voir page 98, pour les coefficients non alcool des alcools d'industrie).

Composition des Eaux-de-vie de fruits à noyaux

| | KIRSCHS PURS NATURELS | | | | | KIRSCHS DE FANTAISIE | | | | EAUX-DE-VIE DE PRUES (Quetsch) | | GENIÈVRE (DEPAIRE) |
| | X. ROCQUES | | | GIRARD et CUNIASSE | | X. ROCQUES Kirsch avec essence | | GIRARD ET CUNIASSE | | | | |
	Rouffach 1886	Bas-Rhin (1888)	Luxeuil	Kirsch naturel	Kirsch nouvel. distillé	1	2	1	2	Eau-de-vie de Lorraine X.Rocques	Eau-de-vie de prunes Girard-Cuniasse	
Titre alcoolique ...	47 6	51 2	50 8	50 0	50 0	43 6	34.4	45 0	51.0	76 6	50.2	de 30 à 53°0
Extrait sec par litre	0 176	0 160	0.19	»	»	0 80	0.20	»	»	0.08	»	0gr10 à 0gr50
Acides	25 20	222 0	167.30	86 4	91 2	19 20	6 90	10 6	1 88	29.60	100 0	
Ethers	73 90	226 0	201.38	179 5	144 3	36 20	10.10	15 6	55.2	2098.40	218 9	
Aldéhydes	12 10	11 0	9 84	12 0	8.8	3 40	0	2 4	14 1	200.0	15 5	
Furfurol	1.20	0 60	0 78	1.1	0 6	0.20	0	0 1	0 5	2.19	2 9	
Ammoniaque	1.90	»	»	»	0 60	»	»	»	»	»	»	
Alcools supérieurs .	94 50	78 10	82.60	102.0	67.4	11.4	traces	13 6	6 0	121.80	121.5	0 à 2gr20 en alcool amylique et par litre
Alcools supérieurs éthers	1.28	0 34	0.41	»	»	0.31	»	»	»	0.06	»	
Coeffic. *non alcool* ..	208 80	173.70	461.90	381.0	312.3	71 0	17 0	42 1	150.6	2450.99	458	
HCAz : par litre...	0.145	0.065	0.070	0.040	0.033	0	0	0 004	0 004	0.015	»	
Aldéhyde benzoïq..	»	»	»	traces	traces			notable quantité		»	»	

LIQUEURS

Ce sont des liquides alcooliques, sucrés ou non, qui contiennent des principes aromatiques destinés à exciter les fonctions digestives ou à satisfaire le palais ; on range dans ce groupe :

Les *Bitters, amers, absinthes* : ce sont les *apéritifs,* ils ne sont pas sucrés et sont absorbés après qu'on leur a ajouté de l'eau.

Les liqueurs de table : qui sont des liquides alcooliques sucrés :

Documents officiels et d'hygiène alimentaire (1)

Le *Journal Officiel* du 18 février 1907 donne la méthode d'analyse des liqueurs. Cette analyse comprend :

1° *Détermination du degré alcoolique* — On distille 250^{cc} de liqueur avec 100^{cc} d'eau : on recueille 250^{cc} sur lesquels on dose l'alcool au moyen de l'alcoomètre.

2° *Analyse de l'alcool.* — On élimine d'abord les essences au moyen du noir animal : on réduit le degré alcoolique à 25 degrés par addition d'eau, on ajoute à 600^{cc} de ce liquide 40 grammes de noir pur : on agite, on laisse en contact pendant 24 heures, on filtre et on distille. Sur l'alcool distillé on dose : aldéhydes, éthers, alcools supérieurs et furfurol comme il a été dit plus haut (Voir Eaux-de-vie).

3° *Dosage des essences.* — (Sanglé-Ferrière et Cuniasse) : on met dans un ballon de 250^{cc}, 100^{cc} de liqueur et 10^{cc} d'eau ; on distille, on recueille 100^{cc} ; 50^{cc} de ce distillat sont placés dans un ballon de 250^{cc} bouché à l'émeri : on ajoute 25^{cc} d'un mélange à parties égales des solutions suivantes :

Iode 50 grammes par litre d'alcool à 96 degrés.
Bichlorure de mercure 60 grammes par litre d'alcool à 96 degrés.

On agite et on laisse en contact pendant trois heures, à la température de 18 degrés.

En même temps que cet essai on en fait un autre avec les mêmes proportions d'iode et de bichlorure de mercure, mais avec de l'alcool sans essences.

Au bout de trois heures on titre les deux solutions au moyen de l'hyposulfite de soude $\frac{N}{10}$ après les avoir additionnés de 10^{cc} d'iodure de potassium à 10 0/0. Soit N le nombre de centimètres cubes employés par l'alcool pur et n le nombre de centimètres cubes employés pour la liqueur :

N — $n \times 0,254$ donnera la quantité d'iode absorbée par un litre de liqueur.

On peut alors évaluer la quantité d'essences contenue dans ce litre, d'après l'indice d'iode de l'essence dominante (l'examen organoleptique fournit cette indication).

Voici les quantités d'iode absorbées par un gramme des diverses essences :

---

(1) Voir en outre *Confiseries,* le décret du 28 juillet 1908, l'arrêté du 4 août 1908, etc.

1 gramme d'essence de	térébenthine	absorbe	$3^{gr}119$ d'iode.
—	—	néroli	—	$3^{gr}039$
—	—	menthe anglaise	—	$0^{gr}585$
—	—	orange	—	$3^{gr}475$
—	—	amande amère	—	$0^{gr}000$
—	—	grande absinthe	—	$0^{gr}508$
—	—	petite —	—	$0^{gr}939$
—	—	badiane	—	$1^{gr}566$
—	—	anis	—	$1^{gr}391$
—	—	hysope	—	$0^{gr}683$
—	—	fenouil	—	$1^{gr}297$
—	—	coriandre	—	$2^{gr}605$
—	—	tanaisie	—	$0^{gr}109$

pour les essences formant le mélange de la liqueur d'absinthe, MM. Sanglé-Ferrière et Cuniasse prennent comme moyenne $1^{gr}238$ d'iode absorbée par 1 gramme du mélange des essences composant cette liqueur.

4º *Dosage des sucres.* (Voir Instruction spéciale.)

5º *Recherche de la nature de la matière colorante.* (Voir Instruction spéciale.)

LIQUEUR D'ABSINTHE

Décret du 12 décembre 1907 visant les absinthes. — Article premier. — Les absinthes et similaires ne peuvent renfermer par litre plus de $3^{gr}50$ *d'essences de toutes sortes* ni plus de 1 gramme *d'essence d'absinthe.*

Enfin on doit rappeler que ces extraits d'absinthe sont visés par l'article 4 de la loi du 26 mars 1872 « la préparation concentrée connue sous le nom d'essence d'absinthe ne sera plus fabriquée et vendue qu'à titre de substance médicamenteuse. Le commerce de ladite essence et sa vente par les pharmaciens s'effectueront conformément aux prescriptions des titres I et II de l'ordonnance du 29 octobre 1846 ».

Cet article est complété par l'article 17 de la loi du *30 janvier 1907* qui interdit dans la fabrication des absinthes, bitters, amers et produits similaires, l'emploi de tout produit chimique pour suppléer aux essences naturelles provenant de la macération ou de la distillation des plantes. (Voir page 366.)

L'absinthe est constituée par de l'alcool de vin ou d'industrie contenant en dissolution une certaine quantité d'essences, parmi lesquelles domine l'essence d'anis.

La quantité d'essence contenue dans ces liqueurs varie de 1 à 4 grammes par litre : elle est telle que ces essences précipitent en majeure partie par addition d'un volume d'eau au moins égal à celui de la liqueur, en produisant un trouble opalin caractéristique.

Dans le commerce on trouve trois types d'absinthe : Absinthes à 72º, à 60º, à 50º. (Voir page 367, Loi du 26 décembre 1908.)

On dit la première *supérieure*, la seconde *ordinaire*, la troisième *commune.*

Les premiers produits (72º) sont moins exposés aux fraudes que ceux d'un degré moindre.

Les produits à 60º et 50º sont additionnés souvent de matières précipitant par l'eau (résines) et de **matières** colorantes artificielles.

L'analyse de ces produits comprend :

Le dosage de l'alcool.
  —   de l'extrait.
  —   de l'acidité.
  —   des impuretés alcooliques.
  —   des essences en général et de la Thuyone en particulier.
La recherche de l'alcool méthylique et de l'acétone.
L'examen de la matière colorante.
L'examen des matières précipitables par l'eau.
(La marche générale de l'analyse est due à MM. Sanglé-Ferrière et Cuniasse).

Dosage de l'alcool. — Distiller 100^{cc} d'absinthe après y avoir ajouté 10^{cc} d'eau ; recueillir exactement 100^{cc} de distillat, prendre le degré alcoolique à +15°, soit T (*degré apparent*). Conserver le distillat pour doser les essences.

Puis diluer l'absinthe de manière à obtenir 600^{cc} d'absinthe à 25° centésimaux, au moyen de la table III.

Placer les 600^{cc} ainsi obtenus dans un ballon et y ajouter 40 grammes de noir végétal (noir Poulenc spécial PW) en poudre fine et bien sec, agiter énergiquement et laisser en contact 24 heures en agitant de temps en temps, filtrer et prélever 500^{cc} de filtrat absolument limpide ; distiller à feu nu dans un ballon à col court et recueillir 300^{cc} de distillat.

Ramener le distillat à 500^{cc} si besoin, avec de l'eau distillée, et déterminer exactement le degré alcoolique à +15° de ce liquide.

Soit *t* ce degré alcoolique.

(Conserver cet alcool à *t*° pour doser les impuretés alcooliques.)

Supposons que le titre alcoolique T de l'absinthe pris directement sur l'absinthe ait été de 51° ; pour obtenir 600^{cc} à 25°, on a dû prendre d'après la table 294^{cc}1 d'absinthe et 308^{cc}2 d'eau.

D'autre part le degré alcoolique *t* = par exemple 42°, on aura (360 est un coefficient) :

$$360 \times 42 = 15120$$

$$\frac{15120}{294,1} = 51°4$$

51°4 sera le *titre alcoolique réel* de l'absinthe.
On pourrait aussi doser l'alcool par la méthode de Kœnig (voir page 81).

Dosage de l'Extrait. — Se prépare comme pour l'eau-de-vie, s'exprime par litre.

L'extrait laissé par une absinthe de bonne qualité est au minimum de 0^{gr}80 par litre.

Dosage de l'Acidité. — On la dose directement sur l'absinthe avec la liqueur $\frac{N}{10}$ potasse en faisant des touches sur le tournesol. On l'exprime en $C^2H^4O^2$ pour 100cc d'absinthe à 100°. (Voir page 83.)

L'acidité en $C^2H^4O^2$ est, pour une absinthe de bonne qualité, de 1 gramme par litre, environ.

Dosage des Impuretés alcooliques. — On prend l'alcool à t^o qui a servi au dosage de l'alcool.

A) On prélève 50cc de cet alcool à t^o, et on y dose les éthers comme il est dit page 92.

Le nombre de centimètres cubes N de KOH $\frac{N}{10}$ trouvés, correspond à la quantité de KOH ayant servi à la saponification des éthers.

Ce nombre N × 0,0088 × 20, ou n × 0,176 = E.

TABLE III

Table de Dilution de l'absinthe à différents titres pour obtenir 600cc d'absinthe à 25° centésimaux (Sanglé-Ferrière et Cuniasse).

Titre alcoolique T de l'absinthe	NOMBRE de cent. cubes d'absinthe à prélever	NOMBRE de cent. cubes d'eau à + 15° à y ajouter	Titre alcoolique T de l'absinthe	NOMBRE de cent. cube d'absinthe à prélever	NOMBRE de cent. cubes d'eau à + 15° à y ajouter
34	441.1	158.9	54	277.7	325.3
35	428.5	171.5	55	272.2	330 5
36	416.6	182.5	56	267.8	335 6
37	405.4	194.8	57	263.1	340 5
38	394.7	208 7	58	258.6	345 0
39	384.6	215 8	59	254.2	349 8
40	375.0	225 6	60	250 0	354 1
41	365 8	234 9	61	254 9	358 5
42	357 1	243 8	62	241 9	362 6
43	348 8	252 2	63	238 2	366 5
44	340 9	260 3	64	234 3	370 7
45	333 3	268 0	65	230.0	375 0
46	326 0	275 5	66	227.1	378.1
47	319 1	282 6	67	223.8	381.7
48	312 5	289 4	68	220 5	385.2
49	306 1	296 0	69	217 3	388 6
50	300.0	302 2	70	214.3	391.6
51	294 1	308.2	71	211.2	395.0
52	288 4	314 2	72	208 3	398.0
53	283 0	319.8			

(1) Pour les degrés intermédiaires, voir la table I (page 86).

E est la quantité d'éthers exprimée en acétate d'éthyle par litre d'alcool à $t°$ (voir eaux-de-vie) :

$$\frac{E \times 100}{t} = x$$

x est la quantité d'éthers contenue dans 100^{cc} d'alcool à 100°.

Sur ce même alcool au titre t on recherche l'acétone. (Voir page 100.)

B) Ramener au titre de 50° l'alcool $t°$ en se servant des tables I et II ; et sur cet alcool doser les aldéhydes, le furfurol, les alcools supérieurs.

On ramène les résultats obtenus à 1 litre d'alcool au titre de $t°$, puis à 100^c d'alcool à 100°. (Voir page 84 et suivantes.)

C) Rechercher l'alcool méthylique (Voir page 99.)

D) Faire l'essai Savalle sur 10^{cc} de cet alcool à 50° (voir page 76).

Dosage des essences. — Prélever 50^{cc} d'alcool ayant servi à déterminer le degré alcoolique.

Et sur ces 50^{cc} opérer exactement comme il est dit aux Liqueurs (méthode officielle).

N $— n \times 0,2032 =$ Proportion d'essences de 1 litre d'absinthe.

On a donné page 113 la méthode officielle de calcul.

Conformément à la loi, les absinthes ne doivent pas contenir plus de $3^{gr}50$ d'essences par litre.

E) Examiner la matière colorante et les matières précipitables par l'eau. (Voir ci-dessous.)

F) Rechercher la thuyone : Méthode de M. Cuniasse (*Journal de pharmacie et de chimie*, février 1907). « L'essence d'absinthe appartient au groupe des essences qui contiennent de la thuyone, au même titre que l'essence de tanaisie. Cette fonction cétonique serait, d'après les récents travaux des physiologistes, cause de la toxicité exagérée des liqueurs à essences multiples désignées sous le nom d'absinthe. Il est donc utile de caractériser cette essence dans un mélange. »

Parmi les réactions que cite l'auteur, les suivantes sont les plus faciles à exécuter ; on opère sur le produit d'épuisement par l'éther, des absinthes à essayer.

Action du sulfate acide de mercure. Les solutions d'essence à 3 grammes par litre dans l'alcool à 70° sont ramenées à 3 ou 4° alcooliques ; on ajoute un mélange correspondant de sulfate acide de mercure et on chauffe au bain-marie. Dans ces conditions, les essences d'absinthe, de tanaisie et de fenouil donnent un précipité abondant et les essences d'anis, de badiane et d'hysope ne donnent rien ;

L'iode se dissout en vert dans l'essence d'absinthe et cette propriété se manifeste encore nettement dans les solutions à 3 grammes par litre.

Enfin, si dans chacune des essences qui servent à préparer la liqueur d'absinthe, dissoute dans l'alcool à 50° à raison de 1 gramme par litre, on fait agir, pour 10cc de solution : 1° : 1cc de solution récente à 10 0/0 de nitro-prussiate de soude ; 2° : quelques gouttes de solution de soude et 1cc d'acide acétique on obtient :

Avec l'essence d'absinthe de Paris, une coloration rouge intense ; avec l'essence de tanaisie une coloration rouge intense, et rien avec les essences de fenouil, d'hysope, de coriandre, de badiane et d'anis.

Examen de la matière colorante (*Méthode Onfroy*). — Les absinthes véritables sont d'un vert vessie, c'est-à-dire d'un vert tirant sur le brun jaune, provenant de la petite absinthe (artemisia pontica) qui sert à la fabrication, ainsi que de la mélisse et de l'hysope et de la réglisse.

Les absinthes de basses qualités sont au contraire colorées avec de l'ortie et de la véronique ; elles vireraient au jaune dans l'alcool à 50° mais on colore cet alcool au moyen du bleu lumière ou de dérivés de la houille.

Au point de vue des colorants, il y a donc deux espèces d'absinthes :

Les absinthes colorées avec des produits végétaux.

Les absinthes colorées avec des colorants artificiels dérivés de la houille.

Les absinthes teintées avec des matières colorantes d'origine végétale extraites des plantes qui servent à les aromatiser [peuvent renfermer les principes colorants suivants : la chlorophylle, un jaune végétal et la glycyrrhizine.

Pour s'assurer que l'absinthe à essayer ne contient que des *colorants végétaux*. On prend 200cc d'absinthe, qu'on évapore jusqu'à complète disparition de l'alcool ; le résidu de l'évaporation doit toujours être trouble et d'une coloration jaune verdâtre ; le trouble est produit par la présence de la chlorophylle, qui est insoluble dans l'eau et qui n'était soluble dans l'absinthe qu'à la faveur de l'alcool (1). Si le liquide était limpide on pourrait conclure à l'absence de chlorophylle.

La liqueur neutre, refroidie, est mise dans une boule à décantation ; on y ajoute le tiers de son volume d'alcool amylique, et l'on agite la boule doucement, afin d'effectuer l'épuisement des colorants. La chlorophylle passe très rapidement dans l'alcool amylique, qu'elle colore en vert. Il est facile de séparer, par décantation, l'alcool amylique contenant en solution la chlorophylle.

Le résidu, épuisé une première fois par l'alcool amylique, est de nouveau traité par cet alcool, mais plus longuement ; l'alcool prend une teinte jaune due au colorant végétal dont il a été parlé plus haut ; on évapore à siccité, et l'on reprend par l'eau, qui dissout très bien ce colorant et qui laisse insoluble la chlorophylle qui aurait pu ne pas être entraînée au premier épuisement ; on filtre, et la solution est évaporée sur une soucoupe.

La couleur ainsi séparée ne teint pas la laine directement en présence de quelques gouttes de SO^4H^2 ; elle ne teint que la laine et la soie, mordancées à l'alun et au tartre. Cette particularité est le caractère de tous les colorants végétaux. Cette même couleur jaune, évaporée sur une soucoupe en liqueur neutre, doit être essayée par une goutte d'ammoniaque ; la couleur augmente d'intensité. HCl produit le même effet ; la solution qui a été épuisée deux fois par l'alcool amylique doit être jaune. Elle peut contenir de la glycyrrhizine.

Il est facile de caractériser cette dernière en réduisant le volume à 15cc environ

---

(1) Les résines qui peuvent se trouver dans l'absinthe donneraient également un trouble.

on ajoute quelques gouttes de SO^4H^2 ; la glycyrrhizine précipite presque totalement en grumeaux d'un brun foncé ; on laisse reposer et l'on filtre ; sur le filtre qui contient la glycyrrhizine, on met quelques gouttes d'ammoniaque pour la dissoudre ; le filtre se colore alors en jaune.

Si, dans l'essai d'une absinthe, les résultats concordent avec ce qui vient d'être dit, on peut affirmer que cette absinthe est colorée avec des produits végétaux.

Toutes les absinthes ne sont pas ainsi colorées. On trouve, dans le commerce, des absinthes très faibles en alcool (35° à 40°), qu'on ne peut colorer à la chlorophylle, car cette substance ne doit sa stabilité en solution qu'en présence d'alcool ayant un degré suffisamment élevé : au bout de quelques jours, le liquide deviendrait trouble avec un alcool marquant seulement 40° ; c'est alors qu'on a recours aux *colorants artificiels dérivés de la houille*. Le nombre de ces colorants est assez restreint car ils doivent présenter une grande stabilité en solution alcoolique et aussi une certaine résistance à l'action de la lumière. Les colorants qui semblent les plus indiqués et qu'on trouve souvent sont : le bleu d'indigo soluble (carmin d'indigo), le jaune solide S et un ponceau.

On trouve aussi, mais plus rarement : du bleu Victoria, du bleu induline, du jaune naphtol et de l'orangé II.

Afin d'obtenir la teinte verte de l'absinthe, les distillateurs font un mélange de bleu et de jaune ; mais, comme la nuance serait trop vive, ils sont obligés d'y ajouter en petite quantité une nuance complémentaire, le rouge, pour ternir l'éclat. C'est ce qui explique la présence du ponceau.

Voici la marche à suivre pour déceler la présence de ces colorants (en supposant un mélange de colorants végétaux et artificiels) : on évapore à siccité 200^{cc} d'absinthe ; on reprend par l'eau ; tout se dissout, à l'exception de la chlorophylle ; on jette sur un filtre ; on a éliminé ainsi la chlorophylle dans le cas où l'on est en présence de colorants végétaux, et la liqueur ne doit manifester aucune nuance bleue ni verte. Si l'on avait une de ces colorations, on pourrait, dès ce moment, affirmer la présence d'un colorant artificiel, puisque dans les absinthes colorées par des produits végétaux, la nuance verte (mélange de bleu et de jaune) est donnée par la chlorophylle.

Cette liqueur neutre est épuisée par l'alcool amylique. On a alors l'alcool A et le résidu B.

L'alcool A doit être jaune (s'il est bleu, bleu Victoria) ; il est évaporé à siccité et repris par l'eau : on ajoute quelques gouttes de SO^4H^2, et l'on épuise par l'alcool amylique ; l'alcool est évaporé avec un mouchet de laine non mordancée, et le produit de l'évaporation est essayé à la touche. Le résidu B de l'épuisement est évaporé également en présence d'un mouchet de soie non mordancée. L'évaporation ne doit pas être poussée jusqu'au bout, à cause de la présence de SO^4H^2 ; lorsque la laine est teinte, on la retire ; elle est lavée à l'eau. Pour essayer cette couleur à la touche il est indispensable, avant de l'évaporer complètement, de neutraliser SO^4H^2 aussi exactement que possible par quelques gouttes d'ammoniaque.

Toutes les couleurs qui ont teint très nettement la laine non mordancée sont des colorants dérivés de la houille.

Examen des Matières précipitables par l'eau. — L'absinthe doit de se troubler par l'eau à des huiles essentielles qu'elle contient (essences d'anis, de fenouil, de badiane, etc.), mais on fait troubler les absinthes factices avec des matières résineuses fixes (benjoin, gayac, colophane).

Or, alors que le trouble de l'absinthe véritable est d'un blanc perle chatoyant, celui produit par les résines présente une teinte plombeuse.

MATIÈRES COLORANTES	Solubilité dans l'eau	Solubilité dans l'alcool éthylique	ÉPUISEMENT PAR L'ALCOOL AMYLIQUE			RÉACTIONS COLORÉES A LA TOUCHE					TEINTURE
			NEUTRE	ACIDE	ALCALIN	ACIDE sulfurique	ADDITION d'eau	ACIDE chlorhydrique	AMMONIA- QUE	SOUDE	
Chlorophylle.....	insol.	tr.sol.	passe rapid. vert	passe jaunâtre	passe jaunâtre	»	»	»	»	»	»
Jaune végétal (1) .	sol.	sol.	passe lentement	passe rapidem.	passe très lent.	brun noir	»	jaune	jaune	jaune	A
Carmin d'indigo ..	sol.	sol.	ne passe pas	passe verdâtre	ne passe pas	violacé	bleu	ne change pas	jaune	jaune	B
Bleu induline	sol.	sol.	ne passe pas	passe	ne passe pas	bleu	violet	bleu	brun viol.	brun viol.	B
Bleu Victoria.....	tr.sol.	tr.sol.	passe rapide- ment bleu	passe rapide- ment bleu	passe rouge ra- pidement	brun rouge	passe vert, puis bleu	vert jaune et brun	rouge	rouge	B
Jaune solide S....	sol.	sol.	passe difficile- ment	passe	passe très diffi- cilement	jaune brun	orangé	orangé	jaune	jaune	B
Jaune naphtol ...	sol.	sol.	passe	passe	passe très diffi- cilement	jaune brun	jaune sale	pâlit la couleur	jaune	jaune	B
Ponceau 3 R	sol.	sol.	passe difficile- ment	passe	ne passe pas	cerise	rouge jaune	ne change pas	ne change pas	ne change pas	B
Orangé II........	sol.	sol.	passe	passe	passe	rouge	jaune bruni	brun jaune	brun foncé	brun foncé	B
Glycyrrhizine	sol.	sol.	ne passe pas	ne passe pas	ne passe pas	»	»	»	»	»	»

A. Ne teint que la laine mordancée à l'alun et au tartre (alun 10 0/0, tartre 5 0/0).

B. Teint directement la laine non mordancée.

(1) Le jaune végétal qu'on trouve dans les absinthes et qui ne teint pas la laine directement, lorsqu'il est épuisé par l'alcool amy- lique en liqueur sulfurique, noircit lorsqu'on abandonne cet alcool à l'air.

Pour rechercher les résines on ajoute 300cc d'eau distillée à 100cc d'absinthe à examiner, on distille à feu nu jusqu'à ce que l'eau qui distille soit limpide. Les essences passent, les résines restent dans le ballon à distiller.

On évapore le résidu à consistance sirupeuse, on l'épuise par CHCl³. On évapore la solution chloroformique et on pèse le résidu. Ce poids ne doit pas être supérieur à 5 grammes par litre. S'il est supérieur, on y recherchera les résines par les procédés indiqués par M. Halphen (*Journal de pharmacie et de chimie, 1895*, page 235).

Exemple d'analyse d'absinthe :

Degré alcoolique apparent..............	
Densité à +15°	
Degré alcoolique réel.	
Extrait par litre	
Couleur	
Essai Savalle sur l'alcool à 50°..........	
Acidité en milligrammes pour 100cc alcool à 100°	24,0
Aldéhydes..........................	9,9
Furfurol	0
Ethers	12,5
Alcools supérieurs.....................	traces
Coefficient de non alcool	46,4
Acétone et thuyone	0
Alcool méthylique	0
Essences en grammes par litre.	1gr62

Interprétation des résultats. — Dans une absinthe de qualité supérieure, fabriquée avec de l'alcool d'industrie bien rectifié, le coefficient «non alcool» peut s'élever jusqu'à 80 milligrammes.

Dans une absinthe de qualité ordinaire fabriquée avec de l'alcool d'industrie moyen goût, ce coefficient peut varier de 80 à 150 milligr.

Au-dessus de 150 milligrammes d'impuretés, l'absinthe peut être soupçonnée d'avoir été fabriquée :

Soit avec de l'eau-de-vie de vin, ou un mélange d'eau-de-vie de vin et d'alcool d'industrie.

Soit avec de l'alcool d'industrie mal rectifié.

Soit avec un coupage d'alcool dénaturé, régénéré et d'alcool d'industrie.

Se reporter à l'analyse des eaux-de-vie (page 98) pour déterminer la nature de l'alcool qui a servi à fabriquer l'absinthe.

Analyse des Absinthes du Commerce (Sanglé-Ferrière et Cuniasse)

Absinthes du commerce faites avec des alcools d'industrie purs

	1	2	3	4	5	6	7	8	9	10	11	12	Absinthes préparées au laboratoire
Degré alcoolique apparent..	35.5	38.0	40.0	45.0	49.5	50.0	54.0	59.0	62 0	64.9	71 5	72 2	73 3
Densité à + 15°	0.9585	0.9549	0.9519	0.9436	0.9420	0 9344	0.9263	0.9157	0.9090	0 0925	0 8865	0 8848	0 8895
Alcool 0/0 en volume	35 7	38.6	40.3	45.4	50.0	50.4	54.5	60 0	62 4	66 5	72 6	73 0	70 2
Extrait par litre	1.48	2.04	0 52	1 08	1 0	0 36	0.52	1.04	1.88	1 60	2 92	1 88	»
Couleur	végét.	houille	houille	végét.	végét.	néant	végét.	végét.	végét.	végét.	végét.	végét.	»
Deg. Savalle sur l'alcool à 50°	0 5	1°	1°	0 5	1°	1°	0.25	1°	1°	1°	1°	1°	1°
En milligrammes pour 100cc d'alcool à 100° — Acides	20.1	31 5	29.7	21 1	24 0	9 6	13 1	32 0	38 4	32 7	36 1	26 3	6 8
Aldéhydes..	19.2	8 2	13.0	16 8	10 8	22 4	6.1	15.1	8 2	5 0	16 9	4 2	0
Furfurol ...	0	0	0	0	0	0	0	0	0	0	0	0	0
Ethers	24.8	20 9	33.5	25 1	19 1	25 1	16 1	12 5	26 3	29 3	20 9	41 9	37 6
Alcools sup.	0	traces	traces	traces	traces	traces	0	traces	traces	traces	traces	traces	traces
Coefficient « non alcool »...	64 1	60.6	72 2	63 0	53.9	57.1	35.3	59.6	75 9	67 0	73.9	72.4	44.6
Acétone.................	0	0	0	0	0	0	0	0	0	0	0	0	0
Alcool méthylique	0	0	0	0	0	0	0	0	0	0	0	0	0
Essences (en gr. par litre) ...	0.87	0 71	0.97	2 21	1 45	2 19	2 15	2 29	2 88	2 39	2 32	3.17	5 26

Absinthes du Commerce faites avec de l'alcool de vin pur ou en contenant

	ABSINTHES FAITES avec de l'alcool pur de vin				ABSINTHES CONTENANT DE L'ALCOOL DE VIN							
	préparée au laborat.	vendue à Paris	vendue à Paris	vendue à Paris	1	2	3	4	5	6	7	8
Degré alcool. apparent ...	67.2	37.0	34.0	47 0	72.2	50 5	45 0	70 5	59 8	70.7	59 2	50 0
Densité à + 15º	0.8970	0.9564	0.9605	0 9400	0 8848	0 9334	0.9436	0 8890	0.9139	0 8885	0 9152	0 9343
Alcool 0/0 en volume ...	67 5	37 2	34.25	48 0	73 5	51 0	45 6	72 0	61 0	72 3	59 5	50 4
Extrait par litre	»	0.92	0.96	0.76	3 08	2 68	2.36	2 84	2 68	2 44	1 96	0 94
Couleur	»	houille	houille	végét.	végét.	végét.	végét.	végét.	végét .	végét.	végét.	végét.
Degré Savalle	7.0	11.0	9.0	4 5	2 0	3 0	2.0	2.0	1.5	2 5	2 0	2 0
En milligr. pour 100 d'alcool à 100º — Acides	74 6	12 8	13.1	55 0	48.7	37.6	32.0	50.0	59 0	46 6	84 5	23.7
Aldéhydes...	14 5	273.3	271.4	33 6	16 0	74.6	66.3	14.0	16.7	15 3	11 4	20 3
Furfurol	0 2	traces	traces	0 1	traces	traces	traces	traces	traces	traces	traces	traces
Ethers.	229.9	75.4	56.8	163 0	79 0	41.3	46.4	50.8	61.3	76 0	58 5	155 0
Alcools sup. .	210 0	87 6	53.6	93 1	99.6	88.2	82.2	86.3	67.4	190.3	99.0	190 0
Coefficient « non alcool » .	529.2	449.1	394.9	344 8	243.3	241.7	226 9	201.4	204.4	328.2	253.4	389 0
Acétone.............	0	0	0	0	0	0	0	0	0	0	0	0
Alcool méthylique	traces	traces	traces	traces	traces	traces	traces	traces	traces	traces	traces	traces
Essences (en gr.par litre)	6.20	1.25	1.07	1.95	3.03	2 46	»	2.40	3.15	2.94	2.21	2.27

Absinthes faites avec des alcools d'industrie de mauvaise rectification

	ABSINTHES FAITES AVEC DES ALCOOLS D'INDUSTRIE MAL RECTIFIÉS					ABSINTHES FAITES AVEC DES ALCOOLS D'INDUSTRIE IMPURS OU RÉGÉNÉRÉS		
	[1	2	3	4	5	Préparée au Laboratoire	Faite avec de l'alcool dénaturé régénéré	
Degré alcoolique apparent	40.2	49.8	59 2	59.7	72 2	72 3	50	62 5
Densité à + 15º..............	0.9516	0.9347	0 9152	0 9141	0 8848	»	»	0 9079
Alcool 0/0 en volume	40.4	51 4	59 5	60 4	72 6	»	»	63
Extrait par litre.............	1 40	1 68	2.40	3 32	2 52	»	»	13.2
Couleur....................	végét.	houille	végét.	végét.	végét.	»	»	végét.
Degré Savalle...............	1.0	1.0	1 5	1 0	1 5	9 0	12 0	4 5
En milligr. pour 100 d'alcool à 100 { Acides	41.5	32 9	56 4	51 8	39 4	19 8	120 0	38 0
Aldéhydes ...	11.4	7 8	12 4	9 8	47 6	31 1	55 8	12 9
Furfurol	0	0	traces	traces	traces	0	0	traces
Ethers.......	39.9	36 9	37.7	29 3	25 1	62 1	86 3	50 2
Alcools sup....	traces	81 9	43 8	traces	traces	164 0	431 0	224 0
Coefficient « non alcool »......	92 5	159.0	150 3	90 9	112.1	227 0	693 6	325 1
Acétone	0	0	0	0	0	tr. faibles	traces	néant
Alcool méthylique	0	0	0	0	0	gr. quantité	gr. quant.	présence
Essences en gr. par litre......	0.73	3.15	2.70	3.75	2 84	6.0	»	2 84

AMERS (1)

L'analyse comporte les mêmes essais que pour l'absinthe. (Sanglé-Ferrière et Cuniasse).

Dosage de l'alcool. — On détermine le degré alcoolique du produit en distillant 100^{cc} aussi complètement que possible. Après distillation, on ramène le distillat au volume primitif et on prend le degré alcoolique à +15°.

Conserver le distillat qui servira au dosage des essences.

Connaissant le degré alcoolique, diluer l'amer de façon à obtenir 600^{cc} de liquide à 25°, en se servant des indications de la table de dilution de l'absinthe (page 115) et ajouter 40 grammes de noir spécial Poulenc PW. Après 24 heures de contact, filtrer. (Si le filtrat est coloré, ne pas s'en inquiéter.) En prélever 500^{cc} et opérer comme pour les absinthes, distiller pour recueillir 300^{cc} de distillat. Opérer alors exactement comme pour l'absinthe, pour prendre le degré. Conserver cet alcool à t° pour doser les *impuretés alcooliques*.

Dosage de l'Extrait sec. — Le poids de l'extrait sec est obtenu d'une façon suffisamment exacte, en évaporant au bain-marie 10^{cc} de spiritueux dans une capsule en verre, plate. Après *huit heures*, peser.

Dosage de l'Acidité. (Voir Absinthe).

Dosage des Impuretés alcooliques. — On prend l'alcool à t° restant du dosage de l'alcool, et on opère exactement comme il a été dit pour l'absinthe.

Dosage des Essences. — Ce sont surtout les essences d'orange, de citron et leurs succédanés (essences à fonction aldéhyde, citral, citronellal) que l'on trouve dans les amers.

Les 100^{cc} d'Amer distillés pour la détermination du degré alcoolique, sont très exactement mesurés ; et on prélève 50^{cc}, que l'on place dans une fiole conique, et on opère exactement comme il est dit pour l'absinthe.

La différence du nombre de centimètres cubes employés pour les deux titrages × 0,0753 donne, dans ces conditions, et en essence d'orange, la teneur en *grammes* d'essences par litre d'amer.

Les amers contiennent généralement une forte proportion de *matières fixes* (sucre, caramel, glucosides et alcaloïdes provenant des plantes employées pour leur préparation). Pour les doser, voici comment il convient d'opérer.

Sucre. — Il se trouve dans les amers, à l'état de saccharose en partie interverti. On prend 10^{cc} d'amer, on chasse l'alcool par évaporation et on ajoute au résidu 5^{cc} de perchlorure de fer en solution concentrée, on chauffe dix minutes au bain-marie, on laisse refroidir, on sature l'acidité

---

(1) Voir Confiseries : Loi du 30 janvier 1907.

au moyen d'une solution concentrée de CO_3Na_2 ; on ajoute une petite pincée de noir décolorant, on complète à 100cc avec de l'eau distillée.

On filtre, on dose le sucre avec la liqueur de Féhling ; on exprime le résultat indifféremment en glucose ou saccharose.

Caramel. — A 25 grammes d'amer, ajouter deux volumes d'alcool à 96°, filtrer pour séparer les gommes et la dextrine, évaporer l'alcool du filtrat, ajouter une solution concentrée de chlorhydrate de phénylhydrazine dans l'acétate de soude qui, à froid, donne immédiatement, ou après une heure, un trouble floconneux rouge brique en présence du caramel.

Alcaloïdes (Méthode d'Otto modifiée). — Prendre 100cc à 200cc d'amer, aciduler avec un peu d'acide tartrique, évaporer l'alcool au bain-marie, saturer par CO_3Na_2, épuiser deux fois avec 50cc d'éther. (Voir Traités spéciaux pour le traitement de la solution éthérée.)

Exemple d'analyse :

Degré réel..........................	4°05
Densité à + 15....................	0,9636
Extrait par litre...................	34,70
Couleur	Caramel
Matières réductrices en glucose......	17gr8
Acidité	112,5
Aldéhydes........................	4,1
Furfurol	0,7
Ethers	33,5
Alcools supérieurs	Néant.
Coefficient de « non alcool »	150,8
Alcaloïdes........................	Néant.
Acétone	—
Alcool méthylique..................	—
Essences (en grammes par litre)........	0gr343

Les amers renferment en général moins d'essences que les absinthes ou similaires.

LIQUEURS DE TABLE (1)

Sous le nom de « Liqueurs de table » nous comprendrons des mélanges d'alcool, de sucre et d'eau en proportions variables, auxquels on ajoute des principes aromatiques destinés à flatter le goût et l'odorat ; on les décore de noms divers (crêmes, liqueurs, élixirs, etc.).

Le principe aromatique ajouté aux mélanges alcooliques est introduit soit

____

(1) Voir : *Confiseries*, pour les Lois et règlements concernant les liqueurs.

sous forme de teinture ou d'alcoolature, d'eau aromatique ou d'huile essentielle.

On classe les liqueurs d'après la teneur en sucre :

Les liqueurs ordinaires qui contiennent 8 à 10 0/0 de sucre, dont 3/4 de glucose et 20 0/0 en volume d'alcool, elles pèsent 5° Baumé (degré liqueur).

Les liqueurs demi-fines, qui contiennent 14 à 15 0/0 de sucre, sans glucose, et 23 0/0 d'alcool, elles pèsent environ 10° Baumé.

Les liqueurs fines, qui contiennent 20 0/0 de sucre, sans glucose et 28 0/0 d'alcool, elles pèsent environ 16° Baumé.

Les liqueurs surfines, qui contiennent 56 0/0 de sucre, sans glucose, et ont un titre alcoolique variable, elles pèsent 20° Baumé environ.

Mais au point de vue spécial qui nous occupe nous les classerons en :

Liqueurs simples (Cassis, Curaçao, Anisette, etc.).

Liqueurs composées (Liqueurs de Raspail, Bénédictine, Chartreuse, Elixirs divers).

L'analyse de ces produits comporte :

1° La détermination du degré alcoolique. (Voir page 124).

2° Le dosage des essences. (Voir pages 112, 116, 124.)

3° Le dosage des sucres.

4° L'examen de la matière colorante.

5° L'examen de l'alcool au point de vue de sa pureté.

Dosage des sucres. — On pourra tout d'abord rechercher qualitativement la nature des sucres contenus dans la liqueur, comme il est dit aux sirops. On dosera le saccharose, le glucose et le sucre interverti en appliquant les formules de Zwilling (Girard et Cuniasse : analyse des alcools et des spiritueux), ou bien comme il est dit aux sirops.

Méthode Zwilling : Prendre 100cc de liqueur à analyser, éliminer l'alcool par évaporation à 50cc environ, ajouter au liquide refroidi quantité suffisante d'eau distillée pour obtenir le volume de 500cc.

Prendre 100cc de cette dilution, les introduire dans un ballon jaugé de 100-110cc, y ajouter 10cc de sous-acétate de plomb liquide, agiter et filtrer.

Le filtrat représente la liqueur primitive diluée au cinquième + 1/10e : avec ce filtrat on fait les essais suivants :

A) Examiner au polarimètre et au tube de 22 centimètres, la liqueur claire : Soit + N *degrés saccharimétriques.*

Ou a : N × 5 = Degrés saccharimétriques corrigés, soit D.

B) Prendre 50cc de liqueur filtrée, y ajouter 5cc d'acide chlorhydrique et porter le liquide au bain-marie à + 80°, pendant une heure. Filtrer, examiner au polarimètre avec un tube de 22 centimètres, soit + N'.

On a N' + 1/10 × 5 = Degrés saccharimétriques corrigés, soit D'.

On tire :

SACCHAROSE pour cent de liqueur :

$$(D — D') \, 0,1203.$$

C) Prendre 5^{cc} de liqueur primitive (c'est-à-dire de la liqueur à analyser), les précipiter par l'alcool absolu.

a) *Il y a un précipité ;* le laver et le dissoudre dans 50^{cc} d'eau distillée chaude ; observer la solution au polarimètre, au tube de 20 centimètres. Il donne une déviation de $+N''$; la liqueur saccharimétrique étant diluée au $1/10^e$, on a comme déviation totale, due à la dextrine, $N'' \times 10 = C$.

Retrancher C des deux déviations précédemment obtenues, on aura alors :

$$\text{Avant inversion } + (D—C) = A$$
$$\text{Après inversion } —(D'—C) = A'$$

b) *Il n'y a pas de précipité, ou bien le précipité formé dissous dans l'eau ne donne pas de déviation au polarimètre.* On calcule le saccharose comme précédemment (*B*), car il n'y a pas de dextrine ; le glucose et le sucre interverti seront calculés, comme il sera dit plus loin, en remplaçant A par D et A' par D'.

c) Doser le sucre réducteur sur la liqueur diluée employée pour l'examen avant l'inversion, au moyen de la liqueur de Fehling, et en calculant le résultat en sucre interverti. On trouve par exemple 17 grammes de sucre interverti pour 100 grammes de liqueur.

Calcul. — Donnons à D et D' des valeurs quelconques :

$$D = \;+488$$
$$D' = \;+293$$

En outre, la solution précipitée par l'alcool et le liquide provenant de la solution du précipité, a donné une déviation de $+336°$.

On a : saccharose 0/0 $(488° —293) \, 0,1203 = 23,4585$.

La déviation due à la dextrine étant de $+336°$, retrancher cette déviation des déviations précédentes. On a :

$$\text{Avant inversion } = \;+488—336 = 152°$$
$$\text{Après inversion } +293—336 = —43°.$$

Le sucre réducteur dosé est de 17 grammes pour 100 grammes de liqueur. On aura donc :

Saccharose $= (488°—293) \, 0,1203 = \mathbf{23,4585}$ 0/0 de liqueur.
Sucre interverti $= 0,701 \times 17 — 0,0371 \times 152 — 0,1089 \times (—43) = \mathbf{10,9605}$.
Glucose $= 0,96 \, (17—10,9605) = \mathbf{5,797}$.

S'il s'agissait d'une liqueur faite avec des fruits, on s'assurerait de la présence du suc du fruit comme il est dit aux sirops de fruits. (Voir matières sucrées.)

Examen de la matière colorante. — Les trois essais suivants sont suffisants en pratique :

α) La liqueur, diluée de son volume d'eau et agitée avec de l'alcool amylique, ne doit pas colorer cet alcool.

β) Etendue de son volume d'eau, la liqueur portée à l'ébullition ne doit pas colorer un fil de laine blanche dégraissée.

γ) La même solution, traitée par le sous-acétate de plomb liquide, donne un précipité ardoise; mais la liqueur qui surnage le précipité doit être incolore ou légèrement bleuâtre.

Une coloration rouge ou violette de la laine, une coloration rouge du liquide surnageant le précipité, indiquent une matière colorante interdite.

Pour un essai plus complet, voir chapitre des *Matières colorantes.*

Recherche de la fuchsine. — A 1^{cc} du liquide suspect, ajouter 1 à 2^{cc} de paraldéhyde et 4 à 5 gouttes d'iodure de potassium étendu de son volume d'eau. On mélange en évitant toute émulsion et on laisse reposer. Dès que la séparation de la paraldéhyde est effectuée on remarque qu'elle est colorée en rouge, en présence de la fuchsine.

On peut, au lieu de la paraldéhyde, employer l'éther ou l'eucalyptol. La réaction est sensible à 1 : 10.000.000. Elle se produit également bien et rapidement si l'on remplace l'iode par l'acide acétique (Carrobrio).

Examen de l'alcool au point de vue de sa pureté. — Opérer exactement comme il est dit pour l'eau-de-vie, en ayant soin de distiller la liqueur, et sur l'alcool obtenu, amené à 50°, doser les impuretés alcooliques (voir eaux-de-vie).

Alcoométrie

L'alcoométrie est l'ensemble des procédés propres à la détermination de la proportion d'alcool absolu contenu dans un liquide alcoolique.

Cette proportion d'alcool se détermine au moyen d'appareils appelés alcoomètres.

Les alcoomètres centisémaux sont des aréomètres à volume variable et *à poids constant*, destinés à mesurer la force des liquides alcooliques à +15° centigrade, c'est-à-dire le nombre de centièmes d'alcool pur en volume, que contiennent ces liquides, à cette température.

La graduation de ces instruments est empirique. L'échelle porte 100 divisions, dont chacune représente un centième d'alcool en volume; le 0 correspondant à l'eau pure, le 100° à l'alcool absolu.

Un liquide dans lequel l'alcoomètre s'enfonce à +15° jusqu'à 60°, renfermera dans 100°° de son volume, 60°° d'alcool absolu et le reste d'eau.

Mais les appareils étant gradués pour la température de +15° centigrade, il faut que l'essai de l'alcool soit fait à cette température, pour que l'alcoomètre donne des résultats exacts et comparables.

Si la température du liquide est différente de + 15°, on doit effectuer une correction, en se servant des tables de Gay-Lussac, qui donnent pour chaque température le degré alcoolique à +15°, correspondant au degré lu à une température différente. (Table V.)

Si le degré lu à l'alcoomètre et au thermomètre renferme des décimales voici comment il convient de faire les corrections : (1)

1° *Correction de l'indication de l'alcoomètre.* — On néglige d'abord la fraction du degré indiqué, on cherche ensuite dans la table le chiffre correspondant à ce nombre entier, et au résultat on ajoute la fraction.

Exemple : L'alcoomètre indique 45°4 à la température de +22°, quel est le degré à +15°.

Chercher d'abord le degré correspondant à 45° et à +22°, en négligeant la fraction 4 ; on trouve qu'il y a 42°1 à la table de Gay-Lussac ; ajouter alors la fraction 0,4 ce qui donne comme degré à + 15°, 42°5.

2° *Correction de l'indication du thermomètre.* — On prend le nombre entier le plus près du nombre fractionnaire.

Ainsi : Si la température observée est 18,6, on prend 19° ; si elle est de 7,3, on prend seulement 7 ; on opère ensuite comme si cette température était réellement de 19° dans le premier cas et de 7° dans le second.

3° *Corrections des indications de l'alcoomètre et du thermomètre.* — *Lorsque l'alcoomètre et le thermomètre* donnent à la fois des indications de nombres à décimales, voici comment on opère :

L'alcoomètre marque 86°7 dans un alcool qui est à la température de 23°4, il faut connaître le degré que cet alcool marquerait à +15°.

  Au lieu de 86°7 on prend 86.
  Au lieu de 23°4 on prend 23.

Dans cette supposition, l'alcool marquerait à + 15°, d'après les tables 83° ; on ajoute alors 0°7 à ce degré ; il devient alors 83°8 à +15°.

L'erreur ainsi commise atteint au maximum 1/5° de degré de l'alcoomètre ; elle est donc négligeable.

---

(1) M. Dujardin-Salleron a établi une table de *Richesse en alcool* des liquides alcooliques, donnant le nombre de litres d'alcool à la température de +15° que contiennent 100 litres d'un liquide alcoolique ; pour chaque indication de l'alcoomètre aux températures comprises entre 5 et 30 degrés et entre 30 et 100 degrés. Cette table est calculée par 1/10° de degré d'alcool et par 1/2 degré de température. On évite ainsi l'interpolation des tables de Gay-Lussac, et par conséquent des erreurs.

On emploie en France deux types d'alcoomètres.

L'alcoomètre de Gay-Lussac, gradué de 0 à 100, basé sur une densité de l'alcool absolu égale à 0,7947 à + 15°.

L'alcoomètre légal, basé sur une densité égale à 0,7943 à +15°, de l'alcool absolu. Il est aussi gradué de 0° à 100.

Ce dernier appareil doit être gradué de telle manière que la tige s'enfonce au moins de cinq millimètres par degré alcoolique dans le liquide essayé. A

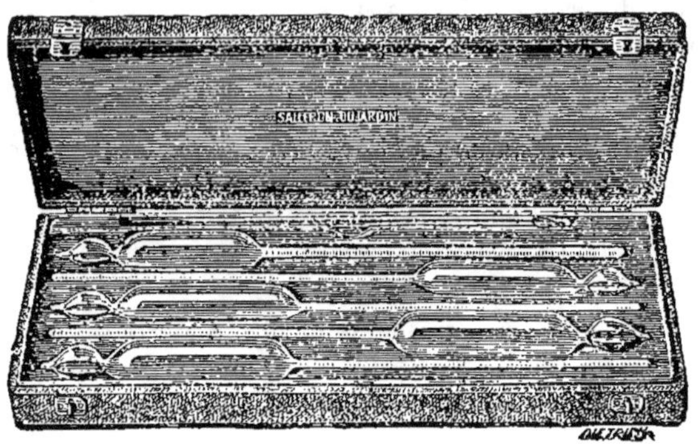

Fig. 2

cause de cette hauteur par degré, on a dû fractionner l'échelle et construire cinq instruments, chacun portant cinq divisions (fig. 2).

Cet alcoomètre est accompagné d'un thermomètre, dont chaque degré est séparé par un espace d'au moins trois millimètres.

L'alcoomètre légal ne concorde pas exactement avec l'alcoomètre de Gay-Lussac, puisque la densité prise pour base n'est pas la même. La différence entre ces appareils est maxima pour les titres de 20° à 21°, où elle atteint 0,43 ; on passe d'ailleurs d'une indication à une autre au moyen des tables de concordance. (Tables IV et VI.)

Les tables de correction sont utilisées, avec les alcoomètres légaux, comme avec l'alcoomètre de Gay-Lussac ; *chaque division représentant un degré centésimal, et indiquant la proportion en centième d'alcool absolu contenu dans l'alcool examiné.*

Usage des alcoomètres. — Pour faire une détermination, au moyen de ces appareils, prendre l'alcoomètre bien nettoyé, par le cylindre, avec les doigts propres, et en passer la tige avec précaution, entre deux doigts serrant une bande de papier buvard mouillée de lessive de soude caustique. L'alcoomètre étant tenu par son extrémité supérieure, l'immerger dans le liquide alcoolique contenu dans une éprouvette *en le soutenant* jusqu'à ce qu'il flotte seul, et, par petites saccades, le soulever et l'abaisser à plusieurs reprises sur

TABLE IV.— *Indications du nouvel alcoomètre légal et de l'alcoomètre de Gay-Lussac*

LÉGAL	GAY-LUSSAC	LÉGAL	GAY-LUSSAC	GAY-LUSSAC	LÉGAL	GAY-LUSSAC	LÉGAL
0	0	51	51 25	0	0 96	51	50 75
1	1 04	52	52 24	1	1 97	52	51 75
2	2 04	53	53 26	2	2 94	53	52 74
3	3 06	54	54 29	3	3 95	54	53 71
4	4 05	55	55 29	4	4 90	55	54 71
5	5 10	56	56 29	5	5 89	56	55 71
6	6 11	57	57 30	6	6 89	57	56 70
7	7 11	58	58 31	7	7 85	58	57 69
8	8 15	59	59 28	8	8 92	59	58 72
9	9 08	60	60 27	9	9 85	60	59 73
10	10 15	61	61 27	10	10 89	61	60 73
11	11 11	62	62 24	11	11 86	62	61 76
12	12 14	63	63 23	12	12 85	63	62 77
13	13 15	64	64 20	13	13 87	64	63 80
14	14 13	65	65 20	14	14 81	65	64 80
15	15 19	66	66 21	15	15 76	66	65 19
16	16 24	67	67 19	16	16 73	67	66 81
17	17 25	68	68 18	17	17 71	68	67 82
18	18 29	69	69 19	18	18 59	69	68.81
19	19 41	70	70 17	19	19 57	70	69 83
20	20 43	71	71 16	20	20 57	71	70 84
21	21 43	72	72 16	21	21 67	72	71.84
22	22 33	73	73 13	22	22 66	73	72 87
23	23 34	74	74 11	23	23 75	74	73 89
24	24.25	75	75 10	24	24 74	75	74 90
25	25 26	76	76 11	25	25 82	76	75 89
26	26 18	77	77 10	26	26 77	77	76 90
27	27 23	78	78 09	27	27 80	78	77 91
28	28 20	79	79 10	28	28 81	79	78 90
29	29 19	80	80 12	29	29.78	80	79 88
30	30 22	81	81 12	30	30 81	81	80.88
31	31 19	82	82 13	31	31 81	82	81 87
32	32 19	83	83 11	32	32 78	83	82.89
33	33.22	84	84 12	33	33 80	84	83 88
34	34 20	85	85 14	34	34 87	85	84.86
35	35 13	86	86 14	35	35 82	86	85.86
36	36 18	87	87 16	36	36 82	87	86 84
37	37 18	88	88 16	37	37 79	88	87 84
38	38 21	89	89 15	38	38 80	89	88 85
39	39 20	90	90 14	39	39 78	90	89 86
40	40 22	91	91 12	40	40 79	91	90 88
41	41.21	92	92 12	41	41 77	92	91.88
42	42 23	93	93 10	42	42 79	93	92.90
43	43 21	94	94 11	43	43 79	94	93.89
44	44 21	95	95 10	44	44 78	95	94 90
45	45 22	96	96 09	45	45 79	96	96.91
46	46 21	97	97 07	46	46 79	97	96.93
47	47.21	98	98.07	47	47 77	98	97.93
48	48.23	99	99 07	48	48.78	99	98 93
49	49.22	100	100 07	49	49.78	100	99.92
50	50.22			50			

la longueur d'un ou deux degrés de la graduation en dessus et en dessous de son point d'affleurement, pour bien en mouiller la tige à l'endroit où le ménisque doit se former et, en même temps, pour équilibrer aussi la température du liquide autour de l'instrument ; l'abandonner à lui-même en l'empêchant de toucher les parois de l'éprouvette et, lorsqu'il est bien immobilisé, lire le degré *en dessous du ménisque*, suivant la ligne D E (fig. 3).

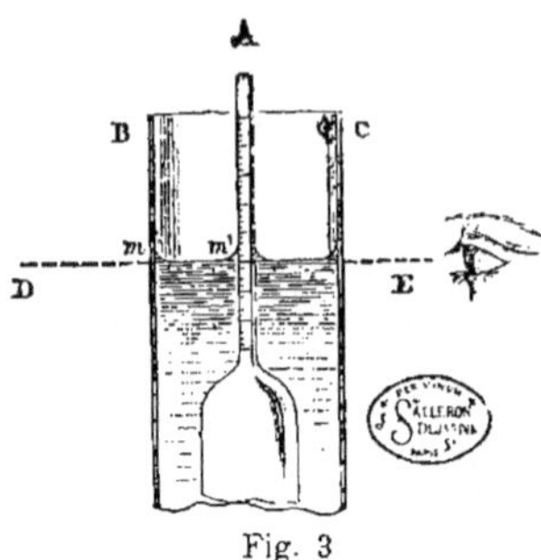

Fig. 3

Faire deux lectures pour éviter toute erreur et en prendre note. Plonger le thermomètre immédiatement après, et en lire le degré lorsque la colonne de mercure est bien fixe. Il est préférable de ne pas plonger le thermomètre en même temps que l'alcoomètre dans l'éprouvette, à moins qu'elle ne soit d'un très grand diamètre ; les ménisques qui se forment entre les parois de l'éprouvette, autour de la tige de l'alcoomètre et autour du thermomètre, se contrarient naturellement et peuvent, par leur action, influencer les indications de l'alcoomètre. Il vaudrait mieux, à la rigueur, prendre la température avant et après la lecture de l'alcoomètre et ensuite la moyenne des deux lectures.

Faire la correction sur la table V.

Les alcoomètres ne peuvent servir dans le cas où le mélange renferme, outre l'alcool, d'autres substances qui en modifient la densité. Pour ces liquides (vins, bières, eaux-de-vie), il sera nécessaire de séparer PAR DISTILLATION l'alcool du mélange dont il fait partie avant de procéder à la détermination alcoométrique.

LA DISTILLATION se pratique soit au moyen d'un appareil à distillation, conformément aux prescriptions officielles (voir eaux-de-vie), soit au moyen d'alambics spéciaux, dont le plus pratique est celui de *Salleron-Dujardin*.

L'alambic Salleron, modèle 1903, se compose des pièces suivantes (fig. 4) :

A Chaudière de l'alambic, à chapiteau étranglé pour briser la mousse (capacité totale 750^{cc}).

B Lampe à alcool.

C Entonnoir du réfrigérant, servant également pour verser le liquide dans la chaudière.

D Réfrigérant avec serpentin.

F Trépied mobile supportant le réfrigérant D.

G Anneau mobile se plaçant sur l'enveloppe E, pour supporter la chaudière.

H Raccord de la chaudière au réfrigérant, se serrant à l'aide des étriers à vis sur les rondelles de caoutchouc.

I Carafe portant deux traits de jauge ; l'un sur le col, servant à mesurer le volume du liquide à distiller, l'autre sur la base, indiquant, à peu près, le moment où l'on peut arrêter la distillation. Il n'y a aucun inconvénient à la pousser plus loin, l'essentiel étant de ne pas dépasser le *trait supérieur*.

Un petit tube de caoutchouc sert à fixer un tube de verre au tube de sortie du réfrigérant, afin de le prolonger dans le col de la carafe et d'éviter toute déperdition d'alcool pendant la distillation.

J Pipette pour affleurer exactement le liquide au trait.

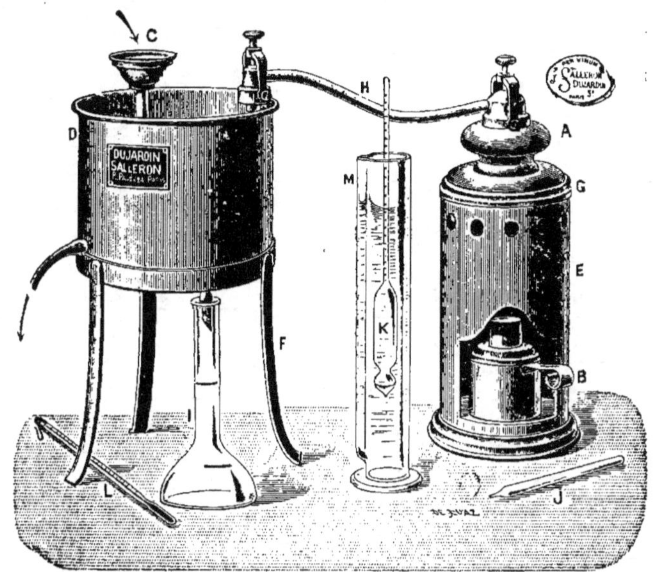

Fig. 4

K Alcoomètre portant sur sa carène le contrôle de l'Etat et divisé en 1/10° de degré.

L Thermomètre contrôlé par l'Etat et divisé en 1/2 degrés.

M Eprouvette à rainure pour opérer avec ces deux instruments sur 125^{cc} de liquide.

D'après la loi du 22 janvier 1907, les laboratoires chargés de la répression des fraudes et admis à procéder à l'examen des échantillons prélevés ne pourront employer pour l'analyse des vins que les méthodes accompagnant cette loi. En ce qui concerne le dosage de l'alcool, le *procédé officiel est la distillation*, il n'y a donc qu'un *degré officiel*, c'est celui qui est déterminé *par distillation*.

I. — DOSAGE DE L'ALCOOL DANS LES VINS ET DANS LES LIQUIDES CONTE-NANT DE 4 A 14° D'ALCOOL ENVIRON. — Voir les méthodes officielles (vins, cidres).

L'alambic étant monté comme l'indique la figure, bien rincer la carafe avec un peu du liquide à essayer, qu'on jette ensuite.

TABLE V

Table des richesses alcooliques depuis 1° jusqu'à 25°.

Température. — Degrés du thermomètre

	1	2	3	4	5	6	7	8	9	10	11	12	13	14	15	16	17	18	19	20	21	22	23	24	25
0	1.3	2.4	3.4	4.4	5.4	6.5	7.5	8.6	9.7	10.9	12.2	13.4	14.7	16.1	17.5	19—	20.4	21.7	23	24.3	25.7	27.1	28.5	29.9	31.1
1	»	»	»	»	»	»	»	»	»	»	»	13.4	14.7	16	17.3	18.7	20.1	21.4	22.7	24	25.4	26.8	28.1	29.4	30.6
2	»	»	»	»	»	»	»	»	»	»	»	13.	14.4	16	17.2	18.6	19.9	21.2	22.4	23.7	25	26.4	27.6	28.9	30.2
3	»	»	»	»	»	»	»	»	»	»	»	13.3	14.6	15.9	17.1	18.3	19.7	20.9	22.1	23.4	24.7	26	27.3	28.6	29.8
4	»	»	»	»	»	»	»	»	»	»	»	13.3	14.5	15.8	16.9	18.1	19.4	20.7	21.9	23.1	24.4	25.7	26.9	28.1	29.3
5	1	2.5	3.5	4.5	5.5	6.6	7.7	8.7	9.8	10.9	12.1	13.2	14.5	15.7	16.8	18	19.2	20.5	21.6	22.8	24.1	25.3	26.5	27.7	28.9
6	»	»	»	»	»	»	»	»	»	»	»	13.1	14.3	15.6	16.7	17.8	19	20.3	21.4	22.5	23.7	25	26.1	27.3	28.5
7	»	»	»	»	»	»	»	»	»	»	»	13	14.2	15.4	16.6	17.7	18.8	20	21	22.1	23.4	24.7	25.8	27	28.1
8	»	»	»	»	»	»	»	»	»	»	»	13	14.1	15.3	16.4	17.5	18.6	19.7	20.7	21.8	23	24.2	25.4	26.6	27.7
9	»	»	»	»	»	»	»	»	»	»	»	12.9	14	15.1	16.2	17.3	18.4	19.5	20.5	21.6	22.7	23.9	25	26.2	27.3
10	1.4	2.4	3.4	4.5	5.5	6.5	7.5	8.5	9.5	10.6	11.7	12.7	13.8	14.9	16	17	18.1	19.2	20.2	21.3	22.4	23.5	24.6	25.8	26.9
11	1.3	2.4	3.4	4.4	5.4	6.4	7.4	8.4	9.4	10.5	11.6	12.6	13.6	14.7	15.8	16.8	17.9	19.	20	21	22.1	23.2	24.3	25.4	26.5
12	1.2	2.3	3.3	4.3	5.3	6.3	7.3	8.3	9.3	10.4	11.5	12.5	13.5	14.6	15.6	16.6	17.6	18.7	19.7	20.7	21.8	22.9	24	25.1	26.1
13	1.2	2.2	3.2	4.2	5.2	6.2	7.2	8.2	9.2	10.3	11.4	12.4	13.4	14.4	15.4	16.4	17.4	18.5	19.5	20.5	21.5	22.6	23.7	24.7	25.7
14	1.1	2.1	3.1	4.1	5.1	6.1	9.1	8.1	9.1	10.2	11.2	12.2	13.2	14.2	15.2	16.2	17.2	18.2	19.2	20.2	21.2	22.3	23.3	24.8	25.3
15	1	2	3.9	4	5	6	7	8	9	10	11	12	13	14	15	16	17	18	19	20	21	22	23	24	25
16	0.9	1.9	2.»	3.9	4.9	5.9	6.9	7.9	8.9	9.9	10.9	11.9	12.9	13.9	14.9	15.9	16.9	17.8	18.7	19.7	20.7	21.7	22.7	23.7	24.7
17	0.8	1.8	2.8	3.8	4.8	5.8	6.8	7.8	8.8	9.8	10.8	11.7	12.7	13.7	14.7	15.6	16.6	17.5	18.4	19.4	20.4	21.4	22.4	23.4	24.4
18	0.7	1.7	2.7	3.7	4.7	5.7	6.7	7.7	8.7	9.7	10.7	11.6	12.5	13.5	14.5	15.4	16.3	17.3	18.2	19.1	20.1	21.1	22	23	
19	0.6	1.6	2.6	3.6	4.5	5.5	6.5	7.5	8.5	9.5	10.5	11.4	12.4	13.3	14.3	15.2	16.1	17	17.9	18.8	19.8	20.8	21.7	22.7	23.6
20	0.5	1.5	2.4	3.4	4.4	5.4	6.4	7.3	8.3	9.3	10.3	11.2	12.2	13.1	14	14.9	15.8	16.7	17.6	18.5	19.5	20.5	21.4	22.4	23.3
21	0.4	1.4	2.3	3.3	4.3	5.2	6.2	7.1	8.1	9.1	10.1	11	11.9	12.8	13.7	14.6	15.5	16.4	17.3	18.2	19.1	20.1	21.1	22.1	
22	0.3	1.3	2.2	3.2	4.1	5.1	6.1	7	7.9	8.9	9.9	10.8	11.7	12.6	13.5	14.4	15.3	16.2	17	17.9	18.8	19.8	20.7	21.6	22.5
23	0.1	1.1	2.1	3.1	4.0	4.9	5.9	6.8	7.8	8.7	9.7	10.6	11.5	12.4	13.3	14.1	15	15.9	16.7	17.6	18.5	19.4	20.3	21.3	22.2
24	0.0	1	1.9	2.9	3.8	4.8	5.8	6.7	7.6	8.5	9.5	10.4	11.3	12.2	13.1	13.9	14.8	15.7	16.5	17.4	18.2	19.1	20	21	21.8
25	0.0	0.8	1.7	2.7	3.6	4.6	5.5	6.5	7.4	8.3	9.3	10.2	11.5	12	12.8	13.6	14.5	15.4	16.2	17.1	17.9	18.8	19.7	20.6	21.5
26	0.0	0.7	1.6	2.6	3.5	4.4	5.4	6.3	7.2	8.1	9	9.9	10.8	11.7	12.6	13.4	14.2	15.1	15.9	16.7	17.6	18.5	19.4	20.3	21.2
27	0.0	0.5	1.5	2.4	3.3	4.3	5.4	6.1	7	7.9	8.8	19.7	10.6	11.5	12.3	13.1	13.9	14.8	15.6	16.4	17.3	18.2	19.1	20	20.8
28	0.0	0.3	1.3	2.2	3.1	4.1	5	5.9	6.8	7.7	8.6	9.5	10.3	11.2	12	12.8	13.6	14.4	15.2	16	16.9	17.9	18.8	19.6	20.5
29	0.0	0.1	1.1	2	2.9	3.9	4.8	5.7	6.6	7.5	8.4	9.2	10.1	11	11.7	12.5	13.3	14.3	14.9	15.7	16.6	17.5	18.4	19.3	20.2
30	0.0	0.0	0.9	1.9	2.8	3.7	4.6	5.5	6.4	7.3	8.1	9	9.8	10.7	11.5	12.3	13	13.8	14.6	15.4	16.3	17.2	18.1	19	19.8

TABLE V (suite)

Table des richesses alcooliques depuis 26 jusqu'à 50°.

Température. — Degrés du thermomètre.

	26	27	28	29	30	31	32	33	34	35	36	37	38	39	40	41	42	43	44	45	46	47	48	49	50
0	32.3	33.4	34.5	35.6	36.6	37.6	38.6	39.6	40.6	41.5	42.5	43.5	44.4	45.4	46.4	47.4	48.4	49.3	50.3	51.3	52.3	53.2	54.1	55.1	56.1
1	31.8	32.9	34	35.1	36.1	37.1	38.1	39.1	40.1	41.2	42.2	43.1	44.1	45	46	47	48	48.9	49.9	50.8	51.8	52.8	53.7	54.7	55.7
2	31.4	32.5	33.5	34.6	35.6	36.7	37.7	38.7	39.7	40.7	41.7	42.7	43.7	44.6	45.5	46.5	47.5	48.5	49.5	50.4	51.4	52.3	53.3	54.3	55.3
3	31	32.1	33.1	34.1	35.2	36.2	37.3	38.3	39.3	40.3	41.3	42.3	43.2	44.2	45.2	46.2	47.1	48.1	49	50	51	52	52.9	53.9	54.8
4	30.6	31.6	32.7	33.7	34.7	35.7	36.7	37.7	38.8	39.8	40.8	41.8	42.8	43.8	44.8	45.8	46.7	47.7	48.7	49.6	50.6	51.5	52.5	53.5	54.5
5	30.1	31.2	32.3	33.3	34.3	35.3	36.3	37.3	38.3	39.3	40.3	41.4	42.4	43.4	44.3	45.3	46.2	47.2	48.4	49.2	50.2	51.1	52.1	53.1	54
6	29.7	30.8	31.8	32.8	33.8	34.9	35.9	36.9	37.9	38.9	39.9	40.9	42.9	42.9	44.9	44.9	45.8	46.8	47.8	49.8	49.8	50.8	51.7	52.7	53.7
7	29.3	30.3	31.3	32.3	34.3	34.3	35.3	36.4	37.4	38.4	39.4	40.4	41.4	42.4	43.4	44.4	45.4	46.4	47.4	48.4	49.4	50.4	51.4	52.3	53.2
8	28.9	29.9	30.9	31.9	32.9	33.9	34.9	35.9	36.9	38	39	40	41	42	43	44	45	46	47	47.9	48.9	49.9	50.9	51.9	52.9
9	28.5	29.5	30.5	31.5	32.5	33.5	34.5	35.5	36.5	37.5	38.5	39.6	40.6	41.6	42.6	43.6	44.6	45.6	46.4	47.6	48.5	49.5	50.5	51.5	52.5
10	28	29.1	30.1	31.1	32.1	33.1	34.1	35.1	36.1	37.1	38.1	39.1	40.1	41.1	43.1	43.1	44.1	45.1	47.1	47.1	48.1	50.1	50.1	50.1	52
11	27.7	28.7	29.7	30.7	31.7	32.7	33.7	34.7	35.7	36.7	37.7	38.7	39.7	40.7	41.7	42.7	43.7	44.7	45.7	46.7	47.7	49.7	49.7	51.7	51.7
12	27.2	28.2	29.2	30.2	31.2	32.2	33.2	34.3	35.3	36.3	37.3	38.3	39.3	40.3	41.3	42.3	43.3	44.3	45.3	46.3	47.3	48.3	49.3	50.3	51.2
13	26.8	27.8	28.8	29.8	30.8	31.8	32.8	33.8	34.8	35.8	36.8	37.8	38.8	39.8	40.9	41.9	42.9	43.9	44.9	45.9	46.9	47.9	48.9	49.9	50.9
14	26.4	27.4	28.4	29.4	30.4	31.4	32.4	33.4	34.4	35.4	36.4	37.4	38.4	39.4	40.4	41.4	42.4	43.4	44.4	45.4	46.4	47.4	48.4	49.4	50.4
15	26	27	28	29	30	31	32	33	34	35	36	37	38	39	40	41	42	43	44	45	46	47	48	49	50
16	25.7	26.6	27.6	28.6	29.6	30.6	31.6	32.5	32.5	34.5	34.5	36.5	37.5	38.5	39.5	40.6	41.6	42.6	43.6	44.6	45.6	45.6	47.6	48.6	49.6
17	25.4	26.3	27.3	28.2	29.2	30.2	31.2	32.1	33.1	34.1	35.1	36.1	37.1	38.1	39.1	40.1	41.1	42.1	43.1	44.1	45.2	46.2	47.2	48.2	49.2
18	25	25.9	26.9	27.8	28.9	29.8	30.8	31.7	32.6	33.6	34.6	35.6	36.6	37.6	37.6	39.7	40.7	41.7	42.7	42.7	44.6	44.8	45.8	47.8	48.8
19	24.6	25.5	26.4	27.3	28.3	29.3	30.3	31.2	32.2	33.2	34.2	35.2	36.2	37.2	38.2	39.3	40.3	41.3	42.4	43.4	44.4	45.4	46.4	47.4	48.4
20	24.3	25.2	26.1	27	27.9	28.9	29.9	30.8	31.8	32.8	33.8	34.8	35.8	36.8	37.8	38.9	39.9	40.9	42	43	44	45	46	47	48
21	23.9	24.8	25.6	26.6	27.5	28.5	29.5	30.4	31.4	32.4	33.4	34.4	35.4	36.4	37.4	38.4	39.4	40.4	41.5	42.5	43.5	44.5	45.6	47.6	47.6
22	23.5	24.3	25.2	26.2	27.1	28.1	29.1	30	31	32	33	34	35	36	36.9	38	39	40	41.1	42.1	43.1	44.1	45.1	46.1	47.1
23	23.1	24	24.9	25.8	26.7	27.7	28.7	29.6	30.6	31.6	32.6	33.5	34.5	35.5	36.5	37.6	38.6	39.6	40.6	41.6	42.6	43.6	44.6	45.7	46.7
24	22.7	23.6	24.5	25.4	26.3	27.3	28.3	29.2	30.2	31.1	32.1	33.1	34.1	35.1	36.1	37.2	38.2	39.2	40.2	41.2	42.2	43.3	44.3	45.3	46.3
25	22.4	23.2	24.2	25.1	26	26.9	27.9	28.8	29.7	30.7	31.7	32.7	33.7	34.7	35.7	36.7	37.7	38.7	39.8	40.8	41.8	42.9	43.9	44.9	46
26	22.1	22.9	23.8	24.7	25.6	26.5	27.5	28.4	29.3	30.3	31.3	32.3	34.3	34.3	35.3	36.3	37.3	38.3	39.4	40.4	41.5	42.5	43.5	44.5	45.5
27	21.7	22.6	23.5	24.3	25.2	26.1	27.1	27.9	28.9	29.9	30.9	31.9	32.9	33.9	34.8	35.9	36.9	37.9	39	40	41.1	42.1	43.1	44.1	45.1
28	21.4	22.2	23.1	24	24.8	25.7	26.6	27.5	28.5	29.5	30.5	31.5	32.5	33.5	34.4	35.4	36.5	37.5	38.6	39.6	40.6	41.6	42.6	43.7	44.7
29	21	21.8	22.7	23.6	24.4	25.2	26.2	27.1	28.1	29.1	30.1	31.1	32.1	33.1	34	35	36	37.1	38.1	39.1	40.2	41.2	42.2	43.3	44.3
30	20.7	21.5	22.4	23.2	24	24.9	25.8	26.7	27.7	28.7	29.7	30.7	31.6	32.6	33.6	34.6	35.6	36.6	37.7	38.7	39.8	40.8	41.8	42.8	43.8

TABLE V (suite)

Table des richesses alcooliques depuis 51° jusqu'à 75°

Température. — Degrés du thermomètre

	51	52	53	54	55	56	57	58	59	60	61	62	63	64	65	66	67	68	69	70	71	72	73	74	75
0	57.1	58	59	59.5	60.9	61.9	62.9	63.9	64.9	65.8	66.8	67.8	68.8	69.8	70.8	71.7	72.7	73.7	74.7	75.7	76.6	77.6	78.6	79.6	80.6
1	56.7	57.6	58.6	59.6	60.6	61.6	62.5	63.5	64.5	65.5	66.5	67.5	68.5	69.4	70.4	71.3	72.3	73.3	74.3	75.3	76.2	77.2	78.2	79.2	80.2
2	56.3	57.2	58.2	59.2	60.2	61.2	62.1	63.1	64.1	65.1	66.1	67.1	68.1	69.1	70.1	71	71.9	72.9	73.9	74.9	75.9	76.9	77.9	78.9	79.9
3	55.8	56.8	57.8	58.8	59.8	60.8	61.7	62.7	63.7	64.7	65.6	66.6	67.6	68.6	69.6	70.6	71.6	72.6	73.6	74.5	75.5	76.5	77.5	78.9	79.9
4	55.5	56.5	57.4	58.4	59.4	60.3	61.3	62.3	63.3	64.3	65.3	66.3	67.3	68.3	69.3	70.2	71.2	72.2	73.2	74.1	75.1	76.1	77.1	78.5	79.5
5	55	56	57	58	59	60	60.9	61.9	62.9	63.9	64.9	65.9	66.9	67.9	68.9	69.8	70.8	71.8	72.8	73.8	74.8	75.7	76.7	77.7	79.1
6	54.7	55.6	56.6	57.6	58.5	59.5	60.5	61.5	62.5	63.5	64.5	65.5	66.5	67.5	68.5	69.5	70.5	71.5	72.5	73.5	74.4	75.4	76.3	77.3	78.7
7	54.2	55.2	56.2	57.1	58.1	59.1	60.1	61.1	62.1	63.1	64.1	65.1	66.1	67.1	68.1	69.1	70.1	71.1	72	73	74	75	76	77	78
8	53.9	54.9	55.8	56.8	57.8	58.8	59.8	60.8	61.8	62.8	63.8	64.8	65.8	66.8	67.8	68.7	69.7	70.6	71.6	72.6	73.6	74.6	75.6	76.6	77.6
9	53.5	54.5	55.4	56.4	57.4	58.4	59.4	60.4	61.4	62.4	63.4	64.4	65.4	66.4	67.4	68.4	69.4	70.4	71.4	72.4	73.3	74.2	75.2	76.2	77.2
10	53	54	55	56	57	58	59	60	61	62	63	64	65	66	67	67.9	68.9	69.9	70.9	71.9	72.9	73.9	74.9	75.9	76.9
11	52.7	53.7	54.6	55.6	56.6	57.6	58.6	59.6	60.6	61.6	62.6	63.6	64.6	65.6	66.6	67.6	68.6	69.6	70.6	71.6	72.6	73.5	74.5	75.5	76.5
12	52.2	53.2	54.2	55.2	56.2	57.2	58.2	59.2	60.2	61.2	62.2	63.2	64.2	65.2	66.2	67.2	68.2	69.2	70.2	71.2	72.2	73.2	74.1	75.1	76.1
13	51.9	52.8	53.8	54.8	55.8	56.8	57.8	58.8	59.8	60.8	61.8	62.8	63.8	64.8	65.8	66.8	67.8	68.8	69.8	70.8	71.8	72.8	73.8	74.8	75.8
14	51.4	52.4	53.4	54.4	55.4	56.4	57.4	58.4	59.4	60.4	61.4	62.4	63.4	64.4	65.4	66.4	67.4	68.4	69.4	70.4	71.4	72.4	73.4	74.4	75.4
15	51	52	53	54	55	56	57	58	59	60	61	62	63	64	65	66	67	68	69	70	71	72	73	74	75
16	50.6	51.6	52.6	53.6	54.6	55.6	56.6	57.6	58.6	59.6	60.6	61.6	62.6	63.6	64.6	65.6	66.6	67.6	68.6	69.6	70.6	71.6	72.6	73.6	74.6
17	50.2	51.2	52.2	53.2	54.2	55.2	56.2	57.2	58.2	59.2	60.2	61.2	62.2	63.2	64.2	65.2	66.2	67.2	68.2	69.2	70.2	71.2	72.2	73.2	74.2
18	49.8	50.8	51.8	52.8	53.8	54.8	55.8	56.8	57.8	58.8	59.8	60.8	61.8	62.8	63.8	64.8	65.8	66.8	67.8	68.8	69.8	70.8	71.8	72.8	73.8
19	49.4	50.4	51.4	52.4	53.4	54.4	55.4	56.4	57.4	58.4	59.4	60.4	61.4	62.5	63.5	64.5	65.5	66.5	67.5	68.5	69.5	70.5	71.5	72.5	73.5
20	49	50	51	52	53	54	55	56	57	58	59	60	61	62	63	64	65.1	66.1	67.1	68.1	69.1	70.1	71.1	72.1	73.1
21	48.6	49.6	50.6	51.6	52.6	53.6	54.6	55.6	56.6	57.6	58.6	59.6	60.7	61.7	62.7	63.7	64.7	65.7	66.7	67.7	68.7	69.7	70.7	71.7	72.7
22	48.1	49.1	50.1	51.1	52.2	53.2	54.2	55.2	56.2	57.2	58.2	59.2	60.3	61.3	62.3	63.3	64.3	65.3	66.3	67.3	68.3	69.3	70.3	71.3	72.3
23	47.7	48.8	49.8	50.8	51.8	52.8	53.8	54.8	55.8	56.8	57.8	58.8	59.8	60.9	61.9	62.9	63.9	64.9	65.9	66.9	67.9	68.9	70	71	72
24	47.3	48.4	49.4	50.4	51.4	52.4	53.4	54.4	55.4	56.4	57.4	58.4	59.4	60.5	61.5	62.5	63.5	64.5	65.5	66.5	67.5	68.5	69.6	70.6	71.6
25	47	48	49	50	51	52	53	54	55	56	57	58	59	60.1	61.1	62.1	63.1	64.1	65.1	66.1	67.1	68.1	69.2	70.2	71.2
26	46.5	47.5	48.5	49.5	50.5	51.5	52.5	53.5	54.5	55.6	56.6	57.6	58.6	59.6	60.7	61.7	62.7	63.3	64.3	65.3	66.3	67.4	68.4	69.4	70.4
27	46.1	47.1	48.1	49.1	50.2	51.2	52.2	53.2	54.2	55.2	56.2	57.3	58.3	59.3	60.3	61.3	62.3	63.3	64.3	65.4	66.4	67.4	68	69.1	70.1
28	45.7	46.7	47.7	48.7	49.8	50.8	51.8	52.8	53.8	54.8	55.8	56.8	57.8	58.8	59.9	60.9	61.9	62.9	63.9	64.9	65.9	66.9	67.9	68.8	69.8
29	45.3	46.3	47.3	48.4	49.4	50.4	51.4	52.4	53.4	54.4	55.4	56.4	57.4	58.5	59.5	60.5	61.5	62.5	63.5	64.5	65.6	66.6	67.7	68.7	69.7
30	44.9	45.9	47	48	49	50	51	52	53	54	55	56	57.1	58.1	59.1	60.1	61.1	62.1	63.1	64.1	65.2	66.2	67.3	68.3	69.3

TABLE V (*suite*)

Table des richesses alcooliques depuis 76° jusqu'à 100°.

Température. — Degrés du thermomètre

t°	76	77	78	79	80	81	82	83	84	85	86	87	88	89	90	91	92	93	94	95	96	97	98	99	100
0	81.6	82.6	83.6	84.5	85.5	86.4	87.4	88.3	89.2	90.2	91.2	92.2	93.1	94	95	95.9	96.8	97.7	98.6	99.5	»	»	»	»	»
1	81.2	82.2	83.2	84.2	85.1	86.1	87	88	89	89.9	90.8	91.8	92.8	93.7	94.6	95.6	96.5	97.4	98.3	99.2	100	»	»	»	»
2	80.9	81.9	82.9	83.8	84.7	85.7	86.6	87.6	88.6	89.6	90.5	91.5	92.4	93.4	94.3	95.2	96.1	97	97.9	98.9	99.8	»	»	»	»
3	80.5	81.5	82.5	83.4	84.4	85.3	86.3	87.3	88.3	89.2	90.2	91.2	92.1	93	94	94.9	95.8	96.7	97.7	98.7	99.5	»	»	»	»
4	80.1	81.1	82.1	83	84	85	86	87	88	88.9	89.9	90.8	91.8	92.7	93.7	94.6	95.5	96.4	97.4	98.3	99.2	»	»	»	»
5	79.7	80.7	81.7	82.7	83.7	84.7	85.6	86.6	87.6	88.5	89.5	90.5	91.4	92.4	93.3	94.3	95.2	96.2	97.1	98	98.9	99.8	»	»	»
6	79.3	80.3	81.3	82.3	83.3	84.3	85.3	86.3	87.3	88.2	89.2	90.1	91	92	93	93.9	94.9	95.9	96.8	97.7	98.7	99.6	»	»	»
7	79	80	81	82	82.9	83.9	84.9	85.9	86.9	87.9	88.8	89.8	90.7	91.7	92.6	93.6	94.6	95.5	96.5	97.4	98.4	99.3	»	»	»
8	78.6	79.6	80.6	81.6	82.6	83.6	84.6	85.6	86.5	87.5	88.5	89.4	90.4	91.3	92.3	93.3	94.3	95.3	96.2	97.1	98.1	99	99.9	»	»
9	78.2	79.2	80.2	81.2	82.2	83.2	84.2	85.2	86.2	87.1	88.1	89.1	90	91	92	93	94	95	95.9	96.8	97.8	98.7	99.7	»	»
10	77.9	78.9	79.9	80.9	81.9	82.8	83.8	84.8	85.8	86.8	87.8	88.7	89.7	90.7	91.7	92.7	93.7	94.7	95.6	96.5	97.5	98.5	99.4	»	»
11	77.5	78.5	79.5	80.5	81.5	82.5	83.4	84.4	85.4	86.4	87.4	88.4	89.4	90.4	91.4	92.4	93.3	94.3	95.3	96.2	97.2	98.2	99.1	»	»
12	77.1	78.1	79.1	80.1	81.1	82.1	83.1	84.1	85	86	87	88	89	90	91	92	93	94	95	95.9	96.9	97.9	98.8	99.8	»
13	76.8	77.8	78.8	79.8	80.8	81.8	82.8	83.8	84.8	85.7	86.7	87.7	88.7	89.7	90.7	91.7	92.7	93.7	94.6	95.6	96.6	97.6	98.6	99.5	»
14	76.4	77.4	78.4	79.4	80.4	81.4	82.4	83.4	84.4	85.4	86.4	87.4	88.3	89.3	90.3	91.3	92.3	93.3	94.3	95.3	96.3	97.3	98.3	99.3	»
15	76	77	78	79	80	81	82	83	84	85	86	87	88	89	90	91	92	93	94	95	96	97	98	99	100
16	75.6	76.6	77.6	78.6	79.6	80.6	81.6	82.6	83.6	84.6	85.6	86.6	87.6	88.6	89.6	90.7	91.7	92.7	93.7	94.7	95.7	96.7	97.7	98.7	99.7
17	75.2	76.2	77.2	78.2	79.2	80.2	81.2	82.2	83.2	84.2	85.2	86.2	87.2	88.2	89.3	90.3	91.3	92.4	93.4	94.4	95.4	96.4	97.4	98.5	99.5
18	74.9	75.9	76.9	77.9	78.9	79.9	80.9	81.9	82.9	83.9	84.9	85.9	86.9	87.9	88.9	89.9	91	92	93	94	95.1	96.1	97.1	98.2	99.2
19	74.5	75.5	76.5	77.5	78.5	79.5	80.5	81.6	82.6	83.6	84.6	85.6	86.6	87.6	88.6	89.6	90.7	91.7	92.7	93.7	94.8	95.8	96.9	97.9	98.9
20	74.1	75.1	76.1	77.1	78.1	79.1	80.1	81.2	82.2	83.2	84.2	85.2	86.2	87.2	88.2	89.2	90.3	91.3	92.4	93.4	94.5	95.5	96.6	97.6	98.6
21	73.7	74.7	75.8	76.8	77.8	78.7	79.7	80.8	81.8	82.8	83.8	84.8	85.9	86.9	87.9	88.9	90.1	91	92	95.1	94.4	95.2	96.3	97.3	98.4
22	73.3	74.3	75.4	76.4	77.4	78.4	79.4	80.4	81.4	82.4	83.4	84.4	85.5	86.5	87.6	88.6	89.6	90.7	91.8	92.8	93.9	94.9	95.9	97	98.1
23	73	74	75	76	77	78	79	80.1	81.1	82.1	83.1	84.1	85.1	86.1	87.2	88.3	89.3	90.4	91.4	92.4	93.5	94.6	95.7	96.7	97.8
24	72.6	73.6	74.6	75.6	76.6	77.6	78.6	79.7	80.7	81.7	82.7	83.7	84.7	85.7	86.8	87.9	88.9	90	91.1	92.1	93.2	94.3	95.4	96.4	97.5
25	72.2	73.2	74.2	75.3	76.3	77.3	78.3	79.3	80.3	81.3	82.3	83.4	84.4	85.4	86.5	87.5	88.6	89.7	90.7	91.8	92.9	94	95.1	96.1	97.2
26	71.8	72.8	73.8	74.8	75.9	76.9	77.9	78.9	79.9	80.9	81.9	82.9	84	85	86.1	87.2	88.2	89.3	90.4	91.5	92.5	93.7	94.7	95.8	97
27	71.4	72.4	73.4	74.4	75.5	76.5	77.5	78.5	79.5	80.5	81.6	82.6	83.6	84.7	85.7	86.8	87.9	89	90	91.1	92.2	93.3	94.4	95.5	96.7
28	71.1	72.1	73.1	74.1	75.1	76.1	77.1	78.2	79.2	80.2	81.3	82.3	83.3	84.3	85.4	86.5	87.5	88.6	89.5	90.8	91.9	93	94.1	95.2	96.4
29	70.7	71.7	72.7	73.7	74.7	75.7	76.8	77.8	78.8	79.8	80.9	81.9	83	84	85	86.1	87.2	88.2	89.3	90.4	91.6	92.7	93.8	94.9	96.1
30	70.3	71.3	72.3	73.3	74.3	75.3	76.4	77.4	78.4	79.4	80.5	81.5	82.6	83.6	84.7	85.8	86.9	87.9	89.1	90.1	91.2	92.4	93.5	94.6	95.8

Mesurer le liquide à essayer dans la carafe jaugée, en la remplissant très exactement jusqu'au trait du haut, en se servant de la pipette pour ajouter les dernières gouttes.

Verser le contenu de la carafe dans la chaudière, en utilisant l'entonnoir de l'alambic pour ne pas perdre une seule goutte de liquide, égoutter la carafe et finalement la rincer avec environ un doigt d'eau propre, qu'on ajoute également dans la chaudière (1).

Placer le raccord II sur le goulot de la chaudière et sur la bride du réfrigérant, munis tous deux de rondelles de caoutchouc. Serrer les vis de pression pour obtenir une obturation complète.

Remplir complètement d'eau froide le réfrigérant D (on peut à la rigueur employer comme refroidisseur un liquide quelconque).

Placer la carafe jaugée sous le tube de sortie du serpentin muni d'un petit ajutage, destiné à le prolonger dans le col de la carafe, afin d'éviter toute déperdition d'alcool.

Allumer la lampe B, placée sous la chaudière A.

Lorsque le contenu de la chaudière entre en ébullition, l'eau qui entoure le serpentin s'échauffe, on la rafraîchit de temps en temps en versant de l'eau froide dans l'entonnoir.

Distiller jusqu'au trait gravé sur la base de la carafe, c'est-à-dire environ les 2/3 de sa capacité ; à ce moment, retirer la lampe et arrêter l'opération.

Compléter *très exactement* le volume du liquide dans la carafe jaugée jusqu'au trait supérieur, avec de l'eau, en versant les dernières gouttes avec la pipette.

Mélanger le contenu, en retournant à plusieurs reprises, la carafe bouchée, préalablement, avec la paume de la main.

Verser dans l'éprouvette, bien essuyée, bien propre, placée d'aplomb ; laisser disparaître les bulles d'air ; *il n'y a aucun inconvénient lorsque le contenu de la carafe a été bien mélangé, à ce qu'on ne l'utilise pas tout entier pour remplir l'éprouvette ; il suffit que l'alcoomètre soit bien immergé dans le liquide.*

Plonger l'alcoomètre et le thermomètre, qui doivent être également tenus dans le plus grand état de propreté.

Lire avec soin les indications données par l'alcoomètre *au-dessous* (2) *du ménisque (ligne D E, fig. 3); répéter deux fois la lecture et en prendre la moyenne afin d'éviter toute erreur.*

Prendre la température indiquée par le thermomètre et reporter les deux résultats sur la table de correction que M. Dujardin a spécialement calculée

---

(1) Le comité consultatif des Arts et Manufactures recommande la saturation de l'acidité des liquides avant de les distiller ; elle s'effectue au besoin avec la potasse, la soude ou mieux la magnésie ; on la constate à l'aide du papier de tournesol ou de phtaléine.

(2) L'instruction pratique du Comité consultatif des Arts et Manufactures, pour l'Analyse des vins, prescrit de faire la lecture *en haut* du ménisque, il y a contradiction avec la *loi relative à l'alcoomètre légal* (*Journal Officiel* du 30 décembre 1884).

en 1/10ᵉ, pour éviter tout calcul d'interpolation, ou, à défaut de cette table
à la table V.

II. — Dosage de l'alcool dans les liquides très peu alcooliques. — Voir méthode officielle (bières).

Lorsqu'on opère sur des liquides très peu alcooliques, contenant de 2 à 6°
d'alcool environ, on augmente la précision du dosage en modifiant l'opération comme suit :

Rincer la carafe avec le liquide à essayer, verser dans la chaudière *deux ou
trois carafes* de ce liquide, mesurées comme il est dit précédemment, et
ensuite laver *la dite carafe* avec de l'eau qu'on ajoute également dans la chaudière.

Distiller jusqu'un peu au-dessus du trait inférieur gravé sur la carafe, compléter, par une addition d'eau, faite à l'aide de la pipette, le volume total
jusqu'au trait gravé sur le col, mélanger le contenu de la carafe, verser dans
l'éprouvette et prendre les degrés alcoolique et thermométrique avec les
précautions indiquées. Le résultat obtenu sur la table, *divisé par deux ou
trois*, représente le degré alcoolique exact du liquide essayé.

III. — Essai des vins de liqueurs et des liquides dépassant
14° ; voir méthodes officielles (eaux-de-vie, liqueurs).

On coupe le liquide à moitié avec de l'eau en opérant ainsi : mesurer une
carafe de ce liquide, bien affleurer très exactement au trait de jauge gravé
sur le col ; le verser dans un vase bien sec, la laisser égoutter le plus possible,
répéter le même mesurage avec de l'eau, avec les mêmes précautions. Le
résultat ainsi obtenu doit être multiplié par 2.

IV. — Essai des eaux-de-vie, des rhums sirupés et des liqueurs,
alcooliques a haut degré. — Pour ces essais spéciaux, l'alambic modèle
1903 est accompagné de deux carafes jaugées dans le col à 125 et 250ᶜᶜ ; se
servir de l'alcoomètre légal.

Voici comment on opère :

Mesurer très exactement 125ᶜᶜ du liquide à distiller, les verser dans la chaudière sans en perdre une seule goutte, et, à cet effet, employer l'entonnoir.
Rincer la carafe à deux reprises, en la remplissant deux fois d'eau, qu'on
verse également dans la chaudière. Mettre le raccord H en place ; placer une
carafe jaugée à 250ᶜᶜ sous le serpentin et distiller le plus possible de liquide
jusqu'à la naissance du col ; compléter le volume total jusqu'au trait 250 avec
de l'eau, bien mélanger et peser avec l'alcoomètre et le thermomètre, en
prenant les précautions d'usage.

Lorsqu'il s'agit de doser l'alcool *dans un liquide industriel fermenté* par
distillation, voici comment il convient d'opérer : on prend 200ᶜᶜ du liquide
(moût, etc.) et on distille de façon à recevoir 100ᶜᶜ de distillat ; on mélange
ces 100ᶜᶜ avec 50ᶜᶜ d'eau de chaux et 50ᶜᶜ d'eau distillée ; on redistille le
mélange et on recueille 100ᶜᶜ de distillat ; on en prend le degré alcoolique à

     BOISSONS DISTILLÉES

TABLE VI

Tableau comparatif des degrés de l'alcoomètre légal avec ceux de l'a'coomètre de Gay-Lussac et correspondance avec les densités officielles prises par rapport à l'eau à 15° C. (Loi du 27 Décembre 1884).

Degrés de l'alcoomètre légal	Densités légales à 15°	Degrés de l'alcoomètre de Gay-Lussac	Degrés de l'alcoomètre légal	Densités légales à 15°	Degrés de l'alcoomètre de Gay-Lussac	Degrés de l'alcoomètre légal	Densités légales à 15°	Degrés de l'alcoomètre de Gay-Lussac	Degrés de l'alcoomètre légal	Densités légales à 15°	Degrés de l'alcoomètre de Gay-Lussac
0	100000	0	26	96 981	26 184	52	93 041	52 245	78	86.965	78 093
1	99 844	1 04	27	96 876	27 228	53	92 337	53 260	79	86.692	79 104
2	99 695	2 04	28	96 769	28 196	54	92 630	54 290	80	86 416	80 12:
3	99 552	3 06	29	96 659	29 191	55	92 420	55 286	81	86 137	81 118
4	99 413	4 05	30	96 545	30 219	56	92 209	56 289	82	85 854	82 127
5	99 277	5 005	31	96 428	31 188	57	91 997	57.297	83	85 567	83 115
6	99 145	6 114	32	96 307	32.190	58	91 784	58 310	84	85 275	84 198
7	99 016	7 108	33	96 183	33 218	59	91 569	59 284	85	84 979	85 139
8	98 891	8 152	34	96 155	34 195	60	91 351	60 270	86	84 678	86 146
9	98 770	9 083	35	95.923	35 129	61	91 130	61 271	87	84 372	87 157
10	98 652	10 e66	36	95 786	36 175	62	90 907	62 238	88	84 060	88 160
11	98 537	11 113	37	95 645	37 117	63	90 682	63 214	89	83 741	89 153
12	98 424	12 141	38	5 499	38 212	64	90 454	64 208	90	83 415	90 138
13	98 314	13 145	39	95 350	39 202	65	90 224	65 200	91	83 081	91 117
14	98 206	14 129	40	95 196	40.221	66	89 991	63.210	92	82 738	92 122
15	98 100	15 189	41	95 036	41 212	67	89 755	67.191	93	82 385	93 0.9
16	97 995	16 238	42	94 872	42 232	68	89 5 6	68 184	94	82 020	94 109
17	97 892	17 272	43	94 705	43 210	69	89 274	69 190	95	81 641	95 103
18	97 790	18 294	44	94 535	44 206	70	89 029	70 167	96	81 245	96 088
19	97 688	19 412	45	94 361	45.224	71	88 781	71 157	97	80 829	97 074
20	97 587	20 426	46	96 183	6 208	72	88 531	72 156	98	80 390	98 068
21	7 487	21 430	47	94 002	47.210	73	88 278	73 126	99	79.926	99 073
22	97 3 7	22 330	48	93 817	48.232	74	88.022	74.109	100	79 433	100075
23	97 286	23 336	49	93 629	49.218	75	87.763	75.104			
24	97 185	24 248	50	93 437	50.224	76	87.500	76.114			
25	97 084	25 257	51	93 241	51.250	77	87.234	77.135			

+15° ; ou bien on prend sa densité (voir page 145). On en déduit le volume d'alcool absolu contenu dans les 200ᶜᶜ employés.

TITRE APPARENT, RÉEL, TITRE PONDÉRAL

On appelle *titre apparent ou force apparente*, le degré que marque l'alcoomètre quand on le plonge dans le liquide tel quel dont la température est de 15° centigrade; ou ramené à cette température au moyen des tables.

Le titre réel est le degré indiqué par l'alcoomètre, plongé dans le liquide distillé, c'est-à-dire séparé des matières solides qu'il tenait en suspension. Ce degré se détermine comme le premier à la température de +15° ou est ramené à cette température.

Le *titre apparent* montre approximativement la force alcoolique du spiritueux, à cause des matières dissoutes qui faussent les indications de l'alcoomètre.

Le *titre réel* donne seul un résultat exact.

Les matières extractives diminuent le titre réel d'environ 1° par 5 grammes de sucre par litre.

Lorsque la différence des deux titres est supérieure à 1°, on peut soupçonner que le produit a été édulcoré. Une décision ministérielle de 1902 prescrit à la Direction générale des contributions indirectes *d'exiger la déclaration du degré apparent et du degré réel des spiritueux quand ces deux degrés diffèrent de plus d'une unité.*

Le *titre pondéral* est la proportion centésimale en *poids* d'alcool absolu, contenu dans 100^{cc} d'alcool à essayer.

On détermine le titre pondéral, en multipliant le degré réel par 0,9433 et divisant le produit par la *densité* de l'alcool examiné. (Table VI.)

Alcoométrie pondérale

Comme on vient de le voir, l'alcoométrie actuelle repose sur la définition suivante :

La *force réelle* d'un mélange d'eau et d'alcool est le nombre de litres d'alcool pur que contient un hectolitre du mélange à la température moyenne de 15° centigrades.

Or l'alcool est très dilatable. En changeant de température, il change à la fois de volume et de densité, tandis que si l'on considère le poids d'une masse déterminée de liquide, ce poids ne varie pas.

Avec le système volumétrique, il faut donc à la fois mesurer le volume et la force réelle apparente, c'est-à-dire prendre le degré alcoolique correspondant à la température de l'observation. Or, la mesure des grands volumes ne comporte pas une exactitude parfaite, de sorte que l'on commet toujours de ce chef une erreur plus ou moins importante.

L'observation de l'alcoomètre et celle du thermomètre apportent aussi la leur, par suite le résultat final est plus ou moins inexact.

Différents auteurs ont préconisé la substitution des mesures en poids aux mesures en volume, et bon nombre d'industriels opèrent leurs remplissages, leurs coupages, en faisant des pesées sur les bascules et en supprimant complètement les dépotages. Ils trouvent à la fois plus de célérité dans les manipulations, plus de propreté, moins de pertes, et par surcroît plus d'exactitude. En effet, une bascule chargée de 500 kilogrammes est encore sensible à deux ou trois cents grammes, c'est-à-dire qu'elle permet d'apprécier le 1/1000e de la charge. Au contraire, lorsqu'on jauge un fût de 500 litres, on

BOISSONS DISTILLÉES

Table de Hehner (d'après Frésénius, Zeitschritt, 7 Anal. Chimie. Vol. XIV)
pour passer de la densité au titre réel et au titre pondéral

Poids spécifique à 15 1/2 C	Alcool absolu 0/0 en poids	Alcool absolu 0/0 en volume	Poids spécifique à 15 1/2 C	Alcool absolu 0/0 en poids	Alcool absolu 0/0 en volume	Poids spécifique à 15 1/2 C	Alcool absolu 0/0 en poids	Alcool absolu 0/0 en volume	Poids spécifique à 15 1/2 C	Alcool absolu 0/0 en poids	Alcool absolu 0/0 en volume
1.000	0.00	0.00									
0.9999	0.05	0.07	0.9949	2.89	3.62	0.9899	5.94	7.41	0.9849	9.43	11.70
8	0.11	0.13	8	2.94	3.69	8	6.00	7.48	8	9.50	11.79
7	0.16	0.20	7	3.00	3.76	7	6.07	7.57	7	9.57	11.87
6	0.21	0.26	6	3.06	3.83	6	6.14	7.66	6	9.64	11.96
5	0.26	0.33	5	3.12	3.90	5	6.21	7.74	5	9.71	12.05
4	0.32	0.40	4	3.18	3.98	4	6.28	7.83	4	9.79	12.13
3	0.37	0.46	3	3.24	4.05	3	6.36	7.92	3	9.86	12.22
2	0.42	0.53	2	3.29	4.12	2	6.43	8.01	2	9.93	12.31
1	0.47	0.60	1	3.35	4.20	1	6.50	8.10	1	10.00	12.40
0	0.53	0.66	0	3.41	4.27	0	6.57	8.18	0	10.08	12.49
0.9989	0.58	0.73	0.9939	3.47	4.34	0.9889	6.64	8.27	0.9839	10.15	12.58
8	0.63	0.79	8	3.53	4.42	8	6.71	8.36	8	10.23	12.68
7	0.68	0.86	7	3.59	4.49	7	6.78	8.45	7	10.31	12.77
6	0.74	0.93	6	3.65	4.56	6	6.86	8.54	6	10.38	12.87
5	0.79	0.99	5	3.71	4.63	5	8.93	8.63	5	10.46	12.96
4	0.84	1.06	4	3.76	4.71	4	7.00	8.72	4	10.54	13.05
3	0.89	1.13	3	3.82	4.78	3	7.07	8.80	3	10.62	13.15
2	0.95	1.19	2	3.88	4.85	2	7.13	8.88	2	10.69	13.24
1	1.00	1.26	1	3.94	4.93	1	7.20	8.97	1	10.77	13.34
0	1.06	1.34	0	4.00	5.00	0	7.27	9.04	0	10.85	13.43
0.9979	1.12	1.42	0.9929	4.06	5.08	0.9879	7.33	9.13	0.9829	10.92	13.52
8	1.19	1.49	8	4.12	5.16	8	7.40	9.21	8	11.00	13.62
7	1.25	1.57	7	4.19	5.24	7	7.47	9.29	7	11.08	13.71
6	1.31	1.65	6	4.25	5.32	6	7.53	9.37	6	11.15	13.81
5	1.37	1.73	5	4.31	5.39	5	7.60	9.45	5	11.23	13.90
4	1.44	1.81	4	4.37	5.47	4	7.67	9.54	4	11.31	13.99
3	1.50	1.88	3	4.44	5.55	3	7.72	9.62	3	11.38	14.09
2	1.56	1.96	2	4.50	5.63	2	7.80	9.90	2	11.46	14.18
1	1.62	2.04	1	4.56	5.71	1	7.87	9.78	1	11.54	14.27
0	1.69	2.12	0	4.62	5.78	0	7.93	9.86	0	11.62	14.37
0.9969	1.75	2.20	0.9919	4.69	5.86	0.9869	8.00	9.95	0.9819	11.69	14.46
8	1.81	2.27	8	4.75	5.94	8	8.07	10.03	8	11.77	14.56
7	1.87	2.35	7	4.81	6.02	7	8.14	10.02	7	11.85	14.65
6	1.94	2.43	6	4.87	6.10	6	8.21	10.21	6	11.92	14.74
5	2.00	2.51	5	4.94	6.17	5	8.29	10.30	5	12.00	14.84
4	2.06	2.58	4	5.00	6.24	4	8.36	10.38	4	12.08	14.93
3	2.11	2.62	3	5.06	6.32	3	8.43	10.47	3	12.15	15.02
2	2.17	2.72	2	5.12	6.40	2	8.50	10.56	2	12.23	15.12
1	2.22	2.79	1	5.19	6.48	1	8.57	10.65	1	12.30	15.21
0	2.28	2.86	0	5.25	6.55	0	8.64	10.73	0	12.38	15.30
0.9959	2.33	2.93	0.9909	5.31	6.63	0.9859	8.71	10.82	0.9809	12.46	15.40
8	2.39	3.00	8	5.37	6.71	8	.71	10.91	8	12.54	15.49
7	2.44	3.07	7	5.44	6.78	7	8.86	11.00	7	12.62	15.58
6	2.50	3.14	6	5.50	6.86	6	8.93	11.08	6	12.69	15.68
5	2.56	3.21	5	5.56	6.94	5	9.00	11.17	5	12.77	15.77
4	2.61	3.28	4	5.62	7.01	4	9.07	11.26	4	12.85	15.86
3	2.67	3.35	3	5.07	7.09	3	9.14	11.35	3	12.92	15.96
2	2.72	3.42	2	5.75	7.17	2	9.21	11.42	2	13.00	16.05
1	2.78	3.49	1	5.81	7.25	1	9.21	11.45	1	13.08	16.15
0	2.83	3.55	0	5.87	7.32	0	9.36	11.61	0	13.15	16.24

Table de Hehner (suite)

Poids spécifique à 15 1/2 C	Alcool absolu 0/0 en poids	Alcool absolu 0/0 en volume	Poids spécifique à 15 1/2 C	Alcool absolu 0/0 en poids	Alcool absolu 0/0 en volume	Poids spécifique à 15 1/2 C	Alcool absolu 0/0 en poids	Alcool absolu 0/0 en volume	Poids spécifique à 15 1/2 C	Alcool absolu 0/0 en volume	Alcool absolu 0/0 en vol.
0.9799	12.23	16.33	0.9390	40.30	47.67	0.8890	62.82	70.35	0.8390	83.69	88.46
8	13.31	16.43	80	40.80	48.21	80	63.26	70.77	80	84.08	788.6
7	13.38	16.52	70	41.30	48.75	70	63.70	71.17	70	84.48	89.08
6	13.46	16.61	60	41.80	49.29	60	64.13	71.58	60	84.88	89.39
5	13.52	16.70	50	42.29	49.81	50	64.57	71.98	50	85.27	89.70
4	13.62	16.80	40	42.76	50.31	40	65.00	72.3	40	85.65	89.99
3	16.69	16.89	30	43.24	50.82	30	65.42	72.77	30	86.04	90.29
2	13.77	16.98	20	43.71	51.32	20	65.83	73.31	20	86.42	90.58
1	13.85	17.08	10	44.18	51.82	10	66.26	73.54	10	86.81	90.88
0	13.92	17.17	00	44.64	52.29	00	66.70	73.93	00	87.19	97.17
0.9790	13.92	17.17	0.9290	45.09	52.77	0.8790	67.13	74.33	0.8290	87.58	96.46
80	14.82	18.25	80	45.55	53.24	80	67.54	74.70	80	87.96	91.75
70	15.67	19.28	70	46.00	53.72	70	67.96	75.08	70	88.36	92.01
60	16.46	20.24	60	46.46	54.19	60	68.38	75.45	60	88.76	92.31
50	17.25	21.19	50	46.91	54.66	50	68.79	75.85	50	89.16	92.66
40	18.08	22.18	40	47.36	55.13	40	69.21	76.20	40	89.54	92.94
30	18.85	23.10	30	47.82	55.60	30	69.63	76.57	30	89.92	92.23
20	19.67	24.08	20	48.27	56.07	20	70.04	76.94	20	90.29	93.76
10	20.50	25.07	10	48.73	56.54	10	70.44	77.29	10	90.64	94.00
00	21.31	26.04	00	49.16	56.98	00	70.84	77.64	00	91.00	94.26
0.9690	22.08	26.95	0.9190	49.64	57.45	0.8690	71.25	78.00	0.8190	91.36	94.51
80	22.85	27.86	80	50.09	57.92	80	71.67	78.46	80	94.71	94.76
76	23.62	28.77	70	50.52	58.36	70	72.09	78.73	70	92.07	95.03
60	24.38	29.67	60	50.96	58.80	60	72.52	79.52	60	92.44	95.29
50	25.14	30.57	50	51.38	59.22	50	72.96	79.46	50	92.81	95.55
40	25.86	31.40	40	51.79	59.63	40	73.38	80.22	40	93.18	95.82
30	26.53	32.19	30	52.23	60.07	30	73.79	80.60	30	93.55	96.08
20	27.21	82.98	20	62.58	60.52	20	74.23	81.00	20	93.92	96.32
10	27.93	33.81	10	53.15	60.97	10	74.68	81.40	10	94.28	96.55
00	28.56	34.54	00	53.57	61.46	00	75.14	81.80	00	94.62	95.78
0.9590	29.20	35.28	0.9090	54.00	61.84	0.8590	75.59	81.80	0.8090	94.97	97.02
80	29.87	36.04	80	54.48	62.31	80	76.04	82.19	80	95.32	97.27
70	30.44	36.70	70	54.95	62.79	70	76.46	82.54	70	95.68	97.51
60	31.00	37.34	60	55.41	63.24	60	76.88	82.90	60	96.03	97.73
50	31.62	38.04	50	55.86	63.69	50	77.29	83.25	50	96.37	97.94
40	32.25	38.75	40	56.32	64.14	40	77.71	83.60	40	96.70	98.16
30	32.87	39.47	30	56.77	65.58	30	78.12	83.44	30	97.03	98.37
20	33.47	40.14	20	57.21	65.01	20	78.52	84.27	20	97.37	98.59
10	34.05	40.79	10	57.63	65.41	10	78.92	84.60	10	97.70	98.80
00	34.52	41.32	00	58.05	65.81	00	79.32	84.93	00	98.03	98.98
0.9490	35.00	41.84	0.8990	58.50	66.25	0.8490	79.72	85.26	0.7790	98.34	99.16
80	35.50	42.40	80	58.95	66.69	80	80.13	86.29	80	98.66	99.35
70	36.00	42.95	70	59.39	67.11	70	80.54	85.94	80	65.83	93.1
60	36.56	43.56	60	59.83	67.53	60	80.96	86.28	60	99.29	99.77
50	37.11	44.18	50	60.26	67.93	50	81.36	86.61	50	99.61	99.96
40	37.67	4.79	40	60.67	68.33	40	81.76	86.93	40	99.94	99.98
30	38.22	45.41	30	61.08	68.72	30	82.15	87.24	39	99.97	10000
20	38.78	46.02	20	61.50	69.11	20	82.54	87.55	0.7938	99.97	100.00
10	39.30	46.59	10	61.92	69.50	10	82.92	87.85			
00	39.80	47.13	00	62.36	69.92	00	83.31	88.16			

commet très facilement des erreurs de 2 à 3 litres, c'est-à-dire de 1/2 0/0 et qui atteignent facilement 1 0/0 pour peu que la forme des fûts ne soit pas régulière ou que l'opérateur soit peu habile.

D'autre part, il est très difficile d'effectuer des mélanges à un titre donné, à cause du phénomène de contraction qui se produit par le mélange d'eau et d'alcool. Ces raisons ont poussé les industriels à construire des tables permettant de passer instantanément des poids aux volumes (puisque les déclarations à la régie ne peuvent être faites qu'en volumes).

On a aussi établi des alcoomètres pondéraux (non officiels), qui sont des aréomètres fournissant à +15° centigrades le *poids réel* d'alcool existant dans 100 kilogrammes d'un mélange alcoolique déterminé.

Lorsque la température diffère de +15°, les lectures faites sont des *poids apparents* et pour pouvoir les ramener à une température moyenne, on observe le thermomètre ; les observations alcoométriques sont donc les mêmes dans les deux systèmes, mais il devient inutile de débondonner les fûts pour faire le jaugeage, une simple pesée permet de constater si le poids est le même.

Dans le système actuel, les variations se faisant sentir à la fois sur le volume et sur l'observation aréométrique, Gay-Lussac avait dû construire deux tables, l'une des forces réelles ramenant les lectures sur l'alcoomètre à celles que l'on aurait faites à +15° ; l'autre des richesses, tenant compte en outre de la variation du volume ; dans le système pondéral, la température ne faisant pas varier le poids, il n'est besoin que d'une seule table pour ramener le poids apparent à une température quelconque au poids réel à +15° (on trouvera les tables de M. Buisson chez MM. Poulenc à Paris).

Densité. — On détermine la densité d'un alcool soit par la méthode du flacon, soit au moyen d'un aréomètre Baumé (table VII), soit au moyen de l'alcoomètre lui-même.

C'est à l'aide de l'alcoomètre que l'on opère avec le plus de sûreté pour déterminer la densité, car avec les aréomètres, il faut opérer à une température rigoureusement exacte, ce qui est difficile.

Au moyen du thermomètre, on mesure exactement la température du liquide, on prend ensuite le degré alcoolique, on ramène ce degré à ce qu'il serait à + 15° par la table V, puis on cherche dans la table VIII la correspondance des degrés alcooliques et des densités. Ces densités sont rapportées à l'eau à + 15° centigrades.

La connaissance de la densité d'un alcool permet de résoudre plusieurs problèmes.

Si on se reporte à la Table VIII, on peut connaître le degré réel d'un alcool quelconque d'après le poids du litre, ou la densité de cet alcool à une température donnée, et réciproquement, connaissant le degré réel, d'en déduire le poids du litre ou la densité du liquide.

Ainsi, un litre d'alcool pèse 864 grammes à +21. Quel est son titre alcoolique ?

La table montre que la densité 0,864 correspond à 80° centésimaux pour la température de + 15°. Or l'alcool essayé est à + 21, il suffira alors de se rapporter à la table de Gay-Lussac (Table V), pour voir qu'un alcool marquant 80° à + 21 ne titre réellement que 77°8 à + 15. (Pour les degrés intermédiaires, voir table VIII).

TABLE VII

Densités Correspondantes aux degrés de l'aréomètre Baumé pour liquides plus légers que l'eau

DEGRÉS	DENSITÉ	DEGRÉS	DENSITÉ	DEGRÉS	DENSITÉ	DEGRÉS	DENSITÉ
10	1 000	32	0 867	54	0 766	75	0.689
11	0 993	33	0 862	55	0 762	76	0.685
12	0 986	34	0.857	56	0 758	77	0.682
13	0 980	35	0 852	57	0 754	78	0 679
14	0 973	36	0 847	58	0 750	79	0.676
15	0 966	37	0 842	59	0 746	80	0.672
16	0 960	38	0 837	60	0 742	81	0 669
17	0 953	39	0 832	61	0 738	82	0 666
18	0 947	40	0 828	62	0 735	83	0 662
19	0 941	41	0 823	63	0 730	84	0 660
20	0.935	42	0 8 8	64	0 727	85	0 658
21	0.929	43	0 813	65	0 723	86	0 654
22	0.923	44	0 809	66	0 720	87	0 651
23	0 917	45	0 804	67	0 716	88	0 648
24	0 911	46	0 800	68	0 712	89	0 646
25	0 906	47	0 796	69	0 709	90	0 643
26	0.900	48	0 791	70	0 705	91	0 640
27	0.894	49	0 787	71	0 702	92	0 637
28	0 889	50	0 783	72	0 699	93	0.634
29	0.883	51	0 778	73	0 895	94	0.631
30	0 878	52	0.774	74	0 692	95	0.628
31	0.873	53	0 770				

Solutions des problèmes de coupage, mouillage, remontage des liquides alcooliques — *Coupage.* — Abaissement du titre d'une eau-de-vie par l'addition d'une autre eau-de-vie moins forte.

1° Réduire à 47°, 350 litres d'eau-de-vie marquant 55°, en y mêlant de l'eau-de-vie à 40°:

Pour connaître la quantité de cette dernière on opère ainsi :

$$350 \text{ litres} \times 55° \text{ titre actuel} = 19250°$$
$$350 \quad\text{—}\quad \times 47° \quad\text{—} \quad \text{cherché} = 16450°$$
$$\text{Excédent..} \quad 2800°$$

La différence entre le titre 40° de l'eau-de-vie à ajouter, et le titre 47°

     BOISSONS DISTILLÉES

TABLE VIII (1)

Densités des mélanges d'eau et d'alcool
(Ces densités sont calculées à + 15° centig.)

Degrés alcooliques	DENSITÉS		Degrés alcooliques	DENSITÉS		Degrés alcooliques	DENSITÉS	
	Alcoomètre légal	Alcoomètre Gay-Lussac		Alcoomètre légal	Alcoomètre Gay-Lussac		Alcoomètre légal	Alcoomètre Gay-Lussac
0	1 00000	1.000	34	0.96055	0.9608	68	0.85516	0 8956
1	0 99844	0 985	35	95923	9594	69	89274	8932
2	99695	9970	36	95786	9581	70	89029	8907
3	99552	9956	37	95645	9567	71	88781	8882
4	99413	9942	38	95499	9553	72	88531	8857
5	99277	9929	39	95350	9538	73	88278	8831
6	99145	9916	40	95196	9523	74	88022	8805
7	99016	9903	41	95036	9507	75	87763	8779
8	98891	9891	42	94871	9491	76	87500	8753
9	98770	9878	43	94705	9474	77	87234	8726
10	»8652	9867	44	94535	9457	78	86965	8699
11	98537	9855	45	94361	9440	79	86692	8672
12	98424	9844	46	94183	9422	80	86416	8645
13	98314	9833	47	94002	9404	81	86137	8617
14	98206	9822	48	93817	9386	82	85854	5889
15	98100	9812	49	93629	9367	83	85567	8560
16	97995	9802	50	93437	9348	84	85275	8531
17	97892	9792	51	93241	9329	85	84979	8502
18	97790	8782	52	93041	9309	86	84678	8472
19	97688	9773	53	92837	9289	87	84372	8442
20	97587	9763	54	92630	9269	88	84060	8411
21	97487	9753	55	92420	9248	89	83741	8379
22	97387	9742	56	92209	9227	90	83415	8346
23	97286	9732	57	91997	9206	91	83081	8312
24	97185	9721	58	91784	9185	92	82738	8278
25	97084	9711	59	91569	9163	93	82335	8242
26	96981	9700	60	91351	9141	94	82020	8206
27	96876	9690	61	91310	9119	95	81641	8168
28	96769	9679	62	90907	9096	96	81245	8128
29	96659	9668	63	90682	9073	97	80829	8086
30	96545	9657	64	90454	9050	98	80390	8042
31	96428	9645	65	90224	9027	99	79926	7996
32	96307	9633	66	89991	9004	100	79433	7947
33	96313	9621	67	99775	8980			

(1) Exemple de calcul pour les degrés intermédiaires : 1° *Le degré alcoolique est* 44°6 ; quelle est la densité ?

La densité correspondante au degré 44°6 est comprise entre 0,94535 et 0,94361.
Pour 1° alcoolique la différence de densité est 0,00174.
La différence entre l'alcool considéré (44°6) de l'alcool à 44° est de 0°6.
La quantité à retrancher de la densité 0,94535 (correspondant à 44°) sera :

$$0,00174 \times 0,6 \text{ (soit } 1,74 \times 0,6) = 1,044.$$

Donc : Densité de l'alcool à 44°6 = 0,94535 — 0,00104 = 0,94431.

étant 7°, on divisera l'excédent par ce nombre $\dfrac{2800}{7} = 400$, qui représente le nombre de litres d'eau-de-vie à 40° qui, avec 350 litres à 58°, produisent 750 litres d'eau-de-vie à 47°.

2° Réduire à 47°, 580 litres d'eau-de-vie à 53°, et 427 litres d'eau-de-vie à 50°, en les coupant avec de l'eau-de-vie à 44°.

$$
\begin{array}{rcccr}
580 & \text{litres} & \text{à} & 53° & = \quad 30740 \\
427 & — & \text{à} & 50° & = \quad 21350 \\
\hline
1007 & & & & 52090 \\
1007 & — & \text{à} & 47° & = \quad 47329 \\
\end{array}
$$

$$\text{Excédent} \ldots \ldots \quad 4761$$

La différence entre 47° et 44° de l'eau-de-vie à ajouter étant 3°, on divisera $\dfrac{4761}{3} = 1587$, c'est-à-dire qu'il faut ajouter 1587 litres d'eau-de-vie à 44°.

Mouillage. — Abaissement du titre avec de l'eau.

1° Réduire à 47°, 450 litres d'eau-de-vie marquant 65°, en employant de l'eau pure :

$$
\begin{array}{rcccr}
450 & \text{litres} & \text{à} & 65° & = \quad 29250 \\
 & — & \text{à} & 47° & = \quad 21150 \\
\end{array}
$$

$$\text{Excédent.} \quad 8100$$

Diviser $\dfrac{8100}{47°} = 172$ litres 34 centilitres d'eau.

2° Réduire à 47°, 560 litres d'eau-de-vie à 80°, et 245 litres à 60° en employant de l'eau.

$$
\begin{array}{rcccr}
560 & \text{litres} & \text{à} & 80° & = \quad 44800 \\
245 & — & \text{à} & 60° & = \quad 14750 \\
\hline
805 & & & & 59500 \\
805 & — & \text{à} & 47° & = \quad 21665 \\
\end{array}
$$

Diviser $\dfrac{21665}{47°} = 40$ litres 95 centilitres d'eau à ajouter. titre cherché.

___

2° *La densité d'un alcool est* 0,9918 ; Quel est son degré alcoolique ? le degré du liquide correspondant est compris entre 5 et 6°.

Pour 1° alcoolique la différence de densité est 1,32. Or la différence de densité entre l'alcool à 5 degrés et l'alcool considéré est 0,99277 — 0,9918 — 0,00097.

$$\text{La quantité à ajouter à } 5° \text{ est donc : } \frac{1° \times 0,97}{1,32} = 0°734.$$

Donc le degré alcoolique du liquide est 5° × 0°734 = 5°734.

149

TABLE IX (1)

Indiquant EN VOLUME la quantité d'eau à ajouter à un alcool de titre donné pour le réduire (voir aussi table XI).

	90 % Alcool	85 % Alcool	80 % Alcool	75 % Alcool	70 % Alcool	65 % Alcool	60 % Alcool	55 % Alcool	50 % Alcool
85	6 56								
80	13 79	6 83							
75	21 89	14 48	7 20						
70	31 10	23 14	15 35	7 64					
65	41 53	33 03	24 66	16 37	8.15				
60	53 65	44 48	35 44	26 47	17 58	8 76			
55	67 87	57 90	48 07	38 32	28 63	19 02	9 47		
50	84 71	73 90	63 04	52 43	41 73	31 25	20 47	10 35	
45	105 34	93 30	81 38	69 54	57 78	46 09	34 46	22 90	11 41
40	130 80	117 34	104 01	90 76	77 58	64 48	51 43	38 46	25 55
35	163 28	148 01	132 88	117 82	102 84	87 93	70 08	58 31	43 59
30	206 22	188 57	171 05	153 53	136 34	118 94	101 71	84 54	67 45
25	266 12	245 15	224 30	203 61	182 83	162 21	141 65	121 16	100 73
20	355 80	329 84	304 01	278 26	252 58	226 98	201 43	175 96	150 55
15	505 27	471 00	436 85	402 81	368 83	334 91	301 07	267 29	233 64
10	804 50	753 65	702 89	652 21	601 60	551 06	500 50	450 19	399 85

3° Ayant une quantité indéterminée d'eau-de-vie au titre 60°, on veut en préparer 150 litres au titre 47°.

$$150 \text{ litres à } 47° = 7050.$$

Diviser $\dfrac{7050}{60°} = 117$ litres .500, le quotient 117 litres 500 représente la quantité d'eau-de-vie à employer, en y ajoutant 32 litres 50 centilitres d'eau pure, pour obtenir les 150 litres nécessaires.

Remontage. — Augmentation de la force du liquide.

Rehausser à 47° une quantité d'eau-de-vie qui ne marque que 40° en y mêlant de l'eau-de-vie à 85°.

300 litres au titre cherché de 47° = 14100
—   — actuel   de 40° = 12000
Manquant... 2100

---

(1) *Exemple.* — Pour ramener un alcool de 60 pour 100 (en vol.) au titre de 40 pour 100, on cherche dans la colonne verticale correspondant à 60 pour 100 le nombre correspondant à la ligne horizontale 40 ; on trouve 51,43. Donc à 100 volumes d'alcool à 60 pour 100, il faut ajouter 51,43 volumes d'eau pour obtenir de l'alcool à 40 pour 100.

TABLE X

*Indiquant les quantités EN POIDS d'alcool à un degré donné et d'eau distillée
nécessaires pour obtenir 1 kilogr. d'alcool à l'un des titres indiqués ci-dessous*

DEGRÉ de l'alcool employé	TITRE A OBTENIR									
	50°		60°		80°		85°		90°	
	Alcool	Eau	Alcool	Eau	Alcool	Eau	Alcool	Eau	Alcool	Eau
96	453	547	555	445	783	217	846	154	913	87
95	460	540	564	436	796	204	859	141	927	73
94	467	533	573	427	808	192	873.	127	942	58
93	474	526	582	418	820	180	886	114	956	44
92	481	519	590	410	832	168	899	101	970	30
91	489	511	599	401	845	155	913	87	985	15
90	496	504	609	391	858	142	927	73		
89	504	496	618	382	871	129	941	59		
88	511	489	627	373	884	116	955	45		
87	519	481	637	363	898	102	978	30		
86	527	473	646	354	912	88	985	15		
85	535	465	656	344	926	74				
84	543	457	667	333	940	60				
83	552	448	677	323	955	45				
82	560	440	687	313	969	31				
81	569	431	698	302	984	16				
80	578	422	709	291						
79	587	413	720	280						
78	597	403	732	268						
77	606	394	744	256						
76	616	384	756	244						
75	626	374	768	232						
74	636	364	781	219						
73	647	353	794	206						
72	658	342	807	193						
71	669	331	821	179						
70	681	319	835	165						
69	692	308	849	151						
68	705	295	864	136						
67	717	283	880	120						
66	730	270	896	104						
65	743	257	911	89						
64	756	244	928	72						
63	770	230	946	54						
62	785	215	963	37						
61	800	200	981	19						
60	815	185								
59	831	169								
58	847	153								
57	864	136								
56	881	119								
55	901	99								
54	918	82								
53	938	62								
52	958	42								

La différence entre le titre cherché 47° et celui de 85° de l'eau-de-vie à employer est 38°, on a : $\dfrac{2100}{38}$ = 55 litres 26 centilitres d'eau-de-vie à 85° à ajouter.

Nous empruntons au *Guide pratique du Fabricant d'alcool et du Distillateur liquoriste*, de M. Victor Sebastian (Paris, Masson, éditeurs), les données suivantes concernant le mouillage, le remontage et le coupage des liquides alcooliques (1).

SOLUTION PAR LES DENSITÉS DES PROBLÈMES DE MOUILLAGE OU RÉDUCTION DE REMONTAGE ET DE COUPAGE DES LIQUIDES ALCOOLIQUES.

PROBLÈME N° 1. — Combien faut-il employer d'eau et d'alcool à 93° (D = 82835) pour faire 1.000 litres d'eau-de-vie à 51° (D = 93241) ?

Solution. — Le poids total de ces 1.000 litres sera :

$$1000 \times 93241 = 932 \text{ k. } 41$$

Il faudra employer en alcool :

$$\frac{1000 \times 51}{33} = 548{,}38$$

dont le poids est :

$$823^{gr}85 \times 548{,}38 = 451{,}782$$

Il restera donc à ajouter en eau :

$$93{,}241 - 451{,}782 = 480{,}628$$

soit 480 litres 62, puisque 1 litre pèse 1.000 grammes.

Remarque. — On emploiera

$$548{,}38 + 480{,}62 = 1.029 \text{ litres}$$

pour obtenir 1000 litres après mélange. La différence 29 litres provient de la contraction qui s'est produite.

PROBLÈME N° 2. — Combien faut-il ajouter d'eau à 1000 litres d'alcool à 95° (D = 81641) pour les réduire à 45° (D = 94361). Quel sera le volume total du mélange?

Solution. — Le volume sera $\dfrac{1000 \times 95}{45}$ = 2111 litres 11 d'eau-de-vie à 45°.

Par conséquent, il faudra obtenir 2111,11 × 94361 =   1992 k. 064
Or, nous employons déjà . . . .   1000 × 81641 =   816 k. 410
nous devons donc ajouter en eau . . . .   1175 k. 654

soit *1175 lit. 65.*

---

(1) Pour les densités, voir la table VIII des densités correspondantes aux degrés alcooliques.

Et nous aurons :

$$(1000 + 1175,65) - 2111,11 = 64,54$$

soit 64 lit. 54 de diminution de volume par contraction.

PROBLÈME N° 3. — Combien faudra-t-il ajouter de litres d'eau à 1120 litres d'eau-de-vie titrant 52° (D = 93041) pour obtenir un volume total de 1550 litres. Quel sera le degré alcoolique du mélange ?

Les 1550 litres obtenus seront à

$$\frac{1120 \times 52}{1550} = 37°5 \ (D = 955,72)$$

par conséquent il faudra en tout : 1550 × 955,72 = 1481 k. 366
On a déjà en eau-de-vie :   1120 × 930,41 = 1042 k. 059

Il reste donc à mettre : en eau :   439 k. 307

soit *439 lit. 307.*

PROBLÈME N° 4. — On a 500 litres d'eau-de-vie à 35° (D = 95923) qu'il faudrait remonter à 55° (D = 92420) avec de l'alcool à 94° (D = 82020). Combien emploiera-t-on d'alcool à 74° et quel sera le volume du mélange ?

$$\frac{500 \times 35}{55} = 318$$

Donc, les 500 litres à 35° renferment autant d'alcool pur que 318 litres à 55°, mais ils donnent un excédent de poids de

$$(500 \times 95923) - (318 \times 92420) = 185 \text{ k. } 7094$$

D'autre part, 1 litre à 94° renferme autant d'alcool pur que :

$$\frac{94}{55} = 1 \text{ lit. } 70 \text{ à } 55°$$

mais donne un manquant de

$$(1,70 \times 924,20) - (1 \times 820,20) = 0 \text{ k. } 75094$$

Alors, pour absorber l'excédent fourni par les 500 litres à 35°, nous devrons ajouter :

$$\frac{185,7194}{0,75064} = 247 \text{ lit. } 31 \text{ d'alcool à } 94°$$

et les 247 lit. 31 se réduisent sous l'influence de la contraction à :

$$\frac{500 \times 35)(+ (247,31 \times 94)}{55} = 740 \text{ lit. } 8.$$

PROBLÈME N° 5. — Combien faut-il employer d'alcool à 93° (D = 82385) et d'eau-de-vie à 40° (D = 95196) pour faire 200 litres à 51° (D = 93241).

$$\frac{200 \times 51}{40} = 255 \text{ litres}$$

par conséquent, 255 litres à 40º renferment autant d'alcool pur que 200 litres à 51º, mais ont un excédent de poids de

$$(255,0 \times 95,196) - (200 \times 93241) = 56\,\text{k.}\,26$$

D'un autre côté, 1 litre à 93º renferme autant d'alcool pur que $\dfrac{93}{51} = 1$ lit. 82 à 51º, mais pèse

$$(1,82 \times 932,41) - (1,00 \times 823,85) = 0\,\text{k.}\,8731$$

de moins. D'où il résulte que, pour absorber l'excédent fourni par les 255 litres à 40º, il faudrait employer en même temps :

$$\frac{56,26}{0,8731} = 64\ \text{lit. }43\ \text{d'alcool à }93º.$$

Or, 64,43 × 1,82 = 117 lit. 26 d'eau-de-vie à 51º. Dans ces conditions, on aurait au total

$$200 + 117,26 = 317\ \text{lit. }26$$

d'eau-de-vie à 51º.

Nous en déduirons :

$$\begin{array}{l} 317,26 - 255 \\ 200,00 - x \end{array} \qquad x = \frac{255 \times 200}{317,26} = 160\ \text{lit. }7\ \text{à }40º.$$

$$\begin{array}{l} 317,26 - 64,43 \\ 200,00 - x' \end{array} \qquad x' = \frac{64,43 \times 200}{317,26} = 40\ \text{lit. }6\ \text{à }93º.$$

PROBLÈME Nº 6. — On mélange 700 litres d'eau (D = 1000) avec 500 litres d'alcool à 95º (D = 81641) ; quels seront le volume et le degré de l'eau-de-vie obtenue?

Réponse. — S'il ne se produisait pas de contraction, nous pourrions établir nos comptes ainsi :

$$\begin{array}{rl} 700 \times\ \ 1000 = & 700\ \text{k. }00 \\ 500 \times 81641 = & 408\ \text{k. }20 \\ \hline \text{Et ces }1200\ \text{l. péseraient} & 1108\ \text{k. }20 \end{array}$$

par conséquent, 1 litre péserait :

$$\frac{1108,20}{1200} = 925^{\text{gr}}16.$$

D'autre part, nous aurions :

$$\frac{500 \times 95}{1200} = 39º58,$$

ce qui donnerait une densité de 925,16 pour de l'eau-de-vie à 39º58. Or, en consultant le tableau des densités (table VIII, note 1), nous voyons qu'une eau-de-vie de 39º58 possède une densité de 952606 ; il y a donc une différence de :

$$952,606 - 925,160 = 27^{\text{gr}}446$$

par litre, soit un total de :

$$27^{\text{gr}}446 \times 1.200 = 32\ \text{k. }935$$

Donc, 700 litres d'eau mélangés avec 500 litres d'alcool à 95° absorbent, par con-traction, un volume évalué à 32 lit. 935 ; le volume sera :

$$1200 - 32,935 = 1167 \text{ lit. } 065$$

d'eau-de-vie à : $\dfrac{500 \times 95}{1167,065} = 40°70.$

PROBLÈME N° 7. — On veut obtenir 500 litres d'eau-de-vie à 50° (D = 93437) avec 60 litres d'alcool à 90° (D = 83415), du cognac à 45° (D = 94361) et de l'eau. Combien faudra-t-il employer de cognac et d'eau ?

Réponse. — Si l'on n'employait que du cognac à 45° et de l'eau, il faudrait :

$$\frac{500 \times 50}{45} = 555 \text{ lit. } 55,$$

soit 555 lit. 55 de cognac à 45°, mais notre coupage doit contenir aussi 60 litres d'alcool à 90° qui représentent :

$$\frac{60 \times 90}{45} = 120 \text{ lit. } 00$$

de cognac à 45°. On ne pourra donc ne mettre que

$$555,55 - 120,00 = 435 \text{ lit. } 55$$

de cognac à 45°.

Mais il faudrait un total de 500 × 93437 = 467 k. 185

Or, on emploie. $\left\{ \begin{array}{l} 435,55 \times 943,61 = 410989 \\ 60,00 \times 834,65 = 50049 \end{array} \right\}$ 461 k. 038

Il reste donc à mettre 6 k. 147 d'eau.   6 k. 147

PROBLÈME N° 8. — On a de l'alcool à 65° (D = 90224) renfermant 26 0/0 de par-fum, et de l'alcool à 86° (D = 84678) parfumé à 90 0/0 ; combien faudra-t-il em-ployer de l'un et de l'autre alcool pour obtenir 1500 litres d'alcool à 45° (D = 94361) et renfermant 25 0/0 de parfum ?

Réponse. — Si l'alcool à 65° était seul employé, il en faudrait :

$$\frac{1500 \times 25}{26} = 1480 \text{ lit. } 07$$

pour obtenir 25 0/0 de parfum, mais on aurait alors un excédent d'alcool de :

$$1480,07 \times 65 - 1500 \times 45 = 28704°55$$

Cet excédent doit disparaître sans que la proportion du parfum soit modifiée Pour atteindre ce résultat, il faudra remplacer de l'alcool à 65° par de l'alcool à 86° à raison de 1 litre d'alcool à 86° pour $\dfrac{90}{26} = 3$ lit. 461 d'alcool à 65°, ce qui entraî-nera une diminution de :

$$3,461 \times 65 - 1,00 \times 86 = 138,965,$$

il faudra donc employer en tout :

$$\frac{28704,55}{138,665} = 206,563$$

d'alcool à 86° et :

$$1480,87 - 206,563 \times 3,461 = 765 \text{ litres } 15$$

d'alcool à 65°.

Tous les problèmes précités montrent qu'il se produit une contraction lorsqu'on

TABLE XI

Indiquant la quantité d'eau à employer par hectolitre d'alcool, pour réduire un degré alcoolique supérieur en un degré inférieur

Degré de l'alcool à réduire	Degré qu'on veut obtenir	Quantité d'eau à ajouter à l'hecto d'alcool à réduire	Degré de l'alcool à réduire	Degré qu'on veut obtenir	Quantité d'eau à ajouter à l'hecto d'alcool à réduire	Degré de l'alcool à réduire	Degré qu'on veut obtenir	Quantité d'eau à ajouter à l'hecto d'alcool à réduire	Degré de l'alcool à réduire	Degré qu'on veut obtenir	Quantité d'eau à ajouter à l'hecto d'alcool à réduire
de 97°	à 40°	150 2	de 97°	à 83°	19 2	de 96°	à 68°	45 2	de 95°	à 54°	81.4
»	41	144 2	»	84	17 7	»	69	43 0	»	55	78 1
»	42	138 4	»	85	16 2	»	70	40.9	»	56	74 8
»	43	132 9	»	86	14 7	»	71	38 8	»	57	71 7
»	44	127 7	»	87	13 3	»	72	36 8	»	58	68.7
»	45	122 7	»	88	11 9	»	73	34 9	»	59	65 8
»	46	117 9	»	89	10 6	»	74	33 0	»	60	63 1
»	47	113 2	»	90	9 2	»	75	31 1	»	61	60 3
»	48	108 9	»	91	7 8	»	76	29 3	»	62	57.7
»	49	104 6	»	92	6 4	»	77	27 5	»	63	55.1
»	50	100 6	»	93	5 1	»	78	25 8	»	64	52.7
»	51	96 6	»	94	3 9	»	79	24 1	»	65	50 3
»	52	92 8	»	95	2 6	»	80	22 5	»	66	47.9
»	53	89 2	»	96	1 7	»	81	20 .9	»	67	45.6
»	54	85 7				»	82	19 0	»	68	43.4
»	55	82 3	96°	40°	147 3	»	83	17 8	»	69	41 3
»	56	79 2	»	41	141 .4	»	84	16 3	»	70	39.2
»	57	75 9	»	42	135 7	»	85	14 8	»	71	37.2
»	58	72 .8	»	43	130 3	»	86	13 3	»	72	35 .2
»	59	69 8	»	44	125 1	»	87	11 9	»	73	33.2
»	60	67 2	»	45	120 2	»	88	10 5	»	74	31.4
»	61	64 .2	»	46	115 .4	»	89	9 2	»	75	29 5
»	62	61 5	»	47	110 8	»	90	7 8	»	76	27 .7
»	63	58 9	»	48	106 5	»	91	6 .4	»	77	26 0
»	64	56 4	»	49	102 3	»	92	5 .1	»	78	24.3
»	65	53 9	»	50	98 2	»	93	3 .8	»	79	22.6
»	66	51 5	»	51	94 3	»	94	2 5	»	80	21 0
»	67	49 2	»	52	90 6	»	95	1 3	»	81	19 4
»	68	46 .9	»	53	87 0				»	82	17.8
»	69	44 8	»	54	83.5	95°	40°	144 5	»	83	16.3
»	70	42 6	»	55	80.2	»	41	138 6	»	84	14.8
»	71	40 5	»	56	76 9	»	42	133 1	»	85	13.3
»	72	38 5	»	57	73 .8	»	43	127 .6	»	86	11.9
»	73	36 5	»	58	70 8	»	44	122 .5	»	87	10.5
»	74	34 6	»	59	67 8	»	45	117 .6	»	88	9.1
»	75	32 8	»	60	65 0	»	46	112 .9	»	89	7.8
»	76	30 9	»	61	62 .3	»	47	108 .4	»	90	6.4
»	77	29 1	»	62	59 6	»	48	104 1	»	91	5.1
»	78	27 4	»	63	57 0	»	49	99 .9	»	92	3.8
»	79	25 5	»	64	54 5	»	50	95 .9	»	93	2.5
»	80	24 1	»	65	52.1	»	51	92 .1	»	94	1.2
»	81	22 4	»	66	49.7	»	52	88 .4			
»	82	20 8	»	67	47.4	»	53	84 .8	94°	40°	135 6

Degré de l'alcool à réduire.	Degré qu'on veut obtenir.	Quantité d'eau à ajouter à l'hecto d'alcool à réduire.	Degré de l'alcool à réduire.	Degré qu'on veut obtenir.	Quantité d'eau à ajouter à l'hecto d'alcool à réduire.	Degré de l'alcool à réduire.	Degré qu'on veut obtenir.	Quantité d'eau à ajouter à l'hecto d'alcool à réduire.	Degré de l'alcool à réduire.	Degré qu'on veut obtenir.	Quantité d'eau à ajouter à l'hecto d'alcool à réduire.
de 94°	à 41°	130 0	de 94°	à 88°	7 4	de 93°	à 78°	20 5	de 92°	à 69°	35 5
»	42	124 7	»	89	6 1	»	79	18 9	»	70	33 5
»	43	119 6	»	90	4 8	»	80	17 4	»	71	31 5
»	44	114 8	»	91	3 6	»	81	15 9	»	72	29.7
»	45	110 1	»	92	2 4	»	82	14 4	»	73	27 8
»	46	105 7	»	93	1 2	»	83	13 0	»	74	26 0
»	47	101 4				»	84	11 5	»	75	24 3
»	48	97 3	de 93°	à 38°	146 4	»	85	10 2	»	76	22 6
»	49	93 4	»	39	140 3	»	86	8 8	»	77	20 9
»	50	89 6	»	40	138 4	»	87	7 5	»	78	19 3
»	51	86 1	»	41	128 4	»	88	6 2	»	79	17 7
»	52	82 5	»	42	123 5	»	89	4 9	»	80	16 2
»	53	79 1	»	43	118 4	»	90	3 6	»	81	14 7
»	54	75 8	»	44	113 6	»	91	2 4	»	82	13 2
»	55	72 7	»	45	108 9	»	92	1 2	»	83	11.8
»	56	69 6	»	46	104 5				»	84	10 3
»	57	66 7	»	47	100 2	de 92°	à 33°	145 2	»	85	9 1
»	58	63 9	»	48	96 1	»	»	139 1	»	86	7 6
»	59	61 1	»	49	92 2	»	»	133 2	»	87	6.3
»	60	58 5	»	50	88 4	»	»	127 6	»	88	5 0
»	61	55 9	»	51	84.8	»	»	122 3	»	89	3 7
»	62	54 9	»	52	81 3	»	»	117 2	»	90	2 4
»	63	51 1	»	53	77.9	»	»	112 4	»	91	1 2
»	64	48 6	»	54	74.6	»	»	107 7			
»	65	46 3	»	55	71.6	»	»	103 3	de 91°	à 38°	144 4
»	66	44 1	»	56	68 4	»	»	99 1	»	39	137 9
»	67	42 1	»	57	65 5	»	»	94 9	»	40	132 0
»	68	39 9	»	58	62.7	»	»	91 1	»	41	126 4
»	69	37.9	»	59	59.9	»	»	87.2	»	42	121.1
»	70	35 9	»	60	57.3	»	»	83 6	»	43	116 2
»	71	33 9	»	61	54.7	»	52	80 1	»	44	111.2
»	72	32.1	»	62	52.2	»	53	76.7	»	45	106.5
»	73	30 2	»	63	49 8	»	54	73.4	»	46	102.1
»	74	28.4	»	64	47.4	»	55	70 3	»	47	97.8
»	75	26 7	»	65	45.1	»	56	67.2	»	48	96.7
»	76	25.1	»	66	42.9	»	57	64 3	»	49	89.8
»	77	23 3	»	67	40 8	»	58	61 5	»	50	86.2
»	78	21.7	»	68	38.7	»	59	58 7	»	51	82.4
»	79	20 1	»	69	36.7	»	60	56 1	»	52	78.9
»	80	18.6	»	70	34.7	»	61	53 5	»	53	75 5
»	81	17.1	»	71	32 7	»	62	51 0	»	54	72.2
»	82	15 6	»	72	30.9	»	63	48 6	»	55	69 1
»	83	14 2	»	73	29.0	»	64	46 2	»	56	66.0
»	84	12 7	»	74	27 2	»	65	43 9	»	57	63 1
»	85	11 4	»	75	25.5	»	66	41 7	»	58	60 8
»	86	10 0	»	76	23 8	»	67	39 5	»	59	57 5
»	87	8 7	»	77	22.1	»	68	37.5	»	60	54.9

Degré de l'alcool à réduire.	Degré qu'on veut obtenir.	Quantité d'eau à ajouter à l'hecto d'alcool à réduire.
de	à	
91°	61°	52 3
»	62	49 8
»	63	47 4
»	64	45 0
»	65	42 7
»	66	40 5
»	67	38 4
»	8	36 3
»	69	34 3
»	70	32 3
»	71	30 3
»	72	28 5
»	73	26 6
»	74	24 8
»	75	23 1
»	76	21 4
»	77	19 7
»	78	18 1
»	79	16 5
»	80	15 1
»	81	13 5
»	82	12 0
»	83	10 6
«	84	9 1
»	85	7 8
»	86	6 4
»	87	5 1
»	88	3 8
»	89	2 5
»	90	1 3
90°	38°	142 8
»	39	136 7
»	40	130 8
»	41	125 2
»	42	119 9
»	43	114 8
»	44	110 0
»	45	105 3
»	46	100 9
»	47	96 6
»	48	92 5
»	49	88 8
»	50	84 6
»	51	81 2
»	52	77 7
»	53	74 3

Degré de l'alcool à réduire.	Degré qu'on veut obtenir.	Quantité d'eau à ajouter à l'hecto d'alcool à réduire.
de	à	
90°	64°	71.0
»	55	67 9
»	56	64 8
»	57	61 9
»	58	59 1
»	59	56 3
»	60	53 7
»	61	51 1
»	62	48 6
»	63	46 2
»	64	43 8
»	65	41 5
»	66	39 3
»	67	37 2
»	68	35 1
»	69	33 1
»	70	31 1
»	71	29 1
»	72	27 3
»	73	25 4
»	74	23 6
»	75	21 9
»	76	20 2
»	77	18 5
»	78	16 9
»	79	15 3
»	80	13 8
»	81	12 3
»	82	10 2
»	83	9 4
»	84	7 9
»	85	6 6
»	86	5 2
»	87	3 9
»	88	2 6
»	89	1 3
89°	38°	140 0
»	39	133 9
»	40	128 1
»	41	122 6
»	42	117 3
»	43	112 3
»	44	107 5
»	45	102 9
»	46	98 5
»	47	94 3

Degré de l'alcool à réduire.	Degré qu'on veut obtenir.	Quantité d'eau à ajouter à l'hecto d'alcool à réduire.
de	à	
89°	48°	90 2
»	49	86 3
»	50	82 6
»	51	79 0
»	52	75 5
»	53	72 2
»	54	69 0
»	55	65 9
»	56	62 9
»	57	60 0
»	58	57 2
»	59	54 4
»	60	51 8
»	61	49 3
»	62	46 8
»	63	44 4
»	64	42 1
»	65	39 8
»	66	37 6
»	67	35 5
»	68	33 4
»	69	31 4
»	70	29 5
»	71	27 5
»	72	25 7
»	73	23 9
»	74	22 1
»	75	20 4
»	76	18 7
»	77	17 1
»	78	15 5
»	79	13 9
»	80	12 4
»	81	10 9
»	82	9 4
»	83	8 0
»	84	6 6
»	85	5 2
»	86	3 9
»	87	2 6
»	88	1 3
88°	38°	137 1
»	39	131 1
»	40	125 4
»	41	120 0
»	42	114 7

Degré de l'alcool à réduire.	Degré qu'on veut obtenir.	Quantité d'eau à ajouter à l'hecto d'alcool à réduire.
de	à	
88°	43°	109 8
»	44	105 0
»	45	100 5
»	46	96 1
»	47	92 0
»	48	88 0
»	49	84.1
»	50	80 4
»	51	76 9
»	52	73 4
»	53	70 1
»	54	66 9
»	35	63 9
»	56	60 9
»	57	58 0
»	58	55 3
»	59	52 6
»	60	50 0
»	61	47 4
»	62	45 0
»	63	42 6
»	64	40 3
»	65	38 1
»	66	35 9
»	67	33 8
»	68	31 8
»	69	29 8
»	70	27 9
»	71	26 0
»	72	24 1
»	73	22 3
»	74	20 6
»	75	18 9
»	76	17 2
»	77	15 6
»	78	14 0
»	79	12 5
»	80	11 0
»	81	9 5
»	82	8 1
»	83	6 6
»	84	5 3
»	85	3 9
»	86	2 6
»	87	1 3
87°	38°	134 3

Degré de l'alcool à réduire.	Degré qu'on veut obtenir.	Quantité d'eau à ajouter à l'hecto d'alcool à réduire.	Degré de l'alcool à réduire.	Degré qu'on veut obtenir.	Quantité d'eau à ajouter à l'hecto d'alcool à réduire.	Degré de l'alcool à réduire.	Degré qu'on veut obtenir.	Quantité d'eau à ajouter à l'hecto d'alcool à réduire.	Degré de l'alcool à réduire.	Degré qu'on veut obtenir.	Quantité d'eau à ajouter à l'hecto d'alcool à réduire.
de	à		de	à		de	à		de	à	
87°	39°	128 4	87°	86°	1 3	86°	83°	4 0	85°	81°	5 4
»	40	122.7				»	84	2 6	»	82	4 0
»	41	117.3	86°	38°	131 5	»	85	1.3	»	83	2 6
»	42	112.2	»	39	125.6				»	84	1.3
»	43	107.3	»	40	115.0	85°	38°	128.7			
»	44	102.6	»	41	114.7	»	39	122.9	84°	38°	125 9
»	45	98.1	»	42	109.6	»	40	117.3	»	39	120.1
»	46	93 8	»	43	104.8	»	41	112 1	»	40	114.7
»	47	89.7	»	44	100 1	»	42	107.1	»	41	109 5
»	48	85.7	»	45	95.7	»	43	102.3	»	42	104 5
»	49	81 9	»	46	91.4	»	44	97.7	»	43	99 8
»	50	78 2	»	47	87.4	»	45	93.3	»	44	95 2
»	51	74.7	»	48	83.4	»	46	89.1	»	45	90 9
»	52	71 3	»	49	79.7	»	47	85 1	»	46	86 7
»	53	68 1	»	50	76.1	»	48	81 2	»	47	82 8
»	54	64.9	»	51	72.6	»	49	77 5	»	48	78 3
»	55	61.9	»	52	69.2	»	50	73.9	»	49	75 3
»	56	58 9	»	53	66 0	»	51	70 5	»	50	71 7
»	57	56 1	»	54	62.9	»	52	67.1	»	51	68 3
»	58	53.4	»	55	59 9	»	53	64 0	»	52	65 1
»	59	50 7	»	56	57.0	»	54	60 9	»	53	61 9
»	60	48 1	»	57	54 2	»	55	57.9	»	54	58 9
»	61	45 6	»	58	51 5	»	56	55 0	»	55	55 9
»	62	43 2	»	59	48 8	»	57	52 3	»	56	53 1
»	63	40 9	»	60	46.3	»	58	49.6	»	57	50 4
»	64	38 6	»	61	43 8	»	59	47.0	»	58	47 7
»	65	36 4	»	62	41 5	»	60	44.5	»	59	45 1
»	66	34 3	»	63	39 1	»	61	42 1	»	60	42 7
»	67	32 2	»	64	36 9	»	62	39 7	»	61	40 8
»	68	30 2	»	65	34 7	»	63	37 4	»	62	37 9
»	69	28 2	»	66	32 6	»	64	35 2	»	63	35 7
»	70	26 3	»	67	30 5	»	65	33.0	»	64	33 5
»	71	24 4	»	68	28 5	»	66	30 9	»	65	31 5
»	72	22 6	»	69	26 6	»	67	28 9	»	66	29 8
»	73	20 8	»	70	24 7	»	68	26 9	»	67	27 3
»	74	19 1	»	71	22.9	»	69	25 0	»	68	25 3
»	75	17 4	»	72	21 1	»	70	23 1	»	69	23 4
»	76	15 8	»	73	19 3	»	71	21 3	»	70	21 6
»	77	14 2	»	74	17 6	»	72	19 5	»	71	19 8
»	78	12.6	»	75	15 9	»	73	17 8	»	72	18 0
»	79	11 1	»	76	14 3	»	74	16 1	»	73	16 3
»	80	9 6	»	77	12 7	»	75	14 5	»	74	14 6
»	81	8 1	»	78	11 2	»	76	12 9	»	75	13 0
»	82	6 7	»	79	9.7	»	77	11.3	»	76	11 4
»	83	5 3	»	80	8 2	»	78	9 8	»	77	9 9
»	84	3 9	»	81	6 8	»	79	8 3	»	78	8 4
»	85	2 6	»	82	5 4	»	80	6 8	»	79	6 9

Degré qu'on veut obtenir.	Degré de l'alcool à réduire.	Quantité d'eau à ajouter à l'hecto d'alcool à réduire.
de 84°	à 80°	5.5
»	81	4.0
»	82	2.7
»	83	1.3
83°	38°	123.1
»	39	117.4
»	40	112.0
»	41	106.9
»	42	102.0
»	43	97.3
»	44	92.8
»	45	88.5
»	46	84.4
»	47	80.5
»	48	78.7
»	49	73.1
»	50	69.6
»	51	66.2
»	52	63.0
»	53	59.9
»	54	56.9
»	55	54.0
»	56	51.2
»	57	48.5
»	58	45.8
»	59	43.3
»	60	40.9
»	61	38.5
»	62	36.2
»	63	33.9
»	64	31.8
»	65	29.7
»	66	27.6
»	67	25.6
»	68	23.7
»	69	21.8
»	70	20.0
»	71	18.2
»	72	16.5
»	73	14.8
»	74	13.1
»	75	11.6
»	76	10.0
»	77	8.5
»	78	7.0
»	79	5.5

Degré qu'on veut obtenir.	Degré de l'alcool à réduire.	Quantité d'eau à ajouter à l'hecto d'alcool à réduire.
de 83°	à 80°	4.1
»	81	2.7
»	82	1.3
82°	38°	120.3
»	39	114.7
»	40	109.3
»	41	104.3
»	42	99.4
»	43	94.8
»	44	90.4
»	45	86.1
»	46	82.1
»	47	78.2
»	48	74.5
»	49	70.9
»	50	67.4
»	51	64.1
»	52	60.9
»	53	57.8
»	54	54.9
»	55	52.0
»	56	49.2
»	57	46.5
»	58	44.0
»	59	41.5
»	60	39.0
»	61	36.7
»	62	34.4
»	63	32.2
»	64	30.1
»	65	28.0
»	66	26.0
»	67	24.0
»	68	22.1
»	69	20.3
»	70	18.4
»	71	16.7
»	72	15.0
»	73	13.3
»	74	11.7
»	75	10.1
»	76	8.5
»	77	7.0
»	78	5.6
»	79	4.1
»	80	2.7

Degré qu'on veut obtenir.	Degré de l'alcool à réduire.	Quantité d'eau à ajouter à l'hecto d'alcool à réduire.
de 82°	à 81°	1.4
81°	38°	117.5
»	39	111.9
»	40	106.7
»	41	101.7
»	42	96.9
»	43	92.3
»	44	87.9
»	45	83.7
»	46	79.7
»	47	75.9
»	48	72.2
»	49	68.7
»	50	65.3
»	51	62.0
»	52	58.8
»	53	55.8
»	54	52.9
»	55	50.0
»	56	47.3
»	57	44.7
»	58	42.1
»	59	39.6
»	60	37.2
»	61	34.9
»	62	32.7
»	63	30.5
»	64	28.4
»	65	26.3
»	66	24.3
»	67	22.4
»	68	20.5
»	69	18.7
»	70	16.9
»	71	15.2
»	72	13.5
»	73	11.8
»	74	10.2
»	75	8.6
»	76	7.0
»	77	5.6
»	78	4.2
»	79	2.7
»	80	1.4
80°	38°	114.7

Degré qu'on veut obtenir.	Degré de l'alcool à réduire.	Quantité d'eau à ajouter à l'hecto d'alcool à réduire.
80°	39°	109.2
»	40	104.0
»	41	99.1
»	42	94.3
»	43	89.8
»	44	85.5
»	45	81.3
»	46	79.4
»	47	73.6
»	48	70.0
»	49	66.5
»	50	63.1
»	51	59.9
»	52	56.8
»	53	53.8
»	54	50.9
»	55	48.1
»	56	45.4
»	57	42.8
»	58	40.2
»	59	37.8
»	60	35.4
»	61	33.1
»	62	30.9
»	63	28.8
»	64	26.7
»	65	24.7
»	66	22.7
»	67	20.8
»	68	18.9
»	69	17.1
»	70	15.8
»	71	13.6
»	72	12.0
»	73	10.3
»	74	8.7
»	75	7.2
»	76	5.7
»	77	4.2
»	78	2.8
»	79	1.4
79°	38°	111.9
»	39	106.5
»	40	101.4
»	41	96.5
»	42	91.8

Degré qu'on veut obtenir.	Degré de l'alcool à réduire.	Quantité d'eau à ajouter à l'hecto d'alcool à réduire.	Degré qu'on veut obtenir.	Degré de l'alcool à réduire.	Quantité d'eau à ajouter à l'hecto d'alcool à réduire.	Degré qu'on veut obtenir.	Degré de l'alcool à réduire.	Quantité d'eau à ajouter à l'hecto d'alcool à réduire.	Degré qu'on veut obtenir.	Degré de l'alcool à réduire.	Quantité d'eau à ajouter à l'hecto d'alcool à réduire.
de	à		de	à		de	à		de	à	
79°	43°	87 .3	78°	48°	65 5	77°	54°	44 9	76°	61°	26 1
»	44	83 1	»	49	62.1	»	55	42.2	»	62	24 0
»	45	79 0	»	50	58 8	»	56	39.6	»	63	21 9
»	46	75.1	»	51	55 7	»	57	37.1	»	64	19 9
»	47	71.3	»	52	52 7	»	58	34 .7	»	65	18 0
»	48	67 8	»	53	49 7	»	59	32.3	»	66	16 2
»	49	64.3	»	54	46 9	»	60	30 0	»	57	14.3
»	50	61.0	»	55	44 2	»	61	27 8	»	68	12 6
»	51	57.8	»	56	41.5	»	62	25 7	»	69	10 9
»	52	54.7	»	57	39 0	»	63	23 5	»	70	9 2
»	53	51.7	»	58	36 5	»	64	21 6	»	71	7 5
»	54	48 9	»	59	34 1	»	65	19 7	»	72	6 0
»	55	66.1	»	60	31 8	»	66	17.8	»	73	4 4
»	56	43.4	»	61	29 6	»	67	15.9	»	74	2 2
»	57	40 9	»	62	27 4	»	68	14 2	»	75	1 4
»	58	38.4	»	63	25 3	»	69	12 4	75°	38°	100 8
»	59	36 0	»	64	23 3	»	70	10.7	»	39	95 6
»	60	33 6	»	65	21 3	»	71	9 1	»	40	90.8
»	61	31 4	»	66	19 4	»	72	7 5	»	41	86.1
»	62	29 2	»	67	17 6	»	73	5 9	»	42	81 7
»	63	27.1	»	68	15 7	»	74	4 4	»	43	77 5
»	64	25 0	»	69	14 0	»	75	2 9	»	44	73 4
»	65	23.0	»	70	12.3	»	76.	1 4	»	45	69 5
»	66	21 1	»	71	10 6	76°	38°	103 5	»	46	65 8
»	67	19.2	»	72	9.0	»	39	98 3	»	47	62 3
»	68	17 3	»	73	7 4	»	40	93 4	»	48	58 3
»	69	15 5	»	74	5 8	»	41	88 7	»	49	55 6
»	70	13 8	»	75	4 3	»	42	84.2	»	50	52 4
»	71	12 1	»	76	2.8	»	43	79 9	»	51	49 4
»	72	10 5	»	77	1.4	»	44	75 8	»	52	46 5
»	73	8 8	77°	38°	106 :	»	45	71 2	»	53	43 7
»	74	7 3	»	39	101 1	»	46	68 1	»	54	40 9
»	75	5 7	»	40	96 1	»	47	64 5	»	55	38 3
»	76	4 3	»	41	91 3	»	48	61 1	»	56	35 8
»	77	2.8	»	42	86 7	»	49	57 8	»	·57	33 3
»	78	1 4	»	43	82.4	»	50	54.6	»	58	31.0
78°	38°	109.1	»	44	78 2	»	51	51.5	»	59	28.7
»	39	103 8	»	45	74 3	»	52	48 5	»	60	26.5
»	40	98 7	»	46	70 5	»	53	45 7	»	61	24.3
»	41	93.9	»	47	66 8	»	54	42 9	»	62	22.2
»	42	83 3	»	48	63 3	»	55	43 0	»	63	20.2
»	43	84.9	»	49	59 9	»	56	37.7	»	64	18.3
»	44	80.7	»	50	56 7	»	57	35.2	»	65	16.4
»	45	76.6	»	51	53.6	»	58	32 8	»	66	14.5
»	46	72.8	»	52	50.6	»	59	30 5	»	67	12.7
»	47	69.1	»	53	47.7	»	60	28.3	»	68	11.0

BOISSONS DISTILLÉES

Degré qu'on veut obtenir.	Degré de l'alcool à réduire.	Quantité d'eau à ajouter à l'hecto d'alcool à réduire.	Degré qu'on veut obtenir.	Degré de l'alcool à réduire.	Quantité d'eau à ajouter à l'hecto d'alcool à réduire.	Degré qu'on veut obtenir.	Degré de l'alcool à réduire.	Quantité d'eau à ajouter à l'hecto d'alcool à réduire.	Degré qu'on veut obtenir.	Degré de l'alcool à réduire.	Quantité d'eau à ajouter à l'hecto d'alcool à réduire.
de	à		de	à		de	à		de	à	
75°	69°	9 3	73°	40°	85 5	72°	50°	46 0	71°	61°	17.3
»	70	7 6	»	41	81 0	»	51	43.1	»	62	15.3
»	71	6 0	»	42	76 7	»	52	40.3	»	63	13.4
»	72	4 5	»	43	72 5	»	53	37.6	»	64	11 6
»	73	2.9	»	44	68 6	»	54	35 0	»	65	9.8
»	74	1 4	»	45	64 4	»	55	32 5	»	66	8 0
			»	46	61 2	»	56	30 1	»	67	5.3
74°	38°	98.0	»	47	57 8	»	57	27.7	»	68	4.7
»	39	92.9	»	48	54 4	»	58	25 5	»	69	3.1
»	40	88.1	»	49	51 2	»	59	21 2	»	70	1.5
»	41	83 5	»	50	48 2	»	6)	19 1			
»	42	79 2	»	51	45 2	»	61	19 1	70°	38°	86 9
»	43	75.0	»	52	42 4	»	62	17 1	»	39	82 1
»	44	71 0	»	53	39 6	»	63	15 1	»	40	77 6
»	45	67 2	»	54	37 0	»	64	13 2	»	41	73 2
»	46	63 5	»	55	34 4	»	65	11 4	»	42	69 1
»	47	60 0	»	56	32 0	»	66	9 7	»	43	65 2
»	48	56 7	»	57	29 6	»	67	7 9	»	44	61 4
»	49	53 4	»	58	27 3	»	68	6 3	»	45	57 8
»	50	50 3	»	59	25 1	»	69	4 6	»	46	54 3
»	51	47 3	»	60	22 3	»	70	3 1	»	47	51 0
»	52	44 4	»	61	20 8	»	71	1 5	»	48	47 8
»	53	41 6	»	62	18 8				»	49	44.7
»	54	39 0	»	63	16 8	71°	38°	89 7	»	50	41.8
»	55	36 4	»	64	14 9	»	39	84 8	»	51	39 0
»	56	33.9	»	65	13 1	»	40	80 2	»	52	36 2
»	57	31.5	»	66	11 3	»	41	75 8	»	53	33.6
»	58	29 1	»	67	9 5	»	42	71 6	»	54	31 1
»	59	26 9	»	68	7 8	»	43	67 6	»	55	28 6
»	60	24 7	»	69	6 2	»	44	63 8	»	56	26 3
»	61	22 6	»	70	4 6	»	45	60 1	»	57	24.0
»	62	20 5	»	71	3 0	»	46	56 6	»	58	21 8
»	63	18 5	»	72	1 5	»	47	53 2	»	59	19 6
»	64	16 6				»	48	50 0	»	60	17.6
»	65	14 7	72°	38°	92 4	»	49	46 9	»	61	15 6
»	66	12 9	»	39	87 5	»	50	43 9	»	62	13.6
»	67	11.1	»	40	82 8	»	51	41 1	»	63	11.7
»	68	9 4	»	41	78 4	»	52	38 3	»	64	9 9
»	69	7 7	»	42	70 1	»	53	35 6	»	65	8.1
»	70	6 1	»	43	79 3	»	54	33 1	»	66	6 4
»	71	4 5	»	44	66.2	»	55	30 6	»	67	4.7
»	72	3 0	»	45	62 5	»	56	28 2	»	68	3.1
»	73	1 5	»	46	58 9	»	57	25 9	»	69	1.5
			»	47	55 5	»	58	23 6			
73°	38°	95.2	»	48	52 2	»	59	21 4	69°	38°	84.1
»	39	90.2	»	49	49.1	»	60	19 3	»	39	79.4
									»	40	75 0

Degré qu'on veut obtenir.	Degré de l'alcool à réduire.	Quantité d'eau à ajouter à l'hecto d'alcool à réduire.
de	à	
69°	41°	70 7
»	42	66 6
»	43	62 7
»	44	95 0
»	45	55 4
»	46	52 0
»	47	48 7
»	48	45 6
»	49	42 6
»	50	39 7
»	51	36 9
»	52	34 2
»	53	31 6
»	54	29 1
»	55	26 7
»	56	24.4
»	57	22 1
»	58	20 0
»	59	17 8
»	60	15 8
»	61	13 8
»	62	11 9
»	63	10 1
»	64	8 2
»	65	6 5
»	66	4 8
»	67	3 2
»	68	1 6
68°	38°	81 4
»	39	76 7
»	40	72 3
»	41	68 1
»	42	64 1
»	43	60 3
»	44	56 6
»	45	53 1
»	46	49 7
»	47	46 5
»	48	43 4
»	49	40 4
»	50	37 6
»	51	34 8
»	52	32.2
»	53	29.6
»	54	27.2

Degré qu'on veut obtenir.	Degré de l'alcool à réduire.	Quantité d'eau à ajouter à l'hecto d'alcool à réduire.
de	à	
68°	55°	24 8
»	56	22 5
»	57	20 3
»	58	18 1
»	59	16 0
»	60	14.0
»	61	12.1
»	62	10.2
»	63	9 4
»	64	6 6
»	65	4 9
»	66	3 2
»	67	1 6
67	38°	78.6
»	39	74.1
»	40	69 7
»	41	65 6
»	42	61 6
»	43	57 8
»	44	54.2
»	45	50.8
»	46	47.4
»	47	44.3
»	48	41.2
»	49	38.3
»	50	35.5
»	51	32.8
»	52	30.1
»	53	27.6
»	54	25.4
»	55	22.9
»	56	20.6
»	57	18.4
»	58	16.3
»	59	14.3
»	60	12.3
»	61	10.4
»	62	8 5
»	63	6.7
»	64	4 9
»	65	3 2
»	66	1 6
66°	38°	75.9
»	39	71.4
»	40	67.1

Degré qu'on veut obtenir.	Degré de l'alcool à réduire.	Quantité d'eau à ajouter à l'hecto d'alcool à réduire.
de	à	
66°	41°	63 0
»	42	59 1
»	43	55.4
»	44	51 8
»	45	48 4
»	46	46 1
»	47	42 0
»	48	39 0
»	49	36 1
»	50	33 4
»	51	30 7
»	52	28 1
»	53	25 6
»	54	23 2
»	55	20 9
»	56	18 7
»	57	16 6
»	58	14 5
»	59	12 5
»	60	10 5
»	61	8 6
»	62	6 8
»	63	5 0
»	64	3 3
»	65	1 6
65°	38°	73.1
»	39	68 7
»	40	64 5
»	41	60 5
»	42	56 6
»	43	52 9
»	44	49 4
»	45	46 1
»	46	42 9
»	47	39 8
»	48	36 8
»	49	34 0
»	50	31 3
»	51	28 6
»	52	26 1
»	53	23 7
»	54	21 3
»	55	19 0
»	56	16 8
»	57	14 7
»	58	12 7

Degré qu'on veut obtenir.	Degré de l'alcool à réduire.	Quantité d'eau à ajouter à l'hecto d'alcool à réduire.
de	à	
65°	59°	10 7
»	60	8.8
»	61	6 9
»	62	5 1
»	63	3.3
»	64	1.6
64°	38°	70 4
»	39	66 0
»	40	61 9
»	41	57 9
»	42	54 1
»	43	50 5
»	44	47 1
»	45	43 8
»	46	40 6
»	47	37 5
»	48	34 6
»	49	31 8
»	50	29.2
»	51	26 6
»	52	24 1
»	53	21 7
»	54	19 4
»	55	17 1
»	56	15 0
»	57	12 8
»	58	10 9
»	59	8 9
»	60	7 0
»	61	5 2
»	62	3 4
»	63	1 7
63°	38°	67 6
»	39	63.3
»	40	59 3
»	41	55.4
»	42	51.6
»	43	48.1
»	44	44.7
»	45	41.4
»	46	38.3
»	47	35 3
»	48	32.5
»	49	29.7
»	50	27 1

Degré qu'on veut obtenir.	Degré de l'alcool à réduire.	Quantité d'eau à ajouter à l'hecto d'alcool à réduire.	Degré qu'on veut obtenir.	Degré de l'alcool à réduire.	Quantité d'eau à ajouter à l'hecto d'alcool à réduire.	Degré qu'on veut obtenir.	Degré de l'alcool à réduire.	Quantité d'eau à ajouter à l'hecto d'alcool à réduire.	Degré qu'on veut obtenir.	Degré de l'alcool à réduire.	Quantité d'eau à ajouter à l'hecto d'alcool à réduire.
de	à		de	à		de	à		de	à	
63°	51°	24.5	61°	47	39 9	59°	47°	26.4	57°	51°	12.2
»	52	22 1	»	48	28 1	»	48	23 7	»	52	10.0
»	53	19 7	»	49	25 4	»	49	21 2	»	53	7.8
»	54	17 4	»	50	22 9	»	50	18 7	»	54	5.8
»	55	15 2	»	51	20 4	»	51	16 3	»	55	3.8
»	56	13 1	»	52	18 0	»	52	14 0	»	56	1.9
»	57	11 0	»	53	15 7	»	53	11 8			
»	58	9 0	»	54	13 5	»	54	9 6	56°	38	48 5
»	59	7.1	»	55°	11 4	»	55	7 6	»	39	44.7
»	60	5 2	»	56	9 3	»	56	5 6	»	40	41.1
»	61	3 4	»	57	7 3	»	57	3 7	»	41	37.6
»	62	1 7	»	58	5 4	»	58	1 8	»	42	34.3
			»	59	3 5				»	43	31.1
62°	38°	64 9	»	60	1 7	58°	38°	54 0	»	44	28 1
»	39	60 7				»	39	50 0	»	45	25 2
»	40	56 6	60°	38°	69 4	»	40	46 2	»	46	22 4
»	41	52 8	»	39	55 3	»	41	42.6	»	47	19.8
»	42	49 1	»	40	51 4	»	42	39 2	»	48	17.2
»	43	45 6	»	41	47 7	»	43	35 9	»	49	14.8
»	44	42 3	»	42	44 2	»	44	32 8	»	50	12 4
»	45	39 6	»	43	40 8	»	45	29 8	»	51	10 2
»	46	36 0	»	44	37 5	»	46	26 9	»	52	8 0
»	47	33 1	»	45	34 5	»	47	24 2	»	53	5 9
»	48	30 3	»	26	31 5	»	48	21 6	»	54	3 8
»	49	27.1	»	47	28 6	»	49	19 0	»	55	1 9
»	50	25 0	»	48	25 9	»	50	16 6			
»	51	22 5	»	49	23 3	»	51	14 2	55°	38°	45 8
»	52	20 0	»	50	20 8	»	52	12 0	»	39	42 0
»	53	17.7	»	51	18 3	»	53	9 9	»	40	38 0
»	54	15 5	»	52	16 0	»	54	7.7	»	41	35.0
»	55	13 3	»	53	13 7	»	55	5 7	»	42	31.8
»	56	11.2	»	54	11 6	»	46	3.7	»	43	28.7
»	57	9 2	»	55	9 5	»	57	1 8	»	44	25.7
»	58	7 2	»	56	7 4				»	45	22.9
»	59	5 3	»	57	5.5	57°	38°	51 2	»	46	20.2
»	60	3 5	»	58	3.6	»	39	47 3	»	47	17.6
»	61	1.7	»	59	1 8	»	40	47 3	»	48	15.1
						»	41	40 1	»	49	12.7
61°	38°	62 2	59°	38°	56 7	»	42	36 7	»	50	10.3
»	39	58 0	»	39	52 7	»	43	33 5	»	51	8.1
»	40	54 0	»	40	48 8	»	44	30 5	»	52	6.0
»	41	50 3	»	41	45 2	»	45	27 5	»	53	3.9
»	42	46 7	»	42	41 7	»	46	42.7	»	54	1.9
»	43	43 2	»	43	38.4	»	47	22.0			
»	44	39.9	»	44	35.4	»	48	19.4	54°	38°	43.1
»	45	36 8	»	45	32 1	»	49	16 9	»	39	39 4
»	46	33.8	»	46	29.2	»	50	14.5	»	40	35 9

Chaque groupe de colonnes porte les en-têtes : **Degré qu'on veut obtenir** (de) — **Degré de l'alcool à réduire** (à) — **Quantité d'eau à ajouter à l'hecto d'alcool à réduire**.

Degré qu'on veut obtenir (de)	Degré de l'alcool à réduire (à)	Quantité d'eau à ajouter à l'hecto d'alcool à réduire
54°	41°	32 5
»	42	29 3
»	43	26.3
»	44	23 4
»	45	20 0
»	46	17 9
»	47	15 3
»	48	12.9
»	49	10 5
»	50	8 3
»	51	6.1
»	52	4.0
»	53	1.9
53°	58°	
»	39	36.7
»	40	33.3
»	41	30.0
»	42	26 9
»	43	23 9
»	44	21 0
»	45	18 5
»	46	15 7
»	47	13 2
»	48	10 7
»	49	8 4
»	50	6 2
»	50	6 2
»	52	2 0
52°	38°	37 6
»	39	34 1
»	40	30 7
»	41	27 5
»	42	24.4
»	43	21.5

Degré qu'on veut obtenir (de)	Degré de l'alcool à réduire (à)	Quantité d'eau à ajouter à l'hecto d'alcool à réduire
52°	44°	18 7
»	45	16 0
»	46	13 4
»	47	11 0
»	48	8 6
»	49	6 3
»	50	4 1
»	51	2 0
51°	38°	34 9
»	39	31 4
»	40	28 1
»	41	25 0
»	42	22 0
»	43	19 1
»	44	16.6
»	44	16 3
»	46	11.2
»	47	8 7
»	49	6.4
»	49	4 2
»	50	2.1
50°	38°	32 2
»	39	28 8
»	41	22 5
»	42	19 5
»	43	16 7
»	44	14 0
»	45	11 4
»	46	8 9
»	47	6.6
»	48	4 3
»	49	2.1
49°	38°	29 5

Degré qu'on veut obtenir (de)	Degré de l'alcool à réduire (à)	Quantité d'eau à ajouter à l'hecto d'alcool à réduire
49°	39	26 2
»	40	23 0
»	40	23 0
»	42	17 1
»	43	14 3
»	44	11 6
»	45	9 1
»	46	6 7
»	47	4 4
»	48	2 1
48°	38°	26 8
»	39	23 5
»	40	20 4
»	41	17 5
»	42	14 6
»	43	11 9
»	44	9 3
»	45	6 8
»	46	4 5
»	47	2 2
47	38°	24 1
»	39	20 9
»	40	17 9
»	41	14 9
»	42	12.2
»	43°	9 6
»	44	7.0
»	45	4.6
»	46	2 2
46°	38°	21 4
»	39	18 3
»	40	15 3
»	41	12 4
»	42	9 7

Degré qu'on veut obtenir (de)	Degré de l'alcool à réduire (à)	Quantité d'eau à ajouter à l'hecto d'alcool à réduire
46°	43°	7 0
»	43	4.6
»	45	2.3
45°	38°	18 7
»	39	15 7
»	40	12.7
»	41	9 9
»	42	7 3
»	43	4 7
»	44	2 3
44°	38°	16 0
»	39	13.1
»	40	10 2
»	41	7.5
»	42	4 9
»	43	2 4
43°	38°	13 3
»	39	10 4
»	40	7 6
»	41	5 0
»	42	2 4
42°	38°	10 7
»	39	7 8
»	40	5 1
»	41	2 5
»	38°	8 0
»	39	5 2
»	39	5 2
»	40	2 5
40°	38°	5 3
»	39	2 6
39°	38°	2 7

mélange de l'alcool avec de l'eau, mais il n'en est pas toujours ainsi. Exemple : si nous ajoutons à 1,000 litres d'eau-de-vie à 30° (D = 965,45) jusqu'à ce que le titre alcoolique descende à 20°, le volume sera $\frac{1000 \times 30}{20}$ = 1500 litres.

$$\text{qui pèseront} \dots\dots \quad 1500 \times 975,87 = 1463 \text{ k. } 805$$
$$\text{Or, nous avons déjà } 1000,00 \times 965,45 = \quad \underline{965 \text{ k. } 450}$$
$$\text{Il faudra donc ajouter} \dots\dots\dots \quad 498 \text{ k. } 355$$

soit 498 lit. 35 d'eau.

Dans ces conditions, il y aura une dilatation de

$$1500,00 - 1000,00 - 498,35 = 1 \text{ lit. } 65.$$

En appliquant la formule du 2ᵉ problème

$$V' = \frac{V \times d}{d'}$$

V' volume de l'alcool à obtenir.
V volume de l'alcool à employer.
d degré de l'alcool à employer.
d' degré de l'alcool à obtenir.

On constate qu'il y a toujours dilatation quand le titre de l'alcool est compris entre 1 et 29 degrés, quelle que soit la quantité d'eau ajoutée ; qu'il y a contraction ou dilatation, suivant la proportion d'eau, quand la force de l'alcool est comprise entre 30 et 69 degrés ; qu'il y a toujours contraction quand l'alcool employé est compris entre 70 et 100 degrés.

Appendice à l'alcoométrie

Aréomètre: Baumé et Cartier. — Alcoométrie à l'étranger

On emploie encore quelquefois en France, pour peser les liquides alcooliques, les aréomètres de *Baumé* ou de *Cartier* (voir Documents Physico-chimiques).

Pour transformer les degrés Cartier en degrés Baumé, il suffit d'ajouter au nombre de degrés du Cartier le produit de la multiplication d'autant de fois 8 centièmes qu'il y a de degrés à compter de 10°, point de départ des deux aréomètres.

Exemple ; on a 30°3 Cartier à transformer en degré Baumé : on dit

$$30°3 + 20 \text{ fois } 8 \text{ centièmes ou } 1,6 = 31°9 \text{ Baumé.}$$

Veut-on réduire les Baumé en Cartier, on diminue autant de fois 8 centièmes qu'il y a de degrés Baumé.

Ainsi, de 32°B, on diminue 22 fois 8 centièmes ou 1,76 : il reste 30°24 Cartier.

Quant aux corrections de température, l'aréomètre de Cartier est réglé pour 12°5 ; on compte 1° en plus ou moins par 5° au-dessus ou au-dessous de cette température. (Pour l'eau-de-vie on compte 1° pour 10° de température).

La Table XII permet de passer de l'une à l'autre de ces indications.

En *Hollande*, on emploie l'alcoomètre *Wolchmester* ; il est divisé en 144 parties, le zéro étant marqué au point d'affleurement de l'appareil dans l'eau distillée à 60° Fahrenheit (soit 15°56 centig.) et 144 dans l'alcool absolu. Cet appareil plonge jusqu'au 10ᵉ degré dans l'eau-de-vie *Preuve de Hollande* à 54°5 Fahrenheit (12°5 centig.), eau-de-vie qui, ramenée à + 15° centigrades, marque 50° centésimaux c'est-à-dire 19° Cartier ; 20° Baumé).

En *Allemagne*, on emploie l'alcoomètre de *Tralles*. Cet appareil porte une échelle marquant 0° dans l'eau pure et 100° dans l'alcool absolu à + 15°16 centigrades et d'une densité de 0,7939. L'échelle est divisée en 100 parties, en volumes, elle diffère donc à peine de celle de Gay-Lussac et de celle de l'alcoomètre légal ; la seule différence entre les instruments de Tralles, l'alcoomètre légal et de Gay-Lussac, est que Gay-Lussac a pris pour base l'alcool absolu d'une densité de 0,7947 à + 15° et que l'alcoomètre légal est basé sur un alcool de densité 0,7943, alors que le Tralles est basé sur une densité de 0,7939.

TABLE XII

Comparaison des degrés Baumé (moins lourds), Cartier et Gay-Lussac

Baumé moins lourd	Cartier	Gay-Lussac	Poids spécifique	Baumé moins lourd	Cartier	Gay-Lussac	Poids spécifique	Baumé moins lourd	Cartier	Gay-Lussac	Poids spécifique
10	10	0	1 000	16	»	34	0 962	»	25	68	0 896
»	»	1	0 999	»	»	35	960	27	»	69	893
»	»	2	997	»	»	36	959	»	26	70	891
»	»	3	996	»	16	37	957	28	»	71·	888
»	»	4	994	»	»	38	956	»	27	72	886
11	11	5	993	17	»	39	954	29	»	73	884
»	»	6	992	»	»	40	953	»	28	74	881
»	»	7	990	»	»	41	951	30	»	75	879
»	»	8	989	»	»	42	949	»	»	76	876
»	»	9	988	18	»	43	948	31	29	77	874
12	»	10	987	»	»	44	946	»	»	78	871
»	12	11	986	»	»	45	945	32	30	79	868
»	»	12	984	»	18	46	943	»	»	80	865
»	»	13	983	19	»	47	941	33	31	81	863
»	»	14	982	»	»	48	940	»	»	82	860
»	»	15	981	»	»	49	938	34	32	83	857
»	»	16	980	20	19	50	936	35	»	84	854
13	»	17	979	»	»	51	934	»	33	85	851
»	13	18	978	»	»	52	932	36	34	86	848
»	»	19	977	41	20	53	930	»	»	87	845
»	»	20	976	»	»	54	928	37	35	88	842
»	»	21	975	»	»	55	926	38	36	89	83
»	»	22	974	22	21	56	924	»	»	90	83
14	»	23	973	»	»	57	922	39	37	91	832
»	»	24	972	»	»	58	920	»	»	92	829
»	14	25	971	23	22	59	918	40	38	93	826
»	»	26	970	»	»	60	915	41	39	94	822
»	»	27	969	»	»	61	913	42	40	95	81
»	»	28	968	24	23	62	911	43	41	96	814
15	»	29	967	»	»	63	909	44	42	97	810
»	»	30	966	25	»	64	906	45	43	98	805
»	»	31	965	»	24	65	904	46	44	99	800
»	15	32	964	»	»	66	902	47	45	100	795
»	»	33	963	26	»	67	899	48	46	»	791

Le degré Tralles donne donc à + 15°16 centigrades la richesse alcoolique en volume des liquides alcooliques, il y a donc une très petite différence entre ces deux appareils, puisque :

100° Tralles   = 0,7939 densité
100° centésim. = 0,7943 densité à l'alcoomètre légal.
100° censésim. = 0,7947   —   —   Gay-Lussac.

	0 degré Tralles représente une densité de	0,9991
10	— — —	0,9857
20	— — —	0,9751
30	— — —	0,9646
40	— — —	0,9510
50	— — —	0,9335
60	— — —	0,9126
70	— — —	0,8892
75	— — —	0,8765
80	— — —	0,8630
85	— — —	0,8488
90	— — —	0,8332
95	— — —	0,8157
100	— — —	0,7939

L'alcoomètre de *Richter* est identique à celui de Tralles, mais sa graduation est faite en poids et non en volume d'alcool.

La Table XVI donne la concordance entre ces trois instruments.

L'alcoomètre de *Beeck* est divisé en 100 parties égales, son 0° est pris dans l'eau distillée à 12°5 centigrades et le 30° dans un liquide de poids spécifique 0,830.

Voici quelques chiffres de comparaison :

Degrés Tralles.	Degrés Beck.
100	42,28
99,4	42
97,7	40
85,9	30
69,2	20
45,8	10
0	0

Voir les Tables XIII, XIV, XV, XVI, pour les conversions.

En Angleterre l'alcool n'est pas exprimé d'après sa teneur en alcool absolu, on l'apprécie par un chiffre qui indique combien il faut mélanger de volumes d'alcool considéré pour faire par dilution 100 volumes d'alcool d'épreuve (proof spirit). Le *proof spirit* est un alcool qui titre 57°2 Gay-Lussac ; il est préparé avec 103,09 d'eau et 100 d'alcool absolu, *comptés en poids*, à la température de 51° F (10°56 centigrades) ; le poids de 1 litre de cet esprit est égal au 1/12 du poids d'un litre d'eau ; sa densité relative est à 60° F (15°56 centigrades) 0,918633.

L'aréomètre qui sert en alcoométrie est l'hydromètre de Sikes: c'est un aéromètre à poids et à volumes variables. Il est en cuivre et formé d'une carène surmontée d'une tige portant une graduation de 0° à 10° ; au-dessous de la carène se trouve une deuxième tige terminée par un bouton et sur laquelle on enfile des poids additionnels, marqués 10, 20, 30, etc., 90.

L'hydromètre, sans poids, marque 0° dans l'alcool de densité 0,825 à 60°F (*standart alcool*), ce qui correspond à 93° Gay-Lussac (40° Baumé, 38° Cartier) ; il marque 10° dans l'eau distillée, chargé du poids 90.

Si on le plonge dans un alcool *plus fort* que le proof spirit (57°2 Gay-Lussac), il affleurera sur la tige à une division qui indiquera le degré *over proof*.

Si on le plonge dans un alcool *plus faible* que le proof spirit, il faudra le lester avec des poids additionnels pour obtenir l'affleurement du liquide sur la tige. Ce poids placé au-dessous de la carène et augmenté du chiffre d'affleurement donne le degré *under proof*.

TABLE XIII

Conversion des degrés centésimaux en degrés Cartier

Degrés centési-maux	Degrés Cartier	Degrés centési-maux	Degrés Cartier	Degrés centési-maux	Degrés Cartier	Degrés centési-maux	Degrés Cartier	Degrés centési-maux	Degrés Cartier
1	10.2	21	13 4	41	16 9	61	22 8	81	31 3
2	10.4	22	13 5	42	17.1	62	23 2	82	31.8
3	10 6	23	13.6	43	17.4	63	23 5	83	32.3
4	10 8	24	13.8	44	17.6	64	23 9	84	32.8
5	10 9	25	14. »	45	17.9	65	24 3	85	33.3
6	11 1	26	14 1	46	18 1	66	24 7	86	33.7
7	11 3	27	14 2	47	18 4	67	25 1	87	34.4
8	11 5	28	14.4	48	18 7	68	25 5	88	35. »
9	11 6	29	14 5	49	19 »	69	25 8	89	35.6
10	11 8	30	14 7	50	19 2	70	26.3	90	36.7
11	12 »	31	14 9	51	19 5	71	26.7	91	36.9
12	12 1	32	15 »	52	19.8	72	27.1	92	37 6
13	12 3	33	15 2	53	20 1	73	27 5	93	38 3
14	12 4	34	15 4	54	20.5	74	28. »	94	39. »
15	12 5	35	15 6	55	20.8	75	28 4	95	39 7
16	12 7	36	15 8	56	21.1	76	28 9	96	40.5
17	12 8	37	16. »	57	21.4	77	29 4	97	41.4
18	12 9	38	16 2	58	21.8	78	29 8	98	42.3
19	13 1	39	16 4	59	22.1	79	30 3	99	43.2
20	13 2	40	16.6	60	22.5	80	30 8	100	44.2

TABLE XIV

Conversion des degrés de l'alcoomètre Cartier en degrés centésimaux

CARTIER	CENTÉSIMAUX	CARTIER	CENTÉSIMAUX	CARTIER	CENTÉSIMAUX
10	0 0	22	58 7	34	86 2
11	5 3	23	61 5	35	88
12	11 3	24	64 2	36	89 6
13	18 4	25	66 9	37	91 1
14	25 4	26	69 4	38	92 6
15	31 7	27	71 8	39	94
16	37	28	74	40	95 4
17	41 5	29	76 3	41	96.6
18	45 5	30	78 4	42	97.7
19	49 2	31	80 5	43	98 8
20	52 5	32	82 4	44	99 9
21	55 7	33	84 3		

TABLE XV

Transformation des degrés Gay-Lussac, Tralles et Richter

DEGRÉS Gay-Lussac	DEGRÉS Tralles	DEGRÉS Richter	DEGRÉS Gay-Lussac	DEGRÉS Tralles	DEGRÉS Richter
0	0	0	73	72 7	59 5
5	4 8	4 3	75	74 6	62 0
10	9 5	7 6	77	76 5	64 3
17	16 5	12 0	79	78 7	67 2
23	22 2	15 0	81	80 6	69 6
29	28 0	18 6	83	82 9	72 3
34	33 0	22 3	84	83 9	73 8
39	38 0	25 8	86	86 0	76 2
43	42 6	30 0	88	87 9	78 7
47	46 5	33 3	89	88 9	80 3
50	49 5	35 6	91	91 2	83 3
53	52 5	38 5	93	93 2	86 3
56	55 6	41 2	94	94 3	88 0
59	58 9	44 3	95	95 0	89 2
62	61 5	47 1	96	95 2	91 0
64	63 2	49 0	97	97 2	96 0
67	66 6	52 7	98	98 3	95 5
69	68 6	55 0	99	99 4	93.3
71	70 6	57.2	100	100 0	100.0

TABLE XVI

Table comparative des alcoomètres de Richter, Tralles, Cartier et Gay-Lussac

RICHTER	TRALLES	CARTIER	GAY-LUSSAC
76	85 1/2	33 2/3	86
73	83	32	82
69	80	30 3/4	80
65	77	29 1/2	77
62	74	28	74
59	71 1/2	27	72
55 1/2	72 1/2	26	69
52	66	25	67
40	63	24	64
46	60	23	61
43 1/2	57 1/2	22	59
41	55	21	56
38 1/2	52	20	53
35 1/4	49	19	49
33	46	18	45

Si par exemple on a atteint par addition du petit poids l'affleurement 5 avec le poids 20, on aura *under proof 25*, avec le poids 30, on aurait *under proof 35.*

Un alcool marquant 20 degrés *over proof* est un alcool auquel on doit ajouter 20 litres d'eau pour 100 de liquide alcoolique pour faire du proof spirit : ou encore 100 volumes d'alcool titrant 20 over proof donnent par dilution avec 20 volumes d'eau, 120 volumes de proof spirit.

20 under proof signifie qu'il faut retrancher 20 de 100 de l'alcool pour avoir proof spirit, ou que 100 volumes d'alcool 20 under proof renferment 100 — 20 = 80 volumes de *proof spirit.*

TABLE XVII

Conversion des richesses en alcool en richesses en proof spirit

RICHESSES		RICHESSES		RICHESSES		RICHESSES	
Alcool pur	Proof spirit	Alcool pur	Proof spirit	Alcool pur	Proof spirit	Alcool pur	Proof spirit
1	1 6	26	44 8	51	88 5	76	132 3
2	3 3	27	46 5	52	90 3	77	134 0
3	5 0	28	48 3	53	92 2	78	135 7
4	6 6	29	50 0	54	94 1	79	137 3
5	8 3	30	51 9	55	95 9	80	139 2
6	10 0	31	53 7	56	97 8	81	141 0
7	11 7	32	55 4	57	99 8	82	142 8
8	13 3	33	57 2	58	101 8	83	144 7
9	15 0	34	59 0	59	103 4	84	146 5
10	17 7	35	60 7	60	105 2	85	148 3
11	18 4	36	62 4	61	106 9	86	150 1
12	20 2	37	64 1	62	108 7	87	152 0
13	21 9	38	65 8	63	110 5	88	153 8
14	23 6	39	67 5	64	112 2	89	155 6
15	25 3	40	69 2	65	113 9	90	157 4
16	27 1	41	70 9	66	115 6	91	159 2
17	28 8	42	72 6	67	117 3	92	161 2
18	30 5	43	74 3	68	119 0	93	162 9
19	32 2	44	76 0	69	120 7	94	164 7
20	34 0	45	77 6	70	122 3	95	166 5
21	35 9	46	79 3	71	124 0	96	168 3
22	37 6	47	81 0	72	125 7	97	170 2
23	39 4	48	82 9	73	127 3	98	
24	41 2	49	84 8	74	129 0	99	
25	43 0	50	86 6	75	130 7	100	

Les tables ci-contre permettent, la première (Table XVII), de convertir les richesses proof spirit en richesses d'alcool pur ; la seconde (TableXVII), de convertir le titre d'alcool pur en titre proof spirit ;

Ainsi la richesse en proof spirit étant 40, la première colonne de la Table XVIII nous montre que le proof spirit 40 correspond à 23 litres 4 d'alcool pur par hectolitre.

TABLE XVIII

Conversion des richesses en proof spirit en richesses en alcool pur

RICHESSES		RICHESSES		RICHESSES		RICHESSES	
Proof spirit.	Alcool pur	Proof spirit	Alcool pur	Proof spirit	Alcool pur	Proof spirit	Alcool pur
1	0 6	44	25.7	87	50 2	129	74 0
2	1 2	45	26 3	88	50 8	130	74 6
3	1 8	46	26 9	89	51 3	131	75 2
4	2 4	47	27 4	90	51 8	132	75 8
5	3 1	48	27 9	91	52 4	133	76 4
6	3 6	49	28 4	92	52 8	134	77 0
7	4 2	50	29 0	93	53 3	135	77 6
8	4 8	51	29 6	94	53 9	136	78 2
9	5 4	52	30 1	95	54 4	137	78 8
10	6 0	53	30 6	96	55 0	138	79 4
11	6 6	54	31 2	97	55 6	139	79 9
12	7 2	55	31 8	98	56 2	140	80 5
13	7 8	56	32 3	99	56 7	141	81 0
14	8 4	57	32 9	100	57 2	142	81 6
15	9 0	58	33 4	101	57 8	143	82 0
16	9 6	59	34 0	102	58 3	144	82 6
17	10 2	60	34.6	103	58 9	145	83.2
18	10 8	61	35 2	104	59 4	146	83.7
19	11.4	62	35 8	105	60 0	147	84 3
20	12 0	63	36 4	106	60 5	148	84.8
21	12 5	64	36 9	107	61 0	149	85.3
22	13 1	65	37 6	108	61 6	150	85.9
23	13 7	66	38 1	109	62 2	151	86.4
24	14 3	67	38 7	110	62 7	152	87 0
25	14 9	68	39 3	111	63 3	153	87 6
26	15 5	69	39 9	112	63 9	154	88.1
27	16 1	70	40 5	113	64 3	155	88 6
28	16 6	71	41 1	114	64 9	156	89 2
29	17 2	72	41.7	115	65 5	157	89 7
30	17 8	73	42 3	116	66 1	158	90 3
31	18 3	74	42 8	117	66 7	159	90 8
32	18 9	75	43 4	118	67 3	160	91 4
33	19 4	76	44 0	119	68 0	161	91 9
34	20 0	77	44 6	120	68 6	162	92 5
35	20 6	78	45 2	121	69 2	163	93 0
36	21 1	79	45 8	122	69 8	164	93 6
37	21.7	80	46 4	123	70 4	165	94 1
38	22 2	81	47 0	124	71 0	166	94 7
39	22 8	82	47 6	125	71 6	167	95 2
40	23 4	83	48 1	126	72 2	168	95 8
41	23 9	84	48 6	127	72 8	169	96 3
42	24 6	85	49 1	128	73 4	170	96 9
43	25 1	86	49 7				

TABLE XIX

Conversion des densités des alcools en degrés Over ou under proof et réciproquement

(Hure)

Over proof	Densité	Over proof	Densité	Under proof	Densité
67/00	0 8156	28 0	0 8825	8 0	0 9265
65 0	0.8199	27 0	0 8840	9 0	0 9306
64.6	0 8221	26 0	0 8854	10 0	0.9318
.63.1	0 8238	25 0	0 8869	11 0	0 9329
62.0	0 8259	24 0	0 8883	12 1	0.9341
61.1	0 8277	23 0	0 8897	13 1	0.9353
60 0	0 8298	21 9	0 8912	14 2	0 9364
59 1	0 8315	20 9	0 8921	15 3	0 9376
58 0	0 8336	19 9	0 8940	16 6	0 9384
57 1	0 8354	19 1	0 8950	17 1	0 9396
56.0	0 8376	18 0	0 8966	18 2	0 9407
55 0	0 8366	16 9	0 8981	19 3	0 9419
54.1	0 8413	15 9	0 8996	20 0	0.9426
53.1	0 8431	15 0	0 9008	21 2	0.9437
52.1	0 8448	13 9	0 9023	22 2	0 9448
51.1	0 8465	13 1	0 9034	23 3	0 9456
50 1	0 8482	12	0 9049	23 9	0 9464
49 1	0 8490	11 1	0 9060	25 1	0 9476
48.0	0 8516	10	0 9075	26 3	0 9488
47 0	0 8533	8 9	0 9089	27 1	0 9496
46 0	0 8550	8 0	0 9100	28 0	0 9503
45 0	0 8566	7 1	0 9111	29 2	0 9515
43.9	0 8583	5 9	0.9126	30 1	0 9522
43 1	0 8597	5 0	0 9137	35 1	0 9565
42 0	0 8615	3 9	0 9152	40 1	0 9603
41 1	0 8629	3 0	0 9163	45 0	0 9638
41	0 8646	1 9	0 9178	50.3	0 9674
39 1	0 8660	1 0	0 9189	54 8	0 9701
38 0	0 8678	Proof spirit	0 9200	60 4	0 9734
37.1	0 8692			65 3	0 9762
35 9	0 8709	Under proof		70 1	0 9790
35.0	0 8723	1 3 %	0 9214	75 4	0 9822
34 1	0 8737	2 2	0 9226	80 4	0 9854
32 9	0 8755	3 1	0 9237	85 2	0 9886
32 0	0 8769	4 0	0 9248	90 2	0 9922
31 0	0 8783	5 0	0 9259	95 4	0 9962
30 0	0 8797	6 0	0 9270	100	1 000
29 0	0 8811	7 0	0 9282		

Inversement, on connaît le titre d'un alcool, il est de 80° par exemple : la Table XVII nous montre que 100 litres d'alcool à 80° forment 139 litres 2 de proof spirit.

Les droits sur les alcools sont en effet perçus, en Angleterre, d'après la richesse de ces alcools en *proof spirit*.

La Table XIX (Table de Hure) donne la correspondance des degrés over ou under proof avec les densités (à 15°5 centig., celle de l'eau à cette température étant 1) et réciproquement.

BOISSONS DISTILLÉES

TABLE XX

Comparaison des degrés de l'alcoomètre centésimal avec les degrés correspondants de Sykes (au-dessous de preuve) à 15° C. (59° Farenheit)

DEGRÉS de l'alcoomètre centésimal	DEGRÉS Sykes	DEGRÉS de l'alcoomètre centésimal	DEGRÉS Sykes	DEGRÉS de l'alcoomètre centésimal	DEGRÉS Sykes	DEGRÉS de l'alcoomètre centésimal	DEGRÉS Sykes
1	1 7	16	27 8	31	53 9	46	80
2	3 5	17	29 6	32	55 7	47	81 8
3	5 2	18	31 3	33	57 4	48	83 5
4	7	19	33 1	34	59 2	49	85 3
5	8 7	20	34 8	35	60 9	50	87
6	10 4	21	36 5	36	62 6	51	88 7
7	12 9	22	38 3	37	64 4	52	90 5
8	13 7	23	40	38	66 1	53	92 2
9	15 2	24	41 8	39	67 9	54	94
10	17 4	25	43 5	49	69 6	55	95 7
11	19 1	26	45 2	41	71 3	56	97 4
12	20 9	27	47	42	73 1	57	99 2
13	22 6	28	48 7	43	74 8	58	100 9
14	24 4	29	50 5	44	76 6		
15	26 1	30	52.2	45	78.3		

TABLE XXI

DEGRÉS Tagliabue	VOLUMES DE		DENSITÉS relatives à 15°56	DEGRÉS Tagliabue	VOLUMES DE		DENSITÉS relatives à 15°56
	alcool	eau			alcool	eau	
10	5	95.32	0.99289	30	15 0	86 20	0 98114
11	5.5	94 85	99224	31	15 5	85 75	98063
12	6	94 39	99160	32	16 0	85 30	98011
13	6 5	93 93	99098	40	20	81 71	97600
14	7	93 48	99036	50	25	77 22	97087
15	7 5	93 02	98074	60	30	72 70	96541
16	8	92 56	98911	70	35	68 10	95515
17	8 5	92 10	98849	80	40	63 41	95192
18	9	91 64	98787	90	45	58 60	94359
19	9 5	91 18	98725	100	50	53 71	93437
20	10	90 72	98663	110	55	48 72	92427
21	10 5	90 26	98608	210	60	43 67	91346
22	11	89 81	98652	130	45	38 56	90211
23	11 5	89 36	98497	140	70	33 38	89003
24	12	88 91	98441	150	75	28 13	87730
25	12 5	88 45	98386	160	80	21 81	86384
26	13	88 00	98330	170	85	17 41	84950
27	13 5	87 55	98275	180	90	19 87	83385
28	14	87 10	98220	190	95	6 10	81598
29	14 5	86 55	98167	200	100	0 80	79461

TABLE XXII

Comparaison des degrés Sykes (au-dessous de preuve) et des degrés correspondants de l'alcoomètre centésimal à 15° (59° Farenheit)

DEGRÉS Sykes	DEGRÉS de l'alcoomètre centésimal	DEGRÉS Sykes	DEGRÉS de l'alcoomètre centésimal	DEGRÉS Sykes	DEGRÉS de l'alcoomètre centésimal	DEGRÉS Sykes	DEGRÉS de l'alcoomètre centésimal
1	0 6	26	15	51	29 3	76	43.7
2	1 1	27	15 5	52	29 3	77	44 3
3	1 7	28	16 1	53	30 5	78	44 8
4	2 3	29	16 7	54	31	79	45.4
5	2 9	30	17 2	55	31 6	80	46
6	3 4	31	17 8	56	32 2	81	46 6
7	4	32	18 4	57	32 8	82	47 1
8	4 .6	33	18 9	58	33 3	83	47.7
9	5 2	34	19 5	59	33 9	84	48.3
10	5 7	35	20 1	60	34 5	85	48 9
11	6 3	36	20 7	61	35 1	86	49.4
12	6 9	37	21 3	62	35 6	87	50
13	7.5	38	21 8	63	36 2	88	50 6
14	8	39	22 4	64	36 8	89	51.1
15	8 6	40	23 4	65	37 4	90	51 7
16	9 2	41	23 6	66	37 9	91	52.3
17	9 8	42	24 1	67	38 5	92	52.9
18	10 3	43	24 7	68	39 1	93	53.4
19	10 9	44	25 3	69	39 7	94	54
20	11 5	45	25 9	70	40 2	95	54 6
21	12 1	46	26 4	71	40 8	96	55.2
22	12 6	47	27	72	41 4	97	55 7
23	13 2	48	27.6	73	41 9	98	56.3
24	13 8	49	28 2	74	42 5	99	56 9
25	14 1	50	28 9	75	43 1	100	57 5

L'alcoomètre de *Tagliabue*, officiel aux Etats-Unis d'Amérique, marque 200° dans l'alcool absolu et 0° dans l'eau pure à 15°56.

Il doit plonger jusqu'au 100e degré dans un alcool-type contenant la moitié de son volume d'alcool pur, ayant une densité de 0,7497 à 80° Farenheit (15°56 centigrades), la densité de l'eau à cette température étant 1000.

La Table XXI montre que l'alcoomètre de Tagliabue se rapproche beaucoup de l'alcoomètre de Gay-Lussac pour le poids de l'alcool pur et si on tient compte de la différence de température on obtient le même chiffre.

BOISSONS FERMENTÉES

Vins et Vinaigres, Bières, Cidre

VINS

L'article 1 du titre I du décret du 3 septembre 1907 définit ce qu'on entend par vin :

« Aucune boisson ne peut être détenue ou transportée en vue de la vente, mise en vente ou vendue sous le nom de vin que si elle provient de la fermentation du raisin frais » (ceci s'applique aux vins rouges) « ou du jus de raisin frais » (ceci s'applique aux vins blancs).

Les vins ainsi définis sont les *vins ordinaires* ; ils se divisent en *vins rouges* et *vins blancs*.

Les vins ordinaires se divisent eux-mêmes en *vins secs* (non sucrés) et *vins doux* (ou sucrés).

Les vins secs sont légèrement astringents et acides à la dégustation, leur bouquet est peu ou pas prononcé ; ils proviennent de moûts de raisins blancs ou rouges, qui ont une densité inférieure à 1,100 et contiennent environ 200 grammes de sucre réducteur par litre (pesant 12-13° Baumé).

Les vins doux ou liquoreux ont pour origine des moûts très sucrés dont la fermentation a été arrêtée avant que tout le sucre soit transformé en alcool.

Le vin qui en résulte conserve une saveur sucrée.

Vins mousseux. — Ces vins forment une classe à part

Ils sont spécialement visés par l'article 5 du titre II du décret du 3 septembre 1907. (Voir page 247.)

I. — Vins ordinaires secs

L'analyse chimique complète d'un vin est une opération longue et délicate qu'on effectue rarement ; les analyses faites au point de vue de l'hygiène ou de la recherche des falsifications sont des analyses partielles.

Des règlements d'administration publique insérés au *Journal officiel* des

22 et 23 janvier 1907, 20, 21, 22 avril 1908 fixent les méthodes que les laboratoires de l'Etat doivent suivre pour la recherche des falsifications ; d'après ce règlement l'analyse des vins ordinaires comprend :

Un examen préalable consistant en une épreuve de dégustation et un examen microscopique.

Une analyse chimique : qui comporte les déterminations relatives à :
- L'alcool.
- L'extrait dans le vide.
- Le sucre réducteur.
- L'essai polarimétrique.
- Le saccharose, la dextrine.
- L'acidité totale, fixe, volatile.
- L'acidité volatile, libre et combinée.
- L'acide tartrique total.
- La potasse et le sulfate de potasse.
- Les cendres.
- Les chlorures, l'acide citrique.
- Les matières colorantes étrangères.
- Les antiseptiques, les acides minéraux libres.
- L'acide sulfureux (dans les vins blancs et rosés).

Les méthodes officielles sont indiquées à leurs places respectives.

On peut grouper tous ces essais et dosages en trois chapitres principaux qui sont :

1º Examen des caractères physiques ;

2º Analyse chimique proprement dite ;

3º Recherche des falsifications, des substances étrangères et des altérations.

EXAMEN DES CARACTÈRES PHYSIQUES

On comprend dans cet examen :

La détermination de la densité ;

L'épreuve de dégustation ;

L'examen microscopique et polarimétrique.

Densité : La densité du vin bien fermenté et non falsifié par des substances destinées à augmenter l'extrait, est voisine de 1,000 : Elle est comprise entre *0,985* et *1,020* à + 15º. Sa moyenne est de 0,997 :

Plus le vin est riche en alcool, plus sa densité est faible, plus il est riche en extrait et plus la densité est forte.

Tout vin dont la densité est inférieure à 0,985 est suspect de vinage (voir page 217).

Le vin additionné d'eau ne change pas de densité car si la diminution d'alcool l'augmente, la diminution d'extrait l'affaiblit.

La détermination de la densité s'effectue au moyen d'un densimètre ou au moyen de l'œnobaromètre de Houdart ou de l'extracto-œnomètre.

Le densimètre doit être gradué en 1/5º de degré : introduire dans une éprouvette bouchée à l'émeri 200^{cc} de vin, placer l'éprouvette dans un bain d'eau courante jusqu'à ce que la température soit descendue à + 15° ; y plonger le thermomètre et le densimètre (la lecture se fait au-dessus du ménisque).

Si la température à laquelle on fait la lecture n'est pas exactement de 15°, on fait la correction de température conformément aux indications suivantes :

Si la température est de 10° centigrades,	retrancher	0,6	du degré indiqué par le densimètre.
—	11°	—	0,5	—
—	12°	—	0,4	—
—	13°	—	0,3	—
—	14°	—	0,1	—
—	15°	—	0	—
—	16°	ajouter	0,2	—
—	17°	—	0,3	—
—	18°	—	0,5	—
—	19°	—	0,7	—
—	20°	—	0,9	—

Si la température était de 11°6 par exemple, on calculerait ainsi :

$$\text{Correction pour } 11° = 0,5$$
$$— \quad\quad 12° = 0,4$$
$$\text{différence entre } 11° \text{ et } 11°6 = 0,6$$

correction à effectuer 0,5 — [(0,5 — 0,4) × 0,6] = 0,44.

De même pour toutes les températures intermédiaires.

L'œnobaromètre de Houdart, et l'extracto-œnomètre de Dujardin, dont il sera parlé plus loin (voir Extrait), peuvent servir à déterminer la densité.

L'œnobaromètre et l'extracto-œnomètre sont des densimètres gradués spécialement, dont le zéro correspond à une densité de 0,986, et chacune des grandes divisions de l'échelle à autant de millièmes en plus de ce chiffre, c'est-à-dire que le dixième degré, par exemple, correspond à une densité de 0,996 c'est ce qu'indique le tableau suivant :

Indications de l'œnobaromètre à + 15	Densités correspondantes
—	—
0	0,9866
1	0,9876
2	0,9986
3	0,9896
4	0,9906
5	0,9916

Indications de l'œnobaromètre à + 15	Densités correspondantes
6	0,9926
7	0,9936
8	0,9946
9	0,9956
10	0,9966
11	0,9976
12	0,9986
13	0,9996

La lecture se fait au *sommet du ménisque*, comme il sera indiqué au dosage de l'extrait ; un moyen de lire facilement au sommet du ménisque consiste à faire déborder l'éprouvette contenant le vin; le ménisque extérieur devient convexe, la tige sort nettement du liquide et l'adhérence du vin autour est alors très apparente; chaque petite division comprise entre les grandes correspond à *deux dixièmes* de degrés; pour en déduire la densité, on calculera comme suit :

Si la température est différente de + 15°, on se reportera aux tables (voir Extrait) qui indiquent la correction à faire subir aux indications de l'instrument pour les températures supérieures ou inférieures à + 15°; soit a la correction à faire subir à l'indication de l'appareil. (Cette correction est additive quand la lecture de l'appareil est faite à une température supérieure à + 15° ; soustractive dans le cas contraire.)

Soit A l'indication de l'appareil avant correction.

Après correction cette valeur sera A $\pm$ a.

La densité amenée à + 15° sera donc $0,986 + \dfrac{A \pm a}{1000}$

Pour les degrés intermédiaires, voir Extrait.

Epreuve de dégustation. — Cette épreuve est des plus difficiles, elle exige une grande habitude et il sera nécessaire de recourir aux connaissances d'un expert dégustateur lorsque faire se pourra.

« La dégustation doit être faite sur le vin aussitôt après le débouchage de la bouteille : elle donne des indications utiles sur la nature du vin et celle des altérations qu'il a pu subir. » (*Journal officiel.*)

Cependant sans être un dégustateur de profession on pourra reconnaître si un vin est sec, moelleux ou liquoreux, plat ou acerbe, amer ou acide : Les vins sains doivent être francs de goût et parfaitement limpides après repos.

L'examen de la limpidité qui se fait en même temps que la dégustation se pratique dans le verre à dégustation ou dans des tasses spéciales en argent.

Examen microscopique. — « Après avoir noté l'aspect du vin, sa couleur, son état de limpidité, l'aspect du dépôt, s'il y en a un, on examine au microscope le vin et le dépôt obtenu par centrifugation ou après 12 heures de repos. On note en particulier la présence des levures, des bactéries de l'acescence, de la tourne, etc., etc. » (*Journal officiel.*)

On pourra, soit centrifuger le vin, soit le laisser déposer pendant 24 heures dans un verre conique (une flûte à champagne, par exemple) au fond duquel on aura placé deux ou trois gouttes d'une solution concentrée de biiodure de mercure dans l'iodure de potassium, les bactéries sont tuées dans ces conditions et le dépôt se fait bien.

Cet examen microscopique se fera d'abord avec un faible grossissement (200 D) qui laissera voir les éléments cristallisés du vin, puis à 400 D, au moins, pour apercevoir les levures et à 600 D pour apercevoir les bâtonnets de la Pousse. Quant aux bactéries elles exigent de plus forts grossissements.

(Voir altérations du vin pour les conclusions à tirer de l'examen microscopique.)

Examen polarimétrique. — Décolorer le vin au sous-acétate de plomb suivant les proportions suivantes :

Vin..............................	45^{cc}	40^{cc}	30^{cc}	25^{cc}
Sous-acétate de plomb	5^{cc}	10^{cc}	20^{cc}	25^{cc}

La proportion $\frac{40}{10}$ est très convenable pour les vins rouges ordinaires.

On obtient dans tous les cas 50^{cc} de liquide ; agiter, filtrer, examiner au polarimètre, avec le tube de deux décimètres ; faire la lecture en degrés saccharimétriques et ajouter au degré lu le 1/10, le 1/5, les 2/5 ou la moitié suivant la dilution employée. (Voir Saccharimétrie.)

Méthode officielle. — « On examine au polarimètre, dans un tube de 20 centimètres, le liquide décoloré, avant son utilisation pour le dosage du sucre (voir page 201). Le résultat est exprimé en degrés polarimétriques et fractions centésimales de degrés. »

Les vins normaux purs et bien fermentés sont à peu près sans action sur la lumière polarisée.

Les vins naturels sucrés, mal préparés et ceux chez lesquels la fermentation a été arrêtée sont levogyres.

Les vins qui dévient à droite de plus de 0°5 (en degrés saccharimétriques) et qui contiennent du sucre réducteur doivent être tenus pour suspects.

Si le vin présente un pouvoir rotatoire droit notable, et si le chiffre des substances réductrices trouvées à l'analyse (voir dosage des sucres réducteurs), divisé par 2,25 donne un nombre inférieur à la déviation dextrogyre lue, c'est que le vin renferme du saccharose ou de la dextrine. Il n'est pas naturel. (Voir page 202.)

ANALYSE CHIMIQUE

L'analyse chimique d'un vin peut être partielle et se limiter aux dosages suivants, lorsqu'il s'agit par exemple de comparer un échantillon de vin à un autre servant de type.

Alcool (par l'ébullioscope ou la distillation).

Acidité totale.

Extrait sec (Densimétrique, ou à 100°).

Sucres réducteurs.

Sulfate de potasse.

Acide sulfureux (dans les vins blancs) en spécifiant dans le bulletin d'analyse le mode opératoire employé.

Dans d'autres cas, lorsque n'ayant aucun doute sur la pureté du vin, on veut savoir si le produit est normalement constitué et sain, on ajoutera les dosages suivants aux précédents :

Acidité fixe et volatile.

Extrait sec dans le vide.

Cendres (alcalinité des cendres en CO^3K^2 et crème de tartre correspondante).

Crême de tartre.

Examen de la couleur.

Examen microscopique et polarimétrique.

Enfin lorsqu'il s'agit de savoir si le vin est naturel ou falsifié, s'il est conforme aux règlements légaux, on complétera les dosages précédents par les suivants :

Acide sulfureux libre et combiné.

Antiseptiques, édulcorants.

Glycérine, acides minéraux et organiques.

Glucose, lévulose.

Recherche de toutes les falsifications.

DOSAGE DE L'ALCOOL OU PESAGE DU VIN. — Le degré alcoolique d'un vin est le nombre de centimètres cubes d'alcool absolu que renferment 100^{cc} de ce vin.

En France, le Comité des Arts et Manufactures conseille les ébullioscopes pour les essais sommaires et dans les cas litigieux il ordonne l'emploi de l'alcoomètre légal sur le liquide obtenu, en distillant au moins 300^{cc} de vin neutralisé préalablement. La méthode officielle est celle par distillation.

Méthode ébullioscopique. — Ebullioscope de Dujardin-Salleron : on commence par faire le « point d'eau », pour cela on verse dans l'appareil 15^{cc} d'eau, on place le thermomètre et non le réfrigérant. On chauffe jusqu'à ce que le thermomètre soit arrêté à un point fixe ; on fait la lecture :

a) Si le thermomètre marque plus de 100° on note l'excès au-dessus de cent, cet excès devra être *retranché* de la lecture que l'on fera plus tard lorsque l'appareil contiendra du vin.

b) Si le thermomètre marque moins de 100°, on note encore la différence et cette différence sera *ajoutée* à la lecture que l'on fera avec le vin.

M. Truchon a construit un appareil dans lequel on fait le point d'eau avec 25^{cc} d'eau placés dans la chaudière que l'on recouvre ensuite avec le couvercle qui porte le thermomètre et le réfrigérant (on ne met pas d'eau dans le réfrigérant pour la détermination du point d'eau), on opère comme avec le Dujardin-Salleron.

Pour peser le vin avec ces appareils — le point d'eau étant établi — on verse dans la chaudière (égouttée et rincée avec un peu de vin à peser) 50^{cc} de vin pour le Salleron et 25^{cc} pour le Truchon. On installe le thermomètre et le réfrigérant plein d'eau froide du Salleron et le couvercle du Truchon en ayant soin de remplir le réfrigérant avec de l'eau froide.

On chauffe en observant la colonne du thermomètre, et on note la température dès que le thermomètre reste stationnaire pendant 15 à 20 secondes ; *on corrige la température*, s'il y a lieu, comme il a été dit précédemment.

On connaîtra le titre alcoolique de vin par le tableau suivant (Blarez) :

90°00	15°35	91°00	13°00	92°00	11°00	93°00	9°30	94°00	7°60	95°00	6°10
— 05	15 20	— 05	12 90	— 05	10 90	— 05	9 20	— 05	7 55	— 05	6 05
— 10	15 10	— 10	12 80	— 10	10 80	— 10	9 10	—10	7 50	— 10	6 00
— 15	14 90	— 15	12 70	— 15	10 75	— 15	9 00	— 15	7 40	— 15	5 95
— 20	14 80	— 20	12 60	— 20	10 70	— 20	8 90	— 20	7 30	— 20	5 90
— 25	14 70	— 25	11 50	— 25	10 60	— 25	8 80	— 25	7 25	— 25	5 80
— 30	14 60	— 30	12 40	— 30	10 50	— 30	8 70	— 30	7 20	— 30	5 70
— 35	14 50	— 35	12 30	— 35	10 40	— 35	8 65	— 35	7 10	— 35	5 65
— 40	14 40	— 40	12 20	— 40	10 30	— 40	8 60	— 40	7 00	— 40	5 60
— 45	14 30	— 45	12 10	— 45	10 20	— 45	8 50	— 45	6 90	— 45	5 50
— 50	14 20	— 50	12 00	— 50	10 10	— 50	8 40	— 50	6 80	— 50	5 40
— 55	14 05	— 55	11 90	— 55	10 00	— 55	8 35	— 55	6 75	— 55	5 35
— 60	13 90	— 60	11 80	— 60	9 90	— 60	8 30	— 60	6 70	— 60	5 30
— 65	13 80	— 65	11 70	— 65	9 85	— 65	8 20	— 65	6 60	— 65	5 20
— 70	13 70	— 70	11 60	— 70	9 80	— 70	8 10	— 70	6 50	— 70	5 10
— 75	13 60	— 75	11 50	— 75	9 70	— 75	8 05	— 75	6 45	— 75	5 00
— 80	13 40	— 80	10 40	— 80	9 60	— 80	8 00	— 80	6 40	— 80	5 55
— 85	13 30	— 85	11 30	— 85	9 50	— 85	7 90	— 85	6 35	— 85	4 95
— 90	13 20	— 90	11 20	— 90	9 40	— 90	7 80	— 90	6 30	— 90	4 90
— 95	13 10	— 95	11 10	— 95	9 35	— 95	7 70	— 95	6 20	— 95	4 85

Les deux *exemples* qui suivent montrent comment on se sert de ce tableau.

A. — Point d'eau : 100°8 (à retrancher 0°8). Température d'ébullition du vin : 92°4. Ce chiffre deviendra, après correction, 92°4 — 0°8 = 91°60, et dans le tableau, en regard de 91°60, on lit : 11°80.

B. — Point d'eau : 99°7 (à ajouter 0°3). Température d'ébullition **du** vin : 93°6. Ce chiffre deviendra, après correction, 93°6 + 0°3 = 93°90, et dans le même tableau, en regard de 93°90, on lit : 7°80.

M. Dujardin construit une règlette qui donne directement et sans calculs le degré alcoolique du vin.

Ebullioscope Malligand : Il y a deux modèles de Malligand, le petit modèle porte des divisions en degrés et demi-degrés : on estime les 1/10e de degrés par interpolation ; le grand modèle porte les 1/10e de degrés.

On fait le point d'eau en plaçant dans la chaudière 15cc d'eau sans installer le réfrigérant, on chauffe la partie du thermosiphon où est placée la cheminée et lorsque le thermomètre est devenu stationnaire pendant une minute on déplace la règle divisée mobile de manière à ce que le zéro de la graduation coïncide avec l'extrémité de la colonne de mercure du thermomètre.

On démonte l'appareil, on rince la chaudière avec le vin à peser, puis on verse du vin jusqu'à la hauteur d'une bague intérieure qui sert de point fixe. On visse le couvercle qui porte le thermomètre, puis le réfrigérant rempli d'eau froide. On chauffe jusqu'à ce que la colonne mercurielle du thermomètre soit devenue stationnaire pendant une minute.

On lit alors, sur la règle divisée, le chiffre qui correspond à l'endroit où s'arrête le mercure, c'est le titre alcoolique du vin.

Méthode par distillation. — Mesurer exactement 300cc de vin à la température du laboratoire et les placer dans un ballon de verre d'environ 500cc de capacité (1).

Neutraliser l'acidité du liquide par addition d'eau de chaux.

Fermer le ballon par un bouchon dans lequel passe un tube courbé, pénétrant de quelques millimètres dans le ballon, et relié d'autre part à un réfrigérant descendant. L'extrémité libre du tube condenseur étant courbée, plonge dans une éprouvette portant un repère à 150cc puis un autre à 300cc.

Chauffer le ballon de façon à permettre au liquide de distiller, et recueillir le distillat jusqu'à ce que son niveau dépasse le trait marqué 150cc.

Ajouter au liquide suffisamment d'eau distillée pour compléter exactement 300cc.

Agiter pour rendre homogène.

Placer dans l'éprouvette un bon thermomètre, puis un alcoomètre et déterminer ainsi le degré alcoolique du liquide et sa température.

----

(1) On peut se servir pour ce dosage de l'alambic de Salleron qui est officiel en France. (Voir alcoométrie pour l'emploi de cet appareil.)

Chercher le titre réel à 15°. A cet effet, se reporter au tableau V, lire dans la première colonne verticale le degré lu sur le thermomètre, puis suivre la ligne horizontale à laquelle appartient ce nombre, jusqu'à la ligne verticale qui renferme le degré alcoométrique observé. Le nombre qui se trouve au point d'intersection de ces deux lignes indique le titre alcoolique à 15°.

La table ci-dessous permet de ramener à + 15° les indications de l'alcoomètre sans avoir recours aux tables de l'alcoométrie.

Si la température est inférieure à + 15° la correction est additive ; elle est soustractive lorsque la température est inférieure à + 15°.

pour les degrés alcooliques inférieurs à 8°, la correction est........................... 0,10
pour un degré alcoolique de   9°............. 0,11
  —   —   10°............. 0,12
  —   —   11°............. 0,14
  —   —   12°............. 0,15
  —   —   13°............. 0,16
  —   —   14°............. 0,18
  —   —   15°............. 0,20
  —   —   16°............. 0,22
  —   —   17°............. 0,24
  —   —   18°............. 0,25
  —   —   19°............. 0,27
  —   —   20°............. 0,29
  —   —   25°............. 0,37

Exemple : à la température de + 21° l'alcoomètre indique 13,6 ; le titre alcoolique à + 15° sera :

$$13,6 - (0,16 \times 6) = 12°6$$

Méthode officielle. — « Dans une fiole jaugée on mesure 200 centimètres cubes de vin à une température aussi voisine que possible de 15°. On verse le vin dans le ballon d'un appareil distillatoire relié à un réfrigérant. On neutralise par addition d'une petite quantité de soude, si c'est nécessaire ; on ajoute un peu de poudre de pierre ponce, puis on distille. La réfrigération doit être suffisante pour que le liquide condensé s'écoule à une température aussi voisine que possible de 15°.

A l'extrémité du tube du réfrigérant on adapte, au moyen d'un tube de caoutchouc, un tube de verre qui plonge jusqu'au centre d'un ballon jaugé de 200cc destiné à recueillir le distillat. On arrête la distillation quand on a recueilli les deux tiers environ du contenu du ballon. On amène le ballon et son contenu à une température aussi voisine que possible de 15°, on complète le volume à 200cc et, après agitation, on prend la température et le

degré alcoolique avec un alcoomètre soigneusement vérifié ; on fait la correction. »

DOSAGE DE L'EXTRAIT SEC. — On nomme extrait sec, le résidu de l'éva-
ration du vin.

Le dosage de l'extrait sec présente une grande importance : un poids
élevé d'extrait sec est l'indice de la présence du sucre ou de l'addition de
matières étrangères, un poids faible laisse soupçonner le mouillage, le
vinage.

On détermine l'extrait sec d'un vin par 4 méthodes.

1° *Méthode Œnobarométrique.* — Houdart a trouvé que le poids x de
l'extrait sec d'un vin non sucré, était égal au nombre constant 2062 multiplié par la différence entre la densité D à + 15° de ce vin et la densité D' d'un
mélange d'eau et d'alcool de même titre et à la même température.

$$x = 2062 \times (D - D').$$

Il faut donc, pour connaître x, déterminer D et D'. Or, la densité à + 15°
d'un mélange d'eau et d'alcool de même titre que le vin, est donnée par les
tables de Gay-Lussac, à condition qu'on connaisse ce titre alcoolique : cette
méthode est exacte à condition que le vin renferme moins de 3 grammes de
sucre.

La densité du vin est fournie par l'œnobaromètre, densimètre dont la graduation spéciale a été donnée page 176.

Voici comment on détermine l'extrait d'un vin avec ce densimètre :

1° On verse dans une éprouvette en verre un volume de vin suffisant pour
que l'œnobaromètre puisse y flotter sans toucher le fond ; l'éprouvette doit
être assez large pour que l'œnobaromètre ne puisse frotter le long de ses parois.

Quand l'instrument s'est mis en équilibre dans le liquide, on lit ses indications ; mais la coloration du vin empêchant, le plus souvent, de lire les
divisions à travers le liquide, il est nécessaire de faire les lectures *au sommet
du ménisque, c'est-à-dire au point le plus haut auquel le liquide s'élève le long
de la tige de l'instrument.* L'œnobaromètre est d'ailleurs gradué en conséquence ;
il faudrait tenir compte de ce mode de graduation particulier, si l'on compa-
rait cet aréomètre à un densimètre construit pour être lu à la surface libre
du liquide. (Voir page 177 le moyen de faire une lecture exacte).

*Il est nécessaire que la tige de l'œnobaromètre soit maintenue dans un très
grand état de propreté ;* une bonne précaution consiste à mouiller la tige
au préalable, avec le liquide à essayer et à l'essuyer ensuite à l'aide d'un
linge fin et bien propre.

*On doit toujours faire plusieurs lectures et prendre la moyenne des nombres
trouvés.*

*L'opération est facile, mais elle demande à être exécutée avec beaucoup de
soin ;* le volume de l'instrument est très considérable par rapport à celui de

Méthode de l'Œnobaromètre Houdart pour le dosage de l'extrait sec des Vins

TABLE XXIII

Indiquant l'augmentation de densité (en grammes) causée par la diminution de la température au-dessous de 15°.
Ces quantités doivent être RETRANCHÉES des chiffres fournis par l'Œnobaromètre E. Houdart.

TEMPÉRATURE	FORCE ALCOOLIQUE DES LIQUIDES													
	5°	6°	7°	8°	9°	10°	11°	12°	13°	14°	15°	16°	17°	18°
5°	0 7	0 8	0 8	0.9	0.9	1 0	1.2	1.3	1.5	1.7	1 8	2.0	2 2	2.3
6°	0.7	0«8	0.8	0 9	0.9	1 0	1 2	1 2	1 4	1 6	1.7	1 8	2 0	2 1
7°	0 7	0 8	0 8	0 9	0.9	1 1	1 2	1.1	1 3	1 4	1.6	1 7	1 8	1 8
8°	0 7	0.8	0 8	0.9	0.9	1 1	1 2	1.1	1 2	1 3	1.4	1 5	1 6	1.5
9°	0 7	0.8	0.7	0 9	0.9	1 1	1 2	1.0	1 1	1 1	1.2	1 3	1 4	1.4
10°	0.7	0 7	0 6	0 6	0 6	0 7	0 8	0.8	0 9	0 9	1 0	1 0	1 1	1.1
11°	0.5	0 5	0 5	0 5	0.4	0.7	0.7	0.7	0 7	0 7	0 8	0 8	0 9	0 9
12°	0.3	0 4	0 4	0 4	0.3	0 5	0 6	0.6	0 6	0 6	0.6	0 6	0 6	0 6
13°	0.3	0 3	0 2	0 3	0.2	0 2	0 4	0 4	0 4	0 4	0.4	0 4	0 4	0 5
14°	0.1	0.1	0 1	0.1	0.1	0 2	0 2	0.2	0 2	0 2	0.2	0.2	0 2	0 2

TABLE XXIV

Indiquant la diminution de densité (en grammes) causée par l'élévation de la température au-dessus de 15°.

Ces quantités doivent être AJOUTÉES aux chiffres fournis par l'Œnobaromètre E. Houdart.

TEMPÉRATURE	FORCE ALCOOLIQUE DES LIQUIDES													
	5°	6°	7°	8°	9°	10°	11°	12°	13°	14°	15°	16°	17°	18°
16°	0 1	0 1	0 1	0 1	0 1	0 1	0 1	0 1	0 1	0 1	0 1	0 1	0 1	0 2
17°	0 2	0 2	0 2	0 4	0 2	0 2	0 2	0 3	0 3	0 3	0 3	0 4	0 4	0 4
18°	0 4	0 4	0 4	0 4	0 4	0 4	0 4	0 4	0 5	0 5	0 5	0 6	0 7	0 6
19°	0 6	0 6	0 6	0 6	0 6	0 6	0 6	0 7	0 7	0 7	0 7	0 8	0 9	0 9
20°	0 8	0 8	0 8	0 9	0 8	0 8	0 8	0 9	0 9	0.9	1	1 1	1 2	1 2
21°	0 9	1	1	1 1	1 1	1 1	1 1	1 1	1 2	1 2	1 3	1 4	1 5	1 4
22°	1 2	1 2	1.2	1 2	1 3	1 3	1 3	1 3	1 4	1 4	1 5	1 6	1 7	1 6
23°	1 3	1 4	1.4	1 5	1.5	1 6	1 6	1 6	1 6	1 6	1 7	1 9	2	1 9
24°	1 5	1 5	1 5	1 6	1.7	1 8	1 8	1 8	1 9	1 8	1 9	2 1	2 2	2 1
25°	1 8	1 8	1.9	1 9	1 9	2	2	2 1	2 1	2 1	2 2	2 4	2 5	2 3

TABLE XXV *donnant le*

RICHESSE

INDICATIONS de l'Œnobaromètre Houdart	1	1.5	2	2.5	3	3.5	4	4.5	5	5.5	6	6.5	7	7.5	8	8.5	9
1.0																	
1.5																	
2.0																	
2.5																	3.2
3.0																	4.25
3.5																3.9	5.3
4.0															3.6	5.0	5.3
4.5														3.4	4.7	6.0	7.3
5.0													3.2	4.4	5.7	7.0	8.37
5.5													4.2	5.5	6.7	8.1	9.4
6.0												3.9	5.3	6.5	7.7	9.1	10.4
6.5											3.6	5.0	6.3	7.5	8.8	10.1	11.5
7.0										3.3	4.7	6.0	7.3	8.6	9.8	11.2	12.5
7.5									3.0	4.36	5.7	7.04	8.57	9.6	10.8	12.2	13.5
8.0										4.1	5.4	6.7	8.07	9.4	10.6	11.9	13.2	14.6
8.5								3.7	5.1	6.4	7.76	9.10	10.4	11.7	12.9	14.2	15.6
9.0							3.4	4.8	6.1	7.4	8.8	10.1	11.5	12.7	13.9	15.3	16.6
9.5						3.0	4.5	5.8	7.1	8.5	9.8	11.2	12.5	13.7	15.0	16.3	17.6
10.0						4.0	5.5	6.8	8.2	9.5	10.9	12.2	13.6	14.8	16.0	17.4	18.7
10.5					3.6	5.1	6.5	7.9	9.2	10.6	11.9	13.3	14.6	15.8	17.0	18.4	19.7
11.0				3.2	4.7	6.1	7.5	8.9	10.3	11.6	12.9	14.3	15.6	16.8	18.1	19.4	20.7
11.5				4.3	5.7	7.1	8.6	9.9	11.3	12.6	14.0	15.3	16.7	17.9	19.1	20.5	21.8
12.0				3.8	5.3	6.7	8.2	9.6	10.9	12.3	13.7	15.0	16.3	17.7	18.9	20.1	22.8
12.5		3.3	4.8	6.3	7.7	9.2	10.6	12.0	13.3	14.7	16.1	17.4	18.7	20.0	21.2	22.5	23.9
13.0		4.3	5.9	7.3	8.8	10.2	11.7	13.0	14.4	15.8	17.1	18.4	19.7	21.0	22.2	23.4	24.9
13.5	3.8	5.4	6.9	8.4	9.8	11.3	12.7	14.1	15.4	16.8	18.1	19.4	20.8	22.0	23.4	.95.	25.9
14.0	4.9	6.4	8.	9.4	10.8	12.3	13.7	15.1	16.4	17.8	19.1	20.4	21.8	23.0	24.3	25.6	27.0
14.5	5.8	7.4	9.0	10.4	11.9	13.3	14.8	16.1	17.5	18.8	20.1	21.5	22.8	24.1	25.3	26.7	29.0
15.0	6.9	8.5	10.0	11.5	12.9	14.3	15.8	17.1	18.5	19.6	21.2	22.5	23.8	25.1	26.3	7.62	29.0
15.5	8.0	9.5	11.0	12.5	13.9	15.4	16.8	18.2	19.5	20.9	22.2	23.6	24.9	26.1	27.3	28.7	30.0
16.0	9.0	10.5	12.1	13.5	15.0	16.4	17.9	19.2	20.6	22.0	23.2	24.6	25.3	92.1	28.3	29.7	31.0
16.5	10.0	11.6	13.1	14.6	16.0	17.4	18.9	20.2	21.6	23.0	24.3	25.7	26.9	28.1	29.4	30.7	32.1
17.0	11.1	12.6	14.1	15.6	17.1	18.6	20.0	21.3	22.6	23.9	25.3	26.6	67.9	29.2	30.4	31.7	33.1
17.5	12.1	13.6	15.2	16.6	18.1	19.5	21.0	22.3	23.6	24.9	26.3	27.6	29.0	30.2	31.4	32.8	34.1
18.0	13.1	14.7	16.2	17.7	19.1	20.5	22.0	23.4	24.6	26.0	27.3	28.0	30.0	31.2	32.5	33.8	35.1

poids de l'extrait sec des Vins

ALCOOLIQUE

9.5	10	10.5	11	11.5	12	12.5	13	13.5	14	14.5	15	15.5	16	16.5	17	17.5	18
		3.6	4.87	6.0	7.1	8.2	9.3	10.5	11.7	12.7	13.7	14.8	15.8	16.8	17.8	18.9	19.9
	3.4	4.6	5.9	7.0	8.16	9.3	10.5	11.6	12.6	13.8	14.8	15.8	16.8	17.8	18.9	19.9	21.0
3.3	4.46	5.7	6.9	8.06	9.2	10.3	11.5	12.6	13.8	14.8	15.8	16.8	17.9	18.9	19.9	21.0	22.0
4.3	5.5	6.7	7.9	9.1	10.2	11.36	12.5	13.6	14.8	15.8	16.8	17.9	18.9	19.9	21.0	22.0	23.0
5.4	6.5	7.7	9.0	10.1	11.3	12.0	13.5	14.7	15.8	16.8	17.9	18.9	19.9	21.0	22.0	23.0	24.0
6.4	7.5	8.7	10.0	11.1	12.3	13.4	14.6	15.7	16.8	17.9	18.9	19.9	21.0	22.0	23.0	24.0	25.0
7.4	8.6	9.8	11.0	12.2	13.3	14.5	15.6	16.7	17.9	18.9	19.9	21.0	21.07	23.0	25.04	25.07	26.1
8.5	9.6	10.8	12.1	13.2	14.4	15.5	16.6	17.8	18.9	19.9	21.0	22.0	23.0	24.0	25.07	26.1	27.1
9.5	10.6	11.8	13.1	14.2	15.4	16.5	17.6	18.9	19.9	21.0	22.0	23.0	24.0	25.1	26.1	27.1	28.10
10.5	11.7	12.9	14.2	15.3	16.4	17.6	18.7	19.8	21:0	22.0	23.0	24.1	25.1	26.1	27.1	28.1	29.2
11.6	12.7	13.9	15.2	16.3	17.4	18.6	19.7	20.8	22.0	23.0	24.0	25.1	26.1	27.1	28.1	29.2	30.2
12.6	13.7	15.0	16.2	17.3	18.5	19.6	20.7	21.9	23.0	24.1	25.1	26.5	27.1	28.1	29.2	30.2	31.2
13.6	14.8	16.0	17.3	18.4	19.5	20.6	21.8	22.9	24.0	25.1	26.1	27.1	28.1	29.2	30.2	31.2	32.3
14.7	15.8	17.0	18.3	19.4	20.5	21.6	22.8	23.9	25.1	26.1	27.1	28.2	29.1	30.2	31.2	32.3	33.3
15.7	16.8	18.1	19.8	20.4	21.6	22.7	23.8	25.0	26.1	27.1	28.2	29.2	30.2	31.25	32.3	33.3	34.3
16.7	17.8	19.1	20.3	21.4	22.6	23.7	24.8	26.0	27.1	28.1	29.2	30.2	31.2	32.3	33.3	34.3	35.4
17.7	18.9	20.1	21.4	22.5	23.6	24.8	25.9	27.0	28.2	29.2	30.2	31.2	32.3	33.3	34.3	35.4	36.4
18.8	19.9	21.2	22.4	23.5	24.6	25.8	26.9	28.1	29.2	30.2	31.2	32.3	33.3	34.3	35.4	36.4	36.5
19.8	21.0	22.2	23.4	24.6	25.7	26.8	28.0	29.1	30.2	31.3	32.3	33.3	34.3	35.4	36.4	37.4	38.5
20.8	22.0	23.2	24.4	25.6	26.7	27.8	29.0	30.1	31.2	32.3	33.3	34.3	34.3	36.4	37.4	38.5	39.5
21.9	23.0	24.3	25.5	26.6	27.7	28.9	30.0	31.2	32.3	33.3	34.3	35.4	36.4	37.4	38.4	39.5	40.7
22.9	24.1	25.3	26.5	27.7	28.8	29.9	31.1	32.2	33.4	34.4	35.4	36.5	37.4	38.5	39.5	40.5	41.5
24.0	25.1	26.3	27.6	28.7	29.8	31.1	32.1	33.2	34.4	35.4	36.4	37.5	38.4	39.5	40.5	41.5	42.4
25.0	26.2	27.4	28.6	29.8	30.9	32.0	33.2	34.3	35.4	36.5	37.5	38.6	39.5	40.5	41.5	42.6	43.6
26.0	27.2	28.4	29.6	30.8	31.9	33.0	34.2	35.3	36.4	37.5	38.5	39.5	40.5	41.56	42.6	43.6	44.6
27.1	28.2	29.4	30.7	31.9	33.0	34.1	35.2	36 4	37.5	38.5	39.6	40.6	41.5	42.6	43.6	45.6	45.7
28.1	29.2	30.5	31.7	32.8	33.9	15.1	36.2	37.4	38.5	39.5	40.6	41.6	42.6	43.6	44.6	45.7	46.7
29.8	30.2	31.5	32.7	33.9	35.0	36.2	37.3	38.4	39.6	40.6	41.6	42.6	43.6	44.6	45.7	46.7	47.7
30.1	31.3	32.5	33.8	34.9	36.0	37.1	38.3	39.4	40.6	41.6	42.6	43.6	44.6	45.7	46.7	47.7	48.7
31.2	32.3	33.5	34.8	35.9	37.1	38.2	39.3	40.5	41.6	42.6	43.7	44.7	45.7	46.7	47.7	48.7	49.8
32.2	33.3	34.5	35.8	36.9	37.8	39.2	40.3	41.4	42.6	43.6	44.6	45.7	46.7	47.7	48.7	49.8	
33.2	34.3	35.6	36.8	37.9	39.1	40.2	41.3	42.5	43.6	44.6	45.7	46.7	47.7	48.7	49.8		
34.2	35.3	36.6	37.8	39.0	40.1	41.2	42.4	43.5	44.6	45.7	46.7	47.7	48.7	49.8			
35.2	36.4	37.6	38.9	40.0	41.1	42.3	43.4	44.5	45.7	46.7	47.7	48.7	49.8				
36.3	37.4	38.7	39.9	41.0	42.2	43.3	44.4	45.6	46.7	47.7	48.8	49.8					

la tige, malgré cela, les divisions tracées sur celle-ci sont très rapprochées et la moindre négligence peut amener des écarts dans les lectures.

2° Après avoir noté l'indication de l'œnobaromètre, on plonge dans le vin un thermomètre dont on note également l'indication quand le mercure est devenu stationnaire.

3° On détermine la richesse alcoolique du vin par la distillation ou par l'ébullition.

4° On corrige l'indication de l'œnobaromètre, prise à une température quelconque, de manière à la ramener à la température de 15° qui a servi de base à tous les calculs. Cette correction s'exécute au moyen des tables de la manière suivante :

On cherche dans la première ligne verticale le degré lu sur le thermomètre et dans la première colonne horizontale le titre alcoolique. En suivant la ligne horizontale afférente au degré thermométrique et la colonne verticale correspondant à la richesse alcoolique, on trouve, à leur intersection, la correction qu'il faut *ajouter* au nombre fourni par l'œnobaromètre ou en *retrancher*. Ce chiffre ainsi corrigé est celui qu'aurait indiqué l'instrument si la température avait été de 15°. (On remarquera que les corrections de la Table XXIII doivent être *retranchées*, tandis que celles de la Table XXIV doivent être *ajoutées*).

Exemple : La lecture de l'œnobaromètre donne 7, et celle du thermomètre 18, la richesse alcoolique du vin est 14. On trouve dans la table XXIV la correction 0,5. Par conséquent la densité œnobarométrique à 15° sera 7+0,5 = 7,5.

Passant alors à la Table XXV, on cherche dans la première ligne horizontale la richesse alcoolique et dans la première colonne verticale la densité œnobarométrique *corrigée à + 15°* ; puis on descend la colonne verticale en tête de laquelle on trouve le titre alcoolique, et l'on suit la ligne horizontale qui commence par la densité œnobarométrique à 15° ; au croisement de ces lignes, on trouve le poids de l'extrait sec du vin 25^{gr}1.

Voici trois exemples pouvant servir de types aux calculs à exécuter lorsque les indications fournies par l'œnobaromètre et l'alcoomètre ne sont pas inscrites à la table.

1° Indication de l'œnobaromètre 5°7 (non compris sur la table).

Richesse alcoolique 10°5 (compris sur la table).

Prendre 5°5 œnobarométrique et 10°5 richesse alcoolique, ce qui donne : *Poids d'extrait 12^{gr}9.*

Prendre 5° œnobarométrique et 10°5 richesse alcoolique, ce qui donne : *Poids d'extrait 13^{gr}9.*

La différence entre 5,5 et 6° est 0,5.

La différence entre 5,5 et 5,7 est 0,2.

On écrira alors :

$$\text{Extrait sec cherché} = 12,9+(13,9 - 12,9)\times \frac{2}{5} = 13,3.$$

2° Indication de l'œnobaromètre 7° (compris sur la table).

Richesse alcoolique 8°8 (non compris sur la table).

On écrira de même :

Extrait sec correspondant à une indication de 7° œnobarométrique et à une richesse alcoolique de 8,5, 11ᵍʳ20.

Extrait sec correspondant à une indication de 7° œnobarométrique et à une richesse alcoolique de 9°, 12ᵍʳ50.

$$\text{Extrait sec cherché} = 11,2 + (12,5 - 11,2) \times \frac{3}{5} = 11,98.$$

Car : Différence entre 8,5 et 8,8 = 0,3.

Différence entre 8,5 et 9 = 0,5.

3° Indication de l'œnobaromètre 7°3 (non compris sur la table).

Richesse alcoolique 8°2 (non compris sur la table).

On a :

Extrait sec de 7° (œnob.) et de 8° (alcool) 9,8

Extrait sec de 6°5 (œnab.) et de 8° (alcool) 10,8

Différence entre 7° et 7°5 = 0,5.

Différence entre 7° et 7°3 = 0,3.

Extrait sec de 6°5 (œnob.) et de 8°5 (alcool) . . . . . . 10°1

Extrait sec de 6°5 (œnob.) et de 8° (alcool) . . . . 8°8

Différence entre 8° et 8°5 = 0,5.

Différence entre 8° et 8°2 = 0,2.

$$\text{Extrait cherché} = 9,8 + (10,8 - 9,8) \times \frac{3}{5} + (10,1 - 8,8) \times \frac{2}{5} = 13^{gr}32.$$

Extracto-œnomètre de Dujardin. — M. Dujardin a construit un densimètre donnant sans calculs la richesse en *extrait sec des vins* lorsqu'on connaît leur degré alcoolique. Ce densimètre établi d'après l'étalon densimétrique légal du Conservatoire National des Arts et Métiers porte une graduation très large, ce qui évite tout calcul entre les lignes, il donne le poids de l'extrait en *gramme et décigrammes* par litre, soit au moyen des tables dont nous donnons ci-dessous un extrait (1), soit plus commodément au moyen d'un disque (*fig. 5*), qui porte les corrections de température pour chaque degré au-dessus ou au-dessous de + 15°.

____

(1) Les chiffres placés en marge sur chaque table et hors cadre correspondent à ceux de la graduation spéciale appliquée au procédé œnobarométrique précédemment décrit.

Cette table donne les indications en 1/10e de degré de température et en quatrième décimale de la densité, elle évite donc les interpolations dont il a été parlé précédemment.

2° Méthode par évaporation à + 100 degrés. — Méthode officielle « On verse

DENSITÉ à l'Extracto-Œnomètre Dujardin		DEGRÉ 15° ALCOOL									
		0	1	2	3	4	5	6	7	8	9
995	0	29.71	29.92	30.13	30.34	30.55	30.76	30.97	31.18	31.39	31.60
(9)	2	30.11	30.32	30.53	30.74	30.95	31.16	31.37	31.58	31.79	32.00
	4	30.51	30.72	30.93	31.14	31.35	31.56	31.77	31.98	32.19	32.40
	6	30.91	31.12	31.33	31.54	31.75	31.96	32.17	32.38	32.50	32.80
	8	31.31	31.52	31.73	31.94	32.15	32.36	32.57	32.78	32.99	33.20
996	0	31.71	31.92	32.13	32.34	32.55	32.76	32.97	33.18	33.39	33.60
(10)	2	32.11	32.32	32.53	32.74	32.95	33.16	33.37	33.58	33.79	34.00
	4	32.51	32.72	32.93	33.14	33.35	33.56	33.77	33.98	34.19	34.40
	6	32.91	33.12	33.33	33.54	33.75	33.96	34.17	34.38	34.59	34.80
	8	33.31	33.52	33.73	33.94	34.15	34.36	34.57	34.78	34.99	35.20
997	0	33.71	33.92	34.13	34.34	34.55	34.76	34.97	35.18	35.39	35.60
(11)	2	34.11	34.32	34.53	34.74	34.95	35.16	35.37	35.58	35.79	36.00
	4	34.51	34.72	34.93	35.14	35.35	35.56	35.77	35.98	36.19	36.40
	6	34.91	35.12	35.33	35.54	35.75	35.96	36.17	36.38	36.59	36.80
	8	35.31	35.52	35.73	35.94	36.15	36.36	36.57	36.78	36.99	37.20
998	0	35.71	35.92	36.13	36.34	36.55	36.76	36.97	37.18	37.39	37.60
(12)	2	36.11	36.32	36.53	36.74	36.95	37.16	37.37	37.58	37.79	38.00
	4	36.51	36.72	36.93	37.14	37.35	37.56	37.77	37.98	38.19	38.40
	6	36.91	37.12	37.33	37.54	37.75	37.96	38.17	38.38	38.59	38.80
	8	37.31	37.52	37.73	37.94	38.15	38.36	38.57	38.78	38.99	39.20
999	0	37.71	37.92	38.13	38.34	38.55	38.76	38.97	39.18	39.39	39.60
(13)	2	38.11	38.32	38.53	38.74	38.95	39.16	39.37	39.58	39.79	40.00
	4	38.51	38.72	38.93	39.14	39.35	39.56	39.77	39.98	40.19	40.40
	6	38.91	39.12	39.33	39.54	39.75	39.96	40.17	40.38	40.59	40.80
	8	39.31	39.52	39.73	39.94	40.15	40.36	40.57	40.78	40.99	41.20
1000	0	39.71	39.92	40.13	40.34	40.55	40.76	40.97	41.18	41.39	41.60
(14)	2	40.11	40.32	40.53	40.74	40.95	41.16	41.37	41.58	41.79	42.00
	4	40.51	40.72	40.93	41.14	41.35	41.56	41.77	41.98	42.19	42.40
	6	40.91	41.12	41.33	41.54	41.75	41.96	42.17	42.38	42.59	42.80
	8	41.31	41.52	41.73	41.94	42.15	42.36	42.57	42.78	42.99	43.20
1001	0	41.71	41.92	42.13	42.34	42.55	42.76	42.97	43.18	43.39	43.60
(15)	2	42.11	42.32	42.53	42.74	42.95	43.16	43.37	43.58	43.79	44.00
	4	42.51	42.72	42.93	43.14	43.35	43.56	43.77	43.98	44.19	44.40
	6	42.91	43.12	43.33	43.54	43.75	43.96	44.17	44.38	44.59	44.80
	8	43.31	43.52	43.73	43.94	44.15	44.36	44.57	44.78	44.99	45.20
1002	0	43.71	43.92	44.13	44.34	44.55	44.76	44.97	45.18	45.39	45.60
(16)	2	44.11	44.32	44.53	44.74	44.95	45.16	45.37	45.58	45.79	46.00
	4	44.51	44.72	44.93	45.14	45.35	45.56	45.77	45.98	46.19	46.40
	6	44.91	45.12	45.33	45.54	45.75	45.96	46.17	46.38	46.59	46.80
	8	45.31	45.52	45.73	45.94	46.15	46.36	46.57	46.78	46.99	47.20
1003	0	45.71	45.92	46.13	46.34	46.55	46.76	46.97	47.18	47.39	47.60
(17)	2	46.11	46.32	46.53	46.74	46.95	47.16	47.37	47.58	47.79	48.00
	4	46.51	46.72	46.93	47.14	47.35	47.56	47.77	47.98	48.19	48.40
	6	46.91	47.12	47.33	47.54	47.75	47.96	48.17	48.38	48.59	48.80
	8	47.31	47.52	47.73	47.94	48.15	48.36	48.57	48.78	48.99	49.20

20^{cc} de vin mesurés au moyen d'une pipette jaugée dans une capsule de platine de forme cylindrique et à fond plat (1), mesurant 55 millimètres de diamètre sur 25 millimètres de hauteur (2).

On place la capsule sur un bain-marie dont le couvercle est bien horizontal

---

(1) Cette recommandation étant importante, on aura soin, lors du nettoyage des capsules, de frotter le fond en l'appuyant sur une surface plane et résistante.

(2) On peut utiliser des capsules d'un autre diamètre, à condition qu'elles soient de même forme et que le volume du vin employé soit tel que la hauteur du liquide soit sensiblement pareille (8 à 10 millimètres).

et percé d'ouvertures circulaires mesurant 50 millimètres de diamètre (1).
Les capsules sont posées de manière à obturer les ouvertures. On a soin de
fermer au moyen d'un couvercle les ouvertures non utilisées. L'échappement
de vapeur se fait soit par le joint du couvercle, si celui-ci n'est posé que sur le
bain-marie, soit au moyen d'un petit tuyau de dégagement étroit et long
fixé au centre du couvercle, si ce-
lui-ci est joint au corps du bain-
marie.

La distance entre le couvercle
et le niveau de l'eau du bain-
marie doit être de 5 à 6 centimètres.

Le bain-marie est porté à l'ébullition quand on y pose la capsule,
et l'ébullition est maintenue pendant 6 heures consécutives. Au
bout de ce temps, on retire la
capsule, on en essuie soigneusement le fond, on la laisse refroidir dans un exsiccateur et on la
pèse. »

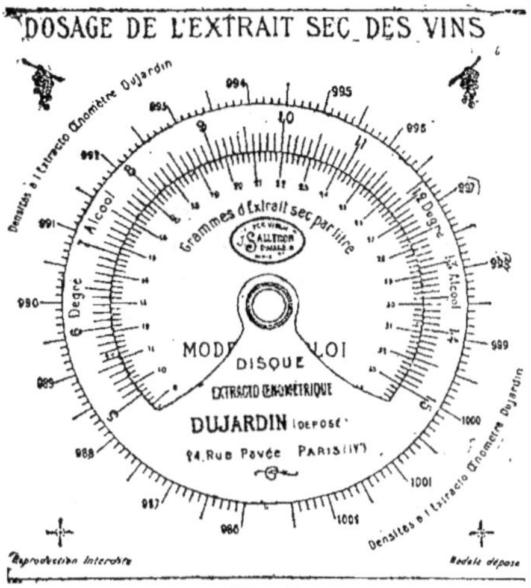

M. Blarez complète la pesée
comme suit : après avoir pesé la
capsule contenant l'extrait, on la
place de nouveau pendant 48 heures sous la cloche vide avec un nouvel acide
sulfurique à 66°, et on effectue une seconde pesée.

Fig. 5.

Méthode du Comité consultatif des Arts et Manufactures. — Préparer un
bain-marie à niveau constant, fermé par un couvercle muni de trous d'une
dimension telle que la capsule puisse y pénétrer, sans toutefois émerger de
plus de 1 centimètre au-dessus du couvercle. On prendra une capsule de
platine à fond plat de diamètre tel que la hauteur du liquide à évaporer ne
dépasse pas 1 centimètre : (cette capsule a 5^{cm}5 de diamètre extérieur et
2 centimètres de hauteur), la tarer exactement.

Y verser exactement 20^{cc} de vin.

Porter à l'ébullition l'eau du bain-marie.

Placer la capsule et son contenu dans l'un des trous du couvercle de manière qu'elle plonge dans la vapeur, et laisser au bain-marie bouillant pendant
6 heures, à partir du moment où le bain-marie est en pleine ébullition.

Au bout de ce temps, retirer la capsule, l'essuyer promptement, à l'extérieur, avec un linge fin et propre.

---

(1) Ou d'un diamètre inférieur d'environ 5 millimètres à celui des capsules, si celles-ci n'ont
pas la dimension indiquée plus haut.

Peser rapidement sur une bonne balance.

L'augmentation de poids, multipliée par 50, donne la proportion d'extrait sec par litre.

Au laboratoire Municipal de Paris, on détermine l'extrait sec dans une capsule à fond plat de 7 centimètres de diamètre et de 2 centimètres de hauteur, on prescrit d'opérer sur 25^{cc} de vin, de faire baigner la capsule dans l'eau du bain-marie bouillant alimenté avec de l'eau distillée. On chauffe pendant *8 heures*.

Le Manuel Suisse des denrées alimentaires prescrit d'évaporer 50^{cc} de vin dans une capsule dite « normale » sur un bain-marie bouillant (sur un cercle de 6 centimètres de diamètre intérieur) jusqu'à ce que le résidu ne puisse plus couler. On place alors ce résidu pendant 2 h. 1/2 dans l'étuve à eau et on le pèse après l'avoir laissé refroidir dans un exsiccateur.

Le Manuel du Syndicat des Chimistes de Belgique prescrit de se servir d'une capsule cylindrique de platine à fond plat (de 70 millimètres de diamètre et de 23 millimètres de hauteur), dans laquelle on introduit 25^{cc} de vin et qu'on place au bain-marie à niveau constant et dont l'eau affleure exactement le fond de la capsule. On chauffe pendant 7 heures.

De ceci il résulte qu'on ne doit pas être surpris de la divergence que l'on constate quelquefois dans le poids de l'extrait sec obtenu par différents chimistes ; elles tiennent au mode, à la durée du chauffage et à la dimension de la capsule.

3° *Méthode par évaporation dans le vide.* — (Extrait dans le vide). On obvie en partie à ces inconvénients en déterminant l'extrait sec laissé par le vin, dans le *vide sec*.

Méthode officielle. — « Dans une capsule cylindrique de verre à fond plat et à bords rodés, mesurant 70 millimètres de diamètre sur 25 millimètres de hauteur, on fait couler au moyen d'une pipette à deux traits 5^{cc} de vin. On place la ou les capsules dans une cloche à vide, dans une position bien horizontale. Dans la cloche on met un vase cylindrique à fond plat ayant une surface au moins double de celle de la ou des capsules et dans laquelle on met de l'acide sulfurique à 66° Baumé sur une hauteur de 6 à 7 millimètres. On fait le vide dans la cloche et on abandonne le tout pendant quatre jours à une température voisine de 15°. On pèse alors l'extrait, après avoir recouvert la capsule d'une plaque de verre tarée. On déduit du poids trouvé le poids d'extrait par litre de vin. »

Le poids de l'extrait dans le vide est plus élevé que celui de l'extrait à 100° ; la différence est due à la glycérine qui est entraînée mécaniquement par la vapeur d'eau, les courants d'air, etc.

MM. Gauthier et Magnier de la Source ont fixé à 1,274 le chiffre par lequel il faut multiplier le poids de l'extrait à 100° pour connaître le poids du même extrait fourni par l'évaporation dans le vide ; réciproquement, il faudrait multiplier par 0,785 le poids de l'extrait dans le vide pour obtenir le poids d'extrait à 100° : ces chiffres s'appliquent aux vins rouges ordinaires.

Les vins rouges normaux titrant de 8° à 14° renferment au moins 16 grammes et au plus 28 grammes d'extrait sec à + 100° par litre, c'est-à-dire un nombre de grammes égal ou supérieur au double du titre alcoolique ; ils contiennent de 20 à 35 grammes d'extrait dans le vide, soit 2 fois 1/2 le titre alcoolique.

Les vins blancs d'un titre de 6° à 14° renferment de 9 à 12 grammes d'extrait sec à 100°, soit 1 fois 1/2 le titre alcoolique, et 11 à 26 grammes d'extrait dans le vide, soit 1,9 fois le titre alcoolique. (Voir vinage.)

4° Extrait calculé. — On obtient encore très rapidement et avec une certaine exactitude l'extrait du vin par la méthode suivante (Girard) :

On verse le résidu de la distillation qui se trouve dans la chaudière de l'alambic lorsqu'on a dosé l'alcool, dans l'éprouvette qui a servi à mesurer le vin, on laisse refroidir et on complète le volume jusqu'au trait supérieur de l'éprouvette avec de l'eau. On prend la densité à + 15° à l'extracto-œnomètre ou au densimètre.

Soit D la densité, on a :

$$D - 999{,}125 = x$$
$$x \times 2 = \text{Extrait sec de 1 litre de vin.}$$

Akermann donne la formule suivante :

Extrait = (D — D') × 2,400.
D = densité du vin.
D' = densité du liquide distillé ayant servi au dosage de l'alcool.

DOSAGE DES CENDRES. — Placer la capsule contenant l'extrait sec obtenu par évaporation à 100°, à l'entrée d'un fourneau à moufle légèrement chauffé. Elever progressivement la température jusqu'au *rouge sombre* et avancer peu à peu la capsule dans le moufle. Continuer l'incinération jusqu'à cendres blanches ou légèrement rougeâtres (fer) ou verdâtres (manganèse), mais ne présentant plus de points noirs (1). Peser après refroidissement sous l'exsiccateur.

Méthode officielle. — « Dans une capsule de platine à fond plat et de 7 centimètres de diamètre on évapore 25 ou 50cc de vin. On chauffe le résidu à une température modérée environ une demi-heure sur une plaque de terre réfractaire. L'extrait est ainsi carbonisé entièrement et n'émet plus de va-

---

(1) Les vins décolorés au permanganate de potasse subissent lors de la détermination des cendres une incinération rapide laissant comme résidu une masse spongieuse *rouge brun foncé*, ayant l'aspect d'oxyde manganoso-manganique. Cette masse se dissout dans les acides en fournissant une liqueur dans laquelle on constate les réactions du manganèse.

peurs. On place alors la capsule dans le moufle, qui ne doit être porté qu'au rouge naissant : quand l'incinération est complète, on laisse refroidir la capsule dans un exsiccateur et on pèse rapidement. Si l'incinération ne s'effectue pas facilement, on laisse refroidir la capsule, on humecte les cendres encore charbonneuses avec quelques centimètres cubes d'eau, on dessèche et on chauffe à nouveau au rouge naissant. On répète au besoin cette opération jusqu'à la disparition de tout résidu charbonneux. »

Un vin normal renferme de 2 à 3 grammes de cendres.

Analyse des cendres. — *a*) *Dosage de l'alcalinité.* — Le dosage de l'alcalinité des cendres permet le contrôle du dosage de la crème de tartre.

Traiter les cendres pesées de 25^{cc} de vin, par l'eau distillée froide : faire passer le contenu de la capsule où s'est faite la dissolution sur un filtre sans plis de 5 centimètres de diamètre : laver la capsule et le filtre avec au maximum 50^{cc} d'eau froide. Ajouter au filtrat quelques gouttes de phtaléine du phénol puis 10^{cc} de solution $\frac{N}{10}$ d'acide sulfurique, faire bouillir doucement quelques instants pour chasser CO^2.

Déterminer au moyen de la solution $\frac{N}{10}$ alcaline, l'excès d'acide sulfurique.

Soit N centimètres cubes de solution alcaline, employés dans cette dernière opération.

$(10 - N) \times 0,752 =$ alcalinité totale (en crème de tartre) de 25^{cc} de vin.

b) *Dosage des chlorures.* — La quantité de chlorures (en NaCl) contenue dans les vins est de 0^{gr}20 à 0^{gr}40 par litre, et ne doit pas dépasser 1 gramme par litre (voir page 209, loi du 11 juillet 1891, article 2), sinon le vin doit être considéré comme fraudé et on recherchera l'acide chlorhydrique libre (voir page 221).

Le procédé *Blarez* est le plus pratique pour ce dosage ; à 50^{cc} de vin placés dans un flacon de 100^{cc} environ, ajouter 5 grammes de noir animal en poudre exempt de chlorures, et 5 grammes de bioxyde de manganèse pulvérisé, agiter et laisser en contact 15 à 20 minutes ; ajouter 0^{gr}25 CO^3Ca en poudre agiter le tout et filtrer.

Prélever 20^{cc} du filtrat, y ajouter 150^{cc} d'eau distillée, quelques gouttes d'une solution saturée de chromate de potasse jaune, puis, goutte à goutte, la solution décime normale d'azotate d'argent jusqu'à virage rouge brique. Soit N^{cc}.

$$1^{cc} \text{ solution } \frac{N}{10} \, AgAzO^3 = 0^{gr}00585 \, NaCl.$$

donc $(N \times 0^{gr}00585) \times 50 = NaCl$ de 1 litre de vin.

Méthode officielle. — « *Vins rouges* : On chauffe dans une capsule de porcelaine 50^{cc} de vin jusqu'à l'ébullition qu'on maintient deux ou trois minutes ;

cela fait, on enlève le feu et on ajoute 2^{cc} d'acide azotique pur ; on agite. Le liquide devient d'abord rouge très vif, puis jaunit en laissant déposer des flocons colorés. Si ce résultat n'est pas atteint au bout d'une minute, on chauffe à nouveau et on ajoute encore 1^{cc} d'acide. Dès qu'on l'a obtenu, on ajoute 20^{cc} d'azotate d'argent $\frac{N}{10}$; on laisse refroidir ; on verse dans une fiole jaugée de 200^{cc} et on complète à 200^{cc} avec de l'eau : on mélange le liquide ; on filtre et on rejette les premières portions du filtrat jusqu'à ce que celui-ci soit parfaitement clair. On recueille 100^{cc} de liquide filtré qu'on place dans un ballon en verre ; on y ajoute 15^{cc} d'ammoniaque, 10 gouttes de solution d'iodure de potassium à 20 0/0, qui doivent produire un trouble si la proportion de solution argentique ajoutée au début était insuffisante ; ensuite on verse 10^{cc} de solution de cyanure de potassium d'un titre tel qu'elle corresponde volume à volume dans le dosage ultérieur avec le nitrate d'argent $\frac{N}{10}$ qui rend à nouveau la solution limpide. On verse enfin de la solution de nitrate d'argent $\frac{N}{10}$ placée dans une burette jusqu'à ce que le liquide devienne louche et comme fluorescent.

Soit n le nombre de centimètres cubes de nitrate d'argent qu'on a dû employer :

$$n \times 0,234 = \text{NaCl par litre.}$$

Vins blancs. — On évapore 50^{cc} de vin à moitié, on ajoute alors l'acide azotique, puis, très rapidement après, l'azotate d'argent ; on laisse refroidir lentement ; on complète le volume à 200^{cc}, et on continue comme ci-dessus. »

Lorsque la proportion de chlorures sera élevée par rapport à la teneur en cendres, on recherchera l'acide chlorhydrique libre. (Voir page 221.)

DOSAGE DE L'ACIDITÉ. — Au point de vue de l'analyse chimique, les acides contenus dans le vin se divisent en trois groupes :

1° Acides volatils, gazeux à la température ordinaire (CO^2 surtout).

2° Acides volatils liquides, gazeux à la température ordinaire (acide acétique surtout, accompagné d'acides gras divers, dans les vins malades).

3° Acides fixes (tartrique, malique, citrique, succinique).

Tous ces acides existent dans le vin, soit à l'état libre, soit à l'état combiné (partiellement ou complètement) avec les bases.

Acidité totale. — *Méthode officielle* : « On peut employer l'un des trois procédés suivants :

1° On mesure 5^{cc} de vin au moyen d'une pipette à deux traits ; on les place dans un vase de verre à fond plat de 7 centimètres de diamètre ; on amène à 80 degrés environ en plaçant pendant un instant sur le bain-marie de manière à chasser CO^2, on laisse refroidir et on ajoute cinq gouttes d'une solution alcoolique de phénol-phtaléine à 1 0/0, puis on verse de la soude $\frac{N}{20}$ placée dans une burette. On a soin de placer le vase de verre au-dessus d'une feuille de papier blanc et à une distance de quelques centimètres. En se plaçant en face de la lumière, on saisit ainsi très facilement les variations de la couleur du liquide. On verse la soude goutte à goutte et en agitant. On observe le virage de la couleur du vin qui se produit avant la saturation complète. Lorsque celle-ci est terminée, la dernière goutte de soude que l'on ajoute donne une coloration rose qui ne disparaît pas par l'agitation du liquide.

Soit n le nombre de centimètres cubes de liqueur alcaline employés : $n \times 0,49$ donne l'acidité totale exprimée en SO^4H^2 par litre ;

2° On se sert comme indicateur, du papier sensible de tournesol, en procédant par essais à la touche ;

3° Au lieu de liqueur titrée de soude, on emploie l'eau de chaux titrée, sans ajouter d'indicateur ; la neutralisation est indiquée par l'apparition d'un trouble et de flocons foncés qui se rassemblent très vite. »

L'acidité totale peut être séparée en acidité fixe et acidité volatile (acide acétique et ses homologues supérieurs), de là, les deux opérations *officielles* suivantes :

Acidité fixe. — « On utilise l'extrait dans le vide. On ajoute à celui-ci 5ᶜᶜ d'eau environ ; on porte le vase à une douce chaleur, et quand la dissolution de l'extrait est entièrement obtenue, on effectue le titrage comme ci-dessus. »

Acidité volatile. — « En soustrayant l'acidité fixe de l'acidité totale, on obtient l'acidité volatile. »

Il y a quelquefois intérêt à savoir si un vin renferme les acides volatils non seulement à l'état de liberté, mais encore à l'état de combinaison alcaline ou alcalino-terreuse. C'est le cas d'un vin acide ou piqué qui aurait été traité par les alcalis ; de là, les deux nouveaux dosages *officiels* suivants :

Acidité volatile libre et combinée. — « Quand le vin renferme une grande quantité de cendres et que celles-ci sont riches en carbonates alcalins, on peut soupçonner que le vin a été partiellement saturé par une substance alcaline. On n'obtient pas alors dans l'essai précédent la totalité des acides volatils. On effectue, dans ce cas, une autre opération dans laquelle on met en liberté ces acides volatils par un excès d'acide tartrique.

5ᶜᶜ de vin placés dans un vase de verre de 7 centimètres de diamètre et 25 millimètres de hauteur sont additionnés de 5ᶜᶜ de solution $\dfrac{N}{10}$ d'acide tartrique dans l'alcool à 20 degrés. On opère ensuite comme on le fait pour la détermination de l'extrait dans le vide. Sur le résidu, on verse 5ᶜᶜ de solution de soude $\dfrac{N}{10}$ (ou si le titre des solutions n'est pas absolument exact, on emploie le volume de soude nécessaire pour neutraliser exactement les 5ᶜᶜ de solution tartrique employés), on opère la dissolution du résidu et on titre comme précédemment. L'acidité ainsi obtenue, défalquée de l'acidité totale, donne l'acidité correspondant aux acides volatils totaux (libres et combinés).

En opérant ainsi sur des vins normaux, on obtient pour les acides volatils totaux un chiffre un peu plus élevé que pour les acides volatils directs (0,1 à 0,3 en plus) ; mais la différence entre les deux chiffres est plus considérable dans les vins qui ont été partiellement saturés ou dépiqués. »

M. Blarez emploie le dispositif suivant pour doser l'acidité *volatile*. L'appareil comprend (fig. 6) un ballon A de 250 grammes environ dans

lequel on met 150 grammes d'eau distillée récemment bouillie ; ce ballon, par
un tube abducteur, conduit la vapeur au centre d'un second ballon.

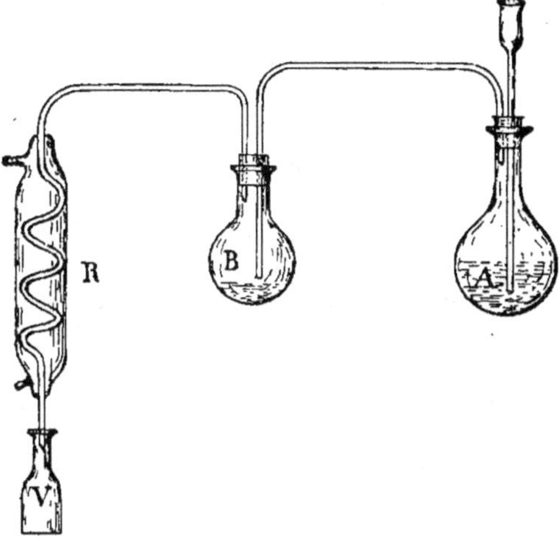

Fig. 6.

Ce second ballon B contient 10cc de vin à analyser (si l'acidité totale du vin
est inférieure à 5 grammes par litre on ajoute 0gr10 à 0gr20 d'acide tartrique) ;

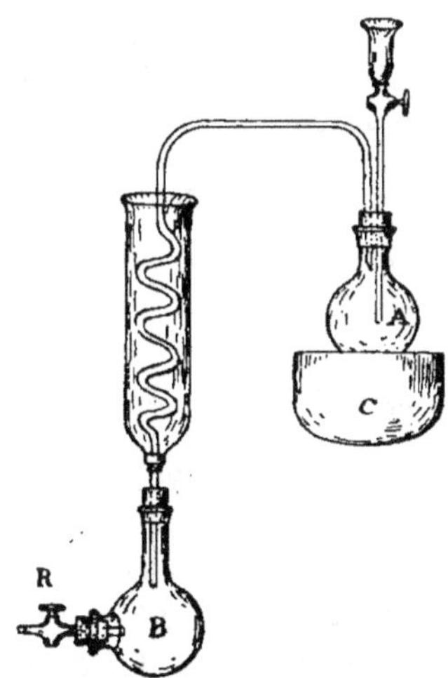

Fig. 7.

il est en communication avec un réfrigérant de Liebig R, dont le tube condenseur débouche dans un petit vase V jaugé à 100cc.

On chauffe le premier ballon jusqu'à ébullition puis ensuite le second ; on règle l'ébullition de manière que les niveaux des liquides soient à peu près constants dans les deux ballons.

On recueille 100^{cc} de distillat dont on titre l'acidité en présence de la phénol-phtaléine ; on a ainsi l'*acidité volatile*.

Méthode de Roos et Mestrezat. — Cette méthode permet de doser l'acidité fixe et volatile. Voici comment M. Blarez l'applique :

Dans un ballon de 150^{cc}, on verse 5^{cc} de vin et on ajoute une pincée de pierre ponce en poudre. On ferme le ballon avec un bouchon de caoutchouc à deux trous. Par l'un des trous on fait pénétrer un tube à entonnoir et à robinet ; l'entonnoir doit pouvoir contenir 20^{cc} d'eau, le tube doit pénétrer jusqu'au milieu de la panse du ballon. Par l'autre trou sort un tube abducteur qui traverse ensuite, après s'être recourbé, un réfrigérant. En sortant du réfrigérant, le tube s'engage dans le trou d'un bouchon de caoutchouc fermant le col d'un ballon en verre, muni d'une tubulure latérale munie d'un robinet pouvant être mis en communication avec la trompe à vide. (Fig. 7.)

Pour faire l'opération, on ouvre ce dernier robinet, on fait fonctionner la trompe et lorsque la pression intérieure est réduite à 0^m600 environ, on le ferme, on fait fonctionner le réfrigérant et on chauffe au bain-marie le ballon contenant le vin ; la distillation commence rapidement. Lorsqu'il n'y a plus dans ce ballon qu'un résidu pâteux, on y fait tomber 25 gouttes d'eau distillée bouillie contenue dans l'entonnoir ; la distillation recommence. Lorsque toute l'eau a disparu, on ajoute dans le ballon qui contient le résidu des distillations, le restant de l'eau contenue dans l'entonnoir : en laissant le robinet ouvert, l'air pénètre dans l'appareil, balayant les vapeurs du ballon et du réfrigérant qui sont entraînées dans le ballon renfermant le liquide distillé.

On dose l'acidité fixe du liquide du ballon ayant contenu le vin avec une solution alcaline $\frac{N}{20}$ en présence de la phénol-phtaléine.

Si on connaît déjà l'acidité totale du vin, on a, par différence, l'acidité volatile.

On pourrait d'ailleurs doser l'acidité volatile dans le distillat par la solution alcaline $\frac{N}{20}$ en présence de la phénol-phtaléine.

Acide tartrique total ; potasse totale. — Enfin comme l'acide organique qui domine dans le vin est l'*acide tartrique*, non pas à l'état libre mais à l'état de *bitartrate de potasse* ou crème de tartre, il pourra devenir nécessaire de savoir si le vin en contient à l'état libre. On fera pour cela deux dosages, celui de l'acide tartrique total et celui de la potasse totale ; et on exprime les résultats des deux opérations en bitartrate de potasse.

Si donc le chiffre correspondant à l'acide tartrique total est supérieur à celui qui correspond à la potasse totale on pourra rechercher et doser au besoin dans le vin l'acide tartrique libre (voir page 221).

La Méthode officielle du dosage de l'acide tartrique total est la suivante :

« Au moyen d'une pipette à deux traits, on mesure 20cc de vin qu'on place dans une fiole conique à fond plat de 250cc ; on ajoute 1cc d'une solution de bromure de potassium à 10 p. 100 et 10cc d'un mélange à volumes égaux d'éther à 65 degrés et d'alcool à 90 degrés, on bouche la fiole, on agite et on laisse la fiole au repos pendant trois jours à la température ordinaire. Au bout de ce temps, on décante le liquide sur un petit filtre sans plis, on lave la fiole et le filtre avec une petite quantité de mélange éthéro-alcoolique, puis on introduit le filtre dans la fiole ; on ajoute environ 40cc d'eau tiède pour redissoudre le précipité de tartre qui est resté pour la plus grande partie adhérent aux parois de la fiole conique. On maintient pendant quelques instants à une douce chaleur, puis, quand la dissolution est opérée entièrement, on ajoute 1cc d'une solution alcoolique de phénol-phtaléine à 1 0/0, et on titre l'acidité au moyen d'une solution $\frac{N}{20}$ de soude caustique. Soit n le nombre de centimètres cubes de cette solution nécessaires pour obtenir la saturation :

$$(n \times 0{,}47) + 0{,}2$$

donne la teneur en tartre correspondant à l'acide tartrique total par litre de vin. »

Quant à la potasse totale on la dose comme suit :

Méthode officielle. — « On opère comme ci-dessus, mais au lieu d'ajouter une solution de bromure de potassium on ajoute 1cc d'une solution à 10 0/0 d'acide tartrique dans l'eau alcoolisée à 20 degrés. Le lavage doit être fait plus soigneusement que dans l'essai précédent. Pour éliminer les dernières traces d'acide tartrique libre qui pourraient être restées sur le filtre, on verse goutte à goutte sur les bords de celui-ci de l'alcool à 95 degrés.

Le titrage s'opère comme le précédent. Le calcul est identique et donne la teneur en tartre correspondant à la potasse totale. » (Voir page 222.)

DOSAGE DE LA CRÈME DE TARTRE. — *Méthode Pasteur et Reboul.* — Dans un vase conique, placer 100cc de vin et évaporer au bain-marie jusqu'à ce que la surface du liquide se recouvre de petits cristaux de tartre (il faut réduire à 5cc environ), boucher, agiter et abandonner en *lieu frais* pendant 24 heures ; la crème de tartre cristallise.

Laver les cristaux quatre fois avec 5cc d'alcool à 42°, les réunir sur un filtre, les laver avec le même alcool et les dissoudre dans l'eau chaude.

Titrer l'alcalinité de la solution obtenue avec la soude $\frac{N}{10}$ en présence de la phtaléine du phénol.

$$1^{cc} \text{ NaOH } \frac{N}{10} = 0^{gr}01880 \text{ crème de tartre.}$$

On ajoute au résultat $0^{gr}020$ correspondant au bitartrate resté en solution dans l'alcool.

La proportion de crème de tartre varie de 2 à 5 grammes par litre de vin.

Méthode officielle. — Voir dosage de l'acide tartrique total.

DOSAGE DES SUCRES. — *Sucres réducteurs : Dosage rapide et approximatif.* — Neutraliser par du carbonate de soude solide, 50^{cc} de vin: prélever 5^{cc} de ce vin et les introduire dans un tube à essai renfermant 2^{cc} de liqueur de Fehling (dont 10^{cc} correspondent à $0^{gr}05$ de glucose) (voir Matières sucrées) : porter le tube en pleine ébullition pendant 1/2 minute environ.

Laisser le précipité se déposer :

Si le liquide surnageant a conservé une teinte nettement bleue ajouter encore 5^{cc} de vin, neutraliser et chauffer de nouveau. Si le liquide surnageant est incolore (non coloré en bleu) c'est que le vin renferme une proportion de sucre réducteur comprise entre 1 et 2 grammes par litre.

Si le liquide reste bleu même après la seconde addition de vin, c'est que le vin renferme moins de 1 gramme par litre de sucre réducteur.

Dosage Précis. — Placer 50^{cc} de vin dans un flacon gradué de 100^{cc}, y ajouter goutte à goutte du sous-acétate de plomb liquide jusqu'à ce qu'il ne provoque plus de précipité. Ajouter alors au mélange une quantité suffisante de solution de sulfate de soude à 1/10 pour précipiter l'excès de plomb. Compléter les 100^{cc} avec de l'eau distillée, agiter et filtrer.

Placer la liqueur filtrée dans une burette graduée et y doser les matières réductrices (qu'on exprime en glucose) au moyen de la liqueur cupro-alcaline. (Voir Saccharimétrie.)

Soit N^{cc} de liqueur sucrée nécessaire pour réduire 10^{cc} de liqueur cupro-alcaline correspondant à $0^{gr}05$ de glucose.

La proportion A de sucre réducteur contenue dans un litre de vin sera donnée par

$$A = 2 \times \frac{(0^{gr}05 \times 1000)}{N}$$

Saccharose. — Prélever 50^{cc} de vin, les placer dans un ballon jaugé de 100^{cc}, ajouter 1^{cc} d'HCl étendu de son volume d'eau, porter au bain-marie à 60° et élever la température jusqu'à 70° ; maintenir cette température dix minutes, refroidir le ballon dans l'eau froide, ajouter assez de sous-acétate de plomb pour précipiter tout ce qui est précipitable, enlever l'excès de plomb par addition d'une solution à 10 0/0 de sulfate de soude, compléter le volume de 100^{cc} avec de l'eau distillée, agiter, filtrer et doser le glucose dans la solution filtrée, par la liqueur cupro-alcaline.

Soit N^{cc} nécessaires pour décolorer 10^{cc} de cette liqueur.

On calcule le poids du sucre réducteur A' comme il a été dit page 200.

$$A' = 2 \times \frac{(0,05 \times 1000)}{N}$$

Si le poids A de matières réductrices par litre obtenu précédemment est inférieur à A' c'est que le vin renferme du saccharose.

Comme 95 parties de saccharose donnent 100 parties de sucre réducteur (voir Saccharimétrie), la proportion de saccharose x contenu dans un litre de vin, sera donnée par la formule

$$x = (A' — A) \times 0,95$$

Si A égale sensiblement A', le vin ne renferme pas de saccharose

Méthodes officielles. — A : *Sucres réducteurs.* « 100^{cc} de vin, placés dans un ballon jaugé de 100-110^{cc} sont saturés au moyen de bicarbonate de soude en poudre, puis additionnés d'un peu de solution de sous-acétate de plomb à 10 0/0, en évitant d'ajouter un excès de ce réactif. On amène à 110^{cc}, on agite et on filtre ; on ajoute dans le liquide filtré un peu de bicarbonate de soude, on agite et on filtre. Si le liquide ainsi obtenu n'était pas suffisamment décoloré, on ajouterait une pincée de noir décolorant pour achever la décoloration. On agite, on laisse en contact pendant un quart d'heure environ, puis on filtre (1).

Pour faire le dosage on emploie 5^{cc} de liqueur de Fehling (correspondant à 25 milligrammes de glucose). Si le volume de vin décoloré nécessaire pour obtenir la réduction est inférieur à 5^{cc}, on étend le liquide d'une quantité connue et de manière qu'il faille en employer entre 5 à 10^{cc}.

On calcule en glucose le pouvoir réducteur observé qu'on ramène par le calcul à 1 litre de vin. » Soit N^{cc} de liqueur sucrée nécessaire pour réduire 5^{cc} de liqueur de Fehling.

Pour calculer le sucre réducteur A on commence par ajouter 1/10e à la valeur de N, et on a par litre

$$A = \frac{0,025 \times 1.000.}{N}$$

---

(1) C'est ce liquide qu'on examine au polarimètre suivant la méthode décrite page 178, et pour le dosage des sucres par la méthode de M. Blarez (page 202).

B : *Saccharose et dextrine.* — « Si le vin présente un pouvoir rotatoire droit notable, il y a lieu de rechercher le saccharose et la dextrine. Dans ce but, on mesure dans un ballon jaugé de 100 — 110^{cc}, 100^{cc} de vin, on ajoute 1^{cc} 1/2 d'acide chlorhydrique à 10 0/0, on agite et on plonge le mélange dans un bain-marie bouillant pendant cinq minutes. On laisse refroidir et on effectue un nouveau dosage au moyen de la liqueur de Fehling en opérant comme ci-dessus.

La différence entre ce dosage et le précédent multiplié par 0,95, donne les saccharose. Si l'on n'a pas trouvé de saccharose, on examine au polarimètre ; on conclura à la présence probable de dextrine si le pouvoir rotatoire dextrogyre n'a pas sensiblement diminué » (par rapport à l'examen polarimétrique direct. Voir : Examen polarimétrique, page 178).

Dosage du glucose et du lévulose (Blarez).

Si P = est le sucre réducteur total d'un vin

α la déviation en degrés *saccharimétriques à* + 15° en employant la méthode officielle indiquée précédemment (page 201) on a :

$$\text{Lévulose p. } 1.000 = \frac{P \times 0,484 + \alpha}{1,35}$$

$$\text{Glucose p. } 1.000 = P - \text{Lévulose}$$

La température ayant une grande influence sur le pouvoir rotatoire du lévulose on en tiendra compte comme suit.

D'une lecture α faite à une température t comprise entre + 10 et + 15° et des formules précédentes on déduit le poids approché A de lévulose pour *100 grammes* de sucre total. Ce poids sert à faire la correction voulue, pour cela on multiplie α par la valeur

$$1 + [0,00028 \times A + (t - 15)]$$

et on se sert de la déviation ainsi corrigée pour effectuer le calcul définitif du glucose et du lévulose.

Dosage du saccharose, glucose et lévulose (Blarez) : doser

1° Le sucre réducteur P

2° Le sucre réducteur après interversion, soit P'. (Voir Saccharose et dextrine.)

$$\text{Saccharose} = (P' - P) \times 0,95$$

on détermine la rotation saccharimétrique α à $t°$ dans un tube de 20 centimètres, après inversion : on corrige ce chiffre comme il est dit précédemment ; on déduit le glucose + lévulose ; on en retranche le glucose $\dfrac{P' - P}{2}$ et le levulose $\dfrac{P' - P}{2}$ provenant du Saccharose et les restes donnent le glucose et le lévulose.

Dosage du sulfate de potasse (Gypsométrie). — Les vins naturels peuvent renfermer de $0^{gr}15$ à 1 gramme de sulfate de potasse par litre, mais au-delà de ce chiffre, on doit les soupçonner d'avoir été plâtrés. La tolérance du plâtrage est telle que le vin sur lequel on l'a pratiquée ne doit pas contenir plus de *deux grammes* de sulfate de potasse (SO^4K^2) (1) par litre. (Voir la loi du 11 juillet 1891, page 210).

Pour doser le sulfate de potasse on peut déterminer le poids d'acide sulfurique combiné et l'évaluer en sulfate neutre de potasse. Cela par la méthode pondérale classique, en précipitant l'acide sulfurique à l'état de sulfate de baryte, qu'on lave et qu'on pèse (voir page 204).

Mais on peut procéder d'une manière plus rapide, soit qu'on veuille seulement rechercher si le poids de sulfate de potasse est supérieur ou inférieur à la limite tolérée, soit qu'on se propose de doser avec une approximation suffisante la quantité de sulfate de potasse contenue dans un litre de vin.

On emploie une solution renfermant

Chlorure de baryum cristallisé	$5^{gr}609$
Acide chlorhydrique pur	10^{cc}
Eau distillée q. s. pour	1000^{cc}

1^{cc} de cette solution correspond à $0^{gr}004$ de sulfate neutre de potasse.

Premier cas : on veut rechercher si le poids de sulfate de potasse est supérieur ou inférieur à la limite :

Dans un premier tube à essai on place 20^{cc} de vin + 5^{cc} de solution barytique.

Dans un deuxième tube à essai on place 20^{cc} de vin + 10^{cc} de solution barytique.

On mélange le tout dans chaque tube, puis on laisse déposer pendant quelques heures, ou bien on porte à l'ébullition et on filtre. Puis on observe sur une partie de la liqueur limpide, si l'addition d'une solution 1/10 de chlorure de baryum y détermine un précipité.

a) Le liquide du premier tube ne précipite pas : le vin n'est pas plâtré ou ne l'est que légèrement et au-dessous de 1^{gr} SO^4K^2 par litre.

b) Le liquide du premier tube précipite et celui du deuxième ne précipite pas : Le poids de SO^4K^2 par litre est compris entre un et deux grammes.

c) Le liquide du deuxième tube précipite : Le poids de SO^4K^2 est supérieur à 2 grammes.

Deuxième cas : On se propose de doser à moins de 1 décigramme près le sulfate de potasse.

Supposons que par le premier essai, le vin ait été reconnu contenir entre 1 et 2 grammes par litre de SO^4K^2 :

On prend 9 tubes dans lesquels on place 20^{cc} de vin et des volumes de réactifs égaux à

$$5^{cc}5 — 6^{cc} — 6^{cc}5 — 7^{cc} — 7^{cc}5 . . . . 9^{cc}5$$

on porte chaque tube à l'ébullition, on filtre son contenu et on cherche quel est le premier liquide filtré qui ne précipite plus par le chlorure de baryum.

----

(1) Ou de sulfate de soude d'après la même loi.

Le premier tube ne se trouble pas :	SO^4K^2 par litre compris entre		1^{gr} et $1^{gr}10$
Le deuxième tube se trouble seul	—		1 1 et 1 3
Les deux premiers se troublent seuls	—		1 2 et 1 3
Les 3	—	—	1 3 et 1 4
Les 4	—	—	1 4 et 1 5
Les 5	—	—	1 5 et 1 6
Les 6	—	—	1 6 et 1 7
Les 7	—	—	1 7 et 1 8
Les 8	—	—	1 8 et 1 9
Les 9 essais se troublent	—		1 9 et 2^{gr}

En même temps on ajoute à une autre portion du liquide limpide une goutte d'acide sulfurique étendu. Le premier essai, qui ne se troublera plus par le chlorure de baryum, donnera en général un précipité par SO^4H^2 et l'examen simultané des deux parties du liquide donnera une indication plus nette. Si l'essai ne donne aucun précipité, ni par $BaCl^2$ ni par SO^4H^2, on pourra connaître exactement la proportion de SO^4H^2 contenue dans le vin ; si, par exemple, c'est l'essai n° 3 dans lequel on a ajouté $6^{cc}5$ de réactif, le résultat sera $1^{gr}3$.

(On opérerait de même si le premier essai avait indiqué un poids de SO^4K^2 inférieur à 1 gramme ou supérieur à 2 grammes, en recherchant d'abord dans ce dernier cas, par une addition de 15, 20^{cc}, etc., s'il est compris entre 2 et 3 grammes, 3 ou 4 grammes, etc.).

Méthode officielle. — (Essai approximatif.) « On prépare une solution renfermant par litre $2^{gr}804$ de chlorure de baryum cristallisé (correspondant à 2 grammes SO^4K^2) et 10^{cc} d'acide chlorhydrique.

Dans trois tubes à essai on place 10^{cc} de vin et on ajoute dans le premier 5^{cc} de liqueur barytique, dans le deuxième $7^{cc}5$ et dans le troisième 10^{cc}. On agite, on chauffe, puis on filtre.

Le filtrat limpide est divisé en deux tubes à essai. Dans le premier on ajoute 1^{cc} de solution de chlorure de baryum à 10 0/0 et dans le second 1^{cc} d'acide sulfurique au dixième. On agite et on examine les deux tubes côte à côte ; si l'essai fait avec 5^{cc} de solution titrée de chlorure de baryum donne un trouble par SO^4H^2, c'est que le vin renferme moins de 1 gramme de sulfate de potasse par litre. On examine alors l'essai fait avec $7^{cc}5$ de liqueur barytique. Si SO^4H^2 donne un trouble, la quantité de sulfate de potasse est comprise entre 1 gramme et 1^{gr} 1/2. Si, au contraire, c'est $BaCl^2$ qui donne le trouble, c'est que le vin contient plus de 1 gramme et demi de sulfate de potasse par litre, et on fait alors l'essai du troisième tube, ce qui montre si la quantité de sulfate de potasse est comprise entre 1 gramme et demi et 2 grammes, ou supérieure à 2 grammes.

Dosage. — 50^{cc} de vin additionnés de 1^{cc} d'HCl sont portés à l'ébullition ; on ajoute alors 2^{cc} de solution de chlorure de baryum à 10 0/0, on fait bouillir pendant quelques instants, puis on laisse déposer à chaud pendant quatre à cinq heures. On recueille ensuite le sulfate de baryte qu'on calcine et qu'on pèse, en observant les prescriptions classiques. (Voir page 35.)

Le poids obtenu × 14,94 donne SO^4K^2 par litre. Le résultat sera indiqué sous la forme : *sulfates* exprimés en SO^4K^2. »

DOSAGE DE LA GLYCÉRINE. — *Méthode Trillat* : Placer dans une capsule d'argent chauffée au bain-marie, 50^{cc} de vin : évaporer avec précaution à une température d'environ 70° les 2/3 du liquide ; ajouter dans la capsule 5 grammes de noir animal pulvérisé ; mélanger intimement et évaporer jusqu'à siccité complète, après refroidissement, broyer le résidu dans un mortier avec 5 grammes de chaux vive. Placer la poudre dans un flacon et l'agiter vivement pendant quelques minutes avec 30^{cc} d'éther acétique desséché et débarrassé d'alcool, filtrer en décantant et en ayant soin de repasser sur le filtre les premières portions du liquide filtré, recommencer une deuxième fois le traitement à l'éther acétique.

Evaporer l'éther acétique, dans une capsule tarée semblable à celle qui sert pour l'extrait du vin, d'abord au bain-marie à 70°, puis à l'étuve à 60°.

Peser rapidement la capsule recouverte de son couvercle.

Dosage de l'acide succinique. — Mesurer 500^{cc} de vin et les concentrer par évaporation au volume de 300^{cc}, y ajouter 10 à 15 grammes d'hydrate de plomb récemment précipité, agiter le tout à chaud, séparer par filtration le précipité qui s'est formé.

Evaporer le liquide filtré au bain-marie, mélanger le résidu avec de l'oxyde de plomb hydraté en suspension dans l'alcool, filtrer.

Les précipités recueillis sur les filtres sont épuisés par l'alcool et traités à l'ébullition par une solution aqueuse à 1/10 d'azotate d'ammonium ; on filtre et on traite la liqueur filtrée par un courant de H^2S pour séparer le plomb, on chasse l'excès de gaz par l'ébullition, on neutralise la liqueur par AzH^3 et enfin on ajoute du perchlorore de fer.

Il se forme un précipité de succinate de fer qu'on recueille, lave, *calcine* et pèse. Le poids d'oxyde ferrique ainsi trouvé permet de calculer l'acide succinique.

$$1^{gr} \text{ de } Fe^2O^3 = 0^{gr}731 \text{ acide succinique.}$$

DOSAGE DU TANIN. — *Méthode de M. J. Pi.* — On prépare ! 1° une solution d'acétate de zinc ammoniacal, en dissolvant $4^{gr}5$ d'acétate de zinc cristallisé dans un peu d'eau distillée et en ajoutant de l'ammoniaque jusqu'à ce que le précipité formé soit redissous, on complète ensuite à 200^{cc} avec de l'eau distillée.

2° Une liqueur titrée de Permanganate de potasse contenant 0,558 de ce sel par litre. 1^{cc} de cette solution correspond à 1 gramme de tanin pur.

3° Une solution sulfurique d'indigo, en traitant $1^{gr}5$ d'indigotine sublimée par 30 grammes environ d'acide sulfurique pur. Au bout de quelques jours on étend à 1 litre, on filtre et on titre avec la solution de caméléon.

On opère sur 10^{cc} de liqueur d'indigo, additionnée de 10^{cc} d'acide sulfurique pur, on étend ensuite à 1 litre avec de l'eau distillée. On place ce liquide dans un vase à précipité, reposant sur une feuille de papier blanc et on y verse la solution de caméléon contenue dans une burette graduée, en agitant le liquide jusqu'à apparition de la teinte jaune, indiquant la fin de l'opération. Le nombre de centimètres cubes versé représente le titre de la liqueur d'indigo.

Pour doser le tanin dans le vin, on précipite 10^{cc} de vin par 5^{cc} de la solution d'acétate de zinc ammoniacal, on évapore au bain-marie, on ajoute de l'eau bouillante et on recueille le précipité sur un filtre. On le lave à l'eau chaude et on le dissout dans l'acide sulfurique faible (10cc d'acide pur par litre) et on détermine comme précédemment la quantité de solution de caméléon nécessaire pour oxyder l'indigo et le tanin contenus.

Connaissant le titre de la solution d'indigo d'une part, et le titre de la liqueur au permanganate d'autre part, il est facile de calculer le tanin dosé

DOSAGE DE L'ACIDE SULFUREUX — Régulièrement l'étude du dosage de l'acide sulfureux dans les vins devrait être faite au chapitre des « Substances étrangères au vin », car le vin normal ne renferme pas d'acide sulfureux, mais comme il est ajouté au vin immédiatement après la fermentation dans des fûts méchés, on peut le trouver dans le vin dès qu'il est fait.

Cet acide est amené soit avec les clarifiants destinés au collage des vins (il est alors antiseptique), soit par les mèches, soit par des mélanges de bisulfites alcalins, dans le but de prévenir les maladies du vin, la casse surtout.

Quoiqu'il en soit, l'acide ainsi introduit dans le vin n'y reste pas à l'état libre, il se combine avec les aldéhydes ou les sucres du vin, et se transforme en partie par oxydation en acide sulfurique qui donne ultérieurement du sulfate de potasse.

L'emploi de cet acide est forcément limité, car il agit comme décolorant sur les vins rouges auxquels il donne en outre un goût spécial et caractéristique.

Le Conseil d'hygiène a limité la proportion d'acide sulfureux libre et combiné qui est tolérée dans le vin de consommation courante et au moment de la mise en vente. Cette limite est de :

30 milligrammes d'acide sulfureux libre, au maximum.
200 milligrammes d'acide sulfureux total (libre et combiné) au maximum.

Au point de vue de la loi, on ne tient compte que de l'acide sulfureux total (libre et combiné) qui ne doit pas excéder $0^{gr}350$ par litre. (Voir décret du 3 septembre 1907, page 210.) Voir aussi : Mutage, page 220.

Par acide libre, on entend l'anhydride (SO^2) non combiné aux substances contenues naturellement dans le vin. L'anhydride combiné avec un alcali et devenu libre sous l'action d'un acide est considéré comme acide libre.

Par acide combiné, on entend l'anhydride en combinaison acide avec les éléments du vin.

Recherche de SO^2 : *a* : Porter le vin à l'ébullition et y plonger une lame de cuivre bien décapée. S'il y a de l'acide sulfureux dans le vin le cuivre noircit et d'autant plus qu'il y a plus d'acide sulfureux (Frésenius).

b) On distille le vin comme pour doser l'alcool, on recueille les 10 premiers centimètres cubes de distillat et on y ajoute quelques gouttes de chlorure de baryum iodé. Il se produit un précipité de sulfate de baryte (Girard).

c) On distille le vin comme précédemment et on divise le distillat en deux parties :

La première est additionnée d'une solution d'iodate de potassium : s'il se produit une coloration jaune brun : présence d'une forte quantité de SO^3 : si la coloration ne se produit pas ajouter au liquide du sulfure du carbone qui se colorera en violet s'il y a une trace d'acide sulfureux.

La seconde est traitée par un mélange limpide d'eau bromée et de chlorure de baryum en solution, il se produit un précipité d'autant plus abondant que SO^2 existe en plus grande quantité. (Portes et Ruyssen.)

Recherche rapide des limites. — A : Recherche de la dose limite de SO^2 total (350 milligrammes). Dans un appareil à distiller, placer 10^{cc} d'eau, 10^{cc} de vin et 3 à 4 grammes de bicarbonate de soude.

Lorsque l'acide carbonique ne se dégage plus, distiller et recueillir le distillat dans une éprouvette graduée de 20^{cc} contenant 9^{cc} du mélange suivant (auquel on ajoute au moment de l'opération un peu d'empois d'amidon).

Solution déci-normale d'iode	6^{cc}
Eau	44^{cc}

ontinuer la distillation jusqu'à ce que le liquide distillé affleure au trait 20^{cc} de l'éprouvette.

Si le réactif iodé n'est pas décoloré, c'est que le vin contient moins de 350 milligrammes d'acide sulfureux total par litre ; si le réactif est décoloré, c'est qu'il y a dans le vin plus de 350 milligrammes de cet acide par litre.

B. Recherche de la dose limite de SO^2 libre (30 milligrammes). — On prend 100^{cc} de vin, on y ajoute 8^{cc}5 de la solution iodée précédente, quelques gouttes d'acide chlorhydrique, puis 5^{cc} de solution de chlorure de baryum à 10 0/0.

On filtre sur un filtre lavé à l'eau bouillante: on ajoute au liquide filtré quelques gouttes de réactif iodé : s'il se forme un précipité de sulfate de baryte, c'est que le vin contient plus de 30 milligrammes d'acide sulfureux libre ; si le vin reste limpide, c'est qu'il contient moins de 30 milligrammes par litre.

Dosage dans les vins blancs de l'acide sulfureux libre, total et combiné. — Dans l'analyse des vins blancs et rosés, on doit déterminer l'acide sulfureux libre et total, toujours séparément, d'après la méthode de Ripper de préférence.

a) *Acide sulfureux libre.* — On introduit dans un matras d'environ 100^{cc} de capacité, à col large, 50^{cc} de vin, à l'aide d'une pipette que l'on tient très près du fond du matras. Puis on ajoute 50^{cc} d'acide sulfurique dilué à 1/3, un peu de solution d'amidon et l'on introduit, aussi rapidement que possible, de la solution d'iode au 1/50e normale, en agitant souvent, jusqu'à ce que la couleur bleue de l'iodure d'amidon persiste pendant quelques instants malgré l'agitation du liquide. De la quantité employée de la solution d'iode, mesurée à l'aide d'une burette, on obtient la proportion d'acide sulfureux libre contenue dans le vin. En multipliant le chiffre de centimètres cubes par 12,8, on obtient directement la teneur en milligrammes par litre.

Si on emploie l'iode $\dfrac{N}{10}$: 1^{cc} = 0^{gr}0032 SO^2.

b) *Acide sulfureux total.* — Dans un matras d'environ 200^{cc} on introduit 25^{cc} de solution de potasse caustique (36 grammes de potasse caustique par litre), puis 50^{cc} de vin, qu'on laisse couler lentement de la pipette, dont l'extrémité doit toujours plonger dans la potasse caustique. On laisse agir la potasse caustique sur le vin pendant 15 minutes ; on ajoute ensuite 10^{cc} d'acide sulfurique dilué à 1/3, un peu de solution d'amidon, puis on titre comme précédemment pour le dosage de l'acide sulfureux libre. Le calcul est le même.

Méthode Blarez et Chelle. — Dans un ballon de 250^{cc} environ, qu'on chauffe au bain-marie, on verse 2^{cc} d'acide phosphorique sirupeux et quelques fragments de ponce calcinée, on bouche le ballon avec un bouchon en caoutchouc percé de deux trous. Dans l'un passe un tube à entonnoir à robinet, l'entonnoir pouvant contenir 50^{cc} au minimum. Dans l'autre passe un tube de dégagement qui se recourbe et dont la partie inclinée est entourée d'un réfrigérant en verre dans lequel circule un courant d'eau froide. L'autre extrémité de ce tube pénètre dans un ballon à deux tubulures et s'y trouve fixée au moyen d'un bon bouchon de caoutchouc. Dans l'autre tubulure du ballon, se trouve un bouchon en caoutchouc muni d'un bon robinet de verre, communiquant avec une machine à faire le vide.

Dans le ballon à deux tubulures on a placé 20^{cc} de soude à 40 p. 1000.

On fait le vide dans l'appareil de façon à réduire la pression à 2 ou 3^{cc} de mercure, et on ferme le robinet. On introduit ensuite lentement et peu à peu, au moyen de l'entonnoir, 50^{cc} du vin dans lequel on veut doser l'acide sulfureux. On fait pénétrer les dernières gouttes en versant dans l'entonnoir quelques centimètres cubes d'eau distillée et en ouvrant avec précaution le robinet. Il faut éviter dans cette introduction de liquides la rentrée de l'air ; pendant toutes ces manipulations on chauffe le ballon au bain-marie. La distillation commence bientôt, et en peu de temps la majeure partie du vin a passé à la distillation que l'on pousse jusqu'à ce que le résidu commence à devenir pâteux. Dans cette opération, tout l'acide sulfureux a été chassé et s'est condensé avec l'alcool, l'eau, les autres principes volatils dans le ballon à deux tubulures. La présence de la soude a permis une absorption complète des principes acides, et a empêché la formation d'acide aldéhyde-sulfureux.

On laisse alors pénétrer l'air dans l'appareil en ouvrant le robinet du tube à entonnoir ; on détache le ballon à deux tubulures de l'appareil, et on procède au dosage de l'acide sulfureux qu'il contient, en acidulant le contenu au moyen de 10^{cc} d'acide chlorhydrique au demi, puis ajoutant un peu d'empois d'amidon, et versant la solution N/20 ou N/50 d'iode, jusqu'à coloration bleue persistante.

c) *Acide sulfureux combiné*. — L'acide sulfureux combiné (aldéhyde) s'obtient par soustraction de l'acide sulfureux libre de l'acide total trouvé.

Dosage dans les vins rouges. — Pour les vins rouges on se borne au dosage de l'acide sulfureux total.

A 100^{cc} de vin on ajoute 2^{cc} d'acide phosphorique, on distille dans un courant de CO_2 ; on reçoit le distillat dans une solution de chlorure de baryum iodé (voir Réactifs) ; on pèse le sulfate de baryte formé ; le poids de sulfate de baryte × 0,275donne le poids de SO_2 correspondant.

On peut encore opérer comme il sera dit à la suite de la méthode officielle.

Acide sulfureux dans les vins blancs et rosés. (*Méthode officielle*). —« A. *Essai préliminaire.* — Dans un matras de 200ᶜᶜ environ de capacité, on introduit 25ᶜᶜ d'une solution de potasse caustique à 56 grammes par litre, puis 50ᶜᶜ de vin. On bouche le matras; on agite pour mélanger le vin et la solution alcaline, et on laisse agir à froid pendant 15 minutes. Cette partie de l'opération a pour but de détruire les combinaisons que l'acide sulfureux a contractées avec les substances aldéhydiques du vin et de faire passer cet acide à l'état de sulfite de potasse. On ajoute ensuite 10ᶜᶜ d'acide sulfurique dilué (un volume d'acide sulfurique à 66° B pour deux volumes d'eau), un peu de solution amidonnée, puis on titre au moyen de la liqueur d'iode N/50.

Soit n le nombre de centimètres cubes de liqueur d'iode employés, n × 0,0128 donnera la proportion d'acide sulfureux total (libre et combiné) en grammes par litre.

B. *Dosage.* — Si l'essai préliminaire indique une quantité d'acide sulfureux supérieure à 300 milligrammes par litre, on opérera le dosage de la manière suivante :

On se sert d'un appareil formé d'un ballon de 400ᶜᶜ environ, fermé par un bouchon de caoutchouc à deux ouvertures. Dans l'une s'engage un tube qui plonge au fond du ballon et qui est relié à un appareil producteur d'acide carbonique. L'autre ouverture est munie d'un tube de dégagement relié à un tube de Péligot, dont chaque boule doit avoir une contenance de 100ᶜᶜ environ. On chasse d'abord l'air de l'appareil en y faisant passer un courant de CO_2. On introduit dans le tube de Péligot 30 à 50ᶜᶜ de solution d'iode (5 grammes d'iode et 7ᵍʳ5 d'iodure de potassium par litre). On soulève le bouchon du ballon et sans interrompre le courant de CO_2, on y introduit 100ᶜᶜ de vin et 5ᶜᶜ d'acide phosphorique à 60° Baumé, on referme le ballon, et au bout de quelque temps, on chauffe le vin toujours en faisant passer CO_2, jusqu'à ce que la moitié environ du vin ait distillé dans le tube à boules. Il est bon de plonger celui-ci dans un vase contenant de l'eau froide. On verse le contenu du tube de Péligot, qui doit renfermer encore de l'iode libre, dans un vase à précipité et on y dose l'acide sulfurique par la méthode ordinaire.

Le poids du sulfate de baryte multiplié par 2,7468 donne la proportion de SO_2 par litre. »

Pour doser l'acide sulfureux dans les vins rouges, on commence par doser les sulfates comme il est dit précédemment, sur 100ᶜᶜ de vin.

On prend alors 100ᶜᶜ de vin auxquels on ajoute 10ᶜᶜ d'une solution iodo-iodurée.

Iode .... 25^{gr}
KI .... 25^{gr}
Eau .... 1000^{cc}

on chauffe au réfrigérant ascendant et à l'ébullition pendant une demi-heure environ.

Dans le liquide refroidi, on dose de nouveau les sulfates.

La différence entre les deux dosages × 0,367 donne le poids *d'acide sulfureux total*.

RECHERCHE DES FALSIFICATIONS, DES SUBSTANCES ÉTRANGÈRES ET DES ALTÉRATIONS

Documents officiels concernant les falsifications des vins

Loi du 4 août 1889 : ARTICLE PREMIER : Nul ne pourra expédier, vendre ou mettre en vente, sous la dénomination de vin, un produit autre que celui de la fermentation des raisins frais.

. . . .

Loi du 11 juillet 1891 :

ARTICLE PREMIER. — L'article 2 de la loi du 4 août 1889 est ainsi modifié : Le produit de la fermentation des marcs de raisins frais avec de l'eau, qu'il y ait ou non addition de sucre, le mélange de ce produit avec le vin, dans quelque proportion que ce soit, ne pourra être expédié, vendu ou mis en vente sous le nom de vin de marc ou vin de sucre.

ART. 2. — Constitue la falsification de denrées alimentaires prévue et réprimée par la loi du 27 mars 1851, toute addition au vin, au vin de sucre ou de marc, au vin de raisins secs :

1º de matières colorantes quelconques (1) ;

2º de produits tels que les acides sulfurique, nitrique, chlorhydrique, salicylique, borique ou autres analogues (2).

3º de chlorure de sodium, au-dessus de 1 gramme par litre (3).

ART. 3. — Il est défendu de mettre en vente, de vendre ou de livrer des vins plâtrés contenant plus de 2 grammes de sulfate de potasse ou de soude par litre (4).

Le Comité consultatif d'hygiène a émis les vœux suivants concernant la répression des fraudes du vin.

(1) Interdiction des matières colorantes : Fuchsine (1873-1877) composés azoïques (14 août 1882), sulfoconjugués de fuchsine (4 septembre 1882), rouge de Bordeaux (7 juillet 1884), matières colorantes de la houille (24 mai 1886).

Les circulaires ministérielles relatives à la coloration artificielle des vins sont du 16 octobre 1876 et du 1er juillet 1880.

(2) Comité consultatif d'hygiène, mai 1879, 15 et 22 juin 1885. Comité consultatif d'hygiène (8 décembre 1890), 16 janvier 1893 (acide fluorhydrique).

(3) Circulaire ministérielle relative au chlorure de sodium, 27 janvier 1890.

Comité consultatif d'hygiène, 2 septembre 1889, 25 novembre 1889.

(4) Circulaires relatives au plâtrage : 21 juillet 1858, 27 juillet 1880, 26 juillet, 25 août, 9 septembre 1886, 3 octobre et 18 décembre 1890.

Lois du 24 juillet 1894, du 19 avril et 3 juin 1898 : elles sont relatives à la répression du vinage et du mouillage

Loi du 6 avril 1897 :

Art. 3. — La fabrication et la circulation, en vue de la vente, des vins de marc et des vins de sucre, sont interdites...

Cette interdiction est applicable aux cidres et poirés produits autrement que par la fermentation des pommes et poires fraîches, avec ou sans sucrage.

Articles 2 et 3 du Titre I du décret du 3 septembre 1907

Art. 2. — Sont considérées comme frauduleuses, les manipulations et pratiques qui ont pour objet de modifier l'état naturel du vin, dans le but soit de tromper l'acheteur sur les qualités substantielles ou l'origine du produit, soit d'en diminuer l'altération.

En conséquence, rentre dans les cas prévus par l'article 3 de la loi du 1er août 1905 et par l'article 4 de la loi du 29 juin 1907 le fait d'exposer, de mettre en vente ou de vendre, sous forme indiquant leur destination ou leur emploi, tous produits, de composition secrète ou non, propres à effectuer les manipulations ou pratiques ci-dessus visées.

Art. 3. — Ne constituent pas des manipulations et pratiques frauduleuses aux termes de la loi du 1er août 1905 les opérations ci-après énumérées qui ont uniquement pour objet la vinification régulière ou la conservation des vins :

1° En ce qui concerne les vins :

Le coupage des vins entre eux ;

La congélation des vins en vue de leur concentration partielle ;

La pasteurisation ;

Les collages au moyen de clarifiants consacrés par l'usage tels que l'albumine pure, le sang frais, la caséine pure, la gélatine pure ou la colle de poisson ;

L'addition de tanin dans la mesure indispensable pour effectuer le collage au moyen des albumines ou de la gélatine ;

La clarification des vins blancs tachés, au moyen du charbon pur ;

Le traitement par l'anhydride sulfureux pur provenant de la combustion du soufre, et par les bisulfites alcalins cristallisés purs. Les quantités employées seront telles que le vin ne retienne pas plus de 350 milligrammes d'anhydride sulfureux libre et combiné, par litre. En aucun cas, les bisulfites alcalins ne peuvent être employés à une dose supérieure à 20 grammes par hectolitre (1).

2° En ce qui concerne les moûts :

Indépendamment de l'emploi du plâtre et du sucre dans les limites fixées par les lois du 11 juillet 1891 et du 28 janvier 1903 :

Le traitement par l'anhydride sulfureux et par les bisulfites alcalins dans les conditions fixées ci-dessus pour les vins ;

L'addition de tanin ;

L'addition à la cuve d'acide tartrique cristallisé pur dans les moûts insuffisamment sucrés. L'emploi simultané de l'acide tartrique et du sucre est interdit ;

L'emploi des levures sélectionnées.

---

(1) Par une circulaire en date du 11 mai 1908, le Ministre de l'Agriculture a décidé qu'une dose de 0 gr. 50 d'acide citrique par litre, dans les produits œnologiques destinés au traitement des vins et eaux-de-vie, n'a pas de caractère frauduleux.

Falsifications

Les falsifications les plus communes des vins sont :

1º *Le plâtrage*, addition de plâtre à la vendange ou au moût ;

2º *Le mouillage*, ou addition d'eau.

3º *Le vinage*, addition d'alcool, d'eau-de-vie ou de sucre.

4º *Le vinage et mouillage*.

5º *L'alunage*.

6º *Le glycérinage*, addition de glycérine (scheelisage).

7º *Le mutage* ou addition d'alcool ou de sulfites ou d'acide sulfureux dans des proportions dépassant les chiffres légaux.

8º L'addition de produits antiseptiques ou de principes sucrés artificiels et de matières colorantes étrangères.

PLATRAGE

Le plâtrage, ou addition de plâtre aux moûts ou à la vendange a pour but : s'il est ajouté au moût, de favoriser le développement de la couleur, tandis que s'il est mis dans le vin il diminue l'intensité de la couleur tout en la rendant plus limpide et plus brillante. Il assure, de plus, la conservation des vins.

Le plâtrage s'estime par le dosage du sulfate de potasse *ou de soude* qui ne doit pas dépasser 2 grammes par litre de vin. (Loi du 11 juillet 1891, voir page 210.)

On a essayé de remplacer le plâtre que l'on ajoute au moût, par de l'acide sulfurique ajouté au vin fait ; cet acide avivant la couleur. Cette pratique est interdite (sulfuricage). Pour rechercher cet acide, se reporter à la méthode officielle (recherche des acides minéraux libres, page 222).

DÉPLATRAGE

Le déplâtrage a pour but d'enlever au vin plâtré au-delà de la tolérance, l'excès de l'acide sulfurique.

On ne peut songer à couper ces vins trop plâtrés avec des vins non plâtrés, car ils perdent toute leur valeur qui réside dans leur richesse colorante.

On a alors songé à précipiter l'excès d'acide sulfurique du sulfate de potasse par un sel de baryum (chlorure, azotate ou carbonate). Or tous les sels de baryum sont toxiques à faible dose et il en reste toujours une petite quantité dans le vin soumis au déplâtrage.

Aussi le déplâtrage est une fraude.

M. A. Gautier donne les caractères principaux du vin ainsi fraudé :

1º Les cendres sont toujours neutres.

2º Absence complète de crème de tartre et d'acide tartrique, si le vin a été déplâtré au carbonate de baryte.

3° Souvent une trace de sel de Baryum facile à démontrer dans les cendres. Elle provient, soit de l'excès de chlorure employé, soit de l'action des acides du vin dont les sels de Baryum sont solubles (tels que l'acide acétique) sur le carbonate de baryte.

4° Si le déplâtrage a été fait avec le chlorure de baryum, le poids élevé des chlorures contenus dans le vin permettra aussi de caractériser ou de soupçonner cette fraude.

On a aussi employé des sels de strontium pour remplacer les sels de baryum.

L'examen des cendres permettra de caractériser ces falsifications.

MOUILLAGE

A) La détermination du mouillage, ou addition d'eau au vin, est une opération assez facile lorsqu'il s'agit de déterminer si un vin donné est identique à un vin type ou s'il a été mouillé ; il suffit de déterminer dans chaque échantillon, *l'alcool, l'acidité totale* et *l'extrait sec*, puis de comparer les chiffres obtenus ; par le mouillage les chiffres de tous ces éléments sont diminués.

On pourra se proposer de déterminer la proportion d'eau ajoutée. Soit un vin donnant à l'analyse :

	Vin type	Vin à analyser
Degré alcoolique	$10°4$	$8°3$
Acidité totale....................	$4^{gr}8$	$3^{gr}8$
Extrait sec à + 100°	21^{gr}	$16,6$

La proportion d'eau ajoutée sera $\dfrac{10,4 - 8,3}{10,4} \times 100 = 20 \ 0/0$ en calculant sur l'alcool.

Si on calculait sur l'acidité, on aurait aussi $\dfrac{4,8 - 3,8}{4,8} \times 100 = 20 \ 0/0$.

Si on calculait sur l'extrait sec : $\dfrac{21 - 16,6}{21} \times 100 = 20 \ 0/0$

B) La détermination du mouillage d'un vin, lorsqu'on ne possède pas d'échantillon de comparaison et qu'en outre on ne possède aucun renseignement sur l'origine du vin, est par contre très délicate. Les trois règles suivantes permettent de se prononcer :

1° *Règle alcool + acide* (de M. A. Gautier) : Dans un vin, la somme des chiffres qui représentent *le titre alcoolique* et *l'acidité totale* (exprimée en acide sulfurique (SO_4H_2), ne varie que dans des limites étroites, elle est égale ou supérieure à 13, mais ne dépasse pas 17, si le vin n'a pas été plâtré. Le Comité des Arts et Manufactures a fixé à 12,5 le *minimum* de la somme alcool + acide qu'un vin doit présenter pour ne pas être taxé de mouillage.

Il conviendra de diminuer le chiffre de *l'acidité totale* de toute l'acidité volatile supérieure à 1 gramme, et de $0^{gr}20$ par gramme de sulfate de potasse en plus de 1 gramme et d'augmenter le titre alcoolique de $1/10^e$ de l'acidité volatile (exprimée en SO^4H^2) excédant 1 gramme.

Un vin donne à l'analyse :

Alcool.	10°
Acidité totale.	$4^{gr}50$
Acidité volatile, moins de	1^{gr}
Sulfate de potasse.	1^{gr}
Somme alcool + acide	14,50

Ce vin n'est pas mouillé.
Un vin donne à l'analyse :

Alcool.	7°
Acidité totale.	$6^{gr}80$
Sulfate de potasse	3^{gr}
Acidité volatile.	$3^{gr}60$

On calculera ainsi la somme alcool + acide :

Le degré alcoolique corrigé 7 + 0,26 = 7,26 (correction de l'acidité volatile).

Acidité corrigée : 6,80 — 2,60 = 4,20 (correction due à l'acidité volatile) et 4,20 — 0,40 = 3,80 (correction due au plâtrage).

La somme alcool + acide sera : 7,26 + 3,80 = 11,06 : chiffre inférieur à 12,5 ; on peut donc considérer ce vin comme mouillé.

2° *Règle de M. Roos :* Si on divise la *somme acidité fixe + alcool* par le rapport alcool : extrait à 100° (voir vinage), on doit obtenir un quotient supérieur à 3,1 pour les vins rouges et à 2,4 pour les vins blancs, sinon il y a présomption de mouillage.

3° *Règle de M. Alphen :* On n'établit plus la somme alcool + acide, mais le *rapport* qui existe entre *l'acidité totale* du vin (non altéré par l'acescence) et *le titre alcoolique.*

M. Halphen établit *l'acidité réelle* en retranchant de l'acidité totale, l'acidité volatile moins $0^{gr}70$ (c'est le poids normal d'acidité volatile d'un vin sain).

Le rapport $\dfrac{\text{acidité}}{\text{alcool}}$ moyen calculé pour chaque degré alcoolique est calculé par la formule suivante :

$$\text{Rapport pour } n \text{ degrés} = 1{,}160 - (n \times 0{,}07)$$

Ainsi, pour un vin à 8°, le rapport sera = 1,160 — (8 × 0,07) = 0,600.

Pour un vin à 8°7 le rapport sera = 1,160 — (8,7 × 0,07) = 0,551.

Lorsque le rapport acidité : alcool du vin analysé est notablement plus faible que celui qui devrait correspondre au titre alcoolique, *il y a mouillage* :

Ainsi un vin donnant : alcool   10°

acidité   4^{gr}50

$$\text{Le rapport } \frac{\text{acidité}}{\text{alcool}} = \frac{4,50}{10} = 0,450$$

et le rapport pour 10° est d'après la formule ci-dessus :

$$1,160 — (10 × 0,07) = 0,460$$

Ce vin n'est pas mouillé, car le nombre 0,45 est assez voisin du chiffre 0,460.

Au contraire un vin donnant : alcool   7°5

acidité   3^{gr}37

$$\text{sera mouillé car il aura un rapport } \frac{\text{acidité}}{\text{alcool}} = \frac{3,37}{7,5} = 0,45$$

inférieur au rapport théorique pour 7°5 et qui est :

$$1,160 — (7,5 × 0,07) = 0,635$$

Or comme le rapport 0,45 s'applique à un vin qui devrait peser 10° (car $\frac{1,160 — 0,45}{0,07} = 10,1$), le vin expertisé est un vin à 10° réduit par le mouillage à 7,5 ; il a donc été mouillé dans la proportion de

$$\frac{10 — 7,5}{10} × 100 = 25 \text{ 0/0.}$$

2° *Règle de M. Blarez* : M. Blarez établit le mouillage d'après la teneur du vin en *acidité fixe* par rapport *au titre alcoolique*. Mais pour appliquer cette règle il faut connaître l'origine du vin soumis à l'analyse. C'est donc une méthode spéciale et nous renvoyons au traité *Vins et Spiritueux* de M. Blarez pour son application.

M. Surre (*Ann. de Chimie Anal.*, 15 mai 1906), confirme le mouillage du vin par la recherche des nitrates au moyen de la solution sulfurique de diphénylamine obtenue en faisant dissoudre 0^{gr}01 de cette base dans 1^{cc} SO^4H^2 pur à 66°B, additionné d'eau distillée et complétant ensuite le volume de 100^{cc} avec de l'acide sulfurique à 66°.

On mesure 50^{cc} de vin que l'on rend nettement alcalin par addition d'un peu de chaux pure fortement calcinée ; on évapore ensuite au bain-marie dans une capsule de porcelaine jusqu'à quelques centimètres cubes, on ajoute au résidu 10 grammes de sable fin calciné et on étend la pâte formée sur les parois de la capsule de façon à faciliter l'évaporation ; on dessèche la masse au bain-marie et on la porte à l'étuve à + 100° jusqu'à siccité complète.

Après refroidissement, on détache le résidu des parois de la capsule, on le pulvé-rise dans la capsule même avec un agitateur à bout aplati. On introduit la poudre dans un flacon de 100cc, on lave la capsule avec 2cc d'eau distillée qu'on verse dans le flacon.

Dans le même flacon, on introduit 50cc d'alcool absolu ; on agite quelques minutes, on filtre sans se précocuper si le filtrat est clair ou non.

On évapore l'alcool au bain-marie dans une capsule en porcelaine et le résidu de glycérine est redissous dans 2cc d'eau distillée, on ajoute 0gr20 de noir calciné et on évapore au bain-marie en agitant avec un agitateur de façon à réduire le volume jusqu'à 1cc environ ; on jette sur un filtre plat et on reçoit le filtrat dans un petit verre conique contenant 3cc au moins de réactif.

Si le vin a été mouillé, il se forme à la surface de séparation des liquides, une zone bleue, et en imprimant au verre un mouvement circulaire, pour mélanger graduel-lement les deux couches, toute la mousse se colore en bleu.

VINAGE

Le vinage consiste à augmenter intentionnellement le titre alcoolique du vin. Il a pour but, en relevant les vins dont le titre est inférieur à 10°, de per-mettre le transport et d'atténuer l'acidité de certains crus, enfin il met à l'abri des fermentations secondaires les vins dans lesquels la fermentation n'a pas développé une quantité d'alcool en rapport avec leur richesse en sucre. Par contre, il introduit dans le vin de l'alcool qui, n'étant pas intime-ment associé aux autres éléments du vin, s'y trouve à l'état libre et agit comme s'il était à l'état d'alcool libre ; enlevant au vin ses qualités toniques et hygiéniques et y introduisant, s'il est souillé d'impuretés, des substances nuisibles à la santé.

On vine le vin par plusieurs moyens, dont l'un seul est licite, c'est celui qui consiste à couper le vin que l'on veut remonter, avec un autre vin natu-rellement plus riche en alcool. On arrive aussi à renforcer un vin en ajoutant du sucre au moût avant fermentation, autrement dit à la vendange ; le sucre s'intervertit et fermente en donnant de l'alcool ; mais si la loi autorise le sucrage des moûts (article 7 de la loi du 28 janvier 1903), elle ne l'autorise que dans la proportion de 5 kilogrammes de sucre pour 330 hectolitres de vendange, nécessaires pour obtenir 100 hectolitres de vin, et remonter le vin de 2° alcooliques environ. Cette opération est donc frauduleuse dès que la quantité de sucre ajoutée à la vendange dépasse la dose permise et aussi lors-qu'elle n'est pas déclarée.

Le vinage se pratique enfin par addition d'alcool, d'eau-de-vie ou de vins vinés.

Par le vinage au moyen de l'alcool, la densité du vin diminue, elle devient inférieure à 0,985 ; mais l'acidité fixe reste la même ; en outre, l'extrait sec diminue (voir les chiffres normaux de l'extrait sec). Ainsi un vin rouge titrant 10° d'alcool et ne renfermant que 16 grammes d'extrait sec à 100° ou 20 gram-mes d'extrait dans le vide pourra être *soupçonné* de vinage ; il en sera de même d'un vin blanc titrant 12° et qui ne contiendra que 14 grammes d'extrait à 100° ou 17 grammes d'extrait dans le vide.

Extrait réduit. — Pour comparer le titre alcoolique d'un vin à son extrait sec, il est nécessaire de défalquer de ce dernier le sucre non fermenté et le sulfate de potasse en excès qu'il peut contenir. L'extrait ainsi diminué du sucre et du sulfate de potasse est *l'extrait réduit.* L'extrait réduit est l'extrait sec à 100° diminué de tout le sucre, moins 1 gramme et de tout le sulfate de potasse excédant 1 gramme. (Voir vins mannités, page 229).

Ainsi un vin qui donne 27 grammes d'extrait sec à 100°
$4^{gr}50$ de sucre réducteur
3^{gr} de sulfate de potasse,

aura pour extrait réduit $27 - (4,50 - 1) - (3^{gr} - 1) = 22,50$.

Si les poids de sulfate de potasse et de sucre sont inférieurs à 1 gramme, on n'en tient pas compte.

Or le rapport $\dfrac{\text{alcool (en poids)}}{\text{Extrait réduit}}$ (1) est pour les *vins rouges* normaux de 4, 6 au maximum, et pour les vins blancs 6,5. Tout vin dont le rapport alcool : extrait sera *supérieur* à ces chiffres sera considéré comme viné.

Soit un vin rouge donnant à l'analyse :

Extrait sec par litre..........................	$29^{gr}70$
SO^4K^2...................................	$3^{gr}10$
Matières réductrices........................	$4^{gr}50$
Alcool à + 15°...........................	$13°$

L'extrait réduit sera

$$29^{gr}70 - (2,10 + 3^{gr}50) = 24^{gr}10$$

Le rapport $\dfrac{\text{alcool}}{\text{extrait}} = \dfrac{13 \times 8}{24^{gr}10} = 4,31$.

Il n'y a pas lieu de suspecter le vinage.

Au contraire, le vin qui a fourni :

Extrait sec	$15^{gr}90$
SO^4K^2.................................	$1^{gr}50$
Matières réductrices......................	$2^{gr}40$
Alcool	$12°5$

a comme extrait réduit

$$15^{gr}90 - (0^{gr}50 + 1,40) = 14$$

son rapport $\dfrac{\text{alcool}}{\text{extrait}} = \dfrac{12,5 \times 8}{14} = 7,1$

Il y a vinage.

---

(1) Le poids de l'alcool s'obtient pratiquement en multipliant le titre alcoolique par 8.

Le vinage est en outre mis en évidence en partant des données suivantes :

Dans un vin naturel, le rapport de l'alcool à la glycérine est d'environ 14 ; celui de la glycérine à l'acide succinique est 5.

Si dans un vin rouge le rapport alcool-extrait est supérieur à 4,6, et le rapport alcool-glycérine est inférieur ou égal à 17, le vin a été sucré à la cuve. Si au contraire, le rapport alcool-glycérine est supérieur à 17, il y a eu addition d'alcool au moût ou au vin.

Le vinage par sucrage des moûts se décèle comme dans le cas de l'alcool, mais en outre il est caractérisé par la présence de produits secondaires de la fermentation alcoolique du sucre, en particulier la glycérine et l'acide succinique.

Surforce alcoolique. — Pour déterminer la proportion d'alcool ajouté au vin (surforce alcoolique), on retranche le rapport théorique moyen 4,6 du rapport trouvé ; on multiplie la différence par le poids de l'extrait réduit. Le nombre obtenu est le poids de l'alcool ajouté par litre. En divisant ce nombre par 8 on a le nombre de degrés dont on a remonté le vin.

Ainsi dans l'exemple précédent on a :

$$\frac{7,1 - 4,6 \times 14}{8} = 4°56$$

Prescriptions du Comité des Arts et Manufactures en ce qui concerne le mouillage. — *Extrait réduit.* — Dans le cas des vins plâtrés ou contenant du sucre le poids de l'extrait trouvé directement sera diminué du nombre de grammes moins 1, donné par les dosages du sucre et de sulfate de potasse.

Si par exemple on avait trouvé :

Extrait sec . . . . $29^{gr}700$
Sulfate de potasse . . . . $3^{gr}100$
Sucre réducteur . . . . $4^{gr}500$
L'Extrait deviendrait 29,700 — (2,100+3,500)=24,100

Le nouvel Extrait s'appellera *Extrait réduit.*

Calcul du vinage. — 1° *Vins rouges.* — L'expérience a démontré que dans les vins de vendange naturels il existe un rapport déterminé *entre le poids de l'extrait sec* et celui de *l'alcool.*

Le poids de l'alcool est au maximum quatre fois et demie celui de l'extrait.

Lorsque ce rapport est dépassé (avec une tolérance de 1/10° en plus, soit 4,6) on doit conclure au vinage.

Pour le déterminer on divisera le poids de l'alcool (obtenu en multipliant la richesse exprimée en volume par 0,8) par le poids de l'Extrait réduit.

2° *Vins blancs.* — Pour les vins de cette nature le rapport maximum est fixé à 6,5.

A titre de renseignement on pourra se servir des indications fournies par la densité ; l'expérience a en effet montré que, dans la grande majorité des cas, la densité des vins est voisine de celle de l'eau et jamais inférieure à 0,985 (alcoomètre 11°3 à 15°).

Lors donc qu'un vin aura une densité inférieure à 0,985 on pourra être certain qu'il a été viné.

Cette densité pourra être déterminée soit par la balance, soit par le densimètre, soit par l'alcoomètre qui n'est qu'un densimètre spécial.

VINAGE ET MOUILLAGE

Si le rapport alcool : extrait est supérieur à 4,6 ou à 6,5, ce qui indique qu'il y a vinage, on calcule la quantité d'*alcool réel* qu'aurait contenu le vin s'il n'avait pas été viné.

Pour cela, déterminer la surforce alcoolique, comme précédemment, faire ensuite la somme d'alcool réel + acide ; si le nombre trouvé est inférieur à 12,5, le vin peut être considéré comme mouillé.

Ainsi pour un vin rouge donnant :

Alcool .... 13°
Extrait réduit .... 12^{gr}10
Acidité totale............................. 3^{gr}50

Le rapport alcool : extrait est $\dfrac{13 \times 8}{12,10} = 8,6$.

Ce vin est viné.

La surforce alcoolique est $\dfrac{(8,6 - 4,5) \times 12,10}{8} = 6°$.

Son degré initial était donc 13 — 6° = 7°.

La somme acide est 7 + 3,50 = 10,50 (inférieur à 12,5). Donc, ce vin est mouillé.

Il est mouillé dans la proportion de

$$\dfrac{12,50 - 10,50}{12,50} \times 100 = 16\ 0/0.$$

A ceci il faut ajouter que dans le cas de mouillage, la proportion de glycérine comparée à l'alcool dépasse le rapport de 14.

Prescriptions du Comité des Arts et Manufactures en ce qui concerne le vinage-mouillage. — Dans certains cas, il peut être intéressant de rechercher si un vin a été viné et mouillé, c'est-à-dire additionné d'eau ; la règle suivante pourra être appliquée :

Dans tous les vins normaux, la somme de l'alcool pour cent, en volume, et de l'acidité par litre, en poids, n'est presque jamais inférieure à 12,5.

L'addition d'eau, affaiblit ce nombre, l'addition d'alcool, au contraire, l'augmente.

Lorsqu'on soupçonnera un vin d'avoir été mouillé et alcoolisé, on déterminera d'abord le rapport de l'alcool à l'extrait, si le nombre obtenu est supérieur à 4,5, on ramènera par le calcul le rapport à 4,5, et on aura le poids réel de l'alcool et, par suite, la richesse alcoolique du vin naturel, la différence avec la richesse trouvée directement représentera la surforce alcoolique ; puis on fera la somme acide+alcool telle qu'elle a été précédemment définie ; si le vin a été mouillé, le nombre deviendra inférieur à 12,5, c'est-à-dire anormal et le mouillage sera manifeste.

Soit par exemple un vin donnant :

$$\text{Extrait sec par litre} \dots\dots\dots\dots\dots\dots 14^{gr}2$$
$$\text{Acidité par litre (évaluée en acide sulfurique)} \quad 3^{gr}1$$
$$\text{Alcool en volume \%} \dots\dots\dots\dots\dots\dots 16^{cc}$$

$$\text{Le rapport (en poids) alcool : extrait} = \frac{16 \times 8}{14,2} = 9,01.$$

La somme alcool + acide = 19,1.

en ramenant le rapport à 4,5 on a

Poids de l'alcool naturel $14,2 \times 4,5 = 63^{gr}9$ par litre.

$$\text{Richesse alcoolique correspondante} \quad \frac{63,9}{8} = 7,99$$

Surforce alcoolique = 16 — 7,99 = 8,01.

La somme alcool + acide devient 7,99 + 3,100 = 11,090.

On se trouve donc en présence d'un vin dont le rapport alcool : extrait déterminé directement est supérieur à 4,5 et dont la somme alcool + acide corrigée du vinage est inférieure à 12,5 et on doit conclure à une double addition d'eau et d'alcool.

En règle générale lorsque la somme alcool + acide directe est comprise entre 18 et 19 ou supérieure à ce chiffre, il y a une grande présomption de vinage.

Cette règle ne s'applique pas aux vins mutés. (Voir Vins de liqueurs.)

ALUNAGE

L'addition d'alun a pour but de rendre les vins astringents et de les conserver.

Recherche. — Placer dans un tube à essai 20^{cc} de vin et 2^{cc} d'une solution aqueuse de tanin à l'éther (à 3^{gr}40 pour 100), agiter et verser dans le mélange 4^{cc} d'une solution d'acétate de soude cristallisé à 24 grammes pour 100 agiter, laisser reposer.

Si après 5 minutes il s'est formé un précipité grumeleux, blanchâtre, on peut affirmer la présence de l'alun.

Si pas de précipité, pas d'alun, ou moins de un décigramme par litre.

Dosage. — On peut doser l'alun par le procédé de M. Georges :
Prendre 500^{cc} de vin, y ajouter 1 gramme de tanin et 100^{cc} de la solution

d'acétate de soude; agiter, après cinq minutes, laver le précipité par décantation, filtrer, laver, dessécher et calciner le précipité, peser, soit P son
poids.

Le résidu est formé d'un mélange de Fe^2O^3 et d'alumine.

Dans le résidu on dose le fer par le permanganate de potasse après réduction du sel ferreux par le zinc et l'acide sulfurique étendu, on ajoute à la
solution un fragment de zinc, on ferme le flacon avec un bouchon traversé
par un tube de verre creux et effilé.

Lorsque le zinc est dissous et que le liquide essayé à la touche ne rougit
plus au contact du sulfocyanure de potassium, on y verse goutte à goutte
la solution déci-normale de permanganate de potasse jusqu'à coloration
rose.

Soit N^{cc}; $N \times 0^{gr}056 =$ poids du fer P' correspondant à 500^{cc} de vin.

$$(P - P')\, 2 = \text{alun de 1 litre de vin}$$

MUTAGE

Le mutage consiste à additionner le vin de substances capables d'arrêter
la fermentation avant la transformation complète des sucres du moût en
alcool ; on mute les vins soit à l'acide sulfureux ou aux sulfites, soit à
l'alcool. (Voir Vins de Liqueurs.)

Le mutage à l'acide sulfureux ou aux sulfites sera reconnu par le dosage
de ces éléments (voir précédemment).

La loi du 1er août 1905 autorise $0^{gr}350$ d'anhydride sulfureux libre et
combiné (SO^2) par litre de vin. Au-dessus de cette dose le vin doit être
considéré comme muté. Sur cette quantité, $0^{gr}100$ au maximum peuvent
provenir de l'emploi du bisulfite de potasse (ce qui équivaut à 20 grammes de
ce sel par hectolitre.)

Si les 350 milligrammes provenaient uniquement de l'emploi du bisulfite,
les cendres du vin seraient augmentées de 350 milligrammes de potasse car
pour obtenir 350 milligrammes de SO^2 avec du bisulfite de potasse, il faudrait employer $0^{gr}700$ de ce sel.

GLYCÉRINAGE (SCHEELISAGE)

Cette fraude a pour but d'adoucir le vin, de lui donner du corps et d'assurer sa conservation sans addition d'alcool, enfin d'augmenter le poids de
l'extrait sec dans le vide. Cette opération n'est pas prévue comme étant
licite.

La teneur moyenne des vins naturels en glycérine est de 4 à 6 grammes
par litre.

Recherche des Substances étrangères

Ce sont :

des agents conservateurs { Saccharine / Sucramine / Dulcine / Acide sulfureux : sulfites / — borique et borates / — salicylique et salicylates / Abrastol } Voir pour les méthodes de recherche chapitre spécial

des acides minéraux ou organiques { Acides sulfurique et chlorhydrique / — tartrique / — citrique } Ces acides sont ajoutés aux *vins plats* dans le but de les remonter, de masquer le mouillage en rehaussant la somme acide+alcool et d'empêcher la casse des vins rouges.

Des matières colorantes étrangères.

Des métaux (accidentellement) ; (et du manganèse en particulier).

Acides minéraux libres. (Méthode officielle). — « Lorsque la proportion de sulfate de potasse sera élevée par rapport à la teneur en cendres, il y aura lieu de rechercher l'acide sulfurique libre. Dans ce but, on effectuera un nouveau dosage d'acide sulfurique sur les cendres du vin : celles-ci seront reprises par l'eau acidulée par HCl. Si le dosage de l'acide sulfurique effectué sur les cendres donne un résultat plus faible que celui effectué sur le vin, on concluera à la présence d'acide sulfurique libre (Voir au plâtrage ce qu'on entend par sulfuricage.)

« Lorsque la proportion de chlorures calculés en chlorure de sodium sera élevée par rapport à la teneur en cendres, il y aura lieu de rechercher l'acide chlorhydrique libre. Dans ce but, on distillera jusqu'à sec 50^{cc} de vin, et on recherchera HCl dans le produit distillé. Si la présence de cet acide s'y révèle nettement par les réactifs usuels, on conclura à la présence d'acide chlorhydrique libre. »

Acide citrique (Méthode Denigès). — On additionne 10^{cc} de vin de 1 gramme environ de bioxyde de plomb, on agite, puis on ajoute 2^{cc} d'une solution de sulfate de mercure.

Pour obtenir cette solution, prendre :

Oxyde de mercure.............................. 5^{gr}
SO^4H^2 concentré .... 20^{cc}
Eau.. 100^{cc}

On agite de nouveau et on filtre. On place dans un tube à essai 5 à 6^{cc} de liqueur filtrée ; on porte à l'ébullition et on ajoute une goutte de permanganate de potasse à 1 0/0 ; après décoloration, on ajoute une autre goutte de caméléon, et ainsi de suite jusqu'à dix gouttes.

Les vins normaux donnent ainsi un louche très faible.

A la dose de 10 centigrammes par litre, le trouble est nettement accusé ; il est accompagné d'un précipité floconneux à partir de 40 centigrammes par litre.

Quand on constate la présence de l'acide citrique, on fait des essais comparatifs avec des solutions à titre connu d'acide citrique pour obtenir une évaluation de cet acide. » *Cette méthode est devenue officielle.*

Acide tartrique libre : A 200ᶜᶜ de vin, ajouter, jusqu'à saturation, du tartrate acide de potasse finement pulvérisé, agiter à diverses reprises et filtrer après une heure de contact ; au liquide filtré, ajouter 5 gouttes d'une solution d'acétate de potasse à 1/10ᵉ, laisser au repos une journée, en ayant soin de maintenir le liquide à une température uniforme pendant toute la durée de l'opération. Si au bout de ce temps, il s'est formé dans le liquide un précipité cristallin, c'est l'indice de la présence de l'acide tartrique libre.

Pour doser cet acide, on commence par doser la potasse totale (méthode officielle) ; puis l'acide tartrique total (méthode officielle). On exprime les deux résultats en crème de tartre.

La différence entre le deuxième dosage et le premier multipliée par 0,797 donne l'acide tartrique libre .

Cette méthode suppose que toute la potasse du vin est combinée à l'état de crème de tartre, et elle conclut à la présence possible de cet acide dans les vins de raisins murs naturels (1).

Il est préférable d'évaluer l'acide tartrique libre d'après l'excès de bitartrate obtenu dans le dosage par évaporation en présence du bromure de potassium.

On commence par doser la crème de tartre par le procédé Pasteur-Reboul, puis on répète l'opération en ayant soin d'ajouter au liquide avant le dosage 2ᶜᶜ d'une solution de KBR à 50 0/0. La différence entre le deuxième et le premier dosage × 0,797 = acide tartrique libre.

RECHERCHE DES MATIÈRES COLORANTES ÉTRANGÈRES

Colorants dérivés de la houille : Plonger pendant 4 heures dans 20ᶜᶜ de vin, une bande (de 1 centimètre de large et de 5 centimètres de long) de membrane de vessie bien dégraissée. La présence des couleurs dérivées de la houille se traduit par une coloration rouge vif de la membrane ; tandis

---

(1) Certains vins contiennent des doses sensibles et souvent importantes d'acide tartrique libre ; il est donc très difficile de dire si l'acide tartrique libre du vin a été ou non ajouté artificiellement et il est impossible de reconnaître l'acide tartrique libre naturel de l'acide tartrique ajouté dans des limites moyennes.

que la matière colorante naturelle du vin ne la colore que faiblement en rouge-violacé.

Agité avec de la nitrobenzine, le vin ne doit pas abandonner de matières colorantes à ce dissolvant.

Colorants dérivés de la rosaniline (fuchsine, etc.) : A 20^{cc} de vin ajouter 10^{cc} d'acétate de plomb ; filtrer, agiter le filtrat avec de l'alcool amylique : la présence des colorants dérivés de la rosaniline se traduit par une coloration rouge de l'alcool.

On traite par l'éther le vin alcalinisé par l'ammoniaque : on sépare l'éther et on le laisse évaporer dans une capsule de porcelaine avec un peu d'acide acétique. Le résidu est coloré en rouge par les couleurs de la rosaniline.

Azoïques et sulfo de fuchsine : Mélanger 10^{cc} de vin et 10^{cc} de solution saturée à froid de chlorure mercurique, agiter ; ajouter 1^{cc} de lessive de potasse (D = 1,27), agiter, filtrer ; traiter le filtrat par l'acide acétique : la formation d'une coloration rouge indique la présence des colorants ci-dessus ; contrôler en faisant bouillir un peu de laine blanche dans le vin additionné d'une petite quantité de bisulfate de potasse ; une coloration rouge de la laine persistant après lavage à l'eau bouillante indiquera les colorants ci-dessus.

Méthode officielle. — « On fait les trois essais suivants :

A) 50^{cc} de vin rendus alcalins par l'ammoniaque sont agités avec 15^{cc} environ d'alcool amylique bien incolore.

L'alcool amylique ne doit pas se colorer ; s'il est resté incolore, on le décante, on le filtre, et on l'acidifie par l'acide acétique ; il doit également rester incolore.

B) Le vin est traité par une solution d'acétate de mercure à 10 0/0 jusqu'à ce que la laque formée ne change plus de couleur, puis on ajoute un petit excès de magnésie, de façon à obtenir une liqueur alcaline. On fait bouillir ; on filtre. Le liquide rendu acide par addition d'un petit excès d'acide sulfurique dilué doit rester incolore.

C) 50^{cc} de vin sont placés dans une capsule de porcelaine de 7 à 8 centimètres de diamètre ; on ajoute une ou deux gouttes d'acide sulfurique au dixième et l'on plonge dans le liquide un mouchet de laine blanche. On fait bouillir pendant cinq minutes exactement en ajoutant de l'eau bouillante au fur et à mesure que le liquide s'évapore. On retire le mouchet qu'on lave sous un courant d'eau. Ce mouchet doit être à peine teinté en rose sale. Plongé dans l'eau ammoniacale, il doit prendre une teinte vert sale peu accentuée. »

On peut compléter comme suit les essais officiels précédents :

Essai A : Cet essai doit être exécuté avec du vin débarrassé de son alcool par ébullition, à moins que son titre alcoolique ne soit très faible (Blarez).(Voir page 225.)

Le vin rendu alcalin par l'ammoniaque est agité avec de l'alcool amylique (noter si le vin traité par AzH³ est devenu violet).

L'alcool amylique *est coloré* : (azoïques).

S'il est coloré en violet franc et que l'ammoniaque ait coloré le vin en violet, rechercher les colorants végétaux et, en particulier, l'orseille.

Le décanter, le laver à l'eau distillée, le filtrer et faire évaporer le filtrat comme ci-dessus en présence d'un mouchet de soie :

Traiter le résidu par SO⁴H² pur et concentré : on obtient :

Coloration violet pourpre	Rocelline.
Coloration bleue.	Rouge de Bordeaux.
— cramoisie.	Ponceau R.
— rouge.	Ponceau B.
— vert foncé (avec les dérivés sulfo dans le noyau Benzénique).	
— bleue (avec les dérivés sulfo dans les 2 groupes).	Rouges de Biebrich.
— violette (avec les dérivés sulfo dans le groupe naphtol).	Rouges de Biebrich.
— brun jaune à chaud, ...	Erythrosine.
— bleue	Crocéine.
— jaune.	Eosines et dérivés de la fluorescéine.
— violette	Orangé I.

Vérifier les essais avec le mouchet de soie lavé à grande eau et séché.

Reste incolore : pas de dérivés de la houille (excepté sulfo de fuchsine qui sera mis en évidence par l'essai B, page 226.

L'alcool amylique *reste incolore*. On le décante, on le lave à l'eau distillée, on l'acidifie par C²H⁴O² : l'alcool

Est coloré. Présence d'un colorant *basique*

Evaporer l'alcool au bain-marie en présence d'un mouchet de soie et d'eau distillée, jusqu'à disparition d'odeur; on retire le mouchet et on continue l'évaporation à sec :

Traiter le résidu sec par 1 goutte SO⁴H² pur et concentré, on obtient :

Une coloration jaune brun et par addition d'eau la liqueur devient rose : *fuchsine.*

Une coloration vert brun, et par addition d'eau la liqueur devient bleue, puis rouge : *safranine.*

Une coloration bleu noir et par addition d'eau la liqueur devient rouge : *rouge de magdala.*

Si les essais ne sont pas nets, opérer sur le mouchet de soie lavé à grande eau et bien sec.

15

Essai B. — Pour faire cet essai, on emploie le réactif suivant (Blarez).

Oxyde rouge de mercure........................... 10^{gr}
Acide acétique cristallisable .... 35^{gr}
Eau distillée .... 120^{gr}

En opérant comme il est dit dans l'essai, les matières colorantes végétales, notamment celles des vins naturels, forment une laque insoluble qui reste sur le filtre.

Le sulfo de fuchsine colore le filtrat en rose.

On lave le filtre avec 10^{cc} d'alcool fort contenant quelques gouttes d'acide acétique :

Si le filtratum est coloré, présence de dérivés de la houille : on caractérise de nouveau le sulfo de fuchsine en ajoutant à 2^{cc} de vin 0^{gr}40 d'oxyde jaune de mercure fraîchement précipité et portant à l'ébullition. La liqueur filtrée est rouge un peu violacé en présence du sulfo de fuchsine (Bellier).

Essai C. — Le mouchet de laine, avant traitement à l'eau ammoniacale, est *peu coloré* avec les vins rouges eux-mêmes peu colorés, ou avec les vins vieux ; il est *plus coloré* avec les vins jeunes, les Jacquez et les cépages dits Teinturiers, néanmoins, dans ce cas, après lavage à l'eau et traitement à l'eau ammoniacale, le mouchet prend une nuance qui va du vert-franc au vert-sale jaunâtre et quelquefois au vert brun.

Si le mouchet, avant traitement à l'eau ammoniacale, *reste rouge, ou devient brun,* c'est l'indice de la présence des Ponceaux, des rouges de Bordeaux ou de Biebrich, du brun de Phénylène.

Si le mouchet devient *violet,* c'est l'indice de la présence de l'orseille ou de ses dérivés sulfoconjugués.

Lorsque le mouchet est coloré avant traitement à l'eau ammoniacale, et qu'il ne devient pas vert par l'ammoniaque, on le fait bouillir pendant quelques minutes avec de l'alcool à 35° légèrement ammoniacal, on retire le mouchet et on évapore le liquide à sec ; on sèche et lave à grande eau et on sèche complètement le mouchet.

Sur le résidu sec et sur le mouchet lavé et séché, on fait les deux essais suivants :

1° On traite par SO^{4}H^2 pur et concentré

Teinte brunâtre, et si on ajoute de l'eau au résidu, la coloration primitive réapparaît en devenant plus vive : *Vins colorés naturellement.*
Teinte bleue, violette, verte, jaune : vins colorés par des dérivés de la houille.

2° On recommence l'essai *C* tel qu'il est indiqué à la méthode officielle ; on a :

Un mouchet qu'on lave sous un courant d'eau et qu'on sèche complètement.

Une solution plus ou moins teintée : on l'évapore à sec et on examine le résidu avec le mouchet comme suit :

Le résidu ou le mouchet sont traités par l'acide chlorhydrique puis par le chlorure stanneux à 10 0/0 ; on chauffe légèrement :

Avec les vins colorés naturellement, le résidu ou le mouchet prennent une coloration rouge groseille et cette teinte ne se modifie pas à l'ébullition.

Avec les vins colorés au moyen de dérivés nitrés, nitrosés ou azoïques, la teinte du résidu disparaît en totalité ou en partie.

Recherche du Bordeaux verdissant (mélange de bleu de méthylène, d'orangé de diphénylamine et de sulfo de fuchsine.

Méthode Sanglé-Ferrière : On recherche d'abord l'orangé de diphénylamine par l'alcool amylique, puis le sulfo de fuchsine par l'acétate mercurique. On recherche enfin le bleu de méthylène en faisant bouillir pendant 10 minutes un flocon de coton poudre dans le vin examiné. On lave le coton à grande eau. S'il est coloré en bleu, c'est l'indice du bleu de méthylène.

CARACTÉRISATION DES COLORANTS ARTIFICIELS D'ORIGINE VÉGÉTALE. — « La recherche des colorants d'origine végétale est devenue aujourd'hui presque impossible dans le plus grand nombre de cas (surtout si on n'a pas de renseignements sur la nature du vin), à cause de l'introduction dans les cultures de nouveaux plants de vigne qui donnent aux vins des couleurs présentant de très grandes différences dans les réactions et souvent de l'analogie avec les matières colorantes que l'on obtient avec des baies de sureau, d'hièble ou les roses trémières. » (Blarez).

Voici la méthode que l'on peut suivre :

1°) On étend le vin avec de l'eau de manière à lui donner une intensité colorante très faible.

2°) On colle fortement le vin avec du blanc d'œuf et on filtre.

3°) On traite le vin par l'alun en solution concentrée et on ajoute de l'acétate de plomb, on filtre.

On traite successivement les trois liquides par des solutions :

D'ammoniaque à 5 0/0
De borate de soude à 3 0/0
De bicarbonate de soude à 5 0/0
D'acétate de cuivre à 5 0/0

On examine la réaction : la majeure partie des vins naturels donnent avec ces réactifs une coloration verte (les vins nouveaux ne présentent pas les mêmes caractères que les vins d'un an ou plus) (Blarez).

Recherche de l'orseille, de la cochenille, de la betterave et du phytolacca (Bellier) :
On prépare le réactif suivant :

Oxyde mercurique .... 5^{gr}
Sulfate d'ammoniaque .... 10^{gr}
Ammoniaque à 22° B. .... 15^{cc}
Eau distillée, Q. S. pour .... 50^{cc}

à 10^{cc} de vin, on ajoute 1^{cc} de réactif, on agite et on filtre.

Le filtrat est incolore, jaunâtre, parfois grisâtre avec pointe de bleu ou de vert pour les vins très peu acides : *vins colorés naturellement.*

Le filtrat est plus ou moins coloré en rouge.

Verser sur le filtre de l'alcool concentré et diviser le filtrat en 2 parties :
Dans l'une, on ajoute un excès de lait de chaux très clair, dans l'autre un excès de magnésie récemment calcinée, on abandonne une heure 1/2 en agitant de temps en temps et on ajoute un excès d'acide acétique dans la portion contenant le lait de chaux.

1° Le liquide prend une couleur rouge plus ou moins atténuée : *orseille, cochenille.*
Mesurer dans un tube 10^{cc} de vin, y ajouter $0^{gr}2$-$0^{gr}3$ de chlorure stanneux et un excès de CO_3Ca pulvérisé.
Au bout d'un quart d'heure.
Le filtrat est incolore : *orseille.*
Le filtrat est rouge : *cochenille.*
2° Par l'acide acétique, le filtrat avec lait de chaux ne reprend pas sa couleur rouge : *phytolacca-betterave.*
On ajoute à la partie du filtrat contenant la magnésie, un excès d'acide acétique.
Le filtrat est incolore ou jaune : *phytolacca.*
Le filtrat reprend sa couleur rouge : *betterave.*

Les vins blancs *jeunes* sont quelquefois colorés avec du caramel, du carthame, du safran, des dérivés jaunes de la houille.

Les dérivés de la houille teignent la laine à l'ébullition (voir Essai C) et on peut caractériser le colorant par $SnCl^2$ qui les décolore.

Les vins blancs naturels ou colorés au caramel ne teignent pour ainsi dire pas la laine, et s'ils la teignent le $SnCl^2$ est sans action sur les colorants végétaux et le caramel.

Altérations

RECHERCHE DES FERMENTS ÉTRANGERS AU VIN. MALADIES DES VINS.— Les maladies des vins sont dues à la présence et au développement de certains ferments microscopiques.

On les trouve à l'examen microscopique du vin ou des dépôts qu'il forme dans les bouteilles et dans les tonneaux.

On emploiera un grossissement de 400 diamètres environ (sauf pour examiner les bâtonnets de la *tourne*, ce qui exigera un grossissement de 500 à 600 diamètres).

On peut classer ainsi les principales maladies du vin :

Le vin est acide, aigre ou *piqué* : *acescence* ou *acétification*.

Le vin est fade, puis amer et sa couleur pâlit peu à peu : *amertume*.

Le vin est gras, épais, huileux (vins blancs surtout) : *graisse*.

Le vin au sortir du fût est limpide et brillant, puis il se trouble lorsqu'on l'expose à l'air, la couleur se modifie et se dépose sous forme d'une lie brune : *casse*.

Le vin est chargé d'acide carbonique dégageant des bulles qui viennent se réunir en une petite colonne blanche contre la paroi du verre dans lequel on le déguste ; il a perdu son bouquet et a pris une saveur en même temps qu'une odeur désagréable : *pousse* ou *tourne*.

1° *La maladie de l'acescence* provient de ce que le vin n'a pas été soustrait au contact de l'air et a subi une fermentation spéciale (fermentation acétique) par suite de laquelle l'alcool s'est transformé en acide acétique sous l'action d'un ferment spécial, le *mycoderma aceti*.

Sous l'action de l'acescence, l'acidité volatile du vin augmente, son goût devient acide, mais il n'y a pas de corrélation absolue entre le degré de piqué du vin reconnu par la dégustation et sa teneur en acidité volatile.

Le mycoderma aceti se présente au microscope sous la forme de chapelets de courts bâtonnets étranglés en leur milieu, ressemblant à des 8 dont la longueur totale ne dépasse guère 8 à 10 millièmes de millimètres et la largeur 2 millièmes de millimètres.

La méthode de M. Durand permet de déterminer la présence du ferment acétique dans le vin.

Dans un flacon bouché et stérilisé, introduire 10cc de vin et abandonner le tout pendant plusieurs jours à la température de + 25° à + 28° à l'étuve.

Si au bout de 3 jours le vin a conservé sa limpidité et sa bonne odeur, s'il ne sent pas le vinaigre et si le voile acétique ne s'est pas révélé à sa surface, ce vin pourra être considéré comme de bonne conservation.

Si le vin a résisté pendant 4 jours à cette mise en culture, on peut être certain qu'il n'est pas atteint d'acescence et qu'il est susceptible d'une bonne conservation.

On rencontre quelquefois le mycoderma aceti associé à la fleur du vin ou *mycoderma vini*, ferment qui transforme l'alcool en eau et acide carbonique et qui vit à la surface du vin en une mince couche régulière et blanchâtre. Ce ferment ne présenterait pas grand inconvénient, s'il n'était pas souvent le précurseur du mycoderma aceti. Examinée au microscope, cette couche se montre formée d'articles allongés, sorte de cellules à l'intérieur desquelles on aperçoit des espèces de noyaux.

2° *L'amertume* est caractérisée par un ferment se présentant sous forme de longues arborescences formées de rameaux touffus, noueux et enchevêtrés, souvent colorés en rouge ou en brun, parfois incolores.

3° *La graisse.* Cette maladie, plus particulière aux vins blancs, est due le plus souvent au manque de tanin et à la faiblesse de constitution du vin ; conditions qui favorisent le développement de petits ferments sphériques, réunis en chapelets, qui sécréteraient une matière mucilagineuse rendant le vin filant et visqueux.

4° *La pousse.* Cette maladie se développe dans les vins communs et de mauvaises années ayant subi en cuve une fermentation incomplète, ayant été mal soignés au début, mis dans des celliers trop chauds. Cette affection se manifeste dans les tonneaux, par une fermentation très active qui détermine un suintement du liquide par la bonde et les joints des douves : on dit que le vin « a la pousse ».

Cette maladie serait due à un ferment anaérobie vivant aux dépens de l'acide tartrique du sucre et de la glycérine en produisant CO^2, $C^2H^4O^2$, de l'acide propionique, et qui, au microscope, avec un grossissement de 500 à 600 diamètres, se montre formé de nombreux filaments très déliés et très ténus, ressemblant au ferment lactique, mais dont il diffère en ce qu'il ne présente pas, comme ce dernier, d'étranglements médians.

La casse affecte plusieurs caractères :
La casse brune due au ferment soluble oxydant, l'œnoxydase de Cazeneuve, qui préexiste dans le raisin et qui est un produit de sécrétion du mycelium du Botyris cinerea (pourriture du raisin).
La casse bleue.

Vins mannités : Ce sont des vins qui renferment, par suite d'une fermentation vicieuse, surtout faite à une température supérieure à + 30°, de la mannite produite par des germes spéciaux, le ferment mannitique. Les vins mannités sont troubles, ils ont une saveur douceâtre, ils s'altèrent rapidement et passent à la tourne.

La présence de la mannite dans les vins est importante par ce fait que dans la détermination de *l'extrait réduit* qui est un des éléments d'appréciation du vinage, il est nécessaire de retrancher *de l'extrait à 100°* la quantité

Examen microscopique des vins (1)

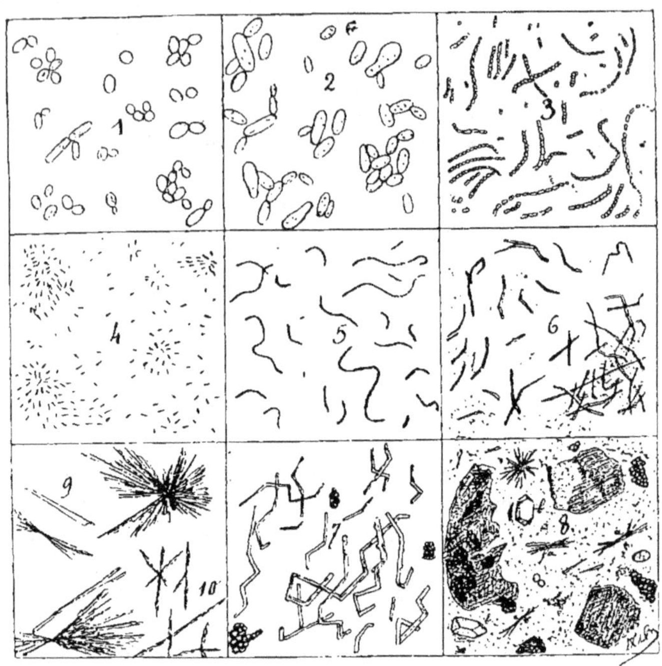

1. Levures alcooliques ou Saccharomyces.
2. Micoderma vini ou fleur du vin.
3. Micoderma aceti ou microbe de l'acescence.
4. Ferment mannitique.
5. Ferment de la graisse.
6. Ferments de la tourne.
7. Filaments des vins atteints de l'amertume.
8. Dépôts normaux des vins vieux.
　　　aaa. Cristaux de bitartrate de potasse.
　　　bbb. Cristaux de tartrate de chaux.
9. Cristaux formés par l'évaporation spontanée des vins mannités.
10. Cristaux de crème de tartre formés dans les mêmes conditions.

totale de mannite trouvée à l'analyse, parce que la mannite n'est pas un élément normal du vin.

Ainsi dans l'exemple donné au vinage (page 217), si l'analyse a fourni une quantité de mannite égale à 2^{gr}30 par exemple; *l'extrait réduit* sera au lieu de 22^{gr}50 :

$$22,50 - 2,30 = 20^{gr}20$$

(1) Cette planche est extraite du traité de M. Blarez : « *Vins et spiritueux* », Maloine, éditeur, Paris.

La recherche de la mannite peut être faite par la méthode suivante : ou étale doucement 2 ou 3^{cc} de vin sur une lame porte-objet, on chauffe lentement vers 60° sur une platine chauffante. Lorsque le liquide est devenu sirupeux, on porte la lame dans un dessicateur à acide sulfurique sur la paroi duquel on aura frotté une trace de mannite. Au bout de 24 heures, la présence de cercles *radiés et soyeux* sur la lame fait présumer la présence de mannite. Au microscope on apercevra de longues aiguilles prismatiques, réfringentes, rayonnant autour des différents centres et bien différents des cristaux de tartrate de potassium.

Le dosage de la mannite s'effectue par le procédé de Gayon et Dubourg :

On évapore au bain-marie 50^{cc} de vin jusqu'à consistance d'extrait mou ; on laisse cet extrait au repos pendant 2 ou 3 jours, puis on y ajoute 2 grammes de sable fin calciné. On broie la masse dans un mortier en délayant peu à peu avec 100^{cc} d'alcool à 85° saturé de mannite à froid, on filtre et on laisse égoutter le filtre pendant au moins deux heures. On introduit le filtre et son contenu dans un appareil à épuisement à chaud, contenant 100^{cc} d'alcool à 85° ; on porte à l'ébullition qu'on maintient pendant une heure. On distille alors les 4/5 de l'alcool, on ajoute au résidu un peu de noir animal, on agite et on filtre ; on lave le résidu sur le filtre avec deux fois 50^{cc} d'alcool à 85° bouillant et on évapore le filtrat à une température de 60° ; on pèse le résidu qui est de la mannite pure.

Le Comité consultatif d'hygiène (17 décembre 1894) « estime que la présence de la mannite dans les vins ne saurait être considérée comme une preuve de falsification. La mannite est inoffensive pour la santé des consommateurs.

Toutefois il est à remarquer qu'un vin renfermant une quantité assez notable de mannite, 10 grammes par litre, par exemple, ne constitue plus un vin au sens propre du mot et tombe sous le coup de la loi de 1851, comme constituant une tromperie sur la qualité de la marchandise vendue.

La présence de mannite dans les vins d'Algérie paraît devoir être attribuée à une fermentation anormale favorisée par une température excessive des moûts ; elle est le témoin d'une maladie des vins analogue à la pousse et à la tourne ; et c'est seulement par la continuation d'essais qui sont commencés depuis la récolte dernière par les viticulteurs algériens, qu'il sera possible de déterminer pratiquement les conditions nécessaires à remplir pour éviter cet accident de la fermentation des moûts. »

L'administration des Douanes tolère pour les vins d'Algérie, 8 grammes de mannite au maximum par litre.

RECHERCHE DES MÉTAUX ÉTRANGERS. — *Recherche de l'arsenic, du cuivre, du plomb et du zinc*, par HUBERT et ALFA (*Moniteur Quesneville*, 11/06). — *Arsenic.* — On part de 200 à 1.000^{cc} de vin, qu'on additionne de 20 0/0 d'acide nitrique chimiquement pur (plus s'il y a des sucres).

D'autre part, dans un ballon de Kjeldahl de 200^{cc}, on chauffe 20-50^{cc}

d'acide sulfurique pur. Lorsqu'il bout, on verse le vin goutte à goutte en maintenant l'ébullition.

Il faut 2 à 3 heures pour 1 litre de vin.

On ajoute quelques gouttes d'acide nitrique pour activer l'oxydation ; on redresse le ballon pour chasser les acides en excès ; puis on évapore à 5-10^{cc} de liquide.

On laisse refroidir, on double le volume avec de l'eau.

On recherche l'arsenic dans un appareil de Marsh refroidi dans l'eau froide ; le bouchon doit être en liège.

On ajoute de l'acide sulfurique au 1/10e additionné d'une goutte de tétrachlorure de platine. La flamme doit avoir 10-15 millimètres.

Les taches d'arsenic bien refroidies, touchées par une solution absolument neutre d'azotate d'argent, donnent une coloration rouge brique disparaissant par addition d'acide ou d'alcali.

Cuivre et plomb. — Attaquer comme plus haut 250-300^{cc} de vin.

On verse dans une capsule de platine en entraînant le dépôt. On évapore jusqu'à 1^{cc}, on laisse refroidir, on alcalinise par l'ammoniaque diluée, on ajoute 1^{cc} d'acide nitrique et de l'eau distillée.

On procède à l'électrolyse à 60-70° avec 2 volts et 1 à 1,5 ampères pendant 2 heures (capsule + spirale). (Voir Documents physico-chimiques.)

Le liquide décanté avec les précautions voulues, sert au dosage du vin.

Le dépôt de cuivre sur l'électrode est ordinairement rouge.

Le dépôt de plomb est dans la capsule.

On le dissout dans un peu d'acide nitrique, on neutralise à l'ammoniaque et on ajoute de l'acide nitrique.

On doit n'avoir que 1-2^{cc}.

On ajoute une goutte d'une solution très étendue de ferrocyanure de K.

Le plomb déposé à l'état de peroxyde est traité par une goutte de tétraméthyldiamidodiphénylméthane qui donne une coloration bleue intense avec moins de 0,01 milligramme de plomb.

Ce réactif s'obtient avec 1/2 gramme du produit dans 100^{cc} d'eau et 10^{cc} d'acide nitrique pur.

Zinc. Sur 100-500^{cc} de vin, traités comme plus haut ou sur l'eau de décantation de la recherche du cuivre ; on alcalinise fortement par l'ammoniaque et on ajoute 25^{cc} d'une solution saturée de chlorure d'ammonium ; on filtre et on ajoute à la liqueur du $(AzH^4)^2S$. On laisse déposer 24 heures.

On filtre et on dissout le sulfure de zinc par HCl à 1 0/0.

On évapore la solution à 10^{cc} pour chasser H^2S.

On ajoute alors de l'ammoniaque diluée en évitant d'agiter : s'il se forme un trouble à la zone de séparation, il y a du zinc. Ce trouble est soluble dans AzH^3 et précipitable par $(AzH^4)^2S$.

On peut reconnaître ainsi moins de 1 milligramme de zinc.

Recherche du manganèse (Hugounenq). — A 10^{cc} de vin blanc suspect, on ajoute 1 ou 2^{cc} de lessive de soude et 1^{cc} d'eau oxygénée commerciale ; on agite ; la liqueur prend immédiatement une coloration rouge acajou très intense.

Dans les mêmes conditions, les vins blancs normaux ne virent pas ; leur teinte reste jaunâtre, un peu plus foncée seulement.

A défaut d'eau oxygénée, on peut se contenter de soude, en versant dans un verre à pied le vin et un excès de solution alcaline ; on agite et on abandonne au repos. Au bout de quelques minutes, on aperçoit, à la surface du liquide, une mince couche brune très foncée, qui, peu à peu, gagne la profondeur du liquide. Ce changement est dû à la suroxydation, au contact de l'oxygène atmosphérique, de l'oxyde manganeux mis en liberté par l'alcali. (Voir aussi : Dosage des cendres.)

Procédé Denigès. — On fait bouillir les cendres avec un ou deux centimètres cubes d'hypobromite de soude ; il se forme du permanganate de soude d'un beau rouge carmin, et si l'on filtre au papier, on recueille un filtrat d'une riche couleur vert émeraude, encore plus caractéristique. On peut ainsi découvrir de très faibles quantités de sels de manganèse.

Dosage. — On évapore plusieurs litres de vin ; le résidu est calciné, puis traité par l'acide azotique, puis par le carbonate d'ammoniaque pour isoler les bases terreuses et précipiter l'oxyde de fer et le carbonate de manganèse mélangés aux carbonates de chaux et de magnésie. Le précipité est dissous par l'acide chlorhydrique, filtré et additionné d'ammoniaque jusqu'à ce que la réaction ne soit plus que légèrement acide. On additionne alors de succinate d'ammoniaque en solution saturée, qui précipite tout le fer à l'état de succinate ferrique. (On peut le doser à cet état.) La liqueur filtrée, évaporée, puis calcinée, donne un résidu exempt de sels ammoniacaux et d'acide succinique. Le résidu est dissous dans l'acide chlorhydrique, traité par un courant de chlore et additionné d'ammoniaque qui précipite tout l'oxyde de manganèse. Le précipité est recueilli, lavé et chauffé dans un creuset de platine, où on l'arrose de quelques gouttes d'acide azotique ; il ne reste plus que de l'oxyde rouge de manganèse Mn^3O^4, que l'on pèse.

Cette méthode est délicate ; elle peut se pratiquer facilement, mais en y apportant beaucoup de soins.

INTERPRÉTATION DES RÉSULTATS DE L'ANALYSE

L'analyse d'un vin peut être interprétée de deux façons opposées :

Ou bien on considère le vin comme un liquide quelconque devant répondre à certaines exigences ou données analytiques ; on cherche alors à distinguer les vins loyaux ou marchands des vins fraudés en appliquant la règle somme alcool + acide et le rapport $\dfrac{\text{alcool}}{\text{extrait}}$

A cet égard le comité technique d'œnologie a adopté les conclusions suivantes :

« Que, pour permettre aux experts d'étayer solidement leurs conclusions et d'obtenir une répression efficace des fraudes, une distinction soit établie entre les vins de coupage et les vins mis en vente avec l'indication d'origine, et qu'une réglementation des vins de coupage établisse une composition minima pour ces vins. Cette composition minima serait:

	Vins rouges	Vins blancs
Degré alcoolique	9°	8,5
Somme alcool + acide	14	13,5
Rapport alcool : extrait réduit	4,5	6,5
Extrait sec réduit	17^{gr}	14^{gr}

Ou bien on cherche à estimer la loyauté du vin en cherchant à connaître les circonstances qui ont présidé à leur formation. Il faut alors se reporter à des vins types ou à des analyses documentaires faites dans les pays d'origine.

Appendice aux Vins ordinaires

Vins de 2ᵉ et 3ᵉ cuvées; piquettes; moûts. Boissons diverses.

A) VINS DE 2ᵉ ET 3ᵉ CUVÉES. (VINS D'EAU SUCRÉE.)

Le marc de raisin dont on a obtenu le vin de vendange, contient encore de la crème de tartre, du tanin et des matières colorantes. On utilise ces résidus pour fabriquer des vins de 2ᵉ cuvée, 3ᵉ cuvée, en ajoutant au marc, pressé ou non, de l'eau sucrée et en faisant fermenter le liquide obtenu. On obtient des vins de 3ᵉ cuvée en traitant de la même façon le marc qui a servi à faire le vin de 2ᵉ cuvée. Cette opération, qui consiste à faire fermenter de l'eau sucrée sur le marc, porte le nom de petiotisation.

Il ne faut pas confondre ces vins avec les piquettes qui sont aussi fabriquées avec des marcs, mais *sans sucre*.

M. Aimé Girard a comparé les vins préparés par 1ʳᵉ et 2ᵉ cuvées et a obtenu les résultats suivants :

1º Les vins provenant de la première fermentation de l'eau sucrée en présence des marcs, fournissent tous, lorsqu'ils titrent de 6 à 11º d'alcool, une quantité d'extrait moindre que celle fournie par les vins de vendange. Cette quantité, dosée dans le vide sec et à froid, varie de 50 à 75 0/0 du poids de l'extrait de ces derniers vins ; elle ne s'abaisse guère au-dessous de 14 grammes par litre et s'élève rarement au-dessus de 18 grammes.

2º La proportion de crème de tartre est toujours inférieure à celle des vins de vendange ; voisine de 2 grammes par litre, elle ne s'abaisse pas au-dessous de 1ᵍʳ60.

3º Les proportions de tanin et de matières astringentes y sont également inférieures à ce qu'elles sont dans les vins de vendange ; la diminution varie considérablement, quelquefois de moitié, d'autres fois de 4/5ᵉ.

4º L'intensité de la coloration est toujours moindre que celle des vins de vendange et la diminution de cette intensité varie de 50 à 75 0/0.

Les vins de 2ᵉ cuvée, ou vins de marcs, valent comme propriétés hygiéniques les 2/3 des vins naturels. Ces vins sont des boissons chaudes, excitantes, possédant un certain bouquet, devenant très vite bonnes à être mises en bouteilles et se conservant bien ; leur saveur alcoolique est moins vineuse que celle des vins naturels. Ils désaltèrent moins et ne paraissent pas supporter aussi bien l'eau, ils s'améliorent avec le temps. (Voir aussi à ce sujet : Carles, *Journal de Pharmacie et de Chimie*, 1883, tome VII, p. 14.)

B) PIQUETTES

Ce sont des boissons produites par la fermentation que subit le liquide qui s'écoule du marc de raisins, délayé dans l'eau pure (sans sucre) et pressé.

Elles constituent des liquides pauvres en alcool et en extrait sec.

On les consomme sur place, car elles sont sujettes aux altérations spontanées.

On les emploie quelquefois pour couper les vins de première et deuxième cuvée.

C) MOUTS

(Voir page 211, décret du 3 septembre 1907, article 3, 2º).

L'analyse des moûts comporte les dosages suivants :

Détermination de la densité ;
Recherche de l'alcool ; cette recherche a pour but de savoir si le moût a subi un commencement de fermentation.
Dosage de l'acidité.
— de l'extrait sec ;
— des cendres ;
— de la crème de tartre, de l'acide tartrique et de la potasse.
— des matières sucrées ;
— du sulfate de potasse et de l'acide sulfureux libre et total.

Densité : comprise généralement entre 1,040 et 1,230 : on la détermine au moyen de l'aréomètre Baumé ou mieux au moyen du *Mustimètre de Sal'eron-Desjardin* qui présente plusieurs avantages sur l'aréomètre Baumé, en particulier celui de pouvoir être contrôlé avec le densimètre étalon légal ou avec une balance, il permet en outre de déterminer la richesse saccharine du moût et la richesse alcoolique qu'aura le vin fait (Voir le mode d'emploi ci-dessous ; *matières sucrées*).

L'*aréomètre Baumé* porte une échelle qui est arbitraire, mais qui a toujours été employée pour peser le moût de raisin, parce que le hasard a voulu que chaque division corresponde à 1,8 0/0 de sucre, soit 1.800 grammes par hectolitre, quantité nécessaire pour obtenir 1° d'alcool, et représente approximativement la proportion d'alcool qu'aura le vin après fermentation ; ainsi un raisin à peu près mûr, donnant un moût pesant 8°, contiendra, lorsque le vin sera fait, 8 0/0 d'alcool environ.

TABLE XXVI

Densités correspondantes aux degrés de l'aréomètre Baumé
pour liquides plus lourds que l'eau

DEGRÉS	DENSITÉ	DEGRÉS	DENSITÉ	DEGRÉS	DENSITÉ
0	1 0000	25	1 2095	50	1 5301
1	1 0069	26	1 2198	51	1 5466
2	1 0140	27	1 2301	52	1 5633
3	1 0212	28	1 2407	53	1 5804
4	1 0285	29	1 2515	54	1 5978
5	1 0358	30	1 2624	55	1 6158
6	1 0434	31	1 2736	56	1 6342
7	1 0509	32	1 2849	57	1 6529
8	1 0587	33	1 2965	58	1 6720
9	1 0665	34	1 3082	59	1 6916
10	1 0744	35	1 3202	60	1 7116
11	1 8025	36	1 3324	61	1 7322
12	1 0907	37	1 3447	62	1 7532
13	1 0990	38	1 3574	63	1 7748
14	1 1074	39	1 3703	64	1 7969
15	1 1160	40	1 3834	65	1 8195
16	1 1247	41	1 3968	66	1 8428
17	1 1335	42	1 4105	67	1 8667
18	1 1425	43	1 4244	68	1 8712
19	1 1516	44	1 4386	69	1 9163
20	1 1608	45	1 4531	70	1 9421
21	1 1702	46	1 4678	71	1 9686
22	1 1798	47	1 4828	72	1 9958
23	1 1896	48	1 4984	73	2 0238
24	1 1994	49	1 5141		

On se sert encore dans la pratique de divers instruments :

Le *gluco-œnomètre de Cadet de Vaux*, ou pèse-moût, est un aréomètre qui plonge dans l'eau pure jusqu'au milieu de la tige où est marquée la division 0. Au-dessous de 0 sont des degrés qui ne sont autres que ceux de l'*aréomètre Baumé* pour liquides plus lourds, au-dessus, ceux du *pèse-esprit de Cartier*. (Voir page 164 et suivantes.)

La première échelle indique de combien la densité du moût non fermenté surpasse celle de l'eau ; la seconde donne les changements de densité dûs à la production de l'alcool par la fermentation.

En face le 0 se trouve écrit le mot *décuvage* ; ce serait le moment de décuver le vin.

Les résultats fournis par cet appareil sont inexacts, car les matières dissoutes dans le moût faussent les chiffres donnés. Ce qui en justifie l'usage, c'est la coïncidence fortuite qu'il présente entre ses degrés et la richesse alcoolique qu'aura le vin fait.

Glucomètre Guyot. — C'est une modification du précédent ; il porte trois échelles différentes ; l'une qui est celle de Baumé, la seconde qui représente le nombre de grammes de sucre contenu dans un litre de moût ; la troisième indique quelle sera la richesse alcoolique du vin fait. Il donne de bonnes indications pour la fabrication du vin de Champagne.

Mustimètre de Salleron (voir ci-dessous).

Recherche de l'alcool. — Distiller 200^{cc} de moût et recueillir 100^{cc} de liquide en prendre la densité (après avoir ajouté 100^{cc} d'eau) au moyen d'un petit alcoomètre.

Détermination de l'acidité. — On la détermine comme on a fait pour les vins.

L'acidité volatile est dosée par la méthode indiquée aux vins.

Les moûts renferment des traces d'acidité volatile ; un moût en renfermant de fortes proportions fermente mal ou pas.

Dosage de l'extrait sec. — On calcule l'extrait sec d'après la densité, en multipliant la densité prise à 4 décimales par le facteur 0,26 (Blarez).

Ainsi un moût qui pèse 10º Baumé et dont la densité est par conséquent 1,0744, contiendra 744 × 0,26 = 193^{gr}44 d'extrait sec par litre.

Les cendres se font comme sur le vin, en opérant sur 20^{cc} de moût ; on détermine l'alcalinité de ces cendres que l'on exprime en CO^3K^2 ; on calcule ensuite la crème de tartre correspondante.

L'alcalinité des cendres en CO^3K^2 varie de 1^{gr}20 à 2^{gr}50 par litre.

Dosage de la crème de tartre, de l'acide tartrique et de la potasse. — On exécutera ces dosages comme il est dit aux vins.

Matières sucrées. — On peut calculer les sucres réducteurs en retranchant de l'extrait sec calculé par la densité, le nombre 29 représentant le poids moyen des sucres réducteurs des moûts. (Blarez.)

Ainsi un moût pesant 10º Baumé, ayant une densité de 1,0744 contiendra par litre 193,44 d'extrait sec et 193,44 — 29 = 164^{gr}44 de sucres réducteurs.

Le *Mustimètre* Dujardin-Salleron est le densimètre de Gay-Lussac gradué de 970 à 1170, et destiné à déterminer la *densité du moût*, la *quantité de sucre contenue dans le moût de raisin* et la *quantité d'alcool que fournira le moût par fermentation.*

C'est un aréomètre analogue à celui de Cadet de Vaux, mais dont l'échelle arbitraire de Baumé est remplacée par l'échelle densimétrique centésimale de Gay-Lussac.

La division 1000 du milieu de l'échelle représente le poids de l'eau distillée ; les divisions placées au-dessus de 1000 mesurent les densités inférieures, et celles placées au-dessous les densités supérieures, c'est-à-dire le poids en grammes d'un litre de moût.

Il est divisé en degrés indiquant le troisième chiffre de la densité et les dixièmes de degrés indiquent le quatrième ; ainsi 2º2 veut dire 1022. Les dixièmes de degrés marquent donc le gramme par litre.

Pour se servir de l'appareil, on prélève quelques grappes, représentant autant que possible un échantillon moyen de la vendange, on les écrase, puis à l'aide d'une petite presse, on exprime le jus qu'on filtre sur un linge ou mieux sur un tamis de crin posé sur un entonnoir (pour séparer les pépins et les rafles) et on le reçoit dans une éprouvette. On y plonge ensuite le *Mustimètre*. Il est bien entendu que l'essai, pour être exact, doit être fait sur le jus fraîchement exprimé des grappes et n'ayant subi aucune fermentation.

La graduation 1000 indique le moment du décuvage et correspond au zéro du gluco-œnomètre ou pèse-moûts.

Il suffira de citer un exemple de l'essai d'un moût à l'aide du mustimètre, pour en faire comprendre le mode d'emploi.

Exemple. — Le moût est pesé à la température de 21° ; le mustimètre y marque 1065 ; la Table XXVII indique qu'il faut ajouter 1,1 à l'indication du mustimètre, de sorte que le poids du moût ramené à la température de 15° est de 1066,1.

TABLE XXVII

TEMPÉRATURE	CORRECTION	TEMPÉRATURE	CORRECTION
10	— 0 6	21	+ 1 1
11	— 0 5	22	+ 1 3
12	— 0 4	23	+ 1 6
13	— 0 3	24	+ 1 8
14	— 0 2	25	+ 2 0
15	0	26	+ 2 3
16	+ 0 1	27	+ 2 6
17	+ 0 3	28	+ 2 8
18	+ 0 5	29	+ 3 1
19	+ 0 7	10	+ 3 4
20	+ 0 9		

Si on reporte la densité corrigée de 1066,1 dans la table des richesses saccharine et alcoolique, on trouve en regard de 1066,1 l'indication du mustimètre.

Première colonne. — Densité 1066 (un litre de moût pèse 1066 grammes).

Deuxième colonne. — Degré correspondant de l'aréomètre Baumé, du gluco-œnomètre ou pèse-moûts, 8°9 d'après Soubeiran.

Troisième colonne. — Grammes de sucre de raisin ou glucose par litre de moût : 146 grammes.

L'examen saccharimétrique du moût se fera comme celui du vin et on pourra y doser le glucose et le lévulose. Les quantités de glucose et de lévulose sont très voisines, dans les moûts ordinaires, provenant de raisins bien mûrs, la matière sucrée étant formée de sucre interverti ; si le raisin n'est pas suffisamment mûr, il y a prédominance de glucose, mais si le raisin est trop mûr, c'est le lévulose qui prédomine. On exécute les calculs et les opérations comme il est dit aux vins et aux vins de luxe (séparation du glucose et du lévulose).

Richesses saccharine et alcoolique du moût de raisin

DENSITÉS ou degrés du mustimètre	DEGRÉS de l'aréomètre de Baumé	GRAMMES de sucre par litre de moût	RICHESSE alcoolique du vin fait	SUCRE cristallisable qu'il faut ajouter à 1 lit. de moût pour obtenir du vin à 10 0/0 d'alcool	EAU qu'il faut ajouter à 1 lit. de moût pour le ramener à la densité 1075 (10° Baumé)
		kil.		kil.	
1050	6.9	0.103	6 0	0 068	
1051	7.0	0.106	6 2	0 065	
1052	7 1	0 108	6 3	0 063	
1053	7.2	0 111	6 5	0 059	
1054	7 4	0 114	6 7	0 056	
1055	7 5	0 116	6 8	0 054	
1056	7 6	0.119	7 0	0 051	
1057	7 8	0.122	7 2	0 048	
1058	7 9	0.124	7 3	0 046	
1059	8 0	0.127	7.5	0 042	
1060	8 1	0.130	7.6	0 041	
1061	8 3	0.132	7 8	0 037	
1062	8 4	0 135	7.9	0 036	
1063	8.5	0.138	8 1	0 032	
1064	8.6	0 140	8 2	0 031	
1065	8.8	0.143	8 4	0.027	
1066	8.9	0 146	8 6	0.024	
1067	9.0	0.148	8 7	0.022	
1068	9.2	0.151	8 9	0.019	
1069	9.3	0.154	9 0	0 013	
1070	9.4	0.156	9 2	0.012	
1071	9.5	0.159	9 3	0.008	
1072	9.7	0.162	9 5	0.008	
1073	9 8	0 164	9 6	0 007	
1074	9.9	0 167	9 8	0 003	
1075	10.0	0 170	10 0		litre
1076	10.2	0 172	10 1		0.01
1077	10 3	0 175	10 3		0.02
1078	10 4	0.178	10 5		0.04
1079	10 5	0 180	10 6		0.05
1080	10.7	0 183	10 8		0.06
1081	10 8	0 186	10 9		0 08
1082	10.9	0.188	11 0		0 09
1083	11.0	0 191	11 2		0 10
1084	11.1	0 194	11.4		0 12
1085	11.3	0 196	11.5		0.13
1086	11.4	0 199	11.7		0 14
1087	11.5	0 202	11.9		0 16
1088	11.6	0 204	12 0		0 17
1089	11.7	0.207	12.2		0.18
1090	11.9	0.210	12.3		0.20
1091	12 0	0.212	12 5		0.21
1092	12 1	0.215	12.6		0.22
1093	12.3	0.218	12.8		0.24
1094	12.4	0.220	12.9		0.25
1095	12 5	0 223	13.1		0.26
1096	12 6	0.226	13.3		0.28
1097	12.7	0.228	13.4		0.29
1098	12.9	0.231	13.6		0.30
1099	13 0	0.234	13.8		0.31
1100	13.1	0.236	13.9		0.33

Richesses saccharine et alcoolique du moût de raisin (suite)

DENSITÉS ou degrés du mustimètre	DEGRÉS de l'aréomètre de Baumé	GRAMMES de sucre par litre de moût	EAU qu'il faut ajouter à un litre de moût pour le ramener à la densité 1075 (10° Baumé)
1101	13.2	0 239	0.34
1102	13.3	0.242	0.36
1103	13.5	0 244	0 37
1104	13 6	0 247	0 38
1105	13 7	0.250	0 40
1106	13 8	0 252	0 41
1107	13.9	0 255	0.42
1108	14.0	0.258	0.43
1107	14.2	0 260	0.45
1110	14.3	0 263	0.46
1111	14.4	0.266	0 48
1112	14.5	0.268	0 49
1113	14 6	0 271	0.50
1114	14 7	0 274	0 54
1115	14.8	0 276	0 53
1116	15 0	0.279	0 54
1117	15 1	0.282	0 56
1118	15 2	0 284	0 57
1119	15 3	0 287	0 59
1120	15 4	0.290	0 60
1121	15 5	0.292	0 61
1122	15 6	0.295	0 62
1123	15.7	0.298	0 64
1124	15.9	0.300	0 65
1125	16 0	0.303	0 66
1126	16.1	0.306	0 68
1127	16.2	0.308	0 69
1128	16 3	0.311	0.70
1129	16 5	0.314	0.72
1130	16 6	0.316	0.73
1131	16.7	0 319	0 74
1132	16 8	0.322	0 76
1133	16 9	0 324	0 77
1134	17 0	0.327	0.78
1135	17 2	0.330	0.80
1136	17 3	0 332	0.81
1137	17 4	0 335	0 82
1138	17 5	0.338	0.84
1139	17.6	0 340	0 85
1140	17 7	0.343	0.86
1141	17 8	0 346	0.88
1142	17.9	0 348	0 89
1143	18 0	0 351	0 90
1144	18 1	0 354	0.92
1145	18 2	0.356	0.93
1146	18 4	0 359	0 94
1147	18 5	0 362	0.96
1148	18 6	0 364	0.97
1149	18 7	0 367	0.98
1150	18 8	0.370	1.00

II. — Vins de Liqueur (mistelles)

M.X. Rocques définit ainsi les vins de liqueur : « vins dont la richesse alcoolique et saccharine est bien supérieure à celle des vins de consommation courante ; ils ne sont pas obtenus comme le vin proprement dit, uniquement par la fermentation du jus de raisin frais ». Ces vins renferment plus de 50 grammes de sucre par litre.

Il importe de bien distinguer les mistelles : La mistelle est le moût ou jus de raisin non fermenté auquel on a ajouté de l'alcool immédiatement après l'expression, dans le but d'arrêter la fermentation, c'est-à-dire la transformation du sucre en alcool : c'est le *mutage à l'alcool*. Ces mistelles servent à préparer les vins de liqueur.

Les vins de liqueur sont obtenus en abandonnant le moût à la fermentation jusqu'à ce que la richesse alcoolique produite *naturellement sans aucune addition d'alcool*, atteigne un degré assez élevé pour produire le mutage du vin. Ce résultat ne peut être obtenu qu'en faisant fermenter des moûts très riches en sucre pour que le vin alcoolique conserve une richesse saccharine suffisante pour qu'il soit un vin de liqueur.

Vins de liqueur et mistelles ne pouvant pas être considérés comme des vins, ne peuvent servir aux coupages de liquides destinés à être livrés à la consommation sous le nom de vins.

Aux termes du décret du 3 septembre 1907 ces vins ne peuvent être, pour la plupart, assimilés aux vins tels qu'ils sont décrits dans ce décret (voir page 174).

D'après leur mode de fabrication, on classe ces vins en sept groupes :

1º *Les vins doux mutés* ou Mistelles. — Obtenus en ajoutant de l'alcool au moût immédiatement après l'extraction de celui-ci. Tout l'alcool de ces vins provient donc du vinage.

Distinction des mistelles et des vins de liqueurs :

Les laboratoires officiels peuvent, en appliquant la règle suivante, donnée en 1888 par le Comité consultatif des Arts et Manufactures, faire la distinction des mistelles des vins de liqueur : car les vins mutés à l'alcool sont passibles des droits de douane et des contributions indirectes, afférents à l'alcool qu'ils renferment. (Décision ministérielle du 29 mai 1888.)

Les vins mutés à l'alcool sont caractérisés par ce fait qu'en transformant en sucre la proportion d'alcool trouvée dans un vin et en y ajoutant sa teneur en sucre total par litre, la somme obtenue est supérieure *à 325 grammes.*

Pour faire cette détermination :

a) On multiplie le degré alcoolique par 16 (pour ramener l'alcool à l'état

16

de sucre) 10^{cc} d'alcool (par litre de vin) ou 1°, pèsent 8 grammes et sont fournis par le double de leur poids de sucre.

b) Ajouter au nombre ainsi obtenu la proportion de matières sucrées trouvées dans le vin.

Ainsi un vin renfermant :

Sucre = 89^{gr}
Alcool à + 15° = 17°.

Sucre calculé d'après l'alcool : 17 × 16 ..... = 272
Sucre totaux dosés (Mat. réd. + sacchar.)... =   89^{gr}
                          Total .... = 361 ^{gr}

est muté à l'alcool, car le poids du *sucre est supérieur à 325 grammes.*

Au contraire un vin qui fournit

Sucre.....   180 grammes
Alcool ....   8°

n'est pas muté, car le poids de sucre correspondant à l'alcool formé est

$$8 \times 16 = 128.$$

par suite la somme totale du sucre est 180 + 128 = *308*, poids inférieur à 325 grammes.

On pourra calculer le sucre total au moyen du mustimètre de Salleron-Dujardin. Ainsi, un vin de liqueur (Malaga, Samos) pèse en nature au densimètre, alcool compris, 1,075 soit 10° de liqueur en degrés Baumé (2° col. de la table du mustimètre, page 238); ce vin renferme 14° d'alcool pesés à l'aide de l'alambic Salleron. Ce vin, réduit et ramené au volume primitif avec de l'eau, et par conséquent privé d'alcool, marque 1,085 au mustimètre (11°3 de liqueur en degrés Baumé, 2° colonne). On en déduit, sans calcul, d'après la 3° colonne, que ce vin renferme 196 grammes de sucre par litre, lesquels ajoutés aux 237 grammes (3° colonne) qui sont supposés avoir produit les 14° d'alcool trouvés par distillation, indiqueraient approximativement que le vin aurait en puissance 196 + 237 = 433 grammes de sucre, ou en alcool 14 + 11°5 = 25°5, si les 196 grammes de sucre étaient transformés en alcool par fermentation.

Une circulaire de la Direction générale des Douanes, du 20 mars 1902, indique les constantes les plus caractéristiques pour différencier les mistelles des vins de liqueurs, ce sont :

1° Le dosage de la glycérine : Si l'analyse ne révèle pas la présence de glycérine ou si la proportion trouvée ne dépasse pas 1 gramme par litre, le liquide sera considéré comme mistelle ; lorsque la proportion de glycérine atteindra quelques grammes il sera admis comme vin.

2º L'acidité volatile : cette acidité ne doit pas dépasser 0^{gr}1 par litre dans les mistelles, elle est supérieure dans les vins (on l'exprime en SO^{4}H^2).

3º Le dosage des sucres : on dose le glucose et le levulose, si ces deux sucres se trouvent en quantité voisine ou peu éloignée on a affaire à une mistelle.

D'après Halphen, pour distinguer les mistelles des vins de liqueurs, il y a lieu de doser outre la glycérine, l'azote total, et l'acidité volatile ; l'azote total existe en plus forte proportion dans les mistelles que dans les vins de liqueur ; le contraire a lieu pour l'acidité volatile et la glycérine.

2º *Les vins doux semi-mutés.* — Obtenus en ajoutant au moût déjà en partie fermenté, une quantité suffisante d'alcool pour arrêter la fermentation et porter le degré alcoolique à 15º environ. On emploie pour préparer ces vins, des raisins aussi sucrés que possible ; afin d'augmenter leur richesse saccharine, on les laisse se dessécher partiellement sur les ceps.

3º *Les vins doux passerillés.* — Obtenus avec un moût extrêmement sucré, provenant d'un raisin passerillé, c'est-à-dire desséché, soit sur le cep, soit au soleil, dans des locaux spéciaux ou au four. Ce moût, très sucré, abandonné à la fermentation et non alcoolisé comme les précédents, acquiert une force alcoolique de 13 à 15º et conserve une forte proportion de sucre indécomposé.

4º *Vins mutés avant la fermentation.* — Obtenus en vinant le moût aussitôt après la fermentation tumultueuse. Il faut arrêter celle-ci lorsque le moût contient encore une certaine quantité de sucre. Ce sont des vins très alcooliques. Le Porto en est le type.

5º *Vins secs.* — Obtenus par une fermentation ordinaire et complète. Ils diffèrent des vins ordinaires par les vinages qu'on leur fait subir et les manipulations auxquelles on les soumet pour les faire vieillir. Le Xérès en est le type.

6º *Vins à base de vin sec.* — Vins secs ayant subi des coupages destinés à leur donner une certaine douceur : Madère, Marsala.

7º *Vins cuits.* — Obtenus par cuisson du moût : cette opération, qui concentre le moût, a pour but d'augmenter le sucre et de donner de la coloration au vin, par suite de la formation de caramel. Le Malaga brun en est le type.

Les prescriptions relatives à la teneur des vins doux en sulfate de potasse, acidité volatile, substances conservatrices et édulcorantes, sont les mêmes que

Composition des Vins de Liqueur (Rocques)

| | BANYULS obtenu par mutage à l'alcool | BANYULS obtenu par fermentation | VINS MUTÉS | | VINS SEMI-MUTÉS | | VIN Passerillé (Muscat) | Vin muté avant la fin de la fermentation | VIN SEC (Xérès) | VIN à base de vin sec (Madère) | VIN à base de vin sec (Marsala) |
			Mistelle	Banyuls muté	Banyuls	Muscat					
Degré alcoolique	14^o5	14°	14°	14°	14°	14°	13^o5	19°	19°	18°	18°
Extrait à 100° (sur 5cc vin)	209.40	200.40	»	»	»	»	»	»	»	»	»
Extrait dans le vide	238.80	230.80	»	»	»	»	»	»	»	»	»
Sucre réducteur ou total ..	199.27	185.07	»	»	»	»	»	»	»	»	»
Pouvoir rotatoire (tube de 2 déc.)	$-9^o24'$	$-11^o10'$	»	»	»	»	»	»	»	»	»
	$t = +16^o$	$t = +17^o5$	»	»	»	»	»	»	»	»	»
Glucose.	96.92	78 54	»	»	»	»	»	»	»	»	»
Lévulose	106.35	106.53	»	»	»	»	»	»	»	»	»
Acidité totale en SO^4H^2 .	1.96	3.35	»	»	»	»	»	»	»	»	»
— fixe ...	1.85	2.84	»	»	»	»	»	»	»	»	»
— volatile.	0.10	0.51	»	»	»	»	»	»	»	»	»
Sucre cont. d'après l'alcool.	»	»	224	224	224	224	216	304	305	288	288
— dans le vin	»	»	190	200	150	160	180	60	5	60	50
Sucre total	»	»	414	424	374	384	346	364	310	348	338

celles qui ont été indiquées pour les vins ordinaires. Quant à l'acide sulfureux, sa proportion ne doit pas dépasser 400 milligrammes par litre de SO^2 total, et 60 milligrammes de SO^2 libre.

ANALYSE CHIMIQUE

L'analyse des vins de liqueurs s'effectue comme celle des vins ordinaires. On y dose :

L'alcool. — Comme il a été dit pour les vins. (Voir aussi alcoométrie, page 159.)

L'extrait sec. — Par la méthode indirecte (détermination de la densité du vin et de celle du résidu de la distillation : (voir vins, extrait calculé, page 193).
L'acidité.

Les sucres. Méthode de Rocques (1).— Eliminer l'alcool par concentration au bain-marie ; pour cela, concentrer 100^{cc} de vin jusqu'à 50^{cc} ; verser le liquide concentré dans une fiole jaugée à 100^{cc} ; rincer la capsule avec 30^{cc} d'eau environ. Ajouter au liquide de 4 à 7^{cc} de sous-acétate de plomb ; agiter ; filtrer ; s'assurer que le liquide filtré présente une réaction acide.

Prendre la température du liquide et sa déviation au tube de 2 décimètres, y doser ensuite le sucre réducteur total au moyen de la liqueur cupro-potassique. (On s'assure qu'il n'y a pas de saccharose en intervertissant une partie du liquide et dosant à nouveau les sucres réducteurs : s'il y avait du saccharose, il faudrait faire au préalable l'interversion par $C^2H^4O^2$ avant de prendre le pouvoir rotatoire).

Soit x la teneur en glucose par litre.
— y — en lévulose.

R le pouvoir rotatoire observé, en degrés du cercle, fractions décimales ou degrés. (Voir saccharimétrie.)
P sucres réducteurs par litre.
m Un coefficient variable avec la température.
La teneur en glucose x et lévulose y x par litre sera donnée par

$$x = \frac{R + m\,P}{0,106 + m}$$
$$y = P - x$$

---

(1) La richesse saccharine des Mistelles et des vins de liqueur est généralement déterminée au moyen de l'aréomètre Baumé.

Le point d'affleurement de l'aréomètre Baumé dans ces liquides est conventionnellement le *degré de liqueur* commercial ; des tables empiriques transforment le résultat en densité, richesse saccharine et alcoolique évaluée en grammes par litre et en degrés centésimaux.

Le degré de liqueur apparent est celui indiqué par l'aréomètre Baumé plongé dans le vin tel qu'il est à + 15° de température ; le *degré réel* est obtenu en plongeant l'aréomètre dans le vin sucré privé d'alcool par ébullition, refroidi à + 15° et ramené à son volume primitif avec de l'eau.

Le degré de douane est obtenu en plongeant l'aréomètre dans le vin privé d'alcool par ébullition, refroidi et ramené à son volume primitif à + 15° *moins le volume d'alcool contenu* dans le vin. Si on a trouvé par distillation que le vin pèse 15°8, on devra, après réduction par ébullition, ramener le volume du vin prélevé (100^{cc} par exemple) à 100^{cc} — 15°8=84^{cc}2, et c'est dans ce volume réduit qu'on plongera l'aréomètre pour avoir le degré de douane.

les valeurs de m avec un tube de 2 décimètres à t^o degrés sont :

t	valeur de m
10 degrés	0,1916
15°	0,1860
25°	0,1748
30°	0,1692

On peut doser séparément le glucose et le lévulose (mélange qui constitue le sucre de raisin) qui se trouvent en proportions variables, suivant le cépage, le degré de maturité de la vendange, par la méthode suivante.

Mesurer 100cc de vin dans une fiole jaugée à 100-110cc, les déféquer avec 10cc sous-acétate de plomb, agiter, filtrer. Sur le liquide filtré, déterminer le sucre réducteur total avec la liqueur cupro-alcaline, et la rotation saccharimétrique au tube de deux décimètres ou de 22 centimètres : on calcule ensuite ainsi :

Glucose $G = 0,6383 \times R \pm 0,0748\,\alpha$.

de 100cc de vin.

Lévulose $L = R - G$.

de 100cc de vin.

R = proportion centésimale de sucre réducteur total (en sucre interverti).

α = valeur de la rotation observée, augmentée de 1/10e pour compenser la dilution à + 15° et en degrés saccharimétriques (le signe + s'applique aux vins dextrogyres et — aux vins lévogyres).

(Lorsque ce dosage est appliqué aux moûts, il est bon de faire remarquer que les moûts sont toujours lévogyres, parce que le pouvoir rotatoire gauche du lévulose est supérieur au pouvoir rotatoire droit du glucose.)

Soit

$$R = 35^{gr}$$
$$a = -5^o$$

on a

Glucose $= 0,6383 \times 35 - 5 \times 0,0748 = 21,9665$.

Lévulose $= 35 - 21,9665 = 13,0335$.

Voir aussi aux vins (voir page 202) le dosage du glucose lévulose.

Glycérine. — Voir Vins.

M Rocques résume de la façon suivante les caractères que présentent, à l'analyse, les différents types de vin de liqueur :

Vins doux mutés (Mistelles).
- Teneur en sucre supérieure à 150^{gr}.
- Teneur en sucre total supérieure à 300^{gr}.
- Proportion égale de glucose et de lévulose.
- Alcool distillé, très peu chargé en matières volatiles.
- Le vinage a été fait par un alcool d'industrie neutre (c'est-à-dire sans aldéhydes, ni éthers, ni alcools supérieurs).

Vins doux 1/2 mutés......
- Teneur en sucre de 120 à 180^{gr}.
- Teneur en sucre total supérieure à 300^{gr}.
- Alcool distillé contenant une notable proportion de produits volatils.

Vins doux passerillés ......
{ Teneur en sucre assez élevée.
Teneur en sucre total supérieure à 300ᵍʳ.
Teneur en lévulose supérieure à celle de glucose.
Proportion notable d'aldéhydes, d'éthers et alcools
supérieurs dans l'alcool distillé. }

Vins mutés avant la fin de la
la fermentation ....
{ Teneur en sucre comprise entre 50 et 70ᵍʳ.
Teneur en sucre total supérieure à 300ᵍʳ.
Teneur en lévulose dépassant celle de glucose.
Proportion notable de substances volatiles dans
l'alcool distillé. }

Vins secs ....
{ Très peu de sucre.
Teneur en alcool comprise entre 18º et 20º.
Proportion très notable d'aldéhydes, éthers et al-
cools supérieurs. }

Vins à base de vins secs. ...
{ Teneur en sucre comprise entre 40 et 80ᵍʳ.
Teneur en sucre total supérieure à 300ᵍʳ.
Teneur en lévulose dépassant celle en glucose.
Proportion notable d'aldéhydes, d'éthers et d'al-
cools supérieurs. }

III. Vins mousseux

Il faut faire une classe à part des vins mousseux obtenus naturellement en enfermant dans des bouteilles fortement bouchées, des vins dont la fermentation n'est pas terminée ; celle-ci se continuant en vase clos, l'acide carbonique reste dissous sous pression dans le vin.

Ces vins sont spécialement visés par l'article 5 du décret du 3 septembre 1907.

Art. 5. — « Les dispositions du titre Iᵉʳ du présent décret (voir pages 174 et 210) sont applicables aux vins mousseux.

Indépendamment des manipulations et pratiques prévues à l'article 3 (voir page 211) sont considérées comme licites, en ce qui concerne spécialement les vins mousseux :

1º Les manipulations et traitements connus sous le nom de méthode champenoise ;

2º La gazéification par l'addition d'acide carbonique pur.

Aucun vin ne peut être détenu ou transporté en vue de la vente, mis en vente ou vendu sous la seule dénomination de « vin mousseux » que si son effervescence résulte d'une seconde fermentation alcoolique en bouteilles, soit spontanée, soit produite suivant la méthode champenoise.

Lorsque l'effervescence d'un vin est produite, même partiellement, par l'addition d'acide carbonique, il n'est pas interdit d'employer dans sa dénomination le mot « mousseux », mais à la condition qu'il soit accompagné du terme « fantaisie », d'un qualificatif différenciant ce vin de ceux prévus à l'alinéa précédent, de telle façon qu'aucune confusion ne soit possible dans l'esprit de l'acheteur sur le mode de fabrication employé, la nature ou l'origine du produit.

Dans les inscriptions et marques figurant sur les récipients, le mot « mousseux » et le qualificatif qui l'accompagne ou le terme « fantaisie » doivent être imprimés en caractères identiques ».

Les vins mousseux se divisent en deux groupes :

Les vins mousseux naturels.

Les vins mousseux artificiels ou gazcifiés.

Les premiers, caractérisés par l'acide carbonique libre qu'ils tiennent en dissolution et qui provient de leur fermentation en bouteilles. Ce sont les vins de Champagne.

Les seconds, rendus mousseux par le gaz carbonique qu'ils reçoivent d'appareils spéciaux de saturation. Les premiers se distingueront des seconds par la persistance et le bouquet particulier de la mousse.

Le chimiste n'est jamais appelé à faire l'analyse de tels vins, car ils ne sont pas soumis aux falsifications courantes. Leur prix élevé les en garantit suffisamment.

Si leur analyse était nécessaire, on la pratiquerait comme celle du vin ordinaire, après avoir chassé l'acide carbonique (voir Bières) et si le vin contenait plus de 5 grammes de sucre pour 100, on emploierait les méthodes indiquées aux vins de liqueur.

IV. Boissons diverses

On donne le nom de vin à différentes boissons qui n'ont rien de commun avec le vin de raisins, tels sont :

Le vin de groseilles : C'est un vin rosé, un peu acide, titrant 8 à 9 0/0 d'alcool, à odeur vive, agréable, mais à goût plat.

Le vin de framboises : à odeur agréable, titrant 5 à 6 0/0 d'alcool.

Le vin de fraises, plus agréable que les précédents ; il titre jusqu'à 10 0/0 d'alcool.

Le vin de cerises.

Les *vins de prunes* (10 0/0 d'alcool), de *figues* (8 0/0 d'alcool), contenant presque tous les éléments constituants du vin.

Le vin de palmier, dont l'analyse donne (Balland):

Eau	83,80	0/0
Alcool	4,38	—
Acide carbonique	0,22	—
Acide malique	0,54	—
Mannite	5,60	—
Glycérine	1,64	—
Sucres	0,20	—
Gommes	3,30	—
Sels minéraux	0,32	—
Résidu à 100°	11,60	—
Acidité totale	0,69	—

Le vin de betteraves.

Le vin de riz. ou Sacké.

Le vin d'orge, considéré comme aussi sain et aussi nourrissant que la bière et aussi stimulant que le vin.

La préparation consiste à faire fermenter un moût d'orge contenant $2^{gr}50$ de crème de tartre par litre, par la levure de raisin cultivée.

C'est un vin d'une vinosité franche, agréable, plus nourrissant que le vin blanc ordinaire dont il a la couleur et la saveur ; il précipite plus abondamment par le tanin que le vin.

Il titre 10 0/0 d'alcool et on peut le rendre mousseux comme la bière.

Voici les analyses de deux échantillons de ce vin :

Alcool	6°	10°2
Sucres	1 0/0	1,250 0/0
Dextrine	3,00	1,860
Glycérine	0,20	0,125
Acide succinique	0,04	0,025
Acide acétique	0,02	0,200
Crème de tartre	0,25	0,250
Albuminoïdes	0,23	0,740
Eau	89,18	87,390
Extrait sec	6,00	4,450
Cendres	0,30	0,150

Ce vin se distingue, à l'analyse, du vin de raisins, par la présence de la dextrine et des matières azotées insolubles dans l'alcool et précipitables par le tanin.

Ces caractères permettent en outre de caractériser ce vin dans un coupage.

Hydromel ou vin de miel.

L'hydromel titre généralement 11° à 13° alcooliques.

Voici les résultats de quelques analyses d'après M. Gayon :

	Hydromels de l'année			
	1886	1887	1889	1891
Degré alcoolique	12°9	13°7	13°4	13°4
Extrait par litre	43 75	51 50	46 50	110 50
Glucose	12 20	21 27	4 70	72 50
Dextrine	11 61	8 73	10 90	7 30
Cendres	0 75	0 90	0 10	0 65
Tanin	0 20	»	0 23	0 30

D'une façon générale, l'hydromel a une composition différente de celle du vin ; il contient de la dextrine, moins de tanin, de cendres, et celles-ci sont moins alcalines, enfin il dévie à droite le plan de la lumière polarisée.

VERMOUTH

Le Vermouth est un vin blanc alcoolisé et aromatisé par macération avec certaines plantes aromatiques.

Le vermouth français est à base de vin blanc du Midi ; les vermouths de basse qualité sont obtenus à l'aide d'un mélange d'essences et d'alcool avec addition de sirop de sucre et quelquefois d'acide tartrique.

Le vermouth de Turin est à base de Muscat, il renferme 60 à 100 grammes de sucre par litre.

L'analyse de ces vins se fait comme celle du vin et s'il y a lieu comme celle des vins sucrés.

Les bons vermouths titrent 12, 14 ou 15 degrés alcooliques, quelques-uns même 16 et 17°.

La richesse saccharine est de 5 à 7 degrés Baumé (soit 66 à 100 grammes environ de sucre par litre).

L'addition d'acide tartrique peut être tolérée. L'addition d'alcool est aussi tolérée, car on ne peut obtenir un titre alcoolique de 17 degrés sans vinage ; les fabricants se basent sur la formule suivante pour connaître la quantité d'alcool à ajouter à leur vin.

$$x = \frac{B - A \times 100}{C - B}$$

A = richesse alcoolique de vin :
B = richesse alcoolique à laquelle on se propose d'arriver ;
C = titre de l'alcool à employer.

Ainsi un vin titrant 11° alcoolique, que l'on veut porter à 15° avec de l'alcool à 89°, on ajoutera :

$$\frac{15 - 11 \times 100}{89 - 15} = 5{,}40$$

soit 5 litres 400 d'alcool à 89° dans chaque hectolitre de vin.

VINAIGRES

Le « vinaigre » est le produit de la fermentation acétique du vin.

On applique ce nom à des produits obtenus par fermentation acétique de tout autre liquide alcoolique (bière, cidre, poiré) à des liquides alcooliques obtenus par fermentation des glucoses commerciaux (vinaigre de glucose) ou même d'alcool étendu d'eau (vinaigre d'alcool).

Décret du 28 juillet 1908 concernant les vinaigres :

ARTICLE PREMIER. — La dénomination de « Vinaigre » est réservée au produit obtenu par la fermentation acétique de boissons ou dilutions alcooliques et renfermant au moins 6 0/0 d'acide acétique.

ART. 2. — Il est interdit de détenir ou de transporter en vue de la vente, de mettre en vente ou de vendre sous la dénomination de « Vinaigre de vin », « Vinaigre de cidre » ou « Vinaigre de bière », un produit ne provenant pas exclusivement de la fermentation acétique du vin, du cidre ou de la bière. Le minimum de teneur acétique fixé à l'article 1er n'est pas applicable aux produits naturels visés au présent paragraphe.

La désignation d'un vinaigre par simple adjonction d'un nom de localité ou de région viticole ne peut s'appliquer qu'à des vinaigres de vin.

ART. 3. — Les mélanges de vinaigre provenant de boissons alcooliques avec des vinaigres d'alcool peuvent être désignés sous une dénomination faisant apparaître l'un des éléments du mélange, mais à la condition qu'une mention complémentaire fasse connaître exactement la proportion dans laquelle l'élément dénommé entre dans le mélange.

Les dénominations et mentions ci-dessus prévues doivent être imprimées en caractères identiques.

ART. 4. — Est interdit, dans la fabrication des vinaigres, l'emploi d'acide acétique, d'acide pyroligneux, d'acides minéraux et de vinasses.

Est également interdite l'addition aux vinaigres de ces mêmes produits.

Art. 5. — Ne constituent pas des manipulations frauduleuses aux termes de la loi du 1er août 1905 :

1º L'addition aux vinaigres de substances destinées exclusivement à les aromatiser ;

2º La coloration artificielle des vinaigres au moyen de caramel, de cochenille, d'orseille, ou de toute autre matière colorante dont l'emploi aura été déclaré licite par arrêté pris de concert par les Ministres de l'Agriculture et de l'Intérieur, sur avis du Conseil supérieur d'hygiène publique et de l'Académie de médecine.

Toutefois, en cas de coloration artificielle, afin d'éviter toute confusion dans l'esprit de l'acheteur, sur la nature des vinaigres du fait de leur coloration, la dénomination employée doit être accompagnée du qualificatif « coloré ». La dénomination et le terme « coloré » doivent être imprimés en caractères identiques.

Art. 6. — Dans les établissements où s'exerce le commerce de détail des vinaigres, il doit être apposé, d'une manière apparente, sur les récipients, emballages, casiers ou fûts, une inscription indiquant la dénomination sous laquelle les vinaigres sont mis en vente. Cette inscription doit être rédigée sans abréviation et disposée de façon à ne pas dissimuler la dénomination du produit.

Art. 7. — L'emploi de toute indication ou signe susceptible de créer dans l'esprit de l'acheteur une confusion sur la nature ou sur l'origine des produits visés au présent décret lorsque, d'après la convention ou les usages, la désignation de l'origine attribuée à ces produits devra être considérée comme la cause principale de la vente, est interdit en toutes circonstances et sous quelque forme que ce soit, notamment :

1º Sur les récipients et emballages ;

2º Sur les étiquettes, capsules, bouchons, cachets ou tout autre appareil de fermeture ;

3º Dans les papiers de commerce, factures, catalogues, prospectus, prix-courants, enseignes, affiches, tableaux-réclames, annonces ou tout autre moyen de publicité.

Art. 8. — Un délai de six mois à dater de la publication du présent règlement, est accordé aux intéressés pour se conformer aux prescriptions des articles 2, 3, 5 6 et 7 en ce qui concerne les inscriptions réglementaires.

Art. 9. — A titre transitoire, les arrêtés ministériels prévus à l'article 5 ci-dessus pourront être pris sans le double avis préalable de l'Académie de médecine et du Conseil supérieur d'hygiène publique, sauf révision des dits arrêtés, après avis de ces deux corps, dans l'année qui suivra la publication du présent décret.

M. Divai (*Archives médicales d'Angers*, 20 février 1904) a établi le tableau suivant qui permet de caractériser les différents vinaigres :

60 à 90 gr. d'acide acétique par litre de vinaigre	17 à 20 gr. d'extrait sec par litre	Le vinaigre neutralisé par la soude ne réduit pas la liqueur de Fehling.	Vinaigre de vin	Additionné de 2 volumes d'alcool, le vinaigre ne dépose ni matières gommeuses, ni dextrine. Contient de la crème de tartre.
		Le vinaigre neutralisé réduit la liqueur de Fehling.	Vinaigre de glucose	Additionné de 2 volumes d'alcool, il dépose. Ne contient pas de crème de tartre.
	Extrait sec peu abondant, moins de 15 gr. par litre.		Vinaigre d'alcool	Ne contient pas de crème de tartre.

20 à 30 gr. d'acide acétique.	50 à 60 gr. d'extrait sec par litre, dégage une odeur de malt ……	Vinaigre de Bière	Additionné de 2 volumes d'alcool, précipite abondamment. Ne contient pas de crème de tartre.
30 à 40 gr. d'acide acétique	14 à 16 gr. d'extrait par litre, de couleur rougeâtre et de saveur astringente exhalant une odeur :	de poire …… ou de pomme ..	Vinaigre de Poiré Vinaigre de Cidre	Ces deux vinaigres précipitent en jaune par le sous-acétate de plomb.

Vinaigre de vin

L'essai d'un vinaigre de vin comprend :

1° *L'examen des caractères organoleptiques et détermination de la densité ;*
2° *L'analyse chimique ;*
3° *La recherche des falsifications et des substances étrangères.*

EXAMEN DES CARACTÈRES ORGANOLEPTIQUES

Un bon vinaigre *de vin* doit être clair, limpide, jaune ou rouge suivant son origine. Son odeur doit être acétique et éthérée; sa saveur, acide sans âcreté, ne doit pas rendre les dents rugueuses au contact de la langue. Il doit avoir une densité comprise entre 1,018 à 1,020 (au maximum, 1,021).

ANALYSE CHIMIQUE

L'analyse chimique comprend :

Le dosage de l'Extrait sec.

Le dosage des cendres.

Le dosage de l'acidité totale.

Le dosage de la crème de tartre, des sucres réducteurs.

La recherche et le dosage des acides minéraux libres et des acides organiques autres que l'acide acétique.

Si les chiffres trouvés concordent avec ceux qui caractérisent un vinaigre de vin, et si le rapport $\dfrac{\text{acidité totale}}{\text{extrait sec}}$ est 4,9 au maximum ; on ne pousse pas plus loin l'analyse.

Dans le cas contraire, on complète l'analyse par les déterminations suivantes :

Recherche des vinaigres étrangers (Vinaigres de bois et d'alcool).

Recherche de l'alcool méthylique (Vinaigre d'alcool dénaturé).

Essais préliminaires : Le vinaigre ne se trouble que légèrement par l'oxalate d'ammoniaque, le $BaCl^2$ et l'$AgAzO^3$, il précipite abondamment par le sous-acétate de plomb.

Il ne doit pas précipiter par l'alcool (gomme et dextrine du vinaigre de glucose) ; neutralisé par la soude, il ne doit pas dégager d'alcool par distillation (mélange de vin et de $C^2H^4O^2$), il ne devra pas se colorer en brun par l'addition d'un sulfure alcalin.

Extrait à + 100° et cendres : comme il est dit au vin.

Acidité. — La détermination de l'acidité d'un vinaigre (acétimétrie), s'effectue par deux procédés :
1° : Procédé rapide et approximatif (acétimétrie).

Les administrations des contributions indirectes, des douanes et des octrois et par suite les négociants en vinaigres, font usage pour doser l'acide acétique dans les vinaigres de l'acétimètre Réveil et Salleron, dont le principe repose sur l'emploi d'une liqueur titrée.

L'acétimètre modifié par Dujardin se compose des objets suivants :

1° Un tube de verre fermé d'un bout et portant à sa partie inférieure un premier trait marqué 0. Au-dessous de ce premier trait est gravé le mot *vinaigre*, afin d'indiquer la quantité de vinaigre qu'il faut employer. Au-dessus du 0, sont gravées des divisions, 1, 2, 3, etc., qui font connaître la richesse acide du vinaigre, comme il sera indiqué plus loin ; ces divisions sont fractionnées elles-mêmes en demi-dixièmes (1/20e).

2° Une petite éponge, fixée à l'extrémité d'une baleine, pour essuyer les parois intérieures du tube après chaque expérience ;

3° Une pipette portant un seul trait marqué 4cc, pour mesurer avec précision et facilité la quantité de vinaigre nécessaire à chaque essai ;

4° Un flacon de liqueur dite *acétimétrique titrée*, au moyen de laquelle on dose la richesse acide du vinaigre.

La liqueur acétimétrique se prépare comme suit :

> Borate de soude pur............................... 45gr
> Soude caustique 11gr
> Eau distillée quantité suffisante pour 1000cc

colorer la liqueur avec la teinture bleue de tournesol, filtrer.

Voici comment on fait usage de l'acétimètre Réveil et Salleron-Dujardin :

On plonge la pipette dans le vase qui contient le vinaigre ; on aspire et on pose le doigt sur l'extrémité supérieure du tube. La pipette contient-elle trop de vinaigre, il faut en laisser écouler jusqu'à ce que le niveau se soit abaissé devant le trait marqué 4cc. Quand le liquide affleure exactement le trait, on arrête l'écoulement. On introduit alors la pipette dans l'acétimètre, préalablement bien séché à l'aide de l'éponge qui l'accompagne et on y laisse tomber le vinaigre qu'elle contient. Il faut avoir le soin de ne laisser écouler que la quantité de liquide qui tombe naturellement de la pipette : il doit toujours rester dans le bec de cette dernière une goutte de vinaigre *qui ne doit pas compter.*

Il faut avoir soin pour mesurer le vinaigre avec la pipette et pour effectuer la lecture du degré acétimétrique, de tenir compte du *ménisque* qui se forme dans les tubes du verre par capillarité. Il faut lire au-dessous de la partie concave de ce ménisque, sans s'occuper de l'adhérence qui se produit contre les parois du verre et qui peut quelquefois faire croire que le niveau du vinaigre mesuré avec la pipette et versé dans le tube, dépasse le trait *vinaigre* qui y est gravé.

Quand on a opéré en prenant ces précautions, le niveau s'élève dans l'acétimètre exactement au trait 0. On verse alors, par dessus le vinaigre, de la liqueur acétimétrique. Le mélange se colore immédiatement en *rouge*. En versant encore de la liqueur, cette couleur rouge devient de plus en plus foncée. On agite le mélange, en fermant le tube avec le doigt, et en le retournant sens dessus dessous à plusieurs reprises. Après de nouvelles additions de liqueurs, il arrive un moment où quelques gouttes de plus amènent la teinte ROUGE VINEUX (rose violacé, eau rougie), signe auquel on reconnaît la neutralisation complète de l'acide contenu dans le vinaigre. Si, après avoir obtenu cette couleur *rouge vineux*, on versait encore de la liqueur, la teinte du mélange passerait au *violet, bleu violacé*, couleur qu'il ne faut jamais atteindre. Après la saturation on lit quelle est la division qui se trouve au niveau du liquide : c'est la richesse acide du vinaigre, c'est-à-dire le poids de l'acide acétique pur qu'il renferme. Ainsi, 8 degrés veulent dire qu'un hectolitre de vinaigre contient 8 kilogrammes d'acide acétique pur.

Si l'on voulait connaître la richesse en volume de ce même vinaigre, il faudrait multiplier l'indication de l'acétimètre par 0,949. Ainsi le vinaigre contenant 8 kilogrammes d'acide par hectolitre renfermerait $8 \times 0,949 = 7,59$, c'est-à-dire 7 litres 59 d'acide pur par hectolitre.

Par acide acétique pur, on entend l'acide acétique cristallisable monohydraté, dont la densité est 1,053 à la température de 17 degrés centigrades, c'est-à-dire le plus concentré que l'on puisse obtenir.

2° : Procédé précis. Il est préférable au laboratoire d'appliquer à l'acétimétrie le procédé acidimétrique général.

On prélève 10^{cc} de vinaigre, on y ajoute 50^{cc} d'eau et 3 à 4 gouttes de solution de phtaléine du phénol, on y verse ensuite la solution normale de soude contenue dans une burette graduée jusqu'à virage au rose. (Pour les vinaigres rouges, employer le procédé à la touche sur le papier de tournesol.)

Soit N^{cc} de liqueur employés.

$N \times 5,1$ donne directement le titre du vinaigre en acide acétique *anhydre* pour 1.000.

$N \times 6$ donne le titre en acide acétique *monohydraté* pour 1.000 de vinaigre.

On ne tient pas compte de la densité du vinaigre si le produit est faible, mais s'il s'agit d'acide acétique ou de vinaigre fort, la correction relative à la densité doit être faite.

Si D est la densité du liquide, la teneur pour 1 litre de vinaigre sera en acide acétique monohydraté $\dfrac{N \times 6}{D}$

Un bon vinaigre de vin doit contenir au moins 6 0/0 d'acide acétique (voir page 250, décret du 28 juillet 1908).

Crème de tartre. — Ce dosage est très important parce qu'il permet de distinguer le vinaigre de vin des autres vinaigres qui ne renferment pas de crème de tartre.

Ce dosage s'effectue par le procédé indiqué au vin sur 25^{cc} de vinaigre, mais comme il s'agit ici d'un liquide très acide, il faut laver soigneusement les cristaux et le filtre, et s'assurer que le liquide de lavage n'est plus acide.

Sucres réducteurs. — Évaporer 100^{cc} de vinaigre au bain-marie jusqu'à ce que le résidu ne manifeste plus l'odeur d'acide acétique, reprendre le résidu par l'eau et compléter le volume à 100^{cc} ; décolorer par le noir animal, titrer à la liqueur de Fehling.

Si 10^{cc} de cette liqueur correspondent à 0^{gr}05 de glucose et si on a employé *n* centimètres cubes de vinaigre pour les décolorer ; le poids des matières réductrices X par litre (en glucose) sera donné par

$$X = \frac{0,05 \times 1000}{n}$$

Alcool non transformé. — Ce dosage permet au fabricant de se rendre compte de la marche de l'acétification.

Il permet en outre de reconnaître la présence de vinaigre d'alcool dans le vinaigre de vin fait.

On dosera l'alcool par distillation avec un alambic ou un ébulliomètre Salleron. (Voir Alcoométrie.)

RECHERCHE DES FALSIFICATIONS ET DES SUBSTANCES ÉTRANGÈRES

MOUILLAGE. — Le mouillage du vinaigre ne se fait pas par addition pure et simple d'eau, car la fraude serait vite découverte par une diminution des chiffres d'acide acétique, d'extrait, de crème de tartre et de cendres. Aussi on adjoint à l'eau des vinaigres étrangers et surtout du vinaigre d'alcool ou de glucose.

Pour caractériser ces vinaigres, on se base sur le rapport acide-extrait à 100°.

1° *Recherche du vinaigre d'alcool dans le vinaigre de vin.* — Dans le vinaigre de vin le rapport du poids de l'acide acétique au poids de l'extrait à 100° est en moyenne de 4,9.

Lorsque le vinaigre de vin contiendra du vinaigre d'alcool, le rapport précédent s'éloignera de 4,9 et sera d'autant plus élevé que le mélange contiendra plus de vinaigre d'alcool.

Si le vin employé pour la préparation du vinaigre avait été viné avant l'acétification, la proportion d'acide serait normale et le rapport entre l'acide et l'extrait trop élevé ; on retomberait alors dans le cas précédent.

Le tableau suivant donne la correspondance qui existe pour les vinaigres de vin, entre l'acide acétique et l'extrait :

ACIDE ACÉTIQUE	EXTRAIT SEC	ACIDE ACÉTIQUE	EXTRAIT SEC
53 49	10.8	89 15	18.0
62 40	12 6	98.06	19.6
71 32	14 4	106 98	21 6
80 23	16 2		

On voit que dans ces vinaigres le rapport du poids de l'acide acétique au poids de l'extrait est en moyenne de 4,9. (Girard, *Documents du laboratoire municipal.*)

On pourra donc à l'aide de ce tableau reconnaître si un vinaigre de vin a été additionné de vinaigre d'alcool.

Indépendamment de la détermination du rapport $\dfrac{\text{acide}}{\text{extrait}}$, on peut procéder à l'essai qualitatif suivant pour mettre en évidence le vinaigre d'alcool.

A 10^{cc} de distillat provenant du dosage de l'alcool non transformé, on ajoute 1^{cc} de solution fraîchement préparée de métaphénylène-diamine à 10 0/0 ; une coloration jaune puis verte du liquide se manifestant au bout de quelques minutes, indique la présence d'aldéhyde et par conséquent de vinaigre d'alcool.

Les vinaigres d'alcool dénaturé seront caractérisés par la présence d'alcool méthylique que l'on recherchera comme suit :

On distille 1 litre de vinaigre dans un ballon surmonté d'un tube à 3 boules de Lebel relié lui-même à un réfrigérant descendant. On recueille 400^{cc} de distillat, on y ajoute de la phénol-phtaléine, puis une pastille de potasse ou de soude pour obtenir une réaction alcaline faible. On redistille de nouveau ce liquide, dans le même appareil que ci-dessus et on recueille 100^{cc} de distillat. On place ces 100^{cc} dans un flacon de 300^{cc} avec 5 grammes de bichromate de potasse en poudre, et 20^{cc} d'acide sulfurique à 1/5e, on agite et on laisse en contact une heure ; on distille en rejetant les 2-3 premiers centimètres cubes et on recueille les 50^{cc} suivants.

On traite le distillat par 1^{cc} de diméthylaniline, on bouche solidement et on place le mélange sur le couvercle d'un bain-marie bouillant, pendant 2 heures à 2 heures et demie en agitant 3-4 fois. On alcalinise alors le mélange par addition de 2^{cc} d'une solution de soude à 20 0/0 ; le liquide laiteux obtenu est placé dans un ballon de 200^{cc} à col court (6 centimètres environ), on ajoute quelques grains de pierre ponce et on distille dans un appareil distillatoire ordinaire : on recueille 25-30^{cc} de distillat qu'on rejette. On acidifie le contenu du ballon avec 2^{cc} d'acide acétique cristallisable et on étend à 50^{cc} avec de l'eau. On prend 10^{cc} de ce liquide et on y ajoute 4-5 gouttes d'eau tenant en suspension du bioxyde de plomb (2 grammes PbO^2 lavé à l'eau distillée pour 100^{cc} d'eau). On porte à l'ébullition. Une coloration bleue (et bleue seulement) est l'indice de la présence de l'alcool méthylique. (Robine.)

2º *Recherche des vinaigres de glucose et de bois.* — On reconnaîtra le vinaigre de glucose par la forte proportion des matières réductrices comparées au poids de l'extrait. Les recherches de SO^4Ca et de la dextrine viendront confirmer le premier résultat (1).

____

(1) Mélanger le vinaigre avec le double de son volume d'alcool à 90º et agiter. La formation d'un précipité floconneux indique la présence de la *Dextrine.*

Chauffer quelques centimètres cubes de vinaigre, préalablement neutralisés, avec un égal

La présence du vinaigre de bois est décelée en caractérisant le furfurol dans le vinaigre distillé (voir alcools) et les matières empyreumatiques.

3° *Recherche du vinaigre d'acide acétique. — Procédé Kraszenski.* — On rend le vinaigre alcalin par addition d'une lessive de soude et on agite avec de l'alcool amylique : on décante et évapore ce dernier, on dilue le résidu avec de l'eau, on acidifie avec de l'acide sulfurique et on ajoute une solution d'iodure de potassium ioduré.

Si après refroidissement le mélange donne un trouble ou un précipité : c'est l'indice de la présence de *vinaigre d'essence de vinaigre*.

Si le vinaigre ne donne ni trouble, ni précipité, on complète la réaction comme suit (Schmidt) on distille au bain de sable ou au bain-marie, 100cc de vinaigre. On reprend le résidu comme précédemment et on essaie la réaction de l'iodure de potassium ioduré ; la réaction sera positive même si le vinaigre ou le distillat ne la donnent pas, lorsqu'on se trouvera en présence d'un vinaigre de fermentation ou d'un mélange de vinaigre de fermentation avec une solution d'essence de vinaigre ou avec de l'eau.

4° *Recherche des matières empyreumatiques.* — On soumet 100cc de vinaigre à la distillation et l'on recueille les 10 premiers centimètres cubés du liquide distillé, auxquels on ajoute 1cc d'une solution de permanganate de potasse à 0gr10 0/0. Si le vinaigre renferme des produits empyreumatiques, le mélange se décolore en moins de 10 minutes.

ACIDES MINÉRAUX LIBRES. A) *Recherche.* — Pour rechercher *en bloc* les acides minéraux on décolore par le noir animal pur le vinaigre dilué de façon qu'il ne renferme pas plus de 2 0/0 d'acide acétique, on en prélève 10cc et on y ajoute doucement, de façon à ne pas mélanger les liquides, une ou deux gouttes de violet de méthyle 2 B en solution aqueuse au millième.

La zone de séparation prend une coloration violette : absence d'acides minéraux.

La zone de séparation prend une coloration verte ou vert bleuâtre : présence d'acides minéraux.

Réactions de Ganassini : 1° Traiter 1cc de vinaigre par 1cc de sulfocyanure de potassium à 20 0/0 et ajouter une goutte de sulfure d'ammonium puis une goutte d'une solution aqueuse à 5 0/0 de molybdate d'ammonium : une coloration violet-foncé indique les acides minéraux libres.

2° Dissoudre à saturation de l'antipyrine dans le vinaigre, filtrer : traiter le filtrat par le sulfocyanure de potassium (quelques gouttes) : un précipité volumineux indique les acides minéraux.

---

volume de liqueur de Fehling. La formation d'un précipité rouge d'oxydule de cuivre indique la présence du *Glucose*.

La présence de la dextrine ou du glucose, ou de l'un et l'autre de ces produits, montre que l'on a affaire à un *Vinaigre de glucose*.

B. Dosage.— On mélange 25^{cc} de vinaigre avec 25^{cc} de soude déci-normale, on évapore à siccité et on incinère avec précaution. On traite les cendres ainsi obtenues par 5^{cc} d'eau oxygénée neutralisée, on ajoute 50^{cc} d'acide sulfurique déci-normal, on porte à l'ébullition et on filtre. Le filtrat est titré à la soude déci-normale, en présence de lacmoïde (soit n centimètres cubes). On acidifie alors légèrement par l'acide sulfurique déci-normal on fait bouillir pendant 5 minutes, on acidifie de nouveau et on neutralise par la soude déci-normale en présence de phénolphtaléine (soit b centimètres cubes). La quantité d'alcali consommé est donc $n-(25+b)$ centimètres cubes et, multipliée par 4 et par 0,0049, elle représente en acide sulfurique et pour cent la teneur en acides minéraux libres. (Richardson.)

Pour rechercher et doser chacun des acides minéraux on opère comme suit :

Acide sulfurique et sulfates. — 10^{cc} de vinaigre sont placés dans un tube avec 10 gouttes HCl et 2^{cc} de solution saturée à froid de $BaCl^2$.

S'il se produit un faible louche, le vinaigre n'a pas été additionné d'acide sulfurique.

Si le précipité est abondant, on dose l'acide *sulfurique total* par pesée.

Puis on évapore à consistance sirupeuse 100^{cc} de vinaigre, on ramène au volume de 100^{cc} par addition d'alcool, on filtre et à 10^{cc} de filtrat, on ajoute dix gouttes HCl et 2^{cc} de solution de $BaCl^2$.

S'il se produit un précipité, présence de SO^4H^2 libre, qu'on dose dans le reste du liquide alcoolique.

$$SO^4H^2 \text{ total} - SO^4H^2 \text{ libre} = SO^4H^2 \text{ combiné.}$$

Acide chlorhydrique et chlorures. — A 10^{cc} de vinaigre, ajouter 1^{cc} AzO^{3}H et 2^{cc} AgAzO^3 à 1/10e.

Si le précipité est faible, le vinaigre n'a pas été additionné d'HCl ou de chlorures.

S'il est abondant, doser le chlore total comme dans le vin (page 194), mais en portant à l'ébullition pendant cinq minutes.

$$1^{cc} \text{ AgAzO}^3 \frac{N}{10} = 0^{gr}00355 \text{ Cl.}$$

D'autre part, évaporer à peu près à sec et au bain-marie, 50^{cc} de vinaigre, sur l'extrait additionné de 50^{cc} d'eau bouillante pour tout dissoudre, doser le chlore comme dans le cas précédent ; on a ainsi le chlore des chlorures.

La différence entre les deux dosages correspond au chlore de HCl libre.

Acide azotique. — Placer dans un tube 2 à 3^{cc} SO^{4}H^2 concentré et une ou deux gouttes de sulfate de diphénylamine préparé ainsi qu'il suit :

Sulfate de diphénylamine, 2 grammes.

Eau 50^{cc}.

Agiter.

Composition des divers Vinaigres (en grammes et par litre)

| | VINAIGRE D'ACIDE ACÉTIQUE D'APRÈS THEUNIS | | | VINAIGRE DE BIÈRE D'APRÈS THEUNIS | | | VINAIGRES DE FRUITS D'APRÈS THEUNIS ET GIRARD | | | | | |
| | | | | | | | DATTES, POMMES, GROSEILLES | | | VINAIGRES DE DATTES CH. GIRARD | | |
	moy.	max.	min.	moy.	max.	min.	moy.	max.	min.	moy.	max.	min.
Densité à + 15°	1.0046	1 0060	1 0035	1 0247	1 0455	1 0130	1 0161	0 0220	1 0110	1.0185	1 0195	1 0170
Extrait sec à 100°	2.22	2 65	1 55	34 17	56 42	24 50	16 85	27.50	9 80	24 40	26 80	22 96
Acidité (en $C^2H^4O^2$)	28.95	35 4	26 0	64 70	80 00	25 00	54 24	80 7	10 5	64 40	66 00	63 00
Sucre	»	»	»	»	»	»	»	»	»	2 65	3 20	2 17
Crème de tartre	»	»	»	»	»	»	»	»	»	1.28	1 63	0 95
Cendres	»	»	»	1 66	2 54	1 15	3 01	4 00	1 56	4 44	4 72	4 00
Matières azotées	»	»	»	2 42	4 69	1 31	1 69	3 88	0 52	»	»	»
Acide phosphorique	»	»	»	0 59	0 90	0 24	»	»	»	»	»	»
Alcool 0/0 en volume	»	»	»	1 52	2 96	0	»	»	»	»	»	»
Rapport acidité : extrait	13.30	17.74	9.81	1 94	2 65	1.02	3.76	8 23	0.57	2.6	2 8	2 3

Composition des divers Vinaigres (en grammes et par litre)

| | VINAIGRE DE VIN | | | | | | VINAIGRE D'ALCOOL | | | | | |
| | D'APRÈS CH. GIRARD | | | D'APRÈS THEUNIS | | | D'APRÈS CH. GIRARD | | | D'APRÈS THEUNIS | | |
	moy.	max.	min.	moy.	max.	min.	moy.	max.	min.	moy.	max.	min.
Densité à + 15°	1 0175	1 0213	1 0129	1 0138	1 0220	1 0075	1.0100	1 0131	1.0082	1 0216	1 0165	1 0105
Extrait sec à 100°	19 31	31 96	13 80	10 95	18 80	8 35	3 54	5 76	1 64	8 72	12 50	6 38
Acidité en ($C^2H^4O^2$)	63 3	73 8	44 4	67 9	85 0	41 0	63 4	79 80	49.8	73 42	80 0	63 0
Sucre	2 16	4 62	0 68	»	»	»	traces	traces	traces	»	»	»
Crème de tartre	1.65	3 57	0 65	0 32	0 53	traces	0	0	0	»	»	»
Cendres	3.21	6 88	1 60	1 60	2 70	0 65	0.45	0 88	traces	0 89	1 50	0 31
Matières azotées	»	»	»	0 93	1 75	0 47	»	»	»	0 86	1 38	0 48
Acide phosphorique	»	»	»	»	»	»	»	»	»	»	»	»
Alcool 0/0 en volume	»	»	»	0 70	2 95	traces	»	»	»	1 05	1 3	0 8
Rapport acidité : extrait	3.5	4 9	1 8	6 47	8 94	3 83	19 4	32 9	13 1	9 01	11 75	6 0

Ajouter quelques gouttes de vinaigre à essayer, agiter. Si le vinaigre contient AzO^3H il se produit une coloration bleue.

ACIDES ORGANIQUES. — *Acide tartrique* : Placer dans un tube de 2 à 3^{cc} SO^4H^2 pur, deux ou trois gouttes de solution aqueuse de résorcine à 2 0/0 et une goutte de vinaigre étendu à 1/5. Chauffer vers 140°. Coloration carmin en présence de l'acide tartrique.

Acide oxalique. — 5^{cc} de vinaigre additionnés de deux gouttes de phtaléine du phénol et de lessive de soude jusqu'à virage rose, puis additionnés encore de 5^{cc} de vinaigre, précipitent par $CaCl^2$ en solution s'ils contiennent de l'acide oxalique.

MATIÈRES COLORANTES. — On neutralise le vinaigre par la soude et on recherche les matières colorantes de la houille (voir Vins : Essai B.).

RECHERCHE DES AGENTS DE CONSERVATION. — Comme pour les vins :
Acide salicylique ;
Acide borique ;
Formaldéhyde.
Les altérations du vinaigre sont dues aux métaux (Cu, Pb, Zn) provenant des vases dans lesquels le vinaigre a été contenu ; on recherchera les métaux par H^2S dans la solution obtenue en traitant les cendres par AzO^3H dilué (Voir Vins).

Il sera bon avant de faire les cendres de saturer le vinaigre évaporé à la moitié de son volume par AzH^3.

CIDRE ET POIRÉ

Le décret du 28 juillet 1908 dispose, en ce qui concerne le *cidre* et le *poiré* (1) :

ARTICLE PREMIER. — Aucune boisson ne peut être détenue ou transportée en vue de la vente, mise en vente ou vendue : 1° sous le nom de « cidre », si elle ne provient exclusivement de la fermentation du jus de pommes fraîches ou d'un mélange de pommes et de poires fraîches, extrait avec ou sans addition d'eau potable ; 2° sous le nom de « poiré », si elle ne provient exclusivement de la fermentation du jus de poires fraîches, extrait avec ou sans addition d'eau potable.

ART. 2. — La dénomination de « cidre pur jus » ou « poiré pur jus » est réservée au cidre ou au poiré obtenu sans addition d'eau.
La dénomination de « cidre » ou « poiré » est réservée au cidre ou poiré contenant au moins :
3°5 d'alcool acquis ou en puissance ;
12 grammes d'extrait sec à 100 degrés (sucre déduit) par litre ;
1^{gr}2 de matières minérales (cendres) par litre.
Tout cidre ou poiré présentant dans sa composition des quantités d'alcool,

---

(1) Voir aussi : page 211, article 3 de la loi du 6 avril 1897.

d'extrait ou de matières minérales inférieures à l'une quelconque des limites fixées par le présent règlement doit être dénommé « petit cidre ou « petit poiré ».

Art. 3. — Sont considérées comme frauduleuses les manipulations et pratiques qui ont pour objet de modifier la composition du cidre et du poiré définis à l'article ci-dessus, dans le but soit de tromper l'acheteur sur les qualités substantielles ou l'origine du produit, soit d'en dissimuler l'altération.

En conséquence rentre dans le cas prévu par l'article 3, § 4, de la loi du 1er août 1905, le fait d'exposer, de mettre en vente ou de vendre, sous forme indiquant leur destination ou leur emploi, tous produits de composition secrète ou non, propres à effectuer les manipulations ou pratiques ci-dessus visées.

Il en est de même du fait d'exposer, de mettre en vente ou de vendre des produits désignés sous une appellation ou dans des termes de nature à faire croire que les boissons fabriquées avec ces produits peuvent être légalement mélangées aux cidres et aux poirés, ou même vendues séparément comme cidre et poiré.

Art. 4. — Ne constituent pas des manipulations ou pratiques frauduleuses, aux termes de la loi du 1er août 1905, les opérations ci-après énumérées qui ont uniquement pour objet la préparation régulière ou la conservation des cidres et poirés.

1° En ce qui concerne les cidres et les poirés :

Le coupage des cidres entre eux ;

Le coupage des poirés entre eux ;

Le coupage des cidres avec des poirés ;

L'emploi de sucre (saccharose), en vue de l'édulcoration des cidres et poirés ou de la préparation des cidres et poirés mousseux ;

Les collages au moyen de clarifiants tels que l'albumine pure, la caséine pure, la gélatine pure ou la colle de poisson, ou tout autre produit dont l'usage pourra être déclaré licite par arrêtés pris de concert par les Ministres de l'Intérieur et de l'Agriculture, sur l'avis du Conseil supérieur d'hygiène publique et de l'Académie de médecine ;

L'addition de tanin ;

La pasteurisation ;

Le traitement par l'anhydride sulfureux pur provenant de la combustion du soufre et par les bisulfites alcalins cristallisés purs, à la double condition que cidre ou poiré ne retienne pas plus de 100 milligrammes d'anhydride sulfureux libre ou combiné, par litre, et que l'emploi des bisulfites alcalins soit limité à 10 grammes par hectolitre ;

L'addition d'acide tartrique ou d'acide citrique à la dose maximum de 500 milligrammes par litre ;

La coloration à l'aide de la cochenille, du caramel, d'infusion de chicorée, ou de toute autre substance colorante dont l'emploi pourra être déclaré licite dans les formes fixées au paragraphe 6 du présent article ;

2° En ce qui concerne les moûts :

L'addition de sucre (saccharose) ;

L'addition de tanin, de phosphate d'ammoniaque cristallisé pur et de phosphate de chaux pur ;

Le traitement par l'anhydride sulfureux et les bisulfites alcalins, dans les conditions fixées ci-dessus pour les cidres et poirés ;

L'emploi des levures sélectionnées.

Art. 5. — Aucun cidre ou poiré ne peut être détenu ou transporté en vue de la vente, mis en vente ou vendu sous la seule dénomination de « cidre mousseux » ou « poiré mousseux » que si son effervescence résulte d'une prolongation de la fermentation alcoolique.

Lorsque l'effervescence d'un cidre ou d'un poiré est produite, même partiellement, par l'addition d'acide carbonique, il n'est pas interdit d'employer dans sa dénomination le mot « mousseux », mais à la condition qu'il soit accompagné du terme « fantaisie » ou d'un qualificatif différenciant ce cidre ou poiré de ceux prévus à l'alinéa précédent, de telle façon qu'aucune confusion ne soit possible dans l'esprit de l'acheteur sur le mode de fabrication employé, la nature ou l'origine du produit.

Dans les inscriptions et marques figurant sur les récipients, le mot « mousseux » et le qualificatif qui l'accompagne ou le terme « fantaisie » doivent être imprimés en caractères identiques.

Les articles 6, 7, 8 et 9 reproduisent ceux qui concernent le vinaigre.

L'analyse du cidre comprend :

1º *La détermination de la densité ;*

2º *L'analyse chimique ;*

3º *La recherche des falsifications, des substances étrangères et des altérations.*

La densité se détermine à + 15º après filtration du liquide ; on emploie les mêmes procédés que pour la bière.

Cette densité varie de 997 à 1039.

ANALYSE CHIMIQUE

L'analyse chimique du cidre comprend :

Le dosage de l'alcool.

—　　　l'extrait sec et dans le vide.

—　　　des cendres.

—　　　de l'acidité totale fixe et volatile.

—　　　du sucre réducteur, du saccharose et **de la dextrine.**

L'examen polarimétrique.

Tous ces dosages s'effectuent comme il a été dit pour le vin.

La méthode officielle comporte en outre (*Journal officiel* du 8 juillet 1907) :

La détermination de l'extrait non sucre.

—　　　l'acide tartrique.

—　　　l'alcalinité des cendres.

—　　　bimalate de potasse.

—　　　l'acide citrique (en opérant comme pour le vin).

Extrait non-sucre.— « S'obtient en retranchant de l'extrait la somme du sucre réducteur et du saccharose. Si le cidre ou le poiré examiné renferment plus de 10 grammes de sucres, il faut éliminer la majeure partie de ceux-ci par fermentation. Pour cela, on ajoute au cidre une très petite quantité de levure et on place à l'étuve à 25-28 degrés pendant quelques jours. On effectue sur le cidre refermenté une nouvelle détermination de l'extrait et des sucres, et ce sont ces résultats qu'on utilise pour calculer le non-sucre. »

Alcalinité des cendres. — « Reprendre les cendres par l'eau ; filtrer, et dans la liqueur filtrée, déterminer l'alcalinité au moyen de l'acide sulfurique déci-normal en employant l'orangé comme indicateur. Evaluer l'alcalinité en

K^2CO^3. Soit *n* le nombre de centimètres cubes de liqueur acide employée, l'alcalinité en K^2CO^3 est de *n* × 0,2764 par litre. »

Bimalate de potasse.—« En multipliant le résultat précédent par 2,48 on obtiendra un chiffre que l'on inscrira, dans le bulletin d'analyse, sous la rubrique : « alcalinité exprimée en bimalate de potasse. »

INTERPRÉTATION DES RÉSULTATS :

La composition des cidres est assez variable suivant leur provenance. Une série d'analyses dues à M. Lechartier montrent les écarts qui peuvent exister entre les cidres de différents départements.

Cet auteur insiste sur le dosage de l'alcool, des matières réductrices, de l'acide acétique, de l'extrait et des cendres. D'après M. Lechartier, il y a intérêt à déterminer la proportion de *l'alcool total* qui est la somme de l'alcool existant, de l'alcool disparu par acétification et de l'alcool qu'aurait pu donner, par une fermentation complète, le sucre non transformé (voir mouillage).

PROVENANCE	ALCOOL existant en volume p. 100	ALCOOL total en volume p. 100	MATIÈRES sucrées par litre	DIFFÉRENCE entre l'extrait et le sucre	CENDRES par litre
Calvados	1 6 à 1 7	5 9 à 9 4	2 8 à 65 0	17.4 à 30 8	2.27 à 3.22
Seine-Inférieure .	2 2 à 6 5	6 0 à 8 9	21 7 à 78 3	18 9 à 34.5	1.84 à 4.91
Eure	3 6 à 4 6	5 3 à 7 6	6 4 à 68 0	20. à 21.3	2 28
Orne	3 7 à 6 7	6 1 à 7 2	1 7 à 43 6	15 1 à 24 2	2 22 à 2.86
Manche	6 7 à 7 6	7 3 à 84	1 2 à 17 5	16 4 à 19.9	1.91
Sarthe	5 8 à 7 5	7 6 à 8 9	20 5 à 26 7	22 5 à 24.6	2.92 à 3.27
Mayenne	2.4 à 4 5	5.7	66 9 à 53 4	16 7 à 25 5	1.84 à 2.5
Ille-et-Villaine ..	2 6 à 7 0	5 1 à 7 7	4 1 à 35 5	12 3 à 20 1	1 70 à 2.14
Côtes-du-Nord ..	3.4 à 4.9	6 4 à 6 «6	25 3 à 48 4	14.7 à 21.3	2.09 à 2.7

M. Grignon donne la composition suivante comme moyenne d'un certain nombre d'analyses de cidres purs bien fermentés :

Alcool .... 5o4 p. 100 en volume.

Extrait à 100° .... 30,32 par litre.

Cendres .... 2,70 —

Sucre .... 6,21 —

Acidité totale en acide sulfurique 5,21 —

Faible déviation lévogyre.

Le décret du 28 juillet 1908 (voir page 261) fixe la composition minima du cidre.

M. Sanglé-Ferrière donne les chiffres suivants qui sont les moyennes d'un cidre *pur jus*.

Alcool 0/0 en volume .... 5 à 6o

Extrait à 100° par litre 30gr

Cendres par litre 2gr80

Acidité fixe (en SO^4H^2) 2gr00

Pour un liquide vendu sous le nom de *Cidre, le Laboratoire municipal* admet comme limite de composition minima :

Alcool 0/0 en volume .... 3°
Extrait à 100° par litre 18gr00
Cendres 1gr70

et lorsque le cidre suspect présentera une composition inférieure à cette limite, il ne pourra être vendu que sous le nom de boisson.

Le tableau ci-dessous donne la composition de quelques cidres naturels analysés au Laboratoire municipal (1).

Par *alcool existant* on entend l'alcool produit par la fermentation, et par *alcool total* l'alcool correspondant à la quantité de sucre total contenu primitivement dans le moût. (Voir page 266.)

PROVENANCE	Alcool existant p. 100 en volume	Alcool total p. 100 en volume	Extrait à 100° par litre	Extrait réduit par litre	Sucre total par litre	Acidité tot. en acide sulfurique par litre	Acidité fixe par litre en acide sulfurique	Cendres par litre	Carbonate de potasse par litre	Phosphates insolubles par litre
Cidre pur 1877, fruits de côte .... Bois Guillaume (env. de Rouen)	6°	7°2	51 60	32 60	20.C0	3 60	2 50	3 50	2 33	0 38
Cidre pur (récolte 1876) fruits de Mazure, Yvetot..........	5°2	5°6	30 90	24 40	7 50	4 07	2 40	2 50	»	»
Cidre vieux	4°8	5°	20 90	17 50	4 40	5 36	2 59	2 50	1 40	0 25
Cidre pur, 1878. Yvetot fruits de plaine	4°4	6°6	61 30	25 30	37 00	4 54	2 31	3 00	2 00	0 30
Cidre pur, gros cidre 1880 (environs de Bayeux	3°	4°	52 30	37 70	16 50	3 23	2 68	2.60	1 80	0 40
Cidre marchand	1°	3°1	69 70	34.70	36 00	2 68	1 11	2 54	1 51	0 62
Cidre 1er choix	3°2	5°5	81.20	43.20	39 00	»	»	2 30	»	0 17
Cidre pur, gros cidre 1880..............	2°5	4°	63.80	39 80	25 00	2 08	1.48	2 80	»	»
Moyenne	3°7	5°1	54 00	31.90	23 10	3 65	2 15	2 71	1.74	0.32
Maximum	6°	7°2	81 20	43.20	39 00	5 36	2 68	3.50	2 26	0 16
Minimum........	1°	3°1	20.90	17.50	4 40	2 08	1.11	2.30	1.40	0 17

COMPOSITION DE CIDRES AUTHENTIQUES

(1) *Documents du Laboratoire municipal*, 2e rapport, édition de 1886, p. 243.

RECHERCHE DES FALSIFICATIONS, DES MATIÈRES ÉTRANGÈRES ET DES ALTÉRATIONS

A) *Falsifications.* — 1° *Mouillage ou addition d'eau après la fabrication.* — Il est caractérisé par une diminution sensible du poids des éléments, surtout de l'alcool, de l'extrait, du sucre, des matières minérales et des acides fixes et volatils.

Il y a intérêt pour déterminer le mouillage à doser la proportion *d'alcool total* qui est la somme de l'alcool existant dans le cidre et de l'alcool que pourrait donner le sucre non transformé.

On détermine d'abord le titre alcoolique à + 15°, par la distillation ou à l'ébulliomètre : soit 4°2 par exemple.

On calcule ensuite l'alcool que pourrait donner le sucre de la manière suivante : supposons que le cidre contienne par litre 38 grammes de sucre :

On diminue d'abord 1 gramme de sucre ; 38 — 1 = 37 grammes : or 100 grammes de sucre produisent 48^{gr}55 d'alcool de densité 0,80, on a :

$$\frac{48,55 \times 37}{100} = 17,96$$

et
$$\frac{17,96}{8} = 2,24 \text{ (alcool provenant du sucre).}$$

L'alcool total est : 4°2 + 2,24 = 6°44.

La somme de l'alcool existant et de l'alcool ainsi calculé, donnera la totalité de l'alcool qui aurait été produit si la fermentation avait été complète.

M. Lechartier propose de considérer comme cidre *pur jus*, le cidre dont le titre alcoolique total est de 5°5. Le cidre *marchand* devrait titrer en alcool (titre total), 4°4 au minimum (moyenne 4°5) : entre 3° et 4°, le liquide porterait la dénomination de *petit cidre* : au-dessous de 3° ce serait de la *boisson*.

D'après M. Sanglé-Ferrière, on divise par 2, puis par 0,79 la quantité de sucre supérieure à 1 gramme, pour avoir la quantité d'alcool correspondant au sucre, par contre, on retranche de l'extrait le sucre transformé en alcool :

Tout cidre sera considéré comme mouillé et devra être vendu comme boisson si sa composition est inférieure à celle donnée plus haut.

2° *Vinage et sucrage.* — La richesse alcoolique d'un cidre peut être augmentée par vinage direct ou par addition de sucre avant la fermentation. (Cette pratique ne constitue une falsification que lorsque le sucre ajouté est impur.)

Composition des Boissons de Cidre vendues dans les pays de production
(d'après les documents du Laboratoire Municipal)

	Alcool existant p. 100 en volume	Alcool total p. 100 en volume	Extrait à 100° par litre	Extrait réduit par litre	Sucre total par litre	Acidité totale en acide sulfurique par litre	Acidité fixe par litre	Cendres par litre	Carbonate de potasse par litre	Phosphates insolubles par litre
Boisson de ménage vendue chez les débitants Yvetot, 1878	2 8	2 8	10 7	10 7	1 50	2 71	1 22	1.45	1 12	0 12
Boisson de ménage. Boisson des particuliers aisés, Yvetot, 1878 ..	2 6	3 4	4010	2310	14 0	2 95	1.76	1.98	1 30	0 15
Moyenne	2.7	3 1	25 4	16 9	7 75	2 83	1 49	1.71	1 21	0 13

L'addition d'alcool se reconnaît à la faiblesse des éléments par rapport à la richesse alcoolique.

Le sucrage s'effectue soit au moyen du glucose, soit au moyen du saccharose :

Or, tous les cidres naturels sont lévogyres, si donc l'examen polarimétrique indique un cidre dextrogyre, on pourra le considérer comme additionné de saccharose ou de glucose :

On dosera alors : 1º le sucre réducteur *total* au moyen de la liqueur cupro-alcaline (voir Vins, page 200), soit R :

2º Le sucre réducteur après interversion (voir Vins, page 200), soit R'.

$$\text{Saccharose} = (R - R') \times 0{,}95$$

B) *Recherche des Matières étrangères* (1). — *a)* Acide tartrique (voir Vinaigre) et Citrique (voir Vins).

b) Agents antifermentescibles (acides ,salicylique, borique, fluorhydrique sulfureux ; voir recherche des agents de conservation).

c) Saccharine et alun (voir Vins).

---

(1) Pour les proportions d'acide sulfureux ou de sulfites, d'acide tartrique et citrique, qui sont admises dans les cidres, voir page 261, décret du 28 juillet 1908.

Recherche des matières colorantes étrangères au cidre. — « On emploie les colorants artificiels soit pour relever la couleur d'un cidre peu teinté, soit pour donner à un cidre factice un aspect naturel.

« Les matières colorantes dérivées de la houille sont peu employées. Néanmoins il est bon de s'assurer qu'elles n'existent pas, en alcalinisant le cidre par un peu d'ammoniaque, puis agitant avec quelques centimètres cubes d'alcool amylique. Ce dissolvant doit rester incolore, même si après avoir décanté on l'acidule par quelques gouttes d'acide acétique.

« Les colorants les plus employés sont les suivants :

« Cochenille.

« Fernambouc.

« Caramel.

« Coquelicot.

« Nitrorhubarbe.

« *Cochenille.* — On acidule 50^{cc} de cidre par environ 5^{cc} d'acide chlorhydrique, puis on agite doucement avec 10^{cc} d'alcool amylique. On décante le liquide surnageant, on le lave à l'eau distillée, puis on en introduit une partie dans un tube à essai contenant quelques gouttes d'eau. En inclinant légèrement le tube, on laisse glisser sur les parois une seule goutte d'ammoniaque qui produira une teinte *violette*. Si on agite légèrement le liquide, la teinte violette passe au rouge carmin et se dissout dans les quelques gouttes d'eau qui sont au fond du tube.

« Un cidre naturel donne, dans ces conditions, une teinte *brun rouge sale.*

« *Fernambouc.* — Le fernambouc est très légèrement soluble dans l'alcool amylique en liqueur alcaline. Si le cidre en contient une certaine quantité, on constatera, 12 heures après l'agitation, une légère teinte dichroïque. On caractérise ce colorant plus facilement, en acidulant fortement le cidre par l'acide chlorhydrique ; en agitant ensuite avec l'alcool amylique, lavant, décantant et traitant par un peu d'ammoniaque, on obtiendra une coloration *grenat.*

« On peut encore reconnaître le fernambouc en traitant 1^{cc} de cidre par 10^{cc} de carbonate de soude à 0,5 0/0 : on obtient une teinte *lilas* passant au *grenat* par ébullition.

« *Caramel.* — Le caramel est très employé, quelquefois seul, souvent mélangé à la cochenille. Dans ce dernier cas, ce colorant est caractérisé comme il a été dit plus haut, puis à une nouvelle portion de cidre on ajoute quelques centimètres cubes d'une solution de tanin au 1/50e et une quantité correspondante d'une solution de gélatine à 30 0/0. Il se forme une laque qui entraîne les matières colorantes naturelles et étrangères, sauf le caramel qui communique au liquide surnageant une teinte jaune ambré.

Analyse des Cidres primés à l'exposition nationale des Cidres et Poirés 1888 (1)

ANNÉES	DENSITÉ	ALCOOL en volume par litre	SUCRE par litre	TANIN par litre	GLY-CÉRINE par litre	CENDRES par litre	MATIÈRES extractives non dosées par litre	ACIDITÉ totale par litre	ACIDITÉ fixe par litre	ACIDITÉ volatile par litre	ACIDE acétique par litre	ACIDE butyrique par litre
					CIDRES DE BRETAGNE							
1888	1.044	39 7	54.71	1 00	»	3.00	22.49	2.40	0.95	1.45	1 31	0 21
1884	1 028	37 5	42 96	1.30	1 90	2.90	17.74	3.15	2 65	0 50	0 40	»
1884	1 066	37 5	46 08	1 34	2 25	2.90	61.95	3.23	1 58	1 65	4 65	»
1887	0 998	47 5	24 15	1 60	1.00	2.40	10.44	2.48	1 36	1 12	0 91	0 31
1887	1 025	40 0	36 40	1 20	»	2.50	7.10	3.57	2 43	1 14	1 14	»
1887	1 020	60 0	29 00	1 80	»	2.80	16.00	2 61	1 71.	0 90	0 82	0.13
1887	1 017	33 4	37 33	1 82	»	2.80	15.55	1 96	4 13	0 83	0 83	»
1886	1 024	17 5	43 18	1 30	0 90	2.80	29 22	2 59	1 16	1 43	1 43	»
1886	1 022	15 0	56 00	1.34	0 85	2.85	11 16	2 56	0 87	1 69	1 69	»
1888	1 035	12 5	68 28	0 80	1 00	3.00	28 80	1 32	0 33	0.99	0 99	»
					CIDRES DE NORMANDIE							
1886	1.035	14.5	67 44	2.20	1.80	2.50	23 96	1.21	0.80	0 41	0 38	0 04
1886	1 008	33.5	46 28	2 20	1 87	2 52	68 63	2 99	1 25	1 74	»	»
1888	0 010	50 0	16 11	1 80	1 68	2 40	14 51	1 56	0.97	0 59	0 50	0 14
1888	1 006	51 2	14 55	1 84	»	2 43	12 68	1 74	0.85	0 89	0 89	»
1885	1 018	37 5	37 84	1 80	1 38	3 50	19 88	2 71	1.33	1 38	1 38	»
1886	1 013	52 5	28 57	1 00	2 40	2 80	14 33	2 53	1.39	1 14	1 14	»
1886	1 006	50 0	11 84	0 58	»	2 20	12 48	2.33	1.62	0 71	0 71	»
1888	1 030	40 5	41 35	1 60	»	2 25	20 40	2 08	1 27	0 81	0 81	»
1886	1 029	35 0	31 15	1 60	»	2 20	21 35	1 21	0 98	0 23	0 19	0 06

(1) Analyses effectuées par M. Kayser, *Annales de l'Institut Pasteur.* t. IV, p. 321.

Cidres authentiques analysés par le Laboratoire Municipal

Numéros	PROVENANCE	Densité	Alcool existant p.100 en volume	Alcool total p.100 en volume	Extrait à 100° par litre	Extrait diminué de la quantité de sucre supérieure à 1gr	SUCRE PAR LITRE Avant interversion	SUCRE PAR LITRE Après interversion	Déviation au polarimètre	Cendres par litre	Alcalinité des cendres en K^2CO^3 par litre	ACIDITÉ en SO^4H^2 totale	ACIDITÉ en SO^4H^2 fixe	OBSERVATIONS
	Départ. du Calvados													
1	Blangy-le-Château	1 0081	3.5	4.0	31 60	23 70	8.22	9.08	— 1 52	3 08	2 65	5 35	2 74	Cidre pur jus, Récolte 1891. Analysé en septembre 1892.
2	Clécy.............	1 0143	4 4	5.6	51 28	31 60	20 60	21 30	— 4°16	2 80	2 07	5 31	2.74	Cidre pur jus. Réc.1891.
3	St-Philibert-d.-Champs	1.0210	3 8	5 6	68 16	40 46	28 70	29 40	— 6°00	3 44	2 62	5 00	2 59	Id. Id.
4	Beaumont-en-Auge ...	1 0054	5 0	5 1	28 24	26 44	2 88	2 94	0°00	4 08	3 09	6 59	2 84	Id. Id.
5	Authieux-s.-Calonne...	1.0410	1 1	4 8	114 00	64 60	59 40	60 80	—11°20	4 32	3 68	5 58	2 94	Cidre pur Vieux. Récolte 1890.
6	St-Rémy-sur-Orne	1.0199	3 9	5 0	43 08	25 20	18 83	19 20	—4°00	2 48	2 04	4 20	2 49	Id. Récolte 1891
7	St-Martin-aux-Chartr..	1.0124	3 7	4 9	44 60	35 80	1980	20 00	— 4°08	2 84	2 12	4 78	2 15	Id. Id.
8	Pont-l'Evêque	1.0064	3 4	3.5	25 56	23 42	3 14	3 40	— 0°06	3 08	2 83	5 72	2 45	Id. Id.
9	La Vilette...........	1.0171	4 1	5 7	57 72	32 70	26 00	26 20	— 5°20	3 24	2 26	5 41	2 89	Id. Id.
10	Clécy-le-Boche	1.0012	6 2	6 2	22 62	22 62	traces	trace	— 0°00	3 08	2 59	4 20	1 47	Id. Id.
11	Authieux-s-Calonne ...	1.0290	3 7	6 5	92 60	46 40	46 20	46 80	—10°00	3 44	2 29	5 88	2 74	Id. Id.
	Moyenne	1.0159	3 9	5 2	52 67	33 90	21 31	21 62	— 4°26	3 26	2 56	5 27	2 55	
	Maximum	1 0410	6 2	6 5	114 00	64 60	59 40	60 80	—11°20	4 32	3 68	6 59	2 94	
	Minimum	1 0012	1 1	3 5	22 62	22 62	traces	traces	— 0	2 48	2 04	4 20	1.47	
	Département de la Seine-Infér.													
12	Hameau du Bouquet (pr. Elbeuf.)..	1.0067	5 1	5 1	33 08	33 08	traces	trace	— 0°00	5 04	3 91	7 36	4 11	Poiré pur jus. Vieux. Réc. 1890.
13	Id. Id.	1.0174	4 4	5 5	58 48	41 70	17 70	17 70	— 3°10	4.00	3 06	7 13	4 17	— Nouv. — 1891
14	Id. Id.	1.0010	4.7	»	16 20	»			0°00	3.58	2 55	5 54	2 09	Cidre vieux, mouillé de moitié.
15	Id. Id.	1.0068	3.2	4 0	27.36	13 66	14.70	15 00	— 3°00	2.70	1 90	3 33	2 54	Cidre nouveau, mouillé aux 2/3.

Analyses de Cidres divers (X. Rocques)

| | CIDRES MOUSSEUX | | | | | CIDRES NON MOUSSEUX ALLEMANDS | | | | |
	de Villaviciosa (Espagne)	de Redon	ALLEMANDS			1	2	3	4	5
			1	2	3					
Alcool	5 1	5 25	7 95	6 9	7 2	5 45	5.9	5 5	6 5	5 95
Extrait sec à 100°	68 20	62 96	86 36	110 64	98 04	15 80	17 88	15 68	19 16	18 80
— dans le vide	76 40	71 10	94 00	122 20	110 60	22 40	24.60	22 80	25 60	25 60
Sucre réducteur	53 79	43 62	66 55	43 87	87 94	1 34	2.21	1 74	2 43	1 80
Saccharose	néant	néant	»	»	»	néant	néant	néant	néant	néant
Cendres totales	2 50	3 16	»	»	»	2 21	2 94	2 29	2 99	2 99
Acidité (totale	3 92	2 89	3 23	3 50	3 06	2 79	3 36	3 14	3 14	3 18
en SO⁴H² (fixe	2 86	2 06	2 74	2 94	2 60	2 15	2 69	2 35	2 74	2 58
(volatile	1 06	0 83	0 49	0 56	0 46	0 64	0 67	0.79	0 40	0 60
Cendres solubles										
Carbonate de potasse	1 79	1 89	»	»	»	1 70	»	1 71	»	»
Sulfate —	0 24	0 58	»	»	»	0 20	»	0 29	»	»
Chlorures	0 04	0 04	»	»	»	traces	»	traces	»	»
Cendres insolubles	0 41	0 66	»	»	»	0 22	0 29	0 23	0 27	0 28
Acide tartrique	0 32	0 70	0 42	0 34	0 50	0 42	0 29	0 40	0 29	0 29
Tanin	0 06	0 54	0 24	0 36	0 27	0 19	»	0 19	»	»
Acide sulfureux libre	»	»	»	»	»	»	0.015	»	traces	traces
— — total	»	»	»	»	»	»	0.054	»	0 018	0 022

Les cidres allemands sont complètement fermentés, très limpides, tout à fait secs et peu acides; ils ressemblent à du vin blanc, et n'ont guère le goût de nos cidres.

« *Coquelicot.* — En employant pour 4^{cc} de cidre 1^{cc} d'une solution d'alun à 10 0/0 et 3^{cc} d'une solution de carbonate de soude également au 1/10e, on obtient une laque *rouge carmin*, tandis que la cochenille donne une laque lilas devenant bleu violacé au contact de l'air.

« *Nitrorhubarbe.* — Un cidre qui contient ce colorant donne une laque *brune* lorsqu'il est traité par une solution de protochlorure d'étain. La cochenille donne une laque *rose* violacé.

« La nitrorhubarbe est soluble dans l'éther ; en traitant la solution éthérée par un peu d'ammoniaque, on obtient une coloration *rouge*.

(Sanglé-Ferrière.)

C) *Altérations.* — Le cidre étant peu riche en alcool et en acides, mais par contre, riche en éléments solides (sucres, matières extractives, sels de potasse) représente un bon milieu de culture pour les microorganismes. Et, en effet, il est sujet à de nombreuses maladies d'origine microbienne.

Les principales sont :

1° *L'acétification*, qui a les mêmes causes que l'acescence du vin et surtout de ce que le cidre a été abandonné au contact de l'air dans des fûts en vidange.

2° *Le noircissement.* Le noircissement semble être dû, le plus généralement, à une action diastasique et dans quelques cas spéciaux à la présence d'une quantité anormale de fer.

3° *La graisse*, qui est due aux mêmes causes que la graisse des vins blancs.

BIÈRE

La bière est une boisson provenant de la fermentation d'un moût préparé à l'aide de malt d'orge, de houblon et d'eau.

Le décret du 28 juillet 1908 dispose, au sujet de la bière :

Article premier. — Il est interdit de détenir ou de transporter en vue de la vente, de mettre en vente ou de vendre sous la dénomination de « bière » un produit autre que la boisson obtenue par la fermentation alcoolique d'un moût fabriqué avec du houblon et du malt d'orge pur ou associé à un poids au plus égal de malt provenant d'autres céréales, de matières amylacées, de sucre interverti ou de glucose.

Art. 2. — Doit être désignée sous le nom de « petite bière », la bière provenant d'un moût dont la densité est inférieure à 2 degrés.

Art. 3. — Ne constituent pas des manipulations et pratiques frauduleuses aux termes de la loi du 1er août 1905 les opérations ci-après énumérées qui ont pour objet la fabrication régulière ou la conservation de la bière :

1° La clarification, soit en chaudière, soit pendant ou après la fermentation, à l'aide des substances dont l'emploi est déclaré licite par arrêté pris de concert par les Ministres de l'Intérieur et de l'Agriculture, sur l'avis du Conseil supérieur d'hygiène publique et de l'Académie de médecine ;

2° La pasteurisation ;

3° L'addition de tanin dans la mesure indispensable pour effectuer le collage ;

4° La coloration au moyen du caramel ou d'extraits obtenus par torréfaction des céréales et substances dont l'emploi est autorisé, dans la fabrication de la bière, par l'article 1er du présent décret ;

5° Le traitement par l'anhydride sulfureux pur provenant de la combustion du soufre et par les bisulfites purs, à la double condition que la bière ne retienne pas plus de 50 milligrammes d'anhydride sulfureux, libre et combiné, par litre, et que l'emploi des bisulfites soit limité à 5 grammes par hectolitre.

ART. 4. — Est interdite l'addition à la bière de tous antiseptiques autres que l'anhydride sulfureux, les bisulfites et ceux qui pourront être ultérieurement autorisés dans les formes prévues au paragraphe 1er de l'article 3 ci-dessus.

ART. 5. — Il est interdit de détenir en vue de la vente, de mettre en vente, ou de vendre des produits désignés sous une appellation ou dans des termes de nature à faire croire que les boissons préparées à l'aide de ces produits peuvent être légalement mélangées à la bière, ou même vendues séparément comme bière.

ART. 6. — Les produits présentés au public comme pouvant servir, soit à la fabrication des moûts, soit aux manipulations et pratiques autorisées par l'article 3 du présent décret, doivent être désignés sous une appellation faisant connaître expressément la nature et la composition de ces produits.

Les article 7, 8 et 9 sont conformes à ceux qui ont été donnés au sujet du vinaigre.

L'analyse de la bière comprend :

1° *L'examen des caractères organoleptiques et détermination de la densité* ;

2° *L'analyse chimique proprement dite* ;

3° *La recherche des falsifications, des altérations et des substances étrangères.*

EXAMEN DES CARACTÈRES ORGANOLEPTIQUES

La bière de bonne qualité est limpide, transparente. Celle qui est trouble ou contient des particules solides en suspension le doit à ce que la fermentation y est encore en activité et qu'il y persiste du gluten. En faisant bouillir la bière on coagulera aisément ce gluten.

La bière riche en CO_2 se recouvre, dans les verres où on la verse, d'une mousse blanchâtre à fines bulles et comme crémeuse, à moins qu'elle ne soit à très basse température ; dans ce cas, elle ne se couvre pas de mousse.

La couleur de la bière est pâle, ambrée ou brune. Cette dernière teinte n'indique pas toujours une forte proportion d'extrait ; elle est obtenue soit par un excès de torréfaction du malt, soit par l'addition de substances colorantes.

La saveur doit être fraîche, spiritueuse, donnant une impression de moelleux. Elle ne doit avoir d'autre goût que celui du malt ou du houblon. Il faut se méfier d'une trop grande amertume et d'une saveur sucrée trop prononcée.

Pour reconnaître si une bière est bien fermentée et dépouillée, ajouter 10^{cc} de bière à une solution de sulfate de fer à 10 grammes pour 150^{cc} d'eau :

Le trouble qui se produit doit se rassembler au bout de 15 à 30 minutes en un précipité qui n'occupe pas plus de 1/6 du volume de la liqueur, si la bière est bien fermentée.

Détermination de la densité. — On la détermine au moyen d'un densimètre donnant le 1/10000e ou par la méthode du flacon, à la température de + 15°; pour cette dernière détermination, on doit priver la bière de CO^2 par agitation.

Cette densité varie de 1014 à 1030.

Densité primitive. — Si A est la richesse alcoolique de la bière ; N sa teneur en extrait réel (voir page 280), sa densité primitive est donnée par

$$p = \frac{100\ (2.0665 \times A \times N)}{100 + (1,0065 \times A)}$$

L'arrêté ministériel du 24 janvier 1901 fixe les conditions de détermination de la *densité originelle* de la bière à l'état de moût (c'est-à-dire de l'excès de poids de 1 litre de moût, ayant fourni la bière, sur celui d'un égal volume d'eau).

A : mesurer exactement, à la température de + 15°, dans une fiole jaugée, 250^{cc} de bière : les transvaser dans un ballon de verre de 500^{cc}, laver à deux reprises la fiole avec 10^{cc} d'eau distillée et joindre ces eaux de lavage à la bière ; relier le ballon à un réfrigérant descendant, distiller et arrêter la distillation lorsqu'on a recueilli 170 à 175^{cc}; compléter le volume de 250^{cc} à la température de + 15°, avec de l'eau distillée, agiter, verser le liquide dans une éprouvette en verre de 30 centimètres de hauteur et de 36 millimètres de diamètre, prendre le titre à 15° au moyen d'un alcoomètre divisé en cinquièmes de degrés.

Noter le degré à cette température et le rapprocher de la table XXVIII : le chiffre correspondant représente la densité ou poids spécifique du moût transformé en alcool.

B. Verser dans la fiole de 250^{cc} le résidu de la distillation qui se trouve dans le ballon, laver le ballon deux ou trois fois avec 10^{cc} ou 15^{cc} d'eau distillée et compléter, avec de l'eau distillée, le volume de 250^{cc} à +15°, agiter, verser le liquide dans l'éprouvette ; plonger dans ce liquide à +15°, le densimètre, et noter le degré à cette température.

C. Ajouter à la densité trouvée, d'après la table XXVIII, pour le produit de la distillation, le degré qui accuse au densimètre, le résidu de la distillation ; la somme de ces deux chiffres représente *la densité originelle* ou le *poids spécifique original* de la bière essayée.

TABLE XXVIII

A (1)	B	A	B	A	B	A	B
0 1	0.04	3 1	1.78	6 1	3 74	9.1	5 64
0 2	0 09	3 2	1 84	6 2	3 81	9.2	5 71
0.3	0 14	3 2	1 91	6 3	1 88	9 3	5 71
0 4	0 19	3.4	1 97	6 4	3 95	9 4	5 83
0.5	0.24	3 5	2 03	6 5	4 02	9 5	5 88
0.6	0 28	3 6	2 10	6 6	4 08	9 6	5 94
0.7	0 33	3 7	2 16	6 7	4 15	9 7	6 00
0 8	0.39	3 8	2 22	6 8	4 21	9 8	6 07
0 9	0 44	3 9	2 29	6 9	4 27	9 9	6 13
1.0	0 50	4	2.34	7	4 34	10	6 19
1 1	0.55	4 1	2 41	7 1	4 40	10 1	6 26
1 2	0 60	4 «2	2 48	7 2	4 47	10 2	6.33
1 3	0 66	4 3	2 54	7 3	4 52	10 3	6 38
1 4	0 72	4 4	2 61	7 4	4 58	10 4	6 44
1 5	0 78	4 5	2 67	7 5	4 64	10 5	4 51
1.6	0 84	4 6	2 74	7 6	4 70	10 6	6 57
1 7	0 90	4 7	2 79	7 7	4 76	10 7	6 65
1 8	0 96	4.8	2 86	7 8	4 82	10 8	6 70
1.9	1 02	4 9	2 92	7 9	4 88	10.9	6 76
2.0	1.09	3	2 98	8	4 95	11	6 82
2 1	1 15	5 1	3 05	8 1	5 01	11 1	6 89
2 2	1 22	5 2	3 12	8 2	5 08	11 2	6.96
2.3	1 28	5 3	3 16	8 3	5 15	11 3	7 02
2 4	1 35	5 4	3 25	8 4	5 21	11 4	7 09
2.5	1 41	5 5	3 32	8 5	5 27	11 5	7 16
2.6	1 48	5 6	3 39	8 6	5 34	11 6	7 25
2 7	1 53	5 7	3 46	8 7	5 40	11 7	7 36
2.8	1 60	5 8	3 53	8 8	5 47	11 8	7 36
2 9	1 66	5 9	3 60	8 9	5 53	11 9	7 43
3 0	1.72	6 0	3 67	9	5 59	12	7 50

ANALYSE CHIMIQUE

Le *Journal Officiel* n'a prescrit aucune méthode d'analyse de la bière.

Pour procéder à l'analyse chimique, on agite fortement l'échantillon, puis on filtre : sur le filtrat on dose *l'alcool*.

Dosage de l'alcool. a) *Par distillation.* — Mesurer 250^{cc} de liquide, ajouter une pincée de tanin, distiller et recueillir 100^{cc} de distillat, compléter le volume de 200^{cc} avec de l'eau distillée et prendre le degré réel du liquide comme pour le vin.

b) *Méthode indirecte.* — Cette méthode est fondée sur la différence de densité qui existe entre la bière primitive et la bière dont on a chassé l'alcool par ébullition.

Si *d* est la densité de la bière ;

____

(1) A : Degré alcoolique de la bière. — B : Degrés au-dessus de 100 du poids spécifique primitif du moût transformé.

Si D est la densité de la bière privée d'alcool ;

Si A quantité d'alcool contenu dans la bière ;

On a A $= 1 + d - $ D

On opère de la façon suivante :

Mesurer 100^{cc} de bière débarrassée de l'acide carbonique, dans une capsule de porcelaine placée sur un bain de sable. Chauffer doucement en élevant lentement la température et faire bouillir pour chasser l'alcool, évaporer jusqu'à 50^{cc}, ajouter 50^{cc} d'eau et placer le liquide dans un flacon jaugé de 10^{cc}, rincer la capsule, ajouter les eaux de lavage au liquide du flacon, compléter 100^{cc} avec de l'eau, prendre la densité du liquide, lorsque ce dernier est revenu à $+ 15°$.

Prendre, d'autre part, la densité de la bière non bouillie ; la densité de la bière non bouillie étant additionnée de 1, on en retranche la densité de la bière bouillie et la différence exprime la densité d'un liquide alcoolique ayant la richesse de la bière ; chercher dans la table alcoométrique de Gay-Lussac (table V) les degrés correspondants à cette densité.

Ainsi si on a :

$$d = 1,026$$
$$D = 1,032.$$

On écrira : $1 + 1,026 - 1,032 = 0,994$.

Si on se rapporte à la table VIII on verra que la densité 0,994 correspond à une richesse alcoolique de 4°. La bière examinée contiendra donc 4 0/0 d'alcool en volume. On transforme le volume en poids, s'il est nécessaire, (voir page 142).

Les bières les plus faibles renferment de 2 à 3 0/0 en poids d'alcool, les plus fortes 3,6 et même 8 0/0.

Dosage de l'extrait. — L'extrait ne peut être effectué que par voie indirecte.

On évapore lentement, dans une capsule plate de porcelaine, jusqu'à réduction au quart du volume primitif, 100^{cc} de bière débarrassée de son acide carbonique. On ramène, avec de l'eau distillée, le liquide à son ancien volume. On détermine à 15°, la densité D de la solution de l'extrait et l'on obtient la quantité de ce dernier à l'aide de la table de Windish où E représente le poids d'extrait pour 100 grammes.

TABLE DE WINDISH

D	E	D	E	D	E	D	E	D	E	D	E
1 0000	0.00										
1	0 03	1	1 32	1	2 63	1	3 90	1	5 19	1	6.49
2	0 05	2	1 34	2	2 66	2	3 93	2	5 22	2	6 51
,3	0 08	3	1 37	3	2 69	3	3 95	3	5 25	3	6 54
4	0 10	4	1 39	4	2 71	4	3 98	4	5 27	4	6 56
5	0 13	5	1 42	5	2 74	5	4.00	5	5 30	5	6 59
'6	0 15	6	1 45	6	2 76	6	4 03	6	4 3	6	6.62
7	0 18	7	1 47	7	2 79	7	4 06	7	5 35	7	6 64
8	0 20	8	1 50	8	2 82	8	4 08	8	5 38	8	6 67
9	0 23	9	1 52	9	2 84	9	4 11	9	5 40	9	6 70
1 0010	0 26	1 0060	1 55	1.0110	2 87	1 0160	4 13	1.0210	5 43	1 0260	6 72
1	0 28	1	1 57	1	2 89	1	4 16	1	5 45	1	6 75
2	0 31	2	1 60	2	2 92	2	4 19	2	5 48	2	6 77
3	0 34	3	1 63	3	2 94	3	4 21	3	5 51	3	6 80
4	0 36	4	1 65	4	2 97	4	4 24	4	5 53	4	6 82
5	0 39	5	1 68	5	3 00	5	4 26	5	5 56	5	6 85
6	0 41	6	1 70	6	3 02	6	3 29	6	5 58	6	6 88
7	0 44	7	1 73	7	3 02	7	4 31	7	5 61	7	6 90
8	0 46	8	1 76	8	3 05	8	4 34	8	5 64	8	6 93
9	0 49	9	1 78	9	3.07	9	4 37	9	5 66	9	6 95
1 0020	0 52	1 0070	1 81	1 0120	3 10	1 0170	4 39	1 0220	5 69	1 0270	6 98
1	0 54	1	1 83	1	3 12	1	4 42	1	5 71	1	7 01
2	0 57	2	1 86	2	3 15	2	4 44	2	5 74	2	7 03
3	0 59	3	1 88	3	3 18	3	4.47	3	5 77	3	7 06
4	0 62	4	1 91	4	3 20	4	4 50	4	5 79	4	7 08
5	0 74	5	1 94	5	3 23	5	4 52	5	5 82	5	7 11
6	0 67	6	1 96	6	3 26	6	4 55	6	5 84	6	7 13
7	0 67	7	1 99	7	3 28	7	4 57	7	5 87	7	7 16
8	0 72	8	2 01	8	3 31	8	4 60	8	5 89	8	7 19
9	0 75	9	2 04	9	3 33	9	4 63	9	5 92	9	7 21
1 0030	0 77	1 0080	2 07	1 0130	3 36	1 0180	4 65	1 023	5 94	1 0280	7 24
1	0 80	1	2 12	1	3 38	1	4 68	1	5 97	1	7 26
2	0 82	2	2 14	2	3 41	2	4 70	2	6 00	2	7 29
3	0 85	3	2 17	3	3 43	3	4 73	3	6 02	3	7 32
4	0 87	4	2 19	4	3 46	4	4 75	4	6 07	4	7.34
5	0 90	5	2 22	5	3 49	5	4 78	5	6 09	5	7 37
6	0 93	6	2 25	6	3 51	6	4 81	6	6 10	6	7 39
7	0 95	7	2 27	7	3 54	7	4 83	7	6 12	7	7 42
8	0 98	8	2 30	8	3 56	8	4 86	8	6 15	8	7 45
9	1 00	9	2 32	9	3 59	9	4 88	9	6 18	9	7 47
1 0040	1 03	1 0090	2 35	1 0140	3 62	1 0190	4 91	1 0240	6 20	1 0290	7 50
1	1 06	1	2 38	1	3 64	1	4 94	1	6 23	1	1 52
2	1 08	2	2 40	2	3 67	2	4 96	2	6 25	2	7 55
3	1 11	3	2 43	3	3 69	3	5 09	3	6 28	3	7 58
4	1 13	4	2 45	4	3 72	4	5 01	4	6 31	4	7 60
5	1 16	5	2 48	5	3 75	5	5 04	5	6 33	5	7 63
6	·1 18	6	2 50	6	3 77	6	5 06	6	6.36	6	7 65
7	1 21	7	2 53	7	3 80	7	5 09	7	6.38	7	7 68
8	1 24	8	2 56	8	3.82	8	5.11	8	6 41	8	7 70
9	1 26	9	2 58	9	3.85	9	5 14	9	6 44	9	7 73
1.0050	1 29	1.0100	2 61	1 0150	3 87	1 200	5 17	1 0250	6 46	1.0300	7 76

D	E	D	E	D	E	D	E	D	E	D	E
1 0301	7 78	1 0355	9 18	1 0409	10 58	1 0463	11 99	1 0517	13 39	1 0581	14 80
2	7 81	6	9 21	1 0410	10 61	4	12 01	8	13 42	2	14 82
3	7 83	7	9 23	1	10 63	5	12.04	9	13 44	3	14 85
4	7 86	8	9 26	2	10 66	6	12 06	1 0520	13 47	4	14 87
5	7 89	9	9 29	3	10 69	7	12 09	1	13 49	5	14 90
6	7 91	1 0360	9 31	4	10 71	8	12 12	2	13 52	6	14 93
7	7 94	1	9 34	5	10 74	9	12.14	3	13 55	7	14 95
8	7 97	2	9 36	6	10 76	1.0470	12.17	4	13 57	8	14 98
9	7 99	3	9 39	7	10 79	1	12 19	5	13.60	9	15 00
1.0310	8 02	4	9 42	8	10 82	2	12 22	6	13 62	1.0580	15 03
1	8 04	5	9 44	9	10 84	3	12 25	7	13 65	1	15 06
2	8 07	6	9.47	1 0420	10 87	4	12 27	8	13 67	2	15 08
3	8 09	7	9 49	1	10 90	5	12 30	9	13 70	3	15 11
4	8 12	8	9 52	2	10 92	6	12 32	1 0530	13 73	4	15 14
5	8 14	9	9 55	3	10 95	7	12.35	1	13 75	5	15 16
6	6 17	1 0370	9 57	4	10 97	8	12.38	2	13 78	6	15.19
7	8 20	1	9 60	5	11 00	9	12.40	3	13 80	7	15 22
8	8 22	2	9 62	6	11 03	1.0480	12 43	4	13 83	8	15 24
9	8 25	3	9 65	7	11 05	1	12 45	5	13 86	9	15 27
1.0320	8 27	4	9.68	8	11 08	2	12 48	6	13.89	1.0590	15 29
1	8 30	5	9.70	9	11 10	3	12 51	7	13.91	1	15.32
2	8 33	6	9.73	1.0430	11 13	4	12 53	8	13.94	2	15 35
3	8 35	7	9 75	1	11 15	5	12 56	9	13.96	3	15 37
4	8 38	8	9 78	2	11 18	6	12 58	1 0540	13 99	4	15 40
5	8 40	9	9 80	3	11.21	7	12 61	1	14 01	5	15 42
6	8 43	1.0380	9 83	4	11 23	8	12 64	2	14 04	6	15 45
7	8 46	1	9 86	5	11 26	9	12 66	3	14 07	7	15 48
8	8 48	2	9 88	6	11 28	1.0490	12 69	4	14 09	8	15 50
9	8.51	3	9 91	7	11.31	1	12.74	5	14 12	9	15 53
1 0330	8 53	4	9.93	8	11.34	2	12.74	6	14.14	1 0600	15 55
1	8 56	5	9.96	9	11.36	3	12.77	7	14 17	1	15 58
2	8 59	6	9 99	1.0440	1 390	4	12 79	8	14 20	2	15 61
3	8 61	7	10 01	1	11 42	5	12 82	9	14 22	3	15 63
4	8 66	8	10 04	2	11 44	6	12 84	1.0550	14.25	4	15 66
5	8 64	9	10 06	3	11 47	7	12 87	1	14 28	5	15 68
6	8 69	1.0390	10 09	4	11.49	8	12 90	2	14 30	6	15 71
7	8 72	1	10 11	5	11 52	9	12 92	3	14 33	7	15.74
8	8 74	2	10 14	6	11 55	1.0500	12 95	4	14 35	8	15.76
9	8 77	3	10 17	7	11 57	1	12 97	5	14.38	9	15.79
1.0340	8 79	4	10 19	8	11 60	2	13 00	6	14 41	1.0610	15.81
1	8 82	5	10 22	9	11 62	3	33 03	7	14 43	1	15.84
2	8 85	6	10 25	1 0450	11 65	4	13.05	8	14 46	2	15.87
3	8 87	7	10 27	1	11 68	5	13 08	9	14 48	3	19 89
4	8 90	8	10 30	2	11.70	6	13.10	1.0560	14 51	4	15 92
5	8 92	9	10 32	3	11 73	7	13.13	1	14 54	5	15.94
6	8 95	1.0400	10 45	4	11 75	8	13 15	2	14 56	6	15.97
7	8 97	1	10.37	5	11 78	9	13.18	3	14 59	7	16 00
8	9 00	2	10 40	6	11 81	1.0510	13.21	4	14 61	8	16 02
9	9 03	3	10.43	7	11 83	1	13.23	5	14.64	9	16.04
1 0350	9 05	4	10.45	8	11.86	2	13.26	6	14 67	1.0620	16.07
1	9 08	5	10 48	9	11 88	3	13 29	7	14 69	1	16.10
2	9 10	6	10 51	1.0460	11.91	4	13.31	8	14 72	2	16 13
3	9 13	7	10 53	1	11 94	5	13 34	9	14 74	3	16 15
4	9.16	8	10 56	2	11.96	6	13.36	1.0570	14.77	4	16 18

D	E	D	E	D	E	D	E	D	E	D	E
1.0625	16 21	1 0679	17 62	1 0733	19 03	1 0787	20 44	1 0841	21 86	1.0895	23 28
6	16 23	1 0680	17 64	4	19 05	8	20 47	2	21.88	6	23 30
7	16 26	1	17 67	5	19 08	9	20 49	3	21 91	7	23 33
8	16 28	2	17 69	6	19 10	1 0790	20 52	4	21 94	8	23 35
9	16 31	3	17 72	7	19 13	1	20 55	5	21 96	9	23 38
1.0630	16 33	4	17 75	8	19 16	2	20 57	6	21 99	1 0900	23 41
1	16 36	5	17 77	9	19 18	3	20 60	7	22 02	1	23 43
2	16 39	6	17 80	1 0740	19 21	4	20 62	8	22 04	2	23 46
3	16 41	7	17 83	1	19 23	5	20 65	9	22 07	3	23 49
4	16 44	8	17 85	2	19 26	6	20 68	1 0850	22 09	4	23 51
5	16 47	9	17 88	3	19 29	7	20 70	1	22 12	5	23 54
6	16 49	1 0690	17 90	4	11 39	8	20 7	2	22 15	6	23 57
7	16 52	1	17 93	5	19 34	9	20 75	3	22 17	7	23 59
8	16 54	2	17 95	6	19 37	1 0800	20 78	4	22 20	8	23 62
9	16 57	3	17 98	7	19 31	1	20 81	5	22 22	9	23 65
1.0640	16 60	4	18 01	8	19 42	2	20 83	6	22 25	1.0910	23 67
1	16 62	5	18 03	9	19 44	3	20 86	7	22 28	1	23 70
2	16 65	6	18 06	1 0750	19 47	4	20 89	8	22 30	2	23 72
3	16 68	7	18 08	1	19 50	5	20 91	9	22 33	3	23 75
4	16 70	8	18 11	2	19 52	6	20 94	1 0860	22 36	4	23 77
5	16 73	9	18 14	3	19 55	7	20 96	1	22 38	5	23 80
6	16 75	1.0700	18 16	4	19 58	8	20 99	2	22 41	6	23 83
7	16 78	1	18.19	5	19 60	9	21 02	3	22 43	7	23 85
8	16 80	2	18 22	6	19 63	1 0810	21 04	4	22 46	8	23 88
9	16 83	3	18 24	7	19 65	1	21 07	5	22 49	9	23 91
1.0650	16 86	4	18 27	8	19 68	2	21 10	6	22 51	1.0920	23 93
1	16 88	5	18 30	9	19 71	3	21 12	7	22 54	1	23 96
2	16 91	6	18 32	1.0760	19 73	4	21 15	8	22 57	2	23 99
3	16 94	7	18 35	1	19 76	5	21 17	9	22 59	3	24 01
4	16 96	8	18 37	2	19 79	6	21 20	1 0870	22 62	4	24 04
5	16 99	9	18 40	3	19 81	7	21 23	1	22.65	5	24.07
6	17 01	1.0710	18.43	4	19 84	8	21 25	2	22 67	6	24 09
7	17 04	1	18 45	5	19 86	9	21 28	3	22 70	7	24 12
8	17.07	2	18 48	6	19 89	1.0820	21 31	4	22 72	8	24 14
9	17 09	3	18 50	7	19 92	1	21 33	5	22 75	9	24 17
1 0660	17.12	4	18 53	8	19 94	2	21 36	6	22 78	1.0930	24 20
1	17.14	5	18 56	9	19 97	3	21 38	7	22 80	1	24 22
2	17.17	6	18 58	1.0770	20 00	4	21 41	8	22 83	2	24 26
3	17 20	7	18 61	1	20 02	5	21.44	9	22 86	3	24 27
4	17.22	8	18 63	2	20 05	6	21 46	1 0880	22 88	4	24 30
5	17 25	9	18 66	3	20 07	7	21 49	1	22 91	5	24 33
6	17.27	1.0720	18 69	4	20 10	8	21 52	2	22 93	6	24 35
7	17 30	1	18.71	5	20 12	9	21 54	3	22 96	7	24.38
8	17.33	2	18 74	6	20 15	1.0830	21 57	4	22 99	8	24.41
9	17.35	3	18 76	7	21 18	1	11 59	5	23 01	9	24 43
1.0670	17.38	4	18 79	8	20 20	2	21 62	6	23 04	1.0940	24.46
1	17.41	5	18 82	9	20 23	3	21 65	7	23 07	1	24.49
2	17.43	6	18 84	1.0780	20 26	4	21 67	8	23.09	2	24.51
3	17.46	7	18 87	1	20 28	5	21 70	9	23.12	3	24.54
4	17.48	8	80 90	2	20 31	6	21 73	1.0890	23.14	4	24.57
5	17 51	9	18 95	3	20 34	7	21 75	1	23 17	5	54.59
6	17 54	1.0730	18.95	4	20 35	8	21 78	2	23 20	6	25.62
7	17.56	1	19.97	5	20 35	9	21 80	3	23.22	7	24 64
8	17.59	2	19.00	6	20.41	1.0840	21.83	4	23.25	8	24 67

D	E	D	E	D	E	D	E	D	E	D	E
1.0949	24.70	1 0983	25 59	1 1027	26 49	1 1031	27 38	1 1085	28 82	1 1119	29 17
1.0950	24.72	4	25 62	8	28 51	2	27 41	6	26 30	1 1120	29 20
1	24.75	5	25 64	9	26 54	3	27 43	7	28 33	1	27 23
2	24.78	6	25 67	1.1020	26 56	4	27 46	8	28 36	2	29 25
3	24 80	7	25 70	1	26 59	5	27 49	9	28 38	3	29 28
4	24 82	8	25 72	2	26 62	6	27 51	1 1090	28 41	4	29 31
5	24 85	9	25 75	3	26 64	7	27 54	1	28 43	5	29 33
6	24 88	1.0990	25 78	4	26.67	8	27 57	2	28 46	6	29 36
7	24 91	1	25 80	5	26.70	9	27 59	3	28 49	7	29 39
8	24 93	2	25 83	6	26 72	1.1060	27 62	4	28 51	8	29 41
9	24 96	3	25 85	7	26 75	1	27 65	5	28 54	9	29 44
1.0960	24 99	4	23 88	8	26 78	2	27 67	6	28 57	1.1130	29 47
1	25 01	5	25 91	9	26 80	3	27 70	7	28 59	1	29 49
2	25 04	6	27 93	1.1030	26 83	4	27 72	8	28 62	2	29.52
3	25 07	7	25 96	1	26 85	5	27 75	9	28.65	3	29 54
4	25 09	8	45 99	2	26 88	6	27 78	1 1100	28.67	4	27.95
5	25 12	9	26 01	3	26 91	7	27 80	1	28 70	5	29 60
6	25 14	1 0000	26 04	4	64 93	8	27 83	2	28.73	6	29 62
7	27 17	1	26 06	5	26 96	9	27 86	3	28.75	7	29 65
8	25 20	2	26 09	6	26 99	1.1070	27 88	4	28.78	8	29 68
9	25 22	3	26 12	7	27 01	1	27 91	5	28 81	9	29 70
1.0970	25 25	4	26 14	8	27 04	2	27 93	6	28 83	1.1140	29 73
1	25 28	5	26 17	9	27 07	3	27 96	7	28 86	1	23 76
2	25 30	6	26 20	1 1040	27 09	4	27 99	8	28 88	2	29 78
3	25 33	7	26 22	1	27 12	5	28 01	9	28 91	3	29.81
4	25 36	8	26 25	2	27 15	6	28 04	1.1110	28 94	4	29 83
5	25 38	9	26 27	3	27 17	7	28 07	1	28 96	5	29 86
6	25 41	1.1010	26 30	4	27 20	8	28 09	2	28.99	6	29 89
7	25 43	1	26 33	5	27 22	9	28 12	3	29 02	7	29 91
8	25 46	2	26 35	6	27 25	1.1080	28 15	4	29 04	8	29 94
9	25 49	3	26.38	7	27.27	1	8 17	5	29 07	9	29 96
1.0980	25 51	4	26 41	8	27 30	2	28 20	6	29 09	1.1150	29 99
1	25 54	5	26 44	9	27 33	3	28 22	7	29 12		
2	25 56	6	26 46	1 1050	25 30	4	28825	8	29.15		

Connaissant la richesse alcoolique de la bière ainsi que sa teneur en extrait, on peut déterminer une série de données qui servent à caractériser la qualité d'une bière ; ce sont :

L'extrait du moût primitif, ou extrait du moût avant fermentation :

Formule de Holzner :

$$\text{Extrait primitif} = \frac{100\,(e + 2{,}0665\,A)}{100 + 1.0665\,A}$$

e Richesse en extrait de la bière ;

A Richesse en alcool de la bière.

Le degré réel de fermentation, c'est-à-dire la quantité d'extrait qui a disparu pendant la fermentation.

$$\text{Degré réel de fermentation} = \frac{100\,(E - e)}{E}$$

E = Extrait en grammes de 100^{cc} de moût primitif.

e = Extrait en grammes de 100^{cc} de bière.

La bière laisse environ 2 à 8 grammes d'extrait pour 100 (4 grammes en moyenne).

L'extrait du moût primitif est de 5 à 20 grammes pour 100 (5 à 8 grammes pour les bières de table, 12 0/0 au minimum pour les bières de bock)

Le degré réel de fermentation de la bière de table est de 44 0/0, celui de la bière de bock est inférieur à ce chiffre.

Dosage de l'acidité. — *Acidité totale* : Chauffer 100^{cc} de bière à 40 ou 50° dans un ballon de 250^{cc}. Après refroidissement, parfaire le volume de 200^{cc} avec de l'eau distillée. Agiter.

Prélever 100^{cc} du liquide et titrer l'acidité au moyen de la solution déci-normale de soude et de la phtaléine du phénol ; soit : N^{cc}.

$$N \times 0,098 = \text{Acidité totale (en } SO^4H^2) \text{ de 1 litre de bière.}$$

Acidité fixe. — Evaporer au bain-marie les 100^{cc} de bière restant de la liqueur préparée précédemment.

Reprendre le résidu par l'eau, évaporer de nouveau au bain-marie, recommencer plusieurs fois cette opération pour chasser l'acide acétique, redissoudre le résidu final dans l'eau et titrer l'acidité comme précédemment, soit : N'^{cc} de soude déci-normale.

$$N'^{cc} \times 0,098 = \text{acidité fixe (en } SO^4H^2) \text{ de 1 litre de bière.}$$

L'acidité de la bière est souvent exprimée en acide lactique. 1^{cc} de solution déci-normale alcaline correspond à $0^{gr}009$ d'acide lactique.

Acidité volatile. — Elle est représentée (en SO^4H^2) par litre de bière par :

$$(N - N') \times 0,098 \ ;$$

ou en acide acétique par $(N - N') \times 0,12$.

Acide carbonique total. — A $20C^{cc}$ de bière, ajouter un excès de chlorure de baryum ammoniacal (ammoniaque 3 grammes, $BaCl^2$, 2 grammes, eau 45 grammes). Filtrer *rapidement* et laver le précipité à l'eau distillée bouillante, pendant un quart d'heure, dissoudre le précipité dans HCl pur.

Dans cette solution doser la baryte à l'état de SO^4Ba et calculer l'acide carbonique d'après le poids de ce sulfate, sachant que 100 parties de sulfate de baryte correspondent à 18,17 CO^2. On pourrait plus simplement peser le carbonate de baryte lavé à l'eau bouillante et desséché; son poids $\times$ 0,2233 donnerait le poids de CO^2 correspondant.

Dosage des cendres. — Evaporer à sec dans une capsule tarée 100^{cc} de bière, calciner au rouge faible ; après refroidissement, peser.

L'augmentation de poids $\times$ 10 donne la proportion des cendres de un litre de bière.

La bière de table laisse de 0,12 à 0,40 0/0 de cendres.

Si la teneur en cendres est supérieure à 0,30 0/0, et que l'acidité est inférieure à 0,077 0/0 en acide acétique, on a affaire à une bière aigrie et additionnée de CO^3Na^2.

Acide phosphorique. — 50 ou 100^{cc} de bière additionnés de 1 gramme de CO^3Na^2 sont évaporés à sec et incinérés ; reprendre les cendres par l'eau légèrement aiguisée d'AzO^3H, ajouter à la solution de l'acétate de soude en solution acétique et titrer l'acide phosphorique par la liqueur d'urane. (Voir Documents Physicochimiques.)

La bière renferme de $0^{gr}50$ à $0^{gr}10$ d'acide phosphorique ; une teneur inférieure à $0^{gr}5$ 0/0 indique un succédané du malt.

Acide chlorhydrique. — On dosera les chlorures dans la solution nitrique des cendres (Voir café torréfié.)

Les bières françaises ne renferment que des traces de chlore. Les bières allemandes en contiennent 2 à 4 grammes pour cent de cendres.

Dosage du maltose, de la dextrine et des matières albuminoïdes. — Evaporer au bain-marie en consistance sirupeuse 50^{cc} de bière, délayer le sirop obtenu dans 2 à 3^{cc} d'eau et délayer ce liquide dans 100^{cc} d'alcool à 70°, laver le vase dans lequel s'est faite la précipitation avec de l'alcool au même degré et filtrer sur un filtre taré.

A) La solution filtrée alcoolique est évaporée, le résidu additionné d'eau, puis cette solution de nouveau évaporée pour chasser l'alcool. Le dernier résidu est redissous dans l'eau de façon à faire 100^{cc}. Cette solution décolorée au moyen du sous-acétate de plomb, sert à doser le maltose avec la liqueur cuivrique (voir saccharimétrie).

B) Le résidu resté sur le filtre est séché à 100° dans un flacon taré ; on obtient son poids en retranchant le poids du filtre du poids total.

Soit P son poids, il représente la dextrine, les matières albuminoïdes et minérales. Diviser ce résidu sec en deux portions : la première fournit par incinération le poids des sels insolubles dans l'alcool, c'est-à-dire presque tous les sels de la bière.

Soit α le poids de la première portion avant incinération, x l'augmentation de poids de la capsule après incinération.

On a: SELS INSOLUBLES PAR LITRE $\dfrac{x \times P \times 20}{v} = p.$

La deuxième portion p' sert à doser l'azote par la méthode Kjeldahl sur 20^{cc} de bière (voir farines). Le poids d'azote trouvé multiplié par 6,452, donne le poids des matières albuminoïdes contenues dans le poids p' de la 2e portion du résidu.

MATIÈRES ALBUMINOIDES PAR LITRE $= \dfrac{P \times 20 \times Azote \times 6,452.}{p'}$

Le poids de matières azotées est d'environ 6 0/0.

Si l'on retranche du produit que l'on obtient en multipliant par 20 le poids P, la somme des poids des insolubles dans l'alcool et des matières albuminoïdes. la différence donnera la somme des GOMMES ET DE LA DEXTRINE contenues dans 1 litre de bière.

La proportion de dextrine est de 3 à 6 0/0.

Dosage de la glycérine. — (Voir falsifications.)

Dosage de l'acide sulfureux (1). — (Comme aux vins.)

Interprétation des résultats. — Dans une bonne bière, le poids d'extrait varie de 4 à 8 0/0, au minimum : 3,5.

L'alcool varie entre 3 et 9 0/0. Le poids de l'alcool doit toujours être inférieur à celui de l'extrait, une proportion égale ou supérieure fera supposer l'addition d'alcool ou de glucose.

Le rapport du poids de l'alcool à celui de l'extrait varie entre $\frac{5}{10}$ et $\frac{8}{10}$.

L'acidité totale évaluée en acide lactique ne doit pas être supérieure au $\frac{4}{100}$ du poids de l'extrait.

La bière ne devra pas renfermer plus de 0^{gr}1 0/0 de $C_2H_4O_2$.

Le rapport des acides fixes aux acides volatils est de $\frac{30}{11}$.

La proportion normale de CO_2 est de 0,20 0/0 en moyenne, au-dessous de 0,10 0/0 la bière est éventée.

Cendres : 1^{gr}50 à 3 grammes par litre, le poids de cendres est de 2,5 à 5 0/0 du poids de l'extrait.

L'acide phosphorique constitue de 25 à 40 0/0 du poids des cendres.

Maltose 20 à 35 0/0 du poids de l'extrait.

Dextrine, 30 à 35 0/0 du poids de l'extrait.

Matières albuminoïdes 6 à 8 0/0 du poids de l'extrait.

Glycérine 0,10 à 0,50 0/0 du poids de l'extrait.

Le rapport de la glycérine à l'alcool est en moyenne de $\frac{4,8}{100}$ $\left(\text{dans le vin } \frac{7 \text{ à } 9}{100}\right)$. Si on trouve une plus forte proportion de glycérine, on concluera à l'addition de cette substance.

---

(1) Voir page 272, décret du 28 juillet 1908 pour la proportion d'acide sulfureux tolérée dans les bières.

Il résulte d'un travail de M. Bonn que les bières non sulfitées contiennent normalement une proportion d'acide sulfureux (SO_2) comprise entre 0^{g}16 et 0^{g}25 par litre. Il y aurait lieu, suivant l'auteur, de tenir compte de cette proportion normale, et de déterminer, par différence, la quantité de SO_2 ajoutée par le fabricant.

Toute bière qui ne présentera pas la composition minima suivante :

Alcool en volume...................... 3 0/0
Extrait sec .... 35^{gr} par litre
Cendre 1,5

doit être considérée comme mouillée et vendue comme petite bière.

Le décret du 28 juillet 1908 (page 272) considère comme petite bière oute bière provenant d'un moût dont la densité est inférieure à 2° (article 2).

BIÈRES DIVERSES
(Extrait des documents du Laboratoire Municipal)

		ALCOOL 0/0 en volume	EXTRAIT par litre	CENDRES par litre
Belges	Lambick	6 02	37 0	3 2
	Faro	4 15	42 0	2 9
	Bière d'orge	4 35	34 0	2.9
	Uytzet................	3 0	44 0	—
	Bières blanches	3 3	40 0	—
	— diverse	5 8	55 0	—
Anglaises	Ale	6 2	66 0	—
	Porter	6 4	65 0	—
Françaises	Strasbourg	4 7	46 5	3 2
	Lille	4 1	46 5	—
	Paris	3 5	60 0	—
	Nancy, Toul, Tantonville	5 6	57 0	2 9
	Lyon	5 5	50 0	—
Allemandes	Saxe	3 7	58 0	2.5
	Bavière	4.5	72 0	2.9
	Hanovre, Holstein	4.2	59 0	2.5
Autrichiennes	Vienne-Moravie	3 5	61 0	2.0
	Bohême................	3.6	47 0	2.0

RECHERCHE DES FALSIFICATIONS, DES MATIÈRES ÉTRANGÈRES ET DES ALTÉRATIONS

A) *Falsifications.* — 1° Addition d'eau ou mouillage. — On cache cette addition en ajoutant du chlorure de sodium ou de l'alcool du commerce.

L'eau ajoutée en excès à la bière abaisse la proportion d'extrait qu'elle doit contenir normalement, le rapport du poids de l'alcool à celui de l'extrait deviendra inférieur à la moyenne.

La présence de NaCl sera indiquée par la saveur salée de la bière et par le précipité abondant que donnera la bière avec $AgAzO^3$.

2° Addition d'alcool. — L'addition d'alcool, tout en relevant le degré alcoolique, abaissera la proportion d'extrait ; une proportion d'alcool égale ou supérieure au poids de l'extrait indiquera l'addition d'alcool, car le poids de l'alcool doit toujours être inférieur à celui de l'extrait.

B) *Matières étrangères.* — *a)* Matières colorantes étrangères (caramel). — Agiter la bière avec une solution de tanin qui décolorera la bière, si la coloration est naturelle ; elle n'a aucune action sur le caramel (Schuster).

Ajouter à la bière le double de son poids de sulfate d'ammoniaque cristallisé et trois volumes d'alcool fort.

Si la bière est colorée naturellement, le réactif la décolorera en donnant un dépôt brun.

Si elle est colorée avec du caramel, le réactif ne la décolorera pas et donnera un précipité gris.

b) Addition de sirop de fécule, de glucose, de mélasse ou de glycérine pour parer à l'orge qui manque (succédanés du malt). — La substitution du glucose au malt réduit le poids d'extrait et de substances azotées, augmente la proportion d'alcool et introduit dans la bière du SO^4Ca, tout en diminuant la proportion normale d'acide phosphorique. Il en est de même de l'addition de mélasse.

La glycérine sera déterminée par le procédé suivant : 300^{cc} de bière évaporés au 1/3 sont agités avec 200^{cc} d'éther de pétrole ; après séparation des liquides, décanter la couche aqueuse inférieure, l'agiter une deuxième fois avec 200^{cc} d'éther de pétrole qui enlève la résine de houblon ; décanter, alcaliniser la liqueur aqueuse avec de l'eau de baryte, agiter avec le double de son volume d'un mélange de deux parties d'alcool absolu et de trois parties d'éther, laisser reposer. Evaporer au bain-marie, puis sur l'acide sulfurique, la solution éthérée dans une capsule tarée. L'augmentation de poids de la capsule donnera le poids de glycérine de 300^{cc} de bière.

La proportion de glycérine est au maximum de $0^{gr}50$ 0/0.

Les liqueurs provenant de l'épuisement par l'éther de pétrole, donnent par évaporation le poids de résine de houblon.

c) Addition d'antiseptiques (acides salicylique, sulfureux, benzoïque, saccharine). (Voir recherche des agents de conservation.)

d) Addition de matières amères (succédanés du houblon).

Evaporer à une chaleur douce jusqu'à consistance sirupeuse, un litre de bière ; ajouter au résidu cinq fois son volume d'alcool à 95°, agiter fréquemment pendant 24 heures.

Décanter alors l'alcool et le remplacer par une nouvelle quantité de même liquide.

Réunir les liqueurs alcooliques, les filtrer, les distiller au bain-marie, prélever une petite portion d'extrait alcoolique, y ajouter trois parties d'eau, y placer un petit fragment de laine et chauffer pendant une heure au bain-marie, retirer la laine, la laver à l'eau. Si elle est colorée en jaune, la traiter par le sulfhydrate d'ammoniaque ; si elle vire au rouge, *acide picrique*.

Agiter longuement le reste de l'extrait alcoolique avec six parties de benzine pure, décanter la benzine et recommencer le traitement ; réunir les liquides d'épuisement et les distiller au bain-marie.

a) Distillat. — Diviser le distillat obtenu en trois parties, que l'on placera dans trois capsules.

a) Ajouter à la première quelques gouttes AzO^3H (D = 1,35) coloration rouge : *brucine*.

b) Ajouter à la seconde quelques gouttes SO^4H^2 concentré, coolration violette : *colocynthine*.

c) Ajouter à la troisième un cristal de bicarbonate de potasse et SO^4H^2, coloration pourpre : *strychnine*.

b) Résidu insoluble de la benzine. — Chasser la benzine au bain-marie, traiter le résidu par l'alcool amylique pur ; si l'alcool se colore en jaune ou en rose vineux et s'il laisse par évaporation un résidu amer, en évaporer une petite quantité sur une lame de verre.

Il se forme des cristaux devenant rouges au contact successif du salpêtre, de SO^4H^2 et de NaOH : *picrotoxine*.

Si le résidu est résineux et sent le safran : *aloès*.

La solution alcoolique se colore en rouge par SO^4H^2 : *salicine*.

C) *Altérations*. — 1° Altérations spontanées. — Acétification (bière aigrie). On apprécie cette altération :

a) En déterminant le rapport de l'alcool à l'extrait. Le poids de l'alcool sera de beaucoup inférieur à celui de l'extrait.

b) En faisant un essai acidimétrique en tenant compte des proportions d'acide acétique (3 0/000 et d'acide lactique ($0^{gr}50$ 0/000) que la bière renferme normalement.

La limite d'acidité totale exprimée en acide lactique est au maxima, pour les bières de fermentation basse, de $2^{gr}70$ 0/000, au minima, $1^{gr}08$; pour l'acide acétique, la limite maxima est de $0^{gr}30$ 0/000 ; au-dessus de ces limites la bière, si elle contient en même temps des ferments acétiques, doit être considérée comme aigre.

Dans les bières de fermentation haute, on trouve une plus grande quantité d'acide acétique.

c) *Arsenic* (Méthode Allen). — On opère sur 100^{cc} de bière qu'on additionne de HCl et d'une petite quantité d'eau de brome, pour éliminer les sulfures, après avoir fait bouillir pendant quelques minutes, on ajoute une petite quantité de chlorure cuivrique en solution chlorhydrique pour réduire As sous forme de As^2O^3. On plonge alors dans la liqueur une feuille de Cu de 1^{cc} et on fait bouillir pendant une 1/2 heure en remplaçant l'eau évaporée. La feuille de Cu est coupée en petites lamelles que l'on chauffe dans un petit tube fermé à un bout. En présence de As, on obtient de cette manière un dépôt caractéristique cristallin (octaèdres ou tétraèdres) de As^2O^3.

D *Examen microscopique*. — La bière trouble peut être examinée directement au microscope : si elle est faiblement louche, on la laissera reposer pendant deux jours à l'obscurité dans un endroit frais.

Pour recueillir le dépôt, décanter la bière au moyen d'un siphon en évitant de remuer le dépôt.

Le trouble de la bière peut être dû aux impuretés suivantes :

1° *Levure normale* : cellules arrondies ou ovales ;

2° *Levures sauvages* : cellules ovales allongées en forme de saucisses (on ne

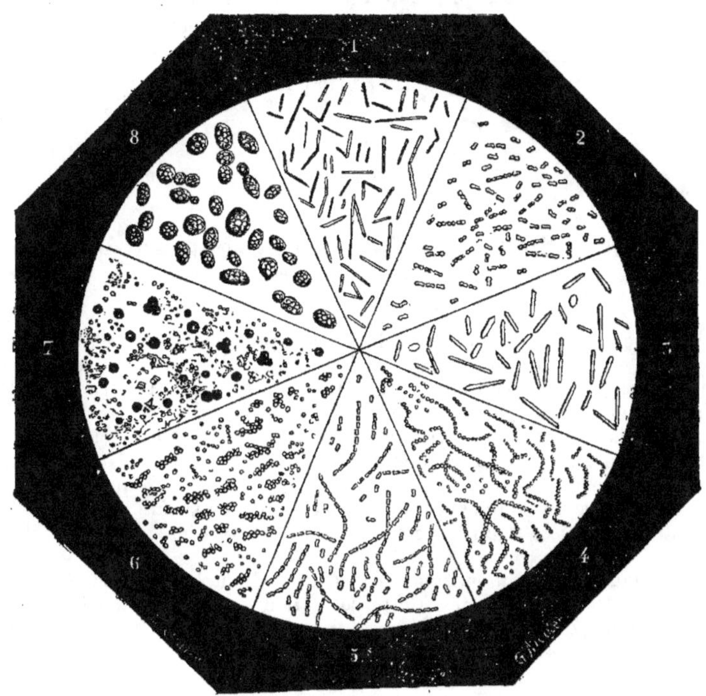

Fig. 8. — Maladies de la bière (1).

1. Ferment de la *bière tournée* (bâtonnets ou filaments simples ou articules).

2. Ferment de la *bière lactique* (articles étranglés en leur milieu, isolés ou réunis par 2 ou par 3.

3. Ferment de la *bière putride* (vibrions animés de mouvements rapides).

4. Ferment de la *bière filante* (granules sphériques réunis en chapelets).

5. Ferment de la *bière piquée* (micoderma aceti).

peut déterminer exactement les levures sauvages que par des essais de cultures) ;

3° *Bactéries* : ce sont surtout des sarcines (microcoques réunis en groupes de quatre, formant des cubes ou des amas ; on peut aussi rencontrer le saccharobacillus pastorianus (bactéries filiformes).

____

(1) Dictionn. Baudrimont de 1882, p. 205, fig. 46.

La bière rendue trouble par ces bactéries présente parfois une odeur et une saveur anormales, une augmentation de l'acidité et devient quelquefois filante ;

4° *Amidon* (dextrines, amylo et érythrodextrine) : provenant d'une transformation incomplète du malt en sucre pendant le brassage ; une solution iodo-iodurée permet de reconnaître la présence de ces substances en communiquant à la bière une coloration violette, bleue ou brun-rougeâtre ;

5° *Substances résineuses* provenant du houblon : elles se présentent au microscope sous forme de petites granulations ou de petites masses s'émiettant facilement, de couleur jaune ou brun foncé, se colorant en rouge avec l'orseille et disparaissant sous l'action de la potasse caustique à 1 0/0.

Appendice aux Boissons fermentées

CIDRES FACTICES. — A côté des cidres vrais, plus ou moins frelatés, il existe des liquides vendus sous le nom de cidre et qui ne contiennent pas du jus de pomme ; ils sont formés d'eau sucrée aromatisée artificiellement et rendus acides au moyen de l'acide tartrique ou citrique.

Russel et Barcker (*Analyst.* avril 1909) recommandent le procédé suivant pour s'assurer de la présence du jus de pommes :

On évapore au bain-marie, jusqu'à 10cc environ, 100cc du liquide suspect ; on agite le résidu avec un volume égal d'éther acétique ; on sépare le liquide éthéré de la solution aqueuse, et on le verse lentement et avec précaution sur de l'eau de chaux.

Le jus de pomme est annoncé par la formation d'une bande jaune à la surface de séparation des deux liquides. Cette coloration est fugace, mais elle permet, d'après les auteurs, de déceler la présence d'une partie de jus de fruit dans 1000 parties de liquide.

ALIMENTS SUCRÉS

Généralités et Saccharimétrie

L'ensemble des méthodes employées pour doser les matières sucrées constitue la *saccharimétrie*.

Deux méthodes générales sont usitées :

A : *La saccharimétrie physique.*

B : *La saccharimétrie chimique.*

A ces deux méthodes, il convient d'en ajouter une troisième employée dans l'industrie, *la saccharométrie ou glycométrie,* qui a pour but de déterminer le poids d'un sucre en solution, d'après la densité de cette solution.

SACCHARIMÉTRIE PHYSIQUE

Principes. — Les sucres en dissolution possèdent la propriété de dévier le plan de la lumière polarisée.

On nomme *angle de polarisation,* ou encore *déviation,* la valeur (exprimée **en degrés de circonférence**), de l'angle dont a tourné le rayon de lumière polarisée. Cet angle se mesure au moyen du polarimètre.

On nomme *pouvoir rotatoire spécifique* d'un corps par rapport à une radiation donnée n, la déviation (comptée négativement à gauche, positivement à droite) imprimée (en degrés de circonférence) au plan de polarisation de la lumière par le corps considéré, observé sous une densité et une épaisseur égales à l'unité (l'unité de densité étant celle de l'eau distillée à $+ 4°$, l'unité d'épaisseur étant égale à un décimètre).

Si donc une substance active de densité $= d$, examinée sous une épaisseur de l décimètres, donne une déviation A par rapport à une radiation n, son pouvoir rotatoire α_n sera exprimé par une rotation $(d \times l)$ fois moindre et pourra s'écrire :

$$\alpha_n = \frac{d \times l}{A}$$

Mais si au lieu d'être solide, le corps actif est en dissolution dans un liquide inactif, dans la proportion de p grammes de substances pour un volume total V de dissolution (le dissolvant pouvant être considéré comme ayant pour effet de permettre aux molécules du corps dissous de devenir mobiles et de s'écarter suffisamment les unes des autres pour occuper un volume V avec un poids p), d représentera encore la densité de la substance, mais prise sous le volume V que le dissolvant lui a fait acquérir, pour un poids p qui reste constant ; dans ce cas $d = \dfrac{p}{V}$, et de l'équation précédente on tirera en remplaçant d par sa valeur

$$1) \qquad \alpha = \frac{A}{\dfrac{p}{V} \times l} = \frac{A}{p \times l}$$

de la valeur (1) on tire :

$$A = \frac{\alpha\, lp}{V} \quad \text{et} \quad \alpha = \frac{AV}{lp}$$

p étant le poids en grammes de substance, dissous dans le volume V de solution (mesuré en centimètres cubes).

De la valeur (1) on tire encore :

$$(2) \qquad p = \frac{AV}{\alpha\, l}$$

qui donne le poids p de substance contenu dans un volume V de solution.

Si au lieu d'un poids p contenu dans *un volume* V de solution on veut connaître le poids p' contenu dans *un poids* déterminé de la solution, on aura en remplaçant dans (2) V par P (P et d étant le poids et la densité de la solution)

$$(3) \qquad \alpha = \frac{A\,P}{lp'd}$$

et

$$(4) \qquad p' = \frac{AP}{\alpha\, ld}$$

Ces formules permettent de résoudre tous les problèmes de dosage des sucres en dissolution dans un liquide inactif, en tenant compte, toutefois que le pouvoir rotatoire change souvent pour certains sucres avec la température, la concentration des solutions, et aussi avec la durée de la dissolution.

Voici, rapportés à la raie D du Sodium, les pouvoirs rotatoires des principaux sucres :

Saccharose $\alpha_D = + 66{,}5$ pour des solutions contenant moins de 14 0/0 de sucre (1).

---

(1) La température a une influence négligeable ; d'après Andrew, le coefficient serait de 0,00017 pour la diminution de α_D par degré centigrade.

Glucose anhydre ($C^6H^{12}O^6$) α_D = + 52°74 pour des solutions ne contenant pas plus de 14 0/0 de sucre.

Sucre interverti. (1) α_D = — 27°9 + 0,33 t pour une concentration inférieure à 14 0/0 ; à 0° α_D = — 27,9; à + 10° α_D = — 24,5 ; à +15° α_D = — 23,1 à + 17°5 α_D = — 22,4 ; à + 20 α_D = — 21,4 ; à + 30 α_D = — 18.

Lévulose α_D = — 101°22 — 0,56 t ; t étant la température de l'observation : le pouvoir rotatoire de ce sucre étant très variable, il est difficile d'en faire un usage pratique en saccharimétrie.

Maltose α_D = + 140,375 — 0,01837 P — 0,095 T ; P étant la teneur en sucre de la solution et T la température d'observation : à + 20° et pour une concentration ne dépassant pas 10 0/0 α_D = + 138,3.

Lactose hydraté ($C^{12}H^{22}O^{11} + H^2O$) α_D + = 52,47 à + 20°. Ce pouvoir rotatoire n'est pas influencé par la concentration de la solution, pourvu que cette concentration ne dépasse pas 36 0/0.

Dextrines α_D = + 194,8.

Le glucose, le maltose et le lactose, présentant le phénomène de la birotation, les chiffres donnés pour α_D s'appliquent à une solution préparée depuis 24 heures ou soumise à l'ébullition aussitôt sa préparation.

Des Saccharimètres et Polarimètres

Les appareils que l'on utilise en saccharimétrie optique sont de deux sortes : 1° LES SACCHARIMÈTRES qui servent à mesurer la richesse en sucre de canne d'une solution, d'après la rotation que cette solution peut produire, rotation que l'on détermine au moyen d'une lame de quartz de rotation contraire de celle de la substance que l'on étudie, et dont l'épaisseur peut varier jusqu'à ce que les actions contraires des deux substances se détruisent complètement. (Compensation.)

Dans ces appareils on ne mesure donc pas la déviation du plan de polarisation, mais l'épaisseur à donner à la substance compensatrice, pour obtenir une compensation parfaite. Ils portent une graduation de 0 à 100 degrés, avec un vernier donnant le 1/10e de degré.

L'appareil étant réglé au 0, une lame de quartz dextrogyre de un millimètre d'épaisseur y produira une déviation de 100 degrés ; c'est donc l'angle de rotation (21°40' soit 21°67) de cette lame, qui est divisé en 100 parties égales.

Le point 100 degrés correspond aussi à la déviation d'une solution sucrée, contenant 16^{gr}29 de saccharose pur dans 100^{cc} d'eau distillée du système métrique. (Voir poids normal.)

Ce poids de 16^{gr}29 est aujourd'hui définitivement adopté, mais il a varié depuis l'origine de la saccharimétrie.

Clerget avait indiqué 16^{gr}51, puis 16^{gr}47 et enfin 16^{gr}35.

La prise d'essai officielle de MM. Girard et de Luynes est de 16^{gr}19.

---

(1) Le pouvoir rotatoire du sucre interverti n'est pas la moyenne de ceux du glucose et du lévulose, parce que ces sucres, résultant du dédoublement du saccharose, ont des pouvoirs rotatoires de signes contraires.

Le congrès international de chimie (juillet et août 1896) a émis le vœu qu'elle fût modifiée.

La Commission, sur le rapport de M. Mascart, a proposé les conclusions suivantes :

La graduation saccharimétrique (0 — 100) étant comprise dans l'angle 21°67 ; la lumière jaune étant monochromatique et ne contenant autant que possible que les raies D, la température étant de 20° C, le tube mesurant 20 centimètres de longueur, le poids normal (ou prise d'essai), c'est-à-dire la quantité de sucre qu'il convient de dissoudre dans une quantité d'eau telle que la solution occupe un volume de 100^{cc} à la température de 20° C, est de 16^{gr}29 (1).

Or, puisque 16^{gr}29 de sucre dissous dans 100^{cc} d'eau et examinés dans les conditions précédentes, produisent une déviation de 100 degrés ; toutes les fois que 16^{gr}29 de sucre brut, seront dissous et examinés dans les mêmes conditions, produiront une déviation de N degrés, c'est que le sucre renfermera N 0/0 de saccharose pur. (Voir usage des polarimètres.)

Dans ces appareils, chaque degré compris entre 0 degré et 100 degrés est un *degré saccharimétrique* ou encore *un degré centième de sucre*, puisqu'il indique la teneur de sucre pur contenu dans 100 parties de sucre brut (2).

Les appareils français types sont le saccharimètre Soleil-Duboscq et le saccharimètre Laurent-Jobin.

2° LES POLARIMÈTRES A DOUBLE ÉCHELLE. —(Polarimètres-Saccharimètres). Ces appareils comportent une graduation *en degrés d'arc* qui indique la déviation angulaire imprimée à la lumière polarisée par la solution active, et une deuxième graduation spéciale divisée *en centièmes de sucre*, c'est-à-dire *en degrés saccharimétriques*, graduation correspondant exactement à la graduation du saccharimètre. Ces appareils fonctionnent à la lumière monochromatique jaune (raie D du sodium).

Les appareils français types sont ceux de *M. Laurent* et de *M. Duboscq*. Ce sont des polarimètres à *pénombre*, c'est-à-dire présentant à l'œil deux intensités différentes d'une même couleur. Les variations d'intensité des deux moitiés du champ lumineux étant très rapides pour de très petits changements angulaires de l'analyseur, on peut saisir avec une grande exactitude le point de l'égalité des teintes, et par conséquent l'angle exact dont la matière active a fait dévier le plan de la lumière polarisée. (2)

Les graduations de ces appareils sont portées par un cadran sur lequel sont gravées deux graduations concentriques (fig. 9).

---

(1) Pour corriger le degré saccharimétrique, lorsque l'observation n'est pas faite exactement à +20° centigrades, multiplier le degré obtenu par

$$1 \mp 0,00045 (t — 20)$$

t étant la température d'observation ; on emploie le signe + lorsque la température d'observation est supérieure à + 20° centigrades.

(2) Pour la théorie optique de tous les appareils saccharimétriques, voir l'*Essai élémentaire des principes de saccharimétrie optique*, de M. Césaro (Bruxelles, chez Hayez), où l'auteur, évitant l'emploi des formules trigonométriques de manière à mettre son travail à la portée de tous les lecteurs, donne l'explication des différents types de saccharimètres et polarisaccharimètres.

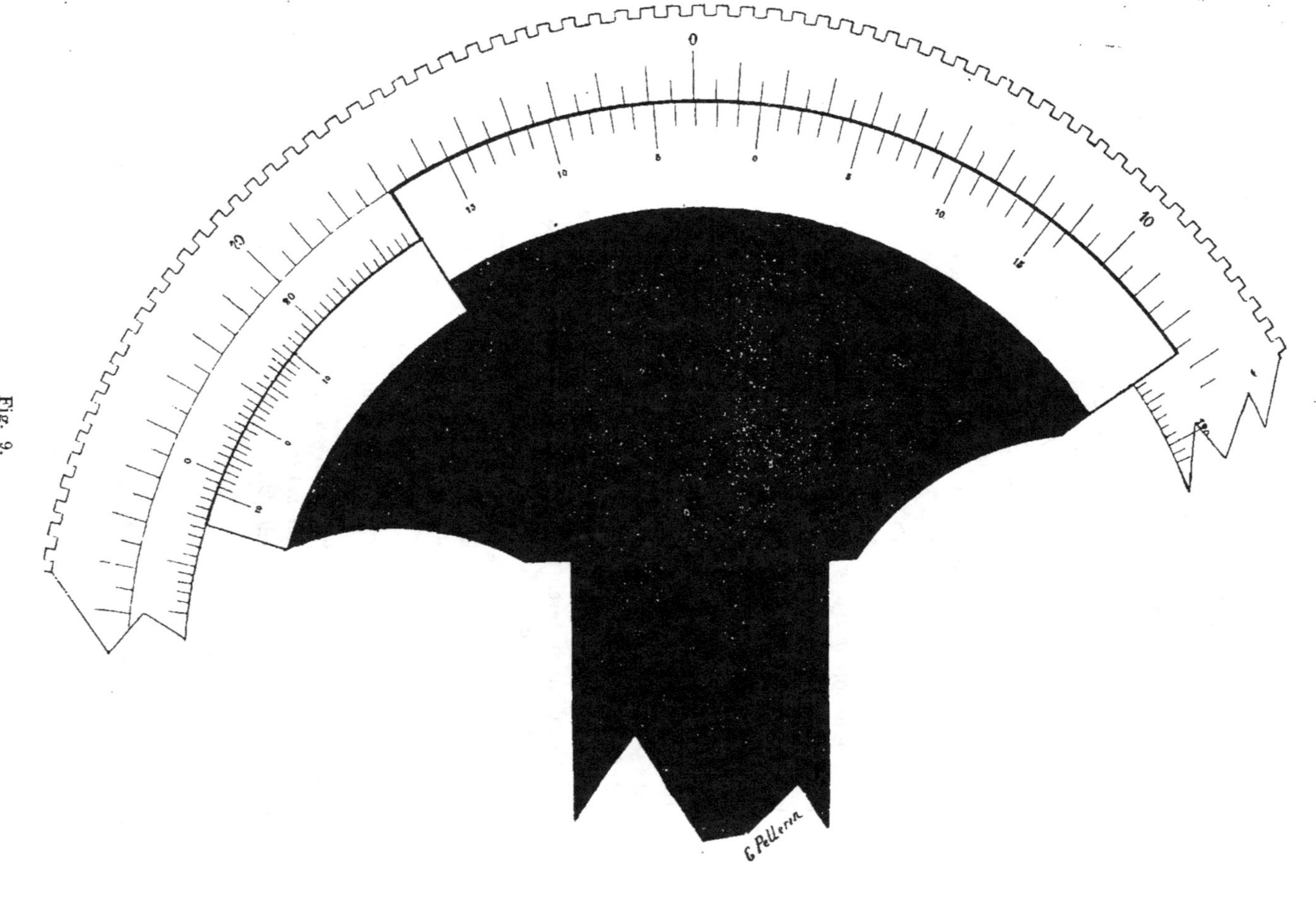

Fig. 9.

1° *Une graduation en centième de sucre*, dont les divisions fournissent les mêmes indications que la graduation des saccharimètres.

Les grands degrés de cette graduation sont des *degrés saccharimétriques*, les petits sont des dixièmes de degrés.

Cette graduation est intérieure sur le cadran, elle correspond au vernier de gauche ; ce vernier est au 1/10e (c'est-à-dire que l'espace de 9 degrés de l'échelle est divisé sur le vernier en 10 parties égales, de sorte que chaque degré du vernier est moins grand de 1/10e que celui de l'échelle). On fait la lecture de manière que le 0 du vernier fournisse les degrés entiers et que tel trait du vernier, qui coïncide avec une division de l'échelle, de manière à présenter une ligne droite, indique le nombre de dixièmes de degrés. (Voir fig. 9.)

Dans la figure on lit au vernier + 6°7 ; car le 0 du vernier est compris entre la 6e et la 7e division supérieure, et le trait du vernier qui correspond exactement à un degré supérieur est le 7e.

2° *Une graduation en degrés d'arc*, extérieure sur le cadran et correspondant au vernier de droite. Elle est faite en degrés et demi-degrés (30 minutes). Le vernier porte 15 divisions numérotées de 2 en 2 (de 0 à 30) et correspondant chacune à 2 minutes ; il est donc au 1/15e.

Pour la lecture directe du zéro du vernier, on évalue d'abord le nombre de degrés et de demi-degrés *du cercle*, puis on cherche sur le vernier la division qui coïncide avec une division quelconque du cercle.

Dans la figure le zéro correspond à 1 division 1/2 du cercle : on lit 1°30' (1 degré 30 minutes).

Mais supposons que le zéro du vernier soit situé entre le 4e degré et le 4e degré et demi du cercle et que la 12e division coïncide avec une division quelconque du cercle, on lira 4°12' (4 degrés 12 minutes).

Supposons enfin que le zéro du vernier soit situé entre 4° 1/2 et 5°, il faudra ajouter aux 12 minutes du vernier les 30 minutes correspondant au demi-degré, et on lira 4°42' (4 degrés 42 minutes).

1° polarimétrique = 4°615 saccharimétriques.

1° saccharimétrique = 0°2167 polarimétrique.

RÈGLE GÉNÉRALE. — A) *Pour transformer les degrés saccharimétriques lus à l'appareil en degrés d'arc, on multiplie le nombre de degrés saccharimétriques par 0,2167, puis on transforme les décimales obtenues en minutes du polarimètre.*

Ainsi on lit 6°7 saccharimétriques, on écrira

$$6°7 \times 0{,}2167 = 1°45$$

puis on transforme 45 en fractions décimales au moyen du tableau XXIX, ou suivant la formule

$$\frac{45 \times 60}{100} = 27$$

6°7 saccharimétriques équivalent donc à 1°27 degrés polarimétriques.

B) *Pour transformer les degrés d'arc lus à l'appareil en degrés saccharimétriques, on commence par transformer les minutes en fractions décimales au moyen de la table XXIX, ou au moyen de la formule* $\dfrac{N \times 100}{60}$, *N étant le nombre de minutes polarimétriques, puis on multiplie le résultat par 4,615.*

TABLE XXIX

Conversion des minutes d'arc en fractions décimales et réciproquement (1)

MINUTES du polarimètre	MINUTES en fractions décimales	MINUTES en fractions décimales	MINUTES du polarimètre
1	0 016	0 01	0^{m}36^s
2	0.032	0 02	1 12
3	0.050	0 03	1 48
4	0.065	0 04	2 24
5	0.083	0 05	3 00
6	0.100	0.06	3 36
7	0 116	0 07	4 12
8	0.133	0 08	4 48
9	0 150	0.09	5 24
		0 10	6 00
		1 00	60^{m}00

Ainsi si on a lu à l'appareil 1°27, on écrira pour transformer 27' en fraction décimale.

$$\frac{27 \times 100}{60} = 45$$

puis on multipliera 1°45 par 4,615 ce qui fournira 6°691 soit 6°7 en chiffres ronds.

Graduation Vivien. — Quelques appareils portent une graduation spéciale dite *de Vivien*, à la place de la graduation en degrés d'arc :

Cette graduation comporte 162°, correspondant à 100° saccharimétriques et 21°67 degrés d'arc :

Donc, d'après ce qui précède :

16^{gr}29 de sucre dissous dans 100^{cc} d'eau donnent :
{ 100 degrés saccharimétriques (centièmes de sucre).
{ 21,67 degrés d'arc.
{ 162 degrés Vivien.

---

(1) Exemple : 1°27' = 9 × 0,050 = 1°45 fractions décimales.

1,45 décimales = 9 × 3,00 = 1°27'

1° saccharimétrique = $0^{gr}1629$ saccharose dans 100^{cc} de solution.
1° d'arc   = $0^{gr}7518$ —
1° Vivien   = $0^{gr}100$ —
Voir pour la conversion des degrés le tableau page 298.

Poids normal ou charge-type. — Une lame de quartz de 1 millimètre d'épaisseur, interposée sur le trajet du rayon de lumière polarisée, le fait dévier d'un angle de 21°40' (soit 21°67 en centièmes) vers la droite ou vers la gauche, suivant qu'il est dextrogyre ou lévogyre. (Page 291.)

Or les substances sucrées ayant la même action que la lame de quartz, on nomme *poids normal* d'un sucre, le poids de ce sucre qui, dissous dans 100^{cc} d'eau distillée, donne u ne solution qui, examinée dans un tube de 2 décimètres de longueur produit une déviation de 21°40' (soit 21°67), c'est-à-dire égale à celle que produit la lame de quartz de 1 millimètre d'épaisseur.

Si on connaît le pouvoir rotatoire spécifique d'un sucre, on en déduit facilement son poids normal.

Dans la formule $\alpha_D = \dfrac{AV}{lp}$

si on fait $V = 100$

on a
$$\alpha_D = \frac{100\,A}{lp}$$

d'où
$$p = \frac{100\,A}{\alpha_D\,l}$$

Si enfin on fait $A = 21°67$ et $l = 2$ on a *le poids normal* P par

$$P = \frac{21°67 \times 100}{2 \times \alpha_D}$$

On trouve ainsi que les poids normaux sont pour les appareils français.

Saccharose = $16^{gr}29$
Glucose = $20^{gr}44$.

Sucre interverti = $\dfrac{21°67 \times 100}{0,66\,T - 55,8} = 5C^{gr}80$ (à $+ 20°$)

Lévulose = $\dfrac{21°67 \times 100}{1,12\,T - 202,44} = 12^{gr}03$ (à $+ 2C°$)

Maltose = $7^{gr}80$
Lactose hydraté = $20^{gr}62$
Lactose anhydre = $19^{gr}60$
(Voir Table des poids normaux, page 298.)

Volume des dissolutions. — *Le litre vrai ou litre métrique* utilisé en France est le volume de 1 kilogramme d'eau distillée à $+ 4°$ centigrades pesé dans le vide.

100^{cc} d'eau à + 4° centigrades, pèsent donc exactement 100 grammes.

En pratique, on pèse le litre dans l'air et avec des poids en laiton ; dans ces conditions, en tenant compte des corrections,

$$100^{cc} \text{ d'eau distillée pèsent..} \begin{cases} \text{à } + 15° & 99^{gr}808. \\ \text{à } + 17°5 & 99^{gr}758. \\ \text{à } + 20° & 99^{gr}720. \end{cases}$$

En d'autres termes :

    100^{cc}192 d'eau distillée pèsent 100 grammes à + 15°

    100^{cc}232   —   —   + 17°5

    100^{cc}280   —   —   + 20°

Le litre de Mohr ou litre apparent utilisé en Allemagne, est le volume de 1 kilogramme d'eau distillée à + 17°5 centigrades et pesé dans l'air.

100^{cc} d'eau distillée pèsent 99^{gr}768 d'après ce litre.

100^{cc}232 de ce litre équivalent donc à 100^{cc} du litre français, et réciproquement.

Le poids normal de sucre pour le litre français est de 16^{gr}29, c'est-à-dire pour 100^{cc} d'eau distillée pesant 99^{gr}808 à + 15° ou 99^{gr}768 à + 17°5, etc.

Le poids normal allemand est de 26^{gr}048 dissous dans 100^{cc}232 d'eau distillée à + 17°5.

Ce poids normal devient 25^{gr}999 (soit 26 gr.), si on le rapporte au jaugeage français. (Voir Saccharimètres allemands et Table des poids normaux, page 298.)

Saccharimètres allemands

Les principaux appareils allemands de polarisation sont :

Le *saccharimètre Soleil-Wentzke-Scheibler*, dont la mise au point est basée sur l'obtention de l'égalité des teintes de deux demi-disques de quartz.

Le *polarimètre à pénombres de Schmidt et Haensch*, dont la mise au point consiste à obtenir l'égalité d'éclairement des deux moitiés du champ visuel.

Le *polaristrobomètre de Wild* : dans cet appareil on détermine le pouvoir rotatoire en prenant comme point de repère la disparition de franges d'interférence qui se produisent dans le champ visuel.

Les constructeurs allemands (Wentzke, Schmidt, etc.) ont pris pour base de leurs divisions saccharimétriques une solution sucrée ayant à + 17°5 centigrades, une densité de 1,100, la densité de l'eau à + 17°5 étant prise pour unité, ils ont marqué 100° à l'angle (34°24) fourni par cette solution examinée au tube de 2 décimètres.

Cette solution contient un poids de 26^{gr}048 de saccharose pur dans 100^{cc}23 d'eau à 17°5 (litre de Mohr). C'est leur *poids normal*.

    1° saccharimétrique = 0^{gr}2605 de sucre pur dans 100^{cc} d'eau.

ce poids dissous dans 100^{cc} à + 20° centigrades (litre français) doit être de 26 grammes (voir précédemment).

Les poids normaux des différents sucres pour ces graduations sont indiquées dans le tableau suivant :

TABLE XXX

Poids normaux pour le saccharimètre, d'après Sidersky
(Poids à dissoudre dans 100^{cc})

	α_D	FRANÇAIS				ALLEMAND	
		Ancienne formule		Nouvelle formule			
		Litre vrai	Litre de Mohr	Litre vrai	Litre de Mohr	Litre vrai	Litre de Mohr
Saccharose...	+ 66 51	16^{gr}19	16 23	16 29	16 30	26 00	26 048
Glucose	52 74	20 40	20 45	20 49	20 54	32 765	32 820
Lactose	52 53	20 51	20 56	20 60	20 65	32 970	33 025
Maltose	138 30	7 78	7 80	7 82	7 84	12 510	12 520

Equivalence des diverses graduations

1° saccharimétrique français Dubosq-Laurent =
- 0°2167 degré polarimétrique.
- 0°621 — saccharimétrique allemand.
- 1°636 — Vivien.

1° polarimétrique (degrés d'arc). =
- 4°615 saccharimétriques français.
- 2°894 — allemand.
- 7°475 Vivien.

1° saccharimétrique allemand (Wentzke-Schmidt) =
- 0°3455 polarimétrique.
- 1°608 saccharimétrique.
- 2°583 Vivien.

1° Vivien =
- 0°611 saccharimétrique français.
- 0°387 — allemand.
- 0°134 polarimétrique.

POLARIMÈTRE LAURENT : Cet appareil se compose, fig. 10 :

a) D'un brûleur simple ou double donnant une flamme bleue et portant deux nacelles en platine A pénétrant dans chacune des flammes ; elles sont destinées à contenir de petits fragments de chlorure de sodium fondu qui rendent la flamme très jaune, ce qui est indispensable pour faire de bonnes lectures.

b) D'un système de lunettes au milieu duquel se trouve un tube creux dans lequel sera placé le tube saccharimétrique.

c) D'un cadran gradué C qui se trouve à l'extrémité de l'appareil. Au centre de ce cadran est une lunette K que l'opérateur met à sa vue en éloignant ou rapprochant de son œil la partie mobile horizontalement.

d) Au-dessus de cette lunette, est une sorte de prisme se terminant par une vis à large tête F, qui sert à mettre l'appareil au zéro.

e) Une alidade mobile autour du cercle gradué, grâce au système G.

f) A l'autre extrémité, non loin du brûleur et à droite de l'appareil, faisant une

saillie horizontale, se trouvent des lame métalliques **J, K,** pouvant s'élever ou
s'abaisser en tournant autour d'un point xe appartenant à l'appareil Grâce à

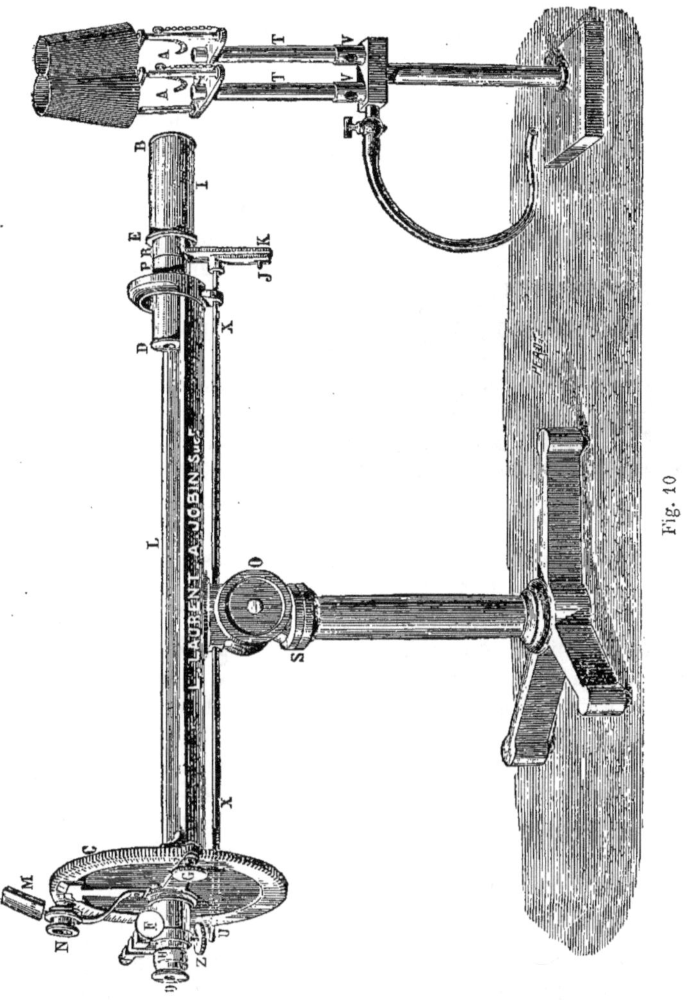

Fig. 10

elles, l'opérateur obtient à son gré une intensité lumineuse maxima, moyenne ou
minima.

On en construit trois modèles :
Grand modèle pour tubes jusqu'à 50 centimètres.
Modèle moyen pour tubes jusqu'à 30 centimètres.
Petit modèle pour tubes de 20 et 22 centimètres.

Tous servent à l'examen des sucres et des substances actives quelconques.

Le polarimètre grand modèle, permet d'employer des tubes d'observations de 5, 10 centimètres, jusqu'à 50 centimètres de longueur.

Manipulation. — Le brûleur à gaz étant allumé on place l'appareil de manière que la bonnette B (fig. 10) soit à 20 centimètres du milieu des flammes.

Le levier U étant levé jusqu'à son arrêt et le bouton molleté Q serré modérément, on dirige l'appareil vers la flamme A, aussi bien que possible, de façon à avoir le maximum de lumière, ce que l'on vérifiera de temps en temps.

En regardant à l'oculaire O on a l'apparence *a* ou *c* de la figure 11, c'est-

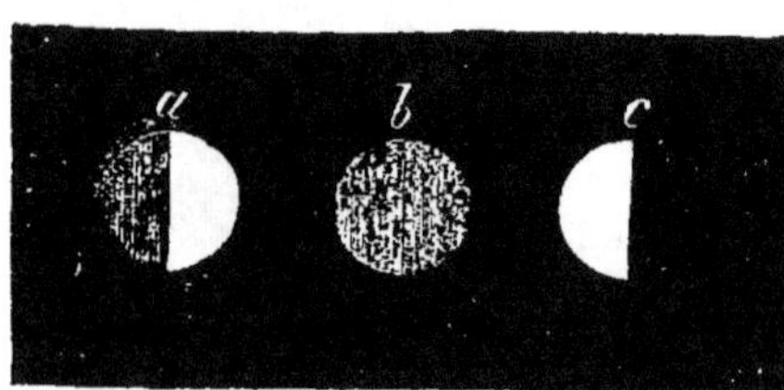

à-dire un disque divisé en deux moitiés, l'une jaune clair, l'autre gris jaunâtre. On sort ou l'on rentre l'oculaire O, de manière à voir aussi nettement que possible la ligne de séparation, sans s'occuper des bords du diaphragme. Ce pointé est très important mieux il est fait et plus l'apparei est sensible.

Fig. 11.

Il est bon de faire ressortir un détail de la plus grande importance pour la sensibilité des pointés. La ligne de séparation des deux plages est le bord net et tranchant d'une lame de quartz très mince (lame demi-onde).

Les deux demi-disques ne sont pas séparés par une ligne épaisse, noire ou blanche. Ils sont rigoureusement tangents et par suite dans les meilleures conditions possibles pour que la moindre différence d'ombre soit appréciable.

On regarde à travers la loupe N, préalablement mise au point sur les traits, les divisions éclairées par le réflecteur M et en agissant sur le bouton G l'on fait coïncider le 0 du vernier avec le 0 du cadran sur l'une ou l'autre des divisions (voir p. 293), suivant celle dont on voudra se servir.

On regarde dans l'appareil. S'il est réglé, on a l'apparence *b* (fig. 11) c'est-à-dire égalité de tons.

Sinon, on a l'une ou l'autre apparence *a* ou *c* et l'on ramènera à l'égalité de tons en agissant sur le bouton F qui ne sert qu'à cet effet. On tourne dans le bon sens quand le côté foncé s'éclaircit et le côté clair s'assombrit.

L'appareil étant ainsi réglé, pour le vérifier, on déplace l'alidade au moyen du bouton G, et en passant alternativement de l'apparence *a* à l'apparence *c*, on s'arrête à l'apparence *b*.

Si l'on a bien opéré, les zéros doivent être en coïncidence, sinon il faut retoucher légèrement au bouton F dans un sens ou dans l'autre jusqu'à ce qu'on arrive bien à la vérification ci-dessus.

Il convient d'ajouter que ce réglage au 0 peut varier d'un opérateur à l'autre.

La solution sucrée étant interposée, l'image n'est plus nette (il faut sortir l'oculaire de 1 à 2^{mm}), et les deux côtés de la figure 11 sont devenus plus clairs et inégalement.

Si l'on a interposé une matière dextrogyre, telle que : le sucre de canne ou de betterave, le glucose, etc., c'est le côté droit qui sera moins clair, et il faudra tourner l'alidade à droite.

Si la substance est lévogyre : sucre interverti, glucose, etc., etc., c'est le gauche qui sera le moins clair et il faudra tourner l'alidade à gauche.

Cette remarque a une importance pratique en ce que l'on voit d'un coup d'œil le sens du pouvoir rotatoire que l'on étudie.

Reprenons le cas d'une liqueur sucrée dextrogyre ; on tournera le bouton G à droite jusqu'à ce que le demi-disque de droite devienne noir (gris), on poursuit, il s'éclaircit bientôt et c'est l'autre qui devient noir presque immédiatement : le point est dépassé. On revient légèrement en arrière et l'on établit l'égalité de tons par une série d'oscillations du bouton G de plus en plus petites et faisant passer de l'apparence *a* à celle *c* pour s'arrêter enfin à celle *b*.

Quand la liqueur est interposée les deux demi-disques n'ont plus rigoureusement la même couleur quand on fait l'égalité de tons.

Cela arrive dans tous les appareils et cela tient à ce que la flamme n'est pas rigoureusement monochromatique.

Il ne s'agit ici en tous cas que de très faibles différences. L'opérateur n'en sentira aucune gêne en agissant par oscillations successives, de plus en plus petites, autour du point définitif donné par l'apparence *b*.

Pour des opérations précises, il convient de refaire le zéro de l'appareil chaque fois qu'on aura modifié l'angle du polariseur avec le levier U et par suite l'éclairement du champ par la manœuvre du levier.

Si l'on veut faire vérifier un résultat par un autre opérateur, dont la vue sera presque toujours différente, il est nécessaire que ce dernier refasse lui-même toute la manipulation.

Divisions. — Ces appareils portent deux divisions : l'une, vernier de gauche et division intérieure, en degrés saccharimétriques ; l'autre, vernier de droite et division extérieure, en degrés du cercle (voir page 294).

Division saccharimétrique. — L'échelle est divisée en 100 degrés, avec un vernier donnant le 1/10e de division. Elle s'étend à 400 divisions à droite et à 200 divisions à gauche. Le point 100 correspond à une rotation de 21°40 et à 16^{gr}29 de sucre dissous dans 100^{cc} et examinés au tube de 2 décimètres.

Le vernier comprend donc lui-même :

10 divisions à droite du zéro sur lesquelles on lira les fractions de division à droite dans l'analyse des sucres droits ;

Et 10 divisions à gauche du zéro sur lesquelles on lira les fractions de division à gauche dans l'analyse des sucres gauches.

Divisions en degrés du cercle. Sur cette division le degré est divisé en deux parties valant chacune 30', le vernier est au 1/15ᵉ et donne par suite les 2' directement, et la minute à l'estime. (Voir page 293.) Pour la commodité des lectures, il est chiffré double, c'est-à-dire 0-10-20-30 aux premier, cinquième, dixième et quinzième traits.

Les traits à droite du 0 servent pour la lecture des fractions et de la division de droite, dans le cas de substances dextrogyres.

Les traits à gauche du 0 servent dans le cas de rotations lévogyres.

Nous empruntons au *Traité d'analyse des matières sucrées* de M. Sidersky, les recommandations suivantes, concernant la manœuvre des saccharimètres et qui sont nécessaires pour obtenir une grande exactitude :

1° Opérer dans l'obscurité et éclairer l'appareil avec une lumière brillante et surtout bien fixe.

2° Tenir toujours l'œil exactement dans l'axe de l'appareil. Si on incline l'œil soit à droite, soit à gauche, on voit changer immédiatement les nuances des demi-disques ;

3° Veiller à ce que l'axe du tube à dissolution corresponde bien à l'axe de l'appareil ;

4° Mettre au point, c'est-à-dire enfoncer ou retirer la lunette mobile jusqu'à ce qu'on voit distinctement la raie noire qui sépare les deux demi-disques ;

5° Pour chaque expérience, regarder si le zéro de l'index ou du vernier correspond au zéro de l'échelle. Si on ne veut pas chaque fois ramener la coïncidence, on note la division de l'échelle qui correspond au trait de l'index ou du vernier, et alors, dans la lecture de la solution sucrée, on ajoute au nombre de divisions trouvé, ou on retranche le nombre de divisions obtenu avec l'eau, à droite ou à gauche du zéro de l'échelle ;

6° Regarder à deux ou trois reprises et à quelques secondes d'intervalle si on trouve toujours la même division à l'échelle ;

7° Lire les divisions de l'échelle, qui doit être bien éclairée, en tenant l'œil exactement vis-à-vis le trait de l'index ou du vernier ;

8° De temps en temps, vérifier l'exactitude de son saccharimètre et la sensibilité de son œil. Pour cela on dissout dans 100ᶜᶜ d'eau la prise d'essai pour le saccharimètre dont on dispose) de sucre raffiné sec et pur, obtenu par une cristallisation répétée, et on observe cette solution au saccharimètre pour voir si on arrive au point de 100° exactement. De la même manière on examinera également, avec des solutions étendues en conséquence, les points de 50°, 90° et une division quelconque entre 90° et 100°, soit par exemple 96°8, car c'est entre ces divisions qu'on a généralement à faire les lectures pour les sucres bruts.

9º Le plus souvent, on tombe exactement sur la division correspondante au poids du sucre pur dissous dans 100^{cc} ; si on trouvait des divisions différentes, le mieux serait de renvoyer le saccharimètre au constructeur ; mais on peut, au besoin, se servir de son saccharimètre encore en faisant la correction suivante :

Supposons que plusieurs essais faits avec toutes les précautions possibles amènent toujours sur la division 100,25, on en conclura que c'est bien la division 100,25 qui correspond à la prise d'essai, et lorsque dans une analyse de sucre brut, on trouvera, par exemple, 95, la richesse exacte du sucre sera donnée par le rapport

$$\frac{x}{95} = \frac{100,25}{100}$$

10º Les tubes doivent avoir exactement 200 millimètres de longueur ; chaque millimètre correspond à 1/2 degré de l'échelle saccharimétrique, car d'après les lois de Biot, la déviation est proportionnelle à l'épaisseur de la solution sucrée traversée par le rayon polarisé. Il sera bon de vérifier de temps en temps la longueur des tubes ;

11º Il peut arriver que l'égalité des teintes étant établie, si on fait tourner le tube autour de son axe, l'égalité se trouve détruite, cela provient de ce qu'une des viroles est déformée et que la longueur du liquide sucré traversée par le rayon lumineux varie suivant la position du tube ;

12º Les obturateurs en verre doivent avoir leurs faces exactement parallèles et exemptes de stries. On doit les serrer avec la virole juste assez pour qu'ils fassent joint étanche avec les tranches du tube ;

13º Il convient de ne pas exposer l'instrument à de trop grands écarts de température qui pourraient amener des erreurs, soit par la dilatation ou la contraction de l'enveloppe entraînant avec elle une déformation de l'ensemble de l'appareil ; soit par une modification du pouvoir rotatoire du quartz de la plaque à double rotation (des appareils à compensateur Soleil).

Vérification des échelles saccharimétriques. — On constate :

1º *Si l'échelle est normale*, c'est-à-dire si l'angle formé par les points 0 et 100 est bien de 21º40' pour l'échelle française et de 34º24 pour l'échelle allemande.

Dans les appareils français à lumière monochromatique, qui ont toujours, à côté de la graduation saccharimétrique, une graduation en degrés d'arc, il est facile de s'assurer que l'échelle est bien normale, que de 0º à 100º il y a bien 21º40'. Le 100º degré saccharimétrique doit correspondre à un angle de 21º40' ; le degré 150 à 32º30'. Les appareils allemands étant tous à compensateurs, on les essaiera suivant 3º.

Dans les appareils français à lumière blanche, cette vérification se fait au moyen d'une plaque française de quartz de 1 millimètre d'épaisseur ; elle dévie exactement de + 21º40' ; la plaque allemande dévie de + 34º24'. (Ces plaques se trouvent chez les constructeurs des polarimètres).

2º Si, l'échelle étant normale, c'est-à-dire le point 100º exact, *toutes les divisions sont bien équidistantes entre elles et sur toute la longueur de la graduation.*

Pour cela, placer le vernier de façon que son 0º coïncide avec le 0 de l'échelle ; le degré 10º devra se trouver en coïncidence avec le degré 9º de l'échelle (le vernier étant au 1/10ᵉ). Déplacer le vernier de façon que son zéro rencontre une division quelconque de l'échelle, le point 10º du vernier devra toujours rencontrer une autre division de l'échelle éloignée de 9º de la première ; en déplaçant ainsi le vernier le long de l'échelle on verra si on obtient toujours la coïncidence de ses deux extrémités avec deux divisions de l'échelle.

3º Si, dans les appareils à compensateurs à échelle droite (Saccharimètre Soleil), *l'épaisseur du système des deux coins de quartz, formant le compensateur, est toujours proportionnelle à la graduation.*

Dissoudre 16ᵍʳ29 de sucre raffiné pur (voir ci-dessous) dans 100ᶜᶜ d'eau distillée, métriques, au moyen de verrerie bien graduée et vérifiée, prélever 50ᶜᶜ et 25ᶜᶜ de la solution et les placer respectivement dans un ballon jaugé à 100ᶜᶜ métriques. Compléter le volume de 100ᶜᶜ avec de l'eau distillée ; on aura ainsi trois solutions :

La première normale.

La seconde à 50 0/0 par rapport à la première.

La troisième à 25 0/0

On polarise avec soin et en se servant du même tube, chacune des trois solutions. On note les chiffres obtenus et on constate s'ils sont bien dans les rapports 3, 2, 1. S'il en est ainsi, le compensateur est parfait. (Sidersky, *Revue de Chimie analytique*, 6 janvier 1898.)

Il est bon aussi de vérifier si 100 divisions saccharimétriques à droite donnent bien, après inversion, 31º8 à gauche à + 15º, avec une solution de sucre pur.

Pour préparer le sucre pur, on suit la méthode de M. Pellet (*Bulletin de l'association des Chimistes de sucrerie*, t. XV, p. 813). On prend 500 grammes de sucre raffiné en pains ; on les dissout dans 250ᶜᶜ d'eau distillée à + 40º ou 50º centigrades. On ajoute doucement à la solution 570ᶜᶜ d'alcool absolu en agitant de temps en temps ; on laisse refroidir lentement et on abandonne au repos pendant quelques jours. On décante le liquide et on détache les cristaux agglomérés sur les parois du vase, en plongeant ce dernier dans l'eau chaude.

On brise les cristaux recueillis, on les réunit dans un entonnoir, on les lave à l'alcool à 70º, puis à 80º, puis à 90º ; enfin, on les sèche sur une assiette à la température de 35 à 40º, puis sous la cloche à acide sulfurique. On obtient ainsi environ 230 grammes de sucre pur.

Ce sucre pur étant préparé, en dissoudre 16ᵍʳ29 dans 100ᶜᶜ d'eau distillée ; examiner au tube de 2 décimètres la solution ainsi préparée, on doit trouver 100º saccharimétriques.

Usage des polarimètres-saccharimètres

Ces appareils permettent :

1º *De déterminer le poids du sucre contenu dans 100 grammes de sucre brut* par la simple lecture du nombre *de degrés saccharimétriques ; à condition que ce sucre ne renferme pas d'autres substances actives sur la lumière polarisée* (1), *qu'on en dissolve dans 100ᶜᶜ d'eau distillée à* + 15º (pesant 99ᵍʳ808 à cette température) *un poids égal au poids normal* (Voir page 298) *et qu'on examine la solution obtenue dans un tube de 20 centimètres de longueur.*

2º *De déterminer le poids de sucre contenu dans 100ᶜᶜ de solution* (2) *faite à un taux quelconque* et cela de trois façons :

a) En appliquant la formule (voir page 290).

$$p = \frac{A\,V}{\alpha_D l} = \frac{A \times 100}{\alpha_D \times 2}.$$

A étant la déviation observée (*en degrés polarimétriques*) ;

α_D le pouvoir rotatoire spécifique du sucre en solution ;

V le volume de solution.

Ainsi : si on trouve 1º d'arc comme déviation d'une solution de glucose on a dans 100ᶜᶜ de solution

$$\frac{1 \times 100}{52,74 \times 2} = 0,950$$

b) En multipliant la déviation observée (*en degrés saccharimétriques*) par le centième du poids normal du sucre (2) c'est-à-dire par

+ 0ᵍʳ1629 pour le saccharose.
+ 0ᵍʳ2044   —   le glucose.
— 0ᵍʳ5080   —   le sucre interverti (à + 20º).
— 0ᵍʳ1203   —   le lévulose.
+ 0ᵍʳ0780   —   le maltose.
+ 0ᵍʳ2062   —   le lactose hydraté.
+ 0ᵍʳ196   —   le lactose anhydre.

c) En multipliant la déviation observée (*en degrés polarimétriques*) par les constantes suivantes :

+ 0,7518   pour le saccharose.
+ 0,9434   —   glucose.
— 0,5554   —   lévulose à + 20º.
— 0,23474   —   sucre interverti à + 20º.
+ 0,9518   —   lactose hydraté.
+ 0,9041   —   —   anhydre.

---

(1) En ce qui concerne le saccharose, voir *Inversion* et la Table donnée au *Sucre raffiné.*
(2) Si on voulait avoir le poids de sucre contenu non pas dans 100ᶜᶜ de solution, mais dans 100 grammes, on diviserait le poids trouvé pour 100ᶜᶜ par la densité du liquide sucré.

Ainsi une solution de saccharose donnant une déviation de $+ 3°27$ (polarimétriques ou $15°92$ (saccharimétriques) contiendra dans 100^{cc}

$3°45$ (en transformant les minutes en décimales $\times$ $7,518$ $= 25^{gr}937$
$15°92$ $\times 0,1629 = 25^{gr}933$

$3°$ *De déterminer le pouvoir rotatoire des sucres* en solution (ou de toute autre substance), en appliquant la formule :

$$\alpha_D = \frac{AV}{lp}$$

A étant lu en *degrés polarimétriques*.

Exemple : si deux grammes de sel sont dissous dans 100^{cc} d'eau et qu'on examine au tube de 2 décimètres, enfin que la déviation trouvée soit de $5°53'$: on aura : en transformant d'abord les 53' en fractions décimales (voir page 295).

$$\frac{53 \times 100}{60} = 883$$

et $$\alpha_D = \frac{AV}{lp} = \frac{5,883 \times 100}{2 \times 2} = {-}147.$$

Si on ne disposait pas de la division en degrés d'arc, ou qu'on préfère se servir de la graduation saccharimétrique, qu'on ait lu par exemple 27 divisions saccharimétriques :
transformant ces 27 divisions saccharimétriques en degrés d'arc on aurait (page 294).

$$27 \times 0,2167 = 5°87$$

on transformerait ensuite 87 en minutes du polarimètre par $\frac{87 \times 60}{100} = 52,2$: c'est-à-dire qu'on calculerait avec $5°52$ minutes.

Si on fait arbitrairement dans la formule générale précédente

au tube de 5 décimètres $\left\{ \begin{array}{l} V = 100^{cc} \\ p = 20^{gr} \\ l = 5 \text{ décimètres.} \end{array} \right.$

au tube de 2 décimètres $\left\{ \begin{array}{l} V = 100^{cc} \\ p = 50^{gr} \\ l = 2 \text{ décimètres.} \end{array} \right.$

la formule devient

$$\alpha_D = \frac{A \times 100}{2 \times 50} = A = \frac{A \times 100}{100}$$

et par simple lecture de la déviation *en degrés polarimétriques* on aura le pouvoir rotatoire cherché.

Tous ces calculs s'appliquent au cas où les solutions sucrées ne sont pas trop colorées pour être examinées directement au polarimètre ; s'il est utile de les décolorer, on leur ajoute 1/10ᵉ de leur volume de sous-acétate de plomb, on agite, on filtre. Le filtratum clair est ensuite examiné au polarimètre au tube de 2 décimètres et pour compenser l'augmentation de volume dû au sous-acétate de plomb, on augmente le degré lu de 1/10ᵉ.

On fait usage d'un ballon jaugé à 100-110ᶜᶜ que l'on remplit jusqu'au trait 100 avec la solution sucrée à essayer et on ajoute ensuite le sous-acétate de plomb jusqu'au trait 110 ; on agite et on filtre ; on polarise ensuite le filtratum clair.

Si par exemple on a lu 6 degrés (page 305, 2° b), on aura comme poids de sucre contenu dans 100^{cc} $\left(6 + \dfrac{6}{10} \right) \times 0,1629 = 0^{gr}987$.

On peut encore compenser la dilution de 1/10ᵉ en prenant, au lieu d'un tube de 20 centimètres, un tube de 22 centimètres pour examiner la solution sucrée. Dans ce dernier cas, la lecture se trouve corrigée sans qu'il soit besoin de calcul.

SACCHARIMÉTRIE CHIMIQUE

Principe. — Les sels Cuivriques solubles, en solution tartrique alcaline, traités par certains composés à fonction aldéhydique ou cétoniques (glucoses), les oxydent en étant eux-mêmes réduits à l'état d'oxyde cuivreux rouge, qui se précipite facilement à cause de sa densité élevée; le sel cuivrique disparaît alors de la solution, qui de bleue qu'elle était, devient incolore.

Cette réaction se produit à l'ébullition pour les sucres aldéhydiques ou cétoniques et permet de les doser volumétriquement en appliquant la décoloration du sel cuivrique, et pondéralement en pesant le cuivre formé par réduction de l'oxyde.

Méthode volumétrique

Si on a déterminé à l'avance le poids de sucre réducteur capable de réduire un volume déterminé de solution cuivrique (titrage), on pourra déterminer la proportion de sucre que contiendra une liqueur sucrée quelconque, en recherchant quel sera le volume de cette dernière solution, nécessaire pour réduire le même volume de solution cuivrique préalablement titrée.

Formule et préparation du Réactif Cupro-alcalin (1). — On a donné de nom-

---

(1) Le Réactif cupro-alcalin est encore désigné sous le nom de Liqueur cuivrique, de Fehling, liqueur bleue, Réactif cupro-sodique.

breuses formules du réactif cupro-alcalin : presque toutes sont constituées par mélange de sulfate de cuivre, d'alcali caustique (KOH ou NaOH) et d'une matière organique stable (acide tartrique, glycérine, etc.), qui a pour but de maintenir l'hydrate de cuivre en solution.

Les formules suivantes sont le plus généralement employées :

	FEHLING	PASTEUR	VIOLETTE	BOUSSIN-GAULT
Sulfate de cuivre cristallisé............	34gr65	40gr	34gr66	40gr
Acide tartrique	»	105gr	»	»
Tartrate neutre de potassium...........	»		»	160gr
Tartrate de potasse et de sodium	173g		260cc	»
Potasse caustique	»	80gr	»	»
Soude caustique....................	»	130gr	»	130gr
Lessive de soude	480cc		500cc	»
Eau, quantité suffisante pour faire	1000cc	1000cc	1000cc	1000cc

Pour avoir du sulfate de cuivre bien pur, on dissout le sulfate de commerce dans l'eau bouillante et on laisse refroidir la solution en l'agitant continuellement. On obtient ainsi une poudre cristalline qui, séchée au papier buvard, et à l'air libre, dans un endroit un peu chaud, constitue un produit absolument pur.

FORMULE DE FEHLING. — 1º Dissoudre exactement 34gr65 de sulfate de cuivre cristallisé et pur dans 200cc d'eau distillée ;

2º Dissoudre 173 grammes de tartrate de sodium et de potassium dans 480cc de lessive de soude d'une densité de 1,14. Verser *peu à peu la première solution dans la seconde*, puis étendre le tout de manière à faire un litre (1000cc) à la température de 17,5 centigrades.

FORMULE DE VIOLETTE. — 1º Faire dissoudre 260 grammes de sel de Seignette (tartrate double de potassium et de sodium) dans 200 grammes d'eau distillée, ajouter 500 grammes de lessive de soude à 24º Baumé ;

2º Faire dissoudre 34gr66 de sulfate de cuivre cristallisé dans 140 grammes d'eau ;

3º Mêler les deux solutions en versant *la seconde dans la première*, agiter et compléter un litre à la température de 15º.

Cette solution se conserve longtemps dans de petits flacons d'une centaine de grammes, bouchés à l'émeri dont le bouchon est recouvert de paraffine, et qu'on place ensuite dans un endroit obscur.

FORMULE DE PASTEUR. — La liqueur de Fehling présente l'inconvénient de laisser déposer du cuivre métallique, sous l'influence de la lumière, M. Pasteur a indiqué une formule qui donne un liquide inaltérable.

On fait dissoudre dans 650 grammes d'eau distillée :

130 grammes soude caustique ;
105 grammes acide tartrique ;
80 grammes potasse caustique à l'alcool.

D'autre part, on fait dissoudre dans 250 grammes d'eau distillée chaude :

40 grammes sulfate de cuivre pur, cristallisé.

on verse alors doucement la solution de sulfate de cuivre dans la solution alcaline.

On chauffe la liqueur ainsi préparée, pendant une heure au bain-marie bouillant, on laisse au repos 24 heures ; on filtre sur un tampon bien tassé d'amiante calcinée.

On conserve la liqueur dans des flacons bouchés à la paraffine.

FORMULE DE BOUSSINGAULT. — 1° Sulfate de cuivre cristallisé pur, 40 grammes. Dissoudre dans 200cc d'eau distillée.

2° Tartrate neutre de potassium, 160 grammes. Soude caustique, 130 grammes.

Dissoudre dans 600cc d'eau ; mêler les deux solutions et compléter un litre ; faire bouillir quelques minutes après la préparation.

Cette liqueur est inaltérable et ne dépose pas spontanément d'oxydule de cuivre.

LIQUEUR D'ALLIHN. — Ces liqueurs laissent déposer avec le temps et sous l'action de la lumière un léger dépôt d'oxyde cuivreux et changent de titre.

On évite cet inconvénient en préparant une liqueur en deux solutions séparées que l'on mélange au moment de l'emploi. Ces solutions sont préparées de telle manière qu'elles produisent la liqueur normale cupro-alcaline par leur simple mélange, telle est la liqueur d'Allihn :

a) Solution bleue ..	Sulfate de cuivre	34^{gr}6
	Eau distillée quantité suffisante pour	500cc
b) Solution blanche	Sel de Seignette	173^{gr}
	Potasse caustique	125^{gr}
	Eau distillée quantité suffisante pour	500cc

Mélanger au moment de l'emploi 5cc de solution bleue et 5cc de solution blanche, à moins que l'on ne se propose de doser pondéralement le sucre (voir plus loin, page 315).

Titrage du réactif cupro-alcalin. — On titre la liqueur préparée à l'aide d'une des formules précédentes, au moyen du sucre interverti en solution de titre bien déterminé (c'est la liqueur titrante) contenant par exemple 0^{gr}05 de sucre interverti dans le volume de 10cc.

On commence à préparer une liqueur titrante :

Pour cela : peser 4^{gr}75 de sucre candi (lavé à l'alcool et desséché à + 70°) ou de sucre pur préparé comme il a été dit page 304; à défaut de l'un de ces sucres, on peut prendre du sucre raffiné bien pur examiné au polarimètre (voir page 342). (Si le sucre titre par exemple 99,7 0/0 en saccharose, on en prendra un poids de $\frac{4,75}{0,997} = 4^{gr}764$). Les placer dans un ballon de 1 litre, avec 500 grammes d'eau chaude, dissoudre, ajouter 2cc SO^{4}H^2 pur, porter au bain-marie bouillant jusqu'à ce que le liquide ait atteint + 70° ; le maintenir à cette température pendant 10 minutes, laisser refroidir, ajouter :

a) Quantité suffisante lessive de soude pour laisser à la liqueur une légère réaction acide ;

b) 2 grammes phénol ;

c) Eau distillée, quantité suffisante pour obtenir 1000ᶜᶜ à + 15°.

10ᶜᶜ de la liqueur titrante ainsi préparée contiennent 0ᵍʳ05 de sucre interverti :

On procède alors au titrage du réactif de la manière suivante :

Dans un ballon de 150ᶜᶜ de capacité, verser 10ᶜᶜ de réactif cupro-alcalin à titrer, 10ᶜᶜ environ eau distillée et 10ᶜᶜ lessive de soude. Porter à l'ébullition et dès que l'ébullition commence, verser peu à peu la solution de sucre interverti, placée dans une burette graduée, dans le liquide bouillant, après chaque addition, chauffer ; continuer jusqu'à ce que la coloration bleue du réactif ait disparu.

S'il a fallu ajouter 10ᶜᶜ de liqueur sucrée, cela signifiera que 0ᵍʳ05 de sucre interverti ont réduit 10ᶜᶜ de réactif. On dira que 10ᶜᶜ de ce réactif correspondent à 0ᵍʳ05 de sucre interverti, *son titre sera 0,05.*

10ᶜᶜ de réactif correspondant à 0ᵍʳ05 de sucre interverti, correspondent aussi à :

0ᵍʳ048 de glucose anhydre ou 0ᵍʳ0475 sucre cristalisable (saccharose)

0ᵍʳ052 de lévulose ;

0ᵍʳ0668 de lactose hydraté

0ᵍʳ0635 de lactose anhydre ;

0ᵍʳ075 de maltose anhydre ;

0ᵍʳ07825 de maltose hydraté.

Mais s'il a fallu 10ᶜᶜ4 par exemple de liqueur de sucre interverti pour réduire 10ᶜᶜ de réactif cupro-alcalin, le titre du réactif sera :

$$\frac{10^{cc}4 + 0^{gr}05}{10} = 0^{gr}0520 \text{ de sucre interverti.}$$

D'une manière générale : si 10ᶜᶜ de réactif sont réduits par *a millig.* de sucre interverti ; ces 10ᶜᶜ correspondent aussi à

- *a* millig. × 0,96 glucose anhydre.
- *a* — × 1,04 glucose hydraté.
- *a* — × 1,04 fructose anhydre (lévulose).
- *a* — × 1,39 lactose anhydre.
- *a* — × 1,46 lactose hydraté.
- *a* — × 1,64 maltose anhydre.
- *a* — × 1,80 maltose hydraté.

Pour que les dosages par ce procédé soient exacts, il faut :

1° Diluer la solution sucrée de manière à ce qu'elle ne renferme environ que 10 0/0 de sucre ;

2° Etendre le réactif de 1 à 4 fois son volume d'eau.

DOSAGE DES SUCRES RÉDUCTEURS. — Lorsqu'il s'agira de doser avec le réactif cupro-alcalin titré, un sucre réducteur quelconque, on opérera exactement comme il est dit pour le titrage de cette liqueur.

On prendra 10^{cc} de réactif titré, on y ajoutera 10^{cc} d'eau et 10^{cc} de lessive de soude, on portera à l'ébullition et on ajoutera peu à peu dans cette liqueur bouillante, la solution de sucre réducteur jusqu'à ce que la coloration bleue ait disparu.

Supposons qu'il faille 5^{cc} de solution sucrée pour réduire 10^{cc} de réactif (correspondant à 0^{gr}05 de glucose).

On dira : 5^{cc} de solution sucrée contiennent 0^{gr}05 de glucose, 1.000^{cc} contiendront $\dfrac{0^{gr}05 \times 1000}{5} = 10$ grammes.

(Voir la Table XXXI).

Modification Causse. — Si à 10^{cc} de réactif cupro-alcalin préparé comme il a été dit, on ajoute 4^{cc} d'une solution de ferrocyanure de potassium à 1/20e, l'oxyde cuivreux formé par la réduction se dissout, et le terme de la réaction est indiqué par la décoloration pure et simple du réactif.

Bonnans a remarqué que le terme final de cette réaction était l'apparition, après décoloration du réactif cupro-alcalin, d'une coloration *brune ou rouge-brun* assez intense, phénomène très net qui peut être pris pour le terme final.

On peut d'ailleurs préparer un réactif cupro-alcalin ferrocyanuré en mélangeant 200^{cc} de la liqueur de Fehling ou de Violette avec 50^{cc} d'une solution de ferrocyanure de potassium à 5 0/0.

Au lieu de prendre 10^{cc} de cette liqueur pour faire un dosage, on en prendrait 12^{cc}5.

On fera le dosage comme avec la liqueur de Fehling ordinaire, mais comme en présence du ferrocyanure de potassium le pouvoir réducteur des sucres est supérieur à ce qu'il est vis-à-vis du réactif cupro-alcalin, de même teneur en cuivre, on multipliera le résultat trouvé avec la liqueur ferrocyanurée par 0,82.

Pour *M. Répiton* la teinte *rouge brun* (indice Causse-Bonans) considérée comme terme ultime de la réaction, est l'indice d'un excès de liqueur sucrée, et on doit prendre la teinte jaune *d'or* comme caractéristique de la réaction terminale (indice Répiton), dès que le liquide vire au vert clair, il faut verser goutte à goutte la solution sucrée en maintenant l'ébullition ; *une seule goutte éclaircit* le milieu et fait naître la teinte *jaune d'or*, caractéristique ; *une demi-goutte* de plus amènerait la teinte jaune sale, et le commencement de la gamme des teintes brunes.

Afin d'obtenir une limpidité parfaite, et un virage au jaune d'or net, il faut ajouter à chaque essai 5^{cc} de soude caustique (D = 1,33).

Modification Lavalle : Si à 10^{cc} de liqueur de Fehling on ajoute 30^{cc} de lessive de potasse (10 grammes KOH pour 30 grammes d'eau) et 50^{cc} d'eau, l'oxyde cuivreux ne se dépose pas, il se dissout et la liqueur se décolore.

TABLE XXXI

Dosage du sucre par le réactif cupro-alcalin

(10 centimètres cubes du réactif = $0^{gr}05$ glucose ou $0^{gr}0475$ de sucre cristallisable)

NOMBRE de centimètres cubes de liqueur sucrée	GLUCOSE ou sucre de raisin — Grammes par litre	SUCRE de canne — Grammes par litre	NOMBRE de centimètres cubes de liqueur sucrée	GLUCOSE ou sucre de raisin — Grammes par litre	SUCRE de canne — Grammes par litre	NOMBRE de centimètres cubes de liqueur sucrée	GLUCOSE ou sucre de raisin — Grammes par litre	SUCRE de canne — Grammes par litre
0 50	100 00	95 00	4 0	12 50	11 87	8 0	6 25	5.94
0 55	90 91	86.36	4 1	12 19	11 58	8.1	6 17	5.86
0.60	83 33	79 17	4 2	11 90	11 31	8 2	6 10	5 79
0 65	76 92	73 08	4.3	11 63	11 05	8 3	6 02	5 72
0 70	71 26	67 86	4 4	11 36	10 79	8 4	5 95	5 65
0 75	66 67	63 33	4 5	11 11	10.56	8 5	5 88	5 59
0 80	62 50	59 37	4 6	10 87	10 33	8 6	5 81	5 52
0 85	58 82	55 88	4 7	10 64	10 11	8 7	5 75	5 46
0 90	55 55	52 78	4 8	10 42	9 89	8 8	5 68	5 40
0 95	52 63	50 00	4 9	10 20	9 69	8 9	5.62	5 34
1.0	50 00	47 50	5 0	10 00	9 50	9 0	5 55	5.28
1 1	45 45	43 18	5 1	9 80	9.31	9 1	5 49	5 22
1 2	41 67	39 58	5 2	9 61	9 13	9.2	5 43	5 16
1.3	38 46	36 54	5 3	9 43	8 96	9 3	5 38	5.11
1.4	35 71	33 93	5 4	9 26	8 80	9 4	5 32	5.05
1 5	33 33	31 67	5 5	9 09	8 64	9.5	5.26	5.00
1 6	31 25	29 69	5 6	8 93	8 48	9.6	5 21	4 95
1.7	29 41	27 94	5 7	8 77	8 33	9.7	5 15	4 90
1 8	27 78	26 39	5 8	8 62	8 19	9 8	5 10	4· 85
1 9	26 32	25 00	5 9	8 47	8 05	9.9	5 05	4 80
2 0	25 00	23 75	6 0	8 33	7.92	10 0	5.00	4.75
2 1	23 81	22 62	6 1	8 20	7.79	10.1	4.95	4.70
2 2	22 73	21 59	6 2	8 06	7 66	10 2	4.90	4 66
2 3	21 7	20 65	6 3	7 94	7 54	10 3	4.85	4 61
2.4	20 83	19 79	6 4	7 81	7.42	10 4	4.81	4 57
2 5	20 00	19 00	6 5	7 69	7.34	10.5	4.76	4 52
2 6	19 23	18 27	6 6	7 57	7 20	10 6	4.72	4.48
2 7	18 52	17 59	6 7	7 46	7.09	10 7	4.67	4.44
2 8	17 86	16 96	6 8	7 45	6.98	10 8	4.63	4.40
2 9	17 24	16 38	6 9	7 25	6 88	10 9	4.59	4 36
3 0	16 67	15 83	7 0	7 14	6 78	11 0	4.54	4.22
3 1	16 13	15 32	7 1	7 04	6 69	11 1	4.50	4.27
3 2	15862	14 84	7 2	6 94	6 60	11.2	4.46	4.24
3 3	15.15	14 39	7 3	6 85	6 51	11 3	4 42	4.20
3 4	14.71	13 97	7 4	6 76	6 42	11 4	4 39	4 17
3 5	14 29	13 57	7 5	6 67	6 33	11 5	4 35	4.13
3.6	13 89	13 19	7 6	6 58	6 25	11 6	4 31	4.09
3 7	13 51	12 84	7 7	6 49	6.17	11.7	4.27	4.06
3.8	13 16	12 50	7 8	6 41	6.09	11.8	4.24	4.02
3.9	12.82	12 18	7 9	6 33	6 01	11.9	3.20	3.99

NOMBRE de centimètres cubes de liqueur sucrée	GLUCOSE ou sucre de raisin — Grammes par litre	SUCRE de canne — Grammes par litre	NOMBRE de centimètres cubes de liqueur sucrée	GLUCOSE ou sucre de raisin — Grammes par litre	SUCRE de canne — Grammes par litre	NOMBRE de centimètres cubes de liqueur sucrée	GLUCOSE ou sucre de raisin — Grammes par litre	SUCRE de canne — Grammes par litre
12.0	4 17	3 96	16.0	3.12	2.97	20 0	2 50	2 37
12 1	4 13	3 92	16.1	3 10	2.95	21 0	2 38	2 26
12 2	4 10	3 89	16 2	3 09	2.93	22 0	2 27	2 16
12 3	4 06	3 86	16 3	3 07	2 91	23 0	2 17	2 06
12 4	4 03	3 83	16 4	3 05	2 90	24 0	2 08	1 98
12 5	3 00	3 80	16 5	3 03	2 88	25 0	2 00	1 90
12 6	3 97	3 77	16 6	3 01	2 86	26 0	1 92	1 83
12 7	3 94	3 74	16 7	2 99	2 84	27 0	1 85	1 76
12 8	3 91	3 71	16 8	2 98	2 83	28 0	1 78	1 70
12 9	3 88	3 68	16 9	2 96	2 81	29 0	1 72	1 64
13 0	3 85	3 65	17 0	2 94	2 79	30 0	1 67	1 58
13 1	3 82	3 63	17 1	2 92	2 78	31 0	1 61	1 53
13 2	3 79	3 60	17 2	2 91	2 76	32 0	1 56	1 48
13 3	3 76	3 57	17 3	2 89	2 74	33 0	1 51	1.44
13 4	3 73	3 54	17 4	2 87	2 73	34 0	1 47	1 40
13 5	3 70	3 52	17 5	2 86	2 71	35 0	1 43	1 36
13 6	3 68	3 49	17 6	2 84	2 70	36 0	1 39	1 32
13 7	3 65	3 47	17 7	2 82	2 68	37 0	1 35	1 28
13 8	3 62	3 44	17 8	2.81	2 67	38 0	1 31	1 25
13 9	3 60	3 42	17 9	2.79	2 65	39 0	1.28	1.22
14 0	3 57	3 39	18 0	2 78	2 64	40 0	1.25	1.19
14 1	3 55	3 37	18 1	2 76	2 62	41 0	1 22	1.16
14 2	3 52	3 34	18 2	2 75	2 61	42 0	1 19	1.13
14 3	3 50	3 32	18 3	2 73	2 59	43 0	1.16	1 10
14 4	3 47	3 30	18 4	2 72	2 58	44 0	1.14	1 08
14 5	3 45	3 27	18 5	2 70	2 57	45 0	1.11	1 05
14 6	3 42	3 25	18 6	2 69	2 55	46 0	1 09	1 03
14 7	3 40	3 23	18 7	2 67	2 54	47 0	1 06	1 01
14 8	3 38	3 21	18 8	2 66	2 53	48 0	1 04	0 99
14 9	3 35	3 19	18 9	2 64	2 51	49 0	1 02	0 97
15 0	3 33	3 17	19 0	2 63	2 50			
15 1	3 31	3 14	19 1	2 62	2 49			
15 2	3.29	3 12	19 2	2 60	2 47			
15 3	3 27	3 10	19 3	2 59	2 45			
15 4	3 25	3 08	19 4	2 58	2 45			
15 5	3 22	3 06	19 5	2 56	2 44			
15 6	3 20	3 04	19 6	2.55	2 42			
15 7	3 18	3 02	19 7	2.54	2 41			
15 8	3 16	3 01	19 8	2 52	2 40			
15 9	3 14	2 99	19 9	2 51	2 39			

DOSAGE DU SACCHAROSE.— Le saccharose ne réduisant pas le réactif cuivrique, il faut le transformer en sucre interverti, et du poids trouvé déduire le poids de saccharose, en partant de ce fait que 95 parties de saccharose donnent, par interversion, 100 parties de sucre interverti.

Soit à doser le saccharose contenu dans un *sirop de sucre pur* c'est-à-dire ne contenant pas de glucose ou dans le sucre raffiné exempt de glucose (ne réduisant pas directement le réactif cupro-alcalin).

On prendra un volume connu de sirop, on l'étendra d'eau et on portera le liquide au bain-marie, après l'avoir additionné de 1/10e de son volume de HCl à 1/10e. Après interversion, on laissera refroidir et on complétera le volume primitif du liquide avec de l'eau distillée.

D'autre part, on portera à l'ébullition 10^{cc} de réactif cupro-alcalin additionné de 10^{cc} de lessive de soude et de 30^{cc} d'eau. On y versera la solution de sucre interverti.

Soit N^{cc} de liqueur sucrée nécessaire pour produire la réduction de 10^{cc} de liqueur cuivrique.

Ces N^{cc} contiennent 0^{gr}05 de sucre interverti.

$$1.000 \text{ contiendront } \frac{0,05 \times 1000}{N} = \frac{50}{N}$$

Dans cette opération, le sirop à essayer ayant été dilué, il faudra tenir compte de la dilution dans le calcul final.

S'il s'agit d'essayer un *sucre raffiné*, on en dissoudra un poids connu dans un certain volume d'eau et on opérera comme précédemment. Connaissant le poids de sucre contenu dans 1.000^{cc} par exemple, on en déduira la proportion de sucre pur contenu dans le poids dissous dans 1.000^{cc} d'eau.

DOSAGE D'UN MÉLANGE DE GLUCOSE ET DE SACCHAROSE. — Soit à doser le glucose contenu à côté du saccharose dans un sirop de sucre ou dans du sucre raffiné ; deux opérations sont nécessaires :

1° Prendre 5 grammes par exemple de sucre à essayer (ou 5^{cc} de sirop étendu d'eau), les dissoudre dans 100^{cc} d'eau distillée ; y doser directement le sucre réducteur par les méthodes indiquées (page 310).

Soient 11^{cc} de liqueur sucrée, nécessaires pour réduire 10^{cc} de réactif cuivrique ; ces 11^{cc} renferment 0^{gr}05 de glucose, les 100^{cc} (c'est-à-dire 5 grammes de sucre) renferment $\dfrac{0,05 \times 100}{11} = x$ glucose.

Et 1 gramme de sucre $\dfrac{x}{5} = A$ glucose ;

2° Prendre 20^{cc} de la liqueur précédente (soit 1 gramme de sucre), y ajouter 30^{cc} d'eau distillée, intervertir avec 5^{cc} HCl, laisser refroidir et compléter le volume de 200^{cc}, doser le sucre réducteur avec la liqueur cuivrique.

Soit 9^{cc}5 de liqueur sucrée nécessaire pour réduire 10^{cc} de réactif cuivrique.

Ces 9^{cc}5 représentent 0^{gr}05 de sucre interverti ; 200^{cc}, soit 1 gramme de sucre représenteront $\dfrac{0,05 \times 200}{9,5} = B$.

Cette deuxième opération représentera le sucre total.

Le sucre total étant B et le sucre réducteur A ; B — A = C. C sucre inter-verti produit par l'interversion du saccharose.

Or 95 parties de saccharose fournissant par interversion 100 parties de sucre interverti, en multipliant la différence C par 0,95 on aura le saccharose contenu dans 1 gramme de sucre essayé.

Méthode Pondérale

Lorsqu'on soumet à l'ébullition un volume assez grand de liqueur cupro-alcaline et que l'on y ajoute une quantité de sucres réducteurs dissous, insuffisante pour réduire la totalité de la liqueur, le poids du précipité d'oxydule de cuivre transformé par calcination en bioxyde de cuivre ou par réduction subséquente en cuivre métallique, est fonction du poids des sucres réducteurs contenus dans la prise d'essai.

Mais il n'y a pas proportionnalité exacte entre le poids d'oxyde de cuivre ou de cuivre et le poids du sucre ; en outre, le pouvoir réducteur du glucose n'est pas le même que celui du sucre interverti ; enfin les pouvoirs réducteurs du lactose et du maltose sont très différents de ceux des sucres précédents.

Méthode A. Girard. — Porter à l'ébullition 25, 50 ou 100^{cc} de liqueur cupro-alcaline, suivant la richesse en sucre du liquide à essayer.

(Le liquide sucré ne doit pas renfermer plus de 1/2 à 1 0/0 de sucre. On doit s'en assurer par un dosage volumétrique préalable et l'étendre en conséquence. En outre, les liqueurs ne doivent contenir ni chaux, ni phosphates terreux susceptibles d'être précipités par le réactif.)

Y verser brusquement un volume déterminé de solution sucrée, insuffisant cependant pour réduire le volume de liqueur cupro-alcaline. Maintenir l'ébullition deux minutes, filtrer rapidement sur papier Berzélius et laver le précipité resté sur le filtre avec de l'eau bouillante, jusqu'à ce que le liquide filtré n'ait plus de réaction alcaline.

Replier le filtre, le dessécher dans une nacelle de platine tarée, l'incinérer et introduire la nacelle et son contenu dans un tube de verre où l'on fait arriver un courant d'hydrogène sec et pur.

Lorsque l'air est expulsé du tube, chauffer la nacelle au rouge sombre jusqu'à réduction complète de l'oxyde. (Voir pour détails, Méthode Allihn.)

Laisser refroidir dans le courant d'hydrogène ; peser.

L'augmentation de poids de la nacelle × 0,569 donne approximativement le poids de sucre réducteur contenu dans la prise d'essai.

Méthode Allihn. — On emploie les deux solutions dont la formule a été donnée précédemment. (Voir page 309).

On prépare un tube-filtre de Soxhlet de la façon suivante :

On prend un tube en verre de Bohême difficilement fusible de 1 centimètre de diamètre et de 10 centimètres de longueur, que l'on étire légèrement à une extrémité (ces tubes se trouvent tout fabriqués dans l'industrie).

On commence par le monter au moyen d'un bouchon de caoutchouc percé d'un trou sur une carafe à filtrer à la trompe, puis avec le bout rond d'un tube à essai, on donne à un petit morceau de toile de platine la forme d'une petite coupe que l'on place au fond du tube Soxhlet. On verse alors, par dessus cette toile, une bouillie d'amiante finement broyée et préalablement purifiée avec grand soin (1). On fait alors fonctionner la trompe, la filtration se fait rapidement, l'amiante se tasse au fond du tube en formant une bourre serrée que l'on régularise avec une baguette nettement coupée et non bordée. Cette bourre doit avoir environ *18 millimètres d'épaisseur* et être bien régulièrement tassée, mais non trop fortement, on fait passer ensuite de l'alcool fort dans le tube, puis de l'éther ; on le numérote et on le porte à l'étuve ; après dessication complète, on le laisse refroidir sous la cloche à acide sulfurique et on le pèse au 1/10e de milligramme près.

On peut ainsi préparer à l'avance un certain nombre de tubes numérotés sur le verre, et parfaitement tarés.

Dosage de glucose. — Pour faire un dosage de glucose, placer dans un verre de Bohême 30^{cc} de *a* (voir page 309), 30^{cc} de *b* et 60^{cc} d'eau distillée ; porter le mélange à l'ébullition et y verser un volume connu de liquide sucré (contenant au maximum 1 0/0 de glucose, ce dont on s'assure préalablement par un dosage volumétrique), maintenir l'ébullition *pendant une minute.*

Filtrer bouillant sur le tube-filtre de Soxhlet qui arrête tout l'oxyde de cuivre (il faut, pour cette filtration, s'aider de la trompe). La filtration terminée, laver longuement le verre de Bohême et le tube-filtre à l'eau distillée bouillante, jusqu'à ce que le liquide filtré ne soit plus alcalin ; enfin on lave à l'alcool à 95°, puis à l'éther et l'on sèche à l'étuve. Le tube étant sec, on l'adapte à un appareil à hydrogène pur et *lorsque l'air est chassé,* on chauffe l'oxyde avec un bec de Bunsen. La réduction est rapide et la vapeur d'eau se dégage par l'effilure ; on la chasse entièrement par la chaleur et après avoir éteint le feu, on maintient le courant d'hydrogène jusqu'à refroidissement presque complet. On le termine sous la cloche et l'on pèse le tube bien exactement, la différence avec la première pesée donne le poids de cuivre réduit par le sucre, d'où, au moyen de tables, on déduit le poids de celui-ci. (Voir Table XXXII d'Allihn.)

Quelques auteurs, au lieu de réduire l'oxyde de cuivre par l'hydrogène, le pèsent directement et transforment le poids trouvé en poids de cuivre, par

---

(1) Pour purifier l'amiante, la couper en menus morceaux et la mettre à bouillir avec de l'acide azotique étendu au 1/10e ; la laver longuement à l'eau bouillante jusqu'à ce que celle-ci ne soit plus acide. (Il est bon de recommencer cette opération une deuxième fois.) Puis la faire bouillir avec de la soude étendue, la laver, la faire bouillir de nouveau avec de l'acide azotique, cette fois très étendu ; enfin la laver une dernière fois à l'eau distillée ; cette amiante purifiée servira à faire une bouillie claire en la broyant avec de l'eau distillée·

le calcul, et se reportent aux Tables ou bien transforment le poids de l'oxyde de cuivre en sucre.

CuO × 0,7985 = Cuivre correspondant.
Cu × 0,56693 = Sucre correspondant (glucose).
CuO × 0,4527 = Sucre correspondant.

Mais ce sont des simplifications qui enlèvent à la méthode pondérale toute sa précision.

TABLE XXXII (*Allihn*)

*Pour la détermination du glucose et du saccharose
en milligrammes (1)*

CUIVRE milligr.	GLUCOSE milligr.	SACCHAROSE milligr.	CUIVRE milligr.	GLUCOSE milligr.	SACCHAROSE milligr.	CUIVRE milligr.	GLUCOSE milligr.	SACCHAROSE milligr.
10	6 1	5 8	40	20 9	19 9	70	35 8	34 0
11	6 6	6 3	41	21 4	20 4	71	36 3	34 5.
12	7 1	6 7	42	21.9	20 8	72	36 8	35 0
13	7 6	7 2	43	22 4	21 3	73	37 3	35 4
14	8 1	7.7	44	22.9	21 8	74	37 8	35 9
15	8 6	8.2	45	23 4	22 3	75	38 3	36 4
16	9 0	8 6	46	23 9	22 7	76	38 8	36 9
17	9 5	9 0	47	24 4	23 2	77	39 3	37 3
18	10 0	9 5	48	24 9	23 7	78	39 8	37 8
19	10 5	10 0	49	25 4	24 1	79	40 3	38 3
20	11 0	10 5	50	25 9	24 6	80	40 8	38 8
21	11 5	10 9	51	26 4	25 1	81	41 3	39 3
22	12 0	11 4	52	26 9	25 5	82	41 8	39 8
23	12 5	11 9	53	27 4	26 0	83	42 3	40 3
24	13 0	12 4	54	27 9	26 5	84	42 8	40 8
25	13 5	12 8	55	28 4	27 0	85	43 4	41 3
26	14 0	13 3	56	28 8	27 4	86	43 9	41 8
27	14.5	13 8	57	29 3	27.9	87	44 4	42 3
28	15.0	14 3	58	29 8	28 4	88	44 9	42 8
29	15 5	14 7	59	30 3	28 8	89	45 4	43.4
30	16 0	15.2	60	30 2	29 8	90	45 0	45 6
31	16 5	15 7	61	31 3	29 8	91	46 4	44 0
32	17 0	16 1	62	31 8	30 2	92	46 9	44 6
33	17 5	16 6	63	32 3	30 7	93	47 4	45 0
34	18 0	17 5	64	32 8	31 7	94	47 9	45 5
35	18 5	17 6	65	33 3	31 2	95	48 4	46 9
36	18 9	18 0	66	33 8	32 1	96	48 9	46 5
37	19.4	18.5	67	34 3	32.6	97	49 4	47.0
38	19.9	19.0	68	3 45	33·1	98	49 9	47.4
39	20.4	19.4	69	35 3	23 5	99	50.4	47 9

(1) La quantité de saccharose correspondante s'obtient en multipliant le poids de glucose par 0,95.

ALIMENTS SUCRÉS

Table d'Allihn
(suite)

CUIVRE milligr.	GLUCOSE milligr.	SACCHAROSE milligr.	CUIVRE milligr.	GLUCOSE milligr.	SACCHAROSE milligr.	CUIVRE milligr.	GLUCOSE milligr.	SACCHAROSE milligr.
100	50.9	48 3	146	74 4	70 7	192	98 4	93.4
101	51.4	48 9	147	74 9	71 2	193	98 9	93.9
102	51.9	49 4	148	75 5	71 7	174	99 4	94.4
103	52 4	49.8	149	76 0	72 2	195	100.0	95.0
104	52 9	50.3	150	76 5	72 7	196	100 5	95 5
105	53.5	50 8	151	77 0	73 2	197	101 0	96 0
106	54.0	51 3	152	77 5	73 7	198	101.5	96 5
107	54 5	51 8	153	78 1	74 2	199	102.0	97.0
108	55 0	52 2	154	78 6	74 7	200	102.6	97.5
109	55 5	52 7	155	79 1	75 2	201	103 1	98 0
110	56 0	53 2	156	79 6	75 6	202	103.7	98 5
111	56 5	53 7	157	80 1	76 1	203	104.2	99 0
112	57 0	54 2	158	80.7	76 6	204	104.7	99.5
113	57 5	54 6	159	81 2	77 1	205	105 3	100.0
114	58 0	55 1	160	81 7	77 6	206	105 8	0.5
115	58 6	55 6	161	82 2	78 1	207	106 3	1 0
116	59.1	56 1	162	82 7	78 6	208	106 8	1 5
117	59.6	56 6	163	83 3	79 1	209	107 4	2.0
118	60 1	57.0	164	83 8	79 6	210	107 9	2.5
119	60 6	57 5	165	84 3	80 1	211	108.4	3.0
120	61 1	58 0	166	84 8	80 6	212	109 0	3.5
121	61 6	58 5	167	85 3	81 1	213	109.5	4.0
122	62 1	59 0	168	85 9	81 6	214	110.0	4.5
123	62 6	59 5	169	86 4	82 1	215	110 6	5.0
124	63 1	60 0	170	86.9	82 6	216	1 1	5.5
125	63 7	60 5	171	87 4	83 1	217	1 6	6.0
126	64 2	60 9	172	87 9	83 6	218	2.1	6.5
127	64 7	61 4	173	88 5	84 1	219	2.7	7.0
128	65 2	61 9	174	89 0	84.6	220	3.2	7.5
129	65 7	62 4	175	89 5	85 1	221	3.7	8.0
130	66 2	62 9	176	90 0	85 5	222	4.3	8.5
131	66 7	63 4	177	90 5	86 0	223	4.8	9.0
132	67 2	63 9	178	91 1	86 5	224	5.3	9.4
133	67 7	64 3	179	91 6	87 0	225	5.9	110.1
134	68.2	64 8	180	92 1	87 5	226	6 4	0.6
135	68.8	65 3	181	92 6	88 0	227	6 9	1.1
136	69.3	65 8	182	93 1	88 5	228	7 4	1 6
137	69.8	66 3	183	93 7	89 0	229	8 0	2.1
138	70 3	66 7	184	94 2	89 5	230	8 5	2 6
139	70 8	67 2	185	94 7	90 0	231	9.0	3.1
140	71 3	67 7	186	95 2	90 4	232	9 6	3.6
141	71 8	68 2	187	95.7	90 9	233	120 1	4 1
142	72 3	68 7	188	96 3	91 4	234	0.7	4 6
143	72.9	69 2	189	96 8	91.9	235	1 2	5 2
144	73.4	69 7	190	97.3	92.4	236	1 7	5.7
145	73.9	70 2	191	97.8	92.9	237	2 3	6.2

Table d'Allihn

(suite)

CUIVRE milligr.	GLUGOSE milligr.	SACCHAROSE milligr.	CUIVRE milligr.	GLUCOSE milligr.	SACCHAROSE milligr.	CUIVRE milligr.	GLUCOSE milligr.	SACCHAROSE milligr.
238	122 8	116.7	284	147 7	140 3	330	173 1	4.4
239	3.4	7 2	285	8 3	0 9	331	3 7	4.9
240	3.9	7.7	286	8 8	1 4	332	4 2	5.5
241	4 4	8 2	287	9 4	1 9	333	4 8	6.0
242	5 0	8 7	288	9 9	2 4	334	5.3	6.6
243	5 5	9 2	289	150 5	3 0	335	5 9	7.1
244	6 0	9 7	290	1 0	3 5	336	6 5	7.6
245	6 6	120 2	291	1 6	4 0	337	7.0	8 2
246	7.1	0.7	292	2 1	4 5	338	7.6	8.7
247	7.6	1.2	293	2 7	5 1	339	8.1	9 3
248	8.1	1.7	294	3 2	5 6	340	8.7	9.8
249	8 7	2.1	295	3 8	6 1	341	9.3	170.3
250	9.2	2.7	296	4 3	6 6	342	9.8	0.9
251	9.7	3.2	297	4 9	7 1	343	180.4	1.4
252	130 3	3.7	198	5 4	7 7	344	0.9	1.9
253	0.8	4 3	299	6 0	8 2	345	1.5	2 5
254	1.4	4.8	300	6 5	8.7	346	2.1	3.0
255	1.9	5.3	301	7 1	9 2	347	2 6	3.5
256	2.4	5 8	302	7 6	9 7	348	3 2	4.0
257	3.0	6 3	303	8.2	150 3	349	3.7	4.6
258	3.5	6.9	304	8.7	0 8	350	4 3	5.1
259	4.1	7.4	305	9.3	1 3	351	4 9	175.6
280	4.6	7.9	306	9.8	1 8	352	5.	6.2
261	5.1	8.4	307	160 4	2 3	353	6 0	6 7
262	5.7	8 9	308	0 9	2 9	354	6 6	7.3
263	6.2	9.4	309	1.5	3.4	355	7.2	7 8
264	6.5	9 9	310	2 0	3.9	356	7.7	8.3
265	7.3	130 5	511	2 6	4 4	357	8.3	8.9
266	7.8	1 0	312	3.1	4 9	358	8.9	9.4
267	8 4	1 5	313	3 7	5 5	359	9.4	180.0
268	8.9	2.0	314	4 2	6 0	360	190.0	0.5
269	9.5	2 5	315	4 8	6 5	361	0.6	1.0
270	140.0	3.0	316	5 3	7 0	362	1.1	1.6
271	0 6	3 5	317	5 9	7 5	363	1.7	2.1
272	1.1	4.0	318	6 4	8 1	364	2.3	2 7
273	1.7	4 6	319	7.0	8 6	365	2.9	3 2
274	2 2	5 1	320	7 5	9 1	366	3 4	3.7
275	2 8	5 6	321	8 1	9 6	367	4 0	4.3
276	3.3	6.1	322	8 6	160 2	368	4 6	4 8
277	3.9	6.6	323	9 2	0 7	369	5.1	5 4
278	4.4	7 2	324	9 7	1 2	370	5.7	5 9
279	5 0	7.7	325	170 3	1 8	371	6 5	6.4
280	5.5	8 2	326	0 9	2 3	372	6 8	7.0
281	6.1	8.7	327	1 4	2.8	373	7.4	7.5
282	6.6	9.3	328	2 0	3.3	374	8.0	8.1
283	7.2	9.8	329	2.5	3.9	375	8.6	8.6

Table d'Allihn
(suite)

CUIVRE milligr.	GLUCOSE milligr.	SACCHAROSE milligr.	CUIVRE milligr.	GLUCOSE milligr.	SACCHAROSE milligr.	CUIVRE milligr.	GLUCOSE milligr.	SACCHAROSE milligr.
376	149 1	189 1	401	213 5	202 9	426	228 0	216 7
377	9 7	9 7	402	4 1	3 4	427	8 6	7 9
378	200 3	190 2	403	4 6	4 0	428	9 2	7 8
379	0 8	0 8	404	5 2	4 5	429	9 8	8 3
380	1 4	1 3	405	5 8	5 1	430	230 4	8 9
381	2 0	1 8	406	6 4	5 6	431	1 0	9 5
382	2 5	2 4	407	7 0	6 2	432	1 6	220 0
383	3 5	2 9	408	7 5	6 7	433	2 2	0
384	3 7	3 5	409	8 1	7 3	434	1 1	1 1
385	4 3	4 0	410	8 7	7 8	435	3 4	1 7
386	4 8	4 5	411	9 3	8 4	436	3 9	2 3
387	5 4	5 1	412	9 9	8 9	437	4 5	2 8
388	6 0	5 6	413	220 4	9 5	438	5 1	3 4
389	6 5	6 2	414	1 0	210 0	439	5 7	3 9
390	7.1	6 7	415	1 6	0 6	440	6 3	4 5
391	7 7	7 3	416	2 2	1 1	441	6 9	5 1
392	8 3	7 8	417	2 8	1 7	442	7 5	5 6
393	8 8	8 4	418	3 3	2 2	443	8 1	6 2
394	9 4	8 9	419	3 9	2 8	444	8 9	6 7
395	210 0	9 5	420	4 5	3 3	445	9 3	7 3
396	0 6	200 1	421	5 1	3 9	446	9 8	7 9
397	1 2	0 6	422	5 7	4 4	447	240 4	8 4
398	1 7	1 2	423	6 3	5 0	448	1 0	9 0
399	2 3	1 7	424	6 9	5 5	449	1 6	2 5
400	2 9	2 3	425	7 5	6 1	450	2 2	220 1

Au lieu du tube Soxhlet on peut plus simplement employer un petit filtre sans plis, de 9 centimètres de diamètre en bon papier Berzélius (de préférence marque Munktel OO lavé aux acides chlorhydrique et fluorhydrique). Dans ce cas, la trompe est inutile, mais le lavage du papier doit être fait avec le plus grand soin avec de l'eau distillée bouillante ; ce lavage ne demande pas moins d'une demi-heure et exige 300^{cc} d'eau, ce qui porte le volume total du filtrat à 385^{cc}.

Dosage de sucre interverti. — Lorsqu'il s'agit de *sucre interverti*, on prend 25^{cc} de *a*, 25^{cc} de *b* (page 309) + 25^{cc} de solution de sucre interverti, ne devant pas contenir plus de 0^{gr}245 de ce sucre ; on fait bouillir une minute. La Table XXXII n'est plus applicable, on se sert de la Table XXXIII de Meissl. Elle s'applique au sucre interverti sans saccharose (c'est-à-dire au dosage des sucres réducteurs totaux).

Si par exemple on a trouvé 254 milligrammes de cuivre réduit, on recherche dans cette table le nombre inférieur qui se rapproche le plus de ce poids : c'est 250,6 correspondant à 135 milligrammes de sucre interverti, il reste $254 - 250{,}6 = 3^{mg}4$ de cuivre comptés ; or, la troisième colonne indique que $1^{mg}744$ de cuivre correspond à 1 milligramme de sucre interverti ; $3^{mg}4$ valent donc $\dfrac{3^{mg}4}{1^{mg}744} = 1^{mg}949$ de sucre à ajouter aux 135 milligrammes fournis par la Table.

TABLE XXXIII (DE MEISSL)

Pour le dosage du sucre interverti pur (sans saccharose)

Milligrammes de sucre interverti.	Milligrammes de cuivre réduit.	Milligrammes de cuivre réduit correspondant à 1 milligr. de sucre interverti.	Milligrammes de sucre interverti.	Milligrammes de cuivre réduit	Milligrammes de cuivre réduit correspondant à 1 milligr. de sucre interverti
50	96 0		140	259 4	
55	105.4		145	258 1	1.744
60	114.8		150	276 8	
65	124 2	1.876	155	285 2	
70	133 5		160	293 6	
75	142 9		165	302 1	1.684
80	152 1		170	310 5	
85	161 3		175	318 9	
90	170 5	1.840	180	327.2	
95	179 7		185	335 5	
100	188 9		190	343.7	1.656
105	197 8		195	352 0	
110	206 6		200	360 3	
115	215.5	1.772	205	368 2	
120	224 4		210	376 2	
125	233 2		215	384.2	1.592
130	241 9	1.744	220	392.4	
135	250.6		225	400.1	

La prise d'essai contiendra donc $135^{mg} + 1^{mg}949 = 136^{mg}949$.

Dosage de Sucre interverti et de Saccharose. — Si le sucre interverti est accompagné de saccharose, on fait usage de la Table XXXIV, calculée par Meissl et Hiller, qui exige la connaissance préalable de la teneur en saccharose, afin qu'on puisse déterminer la proportion qui existe entre le saccharose et le sucre interverti.

Voici comment on opère :

On pèse $16^{gr}29$ de sucre dans 100^{cc} d'eau, on le dissout et on examine au saccharimètre, soit $82°1$, le sucre contient $82^{gr}1$ 0/0 de saccharose ; on prend ensuite 50^{cc} de cette liqueur (soit $8^{gr}145$ de sucre), on

TABLE XXXIV (DE MEISSL ET HILLER)

(Pour le sucre interverti en présence du saccharose)

RAPPORT entre les deux sucres	SUCRE INTERVERTI EN MILLIGRAMMES								
	245	225	200	175	150	125	100	75	50
Sucre interverti.	F	F	F	F	F	F	F	F	F
90 : 10	56 2	55 1	54 1	53.6	53.1	52 6	52.1	51 6	51 2
91 : 9	56 2	55 1	54 1	53 6	52 6	52 1	51 6	51 2	50 7
92 : 8	56 2	54 6	53 6	53 1	52 1	51 6	57.2	50 7	50 3
93 : 7	55 7	54 1	53 6	53 1	52 1	51 2	51 2	50 3	49 8
94 : 6	55.7	54 1	53 1	52.6	51 6	50 7	50 3	49 8	48 9
95 : 5	55 7	53 6	52.6	52 1	51 2	50 3	49 4	48 9	48 5
96 : 4	»	»	52 1	51 2	50.7	49.8	48 9	47 7	46 9
97 : 3	»	»	50.7	50.3	49 8	48.9	47.6	46 2	45 1
98 : 2	»	»	49.9	48 9	48.5	47.3	45 8	43 3	40 0
99 : 1	»	»	47.7	47 3	46 5	45.1	43.3	41 2	38 1

TABLE XXXV

Dosage du Lactose (ébullition 6 minutes)

Cu mg.	Lactose mg.	Cu mg.	Lactose mg.	Cu mg.	Lactose mg.	Cu mg.	Lactose mg.	Cu mg.	Lactose mg.	Cu mg.	Lactose mg.	Cu mg.	Lactose mg.	Cu mg.	Lactose mg.
100	71 6	111	79 8	122	87 9	133	96 1	144	104 3	155	112 6	166	120 9	300	224 4
101	72 4	112	80 5	123	88 7	134	96 9	145	150 1	156	113 4	167	121 7	305	228 3
102	73 1	113	81.3	124	89 4	135	97 6	146	105 8	157	114 1	168	122 4	310	232 2
103	73 8	114	82 0	125	90 1	136	98 3	147	106 6	158	114 9	169	123 2	320	240 0
104	74 6	115	82.7	126	90 9	137	99 1	148	107 3	159	115 6	170	123 9	330	247 7
105	75 3	116	83 5	127	91 6	138	99.8	149	108 1	160	116 4	171	124 7	350	263 9
106	76 1	117	84 2	128	92 4	139	100 5	150	108 8	161	117 1	172	125 5	360	272 1
107	76.8	118	85 0	129	93 1	140	101 3	151	109 6	162	117 9	173	126 2	370	280 5
108	77 6	119	85 7	130	93 8	141	102 0	152	110 3	163	118 6	200	146 9	380	289 1
109	78 3	120	86.4	131	94 6	142	102 8	153	111 1	164	119 4	250	184 8	390	297 7
110	77 0	121	87 2	132	95.3	143	103 5	154	111 9	165	120 2	255	188 7	400	306 3

TABLE XXXVI

Dosage du maltose (ébullition 4 minutes)

Cu mg.	Maltose mg.	Cu mg.	Maltose mg.	Cu mg.	Maltose mg.	Cu mg.	Maltose mg.	Cu mg.	Maltose mg.	Cu mg.	Maltose mg.	Cu mg.	Maltose mg.	Cu mg.	Maltose mg.
30	25 3	70	60 1	130	113 4	170	149 4	210	185 0	250	220 8	290	256 6		
35	29 6	75	64 5	135	117 9	175	153 8	215	189 5	255	225 3	295	261 1		
40	33 9	80	68 9	140	122 4	180	158 3	220	193 9	260	229 8	300	265 5		
45	38 3	100	86 6	145	126 9	185	162 7	225	198 4	265	234.3				
50	42 6	110	95 5	150	131 4	190	167 2	230	202 9	270	238 8				
55	47 0	115	99 9	155	135 9	195	171 1	235	207 4	275	243 3				
60	51 3	120	104 4	160	140 4	200	176 1	240	211 8	280	247 8				
65	55 7	125	108 9	165	144 9	205	180 5	245	216 3	285	252 2				

l'amène au volume de 100^{cc}, on dose le sucre dans cette solution au moyen de la liqueur cuivrique, par pesée.

On a opéré par exemple avec 25^{cc} de cette solution (2^{gr}033 de sucre) et on a obtenu 0^{gr}290 de cuivre métallique :

On écrira: $\dfrac{0,290}{2,033} = 0^{gr}142$ sucre interverti.

(Approximativement 6^{gr}9 0/0 contre 82^{gr}1 de saccharose, ce qui fait les proportions de :

Sucre interverti $\dfrac{6,9 \times 100}{82,1} = 8,4$ (soit 8).

$$\text{Saccharose} = 100 - 8 = 92.$$

Rapport $\dfrac{92}{8}$.

En consultant la Table XXXIV, on trouvera pour 150 milligrammes de sucre interverti et pour le rapport des deux sucres de $\dfrac{92}{8}$ la valeur F = 52,1.

La formule $\dfrac{\text{Cu} \times \text{F}}{p}$ donnera :

$$\frac{0,290 \times 52,1}{2,033} = 7,44 \; 0/0 \text{ sucre interverti.}$$

F est un coefficient donné par la Table.
p le poids de sucre mis en expérience.

Dosage du lactose et du maltose. — *Pour le lactose*, on mélange 25^{cc} de *a*, 25^{cc} de *b* (page 309), on ajoute ensuite 20 à 100^{cc} de solution sucrée, suivant sa concentration, on étend à 150^{cc} avec de l'eau distillée le volume des liqueurs mélangées et on porte à l'ébullition, que l'on maintient pendant *6 minutes*.

Pour le maltose, on mélange 25^{cc} de *a*, 25^{cc} de *b* et 25^{cc} de solution sucrée contenant moins de 1 0/0 de sucre, on fait bouillir pendant 4 minutes.

On déduit du poids du cuivre trouvé le poids de sucre, d'après les Tables XXXV et XXXVI.

SACCHAROMÉTRIE OU GLYCOMÉTRIE

La saccharométrie ou glycométrie a pour but de déterminer la richesse saccharine d'un liquide sucré (sirop-moût) d'après sa densité.

La formule suivante, due à Dubrunfaut, permet de calculer la quantité en poids de sucre pur, contenue dans un liquide dont on connaît la densité :

$$x = \frac{(D - 1,000) \times 1000}{1,595 - 1000} \times 1595.$$

D est la densité du liquide, fournie par le densimètre ;

x est le poids de sucre contenu dans 1 litre de ce liquide ;

1,595 est la densité du sucre pur, celle de l'eau étant 1,000.

Ainsi un liquide, dont la densité est 1,047, contient par litre :

$$1595 \times \frac{(1047 - 1000) \times 1000}{1595 - 1000} = \frac{47000}{595} \times 1595 = 124^{g}71$$

Pour les moûts, on retranche 30 grammes de sucre trouvé par le calcul.

Ces 30 grammes représentent les sels de potasse et de chaux, le tanin, les gommes, les matières colorantes et albuminoïdes des moûts.

On détermine la densité au moyen de différents appareils qui sont décrits au chapitre : Documents physico-chimiques :

1° Le flacon ;

2° La balance aréothermique ;

3° L'aréomètre Baumé gradué à + 15° par Salleron ;

Connaissant le degré Baumé à + 15°, on passe de ce degré à la densité puis au poids de sucre, par la table XXXVII.

Le Densimètre (voir Densimétrie), est l'instrument le plus précis que l'on puisse employer, car il donne la *densité,* c'est-à-dire le poids de l'unité de volume.

La régie a construit un densimètre gradué de 1 à 1000 (ce dernier chiffre, étant le poids de 1 litre d'eau distillée à + 4° centigrades et dans le vide), on nomme degré-régie les chiffres du densimètre qui se trouvent à gauche de la virgule du nombre exprimant le poids de l'hectolitre, et supprimant le chiffre des centaines, les chiffres de droite de la virgule sont alors des dixièmes.

Ainsi une densité de 10,504 sera lue : 5,04 degrés régie ; ces degrés ne concordent pas avec la teneur en sucre des liqueurs sucrées, il faut pour cela se servir de Tables de concordance spéciales.

Il n'en est pas de même des indications du densimètre qui peuvent servir à déterminer approximativement la proportion de sucre en grammes par litre de solutions.

La Table XXXVIII, empruntée à l'ouvrage de M. Sébastian (*Guide pratique du fabricant d'alcools et du distillateur liquoriste*), fournit le poids de sucre d'après la densité des solutions.

Les chiffres de la Table sont établis pour un liquide ayant une température de + 15°, le poids du litre est indiqué par le densimètre marquant 1,000 dans l'eau distillée à + 4° et pesée dans le vide (Voir Densimétrie).

Lorsqu'on a un densimètre marquant 1,000 dans l'eau distillée à + 15°, il faut, pour se servir de la Table, multiplier la densité indiquée sur l'appareil par 0,999125 et chercher le chiffre de densité absolue trouvée dans la colonne des densités.

Pratiquement si le densimètre marque 1,000 dans l'eau distillée à + 15°,

TABLE XXXVII

Quantités de sucre indiquées par les aréomètres Baumé dans les solutions à + 15°

DEGRÉS BAUMÉ-SALLERON	DENSITÉS absolues POIDS DU LITRE dans le vide (1)	POIDS DU SUCRE dans 100 grammes de liquide	POIDS DU SUCRE dans un litre d'eau sucrée	POIDS DE L'EAU dans un litre d'eau sucrée (2)
0.13	999 125	0	0	999.125
0	1000 0	0 24	2 35	997 65
0 5	1003 4	1 14	11 45	991 95
1 0	1006 9	2 07	20 83	986 07
1 5	1010.4	2.99	31 21	980 19
2 0	1014 0	3.93	39 86	974 14
2 5	1017 6	4.86	49 50	968 10
3 0	1021 2	5 79	59 15	962.05
3 5	1024 8	6 71	68 79	956 01
4 0	1028 5	7 65	78.71	949 79
4 5	1032 1	8 56	88.35	943.75
5 0	1035 9	9 51	98.53	937.37
5 5	1039 5	10 40	108.18	931.32
6 0	1043 4	11 37	118.63	924.77
6 5	1047 1	12 28	128 54	918.57
7 0	1051 0	13 22	138 99	912.01
7 5	1054.7	14 12	148 91	905.79
8 0	1058 7	15 08	159 63	899.07
8 5	1062.5	15 98	169.81	892.69
9 0	1066 5	16 92	180 52	885.68
9 5	1070.3	17 81	190.71	879 59
10 0	1074.4	18 77	201 69	872 71
10 5	1078 4	19 69	212.41	865 99
11 0	1082 5	20 63	223.39	859 11
11 5	1086 5	21 54	234 11	852 39
12 0	1090.7	22 49	245.37	845 33
12 5	1094.7	23 39	256.08	838 62
13 0	1099 0	24 35	267.60	831.40
13 5	1103 1	25 25	278 59	824 51
14 0	1107 4	26 19	290.11	817 29
14 5	1111 6	27 11	301.36	810.24
15 0	1116 0	28 06	313.15	802 85
15 5	1120 2	28 96	324 41	795 79
16 0	1124.7	29 91	336 46	788 24
16 5	1129 0	30 82	347.99	781 01
17 0	1133 5	31 76	360.04	773 46
17 5	1137 9	32 67	371 83	766 07
18 0	1142 5	33 62	384.16	758 43
18 5	1146 9	34 52	395.95	750 95
19 0	1151 6	35 48	408.54	743 06
19 5	1156 1	36 38	420 60	745 50
20 0	1160 8	37 32	433.19	727 61
35 4	1126 0	66 04	875 82	750 18

(1) Ces densités sont absolues, c'est-à-dire qu'elles se rapportent au poids de un litre d'eau distillée à + 4°, la pesée étant faite dans le vide. Par conséquent elles indiquent exactement le poids de 1 litre de solution sucrée à + 15° pesée dans le vide.

(2) Le poids de l'eau n'indique pas ici son volume, car les solutions sucrées subissent une contraction plus ou moins forte, lors de la dissolution du sucre.

ALIMENTS SUCRÉS

TABLE XXXVIII

Poids du sucre contenu dans les solutions sucrées à + 15°. (La densité indique le poids exact du litre, pesé dans le vide, à + 15°). (D'après Sébastian).

DENSITÉS absolues au densimètre	SUCRE par litre en grammes	DENSITÉS absolues au densimètre	SUCRE par litre en grammes	DENSITÉS absolues au densimètre	SUCRE par litre en grammes	DENSITÉS absolues au densimètre	SUCRE par litre en grammes
999 125	0	1046	125 595	1093	251 527	1140	377.458
1000	2 345	1047	128 275	1094	254 206	1141	380 137
1001	5.024	1048	130 955	1095	256 886	1142	382 817
1002	7 703	1049	133 634	1096	259 565	1143	385 496
1003	10 383	1050	136 314	1097	262 245	1144	388.176
1004	13 062	1051	138 993	1098	264 924	1145	390 855
1005	15 742	1052	141 672	1099	267 603	1146	393 734
1006	18 421	1053	144 352	1100	270 283	1147	396 214
1007	21 100	1054	147 031	1101	272 962	1148	398 893
1008	23 780	1055	149 511	1102	275 641	1149	401 572
1009	26 459	1056	152 390	1103	278 321	1150	404 252
1010	29 138	1057	155 069	1104	281 000	1151	406 931
1011	31 819	1058	157 749	1105	283 680	1152	409 611
1012	34 497	1059	160 428	1106	286 359	1153	412 208
1013	37 176	1060	163 107	1107	289 038	1154	414.969
1014	39 856	1061	165 782	1108	291 718	1155	417 649
1015	42 535	1062	168 466	1109	294 397	1156	420.328
1016	45.215	1063	171 146	1110	297 077	1157	423.007
1017	47.894	1064	173 825	1111	299 756	1158	425.687
1018	50 573	1065	176 384	1112	302 435	1159	428.366
1019	53.263	1066	179 184	1113	305 115	1160	431.046
1020	55.932	1067	181 863	1114	307.794	1170	457.839
1021	58 612	1068	184 542	1115	310 473	1180	484.633
1022	61.291	1069	187.222	1116	313.153	1190	511.427
1023	63 970	1070	189 901	1117	315 832	1200	538.221
1024	66 650	1071	192 581	1118	318 512	1210	565.015
1025	69 329	1072	195 260	1119	321 191	1220	591 809
1026	72 008	1073	197 939	1120	323.870	1230	618.602
1027	74 688	1074	200 619	1121	326 550	1240	645.396
1028	77 367	1075	203 298	1122	329 229	1250	672.190
1029	80.047	1076	205 978	1123	331 908	1260	698.984
1030	82 726	1077	208 657	1124	334 588	1270	725.778
1031	85 405	1078	211 336	1125	337 267	1280	752.581
1032	88 085	1079	214 016	1126	339 947	1290	779.365
1033	90 764	1080	216 695	1127	342 626	1300	806.159
1034	93 443	1081	219 374	1128	345 304	1310	832.953
1035	96.123	1082	222 054	1129	347 985	1320	859.747
1036	98.802	1083	224 733	1130	350 664	1325	873.144
1037	101.482	1084	227 413	1131	353.344	1326	875.823
1038	104.161	1085	230 092	1132	356 023	1327	878 502
1039	106.840	1086	232 771	1133	358 702	1328	881 181
1040	109.520	1087	235 451	1134	361 382	1329	883 860
1041	112.199	1088	238.130	1135	374 061	1130	886 539
1042	114 879	1089	240 809	1136	366 740	1135	899 935
1043	117.558	1090	243 489	1137	369 420	1340	913.331
1044	120.237	1091	246 168	1138	372 099		
1045	122.917	1092	248 848	1139	374.779		

on déduit 1 millième de la densité trouvée par l'appareil et on cherche le chiffre corrigé dans la colonne des densités.

Lorsque la température du liquide n'est pas de + 15°, il y a lieu de faire

TABLE XXXIX

DENSITÉ TROUVÉE	TEMPÉRATURES			
	de 10 à 15° à déduire	de 15 à 20° à ajouter	de 20 à 25° à ajouter	de 25 à 30° à ajouter
999 à 125	0 12	0 18	0 23	0 28
1000 à 1025	0 13	0 19	0 24	0 29
1014 à 1028	0 14	0 20	0 25	0 30
1028 à 1041	0 16	0 22	0 27	0 32
1041 à 1055	0 17	0 23	0 28	0.33
1055 à 1069	0 16	0 24	0 29	0.34
1069 à 1083	0 20	0 26	0 31	0.36
1083 à 1099	0 21	0 27	0 32	0 37
1099 à 1114	0 22	0 28	0 33	0 38
1114 à 1130	0 24	0 30	0 35	0 40
1130 à 1145	0 25	0 31	0 36	0.41
1145 à 1161	0 26	0 32	0 37	0 42

une correction pour ramener la température à ce degré, au moyen du tableau **XXXIX**.

TABLE XL

TEMPÉRATURE OBSERVÉE	CORRECTION	TEMPÉRATURE OBSERVÉE	CORRECTION	TEMPÉRATURE OBSERVÉE	CORRECTION
4	— 0 4	12	— 0.1	19	+ 0.3
5	— 0 4	13	— 0.1	20	+ 0.3
6	— 0 4	14	— 0	20 1/2	+ 0 4
6 1/2	— 0.3	15	— 0.0	21	+ 0 4
7	— 0.3	15 1/2	+ 0.1	22	+ 0.4
9	— 0.3	16	+ 0.1	22 1/2	+ 0.5
9	— 0.2	17	+ 0 1	23	+ 0.1
10	— 0.2	17 1/2	+ 0.2	24	+ 0.6
11	— 0.2	18	+ 0 2		
11 1/2	— 0.1	18 1/2	+ 0.3		

Ainsi si le densimètre marque 1,050 dans un liquide à + 21°, on voit que cette densité est comprise entre 1,041 et 1,055, et que dans la colonne 20 à 25° sur la ligne qui correspond à ces densités, on trouve le chiffre 0,28 et 0,23 pour 15 et 20°.

De 15 à 20 il y a 5° à 0,23° = 1,15, et de 20° à 21° il y a un degré à 0,28, il faut donc ajouter 1,15 + 0,28 = 1°43.

Soit densité vraie à + 15° = 1,050 + 0,0143 = 1,05143.

Le Mustimètre de Dujardin-Salleron (voir page 237) est, avec le densimètre, l'instrument le plus précis.

Saccharomètre de Balling. — Cet aréomètre, très employé dans l'industrie, indique non pas la densité du liquide sucré dans lequel on le plonge, mais la teneur en sucre pour 100 parties en poids de ce liquide. Si par exemple l'appareil flotte jusqu'au trait 10,8, c'est que 100 grammes de ce liquide contient 10^{gr}8 de sucre.

Cet appareil est gradué pour la température de 17°5.

La correction de température à faire subir aux degrés Balling quand on

TABLE XLI

Comparaison entre les degrés Baumé, la densité et les degrés Balling.
(1° Baumé = 1°8 Balling ; 1° Balling = 0°56 Baumé). Pour transformer
les Balling en Baumé, voir table XLII.

DEGRÉS BAUMÉ	DENSITÉ	DEGRÉS BALLING	DEGRÉS BAUMÉ	DENSITÉ	DEGRÉS BALLING
0.13	0 999		20	1 161	36.4
0.0	1 000		21	1 171	38.8
0.5	1.003		22	1 180	40.1
1	1 007	1.8	23	1 190	42.0
1.5	1 010	2.75	24	1 200	43.9
2	1 015	3.7	25	1 210	45 8
2.5	1.018	4.6	26	1.220	47.7
3	1 022	5 5	27	1.231	49.6
3.5	1 025	6.35	28	1.241	51.5
4	1 028	7.2	29	1.252	53.5
4 5	1 032	8 1	30	1.263	55.4
5	1.036	9 0	31	1.274	57.3
5 5	1.040	9.9	32	1.286	59.3
6	1 043	10 8	33	1.297	61.2
6 5	1.047	11.7	34	1.309	63.2
7	1 051	12 6	35	1.321	65 2
7 5	1 055	13 65	36	1.333	67.1
8	1 059	14 5	37	1.344	68.9
8 5	1 063	15.35	38	1.356	70.8
9	1 067	16.2	39	1.368	72.7
9 5	1.070	17.1	40	1.380	74.5
10	1.074	18.0	41	1.392	76.4
11	1.082	19.8	42	1.404	78.2
12	1.091	21.7	43	1.417	80.1
13	1.099	23 5	44	1.429	82.0
14	1.107	25 3	45	1.442	83.8
15	1.116	27.2	46	1.455	85.7
16	1.125	29.0			
17	1.134	30.8			
18	1.143	32.7			
19	1.152	34.6			

TABLE XLII

Conversion des taux de sucre pour 100, ou degrés Brix ou Balling en degrés Baumé et en densités à 17°5.

BRIX ou BALLING	BAUMÉ plus lourds	DENSITÉS	BRIX ou BALLING	BAUMÉ plus lourds	DENSITÉS
0	0	1 0000	57	30 82	1 2724
2	1.11	1 0078	58	31.34	1 2782
4	2 23	1 0157	59	31 85	1 2840
6	3 34	1 0237	60	32 36	1 2899
8	4 45	1.0319	61	32 98	1 2958
10	5 56	1.0401	62	33 38	1.3018
12	6 66	1.0485	63	33.89	1.3078
14	7.77	1.0570	64	34.40	1.3119
16	8 87	1.0657	65	34 90	1.3190
18	9 97	1 0744	66	35 40	1.3262
20	11 07	1.0833	67	35 90	1.3324
22	12 17	1.0923	68	36.41	1.3386
24	13.26	1.1015	69	36.91	1.3449
26	14 35	1.1107	70	37.40	1.3502
28	15.44	1.1201	71	39.90	1.3576
30	16.53	1.1297	72	38.39	1.3636
32	17 61	1.1393	73	38 39	1.3700
34	18 69	1 1491	74	39.38	1.3764
35	19.23	1.1451	75	39 87	1.3829
36	19 71	1 1591	76	40.36	1.3894
37	20.30	1 1641	77	40 84	1.3959
38	20.84	1.1692	78	41.33	1.4025
39	21.37	1.1743	79	41.81	1.4092
40	21.91	1.1794	80	42.29	1.4159
41	22.44	1.1846	81	42.78	1.4226
42	22 97	1.1898	82	43.25	1.4293
43	23.50	1.1950	83	43.73	1.4361
44	24 03	1 2003	84	44.21	1.4430
45	24 56	1 2056	85	44.68	1.4499
46	25 09	1.2110	86	45.15	1.4568
47	25 62	1 2164	87	45.62	1.4638
48	26 14	1 2218	88	46.09	1.4708
49	26 67	1 2278	89	46.56	1.4778
50	27 19	1 2328	90	48.02	1.4829
51	27.71	1.2383	92	49.95	1.4992
52	28.24	1 2439	94	48.86	1.5136
53	28.75	1 2495	96	49.77	1.5281
54	29.27	1 2552	98	50.67	1.5429
55	29 79	1.2609	100	51.56	1.5578
56	30.31	1 2666			

veut ramener les indications du saccharomètre à + 15° est donnée par la Table XL.

Le signe + montre que la correction indiquée doit être ajoutée au degré saccharométrique observé lorsque la température d'observation est supérieure à + 17°5, et le signe — qu'on doit retrancher le nombre de la colonne lorsque la température est inférieure à + 17°5.

Au moyen de la Table XLI on pourra passer des indications du saccharomètre Balling à celles de Baumé et du densimètre.

On dira par exemple que le liquide qui marque 10°8 Balling a une densité de 1043 (correspondant à 4°30 degrés-régie) et marquerait 6° Baumé. (Voir Densités, Documents physico-chimiques.)

Saccharomètre de Brix. — Il est très voisin du saccharomètre Balling. Comme ce dernier, il indique le taux de sucre pour cent de solution. La Table XLII permet de transformer ses indications en Baumé et en densité.

Le Brix et le Balling étant identiques, la Table précédente permet de passer non seulement du Brix au Baumé, mais encore du Balling au Baumé et aux densités.

Le Saccharomètre Vivien et le Saccharomètre Dupont, utilisés souvent en France, donnent, le premier le tant pour cent de sucre pour 100°°, le second pour 100 grammes de solution. Ils sont gradués tous deux à + 15°; le 0 de l'échelle étant le point jusqu'où l'instrument s'enfonce dans l'eau distillée à + 4° centigrades.

Problèmes relatifs à la concentration des sirops. — Nous empruntons à M. Sébastian (l. c.) les problèmes suivants, d'un usage courant :

PROBLÈME n° 1. — Combien y a-t-il de sucre (D = 1,595) dans 100 litres de sirop à 1,115.

R. — Chaque litre de sucre employé pesant 1595 grammes a donné un excédent de :

$$1595 - 1155 = \textit{440 grammes.}$$

sur la densité cherchée ; par contre, chaque litre d'eau a donné un manquant de :

$$1155 - 1000 = \textit{155 grammes.}$$

(On prend la densité 1000 de Gay-Lussac.)

Conséquemment, il a fallu employer d'une part 440 grammes et d'autre part 155 grammes pour que le sirop soit au degré voulu de concentration.

$$440 + 155 = 595.$$

Donc, pour faire 595 litres de sirop, on aurait employé 155 grammes de sucre : pour 1 litre on en aurait pris 595 fois moins et on en a employé 100 fois plus pour faire 100 litres.

$$\frac{155 \times 100}{595} = 26,05$$
$$26,05 \times 1595 = 41,54$$

nous trouvons ainsi 26 litres 05 de sucre, soit 26,05 × 1595 = 41 k. 54, puisque 1 litre pèse 1595 grammes.

Le volume de l'eau est alors de

$$100 - 26,05 = 73,95$$

PROBLÈME n° 2. — Quelle quantité de sirop de densité *1300* peut-on faire avec 100 kilog. de sucre ?

R. — Pratiquement, ces 100 kilog. n'en valent que 98, car il y a une perte de 2 0/0 (écumage, filtration) pendant la préparation ; ils représentent donc un volume de :

$$\frac{98,000}{1595} = 61 \text{ litres } 44.$$

Densité absolue 1595 (moins la densité du liquide donnée par le densimètre 1300) égale 295.

1300 (densité donnée par le densimètre), moins *1000* (base de la graduation du densimètre), égale 300.

$$295 + 300 = 595$$
$$\frac{595 \times 61,44}{300} = 121,85$$

avec 61 litres 44 de sucre ou 98 kilog., on obtiendra *121 litres 85* de sirop densité *1300*.

Autre solution. — Chaque degré du densimètre équivaut à 2 k. 680 de sucre ; un sirop de densité 1300 doit contenir

$$300 \times 2680 = 80 \text{ k. } 40.$$

Il faudrait alors employer dans la pratique

$$80,400 + \frac{80,400 \times 2}{100} = 82 \text{ k. } 00.$$

Avec 100 kilog. on pourra donc faire

$$\frac{100,000}{82,00} = 121 \text{ litres } 93$$

PROBLÈME n° 3. — Combien faut-il employer de glucose densité 1296 pour faire 150 litres de sirop densité 1150 ?

$$1296 - 1150 = 146$$
$$1150 - 1000 = 150$$
$$\overline{296}$$

$$\frac{150 \times 150}{296} = 76,00.$$

Pour faire 296 litres de sirop il faudrait employer 150 litres de glucose ; pour en faire 150, il en faudra 76 litres.

PROBLÈME n° 4. — On a 100 litres de sirop à 1330. Combien faudra-t-il ajouter d'eau pour les réduire à 1200 et quel sera le volume obtenu ?

$$1330 - 1200 = 130$$
$$1200 - 1000 = 200$$
$$\frac{130 \times 100}{200} = 65,00.$$

Pour réduire 200 litres de sirop D = 1330 à la densité 1200, il faudrait ajouter 130 litres d'eau ; pour 100 litres, il ne faudra donc employer que 65 litres. Le volume total deviendra alors :

$$100 + 65,00 = 165,00.$$

Autre solution. — Nous admettons que chaque degré du densimètre représente un gain de 2ᵍʳ680, il y aura donc

$$2{,}680 \times 330 = 88 \text{ k. } 440$$

de sucre dans 100 litres de sirop de densité 1330.

Dans un litre à 1200, il y aura

$$2{,}680 \times 200 = 536 \text{ grammes}$$

Matières Sucrées

Les Matières sucrées alimentaires peuvent se diviser en deux groupes :

1º *Les Sucres proprement dits* (sucres bruts, sucre raffiné, sucs et jus de fruits, miel) ;

2º *Les Confiseries.*

SUCRES PROPREMENT DITS

Essai d'un sucre brut

SACCHAROSE BRUT (cassonade)

L'analyse d'un sucre brut comprend les dosages suivants :

1º Saccharose ;
2º Glucose (ou sucre interverti) ;
3º Humidité ;
4º Cendres.

La somme des dosages ainsi effectués rapportés à 100 grammes du sucre brut ne fournissant pas 100, on ajoute ce qui est nécessaire pour faire 100 grammes. Ce poids est la *matière organique*, la matière *indéterminée* ou *l'inconnu.*

Saccharose. — Sur un trébuchet sensible à 5 milligrammes on pèse une quantité de sucre correspondant à la prise d'essai du saccharimètre, soit 16ᵍʳ29 (pour les saccharimètres français) ou 26ᵍʳ048 (pour les saccharimètres allemands).

Le sucre est placé sur une petite feuille d'aluminium incurvée, et, après pesée, il est versé directement dans un ballon jaugé de 100ᶜᶜ, au moyen d'un entonnoir en maillechort. Le filet d'eau d'une fiole à jet ou pissette entraîne le sucre dans le ballon et rince en même temps l'entonnoir. Puis on ajoute de l'eau dans le flacon, de manière à le remplir aux trois quarts environ et on l'agite pour dissoudre le sucre.

Quand le sucre est complètement dissous on l'additionne de quelques gouttes de sous-acétate de plomb (1^{cc}), selon la couleur plus ou moins foncée de la solution. On verse ensuite de l'eau distillée jusqu'au trait de jauge en s'aidant au besoin d'un compte-gouttes. Si des bulles d'air gênent l'opération, on les fait disparaître avec une goutte d'éther sulfurique.

On agite vivement le liquide troublé sous l'influence du réactif plombique et, après l'avoir rendu homogène, on filtre. Le liquide clair est alors observé au Polarimètre Laurent, en se servant de la graduation saccharimétrique et d'un tube de 20 centimètres de longueur. Le nombre de degrés lus donne en centièmes le titre du sucre en sucre pur (saccharose).

Eau et cendres. — On détermine la teneur en *eau* et en *cendres* par la dessication et la calcination de 5 grammes de sucre rigoureusement pesés.

Le poids du *glucose* se détermine par réduction. A cet effet, placer dans une burette graduée la solution sucrée qui reste du dosage optique et la verser peu à peu dans 5^{cc} de liqueur de Fehling, correspondant à 0^{gr}025 de glucose.

Soit N^{cc} de liqueur sucrée nécessaires pour réduire les 5^{cc} de liqueur de Fehling.

On aura pour 100 grammes de sucre essayé un poids de glucose égal à

$$\frac{0,025 \times 10,000}{N \times 16,29}$$

Titre commercial. — Pour avoir le *titre commercial* ou rendement du raffinage d'un sucre il faut diminuer le nombre obtenu au saccharimètre :

a) Du poids des cendres multiplié par 4 ;

b) Du poids du glucose multiplié par 2.

Exemple : Soit un sucre donnant au saccharimètre 88 et contenant 2^{gr}60 de glucose, 1^{gr}71 de cendres, 3^{gr}2 d'eau.

On retranche du poids des cendres 1^{gr}71, le dixième de ce poids, soit 0,17 pour tenir compte de la transformation des divers Sels en Sulfates et on obtient pour les cendres le chiffre conventionnel :

$$1,71 - 0,17 = 1,54$$

Puis on multiplie ce poids par :

$$1,54 \times 4 = 6,16$$

on a d'autre part pour le glucose

$$2,60 \times 2 = 5,20$$

On retranche ce poids du titre polarimétrique 88

Le *rendement présumé* au raffinage sera donc :

$$88 - (6,16 + 5,20) = 76,64$$

On établira le bulletin d'analyse de la manière suivante :

Sucre cristallisable (saccharose)............	88,00 0/0
Sucre incristallisable (glucose).............	2,60 —
Cendres..............................	1,71 —
Eau.................................	3,20 —
Inconnu (par différence).................	4,49 —
Total....................	100.00

MÉLASSE : La mélasse n'est utilisée dans les matières alimentaires que pour fabriquer le pain d'épice : son analyse comportera :

1º Le dosage du Saccharose et du Raffinose ;

2º La recherche du chlorure stanneux ajouté quelquefois à la mélasse pour la blanchir.

Dosage du Saccharose : Inversion (Clerget-Landolt).

Pour doser la quantité exacte de saccharose pur contenue dans les Mélasses on emploie la méthode dite de *l'inversion optique*, qui repose sur le fait que lorsqu'on intervertit le sucre de canne au moyen d'acide chlorhydrique, la solution de sucre interverti qui en résulte dévie à gauche le plan de la lumière polarisée, et si la solution normale indiquait 100º à droite avant inversion, la solution invertie indique 44º à gauche (les expériences de Landolt ont fixé 42º4 au lieu de 44) à la température de 0º ; ou $42\frac{T}{2}$ à la température de T degrés, la déviation est donc nulle à 88º centigrades.

On pèse 16ᵍʳ29 de mélasse à essayer et on les dissout dans 50ᶜᶜ d'eau, dans un ballon jaugé à 100ᶜᶜ (on y ajoute quelques gouttes d'une solution de tanin et d'une solution de sous-acétate de plomb pour décolorer le liquide s'il est trop coloré pour être examiné directement.)

On complète le volume à 100ᶜᶜ avec de l'eau distillée, on agite soigneusement et on filtre.

A) On place une partie du liquide filtré bien clair dans un tube de 20 centimètres de longueur et on examine au polarimètre. On note le nombre de *degrés sacchari-métriques* : soit P.

B) On remplit avec le reste de liquide filtré jusqu'au trait 50, un petit ballon jaugé à 50-55ᶜᶜ, on ajoute 5ᶜᶜ HCl pur de densité 1,188 (38 0/0 HCl), on agite et on plonge le ballon dans un bain-marie chauffé à 70º, on place un thermomètre dans la fiole, qu'on agite pour amener son contenu à 67-68º centigrades (ce qui exige environ 5 minutes), on maintient encore pendant 10 minutes la fiole dans le bain-marie dont la température doit rester à 68º au minimum.

On retire la fiole du bain-marie, on la refroidit par immersion dans un bain d'eau froide, et lorsque le thermomètre est descendu à 20º centigrades, on ajoute au liquide, s'il est coloré, 0ᵍʳ50 à 1 gramme de noir animal en poudre (bien lavé avec de l'acide chlorhydrique), on agite, on filtre, et on en remplit un tube spécial de 22 centimètres de longueur, portant une tubulure latérale permettant d'y plonger un thermomètre, on observe au polarimètre, on trouvera une déviation gauche : soit P' en *degrés saccharimétriques.*

Si P et P' sont pris des deux côtés du 0 (+ et —), on les additionne *sans tenir compte des signes*, dans le cas contraire on les retranche l'un de l'autre.

La richesse saccharine R du sucre analysé sera donnée par la formule de Clerget,

$$R = \frac{200\ S}{288 - T}$$

dans laquelle S est la somme ou la différence de P et P' suivant le cas ; T la température de la dernière observation (en degrés centigrades).

Exemple :

$$\text{Soit } P = + 26$$
$$P' = - 13$$
$$T = 14$$

$$S = 26 + 13 = 39$$

$$R = \frac{39 \times 200}{288 - 14} = 28,46 \ (1)$$

La table XLIII évite tout calcul.

Usage de la table. — 1° Les deux chiffres indiqués sur l'échelle du saccharimètre ont été lus à droite et à gauche du zéro ; on prend la somme P + P' = S.

On cherche dans les colonnes se rapportant à la température actuelle 10°, 15° ou 20° les chiffres qui se rapprochent le plus de S.

En suivant la ligne horizontale, on trouve dans les colonnes indiquant la quantité de sucre le nombre R et le nombre R'.

Le sucre employé contient R pour 100 de sucre cristallisé ou un litre de la solution renferme R' grammes de sucre cristallisable.

2° La solution de sucre étant préparée comme dans le premier exemple, on a lu les chiffres exprimant la rotation avant et après l'inversion du même côté du zéro.

On prend P — P' = S, on cherche dans la colonne se rapportant à la température actuelle le chiffre qui se rapproche le plus de S et l'on opère comme ci-dessus.

Enfin on compare la valeur de R ainsi calculée au résultat de l'observation directe (P) ; si R est supérieur à P, c'est que le sucre essayé contient du sucre interverti ou une autre matière lévogyre ; dans le cas contraire, le sucre renferme des matières dextrogyres.

---

(1) Si au lieu de peser un poids de 16 gr. 29 de sucre, on pèse un poids quelconque, N, de sucre, on a

$$R = \frac{200\ S}{288 - T} \times 0,1629$$

et on divise le résultat par N pour avoir le saccharose pur pour 100 grammes de sucre essayé.

ALIMENTS SUCRÉS

TABLE XLIII (Clerget)

pour corriger les indications du saccharimètre dans l'essai des liquides sucrés

10° C	15° C	20° C	R	R'	10° C	15° C	20° C	R	R'
1.39	1.37	1.34	1	1.64	63.38	64.19	63.00	47	76.85
2.78	2.73	2.68	2	3.27	66.77	65.56	64.34	48	78.48
4.16	4.10	4.02	3	4.91	68.17	66.92	65.68	49	80.12
5.56	5.46	5.36	4	6.54	69.57	68.29	67.03	50	81.75
6.95	6.83	6.70	5	8.17					
8.35	8.19	8.04	6	9.81	70.95	69.66	68.37	51	83.38
9.74	9.56	9.38	7	11.44	72.34	71.02	69.77	52	85.01
11.13	10.93	10.72	8	13.80	73.73	72.39	71.05	53	86.65
12.52	12.29	12.06	9	14.71	75.12	73.76	72.40	54	88.29
13.91	13.66	13.41	10	16.35	76.51	75.12	73.74	55	89.93
					77.90	76.49	75.08	56	91.56
15.30	15.03	14.75	11	17.99	79.29	77.85	76.42	57	93.20
15.69	16.40	16.09	12	19.62	80.68	79.22	77.76	58	94.83
18.08	17.77	17.43	13	21.26	82.07	80.59	79.10	59	96.46
19.47	19.14	18.77	14	22.89	83.46	81.94	80.43	60	98.10
20.86	20.51	20.11	15	24.52					
22.26	21.88	21.45	16	26.16	84.86	83.31	81.78	61	99.73
23.65	23.25	22.79	17	27.79	86.25	83.68	84.12	62	101.4
25.04	24.62	23.11	18	39.43	87.64	86.05	84.46	63	103.0
26.43	25.90	25.47	19	31.06	89.02	87.43	85.80	64	104.6
27.82	27.31	26.81	20	32.70	90.41	88.80	87.14	65	106.3
					91.81	90.16	88.48	66	107.9
29.21	28.68	28.15	21	34.34	93.20	91.54	92.82	67	109.5
30.60	30.05	29.49	22	35.98	94.59	92.90	91.16	68	111.2
31.99	31.42	30.33	23	37.61	96.00	94.25	92.50	69	112.8
33.88	32.79	32.16	24	39.25	97.38	95.60	93.63	70	114.4
34.77	34.16	33.51	25	40.88					
36.17	35.53	34.85	26	42.51	98.77	96.96	95.17	71	116.1
37.57	36.90	36.19	27	44.15	100.2	98.33	96.51	72	117.7
38.94	38.25	37.53	28	45.78	101.6	99.70	97.85	73	119.3
40.34	39.60	38.87	29	47.42	102.9	101.1	99.19	74	121.0
41.74	40.97	40.21	30	49.05	104.3	102.4	100.5	75	122.6
					105.7	103.8	101.9	76	124.2
43.12	42.33	41.55	31	50.69	107.1	105.2	103.2	77	125.9
44.51	43.70	42.89	32	52.33	108.5	106.5	104.8	78	127.5
45.90	45.07	44.23	33	53.97	109.9	107.9	105.9	79	129.1
47.20	46.63	45.57	34	55.60	111.3	109.3	107.2	80	130.8
48.68	47.80	46.91	35	57.24					
50.08	49.16	48.25	36	58.87	112.7	110.9	108.6	81	132.4
51.47	50.53	49.59	37	60.50	114.1	112.0	109.9	82	134.1
52.86	51.90	50.93	38	62.14	115.5	113.3	111.3	83	135.7
54.25	53.26	52.27	39	63.77	116.9	114.7	112.6	84	137.3
55.64	54.63	53.63	40	65.40	118.2	116.1	113.9	85	139.0
					119.6	117.4	115.3	86	140.6
57.03	55.99	54.96	41	67.03	121.0	118.8	116.6	87	142.2
58.42	57.36	56.30	42	68.67	122.4	120.2	118.0	88	143.9
59.81	58.73	57.64	43	70.31	123.8	121.5	119.3	89	145.5
61.20	60.09	58.98	44	71.95	125.2	122.9	120.6	90	147.1
62.59	61.46	60.32	45	73.58	21.66	124.3	122.0	91	148.7
63.99	62.82	61.66	46	75.22	128.0	125.6	123.3	92	150.4

10° C	15° C	20° C	R	R'
129 4	127 0	124 7	93	152 1
130 8	128 4	126 0	94	153 7
132 2	129 7	127.4	95	155 3
133 6	131 1	128 7	96	156 9
134 9	132 5	130 0	97	158 6
136 3	133 8	131.4	98	160 2
137.7	135 2	132.7	99	161 9
139 1	136.6	134 0	100	163 5
140.5	137.9	135.4	101	165 1
141.9	139.3	136.7	102	166 8
143.3	140.7	138 1	103	168 4
144.7	142 0	139 4	104	170 0
146 0	143.4	140 8	105	171 7
147.4	144.8	142 1	106	173 3
148 8	146.1	143 4	107	174 9
150.2	147.5	144 8	108	176 6
151.6	148.8	146 1	109	178 2
153 0	150 2	147.4	110	179 8
154 4	151 6	148 8	111	181 5

10° C	15° C	20° C	R	R'
155 8	153 0	150 1	112	183 1
157 2	154 4	151 5	113	184 7
158 6	155 7	152 8	114	186 4
160 0	157 0	154 2	115	188 0
161 3	158 4	155 4	116	189 7
162 7	159 8	156 8	117	191 3
164 1	161 2	158 2	118	192 9
165 5	162 5	159 5	119	194 6
166 0	163 9	160 8	120	196 2
168 3	165 3	162 2	121	197 8
169 7	166 6	163 5	122	199 5
171 1	168 0	164 9	123	201 1
172 5	169 4	166 2	124	202 7
173 9	170 7	167 6	125	204 4
175 3	172 1	168 9	126	206 0
176 6	173 5	170 2	127	207 6
178 0	174 8	171 6	128	209.3
179 4	176 2	172 9	129	210.9
180 8	177 5	174 2	130	212.6

Dosage du raffinose. — Les mélasses contiennent du raffinose qui, par suite de son pouvoir rotatoire plus élevé que celui du saccharose, communique à la solution sucrée une déviation anormale (la déviation dépasse quelquefois 100°) ne laissant par conséquent rien pour les matières indéterminées du sucre : on reconnaît l'exagération du titre du saccharose après l'inversion.

Pour rechercher et doser le raffinose, on emploie la formule de Creydt.

En opérant l'interversion comme il a été dit précédemment :

Soit P la rotation avant inversion.

— P' — après — à + 20° centigrades.

— C la différence des deux nombres, c'est-à-dire l'affaiblissement de la rotation.

On aura :

$$\text{Saccharose } R = \frac{C - 0{,}493\,A}{0{,}827} = 0{,}613\,P - 1{,}209\,P'.$$

$$\text{Raffinose} = \frac{P - R}{1{,}57} = 1{,}017\,P - \frac{C}{21{,}98}.$$

La détermination précédente ne s'applique qu'au cas où le saccharose renferme seulement du raffinose et non d'autres substances actives.

Recherche du chlorure stanneux (voir pain d'épices).

GLUCOSE BRUT

Le glucose (dextrose ou sucre de raisin) est fabriqué industriellement en faisant agir l'acide sulfurique étendu sur l'amidon.

On n'obtient jamais ainsi un produit pur, il contient rarement plus de 70 0/0 de glucose, le reste est constitué par des dextrines et de l'eau.

Le glucose existe dans le commerce soit sous forme solide (glucose massé ou cristallisé), soit sous forme de sirop (sirop de fécule, sirop cristal).

Essai des Glucoses solides — On détermine la richesse en glucose (dextrose) des glucoses *cristallisés* du commerce, en examinant au polarimètre (en faisant la lecture en degrés saccharimétriques) dans un tube de 20 centimètres, une solution de $20^{gr}4$ de glucose à essayer dans 100^{cc} d'eau, après avoir fait bouillir cette solution et l'avoir laissé refroidir avant de compléter le volume de 100^{cc}.

Le nombre de degrés saccharimétriques lus indique directement la teneur en glucose pur de 100 grammes de produit essayé.

On dose la dextrine par la méthode suivante : on fait une solution épaisse de glucose, et on la traite par 10 fois son volume d'alcool à 90°.

Le précipité recueilli sur un filtre est lavé à l'alcool à 90°, séché et pesé.

On prélève 2 grammes du précipité que l'on dissout dans 20^{cc} d'eau, on additionne la solution de 60^{cc} d'alcool à 54° et de quelques gouttes de perchlorure de fer puis de $0^{gr}40$ environ de craie pulvérisée. On amène le tout au volume de 200^{cc} avec de l'alcool à 54° ; on agite et filtre.

On mesure 100^{cc} de la solution (1 gramme du précipité) et dans cette solution on précipite la dextrine par l'alcool à 95° : on recueille sur un filtre, sèche et pèse la dextrine.

Le glucose massé de bonne qualité renferme en moyenne 70 0/0 de glucose, 10 0/0 de dextrine, 20 0/0 d'eau.

Le glucose cristallisé contient un peu moins de dextrine, mais rarement moins de 8 0/0.

Essai des Sirops de glucose. — Ces sirops sont souvent des mélanges de glucose, de dextrine et de maltose.

On prépare une solution avec 25 grammes de sirop à essayer, dans l'eau distillée, on ramène après ébullition le volume de la solution à 100^{cc}, sur lesquels on pratique l'observation saccharimétrique dans un tube de deux décimètres.

Les pouvoirs rotatoires spécifiques des trois corps en présence étant : *glucose* D = 52°74 ; *maltose* B = 138°3 ; *dextrines* d = 194°8, une solution renfermant ces substances aura une polarisation P :

$$(1) \qquad P = 52,74\,D + 138,3\,B + 194,8\,d.$$

Les quantités respectives de glucose, de maltose et de dextrines contenues dans la solution sont exprimées par D, B et d.

Si on traite la solution par le cyanure de mercure (120 grammes de cyanure de mercure et 25 grammes hydrate de potasse par litre d'eau), le glucose et le maltose sont entièrement détruits, les dextrines seules restent intactes; en examinant alors la solution au saccharimètre, la déviation indiquera la quantité de dextrine P' présente, et on aura

$$(2) \qquad\qquad P' = 194,8\, d$$

formule avec laquelle il est facile de calculer d, sachant que chaque degré du saccharimètre correspond à $0^{gr}055$ de dextrine.

La différence des deux opérations est :

$$(3) \qquad\qquad P - P' = 52,74\, D + 138,3\, B.$$

D'un autre côté, on fera un dosage des sucres réducteurs contenus dans la solution avec la liqueur de Fehling qui est réduite par le glucose et le maltose. On opérera par la méthode volumétrique (page 307) et l'on calculera le sucre réducteur en glucose. Le pouvoir réducteur du maltose étant de 0,65 par rapport à celui du glucose pris pour unité, on aura la réduction totale R :

$$(4) \qquad\qquad R = D + 0,65\, B.$$

En multipliant cette équation (4) par 52,74, on trouvera :

$$(5) \qquad\qquad 52,74\, R = 52,74\, D + 34,28\, B$$

que l'on retranchera de l'équation (3) et on aura :

$$(6) \qquad\qquad (P - P') - 52,74\, R = 104,02\, B.$$

d'où :

$$(7) \qquad\qquad B = \frac{(P - P') - 52,74\, R}{104,02}$$

et :

$$D = R - 0,65\, B$$

On pourrait encore différencier le glucose du maltose en faisant agir *l'acétate de cuivre* qui réduit le premier et non le second. Ce réactif, indiqué par Barfoed, se compose de :

Acétate de cuivre	13^{gr}	On chauffe à l'ébullition pendant deux heures, il doit y avoir du cuivre réduit.
Eau distillée...........	200^{cc}	
Acide tartrique à 38 0/0..	5^{cc}	

Pour doser le mélange de glucose ou de maltose avec les dextrines, on peut aussi évaporer un volume mesuré du liquide à siccité au bain-marie, et reprendre à plusieurs reprises par l'alcool concentré bouillant ; le glucose et le maltose sont dissous, tandis que la dextrine reste comme résidu. En pesant, et par différence, on aura le poids de la dextrine.

Comme moyen de contrôle, il est facile de doser au polarimètre le sucre qui est contenu dans la solution alcoolique.

Sucre Raffiné

Le sucre raffiné se présente sous deux formes :

Le sucre en pains ;

Le sucre en poudre (granulé ou moulu).

Le premier est rarement falsifié et se trouve dans le commerce le plus souvent très pur, le second l'est au contraire fréquemment.

L'analyse de l'un ou l'autre de ces produits comporte :

1° *L'examen des propriétés physiques* ;
2° *L'analyse chimique* ;
3° *La recherche des falsifications*.

EXAMEN DES PROPRIÉTÉS PHYSIQUES. — Le *Sucre en pains* est d'autant plus pur qu'il est plus dur et sonore. Le premier choix forme le sucre dit « Royal » ; on désigne sous les noms de *quatre cassons* les pains de 6 à 20 kilogs : *trois cassons* les pains de 3 à 4 kilogs ; *caboches*, les pains à sommet arrondi.

Les qualités inférieures sont appelées lumps, bâtardes, vergeoises ; les bâtardes et lumps sont des gros pains tronqués, de 8 à 15 kilogs ; mais les lumps sont blancs ou tachés, à gros grain, les bâtardes sont tachées et humides. Les vergeoises sont d'une couleur jaunâtre, d'une saveur de mélasse, leur poudre constitue la cassonade.

Le sucre de qualité médiocre est quelquefois bleui (azuré) au moyen du bleu d'outremer ou du bleu de Prusse (1) pour cacher la couleur jaune due aux produits étrangers.

L'azurage au moyen des bleus de Prusse ou d'outremer ne doit pas être considéré comme une falsification. L'outremer sera reconnu en traitant une solution du sucre par un acide, il y aura dégagement d'hydrogène sulfuré. En traitant par la potasse une solution de sucre azuré par du bleu de Prusse, le teinte bleuâtre disparaît subitement ; si alors on filtre la solution, la concentre, la neutralise et lui ajoute un sel de peroxyde de fer, la coloration bleue réapparaît.

Le sucre de bonne qualité en pains est blanc, sa saveur ne doit être ni amère, ni fraîche (indice de la présence de glucose).

Il doit se dissoudre dans la moitié de son poids d'eau sans laisser de résidu et ne doit laisser à l'incinération qu'un résidu insignifiant.

---

(1) Le comité consultatif d'hygiène (octobre 1907) a reconnu qu'un composé organique, l'Idanthrène ou azine de la Betaamidoanthraquinone ne présentait aucun danger pour la santé et pouvait être employé pour l'azurage du sucre.

Sa solution aqueuse ne doit pas réduire la liqueur cupro-alcaline, de moins dans une proportion sensible ; elle doit être incolore, inodore, du saveur sucrée, miscible à l'alcool en toutes proportions en donnant une solution limpide.

Le sucre de bonne qualité contient 99,5 à 99,7 0/0 de sucre pur (saccharose), le reste est constitué par de l'eau ($0^{gr}05$ à $0^{gr}50$) et des matières minérales ($0^{gr}05$ à $0^{gr}10$).

Le sucre raffiné en pain contient toujours une très petite quantité de glucose ; les sucres sciés mécaniquement peuvent en contenir jusqu'à $0^{gr}10$ 0/0.

Sucre candi : c'est du saccharose pur, en prismes rhomboïdaux obliques, plus ou moins volumineux, terminés par des sommets dièdres.

Il est blanc, paillé ou roux, suivant que l'on emploie pour le préparer du sucre en pains, du sucre de betteraves en grains ou de la cassonade (candis blancs, maillettes, frisés et roux).

Il contient presque exclusivement du saccharose.

Le *sucre en poudre* est caractérisé *officiellement (Journal officiel* du 26 avril 1907) comme il suit :

« Le sucre en poudre doit être entièrement soluble dans l'eau et donner au polarimètre la rotation du sucre pur.

S'il n'est pas complètement soluble, on laissera déposer la solution et on examinera le résidu au microscope pour en déterminer la nature.

On s'assurera que le liquide clair ne se colore pas par ébullition avec la potasse et ne réduit pas la liqueur de Fehling. »

Analyse chimique. — Elle comprend les dosages suivants :

1° *Humidité.* — Dessécher pendant 2 heures à 110° dans une capsule de platine tarée, 5 grammes de sucre pulvérisé. Après refroidissement, peser de nouveau la capsule, la perte de poids multipliée par 20 = humidité pour cent.

2° *Cendres.* — Incinérer le résidu précédent humecté de 5^{cc} SO^4H^2, chauffer d'abord doucement pour former un charbon, puis au moufle au rouge sombre. Après refroidissement, peser ; l'augmentation de poids de la capsule multiplié par 20 puis par 0,8 (pour tenir compte de l'acide ajouté) donne le poids de cendres pour cent.

3° *Dosage du saccharose.* —*a*) Peser $16^{gr}29$ de sucre, les dissoudre dans 50^{cc} d'eau (la solution doit être incolore, s'il en était autrement, ajouter 5^{cc} de sous-acétate de plomb liquide des Pharmacies, puis 10^{cc} d'une solution de sulfate de soude à 10 0/0), compléter avec 100^{cc} d'eau distillée, agiter et filtrer.

Examiner au polarimètre au tube de deux décimètres.

Le nombre de *degrés saccharimétriques* représente le poids de saccharose pur contenu dans 100 grammes de l'échantillon analysé, si la solution n'a pas été déféquée ; dans le cas contraire, doubler le nombre de degrés saccharimétriques. Le sucre de 1ʳᵉ qualité a comme titre saccharimétrique 99,7. (Voir Table XLIV).

b) Opérer comme il est dit au *dosage du saccharose par réduction* (page 311), rapporter à 100 grammes de produit.

Si le poids du sucre trouvé dans cette deuxième opération est notablement supérieur à celui trouvé dans la première, il y a lieu de doser :

1° Le glucose par réduction de la liqueur cuivrique, avant interversion de la solution sucrée. (Voir page 314, dosage d'un mélange de glucose et de saccharose.)

2° La dextrine par précipitation de la liqueur sucrée au moyen de l'alcool absolu.

RECHERCHE DES FALSIFICATIONS. — Dissoudre 5 grammes de sucre dans 100ᶜᶜ d'eau.

La solution doit être incolore, s'il en était autrement, on doserait la proportion des matières étrangères en dissolvant dans l'eau une certaine quantité de sucre, et versant le liquide sur un filtre taré, on laisserait le résidu sur le filtre, on le dessécherait à 100° et on le pèserait. On déterminerait la nature du résidu et des impuretés en solution comme suit :

1° Résidu
- En examiner une parcelle au microscope : on y voit les formes types d'amidon (voir farines); le résidu bleuit par l'iode : Amidon.
- Traiter le résidu par HCl étendu :
  - Solution : Y rechercher la chaux par AzH^3 + oxalate d'ammoniaque.
  - Résidu : Le fondre avec CO^3Na^2, reprendre par l'eau bouillante; le résidu insoluble dans l'eau est attaqué par HCl et dans la solution on cherche la baryte par SO^4H^2.

2° Solution
- Qui réduit la liqueur cuivrique : Et précipite par l'alcool absolu : Dextrine. Ne précipite pas par l'alcool : glucose ou lactose.
- Qui ne réduit pas la liqueur cuivrique : La faire bouillir avec un blanc d'œuf il se forme une pellicule gris *bleuâtre* : Outremer.

Le glucose, s'il existe, sera dosé comme il a été dit page 314 ;

Le sucre de canne et le sucre de betteraves ont la même composition.

On les distingue par la réaction de leurs solutions au tournesol.

Le sucre de canne a toujours une réaction légèrement acide ; le sucre de betterave est presque toujours alcalin.

Sucre d'orge. — C'est du sucre tantôt coloré, tantôt incolore, préparé par cuisson et refroidissement brusque d'un sirop de sucre. On y ajoute un peu de vinaigre pour lui conserver sa transparence.

TABLE XLIV

*Donnant le sucre de canne correspondant aux degrés saccharimétriques français,
en tenant compte de la variation du pouvoir rotatoire spécifique
(L'observation étant faite au tube de 2 décimètres) et du poids normal de 16gr29
dissous dans 100cc d'eau*
(1/10e de degré = 0gr01629 de Saccharose)

DEGRÉS observés	SUCRE pour 100 cc.	DEGRÉS observés	SUCRE pour 100 cc.	DEGRÉS observés	SUCRE pour 100 cc.	DEGRÉS observés	SUCRE pour 100 cc.
0	»	26	4 2354	52	8 4708	78	12 7062
1	0 1629	27	4 3983	53	8 6337	79	12 8691
2	0 3258	28	4 5612	54	8 796 6	80	13 0320
3	0 4887	29	4 7241	55	8 9595	81	13.1949
4	0 6516	30	4 8870	56	9 1224	82	13 3578
5	0 8145	31	5 4099	57	9 2853	83	13 5207
6	0 9774	32	5 2128	58	9 4482	84	13 6836
7	1 1403	33	5 3757	59	9 6111	85	13 8465
8	1 3032	34	5 5386	60	9 7740	86	14 0094
9	1 4661	35	5 7015	61	9 9369	87	14 1723
10	1 6290	36	5 0644	62	10 0998	88	14 3352
11	1 7919	37	.6 8273	63	10 2627	89	14 4981
12	1 9548	38	6 1902	64	10 4256	90	14 6610
13	2 1177	39	6 3531	65	10 5885	91	14 8239
14	2 2806	40	6 5160	66	10 7514	92	14 9868
15	2 4435	41	6 6789	67	10 9143	93	15 1497
16	2 6064	42	6.8118	68	11 0772	94	15 3126
17	2 7693	43	7 0047	69	11 2401	95	15 4755
18	2 9332	44	7 1676	70	11.4030	96	15 6384
19	2 0951	45	7 3305	71	11.5659	97	15 8013
20	3 2580	46	7 4934	72	11 7288	98	15 9642
21	3 4209	47	7 6563	73	11 8917	99	16.1271
22	3 5838	48	7 8192	74	12 0546	100	16 2900
23	3 7467	49	7 9821	75	12 2175		
24	3 9096	50	8 1450	76	12 3804		
25	4 0725	51	8 3079	77	12 5433		

Sucre de pomme. — Il se prépare comme le précédent, on y ajoute du vinaigre et on l'aromatise au moyen de fleur d'oranger ou d'essence de citron.

Sucre rosat. — C'est du sucre de pomme coloré en rose, souvent avec un peu de cochenille.

Tous ces sucres doivent présenter les caractères d'un sucre pur et ne pas contenir de matiè es colorantes nuisibles. (Voir Confiserie.)

Sucs ou Jus de fruits

Les sucs de fruits proviennent de l'expression des fruits frais, avec ou sans fermentation (cerises, framboises, groseilles, cassis, coings); ils servent à la fabrication des sirops de fruits ;

Ils ne doivent contenir que des acides végétaux dûs aux fruits (acides tartrique et citrique) et les sucres dont ils sont formés doivent être les sucres naturels des fruits. A cet égard, la composition du suc de fruit dépend de l'état de maturité du fruit qui l'a produit.

D'après Buignet, ces sucres sont constitués uniquement par du *saccharose* et du *sucre interverti* (c'est-à-dire que le glucose et le lévulose y sont en proportion égale). (Voir *Confitures* : *Journal officiel* du 26 avril 1907. Page 386).

Le Sucre interverti est prédominant par rapport au Saccharose suivant les analyses de MM. Joulin et Canu.

M. Buignet a constaté en outre :

1º Que la proportion de sucre interverti n'est nullement en rapport avec l'acidité du fruit (le raisin et la fraise qui sont peu acides, la figue qui est à peine acide, renferment presque tout leur sucre à l'état de sucre interverti ; le citron au contraire, qui est très acide, renferme une proportion notable de sucre interverti);

2º Que le glucose et le lévulose formant le sucre interverti, se retrouvent intacts en proportions égales après un certain temps dans un grand nombre de fruits (groseilles, raisins, abricots, citrons, figues, pêches, ananas), que les deux apparaissent en même temps dans le jus de fraises et de framboises, mais que le glucose disparaît plus vite que le lévulose dans le jus de pomme et de poire (dans ce cas, le pouvoir rotatoire gauche des sucres réducteurs qui persistent après cette altération est supérieur à celui du sucre interverti; dans aucun cas cependant il n'est inférieur, il ne change jamais de signe *a fortiori*).

Le tableau ci-contre donne la proportion des sucres trouvée par M. Buignet dans les différents fruits.

L'analyse *sommaire* des sucs de fruits comporte :
1º La détermination de la densité ;
2º Le dosage des sucres ;
3º La recherche des matières colorantes ;
4º La recherche des antiseptiques et des édulcorants ;
L'analyse *complète* comporte en outre :
5º Le dosage des cendres, totales, solubles et insolubles dans l'eau ;
6º La détermination de l'alcalinité et de l'acide phosphorique des cendres ;
7º La détermination de la nature de l'acidité et dosage de l'acidité ;
8º La recherche des matières précipitables par l'alcool.

FRUITS	PROPORTION POUR 100 P. DES FRUITS		PROPORTION POUR 100 P. DU SUCRE TOTAL		ACIDITÉ pour 100 p. des fruits
	Sucre de canne	Sucre interverti	Sucre de canne	Sucre interverti	
Ananas (Montserrat) ..	11.33	1.98	85.1	14.9	0.547
Pêches mûries complètement sur l'arbre ..	»	»	70.75	29.25	»
Abricots	6.04	2 74	68.8	31.2	1.864
Prunes de Mirabelle ...	5.24	3.43	60.4	39.6	1.288
Fraises (Collina d'Ehrhardt)...........	4.22	4.98	56	44	0 550
Oranges.............	6.33	4.36	49.1	50 9	0.448
Pommes de Reinette grise, nouvelles.....	5.28	8.72	37.7	62.3	1.148
Pommes de Reinette d'Angleterre	2.19	5.45	28.7	71.3	0 633
Citrons	0.41	1.06	27.9	72.1	4.706
Framboises..........	2.01	5.22	27.8	72.2	1.380
Prunes de Reine-Claud.	1.23	4 33	22.1	77.9	1.208
Pommes de Reinette grise, conservées ...	3.20	12.63	20.2	79.8	0.403
Poires nouvelles (Madeleine)	0.68	7.16	8.7	91.4	0.827
Pommes de Calville, conservées	0.43	5.82	6.9	93.1	0.253
Poires de Saint-Germain, conservées ...	0.36	8 42	4.1	95.9	0.115
Raisin de serre	»	17 26	»	100	0.345
— conservé	»	16.50	»	100	0.403
Figues violettes du Midi	»	11 55	»	100	0.057
Cerises anglaises......	»	10	»	100	0.661
Raisin nouveau, de Fontainebleau......	»	9.42	»	100	0.558
Bigarreaux	»	8.25	»	100	0.608
Groseilles branches ...	»	6.40	»	100	1.574
Fraises (Princesse royale)............	»	5 86	»	100	0.750
Raisin vert	»	1.60	»	100	2.485

DÉTERMINATION DE LA DENSITÉ. — On détermine la densité au moyen d'un densimètre, ou de la balance de Mohr (voir Documents physico-chimiques).

DOSAGE DES CENDRES. — On dose les cendres totales puis on détermine leur alcalinité comme il est dit aux vins (page 194).

On exprime l'alcalinité en CO_3K_2 : 1^{cc} solution alcaline $\frac{N}{10} = 0^{gr}0069\ CO_3K_2$.

On sépare par l'eau bouillante les cendres solubles des cendres insolubles (voir Cacaos, Chocolats) et on y dose l'acide phosphorique.

Pour doser l'*acide phosphorique*, attaquer les cendres dans un creuset de porcelaine par l'acide chlorhydrique étendu, évaporer la liqueur à sec au bain de sable, reprendre le résidu par l'eau additionnée des eaux de lavage, reprendre le résidu par l'eau aiguisée d'acide chlorhydrique, filtrer, laver.

Traiter la liqueur filtrée additionnée des eaux de lavage par la solution citromagnésienne de Joulie (voir Réactifs).

Agiter : laisser déposer pendant 12 heures, filtrer.

Transformer le précipité en pyrophosphate de magnésie (voir sel marin : dosage de la magnésie). Le poids de pyrophosphate de magnésie $\times$ 0,63964 = P^2O^5.

Les cendres alcalines et la présence d'acide phosphorique dans ces cendres sont caractéristiques des produits naturels.

DOSAGE DES SUCRES. — *Méthode optique* (M. Raczkowski (1). — Mesurer dans une éprouvette graduée et à + 15°, 100^{cc} d'eau distillée, puis au moyen d'une pipette enlever 10^{cc} de cette eau ; compléter alors le volume de 100^{cc} avec le suc à analyser.

On a ainsi une dilution au 1/10e (on pourra faire une dilution au 1/5e ou examiner le suc directement, s'il ne contient pas plus de 14 0/0 d'extrait). Au moyen de cette solution, faire les essais saccharimétriques suivants :

Placer 100^{cc} de liqueur ainsi obtenue dans un ballon jaugé à 100-110^{cc}, neutraliser son acidité avec un peu de CO^3Ca et compléter les 110^{cc} avec une solution à 1/10° d'acétate neutre de plomb, agiter et filtrer immédiatement (si la liqueur filtrée était encore trop colorée pour l'essai saccharimétrique, une trace de noir animal suffirait pour le rendre incolore).

a) Remplir avec cette solution le tube polarimétrique de 22 centimètres muni d'un thermomètre plongeant à la surface du liquide à examiner. Examiner au polarimètre ; noter *la déviation d* et *la température t* du liquide.

La déviation observée, multipliée par la dilution, représente la déviation saccharimétrique D, avant inversion, à la température *t*.

b) Mesurer à + 15°, 50^{cc} de la solution sucrée dans un ballon jaugé à 50-55^{cc}, compléter les 55^{cc} avec HCl à 1/2, agiter doucement et placer le ballon au bain-marie à + 70° ou le placer dans une étuve à 70°, après avoir plongé un thermomètre à l'intérieur du liquide sucré. Laisser la température du liquide monter à + 68° et le maintenir dix minutes à cette température. Le laisser revenir alors à + 15°, après l'avoir retiré du bain-marie ou de l'étuve. Compléter alors les 55^{cc} avec de l'eau distillée, filtrer pour séparer le chlorure de plomb, si la liqueur est trouble.

Examiner la solution au tube de 22 centimètres, en notant la température T au moment de l'observation, et en s'arrangeant de façon que T soit aussi voisin que possible de *t*.

La déviation observée *d'* augmentée de 1/10e et multipliée par la dilution,

____

(1) *Bulletin de l'Association des Chimistes de Sucrerie*, 1905, page 565.

représente la déviation saccharimétrique D^1 après inversion à la température T.

c) Doser les sucres réducteurs au moyen de la liqueur de Fehling, en employant 10^{cc} de la solution à $1/10^e$ de la substance, déféquée à l'acétate neutre de plomb, que l'on dilue de nouveau à 100^{cc} ; la dilution totale est donc $1/100^e$.

Soit n^{cc} de solution sucrée, ainsi diluée, nécessaires pour réduire 10^{cc} de liqueur de Fehling, correspondant eux-mêmes à $0^{gr}025$, par exemple, de sucre interverti (voir page 310).

On pourra écrire :

Sucres réducteurs S (en sucre interverti) : pour 100^{cc} de suc.

$$S = \frac{(0,025 \times 100) \times 11}{n \times 10} \times d = \frac{2,75}{n} \times d$$

(Le facteur $\frac{11}{10}$ correspond à l'augmentation du volume de $1/10^e$ qu'a subi le volume de liqueur sucrée par l'addition de l'acétate neutre de plomb ; d représente la dilution que l'on a dû faire subir à la dilution.)

Calcul :

On connaît donc : D ; D^1 ; S.

faire la somme

$$0,042\, D + 0,12\, D^1 + 0,32\, S.$$

Si celle-ci donne une valeur positive, il y a du glucose libre dans le liquide ;
Si elle est négative, le liquide ne contient que du lévulose libre ;
Si elle est nulle, le liquide ne contient ni glucose ni lévulose libres.
Si $D = D^1$, il n'y a pas de saccharose dans le suc.

Premier cas : il y a du glucose libre, on peut écrire :

Saccharose $= A\,(D - D^1)$.
Sucre interverti $= B \times S - CD - ED^1$.   pour 100 parties de susbtance.
Glucose $= 0,96\,(S - $ sucre interverti).

A, B, C, E, sont des coefficients fonctions de la température T du liquide pendant l'observation après inversion et donnés par la table XLV.

Deuxième cas : Il y a du lévulose libre, on peut écrire :

Saccharose $= A\,(D - D^1)$;
Sucre interverti $= B^1 \times S + C^1D + E^1D^1$;   pour 100 parties de substance.
Lévulose $= 1,04\,(S - $ sucre interverti.)

Les coefficients A, B^1, C^1, E^1, sont fournis par la Table XLV.

TABLE XLV

donnant la va'eur des coefficients pour des températures comprises entre 10° et 30°

T	A	B	B¹	C	C¹	E	E¹
10°	0.1166	0.6755	1.3247	0 039	0.0401	0.1026	0 1034
11°	0.1171	e.6788	1.3212	0 039	0.0398	0 1035	0 1041
12°	0.1175	0.6820	1.3177	0 039	0.e396	0.1044	0 1049
13°	0.1180	0.6853	1.3141	0 039	0.0393	0.1053	0.1057
14ᵉ	0.1184	0.6879	1.3105	0 039	0 0391	0.1061	0.1064
15°	0.1189	0.6911	1.3068	0.038	0 0388	0.1070	0.1072
16°	0.1193	0.6949	1.3031	0.038	0 0385	0.1080	0.1081
17°	0.1198	0.6987	1.2993	0.038	0.0382	0.1090	0.1089
18°	0.1202	0.7024	1.2954	0.038	0.0380	0 1100	0.1097
19°	0.1207	0.7061	1.2915	0.037	0.0377	0 1110	0.1106
20°	0.1212	0.7097	1.2876	0.037	0.0374	0 1120	0 1114
21°	0.1216	0.7133	1.2836	0.036	0 0371	0.1130	0.1123
22°	0.1221	0.7168	1.2795	0.036	0.0368	0 1140	0 1132
23°	0.1226	0.7209	1.7253	0.036	0.0365	0.1151	0.1141
24°	0.1231	0.7249	1 2711	0.036	0 0362	0 1162	0.1150
25°	0 1236	0.7289	1 2668	0 036	0 0359	0 1173	0.1160
26°	0 1241	0 7316	1.2624	0 035	0.0356	0 1182	0 1169
27°	0.1245	0.7343	1.2580	0.035	0 0353	0 1191	0 1179
28°	0.1250	0.7412	1 2489	0 035	0 0350	0 1207	0.1189
29°	0 1257	0.7449	1 2442	0 035	0 0346	0 1218	0.1199
30°	0 1260	0.7498	1.2442	0.035	0.0343	0.1231	0.1209

Exemples :

a) On a trouvé pour 100ᶜᶜ de jus de cerises (non dilué) additionné d'acétate neutre de plomb, puis complété à 110ᶜᶜ

$$d = -8,9 \qquad T = +22°$$
$$d' = -9,6$$

il a fallu 13ᶜᶜ1 de jus dilué 1/40ᵉ, pour réduire 10ᶜᶜ de liqueur de Fehling :

on a :   Sucre réducteur 0/0 $= \dfrac{2,75}{13,1} \times 40 = 8,39$ (v. page 349).

rapportant à 100ᶜᶜ de jus, on a :

$$D = -8,9 \qquad T = +22°$$
$$D^1 = -9,6 \qquad \text{Sucres réducteurs } 8,39,$$

la somme 0,042 D + 0,12 D¹ + 0,32 S donnant une quantité positive (+ 1,159) (1).

---

(1) On a en effet :

$$0,042 \times (-8,9) + 0,12 \times (-9,6) + 0,32 \times 8,39 =$$
$$= -(0,042 \times 8,9 + 0,12 \times 9,6) + 0,32 \times 8,39 =$$
$$= -(0,3738 + 1,152) + 2,6848 =$$
$$= -(1,5258 + 2,6848 = 2,6848 - 1,5258 = +1,159.$$

il y a du glucose; on applique les formules qui ont été données précédemment (premier cas, page 349) :

Saccharose $= 0,1221 [— 8,9 — (— 9,6)] = 0,1221 (— 8,9 + 9,6) =$
$= 0,1221 (9,6 — 8,9) = 0^{gr}085.$

Sucre interverti $= 0,7168 \times 8,39 — 0,036 \times (— 8,9) — 0,114 \times (— 9,6) =$
$= 0,7168 \times 8,39 + (0,036 \times 8,9 + 0,114 \times 9,6) = 6,0139 + (0,3204 + 1,0944)$
$= 7^{gr}42.$

Glucose $= 0,96 (8,38 — 7,42) = 1,89.$

100^{cc} de jus contiennent donc : Saccharose : $0^{gr}085.$
Sucre interverti : $7^{gr}42.$
Glucose : $1^{gr}89.$

b) Un jus de poire donne pour 100^{cc} :

$$D = — 51 \qquad T = + 20^o$$
$$D^1 = — 51 \qquad \text{Sucres réducteurs} = 8^{gr}50$$

la somme $(0,042\,D + 0,12\,D^1 + 0,32\,S)$ étant —5,54, c'est-à-dire négative (1), indique la preuve du lévulose, on devra donc employer les formules du deuxième cas (page 349) qui donnent :

Saccharose $= 0$

Sucre interverti $= 1,2876 \times 8.50 + 0,037 \times (—51) + 0,1114 \times (— 51) =$
$= 10,9446 — (1,8874 + 5,6814) = 10,9446 — (1,8874 + 5,6814) = 3,3758.$

Lévulose $= 1,04 (8,5 — 3,375) = 1,04 \times 5,125 = 5,33.$

100^{cc} de jus contiennent donc : Saccharose : 0.
Sucre interverti : $3^{gr}3758.$
Levulose : $5^{gr}33.$

c) Un jus de cassis donne :

$$D = — 25 \,; D^1 = — 25 \,; T = + 20^o, \text{sucres réducteurs} = 12^{gr}60.$$

la somme $(0.042\,D + 0,12\,D' + 0,32)\,S$ étant sensiblement nulle, il n'y a ni glucose, ni lévulose.

D'autre part, comme $D = D^1$, il n'y a pas de saccharose, on peut donc dire :

Sucre interverti $=$ sucre réducteur $= 12^{gr}60$ pour 100^{cc} de jus.

DÉTERMIMATION DE L'ACIDITÉ. — On délaie une certaine quantité de suc dans l'eau et on dose l'acidité de la solution obtenue : on l'exprime en acide tartrique ou citrique.

L'acidité est toujours due à l'acide tartrique ; mais pour les sucs de gro-

---

(1) On a en effet :
$$0,042 \times (— 51) + 0,12 \times (— 51) + 0,32 \times 8,5 =$$
$$= — (0,042 \times 51 + 0,12 \times 51) + 0,32 \times 8,5 =$$
$$= — (2,142 + 6,12) + 2,72 = — 8,262 + 2,72 =$$
$$= 8,262 — 2,72 = — 5,54.$$

seilles, de reine-claude, de mirabelles, de prunes de Monsieur, de poires et de pommes, l'acidité est due à l'acide citrique :

$$1^{cc} \text{ de solution } \frac{N}{10} \text{ alcaline} = \left\{ \begin{array}{l} 0^{gr}0075 \text{ acide tartrique} \\ 0^{gr}0070 \text{ acide citrique} \end{array} \right.$$

Recherche de la nature de l'acide. — Les sucs de fruits ne doivent contenir que des acides végétaux (citrique, tartrique,)

On recherchera l'acide citrique comme il est dit aux vins (page 222).

Pour rechercher l'acide tartrique, on évapore à sec un certain volume de suc, on reprend le résidu par l'alcool fort ; on filtre : au liquide filtré on ajoute une solution alcoolique d'acétate de potasse et on agite avec une baguette de verre. S'il existe dans le suc de l'acide tartrique libre on obtient un trouble ou un précipité cristallin de crême de tartre.

Pour doser les acides on peut employer la méthode suivante (Girard et Dupré). Traiter le suc par son volume d'alcool à 90° ; après repos on decante puis on filtre. Le dépôt resté sur le filtre est lavé à l'eau bouillante ; on additionne la liqueur filtrée de sous-acétate de plomb. Le précipité recueilli est lavé avec de l'alcool à 60°. On l'arrose ensuite d'ammoniaque et on recueille le liquide filtré qui contient les acides citrique, malique et tartrique, plus ou moins mélangés de matières colorantes.

Cette liqueur est additionnée de sulfhydrate d'ammoniaque et acidifiée par de l'acide acétique ; on filtre, la liqueur filtrée est additionnée d'un petit excès d'une solution d'acétate de potasse, afin de combiner l'acide tartrique et on ajoute à la liqueur deux fois son volume d'alcool à 95°. On agite énergiquement et on laisse déposer dans un endroit frais pendant quelques heures. On filtre sans s'inquiéter du précipité adhérent au vase. On lave le vase et le précipité à l'aide d'alcool à 60°. La liqueur filtrée mise de côté va servir au dosage des acides citrique et malique.

Acide tartrique. — Le filtre sur lequel on vient de passer la liqueur est placé sur le vase qui a servi à la précipitation et sur la paroi duquel des cristaux de bitartrate sont restés adhérents. On lave le filtre à l'eau bouillante qui dissout le tartre, puis on ajoute au liquide deux gouttes d'une solution alcoolique de phtaléine du phénol : on verse goutte à goutte à l'aide d'une burette graduée, de la solution décime de potasse, jusqu'à ce qu'on aperçoive la teinte rose de la phtaléine. Le nombre de centimètres cubes de liqueur de potasse qui, multiplié par 0,188, donne la quantité de bitartrate de potasse, multiplié par 0,79 donne celle de l'acide tartrique correspondant.

Acides citrique et malique. — Le liquide contenant ces acides est additionné d'un peu de chlorure de calcium, puis d'un petit excès d'ammoniaque et un peu d'alcool ; on porte au bain-marie pendant une demi-heure et on filtre. On lave avec de l'eau de chaux bouillante. Le liquide filtré contient l'acide malique ; sur le filtre est resté le citrate de chaux, lequel est dissous à l'aide

COMPOSITION DES SUCS NATURELS DE FRUITS

Résultats par litre de suc (en grammes)

(Truchon et Martin-Claude)

Journal de Pharmacie et de Chimie, 11 février 1901

	DENSITÉS	SUCRE INVERTI	SACCHAROSE	DEGRÉS saccharimétriques inversion — avant	après	Acidité calculée en acide tartrique	Matières précipitables par l'alcool	Matières minérales	K²O	P²O²	ACIDE CITRIQUE	ACIDE TARTRIQUE
Cerises hâtives	1040 4	83.60	»	— 9°	— 9°	4 95	3 40	3 00	0 44	0 33	faibles traces	présence
Cerises de saison	1055 4	96 49	»	— 16 5	— 16 5	8 46	2.40	3 88	0 97	0 21	néant	—
Fraises précoces	1026 2	45 18	»	— 7	— 7	9 15	10 00	5 96	0 46	0 60	présence.	traces
Fraises de saison	1048 2	99 98	»	— 21	21	11 51	3 80	5 72	0 97	0 26	—	présence
Framboises	1050.3	88 19	»	— 15	— 15	17 82	9 60	4 32	0 86	0 32	—	—
Groseilles rouges (non complètement mûres)	1040 0	63 68	»	— 11	— 11	28 50	8 60	5 40	1 25	0 47	—	—
Groseilles blanches	1049 8	87.43	»	— 15 3	— 15 3	25 65	7 20	4 44	1 01	0 25	—	néant
Cassis	1065 5	116 60	»	— 25	— 25	31 44	10 80	7 20	1 63	0 66	—	présence
Pêches	1054 0	33.50	19 8	+ 21 5	— 14	6 84	7 60	4 70	0 76	0 46	—	—
Poires	1055 0	85.80	»	— 10 2	— 10 2	2 04	2 60	3 56	1 68	0 16	—	néant
Coings	1048 0	75.90	»	— 7 4	— 7 4	9 60	4 60	4 20	1 81	0 37	—	présence
Pommes	1068 0	102.80	6 60	— 8	— 13 5	7 44	6 80	3 72	2 09	0 19	—	néant
Abricots (1)	»	2.64	4 15	+ 29 6	— 4.8	»	»	0 59	0.128	0 05	—	présence
Reine-Claude (1)	»	8.20	0 80	— 7	— 14	»	»	0 57	0.115	0 06	—	traces
Mirabelles (1)	»	6.54	3 04	+ 5	— 20	»	»	0 59	0.217	0 07	—	—

(1) Les trois derniers résultats s'appliquent à des fruits pour lesquels les dosages ont été faits sur le fruit lui-même (pulpe et jus) à cause de la difficulté d'extraction du jus. Ils sont calculés en grammes pour 100 grammes de fruits.

354

ALIMENTS SUCRÉS

COMPOSITION DES JUS NATURELS DE FRUITS (JOULIN ET CANU)

(*Moniteur Scientifique*, Juillet 1908)

	Densité	Extrait sec	Degrés saccharimétriques Avant inversion	Degrés saccharimétriques Après inversion	Sucre interverti	Saccharose	Glucose	Acidité en A. tartrique	Nature de l'acidité	Cendres totales	Cendres solubles	Cendres insolubles	Alcalinité des cendres solubles en CO_3K_2	Acide phosphorique	Acide salicylique
Cassis (récolte 1907) .	1060	141 8	— 23 4	—23 4	101 8	néant	néant	3 90	tartrique	7 90	5 72	2 08	2 32	0 58	néant
Groseilles rouges	1038	92 5	— 28 0	—28 0	59 7	—	—	3 00	citrique	4 80	3 86	0 94	2 10	0 60	—
— .blanches .. (récolte de 1906).	1043	85 0	— 25 0	—25 0	63 9	—	—	3 15	—	6 5	5 16	1 34	2 64	0 30	—
Cerises (récolte 1906)..	1068	164 8	— 28 0	—28 0	83 8	—	—	2 10	tartrique	3 2	—	—	0 95	0 28	—
Reine-Claude	1080	133.0	+ 1 2	—41 8	91 0	5 16	—	1 90	citrique	6 28	2 80	3 48	0 45	0 04	—
Mirabelles	1075	162 6	— 1 6	—39 16	71 2	néant	—	2 50	—	3 90	—	—	2 10	0 04	—
Coings (récolte 1906) .	1055	129 5	— 84 8	—88 8	85 5	—	—	10 2	tartrique	4 48	3 70	0 78	2 10	0 25	—
Cerises douces. récolte	1064	174 08	— 21 7	—21 7	116 2	—	—	8 0	—	4 41	3 81	0 50	2 85	0 30	—
— aigres . 1907	1068	175 2	— 3 2	— 6.6	65 70	traces	—	13 95	—	5 08	3 99	1 09	3 41	0 30	—
Fraises Héricart	1034	87 0	— 14 2	—14 2	64 0	néant	—	6 66	—	4 32	2 75	1 57	2 09	0 20	—
— des bois	1034	95 0	— 12 0	—12 0	62 2	—	—	15 0	—	6 27	4 85	1 42	3 50	0 35	—
Prunes de Monsieur .	1049	124 92	— 8 0	— 8 0	78 0	—	—	10 5	citrique	5 62	5 0	0 62	3 73	0 04	—
Framboises	1029	86 6	— 14 5	—14 5	traces	—	—	17 55	tartrique	2 77	2 61	0 16	1 84	0 05	—
Cassis (récolte 1907) .	1062	166 8	— 4 0	—23 76	139 8	13 71	—	19 2	—	7 96	7 34	0 52	4 68	0 60	—
Abricots	1050	131 6	+ 12 0	— 2 2	97 6	17 04	—	11 40	—	6 34	5 61	0 73	4 73	0 04	—
Coings (récolte 1907) .	1059	148 8	— 45 0	—45 0	94 2	néant	—	20 31	—	5 03	4.51	0 52	3 59	0 20	—
Groseilles blanches...	1052	125 4	— 20 0	—20 0	97 6	—	—	26.25	citrique	6.57	5 95	0 62	4.29	0 30	—
— rouges .... (récolte de 1907)	1044	124 1	— 21 5	—21 5	83 2	—	—	27 0	—	5 11	4 46	0 65	2 84	0 55	—
Poires	1062	160.9	— 67 0	—67 0	92.4	—	—	3 0	—	4.19	3 48	0 71	2 56	0 20	—
Pommes	1054	151.08	— 17.1	—51.81	55 4	—	—	6 0	—	3.35	2 32	1 03	1.83	0 20	—

de l'acide azotique et précipité par l'acétate de plomb. Après dépôt, on filtre et on lave par décantation avec l'alcool à 60°. Le précipité est décomposé par l'hydrogène sulfuré, après l'avoir fait passer à l'aide d'un jet de pissette dans un vase à large ouverture.

On filtre, on lave et la liqueur est mise à bouillir jusqu'à disparition d'odeur d'acide sulfhydrique.

On titre avec la potasse décime, comme pour la crème de tartre. Chaque centimètre cube de cette dernière correspond à 0^{gr},0070 d'acide citrique.

La liqueur contenant l'acide malique à l'état de malate de chaux est concentrée, puis on lui ajoute un petit excès de carbonate de soude ; on filtre et on lave à l'eau bouillante ; on concentre et on ajoute un peu de chlorure de calcium et 2 volumes d'alcool à 90°.

On laisse déposer, on recueille le précipité et on le dissout dans un peu d'HCl : on précipite par l'acétate de plomb ; on fait passer un courant d'hydrogène sulfuré, titre avec la solution KOH $\frac{N}{10}$: 1^{cc} = 0^{gr}0067 acide malique.

Matières précipitables par l'alcool. — Additionner 20 grammes de suc de 400^{cc} d'alcool à 80° ; le mélange doit se troubler. Recueillir le précipité sur un filtre taré. Le laver à l'alcool, le sécher et le peser ; conserver le filtrat pour rechercher les acides tartrique, citrique et malique.

Les matières pectiques ainsi précipitées ne doivent se colorer ni en bleu ni en violet par l'eau iodée (dextrine, amidon).

RECHERCHE DES ACIDES MINÉRAUX (Voir Vinaigres).

RECHERCHE DES MATIÈRES COLORANTES (Voir page 399 et chapitre spécial).

RECHERCHE DES ANTISEPTIQUES (Voir chapitre spécial).

Extraits alcooliques de fruits.

Pour la fabrication des confitures, sirops, liqueurs, etc., on prépare dans l'industrie des extraits alcooliques de fruits, en faisant macérer, pendant deux mois, 1 kilogramme de fruits dans 1 litre d'alcool à 85°.

MM. Chauvin, Joulin et Canu (*Moniteur Scientifique*, février et juillet 1908) ont donné les résultats des analyses effectuées par eux sur des extraits alcooliques qu'ils ont préparés dans les conditions ci-dessus.

Nous donnons page 356 un extrait de leur travail.

L'acidité a été déterminée sur l'extrait alcoolique tel quel : elle est exprimée en acide citrique pour les zestes et la pulpe de citron ; en $C^2H^4O^2$ pour les autres extraits.

L'aldéhyde benzoïque a été recherché au moyen d'une solution de phénylhydrazine dans l'acétate de soude à 10 0/0.

Composition des Extraits alcoo'iques de fruits (Chauvin-Joulin-Canu)

	Grosses fraises . Héricart	Fraises dites des Quatre-Saisons	Cerises douces avec noyaux	Cerises douces sans noyaux	Framboises	Groseilles rouges	Groseilles blanches	Cassis	Cerises aigres sans noyaux	Cerises aigres avec noyaux	Zeste de citrons	Pulpe de citrons
Densité à + 15°..............	0.9617	0 9622	0 9791	0 9867	0 9582	0 9629	0 9634	0 9745	0 9755	9.749	0 98903	0 99385
Alcool 0/0 en volume	45 0	45 8	45 1	42 0	45 7	45 7	46.4	47 5	46 0	45 8	24 8	19 3
Extrait en grammes à + 100°BM.	47 080	42 900	80 400	88 400	37 500	44 600	58.240	89 800	80 90	82.700		
par l tre dans le vide	56 100	59 100	111 40	115 20	47 800	60 400	67 400	110 80	103 10	103.00	51 760	45 880
Matières réductrices	prés.	prés.	prés.	prés.	prés.	prés.	prés.	prés.	prés.	prés.	présence	présence.
Acidité (en $C^2H^4O^2$) par litre ..	4 080	6 480	3 288	3 840	7 536	10 656	10 800	15 936	6 336	6 216	2 604	28 700
Acidité de l'extrait dans le vide (en acide tartrique)	5 250	8 400	4 195	4 875	9 375	12 750	13 650	18 900	8 175	8 100	2 576	28 364
Cendres totales (par litre)	1 896	2 296	2 600	2 538	1 500	2 276	2 708	3 808	1 472	2 412	3 000	1 945
— solubles —	1 644	2 108	2 364	2 366	1 392	2 084	2 548	3 555	1 300	2 300	2 500	1 685
— insolubles —	0 252	0 588	0 236	0 172	0 108	0 192	0 160	0 253	0 172	0 112	0 700	1 685
Alcalinité des cendres (CO^3K^2) par litre	0 972	1 520	1 376	1 299	0 887	1 332	2 365	1 614	0 856	1 597	0 871	0 691
Acide phosphorique (par litre) ..	0 291	0 342	0 273	0 266	0 156	0 343	0 300	0 707	0 259	0 207	0 281	0 269
Déviations polarimétriques avant et après interversion	négat.	négat.	négat.	négat.	négat.	négat.	négat.	négat.	posit. et négat.	posit. et négat.	négatives	négativ.
Saccharose par litre............	2 76	15 36	4 32	4 80	0 66	0 600	1 800	2 800	15 800	20 800	0 084	0 504
Sucres réducteurs avant interv...	23 90	32 70	55 00	55 00	28 60	41 600	31 900	55 000	50 900	39 200	21 150	34 370
Sucre interverti par litre........	23 10	32 20	52 70	51 10	28 30	37 800	29 800	52 700	43 000	35 300	14 910	27 456
Glucose par litre (acide dominant)	—	—	—	—	—	—	—	—	—	—	—	—
Nature de l'acidité (acide domin.)	tartr.	tartr.	tartr.	tartr.	tartr.	citriq.	citriq.	tartr.	tartriq.	tartriq.	citrique	citrique
Aldéhyde benzoïque	louche	louche	louche	louche	troubl.	troubl.	troubl.	troubl.	trouble	trouble	—	—
Acide cyanhydrique (en grammes par litre)	—	—	0 003	0 002	—	—	—	—	0 003	0 005	—	—
Iode absorbé (en milligrammes par litre)	traces	·127	165	178	165	41	25	178	216	318	77 88	6 75
Action du perchlorure de fer	précip. noir-vert	précip. noir-vert	précip. noir-vert	précip. noir-vert	précip. noir-violacé	précip. noir-roug.	précip. noir-verd.	précip. noir-roug.	précip. noir-vert	précip. noir-vert	—	—
Point de fusion de la matière grasse	28°6	28°2	—	—	29°4	48°6	37°8	46°4	—	—	—	—

L'indice d'iode a été déterminé sur 100^{cc} d'extrait alcoolique auxquels on ajoute 10^{cc} du mélange d'iode et de bichlorure de mercure. (Voir aliments gras).

On remarque que les déviations polarimétriques sont toujours négatives, sauf pour les extraits de cerises aigres.

Les remarques suivantes s'appliquent aux extraits de citron (pulpe, zestes) et permettent de les distinguer : l'indice d'iode des zestes de citron prouve que l'essence de citron est localisée dans la pelure et qu'il n'y en a que des traces dans la pulpe. Si on évapore à sec l'extrait alcoolique et qu'on ajoute au résidu repris par l'eau un excès de sous-acétate de plomb, on obtient un précipité diversement coloré suivant la matière du fruit. Mais la couleur du filtrat est toujours la même : jaune-rouge (coloration semblable à celle de Fe^{2}Cl^6 dilué.)

Pour les extraits de citrons, l'alcool distillé de la pulpe contient plus d'éthers que celui du zeste, l'extrait des zestes est supérieur à celui de la pulpe dans la proportion d'environ 10 0/0.

L'acidité (en acide citrique), est décuple pour la pulpe que pour le zeste.

Les cendres sont plus fortes d'un tiers dans les zestes que dans la pulpe.

L'alcalinité des cendres et l'acide phosphorique donnent à peu près les mêmes chiffres pour l'extrait de pulpe et l'extrait de zestes.

Miel

Le Miel est une substance molle, sucrée, dégorgée par l'abeille domestique (*apis mellifica*) constituée par un mélange de glucose et de lévulose avec une petite quantité de saccharose ; elle contient en outre des principes aromatiques, colorants, azotés, et des traces de matières grasses.

La proportion du glucose-lévulose que contient le miel par rapport au saccharose est assez variable ; il en est de même de la proportion du glucose au lévulose. Il en résulte qu'il est impossible d'assigner au miel une composition déterminée, *a fortiori* de caractériser d'une manière précise la falsification de cette substance par des matières sucrées étrangères.

Si enfin on ajoute qu'en dehors des sucres précédents, le miel peut contenir du raffinose, du mélézitose, des dextrines d'une part, et que d'autre part la déviation *lévogyre* qui le caractérise généralement peut être faiblement dextrogyre chez certains miels naturels (miels de sapin) (1), on se rendra compte de la difficulté que présente une analyse d'un tel produit.

Le *Journal officiel* du 26 avril 1907 prescrit pour le Miel la marche analytique suivante :

« Le miel est bien mélangé avant de procéder à l'analyse. Le meilleur

---

(1) Ces miels doivent leurs propriétés à ce qu'ils proviennent en majeure partie d'un liquide sécrété par les conifères, les tilleuls, les bouleaux, les noyers, les frênes et nommé *miellat.*

Composition des Miels communs, d'après divers auteurs

PROVENANCE OU ORIGINE	SUCRES RÉDUCTEURS 0/0	SACCHAROSE 0/0	DÉVIATION d'une solut:on à 10 0/0 (1)	DÉVIATION après inversion de solution à 10 0/0
Analyses de M. Bischop				
Miel du Gâtinais.......	65 75	6.18	— 9°05	— 10°75
— du Tyrol.........	65 75	5 07	— 14°25	— 13°20
— Chili	73 05	4 55	— 14°15	— 14°85
— de l'Autriche-Hong	67.17	7.58	— 13°70	— 15°40
— de Rosario	75 00	2.24	— 11°80	— 13°10
— d'Italie	70 37	5.77	— 8°55	— 12°00
— récolté en partie aux raffineries...	62 11	10 11	— 0°85	— 8° 45
— pur du commerce..	73 43	3 20	— 9°65	»
— de Colza (Normandie)...........	79 39	0	— 9°25	»
— de Verdun........	71 21	6 46	— 4°60	»
Miel récolté au voisinage d'une raffinerie (Bensemann)..............	64 33	12.59	+ 3°74	»
— de Smyrne (Razo-Bey) avec une solution au 1/3).............	»	»	+6° et +4°	»
Analyses de M. Heffelmann				
Miel de Miellat........	67 75(²)	5 77	+ 4°7 (³)	»
—	66 00	5 30	+ 4°7	»
—	64 60	4 60	+ 9°8	»
—	63 80	18 40	+ 13°4	»
— de Miellat de Tilleul	63 13	6 98	+ 4°4	»
— d'hiver..	63 96	3 63	+ 2°1	»
— extrait des rayons de miel du commerce...	61 00	14 56	+ 6°6	»
— —	46 60	30.30	+ 11°7	»

moyen d'obtenir ce mélange consiste à placer le récipient qui contient le miel dans de l'eau tiède jusqu'à liquéfaction suffisante.

On pèse 25 grammes de miel qu'on dissout dans l'eau. On amène le liquide au volume de 250cc dans un ballon jaugé.

Examen microscopique. — Une partie de la solution ci-dessus est centrifugée, et le dépôt est examiné au microscope, à un faible grossissement. On constate dans les miels naturels, la présence de grains de pollen et de quelques particules de cire. Les miels mal préparés peuvent renfermer des débris

(1) En degrés saccharimétriques au tube de 0 m. 20.
(2) En sucre interverti.
(3) En degrés saccharimétriques de Wild (voir saccharimétrie pour la transformation en degrés français), au tube de 0 m. 2 et pour une solution de 1 partie de miel pour deux parties d'eau.

d'organes d'abeilles. On ne doit pas trouver de grains d'amidon dans ce dépôt.

Sucres. — On détermine au moyen de deux dosages à la liqueur de Fehling les sucres réducteurs avant et après inversion. On exprime en saccharose la différence entre ces deux résultats en multipliant cette différence par 0,95.

On détermine aussi le pouvoir rotatoire de la solution de miel à 10 0/0 avant et après inversion.

Dextrine. — Dissoudre 25 grammes de miel dans 250^{cc} d'eau, ajouter 5 grammes de levure exempte d'amidon et laisser fermenter le liquide à 30 degrés pendant trois jours ; filtrer ; recueillir 200^{cc} du liquide filtré qu'on concentre à 25^{cc} environ. Verser ce liquide goutte à goutte, et en agitant constamment, dans 100^{cc} d'alcool à 95 degrés ; laisser reposer deux ou trois heures ; recueillir le précipité sur un filtre, le laver à l'alcool, puis le redissoudre dans l'eau bouillante. Amener la solution au volume de 50^{cc} ; en prendre le pouvoir rotatoire : si celui-ci est nettement dextrogyre, prendre le pouvoir réducteur ; évaluer ce pouvoir réducteur en glucose ; calculer le pouvoir rotatoire correspondant à celui-ci et retrancher ce pouvoir rotatoire de celui obtenu précédemment. S'il reste ainsi un pouvoir rotatoire droit, celui-ci permettra de soupçonner la présence de dextrine et d'évaluer celle-ci. »

Une analyse complète de miel comporte les dosages suivants :

Détermination du poids spécifique d'une solution aqueuse. — Dissoudre 10 grammes de miel dans 20 grammes d'eau ; prendre la densité de cette solution par la méthode du flacon ou au moyen de la balance de Mohr (voir Documents Physico-chimiques). La densité de cette solution ne doit pas être inférieure à 1,120. L'addition d'eau au miel diminue cette densité.

Dosage de l'eau. — Dissoudre 10 grammes de miel dans quantité suffisante d'eau pour obtenir 50^{cc} ; prélever 5^{cc} de cette solution, que l'on verse dans une capsule plate tarée, renfermant du sable ou de la poudre de verre ; évaporer au bain-marie en consistance sirupeuse, puis dessécher pendant seize heures à l'étuve.

Connaissant d'une part le poids du miel qu'on a dissous et le volume qu'on en a fait ; d'autre part sachant que le volume qu'on a pris de cette liqueur, on y rapporte le poids de miel qui y est contenu, on calcule l'humidité pour cent. Le miel contient normalement 15 0/0 d'eau, il ne doit pas en renfermer plus de 20 0/0.

Dosage de l'acidité. — La doser sur 10 grammes de miel dissous dans 100^{cc} d'eau distillée ; au moyen de la soude $\frac{N}{10}$ et en présence de la phtaléine du phénol; on l'exprime en acide formique (cette acidité varie de 0,04 à 0,18 0/0).

Dosage des cendres. — Peser 5 grammes de miel dans une capsule de platine, carboniser à basse température, épuiser le charbon par l'eau bouillante.

Incinérer le résidu ; remettre la solution aqueuse précédente dans la capsule ; évaporer au bain-marie et porter au rouge sombre, laisser refroidir et peser.

Le miel doit donner de 0,25 à 0,35 0/0 de cendres ($0^{gr}50$ rapporté au miel sec) ; un poids supérieur à $0^{gr}80$ serait l'indice de la présence du glucose (1) ou de falsifications par les matières minérales (2).

Dosage des Sucres. — Pour faire le dosage des sucres, on dissout 10 grammes de miel dans 20^{cc} d'eau.

Doser le sucre réducteur au moyen de la liqueur cuproalcaline.

On calcule les résultats en sucre interverti pour 100 grammes de miel : soit A ce poids.

A 2^{cc} de la solution (soit 1 gramme de miel), ajouter 3 gouttes HCl à 25 0/0 et 40^{cc} d'eau ; chauffer au bain-marie pendant 30 minutes et étendre à 100^{cc}. Doser le sucre réducteur au moyen de la liqueur de Fehling. Calculer le résultat en sucre interverti pour 100 de miel. Soit B ce poids.

$$B = \text{sucre total}$$

$$B - A = C \ \textit{sucre interverti} \ \text{produit par l'inversion du saccharose}$$

$$C \times 0,95 = \text{Saccharose 0/0 de miel}$$

On a ainsi :

Le saccharose (moyenne 2 à 8 0/0). Le miel ne doit pas renfermer plus de 16 0/0 de Saccharose.

Les sucres réducteurs totaux (en sucre interverti) (moyenne 65 à 77 0/0).

Il existe en outre dans le miel de petites quantités (2 à 6 0/0 environ) de Dextrines.

Pour séparer le glucose du lévulose, on opérera comme suit :
Dissoudre 20 grammes de miel dans environ 700^{cc} d'eau chaude, ajouter à la solution 5^{cc} d'acétate ferrique ; filtrer, aciduler le liquide filtré avec 1^{cc} HCl concentré, chauffer au bain-marie pour intervertir, laisser refroidir, compléter le volume de 100^{cc}.

---

(1) Lorsque la quantité de cendres est inférieure à 0,35 p. 100 et que d'autre part le miel est reconnu authentique, il s'agit d'un miel clair de printemps ou d'un miel de fleurs, mais jamais d'un miel foncé d'été.

(2) Dans les cendres doser l'acide phosphorique (calculer en P^2O^5) : cet élément varie entre 4 grammes et 11 p. 100 de l'ensemble des matières minérales. Cette teneur ne dépasse que rarement 7 p. 100.

1º Doser le glucose au moyen de la liqueur cupro-alcaline.

2º Examiner au polarimètre à + 15º une portion de la solution, au tube de 1 décimètre : soit A la déviation :

Si on désigne par S le poids de glucose trouvé par réduction, on a le glucose X par la formule

$$X = 0,653 \times (S + A).$$

Si par exemple, on a trouvé 10 grammes de glucose, et que la déviation trouvée soit de — 5º, on aura 5 à retrancher de 10, ce qui donne 5, et on écrira

$$X = 0,653 \times 5 = 3,265.$$

Le liquide examiné contiendra donc 3,265 de glucose, et comme on connaît la teneur en sucre réducteur (10 0/0), on aura par différence la proportion de lévulose soit 6^{gr}735.

Il ne faut pas interpréter un chiffre élevé de lévulose par rapport au glucose, comme une anomal'e.

RECHERCHE DES FALSIFICATIONS ET DES ALTÉRATIONS. — Le miel est FALSIFIÉ avec l'amidon, la farine, le mucilage de gomme adragante, la gélatine, le sirop de glucose, le saccharose, le sucre interverti artificiel, l'eau et les matières minérales (craie, plâtre).

L'amidon, la farine, se reconnaissent par l'examen microscopique du résidu insoluble dans l'eau ; le résidu additionné d'eau se colorera en bleu par l'iode.

Les mucilages, les gommes et la gélatine sont insolubles dans l'alcool à 80º, qui dissout au contraire tous les principes sucrés du miel. On dissoudra 20 grammes de miel dans l'eau (40 grammes), on filtrera et on ajoutera à une partie du liquide clair dix fois son volume d'alcool à 80º ; le précipité formé, séché et pesé, ne devra pas dépasser 0,35 0/0 du miel. Sur le résidu on recherchera les mucilages et la gélatine en chauffant le résidu avec de la chaux vive dans un tube à essai. Les mucilages, chauffés avec de la chaux vive, ne dégagent pas d'ammoniaque ; la gélatine, dans les mêmes circonstances, en produit abondamment.

Le sirop de glucose et le saccharose seront re connus par les réactions spéciales suivantes et l'essai chimique.

a. Réactions spéciales. — Le nitrate d'argent en décelant les chlorures dans une solution aqueuse de miel met sur la trace d'addition de mélasse ; le nitrate de baryte en précipitant les sulfates fait soupçonner l'addition de glucose ; l'ammoniaque décèle les matières colorantes (curcuma, etc.) ; en ajoutant à 1^{cc} de la solution à 33 0/0 5^{cc} d'alcool, il ne doit pas se produire de précipité sensible, un précipité indiquerait l'addition de glucose.

La réaction de *Ley* consiste à additionner 5^{cc} de la solution de miel à 33 0/0 de V gouttes d'une solution ammoniacale d'argent (obtenue en précipitant par la soude une solution de 5 grammes de nitrate d'argent, lavant l'oxyde et le dissolvant dans q. s. d'ammoniaque à 1/10 pour obtenir 57^{gr}5.) Le mélange est chauffé cinq minutes sur un bain-marie bouillant dans un vase fermé et à l'abri de la lumière ;

Il se produira avec les miels purs une coloration rouge brun et avec les miels falsifiés une coloration jaune vert caractéristique.

Pour pratiquer l'essai de *Beckmann* qui décèle la dextrine du glucose ajouté, on additionne 5^{cc} de la solution de miel à 20 0/0 de 3^{cc} d'eau de baryte (2 0/0 de BaO^2H^2) et on ajoute aussitôt, en une fois, 17^{cc} d'alcool méthylique. S'il y a addition de glucose, on a un précipité très abondant s'attachant aux parois ; avec les miels purs, le précipité est à peine sensible.

Enfin, l'essai de *Beckmann* à l'acétate de plomb se pratique en ajoutant à 5^{cc} de la solution de miel à 20 0/0 2^{gr}5 de sous-acétate de plomb et 22^{cc}5 d'alcool méthylique ; il se produit un abondant précipité blanc jaunâtre d'une combinaison plombique de raffinose si le miel contient des mélasses.

b. Essai chimique.— Opérer comme il est dit au dosage des sucres, page 360.

Si le poids de sucre trouvé dans la deuxième opération (sucre total) est le même que celui trouvé dans la première (sucre interverti), c'est que le miel ne contient pas de saccharose.

a) S'il y a différence entre les deux dosages, retrancher le deuxième résultat du premier et multiplier cette différence par 0,95 ; on a ainsi le poids de sucre de canne.

b) Si la différence dépasse 10 0/0, c'est que le miel est additionné de glucose.

On pourra aussi examiner le miel comme il est dit aux sucs de fruits (méthode de Raczkowski, page 348) en faisant la somme

$$0,042\ D + 0,12\ D' + 0,32\ S$$

On concluera suivant qu'elle est positive, négative ou nulle, à la présence de glucose, de lévulose libres.

Essai Biesterfield. — Préparer une solution de miel à 20 0/0, la décolorer au besoin avec du noir animal ; diviser la solution en deux portions.

Examiner la première (solution A) telle quelle au polarimètre, dans un tube de 2 décimètres. Soit A la déviation.

Chauffer la seconde (solution B) pendant 10 minutes au bain-marie après l'avoir additionnée de quelques gouttes d'acide sulfurique après refroidissement la ramener au volume primitif, et l'examiner au polarimètre. Soit B la déviation.

$$\left.\begin{array}{l} A = - \ 5^{\circ} \text{ environ} \\ B = \text{ lévogyre} \end{array}\right\} \text{ Miel pur.}$$

A est dextrogyre) Falsification par
B est lévogyre) le Saccharose.

A est dextrogyre) Falsification par
B est dextrogyre) le Glucose.

B, tout en restant dextrogyre, dévie moins que A ; le miel contient du sac-charose et du glucose..

A la liqueur de Fehling, un miel (solution à 1 0/0) doit donner au moins 62 0/0 de sucres réducteurs.

La *dextrine* sera reconnue par les procédés indiqués précédemment. (Voir page 359.)

L'examen chimique des cendres permettra de reconnaître la chaux, la baryte, etc., indice de la présence du glucose et de la dextrine.

L'eau sera reconnue par la diminution de la densité d'une solution de miel à 1 pour 2 d'eau et par le dosage de cette substance.

On doit considérer comme une falsification le fait de donner aux abeilles, pendant l'été, de l'eau sucrée dans le but d'augmenter leur miel (Bourquelot).

Le sable est insoluble dans l'eau et craque sous la dent.

La craie, le plâtre seront reconnus dans les cendres ou dans le résidu insoluble dans l'eau (page 344).

Le dosage des cendres dont la teneur ne doit pas dépasser $0^{gr}35$, et le cas échéant la détermination des matières insolubles dans l'eau, qui ne doit pas dépasser 1 0/0, mettront en évidence les matières minérales et permettront de les doser au besoin.

LES ALTÉRATIONS les plus fréquentes sont :

1° Altérations par les débris d'insectes, le couvain (substance spéciale qui rend le miel prompt à fermenter), les particules de cire.

On découvrira ces substances au microscope.

On admettra qu'un miel ne doit pas laisser plus de 1 0/0 d'insoluble dans l'eau.

2° Altération par fermentation, caractérisée par le dégagement de bulles d'acide carbonique.

Miels dextrogyres : on a longtemps admis que le miel naturel était lévogyre et on considérait comme suspect, sinon comme falsifié, tout miel dont la solution aqueuse était dextrogyre ; on connaît des miels dextrogyres que l'on peut rapporter à 3 groupes.

Les miels de sapin, de la forêt Noire et d'Alsace ; ils se distinguent des miels de fleurs par leur couleur qui varie du jaune au brun foncé, leur arome qui ne rappelle que très peu celui du miel ordinaire, leur saveur fade et rési-

neuse. Tous ces miels précipitent par l'alcool. Ces propriétés semblent dues
à un liquide sirupeux sucré ou miellat, excrétion produite par des champignons parasites des arbres (Hefelmann.)

On rencontre ce miellat dans le tilleul, le bouleau, le frêne, le noyer.

Les miels de fabriques de sucre et *de brasseries* qui contiennent jusqu'à
16 à 17 0/0 de saccharose.

Les miels qui proviennent d'abeilles auxquelles on a offert directement
du sirop de sucre ou du sucre de raffineries.

Dans le tableau de la page 358, on trouvera les résultats d'analyse de ces
différents miels.

CONFISERIES

Les divers produits compris sous cette désignation générale ont pour
base le sucre ; ils se distinguent les uns des autres par leur aspect, leur
saveur plus ou moins sucrée, enfin par leur arome agréable qui provient
de la nature des fruits ou des huiles volatiles qui entrent dans leur composition.

On peut les classer en cinq groupes :

1° *Les Sirops,* qui sont des solutions de sucre (sirop de sucre) ou de gomme
(sirop de gomme) dans l'eau simple ou aromatisée, ou bien des sucs de fruits
fermentés (débarrassés par cette fermentation de leurs matières pectiques),
cuits plus ou moins longtemps avec du sucre (sirop de fruits).

Les sirops peuvent être divisés en trois groupes pour leur analyse chimique.

Le sirop simple ou sirop de sucre ;

Les sirops de fruits ;

Le sirop de gomme.

Ces sirops sont falsifiés avec du glucose employé à la place du saccharose ;
en outre, dans les sirops de fruits, on peut remplacer les acides végétaux
par des acides minéraux ; enfin, la matière colorante du produit est souvent
une matière colorante artificielle.

La gomme du sirop de gomme est quelquefois remplacée par de la gélatine.

2° *Les Confitures, gelées et marmelades,* composées de sucre de canne et de
la pulpe ou du suc des fruits.

Toutes les espèces de fruits peuvent fournir des confitures : les gelées les
plus communes sont celles de coings, de pommes, de framboises.

Les falsifications les plus courantes de ces produits sont : l'addition de
glucose au sucre de canne, de gélatine ou de gélose pour remplacer la pectine

du fruit, enfin de solutions acidulées et colorées artificiellement pour remplacer les sucs de fruits.

3° *Les Fruits confits*, dans lesquels le sucre n'est employé que comme moyen de conservation. Les fruits que l'on emploie généralement sont : les pruneaux, les figues, les cerises, les poires, les oranges, le raisin.

La nature de ces préparations rend les falsifications presque impossibles.

4° *Les Bonbons* (caramels, dragées, pralines, etc.), renfermant surtout du sucre avec, quelquefois, une petite quantité d'un acide végétal, des solutions parfumées et colorées de différentes manières.

Les principales falsifications des bonbons consistent à y ajouter des parfums artificiels à la place des essences naturelles de fruits ou du suc de ces derniers, des matières colorantes souvent dangereuses.

5° *Les Pâtisseries* (gâteaux, biscuits divers, aux fruits, glaces, crèmes, etc.), contenant à côté du sucre d'autres substances alimentaires (de sorte que le sucre ne prédomine pas) comme le beurre, les œufs, du lait, de la farine, etc.

On falsifie ces pâtisseries en remplaçant la farine de froment par d'autres sortes de farine, le beurre par la margarine ou autres graisses, le blanc d'œuf ou la gomme par de la gélatine, le sucre par du glucose, etc.

Documents officiels et d'hygiène alimentaire

concernant LES SIROPS, CONFITURES, LIQUEURS, BONBONS, PASTILLAGES, SUCRERIES, CONFITURES ET SIROPS. — (Règlement d'administration publique, *Journal Officiel* du 26 avril 1907 (Voir page 386). — SIROPS ET LIQUEURS. — Le décret du 28 juillet 1908, l'arrêté ministériel du 4 août 1908 leur sont applicables.

DÉCRET DU 28 JUILLET 1908. — ARTICLE PREMIER. — La dénomination de « liqueur » est réservée aux eaux de-vie ou alcools aromatisés, soit par macération de substances végétales, soit par distillation en présence de ces mêmes substances, soit par addition des produits de la distillation desdites substances en présence de l'alcool ou de l'eau, soit par l'emploi combiné de ces divers procédés. Les préparations ainsi obtenues peuvent être édulcorées au moyen de sucre, de glucose ou de miel.

ART. 2. — Il est interdit de détenir ou de transporter en vue de la vente, de mettre en vente ou de vendre sous les dénominations fixées au présent article, des produits autres que ceux ayant, aux termes dudit article, un droit exclusif à ces dénominations :

1° La dénomination de « sirop » ou de « sirop de sucre » est réservée aux dissolutions de sucre (saccharose) dans l'eau :

2° La dénomination de « sirop accompagnée de l'indication de l'espèce » ou des espèces prédominantes de fruits entrant dans la fabrication est réservée aux sirops composés de sucre ou de sirop de sucre et de jus de fruits.

Toutefois, la dénomination de « sirops de citron », de « limon » ou « d'orange », peut s'appliquer aux sirops composés de sirop de sucre additionné d'acide citrique et de l'alcoolat de ces fruits ou de leur essence ;

3° La dénomination de « sirop de grenadine » est réservée au sirop de sucre additionné d'acide citrique ou d'acide tartrique et aromatisé au moyen de substances végétales ;

4° La dénomination de « sirop d'orgeat » est réservée au sirop composé de sucre et de lait d'amandes ;

5° La dénomination de « sirop de moka » ou de « sirop de café » est réservée au sirop de sucre additionné d'extrait de café ;

6° La dénomination de « sirop de gomme » est réservée au sirop de sucre additionné de gomme arabique ou de gomme du Sénégal dans la proportion minimum de 20 grammes par litre.

Art. 3. — Doivent être désignés sous leur nom spécifique suivi du terme « fantaisie » ou de tout autre qualificatif différenciant le produit de ceux visés à l'article précédent :

1° Les sirops dans la préparation desquels le glucose est substitué même partiellement au sucre (saccharose) ;

2° Les sirops additionnés d'acide tartrique autres que le sirop de grenadine ;

3° Les sirops additionnés d'acide citrique autres que les sirops de citron, de limon, d'orange ou de grenadine.

Art. 4. — L'emploi, dans la fabrication des liqueurs et des sirops, de matières colorantes, est autorisé dans les conditions fixées à l'article 7 ci-dessous, sans qu'il soit nécessaire de faire mention de cet emploi dans la dénomination spécifique du produit.

Toutefois, lorsque les liqueurs ou les sirops de cassis, de cerises, de merises, de groseilles ou de framboises ont été additionnés d'une matière colorante, leur dénomination spécifique doit être accompagné du qualificatif « coloré », ou du terme « fantaisie ».

Art. 5. — Lorsque l'arôme des liqueurs ou des sirops est obtenu, même partiellement, par addition de produits chimiques, dans les conditions fixées à l'article 7 ci-dessous, les liqueurs et sirops doivent être désignés sous leur nom spécifique accompagné du qualificatif « artificiel ».

Art. 6. — Dans les inscriptions et marques servant à désigner les produits visés au présent décret, la dénomination du produit et le qualificatif qui l'accompagne ou les termes « fantaisie », « coloré » ou « artificiel » doivent être imprimés en caractères identiques.

Art. 7. — Est interdit l'emploi, dans la fabrication des liqueurs et sirops :

1° De matières colorantes autres que celles dont l'usage est déclaré licite par arrêtés pris de concert par les ministres de l'Intérieur et de l'Agriculture, sur l'avis du Conseil supérieur d'Hygiène publique et de l'Académie de médecine ;

2° De produits chimiques aromatiques et de substances amères autres que ceux autorisés dans les conditions ci-dessus et sans préjudice des interdictions spéciales édictées par l'article 17 de la loi du 30 janvier 1907 (1) ;

---

(1) Loi du 30 janvier 1907.

. . . .

Art. 16. — L'article 4 de la loi du 26 mars 1872 est complété comme il suit :

Un décret rendu sur l'avis du Comité consultatif des Arts et Manufactures déterminera la teneur maximum en essence d'absinthe et la teneur globale maximum en essences de toutes sortes que peuvent renfermer les absinthes et similaires livrables à la consommation.

Tout produit renfermant de l'essence d'absinthe et ayant une teneur supérieure à l'un ou à l'autre des maxima fixés en vertu du paragraphe précédent sera soumis aux dispositions du présent article. (Voir : Absinthe, page 113).

Art. 17. — La fabrication de l'essence d'absinthe, des produits assimilés par le dernier

3° De produits antiseptiques dont l'emploi ne serait pas déclaré licite dans les formes fixées au paragraphe 1er du présent article ;

4° De résines, en ce qui concerne les absinthes et liqueurs similaires.

Art. 8. — Dans les établissements où s'exerce le commerce de détail des liqueurs et sirops, il doit être apposé d'une manière apparente sur les récipients, emballages, casiers ou fûts, une inscription indiquant la dénomination sous laquelle les liqueurs et les sirops sont mis en vente

Les inscriptions doivent être rédigées sans abréviation et disposées de façon à ne pas dissimuler la dénomination du produit.

L'emploi de toute indication ou signe susceptible de créer dans l'esprit de l'acheteur une confusion sur la nature ou sur l'origine des produits visés au présent décret, lorsque d'après la convention ou les usages la désignation de l'origine attribuée à ces produits devra être considérée comme la cause principale de la vente, est interdit en toutes circonstances et sous quelque forme que ce soit, notamment :

1° Sur les récipients et emballages ;

2° Sur les étiquettes, capsules, bouchons, cachets ou tout autre appareil de fermeture ;

3° Dans les papiers de commerce, factures, catalogues, prospectus, prix-courants, enseignes, affiches, tableaux-réclames, annonces ou tout autre moyen de publicité.

Art. 10. — Un délai de six mois à dater de la publication du présent règlement, est accordé aux intéressés pour se conformer aux prescriptions des articles 3, 4, 5, 6, 8 et 9, en ce qui concerne les inscriptions réglementaires.

Art. 11. — A titre transitoire, les arrêtés ministériels prévus à l'article 7 ci-dessus pourront être pris sans le double avis préalable de l'Académie de médecine et du Conseil supérieur d'hygiène publique, sauf révision desdits arrêtés, après avis de ces deux corps dans l'année qui suivra la publication du présent décret.

Au décret du 28 juillet 1908 correspond pour l'Algérie le décret du 23 avril 1909.

A la loi du 30 janvier 1907 correspond pour l'Algérie le décret du 22 septembre 1908 ;

Arrêté du 4 août 1908. — Cet arrêté donne la nomenclature des matières colorantes tolérées dans les liqueurs et sirops. (Voir *Matières colorantes.*)

---

paragraphe de l'article précédent et des produits susceptibles de les suppléer ne peut avoir lieu que dans les établissements soumis à la surveillance permanente du service des contributions indirectes ; les frais de surveillance sont à la charge des fabricants ; le décompte en est arrêté annuellement par le ministre des finances, d'après le nombre et le traitement des agents attachés à chaque établissement. Les quantités fabriquées sont prises en compte. Les pharmaciens et autres détenteurs sont comptables des quantités qu'ils reçoivent. Un décret déterminera les obligations des fabricants et de tous détenteurs autres que les pharmaciens.

Aucune quantité de ces produits ne pourra circuler soit pour l'intérieur, soit pour l'exportation, que dans des caisses, boîtes ou flacons numérotés, revêtus du plomb de la régie, qui devra être représenté intact à l'arrivée, et accompagnés d'un acquit-à-caution indiquant le numéro et le poids de chacune des caisses, boîtes et flacons composant le chargement, ainsi que le poids du produit contenu dans ces récipients. Ces dispositions seront également applicables aux produits similaires importés.

Est interdit dans la fabrication des absinthes, bitters, amers et produits similaires l'emploi de tout produit chimique pour suppléer aux essences naturelles provenant de la macération ou de la distillation des plantes. Sont également interdites l'importation, la circulation et la mise en vente des absinthes, bitters, amers et produits similaires contenant ces ingrédients chimiques.

La Loi de Finances du 26 Décembre 1908 interdit de détenir ou de mettre en vente toute absinthe ou boisson similaire d'un titre inférieur à 65 degrés (ces dispositions ne s'appliquent pas aux produits destinés à l'exportation).

BONBONS, SUCRERIES, PASTILLAGES, ETC. — Il existe de nombreuses ordonnances de police concernant la matière colorante de ces substances, notamment :

Les ordonnances de police du 22 septembre 1841, du 15 juin 1862 et du 31 décembre 1890. (Voir : *Matières colorantes*, pour les dispositions qui concernent ces confiseries.)

SIROPS

Sirop de sucre (sirop simple)

Le sirop de sucre est « une dissolution de sucre pur (Saccharose) dans l'eau ».

Le sirop du Codex est préparé *à froid* avec 180 grammes de sucre pour 100 grammes d'eau, *à chaud* avec 170 grammes de sucre pour 100 grammes d'eau ; la densité de ce sirop refroidi à + 15° est de 1,320.

Les sirops destinés à la confiserie ou à la préparation des liqueurs sont préparés à « diverses cuites », c'est-à-dire à diverses consistances qui sont empiriques et relatives au degré d'évaporation de l'eau qu'ils contiennent après avoir été clarifiés, on a ainsi les sirops cuits au *grand et petit lissé*, au *petit et au grand perlé*, au *soufflé*, au *petit et au grand boulé*, au *petit et grand cassé*.

Les diverses « preuves du sucre », c'est-à-dire les divers points de cuisson des sirops correspondent aux températures et aux points d'ébullition suivants :

PREUVES	POINTS d'ébullition	COMPOSITION 0/0	
		Sucre	Eau
Filet	100°C.	85	15
Crochet léger	110.5	87	13
« fort	112	88	12
Soufflé léger	116	90	10
« fort	121	92	8
Cassé petit	122	92.67	7.33
« grand	128.5	95.65	4.35
« sur le doigt	132.5	96.55	3.45

On peut savoir la densité qu'aura un sirop fait, au moment de sa préparation, par la formule

$$D = \frac{p + P}{p + \frac{5}{8} P}$$

dans laquelle : P = le poids du sucre, p est le poids de l'eau employée

Ainsi, si on mélange pour préparer un sirop 50 kilogrammes de sucre blanc et 26 litres d'eau ; la densité du sirop obtenu sera :

$$D = \frac{26000 + 50000}{26000 + \frac{5}{8} \times 50000} = 1{,}327$$

L'analyse d'un sirop de sucre comporte :

1° La détermination des caractères organoleptiques ;

2° Le dosage du sucre ;

3° La recherche du glucose et de la saccharine.

Le *Journal Officiel* du 26 avril 1907 indique les méthodes de recherche du glucose dans les sirops. (Voir page 377).

DÉTERMINATION DES CARACTÈRES ORGANOLEPTIQUES. — Le sirop de sucre doit être incolore, inodore, de saveur douce non amère, étendu d'eau il ne doit pas précipiter par l'acide sulfurique (baryte) ou l'oxalate d'ammoniaque (chaux) ; additionné de quelques gouttes de solution iodo-iodurée, il ne doit pas se colorer en rouge (dextrine), il ne doit pas précipiter par l'addition d'alcool à 90° (glucose), ni se colorer en noir par ébullition avec la potasse caustique (glucose).

DOSAGE DU SUCRE. — Le sirop doit être préparé avec du sucre pur (saccharose).

TABLE XLIII

Correspondance des degrés du pèse-sirop de Baumé et du poids spécifique

DEGRÉS	POIDS spécifique	DEGRÉS	POIDS spécifique	DEGRÉS	POIDS spécifique
0	1 0000	14	1.1014	28	1 2258
1	1 0066	15	1.1095	29	1 2358
2	1.0133	16	1.1176	30	1 2459
3	1 0201	17	1 1259	31	1.2562
4	1 0270	18	1.1343	32	1 2667
5	1 0340	19	1.1428	33	1 2773
6	1 0411	20	1.1515	34	1.2881
7	1 0483	21	1.1603	35	1 2992
8	1.0556	22	1.1692	36	1.3163
9	1.0630	23	1.1783	37	1.3217
10	1.0704	24	1.1875	38	1 3333
11	1.0780	25	1.1968	39	1.3451
12	1.0837	26	1.2063	40	1.3571
13	1 0935	27	1.2160		

TABLE XLIV

SUCRE	EAU	POIDS spécifique	SUCRE	EAU	POIDS spécifique
0	100	1.0000	36	64	1.1582
1	99	1 0035	37	63	1.1631
2	98	1.0070	38	62	1.1681
3	97	1.0106	39	61	1.1731
4	96	1 0143	40	60	1.1781
5	95	1 0179	41	59	1.1832
6	94	1.0215	42	58	1.1883
7	93	1 0254	43	57	1.1935
8	92	1 0291	44	56	1.1989
9	91	1 0328	45	55	1.2043
10	90	1 0367	46	54	1.2098
11	89	1.0410	47	53	1.2153
12	88	1.0456	48	52	1.2200
13	87	1.0504	49	51	1.2265
14	86	1.0552	50	50	1.2322
15	85	1.0600	51	49	1.2378
16	84	1.0647	52	48	1.2434
17	83	1.0698	53	47	1.2490
18	82	1.0734	54	46	1.2546
19	81	1.0784	55	45	1.2602
20	80	1.0830	56	44	1.2658
21	79	1.0875	57	43	1.2714
22	78	1.0920	58	42	1.2770
23	77	1.0965	59	41	1.2826
24	76	1.1010	60	40	1.2882
25	75	1.1056	61	39	1.2933
26	74	1.1108	62	38	1.2894
27	73	1.1150	63	37	1.0350
28	72	1.1197	64	36	1.3105
29	71	1.1245	65	35	1.3160
30	70	1.1293	66	34	1.3215
31	69	1.1340	67	33	1.3270
32	68	1.1388	68	32	1.3324
33	67	1.1436	69	31	1.3377
34	66	1.1484	70	30	1.3430
35	65	1.1538			

Pour doser ce sucre on peut employer deux procédés :

1° *Procédé densimétrique.* On se sert de l'aréomètre Baumé ou du densimètre : les tables XLIII et XLIV donneront de suite la proportion de sucre d'après les degrés Baumé ou les Densités :

Le procédé densimétrique donne bien la proportion de sucre contenue dans un poids donné de sirop, mais il n'indique pas la nature du sucre qui entre dans la préparation : aussi est-il nécessaire de compléter ces indications **par** le dosage de sucre par les procédés chimiques.

2º *Procédés chimiques* : On opérera comme il est dit précédemment : (Voir saccharimétrie chimique : dosage du saccharose et d'un mélange de saccharose et de glucose.)

Il ne faut pas oublier que le sirop de sucre peut contenir normalement un peu de glucose (sucre interverti) et qu'on peut trouver des traces de sucre réducteur (1 gramme par litre environ) à côté du saccharose, sans qu'il y ait falsification.

RECHERCHE DU GLUCOSE. — L'opération précédente (dosage d'un mélange de saccharose et de glucose) a déjà indiqué la présence ou l'absence du glucose dans les sirops.

Dans le cas où la présence de glucose est démontrée, il convient de savoir si ce glucose est du glucose ajouté pour frauder le sirop ou si ce n'est pas du sucre interverti provenant de l'action de la chaleur sur le sucre pur, ou de la transformation du saccharose sous l'action de la lumière et du temps.

La détermination des caractères organoleptiques a en outre permis de savoir si le sirop contenait de la dextrine ou du glucose.

Un dosage rigoureux du saccharose, du glucose et du lévulose permettra de caractériser sûrement la falsification.

ÈSSAI QUALITATIF

A) Prélever 5^{cc} de la solution A, y ajouter 1^{cc} de sous-acétate de plomb liquide ; filtrer ; verser 2 ou 3 gouttes du filtrat dans un tube à essai contenant 25-30^{cc} d'alcool absolu. Un trouble ou un précipité indique la *dextrine* et fait présumer la présence de glucose dans le sirop.

Peser exactement 10 grammes de sirop et les dissoudre dans 40^{cc} d'eau tiède. (Solution A) :

B) Prélever 30^{cc} de solution A, y ajouter 25^{cc} d'eau tiède ; agiter, ajouter 5^{cc} de sous-acétate de plomb ; filtrer. (Solution B.)

a) Examiner la solution B au polarimètre dans un tube de 2 décimètres.
Soit *D* la déviation *en degrés saccharimétriques.*

b) Dans une capsule de porcelaine, verser 20^{cc} de solut on B, y ajouter 2^{cc} de HCl étendu à 1/5e, porter le mélange au bain-marie bouillant pendant quinze minutes. Laisser refroidir, verser le liquide dans une éprouvette graduée et compléter au besoin le volume de 20^{cc} avec de l'eau distillée. Filtrer. Examiner le filtrat au polarimètre dans un tube de 2 décimètres.
Soit D' la déviation *en degrés saccharimétriques.*
3 cas à considérer.

1º D est dextrogyre, D' est lévogyre — Le sirop contient du saccharose et du sucre interverti.

2º D et D' sont dextrogyres et leurs valeurs :

A) *sont inégales* (le sirop renferme du saccharose et du glucose avec peu ou pas de lévulose.

B) *sont égales :* le sirop ne contient que du glucose (et si la recherche de la dextrine a été positive, c'est du glucose commercial).

3º D et D' sont lévogyres et leurs valeurs :

A) *sont égales :* le sirop ne contient que du sucre interverti.

B) *sont inégales :* le sirop contient du saccharose et du ᴖucre interverti.

Dissoudre 10 grammes de sirop dans q. s. d'eau chaude pour obtenir 50cc

A) L'examen qualitatif a montré la présence de la dextrine : ajouter aux 50cc de solution de sirop 500cc d'alcool à 95º-96º ; laisser déposer, filtrer ; évaporer le filtrat au bain-marie jusqu'à réduction au volume de 20cc ; laisser refroidir ; compléter le volume du résidu à 50cc avec de l'eau distillée (1).

B) L'examen qualitatif n'a pas montré la présence de la dextrine.

Prendre les 50cc de solution de sirop (ou de solution, débarrassée par l'alcool de la dextrine) ; y ajouter 5cc de sous-acétate de plomb liquide, compléter le volume de 100cc avec de l'eau distillée : filtrer et diviser le filtrat en deux portions égales de 50cc.

a) *Le dosage des sucres réducteurs par la liqueur de Fehling est inutile si l'essai qualitatif a démontré que le sirop ne contient que du glucose* (2ºB.) ; prélever 10cc de la première portion ; y ajouter quantité suffisante d'eau distillée pour obtenir un volume de 100cc ; agiter et dans cette solution doser les sucres réducteurs au moyen de la liqueur de Fehling, dont 10cc correspondent à 0gr025, par exemple, de sucre interverti.

Soit N le nombre de centimètres cubes de liqueur sucrée nécessaire pour réduire 10cc de liqueur de Fehling.

$$\text{Sucres réducteurs de 10 grammes de sirop} = \frac{25}{N} = \Delta$$

Avec les 40cc qui restent de la première portion, examiner au polarimètre la déviation fournie dans un tube de 2 décimètres ; noter la température de la solution sucrée au moment de l'observation.

Soit D la déviation observée en degrés *saccharimétriques* et à une température T.

b) Ajouter à la 2e portion de 50cc HCl à 5 0/0 ; porter le mélange au bain-marie bouillant pendant quinze minutes ; laisser refroidir le liquide jusqu'à une température égale à T ; s'assurer que le liquide refroidi occupe bien le volume de 50cc, sinon l'y amener par addition d'eau distillée.

Examiner le liquide au polarimètre dans un tube de 2 décimètres à la température T.

Soit D' la déviation observée *en degrés saccharimétriques*.

(1) Ce procédé de séparation de la dextrine n'est qu'approximatif ; mais, comme la présence de la dextrine, s'il en reste, fournira une déviation trop élevée pour le glucose d'une part, et que d'autre part le lévulose sera calculé par différence entre les sucres réducteurs et le glucose, il pourra se produire un nombre négatif pour le lévulose ; la fraude par le glucose n'en sera que plus manifeste. (Voir page 377.)

PREMIER CAS. — D est dextrogyre et D' lévogyre :

$$\text{Soit } D = + 9°7$$
$$D' = + 10°5$$
$$T = + 17°$$
$$\Delta = 3^{gr}50$$

Faire la somme de D et D', sans tenir compte des signes :

$$D + D' = 20,2$$

Saccharose de 10 grammes de sirop (Clerget) =

$$\frac{200 \times 20,2}{288 - 17} \times 0,1629 = 2,42$$

Déviation due au saccharose = $2,42 \times (+ 6,137) = + 14,85$

(+6,137 est le coefficient du saccharose).

Déviation due au glucose et au lévulose =

$$(+7°9) - (+14,85) = (+9°7) + (-14,85) = - 5°15.$$

Glucose de 10 grammes de sirop =

$$\frac{(-5,15) - (3,50 \times (-9,10)}{4,873 + 9,10} = \frac{(-5,15) - (-31,85)}{13,97} \; 1^{gr}84$$

(4,873 et 9,10 sont les coefficients du glucose et du lévulose).

Lévulose de 10 grammes de sirop = $3,50 - 1,84 = 1^{gr}66$.

100 grammes de sirop contiennent donc :

Saccharose	24,2
Glucose..	18,4
Lévulose......................................	16,6

Dans ce sirop les quantités respectives de glucose et de lévulose étant très voisines on se trouve en présence de sucre interverti à côté du saccharose. C'est un sirop pur.

DEUXIÈME CAS. — D et D' sont *dextrogyres* et leurs valeurs :

$$A : \textsc{sont inégales} : \text{soit } D = + \;\; 7°1$$
$$D' = + \;\; 4°6$$
$$T = + 17°$$
$$\Delta = 4^{gr}80$$

Sans s'occuper des signes, faire la différence des deux déviations :

$$7°1 - 4°6 = 2,5.$$

Saccharose de 10 grammes de sirop $= \dfrac{200 \times 2,5}{288 - 17} \times 0,1629 = 0^{gr}298.$

Déviation due au saccharose $= 0,298 \times (+ 6,137) = + 1°83.$

Déviation due au glucose et au lévulose =

$$(+7°1) - (+1°83) = (+7°1) + (-1°83) = +5°27$$

Glucose de 10 grammes de sirop :

$$\frac{(+5°27) - (4,80) \times (-9,10)}{4,873 + 9,10} = \frac{(+5°27) - (-43,68)}{13,97} = 3^{gr}07$$

$$\textit{Lévulose} : 4^{gr}80 - 3,17 = 1^{gr}73$$

100 grammes de sirop contiennent donc :

Saccharose	$2^{gr}98$
Glucose...................................	30,70
Lévulose..................................	17,30

Il y a ici un excédent de glucose par rapport au lévulose. Le sirop a donc été additionné de glucose.

$$\text{B : \small SONT ÉGALES :} \text{soit } D = +7°$$
$$D' = +7°$$
$$T = +17$$

La différence des deux déviations étant nulle, le sirop *ne contient pas de saccharose*.

Calculer le glucose de 10 grammes de sirop par la formule :

$$D \times 0,2062 \text{ ; soit } 7 \times 0,2062 = 1^{gr}45.$$

TROISIÈME CAS. — D et D' sont *lévogyres* et leurs valeurs

$$\text{A : \small SONT ÉGALES :} \text{soit } D = -7°$$
$$D' = -7°$$
$$T = +17$$
$$\Delta = 4^{gr}80$$

La différence entre les deux déviations **étant** nulle, le *sirop ne renferme pas de saccharose.*

Glucose de 10 grammes de sirop :

$$\frac{(-7)-(4,80)\times(-9,10)}{4,873+9,10} = \frac{(-7)-(-43,68)}{13,97} = 2^{gr}61$$

Lévulose : $4,80 - 2,61 = 2,19$

Les poids de glucose et de lévulose étant très voisins, ils constituent du *sucre interverti*.

B : **SONT INÉGALES** : soit D $= - 7^o$.

D' $= - 10^o$.

T $= + 17$.

$\Delta = 4^{gr}80$.

La différence des deux déviations $= 3^o$; donc le sirop contient du saccharose.

Saccharose de 10 grammes de sirop :

$$\frac{200 \times 3}{288 - 17} \times 0,1629 = 0^{gr}360$$

Déviation due au saccharose :

$$0,360 \times (+6,137) = +2^o2.$$

Déviation due au glucose et au lévulose :

$$(-7)-(+2,2)=(-7)+(-2,2)=-9^o2.$$

Glucose de 10 grammes de sirop :

$$\frac{(-9,2)-(4,80 \times (-9,10))}{4,873+9,10} = \frac{(-9,2)-(-43,68)}{13,97} = 2,48$$

Lévulose :

$$4,80-2,48=2,32$$

100 grammes de sirop contiennent donc :

Saccharose	$3^{gr}60$
Glucose.	$24^{gr}80$
Lévulose.	$23^{gr}20$

On est ici ramené au premier cas ; mais, dans le cas présent, le saccharose a été presque totalement interverti.

Cas de la présence de dextrine.

Les glucoses commerciaux que l'on ajoute aux sirops contiennent des dextrines qui sont dextrogyres comme le glucose, mais dont le pouvoir rotatoire est bien supérieur à celui du glucose. Aussi la méthode précédente donne-t-elle un poids trop élevé pour le glucose, et comme le lévulose est calculé par différence entre le glucose et les sucres réducteurs, on peut, s'il y a des dextrines, trouver un chiffre négatif pour le lévulose.

« En réalité, dit M. Villiers, cet inconvénient n'est pas bien grave et la falsification du sirop n'en est que mieux indiquée, il suffira de désigner sous le nom de *glucose et dextrine évaluée en glucose*, le résultat qui représenterait le poids de glucose pur en l'absence de dextrine. »

Cependant, si on veut tenir compte des dextrines, on pourra les précipiter au préalable par l'alcool à 95° ajouté à la liqueur sucrée, ou bien calculer la dextrine comme il est dit aux Liqueurs (page 127) et aux Sirops de fruits (page 381).

Méthode officielle de recherche de l'addition de glucose dans les sirops (Journal Officiel du 26 avril 1907) :

I. — Si par les procédés ordinaires du dosage des sucres, qui font l'objet d'un autre rapport (1), on constate une prédominance notable du glucose par rapport au lévulose, on peut conclure à l'addition du glucose.

II. — Le glucose étant additionné à l'état de sirop cristal, ainsi qu'il a été dit page 386, il est bon de compléter, dans ce cas, l'analyse en recherchant la dextrine, qui dans le sirop cristal accompagne toujours le glucose.

Il convient d'opérer de la façon suivante :

Prendre 20 grammes de sirop, délayer dans un peu d'eau tiède et faire passer dans un ballon jaugé de 100cc incomplètement rempli ; ajouter 2 grammes de carbonate de chaux, délayé dans un peu d'eau, agiter quelque temps et verser 2cc5 d'une solution saturée à froid d'acétate neutre de plomb ; compléter à 100cc ; bien agiter et filtrer ; prendre 50cc du filtrat ce qui correspondra à 10 grammes de sirop ;

Concentrer le liquide au bain-marie, jusqu'à consistance sirupeuse, en remuant, et ajouter, quand la masse est refroidie vers 50 degrés, 3 à 4cc d'acide chlorhydrique pur ;

Verser goutte à goutte le liquide ainsi obtenu et en agitant constamment, dans 50cc d'alcool à 90 degrés ; laisser reposer deux à trois heures et décanter le liquide clair sur un filtre ; laver à l'alcool, puis dissoudre le résidu dans l'eau bouillante en recueillant le filtrat dans une fiole jaugée à 50cc; compléter à 50cc ;

Agiter le liquide, s'il est coloré, avec un peu de noir animal fin, filtrer et polariser.

Si la déviation est fortement dextrogyre, et si le liquide précipite de nouveau par l'alcool, on peut conclure à la présence de la dextrine.

III. — Il est utile de confirmer ce premier jugement par une recherche plus complète.

La précipitation de la dextrine entraînant toujours un peu des sucres qui l'accompagnent, on peut doser ceux-ci et voir dans quelle mesure ils contribuent à la rotation droite constatée. Ceux-ci sont constitués par un mélange de saccharose, de sucre inverti et de glucose, s'il y a eu addition de glucose.

On opère comme précédemment, mais sur une quantité double de confiture ou de sirop, de façon à prélever 100cc de liqueur filtrée, correspondant à 20 grammes de sirop.

---

(1) Ce rapport n'était pas encore paru au moment de la mise sous presse de cet ouvrage.

Invertir le saccharose, en employant le procédé Clerget, qui ne touche pas la dextrine. Pour cela prendre 40^{cc} de la liqueur ci-dessus et les introduire dans une fiole de 50^{cc}, ajouter 4^{cc} d'acide chlorhydrique, chauffer progressivement, dans un bain-marie dont on élèvera la température de façon que le liquide de la fiole passe de 15° à 67-68°, en dix à douze minutes. Laisser refroidir, ajouter 4^{cc} de soude concentrée, parfaire à 50^{cc}, puis doser le sucre réducteur par la liqueur de Fehling (voir l'instruction sur le dosage des sucres); le résultat multiplié par 1,25 indique la quantité totale de sucre réducteur et saccharose inverti dans 8 grammes de sirop.

On déduira ce que 10 grammes de sirop contiennent de sucre réducteur et de saccharose.

Puis prendre 50^{cc} de la liqueur primitive filtrée et ajouter, soit 0^{cc}5 d'acide sulfurique et chauffer en autoclave, une heure à 110°, soit 0^{cc}5 d'acide chlorhydrique et chauffer, pendant trois heures, au réfrigérant ascendant ; laisser refroidir, saturer avec 0^{cc}5 de soude concentrée, amener le liquide à 50^{cc}, et doser le sucre réducteur à la liqueur de Fehling. La différence entre les deux dosages, multipliée par 0,9, donne la quantité de dextrine contenue dans 10 grammes de sirop. On admet que la dextrine pure ne réduit pas la liqueur de Fehling ; quand même elle donnerait une légère réduction dans le premier essai, celle-ci n'amènerait dans le résultat du calcul qu'une erreur en moins.

Recherche de la Saccharine. (Voir chapitre spécial).

Sirops de fruits

Les sirops de fruits doivent être préparés avec du sucre pur (saccharose) et des sucs fermentés de fruits (sirops de groseilles, framboises, cerises). (Voir page 365, décret du 28 juillet 1908, article II, 2°.)

Comme les sucs naturels fermentés ne contiennent plus de matières sucrées, les sirops de fruits ne doivent contenir que du saccharose plus ou moins interverti ; on ne devra donc pas conclure à une fraude lorsque la liqueur cupro-alcaline sera réduite pas ces sirops, il faudra rechercher si le glucose et le lévulose existent en *proportion égale* dans le sirop, c'est-à-dire s'ils proviennent du dédoublement du saccharose, ou bien si la proportion de glucose est supérieure à celle de lévulose, dans ce cas seulement, on pourra conclure à la fraude par le glucose.

L'analyse des sirops de fruits comporte les déterminations suivantes :

1° Détermination des caractères organoleptiques ;

2° Analyse des sucres ;

3° Examen de la matière colorante ;

4° Recherche des édulcorants artificiels.

5° Recherche des agents de conservation :

6° Recherche des acides étrangers et de la vanilline.

Détermination des caractères organoleptiques. — Les sirops de groseilles, de cerises et de framboises, ont, quand ils sont purs et de bonne qualité, une belle couleur rouge-violette, une saveur acidule agréable, une odeur caractéristique ; ils sont visqueux, leur densité est comprise entre 1,25 et 1,30 ; ils ne doivent pas laisser déposer de crème de tartre, lorsqu'on les agite avec une solution concentrée de KCl, ils doivent précipiter par addition d'alcool à 95° (matières pectiques), mais le précipité recueilli sur un filtre et lavé à l'alcool ne doit pas se colorer par l'iodure de potassium ioduré (dextrine).

Le sirop de cerises préparé avec du suc naturel se distingue du sirop de framboises, en ce que traité par l'acétate basique de plomb, il donne après filtration un filtrat bleu-rougeâtre ; les sirops de framboises et de groseilles fournissent un filtrat incolore.

On peut rechercher le sirop de cerises employé à colorer le sirop de framboises, en distillant le sirop suspect et recevant le distillat dans un mélange de sulfate de cuivre et de teinture de Gayac qui se colore en bleu dans le cas de sirop de cerises (benzaldéhyde et acide cyanhydrique des cerises).

Voici comment M. Raczkowski (1) indique d'opérer pour s'assurer que le sirop examiné est bien préparé avec du suc de fruit.

Neutraliser exactement 50^{cc} de l'échantillon dilué au 1/4, avec une solution normale décime de potasse : soit N^{cc} ;

Calculer l'acidité en acide tartrique en grammes par litre. 1^{cc} de la solution alcaline normale décime correspond à 0^{gr}0075 d'acide tartrique.

Ajouter à la solution un léger excès d'acétate neutre de plomb à 10 0/0 ; agiter, filtrer, laver le précipité avec une solution très étendue d'acétate de plomb, faire tomber le précipité dans un ballon avec un jet d'eau distillée, porter à l'ébullition pour chasser CO^2 et verser CO^3K^2 en solution à 10 0/0 ; laisser reposer, laver, filtrer le filtre et son contenu à l'eau bouillante ; ajouter $C^2H^4O^2$ dans la solution filtrée, jusqu'à réaction acide au tournesol.

(Si l'échantillon contient de l'acide tartrique, il a été précipité par l'acétate de plomb et se trouve à l'état de bitartrate de potasse.)

Concentrer la solution à 25^{cc} et doser l'acide tartrique par le procédé indiqué pour le vin.

Si la quantité trouvée rapportée à un litre de sirop correspond à l'acidité totale dosée au début, on peut être certain que le sirop ne contient pas de suc de fruit.

Si elle en représente une fraction, la fraude est partielle.

ANALYSE DES SUCRES : *Recherche du glucose.*— On opérera comme il est dit au sirop de sucre (page 371).

Méthode de M. Raczkowski (1).— Peser 20 grammes de sirop, les diluer à 100^{cc} avec de l'eau, ajouter 5 à 10^{cc} de sous-acétate de plomb ; filtrer : recevoir le filtrat dans un ballon gradué à 200^{cc}, laver le précipité resté sur le filtre avec de l'eau distillée,

____

(1) l. c.

compléter le volume de 200^{cc} avec de l'eau distillée : on a ainsi une solution à 1/10e (on pourrait aussi la faire à 1/5e) dans laquelle on dosera les sucres, comme il est dit aux sucs de fruits (page 348) :

Exemple : *a*) Un *sirop de grenadine* dilué à 1/5e a donné

$$d = -12,8 \; ; d' = -12,76 \; ; \mathrm{T} = +20^o$$

il a fallu 7^{cc} de solution précédente diluée au 1/40e (la dilution totale est donc à 1/200e) pour réduire 10^{cc} de liqueur de Fehling.

$$\text{donc S (pour 100}^{cc}\text{ de sirop)} = \frac{2,75}{7} \times 200 = 78,56.$$

rapportant *d* et *d'* à 100^{cc} de sirop on a

$$\mathrm{D} = -64 \; ; \quad \mathrm{D}^1 = -63,8$$

appliquant les formules

Saccharose = A (D — D^1)
Sucre interverti = B × S — CD — ED^1
Glucose = 0,96 (S — sucre interverti).
(Les coefficients A, B, C, E pour la température T sont donnés dans la table, page 350).

Il vient : pour 100^{cc} de sirop essayé

Saccharose = 0,1212 (— 64 + 63,8)= 0,1212 (64 — 63,8) = *traces.*
Sucre interverti = 0,7097 × 78,56 + 0,037 (— 64) + 0,112 × (— 63,8) =
= 0,7097 × 78,56 — (0,037 × 64 + 0,112 × 63,8) = *65,26.*
Glucose = 0,96 (78,56 — 65,26) = *12,78*

b) Un *sirop de citrons* dilué au 1/5e a donné

$$d = +45 \; ; d' = +45 \quad \mathrm{T} = 20^o.$$

il a fallu 10^{cc}2 de cette solution diluée à 1/40e (soit une dilution totale de 1/200e) pour réduire 10^{cc} de liqueur de Fehling.
On a donc pour 100^{cc} de sirop

$$\mathrm{D} = +225 \; ; \mathrm{D}^1 = +225 \quad \mathrm{T} = +20^o \; ; \mathrm{S} = 53,92.$$

D étant égal à D^1 il n'y a pas de saccharose et on écrit comme précédemment :
Sucre interverti = 0,9097 × 53,92 — 0,037 × 225 — 0,112 × 225 = 4,742.
Glucose = 0,96 (53,92 — 4,742 = 47,25.

On exprime les résultats obtenus en poids par litre: on peut encore évaluer chaque sucre pour 100 grammes de sucres totaux,
Ainsi dans l'exemple du sirop de grenadine on aura :

Sucres totaux 65,26 + 12,78 = 78,04 :
Sucre interverti   83,63 ⎫
Glucose ....16,37 ⎬ pour 100 grammes de sucres totaux.

Cas de la présence de la dextrine. — La dextrine qui existe dans les sirops de glucose rend les formules précédentes inapplicables, car elle n'est pas précipitée par l'acétate de plomb ; aussi pour opérer le dosage des sucres doit-on éliminer la dextrine.

Exemple : *Sirop de groseille.* — On verse par petites portions et en agitant 10^{cc} de sirop dans 100^{cc} d'alcool à 95° dans lequel on a ajouté 3-4 gouttes d'acide chlorhydrique.

On sépare le précipité par le filtre, on le lave 2-3 fois avec de l'alcool à 95°, puis on le dissout dans l'eau chaude et on amène le volume de la solution à 50 ou 100^{cc} avec de l'eau distillée, on ajoute $1/10^e$ du volume d'acétate neutre de plomb, on filtre et on examine au polarimètre le filtratum clair.

La déviation δ observée multipliée par 5 ou par 10 suivant que le volume du liquide était de 50^{cc} ou de 100^{cc} représente la déviation Δ due à la dextrine.

Supposons que dans le sirop dilué à $1/5^e$ nous ayons :

$$d = + 91{,}5 \; ; \; d' = + 85{,}9 \; ; \; T = + 20°$$

et qu'il faille $7^{cc}4$ de cette solution diluée au $1/40^e$ pour réduire 10^{cc} de liqueur de Fehling.

Que d'autre part la dextrine précipitée et dissoute dans 100^{cc} ait donné une déviation.

$$\delta = + 22°$$

Ramenant ces données à 100^{cc} de sirop on a :

$$D = + 457{,}5 \; ; \; D^1 = + 429{,}5 \; ; \; \Delta = + 220{,}0 \; ; \; S = 74{,}0$$

Les déviations avec lesquelles on effectuera les calculs des sucres seront : (D' et D'₁ remplaçant D et D¹)

$$D' = 457{,}5 - 220{,}0 = + 237{,}5$$
$$D'_1 = 429{,}5 - 220{,}0 = 209{,}5$$

Examen de la matière colorante. (Voir page 399 et chapitre spécial.)

On pourra caractériser les colorants naturels et rechercher les matières colorantes interdites comme il est dit au chapitre : Matières colorantes.

Recherche des édulcorants artificiels (*saccharine, dulcine*) et des agents de conservation.— Les édulcorants et les agents de conservation seront recherchés comme il est dit au chapitre spécial.

Recherche des acides étrangers :

On reconnaîtra les acides *citrique* et *tartrique* comme dans les sucs de fruits (page 352.)

Pour qu'une faible quantité de groseilles produise une forte coloration dans l'eau, on fabrique des sirops de fantaisie dans la composition desquels entrent du vinaigre.

Les *vinaigres de vin* renferment de la crème de tartre et quelquefois de l'alcool. (Voir page 251).

Le tartre peut être isolé à l'aide d'une quantité suffisante d'alcool à 96° qui précipite ce sel. Sa solution agitée avec du chlorure de potassium en solution concentrée donne un précipité de bitartrate de potasse. L'alcool peut s'isoler par distillation.

Le *vinaigre d'alcool* ne renferme pas de tartre, mais il contient toujours de l'alcool non acétifié et souvent du furfurol.

Le *vinaigre de bois* a une odeur empyreumatique et donne du furfurol par distillation.

Le *vinaigre de glucose* ne renferme pas de tartre, mais, indépendamment du glucose non transformé, on peut y caractériser les impuretés qui accompagnent généralement le glucose, à savoir : les dextrines précipitables par l'alcool à 95° et le sulfate de chaux qui donne un précipité abondant avec l'oxalate d'ammoniaque.

Quelquefois, des vinaigres faibles ajoutés aux sirops sont remontés par une addition d'*acides minéraux*. Le papier au rouge Congo constitue un sûr réactif de ces acides, lorsqu'il est sec. Il suffit d'y faire tomber une goutte de liquide suspect, à l'aide d'une baguette de verre ; sa couleur vire au bleu au contact d'une trace d'acide minéral libre ; dans le cas contraire, elle n'est pas sensiblement modifiée.

Recherche de la Vanilline (dans les sirops aromatisés). — On agite le sirop avec de l'éther, on décante l'éther, on le lave et on le traite par le bisulfite de soude : on décante la couche inférieure et on l'additionne d'acide chlorhydrique en excès. On chasse l'excès de SO^2 par un courant d'air sec, puis on agite de nouveau avec l'éther : on décante l'éther, on l'évapore, on sent le résidu qui manifeste l'odeur de vanilline et qui, traité par l'acide sulfurique et la résorcine, donne une coloration rouge. (Voir aussi sirop d'orgeat, page 383.)

A côté des sirops de fruits se placent :

Le Sirop de Limons, préparé avec le suc dépuré et les zestes de citron, ou au moyen de l'acide citrique et d'alcoolature de citron.
On recherchera l'acide tartrique comme il est dit aux sucs de fruits.

Voir en ce qui concerne ce sirop le décret du 28 juillet 1908, page 365.

Sirop d'écorce d'oranges. — 10 grammes de sirop préparé avec les écorces, mis dans un tube à essai avec deux gouttes HCl concentré, se prend aussitôt en une masse gélatineuse adhérente, tandis que le sirop préparé avec des dextrines fluides reste limpide après addition de l'acide.
Sirops de Poires et de Pommes. — Ce ne sont pas des sirops proprement dits, ce sont des sucs évaporés en consistance de gelée, on peut y ajouter une certaine quantité de sucre.
Leur composition est la suivante (König) :

Eau	34,38 0/0
Cendres	1ᵍʳ92
Sucres réducteurs	52,94
Saccharose	2,77
Acidité	2,26 (en acide malique).
Déviation polarimétrique	+4°45' (solution 1/10ᵉ, et au tube de 2 décimètres)
Azote	0ᵍʳ160 à 0ᵍʳ241

On les falsifie avec du *Sirop de Betteraves*, dont la composition est la suivante :

Eau... $28^{gr}01$ 0/0
Cendres 3,80
Sucres réducteurs........................ 17,85
Saccharose 43,63
Acidité .... 1,41 (en acide malique).
Déviation polarimétrique .... $+3^{o}56'$ (solution 1/10e, et
                                         au tube de 2 décim.)
Azote..................................... $0^{gr}51$ à $0^{gr}92$

Si on chauffe le sirop avec KOH, on perçoit, s'il contient du sirop de betteraves, une odeur ammoniacale de triméthylamine ; avec le sirop pur, l'odeur qui se manifeste est celle de fruits.

On y ajoute aussi quelquefois de la *mélasse*, qui se reconnaîtra à sa teneur en cendres (10 à 11 0/0), en saccharose (50 0/0) et en substances azotées (10 0/0).

Le Sirop de Grenadine est un sirop de fantaisie qui n'a rien de la grenade ; on le prépare en ajoutant une solution vanillée d'acides tartrique et citrique, à du sirop de sucre.

Ce sirop ne contient que du sucre interverti que l'on recherchera et dosera comme il a été dit aux sirops de fruits (page 379), mais en ayant soin de neutraliser la solution de sirop avant de faire la défécation au sous-acétate de plomb. Cela pour être certain que tout l'acide tartrique est précipité.

On recherchera l'acide sulfurique par un sel de baryum.

Voir en ce qui concerne ce sirop le décret du 28 juillet 1908, page 365.

Le Sirop d'Orgeat est un sirop neutre préparé avec du Sirop de Sucre et un lait d'amande (voir page 366, décret du 28 juillet 1908) qui, s'il n'est pas vieux ou falsifié avec du glucose, ne réduit que faiblement la liqueur de Fehling.

On y recherchera et dosera le saccharose et le sucre interverti comme il est dit précédemment ;

La falsification par le glucose se déduira de ce que le poids de glucose trouvé sera supérieur à celui du lévulose.

On y recherchera enfin la saccharine et les antiseptiques ainsi que l'aldéhyde benzoïque et la vanilline.

Pour rechercher l'aldéhyde benzoïque on mesure 100^{cc} de sirop qu'on étend à 200^{cc} avec de l'eau : on distille.

Dans une portion du distillat on ajoute du réactif de Fischer (voir Réactifs) qui donne un précipité cristallin dans le cas de l'aldéhyde benzoïque (voir Kirsch). La Vanilline peut être caractérisée par le réactif résorcinique qui produit une coloration rouge sang sur le résidu de la distillation. (Voir aussi (page 382).

SIROP DE GOMME

C'est un sirop neutre réduisant peu la liqueur de Fehling lorsqu'il est récent.

Ce sirop est préparé avec du sirop de sucre additionné de gomme arabique dans la proportion minimum de 20 grammes par litre (décret du 28 juillet 1908).

Son analyse comporte :

La détermination de la densité (au densimètre à $+ 15^{o}$; au picnomètre ou à la balance de Mohr. Voir documents physico-chimiques).

Cette densité est normalement comprise entre 1,25 et 1,34.

Examen polarimétrique. — Peser 10 grammes de sirop dans un flacon de 50^{cc} les additionner de 35^{cc} d'eau, de 5^{cc} de sous-acétate de plomb ; compléter le volume de 50^{cc} avec de l'eau distillée. Filtrer, examiner au polarimètre.

Cette solution doit être *dextrogyre.*

Dosage de la Gomme. Procédé approximatif rapide (Meyer). — 50^{cc} de sirop sont additionnés de 10^{cc} d'alcool à 95° : suivant la teneur en gomme, on obtient après agitation :

Un précipité abondant floconneux : plus de 20 grammes par litre.
Un trouble laiteux   15 à 20 grammes.
Un liquide limpide   moins de 15 grammes.

Dans ce dernier cas, on ajoute dans le tube à essai 1 à 5 gouttes de sulfate de cuivre à 10 0/0. L'addition étant faite avec précaution, la gomme précipitée entoure d'un nuage blanc la strie bleue formée par le sulfate de cuivre. La réaction est sensible à la proportion de 3 à 5 grammes.

Procédé exact (Auguet : Annales des falsifications, mars 1909). — On mesure dans un ballon jaugé 25^{cc} de sirop que l'on verse dans un verre à pied de 90^{cc} avec les quelques centimètres cubes d'eau de rinçage ; on ajoute environ 0^{gr}50 de carbonate de chaux pulvérisé et un léger excès d'une solution de perchlorure de fer neutre (5^{cc} environ) préparée comme suit :

Perchlorure de fer à 45° B .... 10^{cc}
Eau distillée....................................... 10^{cc}

(Ajouter par petites portions du carbonate de chaux en poudre jusqu'à cessation d'effervescence ; on en ajoute alors une dernière pincée et on laisse reposer, on décante la partie claire qui est seule utilisée).

On agite vivement pour faciliter la formation du précipité, on laisse reposer une heure.

On verse le liquide surnageant, qui doit être légèrement coloré en jaune, et le précipité dans un entonnoir conique en verre monté sur une fiole reliée à la trompe à vide, un disque en porcelaine perforé, recouvert entièrement par un petit rond de flanelle mouillé et bien adhérent, sert de surface filtrante. On fait fonctionner la trompe avec modération au début, puis lorsque tout le précipité est sur le filtre, on laisse alors tirer la trompe jusqu'à ce que l'égouttage du magma soit terminé.

Le liquide filtré et clair peut servir au dosage de la dextrine, si le sirop analysé est à base de sirop cristal, ce qu'indiquera la réaction donnée ci-dessous. (Voir aussi sirop de fruits, page 000, pour le dosage.)

On dissout alors le précipité dans le moins possible d'eau distillée, additionnée de 1/5e d'acide chlorhydrique, pure et bouillante, contenue dans une fiole-pissette. Le volume total du liquide, y compris le rinçage de la flanelle filtrante et de l'entonnoir, ne doit pas dépasser 25-30^{cc}.

On verse la solution dans un verre à pied de 500^{cc} et on l'additionne de 12 à 15 fois son volume d'alcool à 95° ; on remue énergiquement avec un agitateur et on laisse reposer deux heures ; on jette le liquide puis le précipité sur un filtre taré ; on lave 2-3 fois à l'alcool à 95° pour éliminer les dernières portions de sel ferrique ; on dessèche le filtre et son contenu pendant deux heures à 100-105°, puis on le pèse.

Le poids trouvé multiplié par 40 donne la quantité de gomme *anhydre* contenue dans un litre de sirop analysé.

Pour obtenir la quantité de gomme *non déshydratée* existant dans le produit on multiplie par 1,176 le poids de gomme anhydre.

Dosage du saccharose :

Le sirop, débarrassé de la gomme, servira à doser les sucres.

Pour cela, ajouter à un volume connu de sirop, 10 fois son volume d'alcool à 96° ; laisser déposer ; filtrer : chasser l'alcool par évaporation au bain-marie de la solution filtrée et la ramener au volume primitif du sirop, c'est-à-dire à ce qu'il était avant l'addition d'alcool.

Dans cette solution, doser le sucre réducteur au moyen de la liqueur cupro-alcaline : soit P le poids de sucre réducteur de 100 grammes de sirop.

Intervertir une partie de la solution (voir Miel) et y doser le sucre réducteur, soit P' le poids trouvé pour 100 grammes de sirop.

$$P' - P \times 0,95 = \text{saccharose.}$$

Méthode de M. Raczkowski : On commence par précipiter la gomme comme il est dit ci-dessus et on ramène le filtratum au volume primitif du sirop.

On dilue le filtrat au 1/5e, et on y dose les sucres comme il est dit aux sirops de fruits (page 379) ; on a trouvé par exemple

$$d = + 97,5 \; ; \; d' = - 32,5 \; ; \; T = + 20°$$

La solution ne réduit que fort peu la liqueur de Fehling : d'où S = traces.

Rapportant les valeurs de d et d' à 100^{cc} de sirop on a

$$D = + 487,5 \; ; \; D^1 = - 162,5$$

appliquant les formules données aux sirops de fruits il vient, pour 100^{cc} de sirop.

Saccharose $= 0,1212 \; (- 487,5 - 162,5) = 0,1212 \; (487,5 + 162,5) = 78,78$
Sucre interverti $= 0,037 \times (+487,5) - 0,112 \times (- 162,5) =$
$\qquad = 0,037 \times 487,5 + 0,112 \times 162,5 = 0,17$
Glucose $= 0,96 \; (\text{traces} - 0,17) = 0.$

S'il y a de la Dextrine on opérera comme il est dit aux sirops de fruits (page 381) ou au sirop simple (page 376).

Recherche de la gélatine. — Opérer comme il est dit aux confitures (page 390).

Recherche de la dextrine. — A un certain volume de sirop dilué, on ajoute un peu de CO^3Ca pour le neutraliser, puis du perchlorure de fer étendu et neutre (voir dosage de la gomme) ; un précipité indique la dextrine.

SORBETS ET GLACES

Ce sont des boissons glacées formées de sucs de fruits et de sucre pur, parfumées avec une essence en solution alcoolique.

Leur analyse sera la même que celle des sirops de fruits ; on y dosera le saccharose qui n'est pas ou fort peu interverti, on caractérisera la nature du colorant (voir page 399) et l'authenticité du jus de fruits. (Voir page 379).

CONFITURES ET GELÉES

Les Confitures et marmelades sont préparées avec des fruits réduits en pulpe, et du sucre. *Les gelées* sont préparées avec du jus de fruits et du sucre, leur consistance est due à la pectine et à la cuisson du sucre.

Ces matières bien préparées ne contiennent que les sucres naturels des fruits (saccharose et sucre interverti, avec, parfois, un excès de lévulose, voir sucs de fruits) et du saccharose nécessaire pour leur préparation.

Le *Journal officiel* du 26 avril 1907 fixe ainsi qu'il suit la composition des confitures et sirops.

« Les confitures, sirops, etc., doivent, s'ils sont vendus sous l'étiquette *pur sucre*, ne contenir comme produits sucrés que le sucre des fruits qui ont servi à les préparer et le saccharose que l'on a ajouté pour en assurer la conservation.

« Les sucres des fruits sont, en général, constitués par un mélange de saccharose, de sucre interverti et quelquefois d'un excès de lévulose (pommes, poires, etc.) Le saccharose que l'on a ajouté se retrouve dans les confitures en partie à l'état primitif, en partie à l'état de sucre interverti, provenant de l'action des acides du fruit.

« Le sucre peut être remplacé, en tout ou partie, dans les confitures, par du glucose et le produit commercial que l'on choisit, dans ce cas, est le sirop cristal qui, en général, renferme une forte proportion de dextrine...

« Si, par les procédés ordinaires du dosage des sucres, on constate une prédominance notable du glucose par rapport au lévulose, on peut conclure à l'addition de glucose.

« Le glucose étant additionné à l'état de sirop cristal, ainsi qu'il a été dit précédemment, il est bon de compléter dans ce cas l'analyse en recherchant la dextrine qui, dans le sirop cristal, accompagne toujours le glucose.

. . . .

« Si le produit est vendu sous le nom de *fantaisie*, l'examen sera limité à **la** recherche des substances antiseptiques, des colorants interdits. »

La liste des colorants interdits et autorisés est contenue dans le décret du 31 décembre 1890 (voir matières colorantes).

On ajoute quelquefois aux gelées de la gélatine ou de la gélose pour augmenter leur consistance, des antiseptiques (acides salicylique, benzoïque, borique), de la saccharine, et aussi parfois de l'acide tartrique pour leur donner une saveur acidulée.

L'analyse des confitures comporte :

1º Le dosage des sucres ;
2º La recherche du glucose (dans le cas où le poids de glucose trouvé est supérieur à celui du lévulose).
3º La recherche de la gélatine.
4º   —   de la gélose.
5º   —   de l'acide tartrique.
6º   —   des antiseptiques.
7º   —   des matières colorantes.

Le Journal Officiel du 26 avril 1907 indique les méthodes de recherche du Glucose, de la Gélatine, de la Gélose, de l'Acide tartrique dans les Confitures, il renvoie au chapitre spécial pour la recherche des antiseptiques (Acides salicylique, benzoïque, borique), de la Saccharine et congénères.

Dans les marmelades, on recherchera en outre la cellulose et le marc de fruits.

DOSAGE DES SUCRES. A : Méthode de l'auteur (voir Sirops page 371).

(*Méthode de Raçzkowski*). — On prendra dans un ballon jaugé à 200^{cc}, 20 grammes de confitures que l'on fera digérer avec un peu d'eau chaude, en agitant pour favoriser la dissolution, on laissera le liquide refroidir à + 15º, on complètera le volume de 200^{cc} avec de l'eau distillée, on aura ainsi une dilution à 1/10e et sur cette solution on fera les observations indiquées aux sucs de fruits (page 348).

Voici des exemples numériques :
a) On a trouvé pour une dilution avec 1/10 de raisiné

$$d = + 7,0 ; d' = + 4,4 ; T = + 20º$$

il a en outre fallu 11^{cc} de solution précédente diluée encore à 1/20e (soit une dilution totale de 1/200ᵉ) pour réduire 10ᶜᶜ de liqueur de Fehling, ce qui donne 50 de sucre réducteur S. (Voir page 349.)

$$S = \frac{2,75}{11} \times 200 = 50$$

Rapportant les déviations et la quantité de sucre réducteur à 100 grammes de raisiné, on a :

$$D = + 70 \; ; \; D^1 = + 44 \; ; \; T = 20°$$
$$S = 50$$

La somme 0,042 D + 0,12 D¹ + 0,325 S étant positive, il y a du glucose. appliquant les formules du premier cas (voir page 349), on a :

Saccharose = 0,1212 (70 — 44) = 3,15
Sucre interverti = 0,7097 × 50 — 0,0374 × 70 — 44 × 0,112 = 27,93
Glucose = 0,96 (48,24 — 26,77) = 21,17
Sucres totaux 52ᵍʳ25

b) Une gelée de groseilles diluée 1/10ᵉ fournit les chiffres suivants :

$$d = -7,2 \; ; \; d' = -12,1 \; ; \; T = + 20°.$$

Il a fallu 4ᶜᶜ9 de la solution précédente diluée au 1/10ᵉ (soit une solution totale de 1/100ᵉ), pour réduire 10ᶜᶜ de liqueur cupro-alcaline.

Rapportant les déviations et la quantité de sucres réducteurs à 100 grammes de gelée, on a :

$$D = -72 \; ; \; D^1 = -121 \; ; \; T = + 20° \; ;$$
$$S = \frac{2,75}{4,9} \times 100 = 56,12$$

et appliquant les formules données aux sucs de fruits (premier cas), il vient :

Saccharose = 0,1212 (— 72 + 121) = 0,1212 × 49 = 5ᵍʳ933
Sucre interverti = 0,7097 × 56,12 + 0,037 × 72 + 0,112 × 121
= 0,7097 × 56,12 — 0,037 (— 72) — 0,112 (— 121)
= 0,7097 (56,12) + (0,037 × 72 + 0,112 × 121) = 56,04
Glucose = 0,96 (59,12 — 56,04) = 0ᵍʳ07.

c) Une confiture diluée 1/5ᵉ donne :

$$d = -12,8 \; ; \; d' = -12,76 \; ; \; T + 20°$$

Il a fallu en outre 7ᶜᶜ de solution diluée de nouveau 1/40ᵉ (la dilution totale est donc à 1/200ᵉ) pour réduire 10ᶜᶜ de liqueur de Fehling ; rapportant ces valeurs à 100ᶜᶜ de confitures, on a (voir page 000) :

$$D = -64 \; ; \; D^1 = -63,8$$
$$S = \frac{2,75}{7} \times 200 = 78,56$$

d'où on tire :

Saccharose $= 0,1212 (- 64 + 63,8) = 0.$
Sucre interverti $= 0,7097 \times 78,56 + 0,037 \times (- 64) + 0,112 \times (-63,8) = 65,26.$
Glucose $= 0,96 (78,56 - 65,26) = 12,78.$

pour les calculs voir sirop de grenadine (page 000).

d) Une gelée diluée 1/5ᵉ a donné :

$$d = + 45 ; d' = + 45 ; T = + 20°$$

et il a fallu 10cc2 de cette solution diluée 1/40ᵉ (soit une dilution totale à 1/200ᵉ) pour réduire 10cc de liqueur de Fehling.

On a donc pour 100 grammes de confiture :

$$D = + 225 ; D^1 = + 225 ; S = 53,92$$

$D = D^1$, donc pas de saccharose ; il reste :

Sucre interverti $= 0,7097 \times 53,92 - 0,037 \times 225 - 0,112 \times 225 = 4,742$
Glucose $= 0,96 (53,92 - 4,742) = 47,25.$

Voir pour les calculs sirop de citrons (page 380).

On exprime les résultats de l'analyse en poids pour cent. On a ainsi :

Saccharose	en Saccharose.
Sucre interverti	en Sucre interverti.
Glucose ou lévulose	en Glucose ou lévulose.

Le sucre total est représenté par la somme de chacun de ces sucres.

On peut encore l'exprimer en sucre interverti ; il suffit pour cela de faire la somme du saccharose trouvé divisé par 0,95, du sucre interverti ou du glucose ou du lévulose, multipliés respectivement par 1,04 et 0,96.

Ainsi on a trouvé dans une confiture :

Saccharose en poids pour cent	21ᵍʳ150
Sucre interverti	20ᵍʳ800
Glucose	1ᵍʳ820
Sucre total	43ᵍʳ770

Le sucre total (en sucre interverti) sera :

$$\frac{21,150}{0,95} + 2,08 + 1,82 \times 1,04) = 44,95$$

On peut encore évaluer chaque sucre pour 100 grammes de sucre totaux (voir sirops page 380).

Dans le cas de la présence de la dextrine, opérer comme il est dit aux **sirops** (page 381).

RECHERCHE DU GLUCOSE COMMERCIAL. — On pourra le caractériser comme il est dit aux sirops (voir page 371) par un essai polarimétrique ; ou caractériser la dextrine qui accompagne le sirop de glucose du commerce par les méthodes officielles données aux sirops (page 377), mais en opérant sur 10 grammes de confiture.

RECHERCHE DE LA GÉLATINE. — On incorpore peu à peu à 30 grammes de confitures dissoutes dans un peu d'eau, 100^{cc} d'alcool à 80°, la gélatine se précipite, on sépare le précipité par le filtre.

Une partie du précipité chauffée avec de la chaux vive donne un dégagement d'ammoniaque.

Une deuxième partie du précipité dissous dans l'eau donne une solution qui précipité par le tanin et par l'acide picrique. (Cette méthode est officielle ; on peut la compléter par la méthode suivante, officielle également.)

« 25 grammes de confitures sont directement évaporés dans une capsule au bain-marie, après dissolution préalable et filtration s'il y a lieu pour séparer les matières insolubles. L'évaporation doit être poussée jusqu'à consistance de sirop très épais. On retire la capsule et on imprègne le résidu avec 5^{cc} d'une solution d'aldéhyde formique du commerce étendue à 10 0/0. On évapore de nouveau le plus possible au bain-marie : la matière albuminoïde, s'il en existe dans le résidu, est insolubilisée par ce traitement. On l'isole en la débarrassant des substances qui l'accompagnent par un traitement à l'eau bouillante, au besoin alcalinisée ou acidifiée. La gélatine insolubilisée reste comme résidu transparent souvent attaché au fond de la capsule. On peut la sécher et évaluer son poids. »

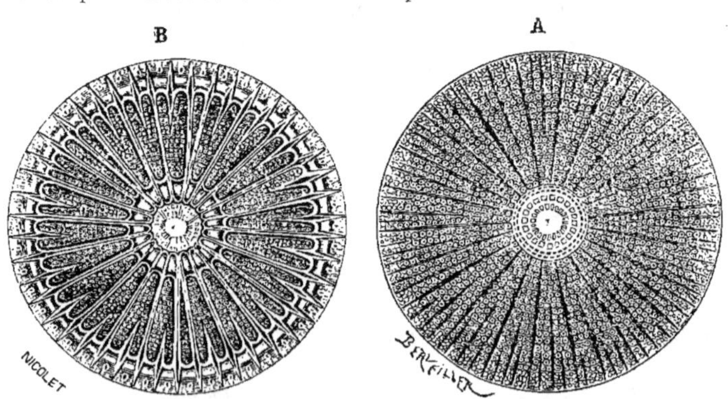

Fig. 12.

RECHERCHE DE LA GÉLOSE. — La colle du Japon, gélosine ou agar-agar, ne peut être reconnue chimiquement, on peut déterminer sa présence par l'examen microscopique. Elle retient en effet une proportion assez considérable de *Diatomées* (*l'arachnoidiscus japonicus* en particulier), qui s'y trouvent incrustées. La présence de ces Diatomées, dans ces confitures ou gelées, révèlera en outre la présence de la gélose.

La recherche de l'arachnoidiscus Japonicus se pratique comme suit : ce procédé est officiel.

On chauffe 100 grammes de confitures avec 500^{cc} d'eau et 5^{cc} SO^4H^2 ; filtrer sur un linge grossier, laisser décanter et filtrer le dépôt ; sécher le filtre et brûler celui-ci et son contenu par un mélange de 1 p. SO^4H^2 + 3 p. AzO^3H. Après destruction des matières organiques, on étend d'eau dans un vase conique et on laisse déposer. Au bout de 24 heures, on examine le dépôt au microscope. Le même résultat s'obtient plus rapidement par la centrifugation : on place 10 grammes de gelée ou de confiture dans un tube, on dilue avec 2^{cc} HCl et on chauffe au bain-marie jusqu'à liquéfaction. On centrifuge alors, puis à l'aide d'une pipette effilée, on prélève un peu du dépôt pour l'examiner au microscope. Les diatomées s'y trouvent mélangées à des débris cellulosiques plus ou moins abondants suivant la nature de la confiture examinée. Si on y découvre *l'arachnoidiscus japonicus* qui a une forme caractéristique, on pourra conclure à la présence de la gélose. (C'est une diatomée circulaire dont la surface est marquée de stries très profondes allant du centre à la périphérie, fig. 12.)

Il peut arriver que la gélose ne contienne pas de diatomées ; dans ce cas, on emploie le procédé de M. Desmoulières : ce procédé est officiel.

a) La confiture contient de la gélatine : en placer 30 grammes dans une capsule en porcelaine de 250^{cc}, y ajouter 10^{cc} d'eau, chauffer au bain-marie en agitant jusqu'à ce que le mélange soit liquide, retirer du feu, ajouter 150^{cc} d'alcool à 95°, laisser au repos 12 heures, décanter la liqueur surnageante, verser sur le précipité resté dans la capsule 50^{cc} d'eau, porter à l'ébullition pendant quelques minutes en agitant ; verser de l'eau de chaux jusqu'à réaction alcaline au tournesol ; porter à l'ébullition deux minutes, passer sur une toile fine (pour séparer le pectate de chaux gélatineux). Traiter la liqueur limpide par l'acide oxalique en solution à $1/20^e$ jusqu'à réaction *neutre* au tournesol ou *très légèrement alcaline ;* concentrer au bain-marie à 30^{cc}, verser dans la capsule 2^{cc} de formol à 40 0/0 ; agiter, évaporer à siccité ; reprendre le résidu par 50^{cc} d'eau, porter à l'ébullition quelques instants en agitant, filtrer à chaud sur un filtre à plis ; concentrer jusqu'à 7 ou 8^{cc} le filtrat au bain-marie, en agitant souvent.

Laisser refroidir. Si la confiture contient de la gélose, le résidu se prendra en gelée consistante.

b) La confiture ne contient pas de gélatine : c'est le cas ordinaire, car il est rare de rencontrer à la fois de la gélatine et de la gélose dans une même confiture.

On opère comme précédemment en supprimant le traitement au formol et en ayant soin de concentrer la liqueur débarrassée du pectate de chaux et traitée par l'acide oxalique, jusqu'à réduction à 50^{cc} ; on filtre ensuite à chaud et l'on concentre à 7 ou 8^{cc}. On laisse refroidir.

RECHERCHE DE L'ACIDE TARTRIQUE. — *Méthode officielle.* — « On admet que les fruits destinés à la fabrication des confitures ne renferment pas d'acide tartrique en quantité notable. La présence de celui-ci pourra faire présumer la fraude :

50 grammes de confiture sont épuisés, en plusieurs fois, par 200^{cc} d'alcool à 95°, et les liqueurs alcooliques, séparées par filtration, évaporées à sec au bain-marie.

Le résidu est repris par l'eau distillée et la solution, rendue légèrement ammoniacale, est additionnée de chlorure de calcium et portée à l'ébullition.

Après refroidissement, le précipité est séparé par décantation ou par filtration et dissous dans l'eau bouillante, en présence d'une quantité de carbonate de potasse suffisante pour rendre la liqueur légèrement alcaline.

Le précipité de carbonate de chaux est éliminé par filtration et la liqueur, qu'on acidule par l'acide acétique, est amenée au volume de 100cc.

On en prélève alors 25cc dans lesquels on précipite le bitartrate de potassium par 50cc d'un mélange à volumes égaux d'alcool et d'éther, pour y doser l'acide tartrique, comme il est dit à propos des vins.

1cc de soude déci-normale correspond à 0gr0149 d'acide tartrique. »

Recherche des antiseptiques. — (Acide salicylique, benzoïque, borique) et de la saccharine et congénères (sucramine). Voir chapitre spécial.

Recherche de la Cellulose. — (*Méthode Rooss*). — On fait bouillir pendant une heure 100 grammes de substance avec 50cc d'eau : on filtre sur toile et on lave le résidu avec 250cc d'eau bouillante. On dessèche la pulpe obtenue, on en prélève environ 0gr50 que l'on fait bouillir avec 50cc SO^4H^2 (à 5 grammes pour cent d'eau) et 75cc d'eau pendant une demi-heure. (En ajoutant de l'eau toutes les dix minutes.) On filtre sur toile, on lave à l'eau bouillante, on traite le résidu par 50cc NaOH à 5 0/0 et on porte le liquide à + 125° pendant une demi-heure : on filtre sur toile, lave jusqu'à eaux neutres, on dessèche et on pèse.

On ajoute quelquefois aux marmelades du marc de fruit.

Cette addition se reconnaît en déterminant les matières insolubles dans l'eau sur 25 grammes.

Beythien a trouvé que :

Les marmelades de groseilles laissent au maximum 4,08 0/0 de matières insolubles.

Les marmelades de fraises de jardins en laissent au maximum 1,85 0/0.

Les marmelades de fraises des bois en laissent au maximum 5,23 0/0.

Les marmelades de framboises en laissent au maximum 6,14 0/0.

Recherches des Matières colorantes (voir page 399).

FRUITS CONFITS

On nomme ainsi les fruits que l'on a complètement imbibés de sirop et qui ont été ensuite recouverts du même sirop, qu'on laisse sécher à la surface. (On prépare ainsi les abricots, cerises, poires, prunes, noix, marrons glacés angélique, coings, etc.).

Leur analyse comporte tous les dosages indiqués aux confitures, jus et sucs de fruits et marmelades ; on y recherchera les mêmes falsifications.

Dans les résultats, on tiendra compte de la quantité de sucre normalement contenue dans les fruits et donnée par la table suivante :

Analyse de fruits (Balland, Revue du Service de l'Intendance, *1899, t. XII, p. 690)*

POUR 100 PARTIES		Eau	Matières azotées	Matières grasses	Matières extractives	Cellulose	Cendres	OBSERVATIONS
Abricots.	à l'état normal	87 70	0 43	0 12	9 70	1 41	0 64	Sucre 8,1. Les semences contiennent 74 % d'eau, 18 de matières azotées à l'état sec et 4 % de cendres. Poids de 4 abricots : 173 gr., dont noyaux : 12gr4.
	à l'état sec	»	3 52	0 95	78 83	11 50	5 20	
Amandes à l'état sec		»	20 84	5 20	69 46	3 20	1 30	Sucre 0,42
Bananes. Chair.	à l'état normal	72 40	1 44	0 09	23 93	1 22	0 92	Sucre 21,90.
	à l'état sec	»	5 20	0 34	86 71	4 40	3 35	
Bananes. Enveloppe	à l'état normal	81 00	1 28	0 68	12 68	2 42	1 94	Sucre 6,2. Poids d'une banane entière, 68 gr., dont 40 pour la chair.
	à l'état sec	»	6 74	3 60	66 71	12 75	10 20	
Cerises douces (avec la peau)	à l'état normal	84 10	1 02	0 09	14 12	0 49	0 18	Sucre 8,7. Acidité p. 100 (en acide sulfurique) : 0,240. Les graines à l'état sec contiennent 29,8 0/0 de matières azotées et 12 0/0 d'huile. 30 cerises pèsent 175 gr. dont noyaux, 24gr5.
	à l'état sec	»	»	»	»	»	»	
Cerises acides. Chair avec la peau.	à l'état normal	85 00	1 26	0 40	11 97	1 11	0 26	Sucre 9,3. Acidité p. 100 : 0,810. Poids de 40 cerises : 165 gr. dont noyaux 18 grammes.
	à l'état sec	»	8 38	2 65	79 82	7 40	1 75	
Cerises acides. Graines	à l'état normal	41 00	6 94	14 13	33 42	3 54	0 97	Poids de 100 graines, 9gr4.
	à l'état sec	»	11 76	23 95	56.64	6 00	1 65	

POUR 100 PARTIES			Eau	Matières azotées	Matières grasses	Matières extractives	Cellulose	Cendres	OBSERVATIONS
Coings	Chair avec la peau.	à l'état normal ..	71 70	1 12	0 69	7 23	18 79	0 47	Sucre 6,7.
		à l'état sec......	»	3 96	2 45	25 55	66 40	1 64	
	Graines	à l'état normal ..	49 30	16 35	6 13	21 27	4 97	1 98	Sucre 3,6. Poids de 100 graines,6,8
		à l'état sec......	»	32 24	12 0	41 96	9 80	3 90	
Dattes.	Chair	à l'état normal ..	24 50	1 96	0 06	67 10	5 06	1 32	Sucre 51,3. 12 dattes pèsent 100 grammes, dont noyaux 15gr6.
		à l'état sec......	»	2 60	0 08	88 87	6.70	1 75	
	Noyaux	à l'état normal .	12 90	4 08	5 18	71 24	6 18	0 42	Sucre 3,7.
		à l'état sec......	»	4 68	5 95	81 79	7 10	0 48	
Fraises de bois entières		à l'état normal ..	85 60	1 36	0 99	8 85	2 56	0.64	Sucre 3,7 Acidité p. 100 : 0,240. Poids de 100 fraises : 86 gr.
		à l'état sec......	»	9 44	6 90	61 49	17.75	4.42	
Grosses fraises.	I Fraises entières.	à l'état normal ..	90 60	0 82	0 38	7.30	0.60	0.30	Sucre 6.5. Poids de 14 fraises : 14 grammes.
		à l'état sec......	»	8 78	4 10	77 63	6.35	3.14	
	II. Parties extérieures sur une épaisseur de 1 à 2 m/m	à l'état normal.	88 40	0.75	0 15	8.47	1 84	0.39	Sucre 3,7. Acidité p. 100 : 0,240. Poids de 12 fraises ; 195 gr.
		à l'état sec......	»	6 46	1 33	73 00	15 88	3.33	
	Parties centrales.	à l'état normal ..	91 40	0 31	0 03	7 69	0 36	0.21	Sucre 3,3.
		à l'état sec......	»	3 58	0 35	89 47	4 20	2 40	

POUR 100 PARTIES		Eau	Matières azotées	Matières grasses	Matières extractives	Cellulose	Cendres	OBSERVATIONS
Framboises entières.	à l'état normal. .	84 50	1 07	1.12	10 64	2 33	0.34	Sucre 5,7. Acidité p. 100 : 1,220.
	à l'état sec......	»	6 90	7 25	68.65	15 00	2.20	
Groseilles à maquereau — Chair sans la peau et sans les graines.	à l'état normal ..	92 00	0 31	0 65	5 46	1 43	0 15	Sucre 4,9. Acidité p.100 : 0,960. Poids de 12 groseilles : 96 gr.
	à l'état sec......	»	3 81	8 18	68 29	17.90	1 82	
Groseilles à maquereau — Peau	à l'état normal ..	87.30	0 73	0 61	9 07	2 08	0 21	
	à l'état sec.....	»	5 75	4.80	71.38	16 42	6 42	
Groseilles à maquereau — Graines.	à l'état normal ..	61 10	6 44	11 01	18 09	2 08	1.28	
	à l'état sec......	»	16 56	28 30	46 51	5 35	3.28	
Groseilles blanches. — Chair avec la peau	à l'état normal ..	87 40	0 88	0 53	7.85	2 71	0 63	Sucre 6,8. Acidité. p. 100 : 1,250.
	à l'état sec......	»	6 95	4 25	62.30	21 50	5.00	
Groseilles blanches. — Graines.	à l'état normal ..	51.70	10.54	13 96	20.82	2 16	0 82	
	à l'état sec......	»	21.81	28 90	43.11	4.48	1 70	
Nèfles sans les semences	à l'état normal ..	74 10	0.35	0.44	11.47	13.20	0 44	Sucre 9,1. Poids de 6 nèfles : 72 gr.
	à l'état sec......	»	1.36	1.68	44.28	51.0	1 68	

POUR 100 PARTIES			Eau	Matières azotées	Matières grasses	Matières extractives	Cellulose	Cendres	OBSERVATIONS
Poires.	Chair sans peau	à l'état normal ..	88 50	0 24	0 04	9 93	1 12	0 17	Sucre 6,2. Acidité : 0,119. Présence de Na dans les cendres. Une poire de même provenance, conservée 6 mois, contenait 82 0/0 d'eau et à l'état sec 2,44 de matières azotées et 0,6 0/0 de matière oléo-résineuse.
		à l'état sec	.»	2 14	0 30	86 36	9 75	1 45	
	Peau (épluchures)	à l'état normal ..	72 50	0 17	1 32	18 28	7 45	0 28	
		à l'état sec	»	0 61	4 80	69 49	27 10	1 00	
	Graines.	à l'état normal ..	45 30	17 01	16 04	13 96	6 24	1 45	Soluble dans l'éther. Poids de 100 graines : 3gr65.
		à l'état sec......	»	31 10	29.32	25 53	11 40	2 65	
Poires d'hiver après 6 mois de conservation	Peau (épluchures).	à l'état normal ..	70 80	1 34	0 75	26 79		0 32	
		à l'état sec	»	4 60	2.55	91 75		1 10	
	Chair sans la peau et les pépins.	à l'état normal ..	82 80	0 45	0 11	17 36		0 28	
		à l'état sec......	»	2 44	0 66	95 40		1 50	
Pomme	Chair sans la peau.	à l'état normal .	82 0	1 44	0 06	14 41	1 20	0 28	Sucre 8,9. Acidité p. 100 : 0,820.
		à l'état sec......	»	8 28	0 32	82 84	6 96	1 60	
	Peau (épluchures).	à l'état normal ..	73 80	4 34	2 36	17 89	0 93	0 68	
		à l'état sec......	»	16 56	9 00	68 28	3 56	2 60	
	Grainsentiers (pulpe, peau, pépins).	à l'état normal ..	80 00	0 49	0 38	17 69	1 24	0 20	Poids de la grappe : 181 gr. Nombre de grains : 177. 49 grains pèsent 100 gr., contiennent pulpe : 88 gr; peau, 8 gr. 5; pépins (71) 3 gr. 5.
		à l'état sec	»	2 45	1 90	88 45	6 20	1 00	

POUR 100 PARTIES			Eau	Matières azotées	Matières grasses	Matières extractives	Cellulose	Cendres	OBSERVATIONS
Raisin Chass las	Chair sans la peau.	à l'état normal ..	81 80	0 36	0.31	17 23	0 23	0 07	Sucre 16,6. Acidité p. 100 : 1,098.
		à l'état sec......	»	1 99	1.70	94 65	1 26	0 40	
	Peau grossièrement exprimée.	à l'état normal ..	76 50	1.50	0.92	18.35	2 07	0 66	
		à l'état sec......	»	6 44	3.90	87.06	8 80	2 80	
	Pépins.	à l'état normal ..	38.70	5.46	8.58	18.94	27 58	0 74	
		à l'état sec......	»	8.90	14.00	30.90	45 00	1 20	
Raisins secs (pulpe et peau sans pépins).		à l'état normal..	19.80	0.45	0.56	76 70	1.85	0 64	Sucre 74,6. Poids de 50 grains : 45 grammes.
		à l'état sec......	»	0.56	0.70	95.64	2.30	0.80	

BONBONS

Dragées, Pralines, Nougat, Fondants, Pâtes, Pastilles

Pour l'examen des bonbons, on procèdera aux essais suivants :

Examen organoleptique (odeur, saveur).
Recherche des substances étrangères (amidon, plâtre).
Recherche de la gélatine.
Recherche de la nature des acides et des colorants.
Dosage des sucres (glucose, saccharose, dextrine), de la saccharine et de la sucramine.

RECHERCHE DES SUBSTANCES ÉTRANGÈRES. — Désagréger par l'eau un certain nombre de bonbons et rechercher comme est dit au sucre raffiné, les falsifications par l'amidon et les substances iminérales.

RECHERCHE DE LA GÉLATINE (*dans les pâtes et pastilles*). — Traiter 10 grammes de substance par 15^{cc} d'eau chaude, filtrer, laver le résidu à l'eau jusqu'à ce qu'on ait obtenu 30^{cc} de liquide filtré. Evaporer cette solution jusqu'à 10^{cc} environ et ajouter au résidu un volume double d'alcool à 95°. La gélatine se sépare alors en précipité volmuineux, que l'on recueille et que l'on identifie au moyen des réactions de la gélatine. (Voir Confitures, page 390).

DÉTERMINATION DE LA NATURE DES ACIDES *(dans les bonbons fins)*.— Prendre 25 grammes de substance, la pulvériser s'il est nécessaire et la traiter par l'eau chaude de façon à obtenir 50^{cc} de liquide ; filtrer, laver le résidu resté sur le filtre avec quantité suffisante d'eau pour obtenir 100^{cc} de filtrat.

Déterminer l'acidité sur 10^{cc} de filtrat. Sur le reste du liquide, rechercher, au moyen de leurs réactions propres, les acides minéraux et organiques. (Voir vinaigres.)

La saveur acide doit uniquement provenir des acides végétaux (citrique, tartrique et malique, voir sucs des fruits). Le produit ne doit pas renfermer d'acides minéraux libres.

DÉTERMINATION DE LA NATURE DU COLORANT. — Triturer 10 à 15 grammes du produit avec 30 à 40 grammes d'eau. Si la matière colorante ne se dissout que difficilement, ajouter de l'alcool concentré en quantité suffisante pour obtenir une solution renfermant 50 0/0 d'alcool.

Introduire le mélange dans un ballon et chauffer le tout au bain-marie, filtrer à chaud, laver le résidu à l'alcool étendu ; laisser refroidir la solution filtrée (la filtrer encore pour séparer la matière grasse s'il en existe dans le produit), rechercher comme il est dit à l'analyse des vins (page 223), les colorants de la houille, les azoïques et les sulfo de fuchsine et au besoin par la méthode indiquée ci-après :

Rechercher dans les cendres les métaux toxiques qui caractérisent les matières colorantes minérales (voir matières colorantes).

DOSAGE DES SUCRES. — On mettra en solution dans l'eau 20 grammes de produit et dans la solution, on dosera le saccharose comme il est dit au sirop de sucre. On recherchera le glucose.

RECHERCHE DE LA SACCHARINE ET DE LA SUCRAMINE (*Voir chapitre spécial*).

Examen de la Matière colorante
dans les Sucs de fruits et dans les Confiseries

Conformément aux dispositions légales (voir matières colorantes, décrets du 31 décembre 1899 et du 4 août 1908), les produits de confiserie, les sirops et liqueurs jouissent d'une tolérance en ce qui concerne la coloration ; ils peuvent être en effet colorés avec certaines matières colorantes artificielles dérivées de la houille.

L'examen sommaire de ces produits comportera :

1º La caractérisation des matières colorantes naturelles des fruits (dans les sirops, confitures, sucs et jus de fruits, glaces, etc.) ;

2º La caractérisation des matières colorantes étrangères dans les mêmes produits ;

L'examen complet consistera à caractériser, suivant les méthodes indiquées au chapitre des matières colorantes, la nature exacte du colorant.

Caractérisation des matières colorantes naturelles du fruit

Voici, d'après MM. Joulin et Canu (*Moniteur Scientifique*, juillet 1908), une série d'essais qui permettront de reconnaître si la substance est colorée naturellement.

Le sirop ou la confiture étendus d'eau seront soumis aux essais ci-après, effectués sur les jus de fruits.

	Craie albuminée	5cc de solution de borax à 10 % et 5cc de jus	5cc d'acétate d'alumine à 10 % et 5cc de jus	10cc de CO³Na² et 5 % et 1cc de jus		1cc de CO³Na² à 10 % et 3cc d'alun à 10 %, ajouter au précipité 4cc de jus neutralisé		Epuisement à l'alcool amylique +AzH³	Epuisement à l'alcool amylique acide
				à froid	à chaud	précipité	solution		
Cassis	vert-bleu	pelure oignon	violet bleu	vert bouteille	vert jaunâtre	violet gris	rouge violacé	Rien	rose
Groseilles rouges.	gris bleuté	rouge violacé	violet rougeâtre	violet gris	précipité violet gris	violet bleu	violet rouge	—	rose violacé
Groseilles blanches	gris jaunâtre	jaunâtre	jaunâtre	rose gris	précipité rose gris	jaune	jaune	—	rien
Cerises	rose gris bords gris	rouge-pelure-d'oignon brun rose	pelure-oignon-verdâtre jaune briun	feuille morte	jaune-rougeâtre	brun verdâtre	brun verdâtre	—	rose
Reines Claude...	marron bords gris	brun rose	jaune briun	jaune brun	jaune vif	jaune brun	jaunâtre	—	rien
Mirabelles	—	—	—	—	—	—	—	—	—
Coings..........	brun-gris	jaunâtre	jaune verdâtre	pelure d'oignons	jaunâtre	rien	jaunâtre	—	—
Fraises	vert gris bleu	jaune brun	vert gris bleu	vert	vert-gris	violet gris	rouge gris	—	rose
Framboises	bleu gris	rouge bleu	rouge bleu	gris vert	précipité gris-vert	vert violacé	vert gris	—	—
Prunes	marron bords gris	jaunâtre	jaunâtre	jaune gris	jaune gris	jaunâtre	jaunâtre	—	rien
Abricots	gris	jaune gris	jaune gris	jaune gris	jaune gris	jaune brun	jaunâtre	—	—

Caractères de la matière colorante des fruits (Truchon et Martin-Claude)

	Coloration en liqueur acide (acidité naturelle du jus)		Coloration en liqueur ammoniacale		Touché avec SO^4H^2 le résidu de l'évaporation de l'alcool amylique est
	du jus	de l'alcool amylique	du jus	de l'alcool amylique	
Cerises de saison.............	rouge	incolore	vert	incolore	jaune
Fraises précoces.	—	rose	—	—	rose
Fraises de saison	—	rouge	—	—	rose teint la soie en rose
Framboises	—	—	—	—	—
Groseilles rouges	—	incolore	—	—	—
Groseilles blanches............	blanc	—	brun	—	—
Cassis....................	rouge noir	rouge	vert foncé	—	brun clair
Pêches	jaune	incolore	brun	jaune rosé	incolore
Poires	—	—	—	incolore	—
Coings	—	—	—	—	—
Pommes	—	—	—	—	—
Abricots	—	—	—	—	—
Reines-Claude	—	—	—	—	—
Mirabelles	—	—	—	—	—

CARACTÈRES DES MATIÈRES COLORANTES VÉGÉTALES (Robin).

	AMMONIAQUE	ACIDE CHLORHYDRIQUE	ALUN ET CO^3Na^2 A 20 0/0		MÉLANGE DE CO^3Na^2 ET D'ACÉTATE D'ALUMINE
			Laque	Liqueur filtrée	
Airelle	Gris verdâtre	»	Bleu verdâtre	»	Bleu violet
Betterave	Jaune brun sale ou rosé	»	Vert	»	Grenat
Campêche	Rouge violacé	»	Bleu	»	Violacé
Fernambouc...	Groseille	»	Rose	Rosé	Lilas vineux
Mauve noire ...	Vert foncé puis jaune	»	Vert foncé	»	Bleu mauve
Mûres	vert	»	Blanc	Bleuté	Violet verdâtre
Phytolacca ...	Lilas	»	Violet	»	Violet devenant jaune par AzH^3 Violet
Sureau........	Vert franc	»	Bleu violacé	»	»
Graine de Perse	Jaune rouge	Précipité jaune brun	Orange	»	»
— d'Avignon	do	do	do	»	»
Bois jaune.....	Jaune clair	Jaune orange	do	»	»
Quercitron	do	Précipité jaune	Jaune rouge	»	»
Gaude	Jaune d'or	Jaune foncé	Jaune clair	»	»
Fustet	Rouge jaunâtre	do	Jaune clair	»	»
Curcuma	Brun rouge	Précipité cramoisi	»	»	»

Caractérisation des Matières colorantes étrangères

Essai préliminaire (Ranvez): *a*) Faire bouillir le suc ou le jus étendu d'eau avec quelques fils de laine blanche dégraissée ; laver la laine à l'eau.

b) Agiter le jus avec de l'alcool amylique, abandonner au repos.

c) Traiter le jus par l'acétate basique de plomb, laisser déposer :

La laine est colorée en rouge ou rouge violocé ;

L'alcool amylique est coloré ;

Le précipité est gris ardoise et le liquide surnageant est coloré en rouge. Présence de matières colorantes étrangères.

MM. Truchon et Martin Claude ont constaté que parmi les matières colorantes des fruits, seule celle de la pêche colore l'alcool amylique en jaune rosé, mais ne teint pas la soie ; dans ces conditions aucune des matières colorantes de ces fruits ne peut être confondue avec des colorants dérivés de la houille.

Les matières colorantes utilisées pour colorer les jus de fruits sont :

Les matières colorantes végétales (orseille, campêche, cochenille).

Les matières colorantes dérivées de la houille.

Les matières colorantes minérales sont parfois introduites dans les Bonbons.

A) *Matières colorantes végétales.* — L'*orseille* se trouve en agitant le jus coloré, avec de l'éther, décantant et traitant l'éther, qui s'est coloré en jaune, par l'ammoniaque, la coloration passe au violet ; l'addition d'acide acétique fait virer le violet au rouge. Traitée par l'alun et le carbonate de soude, la liqueur colorée à l'orseille donne un liquide filtré rose, tandis que la laque est noirâtre avec une pointe de rose (Robin) (voir aussi page 227).

Le campêche colore aussi l'éther en jaune, mais l'addition d'ammoniaque fait passer la couleur au rouge à peine violacé. Le bichromate de potasse donne une coloration violette mélangée de jaune verdâtre (Robin).

La cochenille se retrouve de la façon suivante : On acidule la liqueur par de l'acide chlorhydrique, puis on l'agite avec de l'alcool amylique, lequel prend une couleur plus ou moins jaune, suivant la quantité de cochenille. On sépare la liqueur aqueuse et on lave l'alcool amylique jusqu'à ce qu'il soit neutre. Après l'avoir décanté dans un tube à essais, on y ajoute un peu d'eau, puis, goutte à goutte, une dissolution d'acétate d'urane en agitant chaque fois ; dans le cas de cochenille, l'eau prend une couleur vert émeraude qui est caractéristique. L'ammoniaque communique à l'alcool une coloration violette, très sensible, même avec des traces de colorant. (Robin) (voir aussi Conserves de Légumes).

Nous donnons, dans le tableau ci-contre, les réactions des principaux colorants végétaux.

B. *Matières colorantes dérivées de la houille.*

1º Essai Sostegni et Carpentieri : On dissout 20 grammes de matière dans 20^{cc} d'eau, on filtre, acidifie avec 2 à 4^{cc} d'une solution à 10 0/0 d'acide chlorhydrique ; on introduit dans le liquide en ébullition un fragment de laine lavée au préalable dans de la potasse caustique et dans l'eau. On chauffe le liquide avec le fragment de laine pendant cinq minutes, puis on lave ce dernier avec de l'eau, et enfin avec de l'acide chlorhydrique dilué chaud. On introduit le fragment dans de l'ammoniaque diluée à 1/50e pour dissoudre le colorant. Les colorants végétaux ne donnent pratiquement pas de coloration d'après ce procédé.

Si donc la laine reste colorée on sera averti de la présence d'un colorant de la houille ; on pourra le caractériser comme il est dit aux vins et au chapitre : *Matières colorantes*.

2º Essai des Chimistes suisses (page 223).

C : *Matières colorantes minérales :* Voir matières colorantes (chapitre spécial).

ALIMENTS GRAS

Les aliments gras peuvent être divisés en deux groupes :

Les aliments gras Concrets : qui comprennent : *Le beurre* et ses succédanés (beurre de coco ; margarines) ; *Le saindoux* et ses succédanés (Huile de saindoux, saindoux pressé, Saindoux américains, Stéarine de coton) ; *Le beurre de cacao.*

Les aliments gras Fluides : qui comprennent les *Huiles végétales* alimentaires.

A côté de ces aliments gras proprement dits nous placerons *les Laits.*

EXTRAITS DE LA LÉGISLATION CONCERNANT LES ALIMENTS GRAS

Loi du 16 avril 1897
concernant la répression de la fraude dans le commerce du beurre et la fabrication de la margarine

TITRE I

ARTICLE PREMIER. — Il est interdit de désigner, d'exposer, de mettre en vente ou de vendre, d'importer ou d'exporter sous le nom de beurre avec ou sans qualificatif, tout produit qui n'est pas exclusivement fait avec du lait ou de la crème provenant du lait, ou avec l'un ou l'autre, avec et sans sel, avec ou sans colorant.

ART. 2. — Toutes les substances alimentaires autres que le beurre, quelles que soient leur origine, leur provenance et leur composition, qui présentent l'aspect du beurre et sont préparées pour le même usage que ce dernier produit, ne peuvent être désignées que sous le nom de margarine.

La margarine ainsi définie ne pourra, dans aucun cas, être additionnée de matières colorantes.

ART. 3. — ....
La quantité de beurre contenue dans la margarine mise en vente, que cette quantité provienne du barattage du lait ou de la crème avec l'oléo-margarine, ou qu'elle provienne d'une addition de beurre, ne pourra pas dépasser 10 0/0.

Circulaire du 13 février 1898

Distinction légale entre le beurre et la margarine

L'article 1er (de la loi du 16 avril 1897) ne reconnaît comme « beurre » et n₂ permet de vendre comme tel que le produit fait exclusivement, soit avec du lait seul, soit avec de la crème provenant du lait, soit avec un mélange de lait ou de crème, avec ou sans sel, avec ou sans colorants. En dehors du sel et des colorants spécialement désignés par la loi, aucune autre substance, même sous prétexte d'en assurer la conservation, telle que l'acide borique ou le borate de soude, par exemple, ne peut être introduite dans le beurre.

L'addition d'une substance quelconque, quelque inoffensive qu'elle soit, aurait pour conséquence de faire perdre au beurre sa dénomination et de le classer au nombre des différents corps gras désignés sous le nom générique de margarine.

En effet, l'article 2, paragraphe 1er, de la loi, englobe dans cette appellation toutes les substances alimentaires quelconques (graisses, oléo, etc.) qui présentent l'aspect du beurre et sont destinées au même usage que lui.

Les qualités des substances alimentaires visées par l'article 2, pureté, inocuité, valeur comestible, ne sauraient en aucun cas faire question ; il suffit que par leurs caractères organoleptiques, couleur, odeur, saveur, consistance plus ou moins onctueuse, elles affectent une ressemblance plus ou moins frappante avec le beurre pour que leur vente devienne illicite sous ce nom, avec ou sans qualificatif, et ainsi que l'indique expressément l'article 1er, c'est-à-dire avec une dénomination arbitraire quelconque, telle que beurre végétal, simili-beurre, etc.

Le mot margarine est le seul qui leur soit applicable et doive figurer sur les factures, étiquettes et, en général, toutes inscriptions.

Interdiction de colorer la margarine. — Le paragraphe 2 de l'article 2, en défendant de colorer la margarine, constitue une précaution additionnelle destinée à empêcher l'un des travestissements généralement employés pour surprendre la confiance du public. L'antinomie qui semble exister au premier abord entre cette disposition et celle de l'article 1er, qui admet la coloration du beurre, n'est qu'apparente ; elle se justifie par ce fait que la coloration de la margarine implique une intention frauduleuse.

L'addition de matières colorantes au beurre n'a d'autre but que de lui conserver son aspect habituel, cette teinte jaune clair caractéristique qu'il peut perdre par la substitution au fourrage vert de certaines matières alimentaires.

Disposition spéciale relative à l'adjonction de la margarine au beurre. Le dernier paragraphe du même article 3 ne permet pas à la margarine de contenir plus de 10 0/0 de beurre (1). Cette tolérance a pour but de rendre la margarine vendable et d'utiliser un produit que le Parlement n'a pas voulu exclure de la consommation.

---

(1) En Allemagne et en Autriche, la loi oblige les fabricants de margarine à incorporer aux huiles et graisses qui servent à sa préparation 10 0/0 d'huile de sésame comme témoin de la présence de la margarine.

En Belgique, la loi ordonne l'addition à toute margarine de 5 0/0 d'huile de sésame et de 0,2 0/0 de fécule de pomme de terre.

En Suède, la margarine doit être additionnée de 10 0/0 d'huile de sésame.

Décret du 29 août 1907

Concernant la répression de la fraude dans le commerce du Beurre et de la fabrication de la margarine

ART. 1er. — La dénomination du Titre III (1) du décret du 9 novembre 1897 est modifiée comme il suit :

« Titre III. — Organisation et fonctionnement du service des prélèvements des laboratoires et des expertises contradictoires. »

ART. 2. — Les articles 10, 11, 12, 13, 15, 16 et 19 du décret du 9 novembre 1897 sont remplacés par les dispositions ci-après :

ART. 10. — Les autorités qui ont qualité pour opérer des prélèvements en vue de l'application de la loi du 16 avril 1897, modifiée par la loi du 23 juillet 1907, concernant la répression de la fraude dans le commerce du beurre, sont :

Les inspecteurs des fabriques de margarine et d'oléo-margarine institués conformément à l'article 19 du présent décret ;

Les commissaires de police ;

Les commissaires de la police spéciale des chemins de fer et des ports ;

Les agents des contributions indirectes et des douanes agissant à l'occasion de l'exercice de leurs fonctions ou commissionnnés spécialement à cet effet par le Ministre de l'Agriculture ;

Les inspecteurs des halles, foires, marchés et abattoirs ;

Les agents des octrois et les vétérinaires sanitaires individuellement désignés par les préfets pour concourir à l'application de la loi du 1er août 1905 et commissionnés par eux à cet effet :

Les agents spéciaux institués par les départements ou les communes pour concourir à l'application de ladite loi, dans les conditions prévues à l'article 3 du décret susvisé du 31 juillet 1906.

ART. 11. — Des prélèvements d'échantillons, peuvent en toutes circonstances être opérés d'office dans les magasins, boutiques, ateliers, voitures servant au commerce, ainsi que dans les entrepôts, les abattoirs et leurs dépendances, les halles, foires et marchés, et dans les gares ou ports de départ et d'arrivée.

Les prélèvements sont obligatoires dans tous les cas où les produits paraissent falsifiés, corrompus ou toxiques.

Les administrations publiques sont tenues de fournir aux agents désignés à l'article 10 tous éléments d'information nécessaires à l'exécution de la loi du 16 avril 1897, modifiée par la loi du 23 juillet 1907.

Les entrepreneurs de transports sont tenus de n'apporter aucun obstacle aux réquisitions pour prises d'échantillons et de représenter les titres de mouvement, lettres de voiture, récépissés, connaissements et déclarations dont ils sont détenteurs.

ART. 12. — Tout prélèvement comporte quatre échantillons, l'un destiné au laboratoire pour analyse, les trois autres éventuellement destinés aux experts.

ART. 13. — Tout prélèvement donne lieu séance tenante, à la rédaction sur papier libre d'un procès-verbal.

Ce procès-verbal doit porter les mentions suivantes :

1° Les nom, prénoms, qualité et résidence de l'agent verbalisateur ;

2° La date, l'heure et le lieu où le prélèvement a été effectué ;

3° Les nom, prénoms, profession, domicile ou résidence de la personne chez laquelle le prélèvement a été opéré. Si le prélèvement a eu lieu en cours de route,

---

(1) Le titre III de ce décret fixait les conditions de prélèvement et d'expertises des échantillons.

les noms et domiciles des personnes figurant sur les lettres de voiture ou les connaissements comme expéditeurs et destinataires ;

4° La signature de l'agent verbalisateur.

Le procès-verbal doit, en outre, contenir un exposé succinct des circonstances dans lesquelles le prélèvement a été opéré, relater les marques et étiquettes apposées sur les enveloppes ou récipients, l'importance du lot de marchandises échantillonné, ainsi que toutes les indications jugées utiles pour établir l'authenticité des échantillons prélevés et l'identité de la marchandise.

Le propriétaire ou détenteur de la marchandise ou, le cas échéant, le représentant de l'entreprise de transport peut, en outre, faire insérer au procès-verbal toutes les déclarations qu'il juge utiles.

Art. 15. — Les formalités prescrites par le décret du 31 juillet 1906 dans ses articles 7, 8, 9, 10, 11, 12, 13, 14, dans les deux premiers alinéas de l'article 15, ainsi que dans l'article 16, sont applicables aux prélèvements et aux analyses effectuées pour la répression des fraudes dans le commerce du beurre, en exécution de la loi du 16 avril 1897, modifiée par la loi du 23 juillet 1907.

Art. 16. — Les règles établies par le décret du 31 juillet 1906, dans les articles 17, 18, 19, 20, 21 et 24 pour le fonctionnement des expertises contradictoires et pour le remboursement de la valeur des échantillons en cas de non-lieu et d'acquittement, sont applicables lorsqu'il y a lieu de poursuites pour infraction à la loi du 16 avril 1897, modifiée par la loi du 23 juillet 1907.

Art. 19. — La surveillance prévue au titre II du présent décret est exercée concurremment avec les officiers de police judiciaire par les autorités qualifiées pour procéder au prélèvement des échantillons et énumérées à l'article 10 ci-dessus.

Le Ministre de l'Agriculture et le Ministre des Finances fixent les indemnités à attribuer, s'il y a lieu, à ces agents en raison du travail supplémentaire qui leur est ainsi imposé.

Art. 3. — Il sera statué ultérieurement par un règlement d'administration publique sur les conditions d'application à l'Algérie et aux colonies de la loi du 16 avril 1897, modifiée par la loi du 23 juillet 1907.

Les dispositions du décret du 9 novembre 1897 y resteront en vigueur jusqu'à la publication de ce règlement spécial.

Extrait du Décret du 14 mars 1908

Concernant la répression de la fraude en ce qui concerne les graisses et huiles comestibles

Art. 1er. — Il est interdit de détenir ou de transporter en vue de la vente, de mettre en vente ou de vendre :

1° Sous le nom de « saindoux » tout produit ne provenant pas exclusivement des tissus adipeux du porc ;

2° Sous le nom de « saindoux pure panne » tout produit ne provenant pas exclusivement de la panne de porc ;

Ces produits sont obtenus par extraction à chaud ; ils perdent leur droit à cette appellation lorsqu'ils ont subi ultérieurement une manipulation susceptible de modifier leur composition naturelle ou leur teneur en principes utiles.

Art. 2. — Toute matière grasse comestible concrète à la température de 15 degrés, autre que le beurre et le saindoux, vendue à l'état pur, peut être désignée sous le nom de « graisse » ; mais cette dénomination doit être complétée par l'indication de la matière animale ou végétale d'où la graisse est tirée.

Tout mélange concret à la température de 15 degrés de matières grasses comestibles pures, concrètes ou fluides, à l'exception des produits visés par l'article 2 de la loi du 16 avril 1897, doit être désigné sous une dénomination qui le distingue nettement des graisses pures visées au précédent paragraphe.

Art. 3. — Il est interdit de détenir ou de transporter en vue de la vente, de mettre en vente ou de vendre sous la dénomination d'huile d'olive, de noix ou de tout autre fruit ou graine, avec ou sans qualificatif, une huile ne provenant pas exclusivement des olives, des noix ou des fruits ou graines indiquées dans ladite dénomination.

Art. 4 — Les dénominations usitées dans le commerce pour désigner soit les mélanges de graisses, soit les mélanges d'huiles comestibles peuvent être accompagnées de l'indication d'un ou de plusieurs des éléments constituant le mélange, mais à la condition que la mention complémentaire fasse connaître exactement la proportion dans laquelle le ou les éléments dénommés entrent dans le mélange.

Les dénominations et mentions ci-dessus prévues doivent être imprimées en caractères identiques.

Art. 6. — L'emploi de toute indication ou signe susceptible de créer dans l'esprit de l'acheteur une confusion sur la nature ou sur l'origine des produits visés au présent décret lorsque d'après la convention ou les usages, la désignation de l'origine attribuée à ces produits devra être considérée comme la cause principale de la vente, est interdit en toutes circonstances et sous quelque forme que ce soit, notamment :

1° Sur les récipients et emballages ;

2° Sur les étiquettes, capsules, bouchons, cachets ou tout autre appareil de fermeture ;

3° Dans les papiers de commerce, factures, catalogues, prospectus, prix-courants, enseignes, affiches, tableaux-réclames, annonces ou tout autre moyen de publicité.

Extrait de la Circulaire du 25 juin 1908

1. Le règlement du 11 mars 1908 classe les matières grasses comestibles en graisses et huiles suivant qu'elles sont concrètes ou fluides à la température de 15 degrés. Il ne fait aucune distinction entre les matières grasses d'origine animale et celles qui sont d'origine végétale.

La dénomination de *saindoux* est réservée à la graisse provenant exclusivement du porc, mais cette graisse ne peut plus être désignée sous ce nom si elle a subi une addition quelconque d'une matière grasse comestible, destinée, par exemple, à la rendre plus concrète: elle devient alors une *graisse mélangée*. De même elle ne peut conserver le droit au nom de saindoux si elle a subi un traitement tel que le passage à la presse, car cette opération a pour résultat de modifier sa composition.

D'autre part, la dénomination *graisse* tout court, est, dans certaines régions (en vertu d'usages locaux), synonyme de saindoux. Rien dans le règlement ne s'oppose à ce que cette dénomination ne soit employée pour désigner le produit provenant exclusivement du porc.

2. Sous réserve de ce qui précède, lorsqu'une matière grasse concrète à la température de 15 degrés est vendue à l'état pur (c'est-à-dire sans être mélangée avec une autre graisse ou avec une huile), sous le nom de *graisse*, cette dénomination doit être complétée par l'indication de la matière animale ou végétale d'où la graisse est tirée. Par exemple, de la graisse de veau, ne peut être vendue sous la seule dénomination de *graisse* ; l'article 2 exige que ce mot soit suivi de l'indication de l'origine du produit : graisse de veau.

Mais la désignation d'origine n'est pas obligatoire lorsque la matière n'est pas vendue comme graisse ; c'est ainsi que la graisse extraite du coprah, ou coco, qui pourrait être dénommée *graisse de coco*, peut être vendue sous le nom de fantaisie : *cocose* par exemple.

Quant au nom de *beurre*, il est expressément réservé au beurre proprement dit, tel qu'il est défini par l'article 1er de la loi du 16 avril 1897, et ne peut, en conséquence, s'appliquer à aucun autre produit.

3. Les mélanges des graisses entre elles, ainsi que les mélanges concrets à la température de 15 degrés de graisses et d'huiles végétales ou animales, lorsqu'ils présentent l'aspect du beurre et sont préparés pour le même usage que ce dernier produit, portent obligatoirement le nom de *margarine* (art. 2 de la loi du 16 avril 1897) ; leur fabrication et leur vente sont alors soumises à la surveillance spéciale instituée par cette loi. Mais, lorsque au lieu de ressembler au beurre ces mélanges ont l'aspect et le caractère d'une graisse, c'est-à-dire qu'ils ont nettement l'aspect du saindoux, ils peuvent être désignés sous une dénomination telle que *graisse mélangée, graisse comestible, graisse alimentaire*, et vendus librement.

Il n'est pas contraire au règlement d'ajouter à la dénomination de vente des graisses mélangées dont il s'agit, qu'elles sont constituées par un mélange de graisses animales et d'huiles végétales, mais, si la dénomination fait apparaître l'un ou plusieurs des éléments constituant le mélange, une mention complémentaire devra faire connaître exactement la proportion dans laquelle le ou les éléments dénommés entrent dans le mélange.

Ainsi, la dénomination de *graisse comestible à base de saindoux* comporte nécessairement l'addition d'une mention faisant connaître la proportion dans laquelle le saindoux entre dans le mélange.

4 Les huiles comestibles pures, ainsi que les mélanges des huiles comestibles pures, entre elles, peuvent être désignés sous le nom *huile* suivi des qualificatifs usités dans le commerce, tels que : *blanche, surfine, de table, comestible, etc.*, ou sous le nom d'*huiles de graines* lorsqu'il s'agit d'un mélange d'huiles provenant de graines oléagineuses. Quant à l'épithète *vierge*, elle ne peut (conformément aux usages commerciaux) convenir qu'aux huiles non mélangées, aux huiles pures.

Mais, comme pour les graisses, si la dénomination du produit est accompagnée de l'indication d'un ou de plusieurs des éléments constituant le mélange, une mention complémentaire devra faire connaître exactement la proportion dans laquelle le ou les éléments dénommés entrent dans ce mélange.

Ainsi, dans le cas où la dénomination *huile surfine* est suivie des mots *à l'olive* par exemple, ou acccompagnée d'un rameau d'olivier ou de tout autre signe ou inscription indiquant à l'acheteur que l'huile dont il s'agit contient de l'huile d'olive, la mention complémentaire, portant, de façon apparente, la proportion exacte dans laquelle celle-ci intervient, est alors nécessaire.

Quant aux huiles pures comestibles, elles peuvent évidemment être vendues sous leur nom spécifique ; par exemple : huile de sésame, huile d'arachide, mais le règlement n'en fait pas une obligation. Le texte de l'article 3 du règlement indique que les dénominations *huile d'olive, huile de noix*, par exemple, signifient huile d'olive pure, huile de noix pure, quel que soit le qualificatif ajouté.

En interprétant ce texte à la lettre, il semble contraire au règlement d'employer pour des mélanges d'huiles dans lesquels l'huile d'olive intervient, la dénomination *huile d'olive mélangée* même en indiquant la proportion du mélange.

Mais il est évident que cette solution serait d'une rigueur excessive. L'objet du règlement est de prévenir toute confusion dans l'esprit de l'acheteur ; or cet objet est atteint lorsqu'on fait suivre la dénomination *huile d'olive mélangée* de l'indication de la proportion d'huile d'olive contenue dans le mélange.

Aliments gras Concrets

BEURRE DE VACHE

Le beurre de vache est le corps gras extrait mécaniquement du lait de vache.

Son analyse comporte :

1º La détermination de ses caractères organoleptiques et de sa composition chimique.

2º L'étude de la matière grasse.

3º La recherche des falsifications et des matières étrangères (antiseptiques, matières colorantes) (1).

DÉTERMINATION DES CARACTÈRES ORGANOLEPTIQUES ET DE LA COMPOSITION CHIMIQUE

Un bon beurre ne doit être ni mou, ni cassant, ni grumeleux, à la température ordinaire ; il doit avoir une consistance demi-molle, son odeur doit être faiblement aromatique, sa saveur douce et agréable ; appliqué sur la langue il doit fondre sans laisser de grumeaux ; sa couleur doit être jaune paille plus ou moins foncé (le beurre est parfois blanc).

Pour déterminer la composition chimique du beurre, on effectue les dosages suivants :

Dosage de l'eau
— des cendres
— de la matière grasse.
— des matières insolubles dans l'éther.

Eau : Agiter 10 grammes de beurre avec 30^{cc} d'éther saturé d'eau dans

---

(1) Le *Journal officiel* du 4 avril 1907 a fixé les procédés suivant lesquels on doit effectuer l'analyse du beurre de vache dans les Laboratoires officiels :
Le dosage de l'eau.
La recherche des antiseptiques (voir chapitre spécial).
La détermination de l'indice de Crismer.
— des acides volatils solubles et insolubles.
— de l'indice de saponification.
— des acides solubles totaux.
Les quatre dernières opérations seront effectuées sur le beurre purifié.

Le *Journal officiel* du 4 avril 1907 indique en outre les procédés et réactifs généraux d'essai des matières grasses.

un tube fermé à une extrémité par un bouchon et muni à l'autre d'un robinet rodé. Après un repos de 12 heures on fait écouler la couche aqueuse qui s'est séparée dans un second tube étroit gradué en 1/10ᵉ de centimètres cubes contenant 5ᶜᶜ d'une solution saturée de sel avec une trace d'acide acétique de façon qu'elle rougisse le tournesol. On lit alors l'augmentation de volume due à l'eau contenue dans le beurre (Birnbaum et Wibel, *Journ. Soc. Chem. Ind.*, 1893, 630.)

. Cette méthode est extrêmement pratique, très rapide, et les résultats qu'elle fournit sont suffisants dans la pratique bien qu'un peu inférieurs à ceux que fournit la méthode suivante beaucoup plus délicate d'ailleurs.

Méthode officielle. — « Dans un petit vase cylindrique à fond plat, de même nature que ceux qui servent à doser l'extrait dans le vide des vins, ayant environ 5 centimètres de diamètre, sur 2 centimètres de haut, peser 5 grammes de beurre non fondu et les chauffer pendant 12-14 heures à l'étuve à 100 degrés. S'assurer que deux pesées faites à une heure de distance n'accusent plus de variation sensible de poids et multiplier par 20 la perte de poids pour la rapporter à 100 grammes de matière.

Remarque : Il n'est pas indispensable que la dessication soit faite sans discontinuité. »

Le beurre ne renferme jamais plus de 18 0/0 d'eau ; au-delà de 20 0/0 il y aura grande présomption de mouillage.

Cendres (Méthode Delecœuillerie). —On pèse dans une capsule tarée en platine, 10 grammes de beurre, on le fait fondre à une douce chaleur (au-dessus d'une étuve à eau), puis lorsque la masse est bien liquéfiée on y plonge un petit filtre ne laissant pas de cendres, plié en quatre, on allume la partie du filtre émergeant le corps gras fondu. Lorsque le filtre s'est éteint, il suffit de calciner le résidu contenu dans la capsule.

On trouve dans le beurre 0ᵍʳ20 de matières minérales, un poids supérieur à 1,5 0/0 serait l'indice d'une falsification par une substance minérale ou organique (borax, amidon, etc.).

Matière grasse et matières insolubles dans l'éther. — Peser dans une capsule 20 grammes de beurre privé de son humidité par un séjour de quelques heures dans une étuve à 110 degrés.

Y ajouter 25 à 30ᶜᶜ d'éther et remuer au moyen d'un agitateur de façon à dissoudre tout ce qui est soluble.

Filtrer sur un filtre taré, laver à l'éther jusqu'à ce que le filtre ne contienne plus de matière grasse. Le résidu est formé de caséine et de sels fixes. Sécher à 120 degrés.

Peser le résidu obtenu. On a ainsi l'*insoluble dans l'éther.*

Distiller au bain-marie le filtratum jusqu'à ce que le liquide n'occupe plus qu'un volume d'environ 50ᶜᶜ.

Transvaser dans une capsule de porcelaine ou de platine tarée, laver le récipient primitif avec de l'éther et évaporer au bain-marie jusqu'à poids constant.

S'il se trouvait un peu d'eau, porter l'étuve à 110 degrés et l'y maintenir jusqu'à ce que deux pesées consécutives donnent le même poids.

Le poids trouvé exprime la quantité de matières grasses contenues dans 20 grammes de beurre essayé.

Multiplier par 5 pour avoir la teneur pour 100.

La composition moyenne d'un beurre frais de bonne qualité est la suivante :

Eau .... 10^{gr} à 15^{gr} 0/0
Matières insolubles dans l'éther.................. 2^{gr} à 3^{gr}
Cendres.....................0,1 à 0,2 (sauf dans les beurres salés)
Matière grasse .... 87 à 87,5

Séparation de la caséine et du sel. — *Caséine.* — Il peut être nécessaire de doser la caséine contenue dans le beurre, car on le falsifie quelquefois avec du « caillé » qui permet d'introduire dans la denrée une certaine quantité d'eau sans que cette fraude soit manifeste.

Pour doser la caséine on épuise les matières insolubles dans l'éther, desséchées, par l'eau aiguisée d'une trace d'acide acétique ; la caséine reste comme résidu, on dessèche et on pèse. On peut ensuite incinérer le filtre et son contenu et déduire du poids de caséine trouvée le poids des cendres obtenues.

Le beurre contient de $0^{gr}50$ à 2 0/0 de caséine ; au-dessus de 2 0/0 le beurre doit être tenu pour suspect.

Sel. — On dose le sel dans le résidu insoluble dans l'éther ; on incinère ce résidu à basse température, et on reprend les cendres par l'eau aiguisée ; on titre volumétriquement les chlorures.

Il est préférable dans les cas douteux d'opérer comme suit : on fond 5 à 6 grammes de beurre avec son poids de paraffine et 30^{cc} d'eau aiguisée d'acide nitrique. On agite la masse fondue puis on la laisse refroidir, on enlève le gâteau, on le place sur un filtre, on le traite par l'eau bouillante, on laisse égoutter. On réunit les eaux de lavage au premier liquide ; on filtre le tout et dans le filtrat on dose le chlorure de sodium.

ÉTUDE DE LA MATIÈRE GRASSE

Elle a pour but de caractériser les falsifications :
L'étude de la matière grasse comporte :
Un examen physique ;
Un examen chimique.

A : Examen physique

Avant de procéder à une analyse de beurre il sera bon de faire les essais suivants qui pourront mettre sur la trace d'une falsification :

1° *Examen du beurre fondu.* — *a :* Lorsque le beurre pur fond lentement à une température d'environ 40 degrés. il se transforme en une huile parfaitement limpide. La margarine, au contraire, placée dans les mêmes conditions, donne une huile légèrement louche ou opalescente. L'introduction de margarine dans le beurre empêche ordinairement celui-ci d'avoir la limpidité qui lui est habituelle. L'observation doit être faite peu de temps après que la fusion s'est produite et sans tenir compte des amas graisseux,ou des matières caséeuses qui peuvent nager en flocons dans la masse.

b : Chauffer le beurre fondu avec de l'alcool et de l'acide sulfurique au réfrigérant ascendant : une odeur caractéristique d'acide coccinique indiquera la présence de beurre de coco.

c : Introduire 3^{cc} de beurre fondu dans un tube à essai, y ajouter exactement 3^{cc} d'acide acétique glacial, chauffer en agitant le contenu du tube jusqu'à dissolution complète. Laisser refroidir le liquide en l'agitant avec un thermomètre et observer la température au moment où le liquide se trouble.

La température de trouble du beurre pur varie de $+ 56°$ à $+ 61°$; celle de la margarine atteint 98-100° (Allen).

2° *Examen microscopique.* — *a : Caractères de la margarine :* Ecraser de petites parcelles de beurre prises en différents points de la masse, entre une lame porte-objet et une lamelle couvre-objet.

Examiner les préparations obtenues à un grossissement de 500 à 600 diamètres, en lumière directe, puis en lumière polarisée.

Le beurre naturel en lumière directe fournit *des globules arrondis sans cristaux.* La margarine donne des cristaux en aiguilles étalées ; en lumière polarisée ces cristaux deviennent très brillants au milieu du champ sombre que forme la masse du beurre pur.

Mais quand la margarine est intimement malaxée avec le beurre, ces formes primitives n'existent plus : les cristaux se brisent et s'éparpillent dans toute la masse. La constatation de ces cristaux est alors difficile, et il faut explorer différentes prises d'essais pour les rencontrer.

Si pour une cause quelconque la surface de la motte de beurre a subi un commencement de fusion, le beurre cristallise aussi sous forme d'agglomérations sphériques se présentant à la lumière polarisée sous l'apparence d'une croix de Saint-André. Il faut donc prélever les prises d'essais à l'intérieur de la motte. On constatera toutes ces formes cristallines séparées et réunies dans la préparation qui est fixée au microscope.

Si la présence des cristaux est un indice certain de falsification, leur absence n'est pas une preuve de pureté ; parce qu'on peut fabriquer des graisses émulsionnées exemptes de cristaux. Il faut donc procéder à d'autres recherches.

b Recherche du beurre de coco (Hinks). — Dissoudre dans un tube à essai 5^{cc} de beurre fondu et filtré avec 10^{cc} d'éther ; placer le tube pendant 1/2 heure dans la glace. Filtrer rapidement l'éther et l'évaporer au bain-marie, Placer le résidu dans un tube à essai et le faire bouillir rapidement avec quatre fois son volume d'alcool à 96-97° pour le dissoudre. Laisser refroidir à la température ordinaire puis plonger le tube dans l'eau à 5° pendant un 1/4 d'heure ; filtrer rapidement la solution alcoolique dans un autre tube à essai que l'on plonge dans la glace pendant 2-3 heures.

Séparer le dépôt floconneux avec une pipette et l'examiner au microscope avec un grossissement de 300 diamètres, en évitant de presser fortement la lamelle couvre-objet.

Le coco donne des cristaux fins en forme d'aiguilles, assez semblables à des plumes.

Le beurre pur donne des masses granuleuses arrondies.

Le saindoux seul gêne l'essai.

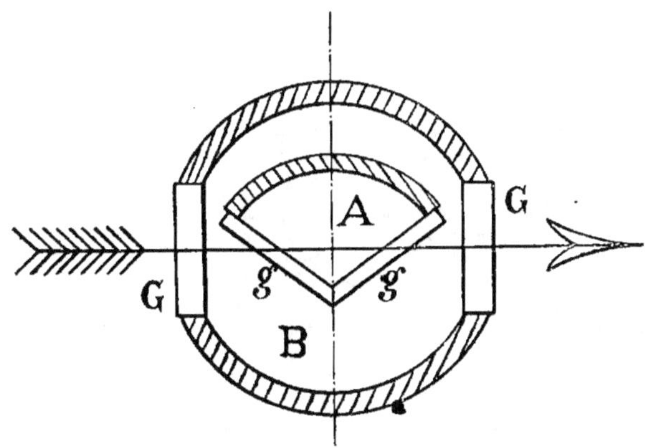

Fig. 13.

3° *Examen à l'oléoréfractomètre de Jean et Amagat.* — L'appareil consiste en une cuve circulaire métallique B (fig. 13), munie de deux tubulures opposées et fermées par deux glaces parallèles GG. Sur les tubulures sont vissés, dans le prolongement de l'un et de l'autre, un collimateur A et une lunette GHI.

Au centre de la cuve circulaire est fixé un petit cylindre A, en métal argenté, creux, dans les parois duquel sont mastiquées deux glaces *gg* formant un angle déterminé.

Une échelle photographique double, transparente (fig. 14) à divisions arbitraires, placée devant l'objectif, à l'intérieur de la lunette, en H, et sur laquelle vient se projeter l'image fournie par le collimateur, sert de mesure.

Cette image est produite par le bord vertical d'un volet partageant le champ en deux parties, l'une sombre, l'autre lumineuse. Cette échelle porte deux graduations, l'une, marquée A, est employée pour les huiles ; l'autre, marquée B, est employée pour le beurre et les graisses.

L'éclairage s'obtient en pointant l'oléoréfractomètre dans la direction de la flamme d'un bec Bunsen. L'appareil est complété par des robinets de vidange DK, par un réservoir d'eau, avec robinet de vidange L et thermomètre et par une petite lampe mobile servant de régulateur de température.

Au moyen d'une vis de rappel, il est facile de déplacer le volet lorsqu'on fait le réglage de l'appareil. La mise au zéro peut être faite avec un liquide quelconque. Mais les déviations observées varient naturellement avec le liquide qui remplit la cuve.

Un faisceau parallèle fourni par le collimateur traversant la cuve B, remplie d'*huile type*, puis la cuve A, remplie de matière à essayer, il est évident que si A possède le même indice que B, le faisceau lumineux traversera l'appareil sans déviation.

Si, au contraire, la matière à essayer a un indice de réfraction différent, le rayon sera dévié à droite ou à gauche, suivant que l'indice sera plus grand ou plus petit, et cette déviation différentielle sera d'autant plus grande que la différence entre les deux indices sera plus grande (1).

Pour faire l'essai d'un beurre à l'oléoréfractomètre, on commence par le purifier en le faisant fondre dans une capsule de porcelaine ; on l'agite avec une pincée de plâtre et on laisse reposer le tout à l'étuve ou au bain-marie, jusqu'à ce que l'eau et le caséum se soient séparés : on décante la matière grasse liquide. La graisse, ainsi obtenue, sera examinée après réglage de l'appareil :

Pour le réglage placer l'appareil devant un bec Bunsen brûlant du sel marin fondu ; dans la cuve centrale de l'huile type (2) chauffée vers 47-48°,

______

(1) Il importe que la surface des verres soit bien propre et nette.

Pour essuyer les lentilles, collimateur, lunette et oculaire avec un chiffon propre, on sortira collimateur et lunette des tubes C et R qui les portent.

On les remettra en tenant compte des repères (xx) tracés et des goupilles qui doivent être à fond dans leur logement.

Les parties extérieures des glaces de la cuve intérieure se nettoieront avec un chiffon au bout d'une tige en bois, la lunette et le collimateur étant retirés des tubes C et R.

Les parties intérieures de ces glaces se nettoieront de même, le prisme intérieur démonté comme ci-après.

Mais pour les parties qui auront été en contact avec de l'huile ou des graisses, on enduira le chiffon ou le tampon de ouate dont on se servira, d'un peu de benzine, puis d'alcool.

On sèche ensuite la cuve et le prisme avec des tortillons de papier de soie et des tampons de ouate en ayant soin de ne pas exercer de pression sur les glaces.

Pour démonter le prisme, on dévissera la colonne de l'appareil.

La queue du prisme apparaîtra serrée contre le prolongement de la cuve intérieure par un écrou à deux pans *a*.

On desserrera cet écrou avec la clef spéciale livrée avec l'appareil, on achèvera de le dévisser à la main.

Le prisme sera libre, on le fera sortir de son logement par une pression du pouce.

On le nettoiera comme ci-dessus, avec soin, mais d'autant plus facilement qu'on l'aura sous les yeux dans toutes ses parties.

Pour le remettre en place, faire la manœuvre inverse, en ayant soin d'assurer la queue du prisme dans le carré qui assure sa position invariable.

(2) Le liquide type employé par M. Ferdinand Jean pour déterminer la déviation des huiles, des matières grasses concrètes et du beurre, est une huile à réfraction nulle, préparée spécialement ; il est donc important, si l'on veut utiliser les tables et les données établies par M. Ferdinand Jean, de se servir du type.

puis dans la cuve extérieure de l'eau à 60-65° centigrades ; allumer la
petite lampe fixée au pied de l'appareil (le long duquel elle peut se
déplacer verticalement, de façon à fournir avec une même flamme, les
quantités de chaleurs différentes nécessitées pour le maintien de diverses
températures). Fermer les deux cuves au moyen des obturateurs. Deux

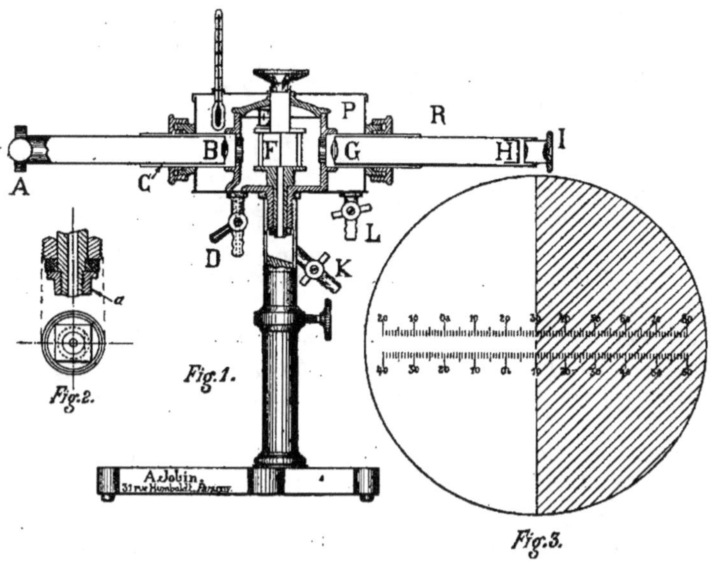

Fig. 14.

A Collimateur avec volet mobile au moyen de deux vis et verre rouge pour obtenir de la
   lumière monochromatique.
B objectif du collimateur.
C Tube recevant le collimateur.
P Cuve du bain-marie et L son robinet de vidange.
E Cuve intérieure pour l'huile type et D son robinet de vidange.
F Prisme recevant la matière à examiner et K son robinet de vidange.
GHI Lunette d'observation.
G Objectif.
H Micromètre divisé.
I Oculaire.
R Tube recevant la lunette.

thermomètres plongés l'un dans la cuve à eau, l'autre dans la cuve à huile,
permettent de constater les températures.

Lorsque ces températures *sont de 45° centigrades*, on retire le thermomètre
de la cuve à huile, on approche l'œil de l'oculaire et on aperçoit, si l'appareil
a été bien placé en face et à la hauteur de la source lumineuse, un disque
divisé en deux parties, l'une brillante, l'autre noire. La ligne qui sépare les
deux demi-disques sert de repère. On l'amène à coïncider exactement avec

27

le 0 de l'échelle B, en prenant dans chaque main l'une des deux vis qui se trouvent à l'extrémité du collimateur, et en les manœuvrant en sens inverse. L'appareil est alors réglé.

On vide alors au moyen du robinet de vidange (robinet inférieur) la petite cuve centrale et on la remplit avec le beurre fondu, préalablement purifié et chauffé vers 50 degrés ; lorsque la température des *deux cuves est de 45° centigrades*, on fait la lecture en approchant l'œil de l'oculaire.

Le beurre pur dévie (dans les conditions de l'expérience, de — 30 degrés en moyenne (minimum — 21 ; maximum — 34) (1).

La margarine de coton .... + 25
Le Saindoux .... — 12,5
L'oléomargarine .... — 15 à —19
Suifs (de bœuf, de veau, de mouton) .... — 16 à —20
Beurre de Cacao .... — 19
Huile de coco et de coprah .... — 54

On peut transformer ces indications en *Indices de Réfraction* (Voir Documents Physico-chimiques).

4° *Examen au Butyroréfractomètre de Zeiss.* — Cet appareil a ceci de particulier qu'il peut fournir à la fois l'indice de réfraction du beurre par rapport à la raie D du sodium, et renseigner approximativement sur ses falsifications.

Il permet donc de faire un triage des beurres ; ses indications doivent être corroborées par d'autres essais et en particulier par l'indice de Reichert-Meissl.

La limite de réflexion totale pour une substance donnée (le beurre par exemple) est achromatisée, non pas par un compensateur, mais par les prismes de l'appareil, la dispersion qui se produit en même temps que la réflexion totale entre le verre et la matière à examiner étant exactement compensée par la dispersion qu'éprouve, à la surface d'émergence, le rayon lumineux sortant du prisme vers la lunette. La limite apparaît donc incolore (achromatisée) pour la substance pour laquelle le prisme a été calculé, alors que si on introduit dans les prismes une substance ayant un pouvoir réfringent et dispersif différent de celui de la substance type, il se produira une limite plus ou moins bleue (si la dispersion est plus grande) ou rouge (si elle est plus faible). On peut donc, par un simple examen, reconnaître un beurre pur ou un beurre falsifié.

L'appareil se compose de deux parties (fig. 15).

Un système de deux prismes A et B, renfermés chacun dans une gaîne laissant entre eux un intervalle bien déterminé, destiné à recevoir quelques gouttes de matières grasses fondue (ou d'huile). La gaîne qui renferme le prisme B est mobile

---

(1) Si on emploie le réfractomètre d'Amagat, au lieu de l'oléoréfractomètre de Jean et Amagat, on s'en servira de la même manière ; mais on ajoutera un tiers au résultat obtenu pour convertir les degrés du réfractomètre en degrés de l'oléoréfractomètre ; inversement, en retranchant un quart des indications de l'oléoréfractomètre, on obtiendra les indications correspondant au réfractomètre.

autour d'une charnière de façon à pouvoir être éloignée ou rapprochée de la gaîne
du prisme A au moyen du bouton F, Cette gaine B vient, lorsqu'elle est complètement écartée de A, buter contre une borne fixe H ; la gaîne A est fixe.

L'ensemble des deux prismes, fermé, peut être chauffé au moyen d'un courant
d'eau tiède, entrant par D et sortant par E ; la température de l'eau et du système
des prismes est fournie par un thermomètre fixé dans la gaine A.

Une lunette comprenant un oculaire dans le corps duquel est une échelle micrométrique divisée en 100 intervalles, le 0 correspondant à un indice de réfraction
1,4180 et le 100 à un indice 1,492. Cette échelle est rendue mobile dans le champ.

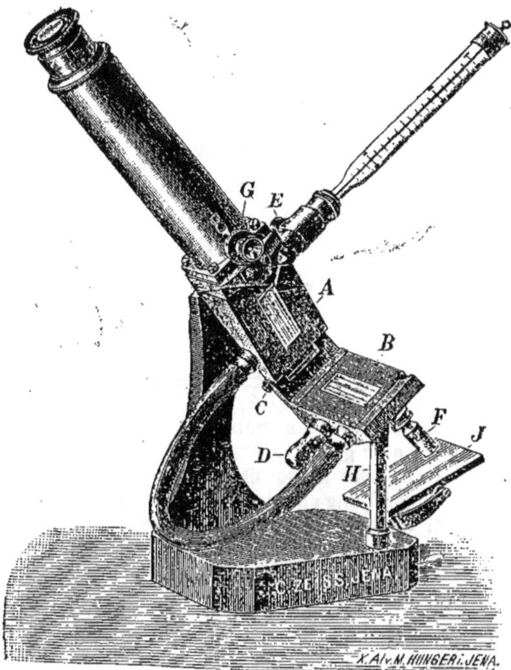

Fig. 15.

de l'appareil au moyen d'un tambour, dont la vis micrométrique G permet de
déterminer les dixièmes de division de l'échelle en déplaçant l'objectif, ce qui
revient à un déplacement de l'échelle.

Un miroir J complète le statif.

Mise en marche. — 1° Saisir l'instrument par le socle ou par la colonne qui porte
la lunette, le placer sur une table de telle façon que l'on puisse regarder commodément à travers la lunette. La lumière du jour tombant d'une fenêtre ou celle d'une
lampe quelconque suffit à l'éclairage.

Relier le réfractomètre à un appareil d'échauffement quelconque permettant
de faire circuler un courant d'eau chaude à travers la monture des prismes (entrée
en D, sortie en E). (La disposition la plus simple, suffisante dans beaucoup de cas,
consiste en un récipient d'une contenance d'environ 10 litres rempli d'eau à la
température de 40 à 50 degrés et placé sur un support élevé de 1/2 à 1 mètre au-

dessus du niveau de l'instrument. Un tube en caoutchouc fixé en D plonge par son autre extrémité dans le récipient ; un second tube enfoncé sur E constitue avec le premier un siphon que l'on amorce en aspirant avec la bouche, et permet ainsi de faire écouler à travers la boîte des prismes le contenu du récipient. La force du courant peut être facilement réglée à l'aide d'une pince appliquée sur le tube.)

Réglage. — Le réfractomètre est toujours réglé et ajusté et ne se dérange pas facilement ; cependant, il sera bon de le vérifier de temps en temps au moyen d'un liquide normal dont la ligne d'extinction est à peu près incolore et qui est livré avec l'appareil par le constructeur. On opérera pour le réglage comme il est dit pour l'essai ci-dessous ; la ligne d'extinction doit avoir par rapport à l'échelle les positions suivantes : .

Temp.	Div.	Temp.	Div.	Temp.	Div.
10	80,4	19	74,9	28	69,3
11	79,8	20	74,3	29	68,7
12	79,2	21	73,6	30	68,1
13	78,6	22	73,0		
14	77,9	23	72,4		
15	77,3	24	71,8		
16	76,7	25	71,2		
17	76,1	26	70,6		
18	75,5	27	70,0		

Ce tableau permet de tenir facilement compte des fractions de degrés ($0,1° = 0,06$ d'intervalle de l'échelle). Ces écarts de 0,1 à 0,2 d'intervalle ne jouent ici aucun rôle et sont, pour la plupart, dûs à une détermination inexacte de la température. Cependant, si, malgré le plus grand soin apporté à l'exécution de ce contrôle, il se manifeste des écarts tellement sensibles qu'un nouvel ajustement paraisse nécessaire, on peut, à l'aide d'une clef de montre appliquée en G, opérer un déplacement de l'objectif et, par là même, le déplacement de la ligne d'extinction par rapport à l'échelle nécessaire pour la ramener en coïncidence avec les données du tableau.

Examen du beurre. — Ouvrir la monture des prismes (1), en faisant tourner le bouton F à droite jusqu'à résistance (environ un demi-tour). La moitié B de la monture des prismes, jouant sur sa charnière, est alors rejetée latéralement et vient butter contre la borne H qui la maintient dans la position représentée fig. 15. Il faut alors nettoyer soigneusement la surface libre des prismes et celle du métal qui les environne, utilisant, pour cela, un morceau de toile bien douce propre légèrement imbibée d'alcool ou d'éther.

Faire fondre dans une petite cuiller l'échantillon de graisse à examiner, le verser dans un petit filtre en papier Joseph, qu'on tient à la main, et laisser tomber avec précaution sur la face libre du prisme serti dans B, les deux ou trois premières gouttes bien claires qui traversent le filtre. (Pour éviter l'écoulement de la graisse fondue déposée sur le prisme, il est bon de soulever l'instrument de la main gauche

---

(1) Pour arriver à ce résultat, il est quelquefois nécessaire de déplacer l'instrument lui-même plus ou moins dans un sens ou dans l'autre.

Il faut aussi, à ce moment, s'assurer que l'espace qui sépare les deux prismes est bien régulièrement et entièrement rempli de beurre liquide ; pour cela, il suffit d'observer à la loupe ou à l'œil appliqué à une distance convenable, la petite image rectangulaire de la surface du prisme, qui se forme environ un centimètre au-dessus de l'oculaire.

jusqu'à ce que la surface en question soit à peu près horizontale). Si on essaie une huile, on opèrera sur l'échantillon tel quel.

Pousser alors la partie B en contact de A, et, par un mouvement de rotation à gauche, imprimé au bouton F, ramener ce dernier dans sa situation primitive ; on obtient ainsi non seulement l'assujettissement de la partie B, mais encore une superposition parfaite des faces des prismes. (L'instrument peut alors être ramené dans sa position naturelle.)

Faire passer un courant d'eau chaude dans l'appareil.

Donner au miroir une position telle que, regardant à travers la lunette, on aperçoive bien distinctement une ligne de démarcation (limite ou ligne d'extinction) séparant le champ en deux plages, différemment éclairées, la gauche fortement éclairée, la droite obscure (1). Si la monture des prismes a été traversée pendant quelque temps déjà par le courant d'eau chaude, la ligne d'extinction, d'abord indécise, acquiert bientôt une position fixe, en même temps que son maximum de netteté. A ce moment on note l'aspect de cette ligne d'extinction (incolore ou colorée) et de quelle nuance.

Noter la température du thermomètre.

Enfin relever la position de la ligne d'extinction, par rapport à l'échelle de l'oculaire.

Pour cela, mettre le verre d'œil de l'oculaire (dont la monture fait coulisse) au point sur l'échelle de l'oculaire et déterminer l'endroit où la limite coupe cette échelle, en amenant le tambour G au zéro et lisant directement les entiers sur l'échelle et estimant les dixièmes ; mais on obtient une plus grande exactitude, en notant les entiers seulement et en déplaçant ensuite l'échelle au moyen du tambour, jusqu'à ce que la limite tombe exactement sur le trait qui correspond aux entiers qu'on vient de lire. Le tambour de la vis micrométrique G indiquera alors les dixièmes à ajouter aux entiers déjà lus. Le tambour sert donc à remplacer l'estime des dixièmes par une mesure directe, il ne déplace l'échelle que d'une seule division.

Les chiffres lus sur l'échelle de l'oculaire sont transformés en indices de réfraction N_D par le tableau suivant (1). (Température $+ 25°$.)

Divisions	N_D	Différences
— 5	1,4179	
0	1,4220	8,2
10	1,4300	8,0
20	1,4377	7,7
30	1,4452	7,5
40	1,4524	7,2
50	1,4593	6,9
60	1,4659	6,6
70	1,4723	6,4
80	1,4783	6,0
90	1,4840	5,7
100	1,4995	5,5

(1) Ce tableau donne les indices de réfraction pour la lumière jaune de 10 en 10 degrés de l'échelle. La colonne des différences (A) indique en unités de la 4e décimale, la variation de l'indice de réfraction pour chaque division.

Pour 13°, par exemple, on aurait :

$$1,4300 + \frac{7,7 \times 8}{19} = \frac{2,31}{10} + 1,4300 = 1,4323.$$

Pour chaque réfractomètre une table donne les indications de dixième en dixième de division.

A la température de + 25° centigrades, les beurres purs fournissent les chiffres suivants :

Beurre naturel : degré de l'échelle, 49,5 à 54,0 ; ce qui correspond aux indices 1,4590 à 1,4620.

Margarine : degré de l'échelle, 58,6 à 66,4 ; ce qui correspond aux indices 1,4650 à 1,4700.

Mélanges (beurres artificiels) : degré de l'échelle, 54,0 à 64,8 ; ce qui correspond aux indices 1,4620 à 1,4690.

Si un beurre examiné à + 25° centigrades donne un chiffre supérieur à 54,0, l'analyse chimique démontrera toujours (selon Wolny) que ce beurre est falsifié. Tout beurre qui fournira, dans les mêmes conditions, un chiffre inférieur à 54,0, devra être considéré comme pur, surtout si cette indication est complétée par le dosage des acides volatils (voir page 425).

Pour avoir l'entière certitude qu'aucun beurre falsifié n'échappe à la découverte, Wolny recommande de restreindre encore un peu la limite qui vient d'être indiquée et de réserver pour l'analyse chimique tous les beurres qui, à la température de 25°, dépassent 52,5.

Observations au Butyroréfractomètre à + 25° (Wolny)

	Butyroréfractomètre	Indice de Réfraction N_D
Beurre pur	49,5 — 54,0	1,4590 — 1,4620
Margarine...........................	58,6 — 66,4	1,4650 — 1,4700
Mélange de 1-2.....................	54,0 — 64,8	1,4620 — 1,4690

Si on veut déterminer, pour d'autres températures que 25°, la position extrême de la limite, il suffit de tenir compte que, pour les différentes sortes de beurre, le déplacement de la limite comporte en moyenne 0,55 d'intervalle pour chaque degré de température (1). Un calcul très simple (2) donne, pour les températures figurant dans le tableau qui suit, les valeurs placées en regard, valeurs qui peuvent être considérées chacune comme le nombre maximum de divisions encore admissible pour un *beurre pur.*

Si donc, par une température quelconque entre 45 et 25 degrés, on trouve, pour la situation de la ligne d'extinction, des valeurs inférieures à celles

---

(1) Pour le beurre naturel, ce nombre est généralement un peu inférieur (0,53), pour la margarine, au contraire, un peu supérieur (0,56).

(2) Pour 42°2 par exemple, on aurait :

$$43,1 + (43,7 - 43,1) \times \frac{2}{10} = 43,1 + 0,12 = 43,22.$$

figurant dans le tableau en regard de la même température, on peut considérer comme naturel, c'est-à-dire non falsifié, le beurre examiné. Obtient-on, par contre, pour la position de la ligne d'extinction, des valeurs *supérieures* à celles du tableau, il faut regarder comme suspects les beurres qui les ont fournies et les réserver pour une analyse chimique ultérieure.

Valeurs maxima que les beurres purs ne dépassent pas entre + 25 et 45° centg.

TEMP.	DIVIS.	TEMP.	DIVIS.	TEMP.	DIVIS.	TEMP.	DIVIS.
45°	41 5	40°	44 2	35°	47 0	30°	49 8
44°	42 0	39°	44 8	34°	47.5	29°	50 3
43°	42 6	38°	45 3	33°	48.1	28°	50.8
42°	43 1	37°	45 9	32°	48.6	27°	51 4
41°	43 7	36°	46 4	31°	49 2	26°	21 9
40°	44 2	35°	47 0	30°	49 8	25°	52 5

Remarques. — Suivant M. Eichel, on peut, au lieu d'avoir recours à la comparaison des résultats obtenus avec les données du tableau, relever toujours la position de la ligne d'extinction au moment où le beurre commence à se figer ; dans ce cas, la division de 54,0 peut être considérée comme limite extrême pour la situation de la ligne d'extinction du beurre pur.

Pour les essais de beurre, il importe moins, d'après M. Hefelmann, d'indiquer la valeur absolue observée à l'échelle du réfractomètre, que la différence entre cette valeur absolue et la valeur la plus élevée qui pourra être tolérée à la température de l'observation. Cette différence peut en pratique être considérée comme indépendante de la température : elle suffit pour caractériser l'échantillon examiné, qui sera considéré comme suspect, si le chiffre observé est plus grand que la « valeur limite », c'est-à-dire si la différence est positive et d'autant plus suspect que cette différence positive sera plus grande ; il ne sera donc point nécessaire d'opérer ou de réduire à une température normale, si on se borne à indiquer les différences réfractométriques, et d'après Hefelmann, on tirera les conclusions d'après le tableau suivant. On prendra comme limite 52,5.

Pour le beurre, la détermination de la différence caractéristique a été considérablement simplifiée par le « thermomètre spécial de Wolny ». Au lieu de la température, l'échelle de cet instrument indique la limite supérieure correspondant à cette température. Ce thermomètre ne permet pas, par conséquent, d'obtenir la température elle-même.

Températures de l'observation variant de 25 à 40° centigrades, d'après Hefelmann (*Pharmaceutische Centrahalle*, 1904, N. 33 et 35).

Différences observées			Conclusion
+ 7,8 divisions	....		suspect
+ 3,9	—	....	—
± 0	—	....	— (?)
— 3,1	—	....	pur
— 1,1	—	....	—

Le côté gauche, désigné par la lettre B, donne la limite pour le beurre ; le côté droit, marqué S, se rapporte au saindoux.

Les indications de ce thermomètre fournissent le nombre de degrés que l'on doit lire à l'échelle oculaire pour que le beurre soit déclaré pur.

Il suffira donc, pour faire l'essai réfractométrique, de se rendre compte si le chiffre lu dans l'oculaire est plus ou moins grand que celui qu'indique le thermomètre spécial ; s'il est plus élevé, l'échantillon est suspect.

Enfin Baier « Erfahrungen über die refraktometrische Prüfung von Butter. Ueber ein neues Spezialthermometer » (Zeitschriftf ür Untersuchung der Nahrungs und Genussmittel, sowie der Gebrauchsgegenstænde, 1902, p. 1145), a montré que les valeurs limites pour le beurre pur ne sont pas identiques dans les mois à fourrages d'été (juin-octobre) et dans ceux où l'on donne le fourrage d'hiver (novembre-mai). Un nouveau thermomètre spécial tient compte de ce résultat. La différence entre les valeurs limites de l'été et l'hiver est de 2,0 divisions de l'échelle pour toutes les températures, les valeurs plus élevées correspondent à la saison d'été. L'échelle Wolny tient presque exactement le milieu entre les deux échelles.

La nouvelle échelle donne en noir, à droite, sous la lettre S, les limites pour le beurre d'été et, à gauche, sous la lettre W, celles qui se rapportent au beurre d'hiver. L'échelle pour le saindoux est marquée en rouge sur le côté droit.

B : EXAMEN CHIMIQUE

Préparation de l'échantillon. Méthode officielle. → Pour purifier le beurre, le « placer dans un Becher et le maintenir à l'étuve entre 45 et 60 degrés jusqu'à bonne séparation de la matière grasse qui se réunit sous forme d'huile à la partie supérieure. Cette huile est parfois claire et limpide, parfois trouble, notamment quand il existe de l'oléomargarine dans le mélange.

Décanter cette huile sur un petit filtre à plis, placé dans l'étuve même, et recueillir le liquide clair et limpide qui servira à effectuer toutes les déterminations. »

Méthode du Comité Consultatif des stations agronomiques et laboratoires agricoles. — Le beurre est introduit dans un verre à précipiter, qu'on place dans une étuve à 60 degrés. On laisse le beurre fondre tranquillement sans aucune agitation. Il se forme alors une couche huileuse, limpide, qui surnage sur un liquide aqueux, tenant en suspension de volumineux flacons de caséine. Quelques-uns de ces flocons nagent souvent à la surface du beurre fondu.

La couche de beurre est soigneusement décantée sur un filtre placé dans l'étuve même. On évite complètement l'entraînement, sur le filtre, des gouttelettes d'eau. On a ainsi séparé la matière grasse du beurre, et c'est sur celle-ci que doit porter l'analyse.

Le beurre filtré, encore liquide et rendu homogène par l'agitation, est introduit dans deux ou trois flacons bien propres et secs, qu'on remplit entièrement, qu'on bouche et qu'on conserve à l'abri de la lumière.

Ces précautions sont indispensables si l'on veut conserver le beurre pendans un certain temps, dans le but de vérifier les opérations ayant trait à son examen.

Dans les flacons, le beurre se sépare ordinairement par le refroidissement en parties solides et en parties liquides. Quand on veut prélever une partie de ce beurre pour l'examen, il faut lui rendre son homogénéité. On chauffe le flacon entre 40 et 50 degrés pour liquéfier toute la masse de l'échantillon et l'on agite alors vivement.

Cette préparation préalable de l'échantillon est commune à toutes les opérations pour lesquelles on emploie le beurre fondu et filtré.

L'échantillon étant ainsi purifié on détermine :

1º L'indice de Reichert-Meissl ;
2º   —   de Kottstorfer ou de Saponification ;
3º   —   de Crismer ;
4º   —   de Hehner.

1º INDICE DES ACIDES VOLATILS. INDICE DE REICHERT-MEISSL. — Cet indice, qui correspond à la proportion d'acides gras volatils, est représenté par le nombre de centimètres cubes de Potasse décinormale nécessaire à la neutralisation des acides volatils de 5 grammes de corps gras (1).

C'est l'indication la plus sérieuse que l'on possède pour la recherche des falsifications du Beurre. On ne peut pas en effet fabriquer un mélange de corps gras ne renfermant pas une forte proportion de beurre, qui possède un

---

(1) Il importe de distinguer entre :
L'indice de Reichert.
L'indice de Reichert-Meissl.
L'indice de Reichert-Meissl-Wolny.
L'indice de Reichert (R) est le nombre de centimètres cubes d'alcali déci-normal nécessaire pour neutraliser les acides volatils solubles provenant de $2^{gr}50$ de beurre.
L'indice de Reichert-Meissl (R.-M.) est rapporté à 5 grammes de corps gras ; mais il faut remarquer que l'indice R.-M. n'est pas nécessairement le double de l'indice R.
L'indice de Reichert-Meissl-Wolny (R.-M.-W.) est aussi rapporté à 5 grammes de beurre,

indice voisin de l'indice normal du beurre, alors qu'on peut se rapprocher des autres indices avec des mélanges de graisses ne renfermant pas de beurre.

C'est donc par la détermination de cet indice que l'on doit commencer l'analyse du Beurre.

Dans un ballon à fond rond de 200cc environ de capacité, on met 5 grammes de corps gras fondu, purifié et exactement pesé ; 2 grammes de Potasse caustique exempte de carbonate, enfin 50cc d'alcool à 70°. On chauffe le ballon, muni d'un réfrigérant à reflux, au bain-marie pendant 1/4 d'heure. On plonge alors le ballon, après avoir retourné le réfrigérant, dans de l'eau bouillante pendant une demi-heure, de façon à chasser tout l'alcool et enfin on dissout le savon dans 100cc d'eau distillée bouillante.

Le ballon, recouvert d'un verre de montre, est laissé encore pendant 1/4 d'heure dans l'eau bouillante, puis on le refroidit vers 60 degrés et on ajoute 40cc d'acide sulfurique étendu (à 1 : 10), dont il doit falloir environ 30 à 35cc pour neutraliser 2cc de la solution de Potasse caustique, et 2 ou 3 grains de pierre ponce.

On adapte à la fiole un tube en T muni d'une ampoule et on le relie à un réfrigérant de Liebig :

On distille immédiatement sur un feu doux, de façon à recueillir 110cc dans l'espace d'environ une heure. On reçoit le liquide distillé dans un ballon jaugé. On filtre pour séparer les acides gras solides entraînés, et on titre l'acidité sur 100cc et en se servant d'une solution déci-normale de potasse avec la phtaléine comme indicateur. Le nombre de centimètres cubes trouvé est multiplié par 1,1 afin de le ramener à ce qu'il aurait été si le titrage avait été effectué sur les 110cc de liquide distillé.

On a ainsi l'indice de Reichert-Meissl.

Il est bon de faire un essai à blanc dans les mêmes conditions, la potasse pouvant contenir des carbonates et l'alcool pouvant contenir des acides.

L'indice de R. M. peut être aussi déduit directement des chiffres fournis par la méthode de Muntz ou de Crismer. (Voir pages 428, 434).

Nombre de centimètres cubes de lessive alcaline $\frac{N}{10}$ pour neutraliser les 110cc de liquide provenant de 5 grammes de beurre. (Indice de R. M.)

Beurre de vache pur	26 à 33 (en moyenne 28)
Beurre de coco...................	6,6 à 8,5 (en moyenne 7)
Oléo-margarine.................	0,4 à 3,0 (en moyenne 1,7)

mais il est déterminé suivant certaines conditions opératoires devenues officielles en Angleterre et qui ont pour but d'éviter :

1°) L'absorption d'acide carbonique et la formation d'éthers pendant la saponification.]

2°) La formation d'éthers et la cohésion des acides gras pendant la distillation.

Malgré toutes les précautions prises dans cette opération, il se forme toujours des éthers éthyliques des acides gras volatils (1re objection de Wolny à la méthode de R.-M.) aussi *Leffmann et Bœn* ont proposé de saponifier le beurre avec une solution concentrée de soude caustique dans la glycérine (c'est la méthode officielle française) (page 429).

Méthode de Muntz et Coudon. — La méthode de Muntz et Coudon, bien que plus délicate que la méthode de Reichert-Meissl, fournit des nombres plus rapprochés de la vérité ; car elle permet de séparer les acides volatils solubles et insolubles ; elle est basée sur ce fait que la plus grande partie des acides gras volatils du beurre est soluble dans l'eau, une petite quantité seulement étant insoluble, tandis que dans le beurre de coco, une très petite quantité seulement des acides gras volatils est soluble dans l'eau, la plus grande partie étant insoluble.

Dans un Becher (1), peser très exactement 10 grammes de beurre fondu et filtré (une pipette jaugée à 12^{cc} sera très commode pour mesurer au lieu de peser) (2) et avant qu'il ne soit refroidi et figé, l'additionner de 5^{cc} d'une solution concentrée et chaude préparée comme il suit :

Potasse caustique à l'alcool	120^{gr}
Eau distillée, quantité suffisante pour (3)	100^{cc}

Mélanger exactement la matière grasse et la solution alcaline en l'agitant pendant 20 minutes au moyen d'un agitateur. Au bout de ce temps, la masse est dure : placer le Becher pendant 20 minutes dans une étuve portée à 70-80°.

On écrase et on place le savon ainsi obtenu dans un ballon à distiller (4)

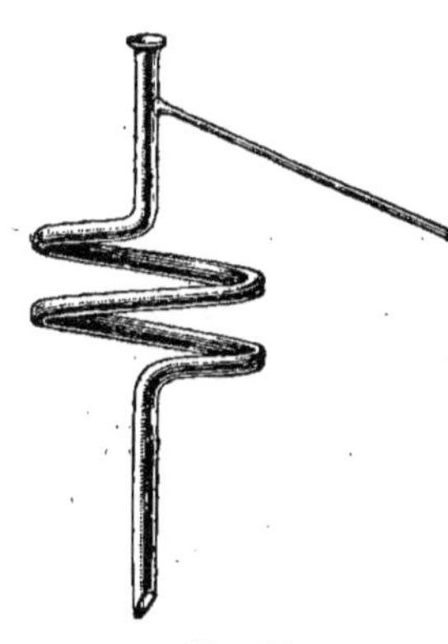

avec 200^{cc} d'eau distillée qui ont servi à laver complètement le Becher et on chauffe légèrement sur un bec bunsen en évitant toute évaporation. Quand le savon est dissous, on l'additionne de 30^{cc} d'acide phosphorique sirupeux à 45°B dilué de 2 volumes d'eau. On ajoute alors quelques grains de pierre ponce et on soumet au vide le mélange pendant 15 minutes pour enlever l'acide carbonique absorbé par la potasse.

On relie le ballon à un réfrigérant en verre en ayant soin pour opérer un fractionnement plus complet, d'interposer entre ce dernier et le ballon un tube de rectification de forme spéciale et de dimensions données (5).

Le ballon chauffé directement par la flamme

Fig. 16.

---

(1) Le Becher doit avoir 5 centimètres de diamètre, 8 centimètres de hauteur et être taré exactement au milligramme près.

(2) En versant le beurre fondu dans le Becher éviter d'en répandre sur les bords, il doit être réuni tout entier au fond du Becher.

(3) Si la solution cristallisait par refroidissement, à la température ordinaire, on l'étendrait jusqu'à ce que la potasse reste dissoute à cette température.

(4) Le ballon à distiller doit être en verre de bohême, d'une capacité de 500^{cc} jusqu'à la naissance du col qui a une longueur d'environ 9 centimètres et un diamètre de 20 millimètres.

(5) Le tube de rectification (fig. 16) est fabriqué avec un tube de verre de 1 mètre de long, de 16 millimètres de diamètre extérieur et de 14 millimètres de diamètre intérieur, replié en S

d'un brûleur Bunsen repose sur un anneau de cuivre de 6 centimètres de diamètre intérieur afin d'éviter toute surchauffe ; enfin la flamme du brûleur est réglée de façon que la distillation dure environ 1 h. 1/2.

On recueille 200^{cc} et on arrête l'opération. Dans le ballon jaugé, on a un liquide plus ou moins louche avec des gouttelettes huileuses à la surface. On le laisse reposer du jour au lendemain, puis on filtre sur un petit filtre sans plis préalablement mouillé. On rince le ballon avec 5^{cc} d'eau qu'on jette sur le filtre :

a : Acides volatils solubles. — Le liquide filtré est titré au moyen de la solution de soude déci-normale ou mieux de l'eau de chaux en présence de deux gouttes de phtaléine du phénol. On s'arrête à la teinte rosée persistante pendant quelques secondes dans la masse entière.

Soit N^{cc} de soude $\dfrac{N}{10}$; P le poids exact de la prise d'essai ;

$5 \times \dfrac{N}{P} =$ Acides volatils solubles exprimés en nombre de centimètres cubes de solution alcaline $\dfrac{N}{10}$ nécessaire pour saturer les acides volatils solubles dans l'eau de 5 grammes de beurre (c'est donc l'indice de R. M.).

Pour évaluer ces acides en acide butyrique pour 100 de beurre, on aurait :

$$\text{Acides volatils en acide butyrique} = 0{,}88 \times \dfrac{N}{P}$$

b : Acides volatils insolubles. — On place le ballon jaugé de 200^{cc} sous l'entonnoir qui contient le filtre ; on lave ce dernier quatre fois avec 5^{cc} d'alcool chaque fois. Le lavage du filtre étant terminé, on place le ballon jaugé sous le réfrigérant dont on a, au préalable, obturé l'extrémité recourbée d'un petit entonnoir dans lequel on verse 20^{cc} d'alcool neutre à 95°. On laisse l'alcool y séjourner quelques minutes, puis on ouvre la pince et on fait couler dans le ballon. On rince encore une fois le réfrigérant de la même façon avec 5^{cc} d'alcool.

On a ainsi dans le ballon la totalité des acides insolubles que l'on titre comme précédemment en présence de 4 gouttes de phtaléine du phénol.

$$\text{Acides insolubles de 100 p. de beurre} = 0{,}88 \dfrac{N}{P}$$

---

plusieurs fois sur lui-même. Son extrémité inférieure taillée en biseau est fixée au moyen d'un bouchon de caoutchouc au col du ballon à distiller. Près de sa partie supérieure, on soude un tube latéral que l'on relie au réfrigérant. L'orifice supérieur du tube à rectification est fermé avec un bouchon de caoutchouc. La distance qui est comprise entre le biseau inférieur et la tubulure du haut doit être de 35 centimètres avec un développement total de 92 centimètres.

Méthode officielle : « On emploie comme réactifs :

De la glycérine pure à 30°B (D = 1,26).

Une lessive de soude obtenue en dissolvant 50 grammes de soude caustique à l'alcool, non carbonatée, dans 50 grammes d'eau.

2^{cc} de cette liqueur doivent saturer 30 à 35^{cc} de l'acide suivant.

Solution aqueuse d'acide sulfurique contenant 25^{cc} d'acide à 66° Baumé, par litre.

Solution aqueuse $\dfrac{N}{10}$ de soude ou de potasse.

Pratique de l'essai. — 1. *Dosage des acides volatils solubles.* — Dans une fiole conique dite d'Erlenmayer, d'une contenance de 300^{cc} environ, introduire, au moyen d'un tube efilé, le beurre fondu et en peser exactement 5 grammes. Verser dessus 20^{cc} de glycérine à 30° B, 2^{cc} de lessive de soude ou la quantité voisine de 2^{cc} qui est capable de saturer 30^{cc} de SO^4H^2. Placer sur une toile métallique chauffée par un bec Bunsen ouvert de telle façon que sa flamme trace sur la toile métallique un cercle rouge ayant approximativement la moitié du diamètre du fond de la fiole. Chauffer en agitant jusqu'à ce que la masse qui, au début, mousse au point de déborder (ce qu'on évite en éloignant l'essai de la flamme), soit devenue tranquille et parfaitement homogène, résultat obtenu en cinq à sept minutes environ ; s'assurer qu'il n'y a bien qu'une couche de liquide homogène, laisser refroidir quatre à cinq minutes sur un papier (pour isoler de la table), ajouter avec précaution et d'abord goutte à goutte, pour prévenir tout débordement, 90^{cc} d'eau bouillante, dans laquelle le savon se dissout (en fournissant un liquide limpide) 50^{cc} d'acide sulfurique à 25^{cc} par litre et environ 0,1 de pierre ponce pulvérisée. Boucher la fiole avec un tube de 10 centimètres de long (environ), portant en son milieu une petite boule préalablement remplie d'amiante ou de laine de verre, atteler à un réfrigérant descendant et distiller en chauffant vivement. La flamme du bec Bunsen doit s'étaler sur presque toute la surface inférieure de la fiole conique. De cette façon on distille facilement en trente à trente-cinq minutes les 110^{cc} de liquide nécessaires pour le titrage. Il est indispensable de distiller en trente à trente-cinq minutes environ et de recueillir 110^{cc}.

Faire tomber dans le ballon contenant le liquide distillé, gros comme un pois de talc, boucher au liège, et retourner doucement et complètement le ballon sur lui-même de façon que le talc reste à la surface du liquide. Agiter alors énergiquement pendant une demi-minute en imprimant au ballon des secousses latérales très précipitées. Retourner à nouveau le ballon, filtrer le liquide, sans perte, sur un filtre sec et sans plis de 4 à 5 centimètres de diamètre, recueillir exactement 100^{cc} et mesurer leur acidité au moyen d'alcali décinormal en présence de phtaléine du phénol. Le nombre de centimètres cubes V utilisés doit être multiplié par 1,1 pour donner la mesure de l'acidité contenue dans les 110^{cc}. Il faudrait le multiplier à nouveau par 1,1 pour le transformer en indice de Reichert. Mougnaud a, en effet, constaté qu'on pouvait avec assez d'exactitude passer de l'indice de Leffmann-Beam à l'indice de Reichert en ajoutant un dixième à la valeur trouvée. »

2. *Dosage des acides volatils insolubles.* — Les acides volatils insolubles, retenus en majeure partie par le talc, se trouvent répartis dans trois récipients différents :

1° Dans le tube du réfrigérant de l'appareil de distillation ;

2° Dans le ballon de 110^{cc} ;

3° Sur le filtre, avec le talc.

Pour les réunir, enlever la fiole et son tube à boule et les remplacer par une autre fiole contenant de l'alcool à 90 degrés, fermée par un bouchon donnant passage à un tube de verre qu'un caoutchouc permet de relier au réfrigérant descendant.

Chauffer l'alcool de façon à en distiller 50^{cc} qui suffisent parfaitement pour dissoudre les acides retenus par le réfrigérant.

Le filtre (contenant le talc) étant placé sur le ballon de 110^{cc} qui renferme le distillatum non employé, le crever avec un fil de platine, puis le laver complètement avec les 50^{cc} d'alcool distillés précédemment, ajouter au liquide le filtre lui-même et quelques gouttes de phtaléine du phénol pour doser l'acidité avec une liqueur alcaline décime. Le nombre A de centimètres cubes employés doit subir deux corrections : il faut d'abord en retrancher l'acidité des 10^{cc} de liquide aqueux, laquelle (1) est $\frac{V}{10}$, puis l'acidité due à l'alcool et qu'on détermine par un titrage direct effectué sur 50^{cc} d'alcool, acidité correspondant à C^{cc} d'alcali décime; dès lors, on a :

Acides volatils insolubles »

$$A - \left(\frac{10}{V} + C \right)$$

La méthode officielle française exprimant les acides gras volatils en acide butyrique pour 100 grammes de beurre et l'indice de R. M. les exprimant en centimètres cubes d'alcali $\frac{N}{10}$ nécessaire pour saturer les acides de 5 grammes de beurre, les deux résultats ne sont pas comparables.

On transforme l'indice de R. M. en chiffre officiel français en le multipliant par la constante 0,22.

2° INDICE DE SAPONIFICATION et acides solubles (procédé Planchon).

L'Indice de saponification ou nombre de Kottstorfer s'exprime par le nombre de milligrammes de potasse (KOH) nécessaire à la saponification complète de 1 gramme de corps gras.

Méthode officielle. — Les solutions nécessaires sont :

« 1° Solution alcoolique de potasse obtenue en agitant 80 grammes de potasse à l'alcool dans un litre d'alcool à 95° centésimaux. Abandonner au repos pour permettre au carbonate de potasse de se déposer, puis filtrer sur un grand filtre à plis. Le liquide clair est titré, puis étendu d'alcool, de façon à l'amener à contenir environ 56 grammes de KOH par litre. Conserver en flacon parfaitement clos ;

2° Solution aqueuse d'acide chlorhydrique demi-normal ou à titre connu, préparée de la façon suivante : dissoudre 45^{cc} d'acide chlorhydrique pur à 20-21° B dans un litre d'eau, rendre parfaitement homogène et déterminer le titre au moyen d'une solution aqueuse normale de soude ou de potasse. A cet effet, prélever 25^{cc} de soude ou de potasse normale, les placer dans un vase en verre avec quelques gouttes de phtaléine du phénol, puis, la liqueur chlorhydrique étant placée dans une burette graduée, la laisser couler goutte à goutte, en remuant jusqu'à décoloration. Noter le nombre N de centimètres cubes employés à cet effet. Comme chaque centimètre cube d'alcali représente 0,06 de KOH,

$$1 \text{ centimètre cube de la solution acide} = \frac{1,4}{N} \text{ KOH}$$

A : *Indices de saponification :*

« La matière grasse étant amenée à l'état de fusion ou étant naturellement fluide, l'aspirer dans un tube effilé et la laisser tomber dans une fiole d'Erlenmeyer d'une contenance de 250^{cc} et tarée à l'avance (1). En peser ainsi exactement 5 grammes, ce qui s'obtient aisément par l'emploi du tube effilé et, au besoin, par l'usage d'une bande de papier à filtrer que l'on manœuvre de façon à absorber le produit employé en excès. On doit s'attacher à ne pas souiller les parois du vase.

Verser sur cette matière grasse 25^{cc} de la solution alcoolique de potasse. En même temps, placer dans une autre fiole, exactement semblable à celle qui contient la matière grasse, 25^{cc} de la même solution alcoolique de potasse. L'alcali doit, dans les deux cas, être mesuré avec la plus grande exactitude. Chauffer chacun de ces vases pendant un quart d'heure au réfrigérant à reflux. Si par le refroidissement, la matière ainsi saponifiée se prenait en masse, il suffirait de la réchauffer pour la faire repasser à l'état liquide et permettre ainsi le titrage. A cet effet, l'additionner d'une dizaine de gouttes d'une solution de phtaléine du phénol et, l'acide chlorhydrique titré étant contenu dans une burette graduée, le laisser tomber goutte à goutte dans le liquide en ayant soin d'agiter continuellement et cela jusqu'à ce que la coloration rouge disparaisse. Le virage est net ; noter le nombre M de centimètres cubes d'acide employé.

D'autre part, répéter exactement la même opération avec le flacon témoin qui ne renferme que de la potasse. Comme précédemment, les additions d'acide ne se font qu'après avoir ajouté de la phtaléine du phénol et sont poursuivies jusqu'à décoloration, ce qui exige un volume V d'acide.

On en conclut que les 25^{cc} de liqueur alcaline employés à la saponification pouvaient saturer V centimètres cubes de la liqueur titrée d'acide chlorhydrique et que, d'autre part, après la saponification, il reste une quantité d'alcali libre qui sature M centimètres cubes d'acide chlorhydrique.

La potasse employée à saturer les acides gras mis en liberté par la saponification est donc capable de saturer V — M centimètres cubes d'acide chlorhydrique, et comme 1^{cc} de celui-ci équivaut, d'après ce qui a été dit précédemment, à $\dfrac{1,4}{N}$ de potasse, la quantité de potasse saturée par les acides gras est :

$$(V - M) \times \frac{1,4}{N}$$

Mais on a opéré sur 5 grammes de corps gras. Pour exprimer la quantité d'alcali qui aurait été employée pour 1 gramme de cette même matière, il faut diviser le nombre précédent par 5. *On a alors pour l'indice de saponification ou nombre de Kottstorfer la valeur en grammes :*

$$\frac{V - M}{5\,N} \times 1,4$$

on doit l'exprimer en prenant le milligramme comme unité.

Remarques : 1° L'essai témoin doit être effectué pour chaque série d'essais, mais il est bien entendu qu'un seul témoin suffit pour un nombre quelconque de déterminations effectuées en série ;

2° La saponification n'a lieu normalement que si la potasse employée est

---

(1) Si on doit déterminer. en même temps que l'indice de saponification, les acides solubles, on emploiera un flacon d'Erlenmeyer de 200 à 250^{cc} jaugé spécialement en y introduisant 150^{cc} d'eau alcoolisée à 15 0/0, chauffant à 50 degrés et marquant par un trait de vernis le niveau du liquide. Dans le cas contraire, si on ne veut faire la détermination que de l'indice de saponification, on opère dans un flacon non jaugé.

en excès notable ; tout essai dans lequel la neutralisation sera obtenue par une addition d'acide chlorhydrique titré inférieure à 2^{cc} devra être recommencé. »

B. *Acides solubles.* — « Déterminer ensuite la quantité M d'acide chlorhydrique nécessaire pour faire disparaître la coloration rouge due à la phtaléine. On connaît d'autre part le volume V d'acide chlorhydrique à employer pour saturer exactement 25^{cc} de la solution de potasse chauffée dans les mêmes conditions. Après avoir noté le nombre M, qui servira uniquement au calcul de l'indice Kottstorfer, continuer les affusions d'acide jusqu'à ce qu'on en ait employé exactement un volume V. Par suite, la potasse est entièrement neutralisée et les acides gras sont mis en liberté. Les porter à la température de 50 degrés en y ajoutant assez d'eau bouillante pour affleurer au trait de jauge (1) le niveau supérieur du liquide aqueux. Placer alors sur l'orifice du ballon une petite lame de caoutchouc que l'on presse avec la paume de la main et agiter vivement une centaine de fois. Les acides solubles se dissolvent dans l'eau, à l'exception d'une petite quantité qui reste en solution dans les acides insolubles. Placer la fiole dans un courant d'eau froide jusqu'à solidification des acides sous forme de gâteau adhérent au vase dont on le détache en donnant avec le doigt un coup un peu sec sur les parois extérieures. Le liquide aqueux peut alors être décanté sur un grand filtre à plis. Prélever exactement 50^{cc} du liquide filtré, clair, les additionner de phtaléine du phénol et en déterminer l'acidité au moyen d'une liqueur aqueuse décinormale de soude et de potasse dont on emploie A^{cc}. Pour exprimer l'acidité en acide butyrique, multiplier par 0,528 le nombre A ainsi obtenu ».

Multiplier le nombre de centimètres cubes d'alcali employé par 3 pour le ramener à 5 grammes de beurre.

	Indice de Saponification
Beurre..............................	222-233 (moyenne 227)
Oléo-margarine	192-200 (moyenne 196)
Beurre de Coco	250-268 (moyenne 259) .
Huiles végétales (olive exceptée)......	187-196

L'indice de saponification, seul normal, n'est pas une preuve absolue de pureté ; on peut en effet fabriquer des mélanges d'oléo-margarine et de Beurre de coco, dont l'indice de saponification est voisin (sinon le même) de celui du Beurre pur. On ne devra donc considérer cet indice comme probant, que lorsqu'il sera confirmé par l'indice R. M. et lorsque l'indice de saponification sera très élevé alors que l'indice R. M. sera faible, on pourra seulement suspecter la présence du beurre de coco, bien que ce ne soit pas là encore une règle absolue.

3º) INDICE DE CRISMER ou température critique de dissolution du corps gras dans l'alcool absolu.

On commence par s'assurer que le beurre n'est pas acide. S'il en était

---

(1) **Le flacon** ayant été jaugé au préalable comme il a été dit page 431, note 1.

autrement, **il** faudrait déterminer l'acidité de deux grammes de beurre fondu, au moyen d'une solution de potasse au N/20e, en présence de 20cc alcool absolu et de la phtaléine du phénol et augmenter l'indice de Crismer d'une quantité égale au nombre de centimètres cubes de solution alcaline employés à la neutralisation, car l'indice de Crismer du beurre neutralisé est sensiblement égal à l'indice du beurre acide augmenté du nombre de centimètres cubes de potasse alcoolique N/20e nécessaire pour neutraliser 2 grammes du beurre considéré.

Puis introduire dans un petit tube à essais de 9 centimètres de long et 15 m/m de diamètre, 1cc de beurre fondu et filtré, verser par dessus 2 centimètres cubes environ *d'alcool absolu*, fermer le tube au moyen d'un bouchon donnant passage à un petit thermomètre, dont le réservoir plongera entièrement dans le liquide, sans toucher ni au fond ni aux parois du tube. Placer le tube dans un bouchon percé d'un trou central de diamètre un peu plus large que celui du tube, maintenir celui-ci dans le trou au moyen d'une rondelle en caoutchouc placée à sa partie supérieure ; le tube sera ainsi suspendu au bouchon et mobile ; le même bouchon sera entaillé latéralement (de façon à laisser libre accès à l'air chaud) et enfin disposé sur un verre de lampe maintenu verticalement par une pince et formant support. Placer une petite flamme sous le verre de lampe.

Chauffer doucement et agiter le tube à matière grasse en lui imprimant des mouvements verticaux de bas en haut et de haut en bas, de façon à obtenir un liquide homogène ; retirer alors la flamme et continuer à agiter, tout en laissant refroidir le beurre : noter la température T à laquelle le liquide se trouble ; *c'est l'indice de Crismer* dans l'alcool absolu. Si le beurre était acide et qu'il ait fallu le neutraliser par Ncc de KOH $\frac{N}{20}$, T + N serait l'indice.

Pour l'oléo-margarine, il est de 74 à 78, soit une différence de 20° entre le beurre et la margarine, soit 5 0/0 de margarine par degré.

Méthode officielle. — « Sur un petit tube de verre ayant environ 8 centimètres de long et 1 centimètre de diamètre, tracer à l'acide fluorhydrique, au diamant ou au vernis, 2 traits correspondant respectivement aux hauteurs occupées par 1 et 3cc de liquide. Ce tube étant bien sec et propre, y verser du beurre fondu et limpide jusqu'au trait correspondant à 1cc, puis de l'alcool absolu du commerce de densité connue et voisine de 0,7967 jusqu'au second trait. Fermer le tube par un bouchon laissant passer en son centre un thermomètre gradué en 1/5e de degré et à réservoir aussi petit que possible, s'assurer que le thermomètre ne touche en aucun point les parois et que son réservoir est entièrement immergé dans le liquide.

Chauffer ce tube à la flamme d'une veilleuse de bec Bunsen en l'agitant doucement de haut en bas et de bas en haut jusqu'à ce que son contenu se trouble. Noter la température correspondante. Réchauffer à nouveau le tube pour observer une seconde fois le trouble et vérifier le premier nombre obtenu qui indique la température de trouble T.

Au moyen d'une pipette étroite, prélever 2^{cc} du même beurre fondu et clair, y ajouter 20^{cc} d'alcool absolu, quelques gouttes de phtaléine du phénol et titrer l'acidité avec la potasse alcoolique au vingtième normale jusqu'à coloration rouge. Si N est le nombre de centimètres cubes d'alcali employé, la température critique de dissolution du beurre sera : T + N.

L'expérience a montré à M. Crismer que, pour les beurres purs, ce nombre permet de calculer l'indice de Reichert. Il suffit, pour y parvenir, de retrancher du nombre 83,5, la somme T + N, d'où

$$\text{Indice de Reichert} = 83,5 - (T + N).$$

Si l'alcool employé était à une densité voisine, mais différente de 0,7967, on pourrait passer du nombre observé à celui qu'aurait fourni l'alcool de densité 0,7967 en tenant compte que chaque accroissement de 0,0001 de la densité de l'alcool augmente de 0°186 la température de trouble, tandis que tout abaissement de 0,0001 de densité diminue la température de trouble de 0°186.

Si par exemple un alcool de densité 0,794 fournit à l'observation directe une température de trouble de 46°, l'alcool à 0,7967, qui présente un excès de densité de 0°027 aurait fourni une température de trouble plus élevée de 27 × 0,186 = 5°. L'indice de trouble aurait donc été 46 + 5 = 51°.

Nota. — La détermination de la densité de l'alcool se fait commodément en prenant la température critique en fonction d'un pétrole préalablement étalonné au moyen d'alcool éthylique anhydre et pour lequel une courbe de correspondance doit être établie. »

L'indice de Crismer est :

Pour le beurre pur	53°-57°
— la margarine	77°-78°
— le beurre de coco	31°
— l'huile d'arachide	75°-77°
— — de sésame	73°-75°
— — de coton	70°-74°

4°) INDICE DE HEHNER. — Il représente la proportion d'acides gras fixes insolubles (non volatils) contenus dans 100 parties de corps gras.

On pèse exactement dans une capsule de porcelaine 3 ou 4 grammes du beurre purifié, on ajoute 50^{cc} d'alcool et 1 ou 2 grammes de potasse caustique solide, on chauffe au bain-marie en agitant sans cesse jusqu'à l'obtention d'une liqueur claire. On s'aperçoit que la saponification est complète quand, en laissant tomber dans le mélange une goutte d'eau distillée, elle ne produit aucun trouble ; dans le cas contraire on continue à chauffer jusqu'à ce que l'essai soit affirmatif ; on fait alors évaporer la solution jusqu'à ce que le savon forme une pâte épaisse. On verse dessus 150^{cc} d'eau chaude, et, après dissolution complète du savon, on acidifie avec de l'acide chlorhydrique ou sulfurique dilué et on chauffe à nouveau jusqu'à l'obtention d'une couche huileuse, limpide et transparente. Il ne reste plus qu'à recueillir les acides sur un filtre taré après lavage parfait et dessiccation. Pour empêcher les acides gras de passer au travers du filtre, il faut avoir soin de bien mouiller celui-ci et s'arranger ensuite de façon qu'il contienne toujours de l'eau pendant qu'on y verse la solution à filtrer.

Les acides gras sont lavés à l'eau chaude jusqu'à ce que le liquide filtré soit sensiblement neutre : il faut environ 2 litres d'eau. On plonge l'entonnoir dans l'eau froide pour solidifier les acides gras. Le filtre détaché de l'entonnoir est placé dans un becherglass à l'étuve de 100-110°, et pesé.

Le nombre obtenu est rapporté à 100 grammes de corps gras ; c'est l'indice de Hehner.

L'indice de Hehner du beurre pur varie de 86,5 à 90 ; (87,5 en moyenne).

— — des graisses animales est 95,5 (en moyenne).

pour 0ᵍʳ10 d'acides gras en plus de 87,5, la proportion de beurre pur diminue de 1ᵉʳ25 0/0.

Composition du Beurre

La législation française ne comporte pas de constantes pour le beurre pur.

« La composition du beurre, dit M. Halphen, varie suivant la race des vaches qui ont fourni le lait, leur alimentation, l'époque de la saison et le mode de préparation sans que l'on soit exactement d'accord sur le degré d'importance de chacune de ces causes. Toutefois les beurres à compositions nettement anormales sont aussi des produits de dégustation moins agréable, que les personnes du métier reconnaissent aisément

Lorsque la proportion de matière grasse étrangère atteint 20 à 25 0/0 les conclusions peuvent être fermes. Au-dessous de cette limite il faut apporter plus de circonspection, non pas pour conclure qu'on se trouve en présence d'un beurre de composition anormale, mais pour affirmer la falsification....

On admet généralement pour le beurre pur les constantes suivantes :

INDICES	MOYENNE	MINIMUM
Indice de saponification	222	219
Acides solubles (en acide butyrique) (Planchon) ..	4,0	3,80
Indice de Reichert-Meissl	28	25
Indice oléoréfractométrique	— 30	— 25
— de réfraction au Zeiss à 25°		54
— de Hehner	87,5	91 au max.
— de Crismer...........	54	62 au max.

La loi belge du 21 novembre 1904 considère comme « anormal » tout beurre qui présente en même temps qu'un indice de Reichert-Meissl inférieur à 28 l'un ou l'autre des caractères suivants :

Indice au butyroréfractomètre à + 40° ; supérieur à 44 degrés.
Indice de Crismer (dans l'alcool à 99°1 centésimaux) supérieur à 57 degrés.
Densité à + 100° : supérieure à 0,865.
Acides gras insolubles et solides (Hehner) supérieurs à 88°5 0/0.
Indice de saponification : inférieur à 222.

La loi italienne reconnaît comme pur le beurre qui présente un indice de R. M. non inférieur à 26 ; si cet indice dépasse 20 le beurre est considéré comme falsifié ; s'il est compris entre 20 et 25 le beurre est considéré comme suspect.

En outre, un beurre qui au butyroréfractomètre donne un indice supérieur à 48 à la température de + 35° et dont le poids spécifique à 100 degrés est inférieur à 0,865 est considéré comme falsifié.

La loi aux Etats-Unis indique la proportion minimum de 82,5 0/0 de matière grasse dans le beurre pur ; l'indice de R. M. ne doit pas être inférieur à 24, le poids spécifique à + 40° ne doit pas être inférieur à 0,905.

Le Manuel suisse des denrées alimentaires considère comme suspect de prime abord tout beurre dont l'indice de R. M. est inférieur à 26 ; la teneur en matière grasse d'un beurre frais doit s'élever à 82 0/0 au minimum. Le beurre de table ne doit pas avoir plus de 8 degrés d'acidité (1° d'acidité = 1ᶜᶜ de soude normale pour 100 grammes de matières grasses) et le beurre de cuisine plus de 20 degrés.

RECHERCHE DES FALSIFICATIONS ET DES MATIÈRES ÉTRANGÈRES
A : FALSIFICATIONS

Les falsifications que l'on fait subir au beurre sont :

Le mouillage. — La détermination de l'humidité indiquera cette falsification.

L'addition de matières grasses étrangères (huiles végétales, margarine, beurre de coco).

1° HUILES VÉGÉTALES

Méthode générale de recherche (Méthode du Comité consultatif des stations agronomiques et des Laboratoires agricoles).

Réactif Brullé: On chauffe le beurre à essayer avec une solution alcoolique d'azotate d'argent, et l'on observe le changement de couleur qui se produit.

Cette réaction peut mettre sur la voie des falsifications par des produits contenant des huiles végétales. En effet, avec un certain nombre de ces huiles, la couleur se fonce plus ou moins.

Un beurre dont la coloration ne change pas sensiblement, est généralement exempt d'huile végétale.

Un beurre dont la coloration se modifie doit être soupçonné.

Cependant certains beurres purs se colorent également au contact du nitrate d'argent. Il y a là une incertitude qu'il ne faut pas perdre de vue; mais ce procédé peut fournir d'utiles indications préliminaires.

Voici la façon d'opérer :

Dans un tube pouvant se boucher, on introduit environ 12^{cc} de beurre filtré et 5^{cc} de solution alcoolique de nitrate d'argent (2^{gr}5 de nitrate d'argent cristallisé dans 100 d'alcool absolu) et l'on plonge le tube, après agitation, dans une capsule d'eau bouillante.

Le changement de teinte est observé et comparé à celui que donnent des types de beurres fraudés préalablement préparés à cet effet.

La présence de l'huile de coton fait noircir complètement la liqueur.

L'huile d'arachide est révélée par une coloration brun-rouge tout d'abord, qui finit par verdir en perdant sa transparence.

L'huile de sésame est accusée par une teinte brun-rouge très foncé qui reste rougeâtre à la fin de la réaction.

Les huiles de colza et d'œillette prennent des colorations vert-jaune et le liquide se trouble.

Recherche spéciale des huiles en particulier :

On recherchera l'huile de coton par les réactifs d'Halphen et Becchi-Millau (voir huile de coton).

L'huile de sésame sera caractérisée par le réactif de Bellier et l'essai à l'acide azotique (voir huile d'olive), le réactif de Villarocchia-Fabris et Toches (voir huile de sésame).

L'huile d'arachides sera reconnue par le procédé Blarez (voir huile de sésame et huile d'olive).

2° MARGARINE. — Examiner les caractères physiques (page 414).

Examiner aux réfractomètres ;

Doser les acides volatils (indice de R. M.).

A. L'indice R. M. est égal ou supérieur au chiffre normal du beurre pur : inutile de pousser plus loin les recherches, le beurre ne contient pas de margarine, on arrête les opérations.

B. L'indice est inférieur, même faiblement : procéder à la détermination de l'indice de saponification.

a. L'indice de saponification est normal et l'indice de R. M. n'était que peu inférieur au chiffre normal : absence de margarine, et on arrête les opérations.

b. L'indice de saponification est différent de celui du beurre et l'indice de R. M. est inférieur à la moyenne de beurre pur : procéder à la détermination de l'indice de Hehner et de l'indice de Crismer qui décideront définitivement de la fraude.

La présence de margarine étant démontrée : *calculer la proportion ajoutée au beurre :*

1°) D'après l'indice de R. M. ; si A est l'indice trouvé, la quantité de margarine contenue dans le beurre sera

$$100 - (3,60 \times A)$$

2°) D'après l'indice de saponification, si A est l'indice de saponification trouvé, la proportion de margarine contenue dans le beurre sera :

$$(222 - A) \times 3,70$$

3°) D'après les acides solubles (exprimés en acide butyrique), on aura (d'après Halphen) approximativement, *p* étant le poids d'acides solubles :

$$(3,8 - p) \times 26$$

Ces calculs ne donnent que très approximativement la proportion de substance ajoutée. Il est bon de ne les considérer que comme de simples indications et d'ailleurs ils ne sont admissibles que lorsque les indices de saponification et de R. M. sont respectivement inférieurs à 222 et à 22.

3° BEURRE DE COCO. — On est averti de sa présence par la non concordance des chiffres trouvés pour les acides solubles et pour les acides volatils.

La présence de beurre de coco non épuré sera soupçonnée par l'odeur spéciale que dégage la matière grasse lorsqu'on la chauffe avec de l'alcool et l'acide sulfurique (voir page 459).

Le beurre de coco épuré ou non sera mis en évidence par le dosage des acides volatils solubles et insolubles par la méthode de MM. Muntz et Coudon (page 427).

Le *beurre pur* donne par cette méthode :

Acide volatils solubles 0/0 (en acide butyrique), 4,80 à 6,10.
Acides volatils insolubles 0/0 (en acide butyrique), 0,50 à 0,87.
Le *beurre de coco* donne :
Acides volatils solubles, 2,26 à 2,70.
Acides volatils insolubles, 8,89 à 10,06.

en outre le rapport

$$\frac{\text{Acides insolubles } 0/0}{\text{Acides solubles } 0/0} \times 100.$$

est de 9,1 à 15,6 pour le beurre pur (en moyenne 12,04) et de 250 à 314 pour le beurre de coco.

MM. Muntz et Coudon estiment que si les chiffres fournis par les beurres suspects dépassent le maximum dans ces deux déterminations (acides insolubles et rapport) on peut être certain que le beurre est additionné de coco.

Si le chiffre des acides insolubles est voisin de 1, et le rapport se rapproche de 20 : le beurre contient 10 0/0 de coco.

Si le chiffre des acides insolubles est compris entre 1,1 et 1,2 et que le rapport s'élève jusqu'à 22, le beurre contient au moins 15 0/0 de coco.

Si le chiffre des acides insolubles est compris entre 1,3 et 1,4 et que le rapport est compris entre 25 et 29 ; le beurre contient 20 0/0 de coco.

Il est utile d'ajouter que pour beaucoup d'auteurs, avec un chiffre d'acides insolubles inférieur à 1 et un rapport inférieur à 19 on ne peut se prononcer catégoriquement sur la falsification.

MM. Wysmann et Reyst recherchent le beurre de coco par l'indice argentique.

5 grammes de beurre fondu et filtré sont placés dans un ballon de 300^{cc} environ avec quelques fragments de ponce granulée, 20^{cc} de glycérine et 2^{cc} d'une solution de soude caustique, exempte de carbonate. Ces 2^{cc} d'alcali devront neutraliser 30 à 35^{cc} d'une solution sulfurique contenant 25^{cc} d'acide sulfurique pour 1.000 d'eau. Chauffer sur toile et agiter fréquememnt jusqu'à saponification totale. Reprendre le savon ainsi formé par 90^{cc} d'eau bouillante et ajouter la solution sulfurique en quantité équivalente aux 2^{cc} de soude : les acides gras sont mis en liberté. Adapter un réfrigérant au ballon et distiller 110^{cc} de liquide en 30 ou 40 minutes au plus. Agiter ce liquide afin de le mélanger, filtrer sur un filtre sec et prélever 100^{cc} du filtrat que l'on neutralise par une liqueur décinormale de soude en présence de phtaléine.

Par addition de 40^{cc} de nitrate d'argent décinormal, on obtient un précipité que l'on filtre et lave jusqu'à obtention de 200^{cc} de filtrat ; verser dans ce dernier 50^{cc} de chlorure de sodium décinormal, deux gouttes de solution saturée de chromate neutre de potassium et de la solution décinormale de nitrate d'argent jusqu'à teinte rouge faible, permanente ; n étant le nombre de centimètres cubes de liqueur d'argent employée, le premier indice argentique sera 1,1 $(n - 10)$.

Répéter cet essai une deuxième fois en ayant soin de recueillir 300^{cc} de liquide distillé. Pour cela, rajouter 100^{cc} d'eau dans le ballon toutes les fois que cette même quantité sera passée à la distillation. Agiter le liquide distillé, filtrer sur filtre sec, prélever 250^{cc} du filtrat, neutraliser exactement à la phtaléine et ajouter 40^{cc} d'azotate d'argent décinormal. Filtrer, laver pour avoir 350^{cc} de liquide environ, additionner de 50^{cc} de solution décinormale de chlorure de sodium, de deux gouttes de chromate de potassium en solution saturée, et de liqueur décinormale d'azotate d'argent jusqu'à virage. Soit n' le nombre de centimètres cubes employés ; 1,2 $(n' - 10)$ représente le deuxième indice argentique.

Si ce deuxième indice argentique est plus fort que le premier, on peut à conclure la présence de beurre de coco dans le beurre examiné.

Exemples :

Matières grasses soumises à ce traitement —	Premier indice argentique	Deuxième indice argentique
Beurre	3,1	2,6
— avec 5% de beurre de coco	5,5	6,2
— avec 10% —	5,4	7,8
Beurre	4,1	3,7
— avec 5% de beurre de coco	3,6	7,1
— avec 10% —	5,1	8,3

B : MATIÈRES ÉTRANGÈRES

Matières colorantes. — Les matières colorantes inoffensives sont le Rocou, Curcuma, la Carottine et le Safran ;

Les matières colorantes vénéneuses sont les Jàunes de Victoria, de Martius et le Méthylorange.

Colorants végétaux. — Le beurre ne possède naturellement aucune couleur particulière, il peut être très jaune ou très blanc avec des intensités intermédiaires suivant la nature et l'origine du lait : d'ailleurs le beurre naturellement jaune blanchit rapidement lorsqu'on l'expose à la lumière et à l'air. Certains chimistes ont pu constater aussi que le beurre exposé à l'air blanchit d'autant plus qu'il contient plus d'eau, la décoloration se produit alors sur le pourtour de la « motte » de beurre.

Pour savoir si un beurre est coloré artificiellement on en agite 5 grammes avec 25^{cc} d'un mélange formé de 15 parties d'alcool méthylique et 2 parties de sulfure de carbone. Il se forme deux couches par le repos, l'inférieure contenant la matière grasse dissoute dans le sulfure de carbone, la supérieure contenant la matière colorante.

a) La solution alcoolique est incolore, *couleur naturelle.*

b) La solution alcoolique est colorée. Elle donne un précipité orange avec le sous-acétate de plomb, *si elle contient du safran.*

La solution alcoolique évaporée laisse un extrait *rouge brun* qui bleuit avec SO^{4}H^2 concentré : *rocou ; rose foncé* qui devient brun par HCl et brun foncé par les alcalis : *curcuma ;* qui verdit avec les alcalis : *carotte.*

Voir aussi : Pâtes alimentaires, pour la recherche des matières colorantes jaunes.

Les dérivés de la houille peuvent être mis en évidence par la méthode de *Leeds.*

On dissout dans un entonnoir à séparation 100 grammes environ de beurre dans 300^{cc} environ d'éther de pétrole (D = 0,638). On soutire le caillé et l'eau, puis on lave la solution éthérée, à plusieurs reprises, avec 100^{cc} d'eau.

On abandonne la solution du corps gras pendant une journée à la température de 0° ; on décante le liquide surnageant et on l'agite avec 50cc de solution de soude déci-normale qui absorbe la matière colorante : on sépare la couche aqueuse, on l'acidifie par l'acide chlorhydrique qui précipite les matières colorantes ; on sépare ces matières et on les dissout dans l'alcool ; sur la solution on recherche :

Le jaune Victoria.
- Par SO^4H^2 concentré : décoloration partielle.
- Par AzO^3H : jaune : précipité rougeâtre magenta sur les bords.
- Par HCl concentré : coloration jaune ; la coloration revient en neutralisant par AzH^3.

Le jaune de Martius
- Par SO^4H^2 : jaune pâle.
- Par AzO^3H : comme le jaune victoria.
- Par $SO^4H^2 + AzO^3H$: jaune.
- Par HCl concentré : jaune, précipité par AzH^3 et calciné, déflagre.

Jaune d'aniline...
- donne une coloration jaune par tous les réactifs ci-dessus

Méthylorange ....
- Coloration rouge par quelques gouttes d'un acide étendu.

b) Matières antiseptiques (1) (Voir Chapitre spécial : acides borique, benzoïque, salicylique, fluorures, fluoborates).

Succédanés du beurre

BEURRE DE COCO. — VÉGÉTALINE. — OLÉO-MARGARINE ET MARGARINE

BEURRE DE COCO (Végétaline, lauréol, cocoïne, coccose, lactine, etc., etc.) Cette matière est retirée d'une graisse brute, l'huile de coco, extraite elle-même par expression de l'amande sèche de la noix (coprah) du cocotier.

Ce qui caractérise cette substance, lorsqu'elle est pure, c'est qu'elle renferme autant d'acides solubles que le beurre (ce qui la distingue ainsi que le beurre de toutes les graisses animales ou végétales).

C'est une substance saine, économique, ne *renfermant pas d'eau* ni de résidu insoluble dans l'éther et ne rancissant pas.

Les constantes principales sont les suivantes :

Point de fusion de 23 à 28 (on le détermine comme il est dit pour le saindoux). Point de Solidification 14° à 20°.

---

(1) La circulaire ministérielle du 13 février 1898 dit « en dehors du sel et des colorants spécialement désignés par la loi, *aucune autre substance,* même sous prétexte d'en assurer la conservation, telles que l'acide borique ou les borates de soude, par exemple, ne peut être introduite dans le beurre »

Point de fusion des acides gras 25° à 27°. (On le déterminera comme il est dit au saindoux.) Point de Solidification 16-18.

Indice de Saponification..................... 253 à 262
—   R. M............................... 7^{cc}
—   d'Iode.............................. 8 à 9.

On trouve dans le commerce des graisses alimentaires à base de coco composées de 70 0/0 de beurre de coco et de 30 0/0 d'huile de sésame.

L'essai du beurre de coco consiste à rechercher les huiles étrangères (sésame, coton, arachide, etc.) qu'on y a ajoutées.

Le procédé de M. Milliau, pour cette recherche, est basé sur la coloration rouge groseille que prennent les huiles de graines par l'action simultanée de la phloroglucine et de la résorcine en milieu acide.

On verse 4^{cc} de beurre de coco limpide (filtré au besoin) et exempt d'eau, dans une éprouvette de 15^{cc} et on y ajoute 2^{cc} d'une solution préparée au moment du besoin de phloroglucine pure dans l'éther pur (cette solution est à saturation) ; on mélange en imprimant avec la main un mouvement circulaire à l'éprouvette, on ajoute alors 2^{cc} d'une solution de résorcine pure dans la benzine également pure et faite au moment au besoin. On mélange.

(Le beurre et les réactifs doivent être, au moment de l'essai, à une température de 10-12° centigrades.)

On plonge alors l'éprouvette, pendant quelques instants, dans l'eau maintenue à + 10° environ par des fragments de glace.

On la retire, on l'essuie et on ajoute à son contenu 4^{cc} d'acide azotique à 40° Baumé exempt de vapeurs nitreuses ; on transvase le tout dans un tube à essai de 15 millimètres de diamètre, on agite vivement pendant 5 secondes, en obturant le tube avec une feuille de caoutchouc lavé avec l'acide azotique de même concentration.

L'huile de coco parfaitement pure reste sensiblement inaltérée ; des traces négligeables d'impuretés peuvent lui communiquer une teinte rosée à peine perceptible et disparaissant rapidement. Mais l'addition d'une huile de graines quelconque (arachide, sésame, coton, œillette, colza, ricin, etc.) et celles de suif, d'oléonaphtes, de résine dans la proportion de 5 0/0, fait naître aussitôt une teinte franchement rouge groseille.

(Ne pas tenir compte des réactions qui peuvent se produire ultérieurement sous l'influence prolongée de l'acide azotique).

OLÉO-MARGARINE. — L'oléo-margarine est extraite de la graisse de veau et de bœuf.

Dans cette préparation on obtient deux produits :

Un produit liquide, l'oléo ou *oléo-margarine*.

Un résidu concret constitué par de la stéarine et appelé *suif pressé* ou oléo-stéarine.

L'oléo, lorsqu'elle est figée par refroidissement, est de couleur jaunâtre, son aspect est grenu ; sa saveur rappelle celle du beurre fondu et elle fond entièrement dans la bouche.

On est arrivé par des procédés spéciaux à retirer jusqu'à 56 0/0 de margarine du suif de bœuf, mais alors ce produit renferme de la stéarine, ce que l'on reconnaît à ce qu'il se solidifie au palais ; aussi pour parer à cet inconvénient on le mélange avec des huiles végétales telles que les huiles d'arachides, de coton, la margarine de coton.

L'oléo ne présente pas de constantes bien nettes, cela tient au mode de fabrication.

Le suif pressé ou *oléo-stéarine* est surtout employé dans les graisses alimentaires pour donner aux mélanges la consistance que leur fait perdre l'huile de coton.

MARGARINE. — L'oléo-margarine ne doit pas être confondue avec la margarine proprement dite ; l'oléo-margarine constitue le principal élément de la margarine, elle ne devient margarine que par le barattage avec du lait ou de la crème.

La margarine est donc une émulsion d'oléo-margarine et de lait ; son apparence, son odeur, sa saveur se rapprochent de celles du beurre, elle brunit et mousse quand on la chauffe dans la poêle.

On ajoute souvent à la margarine une certaine quantité de beurre frais pour en augmenter le parfum, la loi du 16 avril 1897 interdit d'en ajouter plus de 10 0/0 « que cette quantité provienne du barattage du lait ou de la crème avec l'oléo-margarine ou qu'elle provienne d'une addition de beurre ». (Voir page 405).

Les constantes physiques et chimiques de la margarine ont été données au chapitre : *Beurre de vache.*

L'analyse de ce produit comporte :

1° Le dosage du beurre (voir Bulletin du Ministère de l'Agriculture, novembre 1899).

2° La recherche des matières colorantes (il est interdit de colorer la margarine : loi du 16 avril 1897).

La recherche des matières colorantes se fera comme pour le beurre.

On y recherchera le jaune d'œuf (employé à la fois comme colorant et comme substance destinée à fournir la mousse et à empêcher les projections pendant la cuisson) par la méthode suivante (Fendler).

Placer dans un vase de bohême 300 grammes de margarine, maintenir 2-3 heures au bain-marie à + 50° environ. Verser le liquide obtenu dans un entonnoir à séparation chauffé, ajouter 150 grammes d'eau salée à 2 0/0 puis tout en maintenant au bain-marie agiter fortement. Laisser reposer 2 heures à la température de + 50° : laisser refroidir, filtrer le liquide aqueux sur un filtre mouillé :

Sur le filtrat faire les essais suivants :

a) 10^{cc} sont portés à l'ébullition et traités par 1^{cc} SO^{4}H^2 à 1 0/0 ; après refroidissement agiter avec 2^{cc} d'éther : laisser au repos : si l'éther est coloré en jaune ; présence probable de jaune d'œuf.

b) 10^{cc} sont portés à l'ébullition avec 10^{cc} HCl : un trouble : probabilité de la présence de jaune d'œuf.

c) Verser le liquide dans un dialyseur placé dans l'eau distillée. Si le liquide se trouble et que ce trouble disparaisse par NaCl : présence de jaune d'œuf.

3° La Recherche des antiseptiques : nitrates de potasse, de soude, borax, sucre de canne, alun, sel de cuisine (voir chapitre spécial).

Margarine allemande. (Instructions contenues dans la circulaire du 28 août 1897, pour l'application de la loi allemande du 15 juin 1897). La margarine doit contenir une proportion déterminée d'huile de sésame : 20 à 30 grammes de margarine sont placés dans un tube à réaction et fondus dans un bain d'eau tiède. Quand l'eau s'est déposée au fond du tube, on filtre sur un filtre sec la graisse surnageante ; 10^{cc} de graisse, fondue et filtrée, sont agités pendant environ une demi-minute, dans un petit entonnoir cylindrique à décantation, avec 100^{cc} d'HCl (D = 1,25).

a) Si, après repos, la couche acide inférieure n'est pas colorée en rouge, on laisse écouler HCl par le robinet de l'entonnoir à décantation ; on verse 4^{cc} de la graisse contenue dans ledit entonnoir dans une petite éprouvette graduée, on ajoute 0^{cc}1 d'une solution alcoolique de furfurol à 1 0/0 et 100^{cc} d'HCl (D = 1,19), on agite fortement pendant une demi-minute et on laisse déposer un instant. Si la margarine contient la quantité prescrite d'huile de sésame, l'acide qui se sépare à la partie inférieure doit être fortement coloré en rouge.

b) Si, après repos, la couche acide supérieure est colorée en rouge, on laisse écouler HCl ; on ajoute à la graisse 10 nouveaux cc. d'HCl (D = 1,125) et l'on agite une demi-minute. Si l'acide qui se sépare est encore coloré en rouge, on le laisse écouler ; on renouvelle le traitement par HCl, jusqu'à ce que ce dernier passe incolore, ce qui se produit généralement après deux ou trois agitations. L'acide étant écoulé, on fait, sur la graisse fondue et filtrée, la réaction avec HCl et le furfurol, comme il a été dit, en *a*.

Margarine de coton. — C'est une graisse provenant de la fabrication de l'huile de coton. Elle sert à falsifier le beurre et le saindoux. (Voir sa recherche par le procédé Halphen : Huiles.)

Margarine végétale. — C'est du beurre de coco additionné de 10 0/0 d'huile de sésame.

A côté de la margarine, il existe dans le commerce divers produits qui en sont très voisins.

La Butterine américaine préparée avec le neutral lard (voir succédanés du saindoux).

Le Kaiser Butter (beurre royal allemand) qui contient du lévulose, substance qui, selon Potacki, possède la propriété, lorsqu'il est incorporé aux graisses, de faciliter l'émulsion de la graisse dans le canal intestinal sans l'intervention de la bile.

Ce produit s'émulsionne dès + 14° quand on l'agite avec de l'eau, il ne rancit pas et est très aromatique. En Allemagne, le beurre mélangé de lévulose peut être vendu comme le beurre.

Graisse Jahr et Munzberg : c'est un mélange de graisse et de lévulose.

Graisse Filbert : c'est un mélange de suif et d'huile de coton.

Mixtures Winter (américaines). Ce sont des mélanges de matières grasses animales ou végétales (suif, oléostéarine, huile de coton) avec du *pétrole raffiné*.

SAINDOUX

Le saindoux « pure panne » provient de la fusion *de la panne de porc*.

Le Saindoux commun provient de la fusion de la graisse de toutes les parties du corps du porc (voir page 408).

Le saindoux pure panne est blanc, granuleux, de consistance onctueuse, son odeur est faible et spéciale, sa saveur douceâtre et grasse. Il est neutre au tournesol et d'un blanc pur lorsqu'il est frais.

Le saindoux constitué par le mélange de la graisse de toutes les parties du corps de l'animal, n'a pas la texture granuleuse, son apparence est unie ; quelquefois il a une odeur de suif lorsqu'il a été obtenu à la vapeur.

Abandonné à l'air, il jaunit, prend une odeur rance, une saveur âcre, sa réaction devient acide.

Il contient au maximum 1 0/0 d'eau ; 99 0/0 de matière grasse et laisse un résidu insoluble dans l'éther de 0^{gr}25 0/0.

Ces dosages s'effectuent comme il a été dit pour le beurre.

CONSTANTES PHYSIQUES ET CHIMIQUES DU SAINDOUX DE PANNE

Point de fusion limpide	32°-33°
— des acides gras	35°
Point de solidification des acides gras	34°
Indice oléoréfractométrique	— 12°5
— de réfraction à + 50°	1,4549
— Butyroréfractomètrique à + 40°	49-52
— de saponification	190-196
— de Hehner	96
— d'iode	53-60
— des acides totaux	59
Insaponifiable	0,30

Le Saindoux retiré des diverses parties du porc présente des constantes un peu différentes des précédentes, mais les écarts ne sont pas très considérables.

Le *Journal officiel* du 4 avril 1907 indique la marche systématique suivante pour l'analyse du saindoux :

« Maintenir à 40-45° le saindoux pour obtenir une masse limpide que l'on filtre de façon à obtenir une graisse fondue claire. Rechercher d'abord l'huile de coton par le réactif Halphen (1), l'huile de sésame par le réactif Bellier et le réactif Willawecchia et Fabris.

Pour cette dernière opérer sur la graisse fondue, mais prise à une température aussi basse que possible. D'autre part, faire fondre l'échantillon à une douce température, en prendre environ 60 grammes, les agiter d'abord avec de l'eau chargée de carbonate de soude. Celle-ci étant soutirée, laver à l'eau chargée d'acide azotique à 2 0/0. S'assurer qu'après lavage et battage, l'eau de lavage est acide, la décanter et laver à l'eau bouillante jusqu'à ce que celle-ci soit tout à fait neutre. La matière grasse ainsi purifiée est maintenue en un lieu chaud (40 à 50°) jusqu'à éclaircissement complet, puis filtrée sur un filtre à plis. Elle servira à rechercher l'huile de coton par le réactif Becchi-Millau.

En l'absence de réaction caractéristique d'huiles, mesurer la déviation à l'oléoréfractomètre. Si celle-ci est normale, déterminer l'indice d'iode.

Lorsque l'indice d'iode ne dépassera que de quelques unités le maximum de 60, il faudra procéder à la détermination de l'indice d'iode des acides liquides séparés comme il a été dit. Pour cela, en peser $0^{gr}4$ et procéder suivant les indications. » (Voir page 451.)

DÉTERMINATION DES CONSTANTES PHYSIQUES ET CHIMIQUES

Point de fusion. — Le point de fusion des graisses donne souvent des résultats peu concordants, car les chimistes n'ont pas de méthode uniforme pour le déterminer.

Les uns prennent comme point de fusion la température que marque le thermomètre lorsque la graisse commence à se liquéfier (c'est le point de fusion naissante), les autres la température à laquelle la graisse est devenue complètement transparente (point de fusion complète ou limpide).

D'autre part, il importe de se souvenir que chaque fois que l'on fait fondre une graisse pour en prendre un échantillon destiné à en déterminer le point de fusion, il est nécessaire que cet échantillon soit refroidi depuis au moins 24 heures avant d'être soumis à l'essai.

On peut déterminer le point de fusion par plusieurs procédés :

a) On place la graisse à la surface d'un bain de mercure dont on élève peu à peu la température, un thermomètre

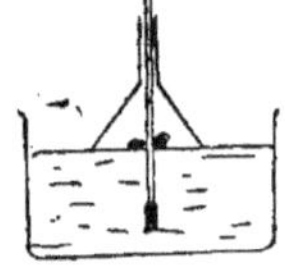

Fig. 17.

<hr>

(1) Lorsque la coloration rouge sera inférieure comme intensité à celle que donne un mélange à 2 0/0 d'huile de coton, on ne devra conclure à la présence de cette huile que si les autres caractères confirment l'anomalie de la substance.

étant plongé dans la masse du bain et la graisse étant protégée contre le refroidissement à l'aide d'un petit entonnoir en verre renversé (fig. 17) : on note la température au moment de la fusion complète.

b) On prend un tube capillaire à parois minces de 2-3 centimètres de long et on aspire dans ce tube une petite quantité de graisse fondue ; on laisse la graisse se solidifier pendant 24 heures, puis on ferme une des extrémités du tube. On fixe alors le tube à un thermomètre dont le réservoir doit être placé au niveau de la graisse et on porte le tout dans un bain de glycérine contenue dans un tube à essais qu'on chauffe peu à peu. On lit le point de fusion sur le thermomètre au moment où le corps gras est devenu parfaitement limpide et transparent (fig. 18).

c) On fixe sur le réservoir du thermomètre une petite parcelle de graisse ; on place le thermomètre dans un tube à essais et on le fixe sur les parois au moyen d'un bouchon de manière que le réservoir soit distant du fond du tube de 15 à 20 millimètres. On porte le tube à essais ainsi garni à 2 ou 3 centimètres au-dessus d'une plaque de fer ou d'amiante

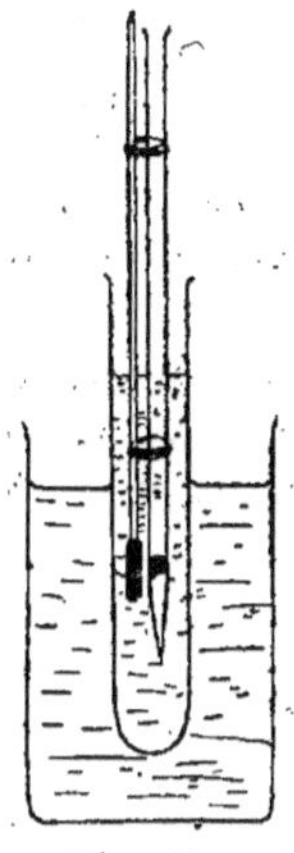

Fig. 18.

qu'on chauffe peu à peu. On note le point de fusion lorsque la graisse se détache et glisse sur le réservoir du thermomètre, *formant une goutte liquide à la base du réservoir.*

Procédé Redwod. — On prend un vase en verre rempli d'eau, faisant fonction de bain-marie, dans lequel on place une petite capsule remplie de mercure, isolée du bain-marie par une rondelle métallique, un thermomètre sensible est maintenu plongé dans le mercure ; on place alors sur le mercure, à l'aide d'une tige de verre un fragment de graisse, on chauffe lentement la capsule extérieure de façon que la température n'augmente pas plus de 3 à 4° par minute. On lit le point de fusion lorsque la graisse s'étale sur le mercure.

Le point de fusion ne présente pas beaucoup d'importance car beaucoup de Saindoux falsifiés ont le même point de fusion que le Saindoux pur et d'autre part le point de fusion variant avec la partie du corps de l'animal qui a produit sa graisse.

Les difficultés inhérentes à la détermination du point de fusion des graisses n'existent pas pour les *acides gras,* aussi est-il préférable de la pratiquer sur ces derniers.

Points de fusion et de solidification des acides gras. — On commence par préparer les acides gras (Méthode Dalican). Dans une grande capsule de porcelaine, on introduit 50 grammes de matière grasse (fondue si on opère sur le beurre et le saindoux) avec 25cc d'alcool et 40cc de solution de soude à 36° Baumé. On chauffe doucement en agitant vivement pour éviter l'adhérence du savon au fond de la capsule. Dès que la masse est devenue sèche et qu'elle se désagrège, on ajoute 1000cc d'eau et on porte à l'ébullition pendant trois quarts d'heure : on laisse refroidir et on ajoute 70cc d'acide sulfurique étendu (40 parties SO^4H^2 à 66° B et 100 parties d'eau) ; on chauffe. Il se forme une couche huileuse. On laisse refroidir, on décante la liqueur acide sous-jacente, on lave deux fois à l'eau bouillante les acides gras ; on les recueille encore liquides dans un ballon de 200cc, on ajoute assez d'eau pour les faire monter dans le col du ballon. On maintient celui-ci au bain-marie jusqu'à ce que les acides gras soient bien limpides.

On pourra prélever alors une petite quantité d'acides gras au moyen d'une pipette et les laisser refroidir pour déterminer leur point de fusion et de solidification ainsi que certaines autres constantes chimiques comme l'indice d'iode, l'indice réfractométrique.

On détermine le point de fusion de ces acides par l'une des méthodes précédentes et de préférence par la méthode *b* ; après 24 heures au moins de refroidissement.

Point de Solidification. — On le détermine par la méthode suivante :

Introduire une petite quantité d'acides gras, refroidis complètement depuis 24 heures au moins, dans un tube à essais d'environ 3 centimètres de diamètre, sur 15 à 20 de long. Chauffer légèrement le tube tout en agitant légèrement son contenu de façon à déterminer la fusion de la matière. Engager alors le tube dans un bouchon fermant incomplètement un flacon à col droit (fig. 19).

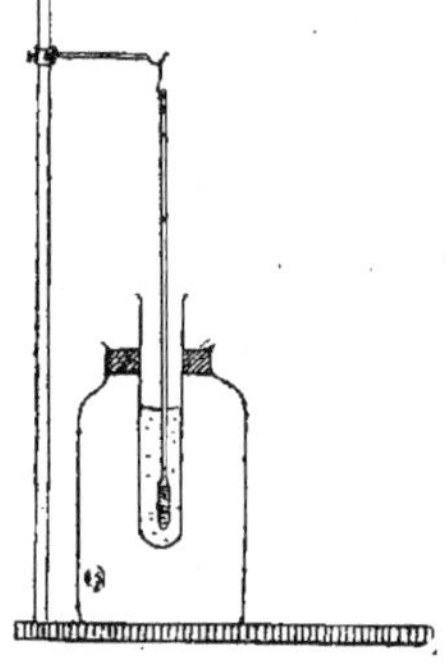

Fig. 19.

Placer au milieu de la matière grasse un thermomètre sensible de façon que le niveau de la matière fondue arrive à la hauteur du degré + 2°. Abandonner le tout en agitant souvent (1). Lorsque le thermomètre cesse de descendre brusquement, lui faire faire au sein de la matière grasse 3 tours à droite, puis 3 tours à gauche. Le thermomètre monte alors brusquement et

---

(1) L'agitation de la masse liquide à l'aide du thermomètre doit être commencée à une température aussi basse que possible, mais supérieure toutefois au point de congélation, au-dessus duquel on est sûr de se maintenir tant que l'on constate la présence de masses complètement claires autour du réservoir de l'instrument. A ce moment, on remue rapidement le thermomètre deux fois à droite et à gauche, et on le maintient ensuite immobile. Le mercure baisse alors dans la colonne. On remue encore une fois, on interrompt l'agitation, on observe de nouveau la hauteur du mercure, etc. Finalement, le mercure descend lentement, ce qui indique que l'on approche du point de congélation. Lorsque le niveau mercuriel paraît rester stationnaire en une partie déterminée de l'échelle graduée, on procède à de nouvelles agitations du liquide, en remuant chaque fois un peu plus longtemps qu'au début. On observe en fin de compte que la température atteint un point extrême pour lequel le mercure demeure pendant trois à cinq minutes stationnaire
C'est le point de solidification cherché.

se maintient quelques minutes, avant de descendre, à une température que l'on note. C'est le *point de solidification* ou *titre* de la matière.

Indice oléoréfractométrique. — Il se détermine comme il est dit au beurre.

Indice d'iode ou de Hubl. — Il indique la quantité d'iode absorbée par 100 grammes de corps gras.

On peut le déterminer soit sur la graisse elle-même ou sur ses acides gras (voir plus loin); dans ce dernier cas, il faudra, pour rapporter l'indice d'iode à la graisse, multiplier le résultat obtenu par le centième de l'indice de Hehner ou si cet indice est inconnu par 0,995.

Méthode de Hubl. — Préparer les solutions suivantes :

1°) Solution d'iode .....
| Iode | 25^{gr} |
| Alcool à 95° | 500^{cc} |

2°) Solution de bichlorure
| Bichlorure de mercure | 30^{gr} |
| Alcool à 95° | 500^{cc} |

3°) Solution titrée d'hyposulfite de soude à $24^{gr}8$ par litre. (Voir documents physico-chimiques.

L'hyposulfite doit être absolument neutre, sinon on neutralise la solution obtenue.

4° Solution d'iodure de potassium ....
| Iodure de potassium (exempt d'iodate) | 20^{gr} |
| Eau distillée | 100 |

5° Solution aqueuse contenant par litre 9 à 10 grammes d'iodate de potasse.

6° Solution d'empois d'amidon obtenue en faisant bouillir 2 grammes d'amidon avec 100^{cc} d'eau distillée, laissant déposer et décanter le liquide clair.

Peser exactement $0^{gr}30$ d'huile ou d'acides gras ou $0^{gr}50$ de saindoux dans un flacon d'environ 300^{cc}, pouvant se boucher à l'émeri ; ajouter 10^{cc} de chloroforme, 20^{cc} de solution d'iode mesurée aussi exactement et aussi près que possible de + 15°, puis 20^{cc} de la solution de bichlorure de mercure.

Dans un second vase semblable au premier et servant de témoin, verser 10^{cc} de chloroforme, 20^{cc} de la solution d'iode, 20^{cc} de la solution de bichlorure.

Laisser *deux heures en contact* ; verser alors dans chacun des flacons 25^{cc} de solution d'iodure de potassium, agiter ; ajouter dans chacun des deux flacons 100^{cc} d'eau distillée et 2 à 3^{cc} d'empois d'amidon.

Titrer l'iode libre existant dans chacun des essais. Pour cela, la solution d'hyposulfite étant contenue dans une burette graduée, la verser goutte à goutte dans le flacon renfermant l'essai auquel on a préalablement ajouté 2 à 3^{cc} de solution d'amidon, agiter après chaque addition et continuer ainsi jusqu'à décoloration complète et persistante après agitation.

29

Soit V^{cc} d'hyposulfite ajoutés dans le flacon ne contenant pas de matière grasse.

Soit N^{cc} d'hyposulfite ajoutés dans le flacon contenant de la matière grasse.

$V - N =$ (en centimètres cubes d'hyposulfite), l'iode fixé par le corps gras.

Pour titrer l'hyposulfite (1), on place 4 à 5^{cc} de la solution d'iodure de potassium dans un vase en verre, contenant 10^{cc} d'eau ; on y ajoute *exactement* 10^{cc} d'une solution décinormale d'acide sulfurique et quelques centimètres cubes d'empois d'amidon. Dans la liqueur ainsi obtenue, on verse goutte à goutte l'hyposulfite en remuant constamment jusqu'à décoloration et on note le volume N' nécessaire pour produire ce résultat ; on en conclut que N' = 10^{cc} de liqueur décinormale = 0,127 d'iode ; donc 1^{cc} d'hyposulfite = $\dfrac{0,127}{N'}$ d'iode.

Soit P le poids de matière grasse employé pour l'essai.

L'indice d'iode est donné par :

$$12{,}7\,\frac{V - N}{N' \times P}$$

Méthode de Wijs. — On prépare :

1° Une solution de $9^{gr}4$ de trichlorure d'iode et de $7^{gr}20$ d'iode dans un litre d'acide acétique cristallisable. Cette solution se fait au bain-marie et l'acide acétique employé ne doit pas se colorer à chaud en vert par l'action d'un mélange d'acide sulfurique et de bichromate de potasse.

Les autres solutions sont les mêmes que celles indiquées pour la méthode de Hubl (on n'emploie pas la solution de bichlorure de mercure). Le chloroforme employé dans la méthode de Hubl est remplacé par du tétrachlorure de carbone non colorable en vert par le mélange d'acide sulfurique et de bichromate de potasse.

La détermination de l'indice d'iode se fait de la même manière (y compris l'emploi de chlorure d'iode en excès) qu'avec les liqueurs de Hubl, mais avec cette différence qu'il n'est pas nécessaire de laisser la matière grasse et la solution d'iode en contact *plus d'une heure*, avec les matières grasses qui nous occupent ici.

Les chiffres obtenus par la méthode de Hubl et de Wijs concordent ; de plus, la solution de Wijs est plus stable.

Méthode officielle : Réactifs.

1° Solution d'iode : agiter fréquemment à froid 50 grammes d'iode bi-sublimé dans environ 700 à 800^{cc} d'alcool à 95° centésimaux. La dissolution terminée, compléter 1 litre avec de l'alcool à 95°, jeter sur un grand filtre à plis pour en

____

(1) Pour titrer l'hyposulfite, on pourra aussi employer les méthodes de Volhard (voir documents physico-chimiques).

séparer les impuretés insolubles et conserver en un lieu obscur en flacon bien
clos ;

2º Solution de bichlorure de mercure : dissoudre 60 grammes de ce corps dans un
litre d'alcool à 95º centésimaux ;

3º Solution d'hyposulfite de soude à 24^{gr}8 par litre ; l'hyposulfite employé
devra être absolument neutre (dans le cas contraire, neutraliser exactement la
solution préparée) ;

4º Solution aqueuse contenant par litre 9 à 10 grammes d'iodate de potasse ;

5º Solution à 200 grammes par litre environ d'iodure de potassium ;

6º Solution d'empois d'amidon obtenue en versant, sur 2 grammes d'amidon,
100^{cc} d'eau distillée bouillante, agitant et filtrant ; cette solution s'altérant assez
promptement, il est bon d'y ajouter quelques milligrammes d'iodure de mercure
qui prolonge la durée de conservation.

Toutes ces liqueurs doivent être conservées en flacon bien clos et à l'abri de la
lumière. Seule la solution d'amidon peut rester à la lumière.

Pour l'essai prendre exactement 0,3 d'huile ou d'acide gras pour les produits
siccatifs et 0,5 pour les substances non siccatives (1). La pesée s'effectue soit dans
un verre de montre taré, soit dans une petite nacelle en verre, qu'on trouve aujourd'hui chez les verriers et qu'on peut fabriquer soi-même en coupant une canne
de verre suivant deux génératrices opposées et divisant les deux demi-cylindres
ainsi obtenus en parties égales dont on relève les bords à la lampe d'émailleur. La
matière grasse liquide ou fondue est prélevée avec un tube effilé et placée dans
le verre de montre ou la nacelle préalablement tarés. En s'aidant d'une bande de
papier à filtrer pour absorber l'excès de matière introduit, on arrive très aisément
à peser au milligramme près avec rapidité. Quand la pesée a été effectuée dans une
nacelle, on introduit celle-ci et son contenu dans un flacon d'environ 500^{cc} pouvant
se boucher à l'émeri, dans lequel on ajoute 15^{cc} de chloroforme destiné à dissoudre le corps gras (pour les matières solides il faut agiter quelque temps). Si, au
contraire, la matière a été pesée dans un verre de montre, on la chauffe si elle n'est
pas naturellement liquide et, au moyen de 15 à 20^{cc} de chloroforme, on la fait
passer intégralement dans le flacon de 500. Dans tous les cas, placer en même
temps dans un autre flacon également de 500^{cc} une même quantité de chloroforme,
puis, dans chacun d'eux, verser exactement 20^{cc} de la liqueur d'iode et 20^{cc} de la
liqueur de bichlorure de mercure. Agiter, boucher les flacons, noter l'heure et abandonner deux heures au repos. Au bout de ce temps, verser dans chacun de ces
flacons 25^{cc} de la liqueur d'iodure de potassium et agiter pendant une ou deux
minutes Cette agitation est indispensable si l'on veut éviter, lors de l'addition
ultérieure d'eau, la formation d'iodure rouge de mercure qu'on ne peut faire
rentrer en dissolution. Verser d'un seul coup 100^{cc} d'eau distillée et agiter pour
rendre homogène. Il ne reste plus qu'à titrer l'iode resté libre. A cet effet la liqueur
d'hyposulfite de soude étant contenue dans une burette graduée, la laisser couler
goutte à goutte, dans l'essai à titrer, en agitant sans cesse et continuer les affusions
jusqu'à ce que l'essai ne soit plus que légèrement coloré en jaune. A ce moment,
ajouter 5 à 10^{cc} d'empois d'amidon qui colorent la masse en vert, et continuer
très soigneusement les additions d'hyposulfite jusqu'à ce qu'une goutte de
cette liqueur produise la décoloration de l'essai. Cette décoloration doit per-
sister même par agitation. Noter d'une part le nombre N de centimètres cubes employés pour l'essai et d'autre part le volume V de la même liqueur employée pour
le témoin. V — N représente en centimètres cubes d'hyposulfite de soude, l'iode
fixé par le corps gras.

---

(1) Ainsi que pour le saindoux. On prendra seulement 0 gr. 4 pour les acides liquides du
saindoux.

Pour titrer l'hyposulfite, placer 4 à 5^{cc} de la solution d'iodure de potassium et 5^{cc} de la solution d'iodate de potassium dans un vase en verre contenant 10^{cc} d'eau, y ajouter exactement 10^{cc} d'une solution décinormale d'acide sulfurique et quelques centimètres cubes d'empois d'amidon. Dans la liqueur ainsi obtenue, verser goutte à goutte l'hyposulfite en remuant constamment jusqu'à décoloration et noter le volume A nécessaire pour produire ce résultat ; on en conclut que A = 10^{cc} de liqueur décinormale = 0,127 d'iode, donc 1^{cc} d'hyposulfite

$$= \frac{0,127}{A} \text{ d'iode.}$$

La matière grasse en essai dont le poids est P (0,3 ou 0,5 suivant le cas), a donc absorbé :

$$(V - N) \times \frac{0,127}{A} \text{ d'iode} ;$$

100 grammes de ce même corps gras auraient absorbé :

$$V - N \times \frac{0,127}{A} \times \frac{100}{P} = 12,7 \frac{V - H}{A \times P} \text{ d'iode.}$$

Pour chaque série d'essai il faut préparer un témoin, comme il vient d'être dit ; il est bon en outre de vérifier de temps à autre le titre de la liqueur d'hyposulfite de soude.

Remarque. — Le mélange de corps gras, de chloroforme, d'iode et de bichlorure doit rester homogène pendant toute la durée du contact (deux heures). S'il en était autrement il faudrait augmenter la quantité de chloroforme jusqu'à ce que ce résultat soit atteint. »

Pour Lewkowitsch, tout Saindoux dont l'indice d'iode tombe en debors de 50 à 66 devra être considéré comme suspect, ou comme de qualité inférieure dans le cas où il absorberait plus de 66 0/0 d'iode. En outre un indice d'iode normal ne peut pas être considéré à lui seul comme une preuve définitive de pureté.

MARCHE SYSTÉMATIQUE POUR LA RECHERCHE DES FALSIFICATIONS

Les falsifications du saindoux sont de deux sortes :

1° *L'addition d'eau et de substances minérales* et parmi ces dernières des solutions de carbonates de soude et de potasse (qui augmentent le poids et la blancheur de la graisse), le carbonate de chaux, l'alun, la terre de pipe, le sel de cuisine. On y rencontre aussi de la farine, de l'amidon.

Ces falsifications sont facilement mises en évidence, les dosages de l'eau et des matières insolubles dans l'éther permettent de déceler la fraude.

Si on fait fondre de la graisse de porc avec le double de son poids d'eau distillée, en maintenant le mélange à une température de 60-70° et en agitant constamment, les matières minérales insolubles (craie, terre de pipe), ainsi que l'amidon se déposent.

Les matières minérales solubles (NaCl, alun, sels alcalins), restent dans le liquide aqueux.

Le dépôt examiné au microscope laisse apercevoir l'amidon d'ailleurs colorable en bleu par l'iode ; repris par un acide étendu, il donnera une solution dans laquelle on recherchera la chaux.

Le liquide aqueux précipitera par $AgAzO^3$ (NaCl), par $BaCl^2$ (sulfates), par AzH^3 (alumine), donnera une coloration jaune avec le chlorure de mercure (soude-potasse).

2° *L'addition de matières grasses étrangères.* — La falsification la plus fréquente du saindoux consiste dans l'addition d'un mélange d'huile de coton et de suif de bœuf.

On remplace quelquefois l'huile de coton par les huiles de sésame ou d'arachide ou par la graisse de cheval riche en oléine, et pour compenser l'affaiblissement du mélange en glycérides concrets, on remplace le suif de bœuf par du suif de mouton ou du suif pressé (voir oléo-margarine) ou du flambart (graisse recueillie après cuisson des viandes de charcuterie).

Examen réfractométrique :

Un moyen simple et rapide de se rendre compte de la pureté du saindoux est d'en faire l'examen au réfractomètre de Zeiss.

Pour l'essai du saindoux au butyro-réfractomètre de Zeiss (voir page 418), il importe moins d'indiquer la valeur absolue observée sur l'échelle du réfractomètre que la différence entre cette valeur et la valeur la plus élevée qui pourra être tolérée à la température de l'observation. Cette différence peut, en pratique, être considérée comme indépendante de la température : elle suffit pour caractériser l'échantillon examiné qui sera considéré comme suspect si le chiffre observé est plus grand que la « valeur limite », c'est-à-dire si la différence est positive.

L'échantillon sera d'autant plus suspect que cette différence positive sera plus grande.

Il en résulte que les résultats obtenus par divers observateurs, à des températures différentes, resteront comparables entre eux, il ne sera pas nécessaire d'opérer ou de réduire à une température normale si on se borne à indiquer les différences réfractométriques.

On pourra alors interpréter les résultats sous la forme suivante :

Températures de l'observation variant de 30 à 40° C, d'après les observations de M. Hefelmann (Pharmaceutische Centralhalle, 1894, N°s 33 et 35).

Différences observées.	Conclusions.
—1,4 divisions	pur
+ 2,6 —	suspec⁴
—0,5 —	pur
+ 4,2 —	suspect
—0,6 —	pur

Pour le saindoux comme pour le beurre, la détermination de la différence caractéristique a été simplifiée par le thermomètre spécial de Wolny (voir page 423), on se servira de l'échelle marquée S pour le saindoux.

Dans ce thermomètre, la position du mercure indique par exemple que pour le saindoux le chiffre lu dans l'oculaire devra rester au-dessous de 54°1. Il suffira donc, pour faire l'essai réfractométrique du saindoux, de se rendre compte si le chiffre lu dans l'oculaire est plus ou moins grand que celui qu'indique le thermomètre spécial, s'il est plus élevé, l'échantillon est suspect : l'opération se fait à une température comprise entre 30 et 40° centigrades.

Cet examen réfractométrique étant effectué on prendra le *point de fusion* du Saindoux, puis on le purifiera de la manière suivante : Le maintenir entre 40-50° jusqu'à ce qu'il forme une masse limpide : filtrer de façon à obtenir une graisse fondue, claire.

A : Avec cette graisse fondue rechercher :

a : *l'huile de coton* par le réactif d'Halphen (voir huiles).

b. *L'huile de sésame* par le réactif Bellier et le réactif de Willavechia et Fabris (voir huiles).

Pour cette dernière réaction, opérer sur la graisse fondue, mais prise à une température aussi basse que possible.

B. Faire fondre à une douce chaleur l'échantillon purifié, en prélever 60 grammes, les agiter d'abord avec de l'eau chargée de CO_3Na_2 dans une ampoule à décantation. Soutirer l'eau, puis laver le résidu avec de l'eau chargée d'AzO_3H à 2 0/0 ; décanter l'eau (qui doit toujours être acide), laver le résidu à l'eau bouillante jusqu'à ce qu'on obtienne une eau de lavage neutre.

Maintenir la matière grasse ainsi purifiée à une température de 40-50°, jusqu'à éclaircissement complet ; la filtrer sur un filtre à plis : avec la graisse filtrée.

a) Déterminer l'*indice de saponification* : (Voir Beurre).

b) Contrôler l'absence ou la présence d'*huile de coton* par le réactif Becchi-Millau (Voir Huiles).

c) En présence des réactions positives des huiles, essayer la graisse à l'*oléo-réfractomètre* qui indiquera si oui ou non la graisse est pure.

d) Si la déviation oléoréfractométrique est normale déterminer l'*indice d'iode* de la graisse purifiée.

Si l'indice d'iode dépasse de quelques unités le chiffre de 60 déterminer l'indice d'iode des *acides totaux et fluides* préparés comme suit :

Saponifier 20 grammes de graisse avec 80ᶜᶜ de solution de potasse alcoolique à 70 grammes par litre.

La saponification terminée ajouter une dizaine de gouttes de phtaléine du phénol puis une solution d'acide sulfurique à 10 0/0 jusqu'à disparition de teinte jaune.

Recueillir les *acides gras totaux* fondus, après lavage, dans une petite capsule :

1º Déterminer l'indice d'iode des *acides totaux* sur 0^{gr}50 environ de ces acides.

2º Peser 10 grammes des acides totaux dans une fiole d'Erlenmeyer, les dissoudre dans 100^{cc} d'alcool à 80 degrés : saponifier ces acides avec 100^{cc} d'une solution alcoolique d'acétate neutre de plomb renfermant 15 grammes de ce sel pour 100^{cc} d'alcool à 80 degrés. Chauffer légèrement jusqu'à ce que la solution soit claire, puis abandonner au repos pendant une heure à la température de + 15º, les acides concrets se précipitent, on filtre.

On élimine par distillation l'alcool du filtrat, on reprend le résidu par l'éther et on l'introduit dans un entonnoir à robinet, on décompose par HCl dilué à 1/2, on lave la solution éthérée d'acide gras jusqu'à ce que les eaux du lavage ne soient plus acides : on distille la solution éthérée dans un ballon jaugé de 50^{cc}, et lorsque tout l'éther est éliminé on remplit, avec de l'alcool aussi neutre que possible, le ballon jusqu'au trait de jauge.

Pour déterminer la quantité d'*acides gras* contenu dans cette solution on en prélève 10^{cc} que l'on titre avec la liqueur déci-normale de soude ; puis lorsqu'on connaît son titre acide oléique on prélève une quantité déterminée de la solution alcoolique se rapprochant le plus possible de 0^{gr}50 d'acides gras et on procède à la détermination de l'*indice d'iode*.

Ainsi par exemple: si 10^{cc} de solution alcoolique ont exigé 16^{cc} de solution de soude déci-normale (dont 1^{cc} correspond à 0^{gr}0282 acide oléique) on aura 16 × 0,0282 = 0^{gr}4512 d'acides gras dans ces 10^{cc} ; ces 10^{cc} pourront donc servir à déterminer l'indice d'iode.

Les essais précédents font reconnaître :

1º Les huiles de coton et de sésame par leurs réactifs spéciaux ;]

2º Les autres huiles de graines qui augmentent l'absorption d'iode des acides totaux et des acides fluides ;

3º Les additions de stéarine et de suif qui diminuent l'indice de Hubl des acides totaux sans affecter beaucoup le chiffre d'iode des acides liquides, de sorte qu'en présence d'une double addition d'huile et de suif les acides liquides pourront faire reconnaître la présence de l'huile ;

4º Le beurre de coco qui est caractérisé par les acides solubles en proportion supérieure à 0,4 ;

5º Les huiles minérales ou de crucifères qui abaisseront l'indice de saponification (Halphen).

Pour distinguer laquelle de ces deux causes agit, il faudra déterminer l'insaponifiable par la méthode sulfurique. Celui-ci ne devra pas dépasser 0,5 0/0 en l'absence d'huiles minérales.

Insaponifiable :

Pour doser l'insaponifiable sulfurique on suit la méthode d'Halphen :

Dans un flacon d'environ 150cc, on place 5 grammes de la matière en essai et 70cc de tétrachlorure de carbone. La dissolution achevée, on y laisse couler goutte à goutte de l'acide sulfurique à 66° B, en ayant soin de refroidir si la température tendait à dépasser 30 degrés. Dès qu'on a de la sorte employé environ 5cc, on verse d'un seul coup 15cc du même acide sulfurique, on bouche le vase, on agite vigoureusement et on abandonne jusqu'au lendemain. On décante alors le liquide clair, on l'agite avec une pincée de noir animal, on jette sur un filtre, on en prend un volume mesuré de 30 ou 40cc qu'on place dans une capsule tarée, on élimine le solvant en échauffant doucement, on termine la dessiccation au bain-marie, et l'on pèse. Du poids de résidu laissé par le volume du tétrachlorure en essai, on déduit celui qu'auraient laissé les 70cc de tétrachlorure.

Recherche du suif. — La recherche du suif dans le saindoux se fera par la détermination des constantes physiques.

Les points de fusion et de solidification du saindoux et des acides gras seront sensiblement augmentés tandis que les indices de saponification et d'iode seront diminués.

On obtient des indications très utiles à l'aide du point de turbidité (1).

Le Saindoux refroidi reste limpide au-dessous de + 30° : le maximum de turbidité est de 29°, le minimum de 24° (moyenne 27-28). Si le Saindoux contient 5 0/0 de suif, la turbidité dépasse 30° ; elle atteint 35° à 15 0/0 de suif.

L'examen microscopique permettra de mettre en évidence 10 0/0 de suif ; on fera les acides gras du saindoux, on en dissoudra 5 grammes dans l'alcool à 90 degrés ; on refroidira à + 15°, au bout d'une heure on déposera une goutte du liquide sur une lamelle. On examinera avec un grossissement de 100 D.

Le saindoux pur est en tablettes rectangulaires, le suif est en long bâtonnets, plumeaux ou queues de cheval.

Filtrer la solution d'acides gras : au filtrat ajouter q. s. d'alcool faible pour amener le titre de la solution alcoolique à 70° centésimaux : refroidir à + 15° : examiner comme précédemment.

On observe mieux les formes précédentes.

Recherche de la vaseline. — Quelquefois le saindoux qui recouvre les con-

---

(1) *Point de turbidité* : Le point de turbidité est la température à laquelle le saindoux fondu, commence à perdre sa limpidité.

La détermination du point de turbidité est des plus utiles dans l'analyse des saindoux, elle se fait comme il a été dit pour le point de solidification des acides gras, mais en opérant sur le saindoux lui-même. On note la température à laquelle la matière grasse cesse d'être limpide et se trouble, c'est *le point de turbidité.*

serves (foie gras, rillettes) est mélangé de *vaseline ;* pour rechercher cette falsification faire fondre au bain-marie 10 à 15 grammes de graisse, ajouter 20cc d'une solution à 1/10e de potasse dans l'alcool à 80 degrés ; continuer à chauffer en agitant pendant une demi-heure ; évaporer à consistance sirupeuse, laisser refroidir et ajouter de l'eau distillée froide; filtrer sur un filtre mouillé, caractériser la vaseline insoluble :

1o Par son point de fusion compris entre + 30o et + 43o ;

2o Par son insolubilité dans l'eau et sa solubilité dans l'éther ;

3o Par l'impossibilité de la saponifier (voir pâtisseries).

RECHERCHE DES ALTÉRATIONS

Les altérations du saindoux sont :

La rancidité qui se manifeste par l'odeur, la saveur, la réaction acide. Le saindoux rance jaunit une solution d'iodure de potassium ; en outre 5 grammes de saindoux additionnés de 5cc d'une solution à 1 0/0 de phloroglucine dans l'acétone et de 2 gouttes SO^4H^2 concentré donnent une coloration rouge s'ils sont rances.

La présence de sels *de cuivre ou de plomb* provenant des récipients dans lesquels le saindoux a été conservé.

Le saindoux contenant des sels de cuivre présente une coloration verdâtre qui devient bleue par l'ammoniaque.

Les sels de plomb sont mis en évidence par incinération du saindoux qui laissera des globules métalliques que l'on pourra dissoudre dans l'acide azotique, puis caractériser le plomb dans cette solution. (Evaporer la solution à sec et toucher le résidu avec une solution de KI : précipité jaune.)

Succédanés du saindoux

HUILE DE SAINDOUX. — SAINDOUX PRESSÉ. — SAINDOUX ARTIFICIELS
ET D'AMÉRIQUE. — STÉARINE DE COTON

L'*huile de saindoux* (Lard oil) est obtenue en soumettant le saindoux à une pression graduelle et continue.

Le *saindoux pressé* (Lard stéarine), est la partie solide qui reste après l'extraction de l'huile de saindoux : on l'emploie dans la fabrication des Compound ; il a donc une valeur plus grande que le saindoux lui-même : sa densité est 0,913, il fond à + 35o, se solidifie à +31o5, son point de turbidité est de + 29o5, l'indice d'iode des acides totaux est de 50,99 et celui des acides fluides 97,5.

Saindoux artificiels. L'Amérique produit une grande quantité de graisses appelées *Compound lard* et qui sont un mélange d'huile de coton, de suif de mouton et de bœuf (destinés à solidifier l'huile de coton) et de saindoux naturel :

La France produit aussi des saindoux artificiels (appelés saindoux de fabrique, graisse de ménage, etc.) en mélangeant des suifs de bœuf et de mouton avec les steam lards, les huiles de coton, de sésame et d'arachide, on ajoute au mélange, pour lui donner le goût particulier, 10 0/0 de saindoux.

Saindoux américains. Les américains produisent diverses qualités de saindoux qui sont :

Le neutral lard ou saindoux neutre, extrait de la panne par pression puis fondu avec de l'eau contenant des traces de CO^3Na^2.

Il est neutre, il contient en effet $0^{gr}35$ d'acides gras libres, son *titre* est de 39-41 degrés : on l'emploie pour préparer du beurre artificiel ou *butterine* (Voir succédané du beurre).

Le leaf-lard, panne ou axonge, produit du traitement du résidu de l'opération précédente, par la vapeur d'eau sous pression.

Le choice lard obtenu de la graisse des flancs, du dos et des rognons (qui n'ont pas été employés pour les produits précédents) par fusion à l'autoclave (choice lard proprement dit) par l'action de la vapeur directe sous pression (prime steam lard) ou par fusion en chaudière ouverte (steam lard ou kettle lard).

Le *Refined lard* ou saindoux raffiné.

De la préparation de ces diverses qualités de saindoux on retire deux produits :

Le lard oil ou huile de saindoux.
La stéarine de saindoux (lard stéarine) ou saindoux pressé.

BEURRE DE CACAO

Le beurre de cacao est extrait par expression à chaud des graines du cacaoyer.

Marche analytique officielle. — « Si le produit ne se résout pas à la filtration en un liquide parfaitement clair et limpide, il faudra le dissoudre dans la benzine et filtrer le liquide en le jetant dans une allonge munie d'un tampon de ouate sur lequel il sera disposé :

1º Une couche de 2 centimètres d'un mélange à parties égales de talc et d'amidon bien sec ;

2º Une colonne de 4 centimètres de sable fin ;

3º Un tampon de ouate.

Distiller le filtratum parfaitement limpide, verser le résidu dans une capsule plate ayant un diamètre d'au moins 1 centimètre par gramme de matière grasse qu'elle doit renfermer et chauffer une demi-heure à une heure au bain-marie. Vérifier l'invariabilité du poids en continuant à chauffer encore une demi-heure.

Sur le produit ainsi obtenu déterminer :

1º L'indice de Crismer ;

2º L'indice de saponification ;

3º L'indice d'iode ;

4º Les acides volatils insolubles. »

Voici les constantes du beurre de cacao :

Déviation oléo-réfractométrique à + 45º centig.	— 18 à — 19
Indice au butyroréfractomètre à + 40º	— 46 à — 47,8
Point de fusion limpide	32 — 33 (naissant + 31)
Point de solidification	23
— des acides gras.	46
Indice d'iode.	33 — 39
— de Crismer	de 125 à 126,5
— de saponification	187 — 193

Les principaux adultérants employés à la falsification du beurre de cacao sont : les huiles végétales, le suif de veau, le suif de mouton, le beurre de coco, le saindoux, la cire.

D'une façon générale tout beurre de cacao dont la solution à 2 0/0 dans l'éther est trouble, doit être considéré comme additionné de matières grasses étrangères. Cependant, si le beurre de cacao n'est additionné que d'une petite quantité de suif, la solution peut rester limpide. Mais la solution éthérée de beurre pur se trouble à 0º après 10-15 minutes et s'éclaircit de nouveau à + 20º, tandis que s'il contient 5 0/0 de suif elle se trouble au bout de 10 minutes et ne s'éclaircit qu'à + 22.

1º L'addition d'huile végétale augmentera la densité et l'indice d'iode (1) abaissera les indices de réfraction, de saponification, le point de fusion de la matière grasse ; un point de fusion inférieur à + 29º est l'indice de la présence d'une graisse étrangère. (Voir aussi huile de sésame, page 478).

2º Le beurre de coco sera décelé par une augmentation considérable des indices de réfraction et de saponification, un abaissement du point de fusion et du titre des acides gras. L'éthérification des acides gras, en présence d'alcool et d'acide sulfurique, donne une odeur d'acide coccinique caractéristique. Il suffit pour faire cette réaction de chauffer au

---

(1) Un cacao qui a un indice d'iode faible, a aussi un indice de réfraction faible et réciproquement.

réfrigérant ascendant un mélange d'acides gras, d'acide sulfurique et d'alcool.

Méthode de Strube. — Saponifier 2^{gr}50 de beurre de cacao avec une solution alcoolique de potasse et évaporer ensuite l'alcool au bain-marie (employer le réfrigérant ascendant pour la saponification) ; dessécher le savon et le dissoudre dans 55^{cc} d'eau chaude, ajouter à froid 50^{cc} d'une solution saturée de sel marin, agiter et laisser au repos un quart d'heure.

Filtrer, à 60^{cc} du filtrat ajouter encore 50^{cc} de la solution saturée de sel marin. Dans le cas de beurre de cacao pur, le liquide reste limpide ; avec l'huile de coco ou de palme, la solution précipite. En filtrant de nouveau, le filtrat précipite par HCl dans le cas d'huile de coco ou de palme ; en outre, en présence du beurre ordinaire, on décèle l'odeur de l'acide butyrique.

Dans le cas des mélanges de graisses animales et végétales, destinés à frauder le beurre de cacao, et qui peuvent fausser certaines déterminations (point de fusion et densité), l'une quelconque des constantes physiques ou chimiques sera en défaut et l'adultération sera évidente.

CONSTANTES MOYENNES DE DIVERSES GRAISSES COMESTIBLES (*auteurs divers*)

	Densité	Point de fusion	Point de Solidification	Fusion des acides gras	Solidification des acides gras	Indice d'iode des acides totaux	Indice d'iode des acides fluides	Turbidité
Saindoux américains — Neutral lard	914 5	32 5	29	44	41	54	97	27 5
— Leaf	914.7	31.5	28	44	40	55	96	27
— Choice-Steam	914 8	31 5	28	42	39	59	103	26
— Prime-Steam	914 9	31	27	40	37	60	104	26
— Kettle	915.0	30	26	40	37	67	108	25
— Lard-oil	916 0	10	5	34	30	69	109	— 2
— Lard-stearine	913	35	32	47	43	51	93	29
Saindoux d'Allemagne	915	33	30	43	40	52.7	96.5	28
— d'Autriche	914 7	32	29	43	40	60.7	95	28
— de Hongrie	915	32	29	42	38	64	96	27
— de Roumanie	915	32	29	41	37	60	96	27
— de Cochinchine	914	32	29	39	36	67	106	27
Saindoux de diverses parties du porc (Europe) — Panne	914.6	33	30	44	40	54.74	93	28
— Dos	915.8	31	28	40	36	64.79	106	27
— Ventre	915 7	32	28	39	36	65.81	106	27
— Tête	915 0	31	27	40	36	63.04	104	25
— Pieds	915 5	30 5	27	38	35	64.08	104	25
— Intestins	914 7	34	30	44	40	57.58	102	28

Aliments Gras Fluides

HUILES COMESTIBLES

Les huiles comestibles, ou huiles à bouche, sont :
L'huile d'olive.
L'huile d'arachide.
L'huile de coton.
L'huile de sésame.
L'huile d'œillette.
L'huile de noix.

dont l'une, l'huile d'œillette, est uniquement employée pour la falsification des autres et les autres sont, ou bien employées en nature pour l'alimentation, seules ou bien mélangées (arachides-coton, sésame, noix) ou bien destinées à falsifier l'huile d'olives.

(Voir page 408, Décret du 14 mars 1908 concernant les Huiles).

Préparation de l'échantillon à analyser. — Rendre l'échantillon homogène en le transvasant successivement deux ou trois fois d'un vase dans un autre en ayant soin de le faire couler le long des parois des vases de manière à éviter les bulles d'air.

Si l'échantillon est trouble ou laisse un dépôt, le chauffer doucement au bain-marie en agitant souvent pour bien mélanger les parties qui auraient pu se séparer. Si l'huile s'éclaircit à une douce chaleur, c'est que le trouble provient de l'eau restée dans le récipient qui contient l'huile.

Filtrer sur un filtre à plis pour séparer l'eau et les matières étrangères.

Si l'huile est rance, mais non siccative, on la traite comme il a été dit au beurre, si l'huile est siccative (noix, œillettes, coton) et rance on la traite pendant 12 heures par l'éther de pétrole (bouillant à 75 degrés) on sépare par le filtre les acides insolubles et on distille l'éther au bain-marie dans un courant de CO_2.

DÉTERMINATION DES CONSTANTES PHYSIQUES ET CHIMIQUES DES HUILES

LES CONSTANTES PHYSIQUES QU'IL IMPORTE DE DÉTERMINER SONT :

La densité.
L'indice de réfraction.

L'échauffement sulfurique.

Le point de congélation.

Le point de fusion des acides gras (voir page 447).

Le point de solidification des acides gras (voir page 448).

Densité. — La détermination de la densité s'effectue par trois méthodes (elle est prise à la température de + 15° centigrades).

Par le densimètre (on fera la lecture en haut du ménisque que forme l'huile en montant le long de la tige de l'instrument).

Par la balance aréothermique.

Par le picnomètre.

(Voir Documents Physico-chimiques pour le mode opératoire.)

Les deux premières méthodes ne sont employées que lorsqu'on cherche la rapidité d'opération plutôt que la précision.

Pour ramener à + 15° la densité prise à une température quelconque on fera une correction de 0,00064 par degré au-dessus ou au-dessous de + 15° ; la correction sera additive si la température de l'huile au moment de la prise de densité est supérieure à + 15° ; elle sera soustractive dans le cas contraire :

Ainsi une densité prise à + 18° devra être augmentée de 3 fois 0,00064 c'est-à-dire de 0,00192 ; et prise à + 12° elle devra être diminuée du même chiffre.

Dans le cas où on connaît la nature de l'huile examinée on remplacera le coefficient précédent par l'un des coefficient de P. S. Girard :

Huile d'olive	0,000629
— de coton	0,000629
— de sésame	0,000624
— d'arachide	0,000655
— de colza	0,000687
— d'œillette	0,000695
— d'amande douce	0,000695
— de noix	0,000739

Indice de réfraction. — La détermination de l'indice de réfraction est d'un grand intérêt dans l'analyse d'une huile car il permet souvent, par un examen rapide, de se rendre compte de la pureté de cette matière, il permet donc un « triage » mais ne saurait à lui seul donner des indications définitives.

On emploie pour cette détermination :

Le réfractomètre d'Abbe-Zeiss : qui fournit les indices de réfraction compris entre 1,3 et 1,7. Cet instrument est des plus commodes car il n'exige qu'une très petite quantité de substance.

Les organes essentiels du réfractomètre sont (fig. 20) :

1º *Le système des deux prismes d'Abbe*, qui reçoivent la substance à examiner. Ce système, mobile autour d'un axe horizontal, est déplacé au moyen de l'alidade ; il est constitué par deux prismes égaux en flint (indice $n_D = 1,75$) encastrés, chacun séparément, dans une monture métallique. Le premier des deux prismes (qui tourne autour d'une charnière ou s'enlève)

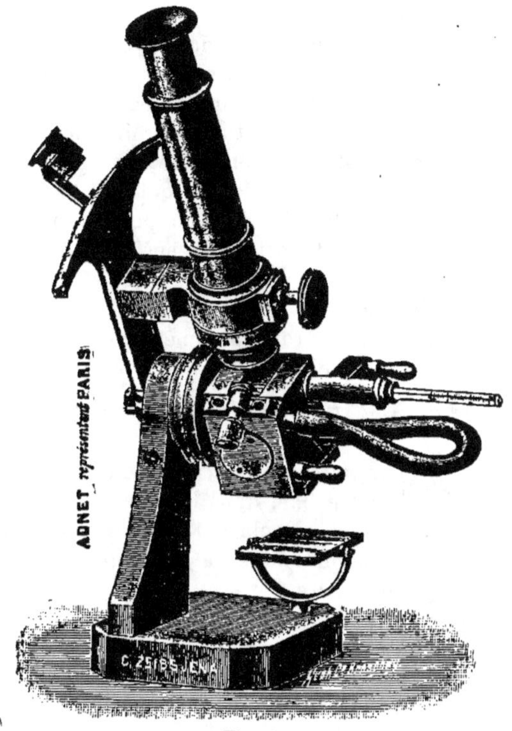

Fig. 20.

ne sert qu'à l'éclairage, la réflexion totale se produit sur le second qui fait face à la lumière.

C'est entre ces deux prismes que se placent les substances à étudier.

2º La lunette qui sert à observer la limite de la réflexion totale qui se produit dans le prisme.

3º Le *secteur* qui fait corps avec la lunette et porte l'échelle donnant les indices.

La limite est amenée dans le champ de la lunette en déplaçant le système des deux prismes à l'aide de l'alidade. Le secteur restant immobile, on tourne l'alidade dans le sens des indices croissants, en partant de la position

$n = 1,3$, jusqu'à ce que le champ, d'abord clair dans toute son étendue, devienne sombre dans sa moitié inférieure. *La ligne qui sépare la plage claire de la plage sombre est la limite.* Lorsqu'on emploie la lumière du jour ou d'une lampe, la dispersion produite par la réflexion totale et par la réfraction dans le second prisme, fait apparaître sur la limite une frange colorée qui rendrait les mesures inexactes, mais, au moyen du compensateur (1) il est facile de supprimer cette frange et de rendre incolore la ligne de séparation entre les plages claire et obscure.

On amène alors la limite sur la croisée des fils en déplaçant légèrement, à l'aide de l'alidade, le système des deux prismes par rapport à la lunette. Ceci fait, on lit la position de l'index sur l'échelle du secteur en s'aidant de la loupe fixée sur l'alidade. La lecture fournit, sans aucun calcul, à environ deux unités du quatrième chiffre décimal près, l'indice de réfraction n_D de la substance examinée. En outre la lecture du tambour du compensateur permet d'obtenir, par un petit calcul, la dispersion moyenne $n_C - n_F$ en consultant un tableau spécial. La mesure de la dispersion devient plus exacte, si on prend la moyenne de deux lectures du tambour différant de 180 degrés.

On peut aussi se servir du butyroréfractomètre de Zeiss (Voir beurre) qui fournit les indices de réfraction d'après la table donnée page 421.

L'oléoréfractomètre de Jean et Amagat (voir page 415).

Fonctionnement. — « Pour faire une détermination avec cet appareil, commencer par introduire, à poste fixe, dans la flamme du bec Bunsen, une nacelle en platine dans laquelle on placera un petit morceau de sel marin fondu de façon à avoir une flamme jaune et brillante, ou même employer simplement un bec de gaz ordinaire.

Le réglage de l'appareil se fait comme il a été dit au beurre (page 416). L'échelle photographique O A est employée pour les huiles.

Pour examiner une huile, placer dans la cuve extérieure de l'eau à 22 degrés centigrades dont on maintient exactement la température par la petite lampe placée au pied de l'appareil et le long duquel elle peut se déplacer

---

(1) Le *compensateur* est placé entre le système des deux prismes et l'objectif de la lunette dans le tube de celle-ci (prolongé au-delà de l'objectif). Il est constitué par deux prismes à vision directe d'Amici. Ces deux prismes, égaux et calculés de manière à ne pas faire dévier la ligne limite, peuvent être tournés simultanément, mais en sens opposé autour de l'axe de la lunette, au moyen d'un bouton. Ce mouvement de rotation donne à la dispersion du compensateur toutes les valeurs comprises entre zéro (les arêtes réfringentes des deux prismes d'Amici sont parallèles mais disposées de part et d'autre de l'axe de la lunette) et le double de la dispersion d'un seul prisme d'Amici (les deux arêtes parallèles et du même côté de l'axe). On peut, par conséquent, en tournant le bouton, compenser la dispersion qui se manifeste par la coloration de la limite par une dispersion qui se manifeste par la coloration contraire du compensateur. Les deux dispersions se détruisent et la limite devient incolore et nette.

verticalement de façon à fournir avec une même flamme les quantités de chaleur différentes nécessitées pour le maintien de cette température de 22 degrés.

D'autre part, faire chauffer dans une capsule de porcelaine de l'huile type jusqu'à ce que sa température soit à 22-24 degrés, en verser successivement dans la cuve médiane, que l'on ferme par son obturateur dès que la température est à 22 degrés, et dans la cuve centrale, puis placer le couvercle qui ferme tout l'appareil. Deux thermomètres placés l'un dans la cuve à eau, l'autre dans la plus petite cuve, permettent de rendre homogène par agitation et de constater que l'ensemble est bien à 22 degrés exactement. A ce moment, rapprocher l'œil de l'oculaire, mettre la lunette au point en déplaçant la partie mobile, et, si l'appareil est bien placé en face et à hauteur de la source lumineuse, on aperçoit un disque divisé en deux parties ; l'une brillante, l'autre noire. La ligne qui sépare ces deux parties sert de repère : l'amener à coïncider exactement avec le zéro de l'échelle A en prenant dans chaque main l'œil des deux vis qui se trouvent à l'extrémité du collimateur et en les manœuvrant en sens inverse. Après quoi les bloquer dans cette dernière position.

Pratique de l'essai. Méthode officielle. — « L'appareil est alors prêt à fonctionner ; ouvrir le robinet inférieur de la plus petite cuve (cuve centrale) de façon à laisser échapper l'huile type qu'elle renferme et la remplacer par le produit à examiner qui doit être exactement à 22 degrés au moment de la lecture. Il est bon de remplir et de vider trois fois la cuve de façon à la bien rincer. La remplir à nouveau et observer à quelle division de l'échelle A correspond le repère dont il a été parlé.

Il est toujours indispensable, avant de faire une observation, de s'assurer que le bain-marie et l'huile à essayer sont bien à 22 degrés exactement et d'agiter la matière grasse avec le thermomètre afin de la rendre homogène; au moment de l'observation, le thermomètre doit être retiré de la cuve à huile.

Remarque. — « Les huiles destinées à l'examen optique doivent être parfaitement limpides. On les obtient en cet état en les agitant avec un peu de noir animal et les filtrant sur du papier ou de l'ouate. Les indications sont faussées quand les produits sont âcres ou acides. »

Echauffement sulfurique. (Degré Maumené). — Dans un verre à expériences bien taré, de 125cc, introduire 20 grammes d'huile. Ajouter, en le faisant couler le long des parois, 20 grammes d'acide sulfurique (acide commercial à 66° B), noter la température t de l'huile. Agiter rapidement avec un bon thermomètre et noter la température maxima T indiquée par le thermomètre, que l'on examine de temps à autre, mais sans cesser l'agitation.

$$T - t = \text{Degré Maumené}$$

En énonçant le résultat, le chimiste doit indiquer les quantités d'huile et d'acide mises en présence, ainsi que la densité de l'acide employé.

Thermoléomètre de Tortelli (1). — M. Tortelli (*Annales de Chimie analytique*, 1905, page 4), a modifié comme suit la méthode de Maumené.

Il se sert d'un appareil appelé thermoléomètre (fig. 21), qui se compose :

1° *d'un récipient à vide* en verre A, d'une capacité de 75^{cc}, dont les parois et le fond sont doubles et entre lesquels on a fait le vide ; ce vase a 9 centimètres de hauteur et 3 centimètres de diamètre ;

2° *d'un thermomètre agitateur* B très sensible, muni de deux paires d'ailettes en forme d'hélice, et construit de telle manière que le réservoir se trouve exactement au centre de l'huile.

Voici la manière de procéder à l'essai d'une huile :

Au moyen d'une pipette de 20^{cc}, on mesure et on introduit 20^{cc} d'huile à examiner dans le récipient à vide ; on y plonge ensuite le thermomètre ; on agite pendant deux minutes ; on note la température de l'huile, c'est *la température initiale de l'essai* ; on prend ensuite, avec

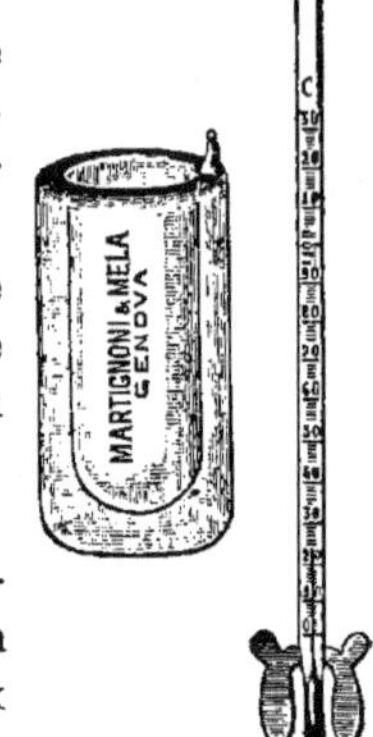

Fig. 21.

une autre pipette, 5^{cc} *d'acide sulfurique type* (2), qu'on mélange à l'huile, en ayant soin d'agiter régulièrement et doucement à l'aide du thermomètre, auquel on imprime un mouvement de rotation alternativement à droite et à gauche, tout en le maintenant en léger contact avec le fond du récipient ; dès qu'on commence à ajouter l'acide, la température du mélange monte graduellement ; elle continue à monter pendant l'agitation, jusqu'à ce qu'elle arrive à son maximum ; là elle s'arrête et ne varie plus pendant deux minutes ; ce temps écoulé, même si l'on continue l'agitation, la température redescend lentement.

Le degré *maximum* atteint par la colonne mercurielle du thermomètre est la *température finale de l'essai*.

Température finale — Température initiale = *Indice thermique* de l'huile.

Exemple. — Si, au moment où on commence l'essai la température du mélange d'huile et d'acide (*température initiale*) est de 20° et si le degré le plus élevé obtenu pendant l'essai (*température finale*) est de 64°, l'indice thermique de l'huile est de 64 — 20 = 44°.

---

(1) Le thermoléomètre est construit exclusivement par MM. Martignoni et Mela, à Gênes.

(2) Il est essentiel que l'acide sulfurique type ait une densité de 1,8413 ; on peut vérifier cette densité de la manière suivante : verser dans le récipient du thermoléomètre 20^{cc} d'eau distillée et 5^{cc} d'acide sulfurique à essayer : il doit se produire une élévation de température de + 58° 3 avec une tolérance de 0°3 ; si ce point est atteint c'est que la densité de l'acide est exacte.

Chaque espèce d'huile donne au thermoléomètre un indice thermique qui lui est propre.

D'après M. Tortelli, l'indice thermique permet de calculer la proportion d'huile étrangère ajoutée à l'huile d'olive. Ainsi un mélange PE d'huile d'olive (indice = 44) et d'huile de coton (indice = 78) possède un indice thermique de

$$44 + 78 = 122 \text{ degrés.}$$

D'une manière générale si une huile a été adultérée avec une autre, et si l'on connaît leur nature, on peut trouver les proportions que renferme le mélange au moyen de l'équation

$$x = \frac{100\,(G - A)}{B - A}$$

dans laquelle x est la quantité d'huile adultérante, G le degré thermique du mélange, A et B les degrés thermiques de l'huile adultérée et de l'huile adultérante.

Enfin l'indice thermique d'une huile d'olive × 1,85 donne l'indice d'iode.

Le point de congélation est facile à déterminer en plongeant un tube à essai contenant l'huile à examiner dans de l'eau que l'on refroidit peu à peu avec de la glace, puis dans un mélange réfrigérant si l'huile ne se congèle pas. Un thermomètre plongé dans l'huile permet de lire le point de congélation.

LES CONSTANTES CHIMIQUES QU'IL IMPORTE DE DÉTERMINER SONT :

L'indice d'acide.
L'indice d'iode.
L'indice d'iode des acides gras.
L'indice de Crismer.

Indice d'acide. — Les huiles naturelles et fraîches sont toujours neutres. Si elles sont acides, c'est qu'elles ont été falsifiées avec de l'acide oléique du commerce ou qu'elles sont rances.

Agiter dans un ballon 10 grammes d'huile avec 50^{cc} d'alcool à 95° bien neutre, titrer à la potasse normale décime en présence de la phénolphtaléine (1). (On peutemployer une solution alcaline titrée aqueuse ou alcoolique, la première possède un seul avantage, celui de conserver plus longtemps son titre.)

1^{cc} d'alcali déci-normal contient 5^{mgr}61 de KOH et correspond à 0^{gr}282 d'acide oléique ; on peut donc exprimer les résultats en milligrammes de

____

(1) Dans cette opération il faut avoir soin d'agiter constamment le mélange.

potasse absorbés par les acides gras ou en acide oléique, pour 100 grammes de matière.

En pratique, si on a calculé les résultats en milligrammes de potasse, il suffit de multiplier le chiffre obtenu par 0,5 pour calculer l'indice en acide oléique.

Méthode officielle. — « Mesurer 200^{cc} de la liqueur de potasse qui sert à déterminer l'indice de saponification (voir beurre), et y ajouter assez d'alcool à 90-95° centésimaux pour compléter un litre. Agiter pour rendre homogène et conserver dans un flacon bien bouché. Il peut arriver qu'avec le temps, il se forme au sein du liquide alcalin un précipité blanc de carbonate de potasse. Il est alors de toute nécessité de jeter la liqueur sur un grand filtre à plis qu'on couvre par une plaque de verre. On utilise seulement le liquide clair ainsi obtenu.

Pratique de l'essai. — Introduire dans un vase en verre 20^{cc} d'alcool amylique ou d'éther sulfurique, 5 à 10 gouttes d'une solution de phtaléine du phénol, puis goutte à goutte une solution alcoolique *à un cinquième normale de potasse ou de soude* jusqu'à virage au rouge. Habituellement, une seule goutte de liqueur alcaline produit ce résultat. Verser alors ce liquide dans un autre vase en verre dans lequel on a placé préalablement 20 grammes de corps à essayer et, la lessive alcoolique de potasse étant placée dans une burette graduée, la laisser couler goutte à goutte dans le corps gras, en agitant constamment, jusqu'à ce que la coloration rose produite persiste au moins une dizaine de secondes. Noter alors le volume de solution alcaline employé et en déduire l'acidité de l'huile que l'on exprime ordinairement en acide oléique, bien qu'elle puisse être produite par d'autres acides. Comme le poids moléculaire de l'acide oléique est de 282, un litre de liqueur alcaline normale saturerait exactement 282 grammes d'acide oléique, donc 1^{cc} de liqueur à un cinquième normale sature 282/5000e d'acide oléique. L'essai étant effectué sur 20 grammes, exige N^{cc} de cette liqueur ; pour 100 grammes, il en aurait fallu 5 N, et comme 1^{cc} représente 282/5000e d'acide oléique, il en résulte que l'acidité de 100 grammes du produit essayé est exprimée en acide oléique :

$$5 \text{ N} \times \frac{282}{5000} \text{ soit N} \times \frac{282}{1000} = 0,282 \text{ N.}$$

Les solutions alcooliques d'alcali variant facilement de titre, on ne cherche pas habituellement à avoir des liqueurs qui soient exactement normales à un cinquième ; on se contente d'en déterminer la teneur en alcali en les titrant avec une solution décinormale d'acide sulfurique.

Il est indispensable de reprendre le titre des liqueurs alcooliques chaque fois que l'on procède à des essais effectués à un ou deux jours d'intervalle et *a fortiori* quand le temps écoulé est plus long. »

Constantes des Huiles Comestibles

| | DENSITÉ à +15° | Point de congélation pris dans un mélange réfrigérant | INDICE de Saponification | INDICE D'IODE | INDICE de Crismer | Échauffement sulfurique | | RÉFRACTION | | | | ACIDES GRAS, TOTAUX | | | ACIDITÉ en acide oléique |
						Maumené	Tortelli	Oléoréfr.	Temp.	degrés (BUTYROREF.)	N_D à 60°	DENSITÉ à +100°	Point de fusion	Indice d'iode	
Huile d'olive	0.916 à 0.918	+ 2.5	190	81 à 84.5	123	37	44	+ 1 à + 2	40	53 à 54.7	1.4548	0.8429 à 0.844	23 à 28	88	1.2 à 5.2
Huile d'arachide	0.916 à 0.920	— 5°	192	97 à 103	123	46	60	+ 35 à + 6.5	25	66 à 67 5	1.5545	0.8475	+ 31	96	1.7 à 8
Huile de coton	0.921 à 0.926	— 2°	195	105 à 109	116	65	78	+ 20	25	67 à 69	1.4570	0.8494	+ 32 à 38.5	112	0 5
Huile de sésame	0.921 à 0.924	— 5°	190	104 à 106	120.2	58	71.3	+ 17 à + 18	25	68	1.4561	»	26 à 31	111	1.4 à 2
Huile d'œillette	0 924 à 0 927	—18°5	......	133 à 136	113	74	88.4	+ 29	40	63.4	1.4586	»	20.5	»	2.8 à 3.7
Huile de noix	0.925 à 0.926	—27°5	194	144	100	88	104	+ 35 à + 36	40	64.68	......	»	18	150	1.8

Voici comment on opère :

Placer dans un verre 10^{cc} d'eau environ, 5 à 6 gouttes de phtaléine du phénol et une goutte de solution de soude caustique, pour avoir une coloration rouge. Ajouter alors 20^{cc} SO^{4}H^2 $\dfrac{N}{10}$ puis goutte à goutte la liqueur alcaline à titrer, contenue dans une burette graduée, jusqu'au virage au rouge. Soit A le nombre de centimètres cubes employés.

Si A = 10, la liqueur alcaline à titrer est bien $\dfrac{1}{5}$ normale.

Si A est différent de 10 : par exemple si A = 8 ou 12, c'est que 8 ou 12^{cc} de la solution à titrer équivalent à 10^{cc} de liqueur normale $\dfrac{1}{5}$:

Donc 1^{cc} équivaut à $\dfrac{10}{8}$ ou $\dfrac{10}{12}$ centimètres cubes de liqueur $\dfrac{1}{5}$ normale ; il faudra donc dans le calcul précédent, au lieu de 0,282 N. écrire :

$$0{,}282\ \text{N} \times \frac{10}{8} = 2{,}82\ \frac{\text{N}}{8}$$

ou

$$0{,}282\ \text{N} \times \frac{10}{12} = 2{,}82\ \frac{\text{N}}{12}$$

L'indice d'acide n'est pas, à vrai dire, une « constante », car il varie avec l'ancienneté et le degré d'oxydation de la matière grasse ; si la matière grasse est très fraîche, son indice d'acide est très faible et presque nul.

Indice d'éthers. — Une matière grasse neutre ayant un indice d'acide nul, la proportion de KOH employée dans la détermination de l'indice de Kottstorfer sera aussi la quantité de potasse nécessaire pour saponifier les éthers neutres (ou acides gras combinés de la matière). Mais si l'indice d'acide n'est pas nul, la proportion de KOH employée pour la saponification, sera aussi celle qui est nécessaire pour neutraliser les acides gras libres et combinés à la glycérine sous forme d'éthers.

La différence entre ces deux indices sera l'indice d'éthers :

Huile d'olive

L'huile d'olive est extraite par pression du fruit de l'olivier. Les falsifications qu'on lui fait subir sont l'addition d'huiles d'arachides, de coton, de sésame et d'œillette.

Les constantes physiques et chimiques de l'huile d'olive pure sont données dans le tableau ci-contre.

L'huile d'olive de bonne qualité est limpide, et conserve sa limpidité à + 100° si elle est de qualité parfaite, de couleur jaune plus ou moins foncé ou verdâtre, de saveur douce et agréable.

De toutes les huiles végétales, c'est l'huile d'olive qui possède le plus faible échauffement sulfurique.

Sa densité est comprise entre 0,916 et 0,918 à + 15° ; si cette densité est supérieure à 0,919 et si l'huile est parfaitement limpide, suspecter la présence d'huiles de coton, d'œillette ou de sésame.

Son indice d'iode ne doit pas dépasser 85° ; au-dessus de ce chiffre suspecter une falsification par une autre huile végétale, l'huile d'arachide élève très peu l'indice d'iode.

Il y a proportionnalité entre les indices d'iode et de Maumené dans une huile pure (Paparelli).

Recherche des falsifications par les huiles

Marche systématique de l'analyse

A. Faire l'essai Bellier : (cet essai est officiel.)

Réactifs :

« 1° Acide azotique de densité 1,38 parfaitement blanc, c'est-à-dire complètement dépourvu de vapeurs nitreuses et que l'on peut préparer avec un acide jaune en faisant passer dans celui-ci un courant d'air jusqu'à décoloration complète ou plus simplement en y projetant quelques cristaux d'urée et agitant jusqu'à décoloration.

2° Benzine saturée de résorcine à froid.

Essai. — Dans un tube à essai, verser 2cc d'huile, 2cc de benzine saturée de résorcine et 2cc de l'acide nitrique dont il vient d'être parlé ; agiter et observer d'abord l'aspect du mélange et ensuite celui de l'acide inférieur qui se sépare.

Toutes les huiles virent au violet foncé à l'exception de l'huile d'olive pure qui donne une teinte grise parfois violacée.

L'acide qui se sépare, jaune au début, fonce peu à peu et devient jaune orangé. Mais quand l'huile de sésame existe, l'acide séparé est vert et la coloration persiste pendant quelques minutes. L'obtention de cette teinte verte caractérise l'huile de sésame, aucune autre manière grasse liquide ne la produisant dans les mêmes circonstances.

4 cas à considérer :

a. Mélange violet et acide vert ;
b. Mélange vert et acide vert ;
c. Mélange violet et acide jaune brun ;
d. Mélange gris ou à peine violet et acide jaune.

Dans les cas *a* et *b*, la coloration verte de l'acide indique la présence de l'huile de sésame.

Evaluer par comparaison à peu près le quantum, ce procédé sensible dévoilant jusqu'à 1 0/0 d'huile de sésame.

Dans les cas *c* et *d*, appliquer l'essai à l'acide azotique. »

Essai à l'acide azotique. — (Cet essai est officiel.)

Réactif : acide azotique D = 1,38.

« Dans un tube à essai, verser 10 à 15^{cc} d'huile et un égal volume d'acide azotique. Obturer le tube avec une lame de caoutchouc et agiter sans produire d'émulsion et seulement pendant quelques instants, placer le tube verticalement et l'examiner. S'il s'agit d'une huile d'olive pure, celle-ci verdit ou se décolore par ce traitement pour brunir ensuite ; au contraire, elle brunit progressivement si elle renferme des huiles de graines. De plus, la présence de l'huile de sésame est décelée par la coloration jaunâtre que prend l'acide. Celui-ci se sépare avec une couleur blanche en l'absence d'huile de sésame.

Remarque. — Les huiles d'arachide et d'œillette virent peu au brun par ce réactif. »

Si dans l'essai à l'acide azotique, l'acide qui se sépare est jaune, il y a beaucoup de chances pour que l'huile de sésame soit présente : le constater par le réactif de Willavechia et Fabris (voir huile de sésame). Au besoin, faire l'essai Toches, car dans certains cas l'huile de sésame peut échapper au réactif Bellier.

B. Rechercher l'huile de coton par le réactif d'Halphen. — (Voir huile de coton.)

« Seules les huiles de capok et de baobab se comportent comme l'huile de coton. Leur présence dans l'huile d'olive comestible constitue une fraude au même titre qu'une addition d'huile de coton.

Il arrive pour quelques mélanges, contenant des huiles de coton auxquelles on a réservé un certain traitement, qu'il se développe non pas une coloration rouge franche, mais une teinte brune à fond orangé qui s'aperçoit encore bien en regardant le tube, placé sur un fond blanc selon son axe ; ce cas est rare. Lorsqu'il se produit, si la teinte orangée existe, elle permet encore de conclure à la présence de l'huile de coton. »

C. Rechercher l'huile d'arachides par le procédé Blarez. — (Voir huiles d'arachides.)

« La présence d'huile de coton et de sésame peut provoquer une réaction du même ordre que celle qui résulte de la présence de l'huile d'arachides, de sorte que la fraude est toujours attestée et il ne peut y avoir de doute que sur sa nature. »

En cas de doute, appliquer le procédé suivant dû à M. Bellier (procédé officiel) :

« Placer dans un gros tube à essais en verre mince 1^{cc} d'huile à essayer, 5^{cc} de potasse alcoolique, à 85 grammes de KOH par litre, et chauffer jusqu'à dissolution complète en faisant bouillir une ou deux minutes au réfrigérant ascendant. Ajouter 1^{cc}5 d'acide acétique aqueux saturant juste les 5^{cc} de potasse employés, agiter. On obtient ainsi une solution d'acétate de potasse et des acides gras de l'huile dans l'alcool à 70°. Faire refroidir rapidement en agitant le tube dans de l'eau à une température inférieure à 20°. En très peu de temps, grâce à l'acétate de potasse, l'acide arachidique et les autres acides solides de l'huile se précipitent ; quand ce précipité n'augmente plus, ajouter 50^{cc} d'alcool à 70° contenant 1 0/0 en volume d'acide chlorhydrique, retourner plusieurs fois le tube pour opérer le mélange et placer dans l'eau à 17-19°. Quand l'huile contient plus de 10 0/0 d'arachides, il reste un précipité d'acide arachidique plus ou moins abondant, mais toujours visible.

Au-dessous de 10 0/0, le liquide est limpide ou à peu près, mais si on le place une demi-heure dans l'eau froide et si on regarde dans l'axe du tube, on observe un nuage qui en masque le fond. Avec des huiles pures, au contraire, le fond du tube est parfaitement visible à travers le liquide très limpide. Quelques huiles de Tunisie et les huiles de coton et de sésame donnent un liquide louche. Mais si on laisse la température remonter jusqu'à éclaircissement complet et qu'on place ensuite dans l'eau entre 17 et 19°, le trouble dû à l'huile d'arachides persiste seul. »

D. Si aucune huile étrangère n'a été caractérisée, procéder à l'essai Cailletet. — (Cet essai est officiel.)

« Dans un tube à essai de 10 centimètres de long sur 25 millimètres de diamètre, verser 20 grammes de l'huile à analyser et 6 gouttes d'acide sulfurique pur à 66° B, agiter en secouant vivement pendant une minute, ajouter ensuite 9 gouttes d'acide azotique pur à 40° B et agiter encore une seconde fois une minute. Plonger le tube dans un bain-marie dont l'eau est préalablement portée à l'ébullition en évitant toute rentrée d'eau, l'y laisser séjourner cinq minutes exactement. (Quand les huiles sont pures, elles sont alors colorées en jaune, variant de la teinte beurre fondu au jaune foncé, tandis qu'en présence d'huiles de graines la masse vire au brun rougeâtre.) Le placer ensuite dans de l'eau dont la température est maintenue entre 8 et 10° grâce à quelques fragments de glace et, après un séjour de deux heures, l'observer.

A l'exception d'un petit nombre de produits, tels que les huiles du Maroc, la plupart des huiles comestibles sont ainsi solidifiées complètement, surtout quand elles sont de fabrication récente. La présence de 15 à 20 0/0 d'huiles étrangères empêche en général la solidification et, sous ce rapport, l'huile d'œillette a une action particulièrement sensible.

Les produits qui, dans cet essai, auraient donné une nuance rouge-brun et une solidification incomplète seront considérés par cela même comme suspects et par suite soumis à une étude plus approfondie. »

E. Déterminer enfin éventuellement l'indice d'iode et la déviation à l'oléo-réfractomètre qui révèlent la présence des autres huiles étrangères à l'exception des huiles d'amande, d'arachide et de noisettes.

En résumé :

L'huile d'arachide est caractérisée : par l'indice d'iode, la détermination de l'acide arachidique (voir huile d'arachide) et par la réaction de Blarez.

L'huile de sésame est caractérisée : par la densité, l'indice d'iode de l'huile et des acides gras, les réactions de Bellier, de Willavechia et Fabris et de Toches.

L'huile de coton est caractérisée : par la densité, l'indice d'iode de l'huile et des acides gras ; le réactif d'Halphen et de Becchi-Millau (voir huile de coton).

Huile de noix

C'est une huile fluide, incolore ou jaune verdâtre, d'odeur et de saveur agréables, mais rancissant facilement. Elle est siccative.

Etant d'un prix élevé, elle est souvent falsifiée par addition d'huiles d'arachides, de sésame, de coton, d'œillette, et celle destinée à l'industrie additionnée d'huile de lin.

Les réactions de Bellier, Willavechia-Fabris et Halphen sont applicables à cette huile, mais les acides brunissant fortement, il est utile pour appliquer ces procédés, d'opérer sur l'huile elle-même et sur l'huile préalablement décolorée, au moins en grande partie, par battage avec du bon noir Girard. La décoloration doit être assez poussée pour que la teinte brune fournie par l'agitation avec de l'acide chlorhydrique ne soit presque plus sensible. (Officiel.)

Recherche de l'huile de lin. — *Procédé Halphen.* — (Ce procédé est officiel.)

Réactif. — Préparer, au moment de l'emploi, une solution de brome dans le tétrachlorure de carbone, en ajoutant à ce solvant assez de brome pur pour amener son volume à augmenter de la moitié. 10^{cc} de solvant seront par suite amenés à 15^{cc}.

Mode opératoire. — Au moyen d'un tube effilé dont on connaît le débit en gouttes d'huile de noix par centimètre cube, faire tomber dans un tube à essais un demi-centimètre cube d'huile, y ajouter 10^{cc} d'éther sulfurique à 66°, boucher le tube et agiter pour dissoudre l'huile. Bromer ensuite le mélange en y versant, au moyen d'une burette graduée et à robinet (et par petites portions ajoutées successivement en agitant chaque fois le tube pendant 2 ou 3 secondes), 1^{cc} de la solution de brome. Boucher à nouveau, renverser une fois le tube pour en rendre le contenu homogène et l'abandonner dans un bain d'eau à 25° centigrades.

La présence de l'huile de lin est caractérisée par ce fait qu'en moins de deux minutes l'essai qui en renferme se trouble et devient opaque. Ce n'est que bien plus tard que l'huile de noix pure se trouble. La présence d'huile d'œillette ne contrarie pas la réaction. Voici les temps nécessaires à la production d'un trouble appréciable à une distance de quelques centimètres.

Huile de noix :

De 1re pression et ancienne	7 minutes.
De 2e pression et ancienne	11 —
De 2e pression + 6 0/0 d'huile de lin	De suite. ......
+ 12 0/0 d'huile d'œillette	9 minutes.
+ 12 0/0 d'huile d'œillette, + 6 0/0 d'huile de lin.....................	Moins de 2 minutes.
+ 20 0/0 d'huile d'œillette...............	11 minutes.

Détermination de la densité.
Détermination de la déviation à l'oléoréfractomètre.
Si ces derniers caractères sont anormaux, effectuer l'essai Bellier. »

RECHERCHE DE L'HUILE D'ŒILLETTE ET DES AUTRES HUILES. — *Procédé Bellier* (officiel). — Réactifs :

Solution de potasse :

Potasse pure à l'alcool	16^{gr}
Alcool à 91-93 degrés	100^{cc}

Solution acétique :

Acide acétique cristallisable	25
Eau distillée...............................	75

Essai préliminaire. — Dans un becher placer 5^{cc} de la solution de potasse puis quelques gouttes de phtaléine du phénol et déterminer exactement le volume V de la solution d'acide acétique qu'il faut employer pour produire la décoloration. Ce volume doit être voisin de 2^{cc}5.

Pratique de l'essai. — Dans un tube à essais de 2 centimètres de diamètre sur 18 centimètres de long verser 1^{cc} d'huile à essayer, en la laissant s'écouler lentement, ajouter 5^{cc} de solution alcoolique de potasse et préparer exactement dans les mêmes conditions un essai témoin avec de l'huile de noix pure que l'on prépare facilement soi-même par expression directe ou par extraction à la benzine. Elever progressivement la température mais sans faire bouillir (pour prévenir toute évaporation), jusqu'à ce que les huiles soient dissoutes, fermer hermétiquement avec de bons bouchons, maintenir une demi-heure au bain-marie, à 70 degrés environ, laisser un peu refroidir, déboucher les tubes, ajouter dans chacun d'eux le volume V d'acide reconnu nécessaire dans l'essai préliminaire pour saturer exactement les 5^{cc} de solution alcoolique de potasse ; reboucher les tubes et les placer dans l'eau à 25 degrés environ, puis, lorsqu'ils se sont équilibrés avec cette température, les placer ensemble dans l'eau à 17-19 degrés en ayant soin d'agiter fréquemment. La présence d'huile d'œillette active la séparation d'acides gras insolubles sous forme d'un trouble. Ce trouble se résout en un précipité qui, avec l'huile de noix pure, occupe à peine le fond concave du tube ; il est beaucoup plus important avec l'huile d'œillette.

Noter le temps qu'il faut laisser séjourner l'essai à la température de 17-19 degrés pour constater la présence d'un trouble. Celui-ci se produit presque de suite avec les huiles d'olive, de sésame, de coton, d'arachides, de lin, de colza et de navette ; il est plus lent avec l'œillette. Voici, à titre d'indication, ces observatians faites dans une série d'expériences :

NUMÉROS D'ORDRE	HUILES		TEMPS NÉCESSAIRE pour l'apparition d'un précipité visible
	de noix	d'œillette	
			minutes
1	100	0	32 ·
2	90	10	28
3	80	20	24
4	60	40	16
5	40	60	9
6	20	80	7
7	0	100	6

Les tubes 1 et 2, examinés à la loupe, se troublent presque en même temps, mais le précipité devient rapidement plus abondant dans le n° 2 que dans le n° 1.

Huile de Coton

Extraite des graines du cotonnier.

C'est une huile rougeâtre en grandes masses et jaune foncé sous de petites épaisseurs; mais la coloration varie suivant la pureté; peu fluide. Sa densité varie avec la température et la pureté.

L'huile raffinée est seule employée pour l'alimentation, elle sert surtout à falsifier l'huile d'olives.

Réactions caractéristiques. — 1° *Réaction d'Halphen* (officiel) :
Préparer le réactif suivant : pulvériser du soufre en canons et en dissoudre 1 gramme dans 100cc de sulfure de carbone ; mélanger la solution avec 100cc d'alcool amylique.

Dans un tube à essai verser 1ᶜᶜ d'huile et 2ᶜᶜ du réactif ci-dessus. L'immerger aux 2/3 dans un bain d'eau salée et chauffer à l'ébullition pendant 1 heure : au bout de ce temps ajouter à nouveau 2ᶜᶜ de ce réactif et chauffer encore 30 à 40 minutes.

S'il s'est développé plus ou moins vite une coloration orangée ou rouge, la présence de l'huile de coton est démontrée. Seules les huiles de capok et de baobab se comportent comme l'huile de coton.

2° *Réaction Becchi-Millau* (officiel).

Réactif : solution aqueuse d'azotate d'argent à 3 0/0.

Dans une capsule de porcelaine de 250ᶜᶜ chauffer 15ᶜᶜ de matière grasse jusqu'à ce qu'un thermomètre employé comme agitateur, marque 110 degrés, retirer le thermomètre, le remplacer par un agitateur, verser lentement un mélange (rendu homogène par agitation préalable) de 10ᶜᶜ de soude caustique à 36 degrés B, et de 10ᶜᶜ d'alcool à 90 degrés et continuer à chauffer doucement, en agitant constamment, jusqu'à obtention d'un liquide limpide et homogène. Ajouter 150ᶜᶜ d'eau distillée chaude et chauffer encore en agitant constamment jusqu'à ce que la masse soit amenée à occuper la moitié du volume qu'elle avait avant l'addition d'eau.

Retirer du feu, additionner peu à peu d'acide sulfurique à un dixième jusqu'à réaction légèrement acide et, au moyen d'une cuiller en platine, en argent, en corne ou en celluloïd, recueillir 6 à 7ᶜᶜ de grumeaux pâteux que l'addition d'acide a séparés.

Placer ces acides gras dans un tube à essai de 2 centimètres 5 de diamètre sur 9 de long, les laver trois fois de suite avec 10ᶜᶜ d'eau froide qu'on décante chaque fois en retenant les acides dans le tube avec la cuiller. Ajouter alors 15ᶜᶜ d'alcool à 92° centésimaux et agiter jusqu'à dissolution. Additionner le liquide de 2ᶜᶜ du réactif argentique et chauffer le tube à essai au bain-marie à l'abri de la lumière et à la température de 90 degrés jusqu'à ce que le tiers de son contenu ait distillé. Ramener au volume primitif par addition d'eau chaude et continuer à chauffer quelques instants. L'huile de coton fournit fréquemment dans cet essai des acides gras surnageant qui présentent la particularité d'être colorés en noir par de l'argent métallique : en l'absence d'huile de coton ces mêmes acides ne sont pas colorés.

Remarque. — Il est essentiel d'éviter la fusion des acides gras hydratés qui doivent être dissous dans l'alcool pour subir l'action du réactif argentique.

Huile de sésame

L'huile de sésame est jaune clair, limpide, sans odeur, à saveur douce. Ses réactions caractéristiques sont :

1° *Réaction de Willavechia et Fabris* (officiel). — Dans un tube à essai on place 0cc1 d'une solution à 2 0/0 de furfurol fraîchement distillé dans l'alcool à 90-95 degrés, on verse dessus 10cc d'huile et 10cc d'acide chlorhydrique à 20-21 degrés B (densité, 1,19). On secoue pendant une minute au moins, on laisse reposer et on observe quand la séparation est faite. Dans le cas de l'huile de sésame, la solution acide sous-jacente ou l'huile sont colorées en rouge.

Il résulte d'observations de M. Hoton (*Annales des falsifications*, décembre 1908), que :

1º *Les* huiles d'olives ne donnent pas toutes cette réaction ; les huiles de France, Espagne, Italie, ne la donnent jamais ; il y a certaines huiles de Tunisie qui donnent une réaction positive, mais *toutes* les huiles de la Tunisie sont loin de donner cette réaction ; *certaines* huiles de Tunisie seulement la donnent.

2º La réaction de l'huile de sésame persiste avec intensité quand on opère sur les acides gras ; les acides gras de l'huile d'olives ne la donnent pas ; la réaction de l'huile de sésame est *violente* comme couleur : on peut diluer 1.000 fois l'huile de sésame avec une autre huile, l'huile de coton par exemple, ce mélange donne encore une coloration rose bien nette après une minute d'action de l'acide chlorhydrique furfurolé.

La coloration de l'huile d'olives de Tunisie est inférieure à celle obtenue par un mélange de 1/1000e d'huile de sésame.

Il suit de là qu'il est impossible de confondre une huile d'olives falsifiée par de l'huile de sésame avec une huile d'olives de Tunisie donnant la réaction à l'acide chlorhydrique furfurolé, car celle-ci diluée avec 5 ou 10 parties d'une autre huile (huile de coton par exemple), ne donne plus aucune coloration. Si, au contraire, on dilue une huile d'olives renfermant seulement 10 0/0 d'huile de sésame avec 100 parties d'huile de coton, on obtiendra toujours une coloration nette, car la coloration de l'huile de sésame se mesure et s'évalue avec précision.

Mais les analystes devront aussi s'abstenir de conclure à la présence de l'huile de sésame dans un autre produit s'ils n'ont pas obtenu des colorations bien nettes et persistant avec netteté après dilution du produit incriminé dans l'huile de coton (cette huile, on le sait, donne une réaction négative). Ainsi un beurre de cacao mélangé à 1 0/0 seulement de sésame réagit encore sur l'acide chlorhydrique furfurolé, si on le dilue dans dix parties d'huile de coton.

Si cet essai est négatif, on concluera à l'absence de sésame. On ne comprendrait pas en effet qu'on ait falsifié le beurre de cacao avec moins d'un pour cent de sésame.

Les observations précédentes s'appliquent aux extraits de benjoin, au beurre de cacao et en général à tous les produits de chocolaterie qui, d'après la *Zeitschrift für unt. nahr. und Gen., donneraient la réaction de l'huile de sésame*.

2º *Réaction Toches.* — Comme quelques huiles d'olives pures donnent facilement une légère coloration rouge, quand cette coloration est faible, ou quand les huiles en expérience sont d'origine portugaise, il est bon de pratiquer l'essai suivant, dû à *M. Toches.* On place, dans un tube à essais, des volumes égaux de l'huile à essayer et d'une solution à 7 0/0 d'acide pyrogallique dans l'acide chlorhydrique et on agite vivement. Après séparation, on soutire la couche acide inférieure et on la fait bouillir pendant cinq minutes ; la production d'une couleur pourpre, bleue par réflexion, indique l'huile de sésame.

Huile d'arachides

Cette huile est extraite par pression des graines d'arachides : elle est plus fluide que l'huile d'olive qu'elle sert à falsifier : on la recherche dans les autres huiles par le procédé de M. Blarez (officiel).

Réactif : Solution contenant 4 à 5 grammes de potasse pure pour 100^{cc} d'alcool à 90 degrés.

Essai. — Dans un tube à essai de 15 à 18 centimètres, placer 1^{cc} d'huile à essayer, 15^{cc} de la solution alcoolique de potasse, chauffer au réfrigérant ascendant de façon à maintenir une douce ébullition pendant un quart d'heure. Laisser refroidir.

Retirer le tube à essai, le boucher, l'abandonner à lui-même dans un endroit frais ou dans un courant d'eau entre 12 et 15 degrés. En présence de l'huile d'arachide il se forme un précipité dont l'importance est proportionnelle à la quantité d'huile d'arachide, tandis que les huiles d'olives pures restent limpides.

Après un repos de vingt-quatre heures, le précipité formé permet toujours de reconnaître 10 0/0 d'huile d'arachides.

En opérant exactement dans les mêmes conditions, mais en prenant 1^{cc}5 d'huile au lieu d'un seul, on obtient, après vingt-quatre heures de repos, la formation d'un précipité d'arachidate de potasse, même quand il n'y a que 5 0/0 d'huile d'arachides dans le mélange. Dans tous les cas, le précipité floconneux examiné à la loupe doit présenter des cristaux d'arachidate de potasse nettement cristallisé.

Dosage de l'acide arachidique et des acides non saturés (acides liquides ou acides fluides). Procédé Renard, modifié par MM. Tortelli et Ruggieri. — Méthode officielle : « Saponifier 20 grammes d'huile dans 50^{cc} d'une solution alcoolique de potasse à 120 grammes par litre en chauffant au réfrigérant ascendant. Ajouter au liquide quelques gouttes de phtaléine du phénol, puis goutte à goutte juste assez d'acide acétique à 10 0/0 pour faire disparaître la coloration rouge. Chauffer d'autre part, dans une fiole conique de 500^{cc}, 200^{cc} d'acétate de plomb à 10 0/0 et 100^{cc} d'eau. Quand la masse est à l'ébullition, y verser en mince filet la totalité de la solution alcoolique de savon préparée précédemment et agiter sans cesse. Porter de suite la fiole conique sous un courant d'eau froide et l'y maintenir pendant dix minutes en donnant constamment au vase un mouvement de rotation. Laisser reposer et verser tout le liquide clair. Laver le savon trois fois de suite avec chaque fois 200^{cc} d'eau à 60-70 degrés C, puis laisser refroidir. Egoutter soigneusement, dessécher au besoin le savon et le vase en les touchant avec du papier à filtrer et verser sur le savon de plomb ainsi lavé et adhérent aux parois du vase, 200^{cc} d'éther fraîchement redistillé. Agiter, fixer à un réfrigérant ascendant et chauffer au bain-marie en maintenant l'éther à une douce ébullition pendant vingt minutes en agitant de temps à autre pour détacher le savon des parois du vase.

Retirer la fiole et la mettre dans l'eau froide pendant une demi-heure. Filtrer alors la solution éthérée en ayant soin d'entraîner aussi peu que possible de précipité. Reprendre par 100^{cc} de nouvel éther et répéter le chauffage au réfrigérant ascendant, puis le refroidissement dans l'eau. Décanter à nouveau l'éther sur le filtre qui a déjà servi à cet usage. Conserver ces liquides éthérés pour y doser les acides non saturés, en opérant comme il est dit plus loin, et au moyen de nouvel éther faire tomber le précipité sur le filtre. Laver à l'éther le flacon et le filtre jusqu'à ce que quelques gouttes du liquide filtré ne laissent pour ainsi dire plus de résidu par évaporation et, quand ce résultat est atteint, placer l'entonnoir et son filtre sur une boule de séparation ; crever le filtre, et, avec de l'éther, en chasser le contenu dans la boule. Employer à cet effet 20^{cc} d'éther, enlever le filtre et verser sur l'éther 150^{cc} d'acide chlorhydrique à 20 0/0 ; agiter pour décomposer le savon et dissoudre dans l'éther les acides ainsi mis en liberté, puis laisser la couche éthérée devenir claire et évacuer la couche aqueuse sous-jacente qui entraîne la plus grande partie du chlorure de plomb formé. Laver à nouveau avec 100^{cc} d'acide chlorhydrique à 20 0/0 et effectuer au besoin un autre lavage de façon à enlever tout le chlorure de plomb. Laver ensuite deux fois avec 100^{cc} d'eau distillée; soutirer l'eau et jeter sur un petit filtre la liqueur éthérée que l'on recueille dans une fiole conique ; laver le vase et l'entonnoir avec un peu d'éther qu'on joint à la portion principale et soumettre à la distillation pour chasser tout l'éther. Le résidu est composé d'acides gras solides. Verser dans le vase qui le renferme 100^{cc} d'alcool à 90° et une goutte d'acide chlorhydrique. Fermer le flacon avec un bouchon traversé par un thermomètre et chauffer en agitant, jusqu'à 60°. La dissolution étant ainsi obtenue, laisser refroidir pendant quatre heures ; jeter sur un filtre le précipité et l'y laver avec 30^{cc} d'alcool à 90° centésimaux employés en trois fois (10^{cc} chaque fois), puis à plusieurs reprises à l'alcool à 80° centésimaux. Placer sous l'entonnoir un petit ballon de 250^{cc} et verser sur le filtre de l'alcool absolu bouillant qui dissout le précipité, en chasser l'alcool par distillation et reprendre le résidu par 100^{cc} d'alcool à 90° (sauf dans le cas où ce résidu est très faible), on se contente alors de 50^{cc} d'alcool à 90°. Chauffer au bain-marie à 60° après avoir ajouté une goutte d'acide chlorhydrique pour éclaircir la liqueur. Laisser refroidir quatre heures, filtrer, bien égoutter et laver trois fois avec 10^{cc} d'alcool à 90°, puis avec de l'alcool à 70°. Le lavage est terminé dès que les liquides filtrés n'abandonnent plus rien quand on en évapore quelques gouttes sur un verre de montre. Grâce à ces deux cristallisations, les acides restés sur le filtre sont purs. Ils consistent en un mélange d'acide arachidique $C^{20}H^{40}O^2$ et d'acide lignocérinique $C^{24}H^{48}O^2$. Pour les doser, jeter sur le filtre de l'alcool absolu bouillant et recueillir les liquides dans une capsule tarée ; porter au bain-marie pour en éliminer tout l'alcool. Dessécher le résidu dans l'étuve à 100° et peser.

Prendre, au tube capillaire, le point de fusion de ces acides. Celui-ci doit être supérieur à 70° et généralement voisin de 74°.

Il faudra, en plus, ajouter au poids trouvé celui des acides restés en solution dans l'alcool à 90° (il n'y a pas lieu de s'occuper de l'alcool à 70° dans lequel ils sont insolubles). A cet effet, il suffira d'évaluer le volume d'alcool à 90° employé. 100^{cc} de cet alcool dissolvent des quantités d'acides variables avec la température et leur proportion.

1° Si l'on a trouvé un poids variant de $2^{gr}07$ à $0^{gr}5$, il faudra ajouter pour 100^{cc} d'alcool à 90° centésimaux :

$$0^{gr}07 \text{ à } 15°, \qquad 0^{gr}08 \text{ à } 17°5, \qquad 0^{gr}09 \text{ à } 20°.$$

2° Pour un poids variant de $0^{gr}47$ à $0^{gr}17$, il faudra ajouter pour 100^{cc} d'alcool à 90° centésimaux :

$$0^{gr}050 \text{ à } 15°, \qquad 0^{gr}060 \text{ à } 17°5, \qquad 0^{gr}070 \text{ à } 20°.$$

3° Pour un poids inférieur à $0^{gr}05$, il faudra ajouter pour 100^{cc} d'alcool à 90° centésimaux :

$$0^{gr}031 \text{ à } 15°, \qquad 0^{gr}04 \text{ à } 17°5, \qquad 0^{gr}045 \text{ à } 20°.$$

LAITS

On doit entendre par lait le produit intégral de la traite totale et ininterrompue d'une femelle laitière bien portante, bien nourrie et non surmenée.

Lait de vache

Le lait de vache qui est destiné à l'alimentation ou à l'industrie est, presque toujours, un mélange provenant de plusieurs vaches ; fait qui présente une grande importance au point de vue de l'analyse car la composition du lait d'une seule vache présente souvent d'importantes variations qui disparaissent en partie par suite de son mélange avec le lait des autres vaches.

Prélèvement des échantillons de lait destiné à l'analyse : L'arrêté ministériel du 1er août 1906 (voir page 16) fixe les conditions dans lesquelles le lait doit être prélevé sur la voie publique ou chez le débitant.

Dans les cas douteux, l'expert peut être appelé à prélever, à l'étable même, un échantillon de contrôle ; la prise de cet échantillon doit être faite 24 heures, mais au plus tard 48 heures après la traite du lait à examiner.

Lors du prélèvement de l'échantillon de contrôle, l'expert doit conserver les précautions suivantes :

Le lait doit être trait aux mêmes vaches qui ont fourni le lait à analyser.

Les vaches doivent être traites comme d'habitude et à la même heure que lors du prélèvement qui a fourni le lait à analyser.

La vache doit être traite à fond.

Recueillir et transporter le produit de la traite dans des récipients soigneusement nettoyés.

Les récipients devront être remplis aussi complètement que possible pour éviter le barattage pendant le transport.

On ajoute au lait pour le conserver, si l'analyse ne peut être faite immédiatement, une pastille de bichromate de potasse ($0^{gr}25$ de bichromate pour 250^{cc} de lait).

L'analyse d'un lait comprend :

1° *La détermination des caractères organoleptiques et des propriétés physiques ;*

2° *L'examen microscopique ;*

3° *L'analyse chimique proprement dite ;*

4° *La recherche des falsifications.*

Avant de procéder à l'analyse il est de toute nécessité d'agiter le lait pour le rendre homogène, cette agitation doit être renouvelée avant chaque prise d'essai.

Si le lait est caillé on le liquéfie par addition, jusqu'à réaction franchement alcaline, d'ammoniaque ou d'un mélange connu sous le nom de mélange de Quesneville. (Voir page 503).

Dans le lait ainsi décaillé on ne déterminera ni la densité, ni le lactose, on essaiera seulement le dosage du beurre et des cendres ;

On pourra tirer des conclusions assez intéressantes de l'analyse du sérum du lait caillé ; un lait pur fournit en se caillant un sérum dont la densité est comprise entre 1,0265 et 1,0317 (moyenne 1,028) qui laisse 6 à 7 0/0 d'extrait sec à 100 degrés et contient de 0^{gr}22 à 0^{gr}28 de beurre.

Si le lait est altéré, on l'analysera comme il est dit à la suite des conserves de lait.

Détermination des caractères organoleptiques et des propriétés physiques

Le lait de vache pur et frais est opaque, blanc jaunâtre, onctueux, coulant difficilement en laissant des traînées blanches persistantes sur les parois des vases qui le contiennent ; sa crême monte facilement.

Une teinte jaune indique une forte proportion de crême ; une teinte bleuâtre (lait bleu) est l'indice d'un lait mouillé, une teinte bleue, rose ou rouge indique un lait malade.

L'onctuosité du lait disparaît par le mouillage ou l'écrémage, elle ne doit pas devenir visqueuse par addition d'ammoniaque, ce qui serait l'indice de la présence de lait colostral.

Son odeur est faible, mais agréable et spéciale ; cette odeur ne doit être ni acide, ni éventée, ni fétide, ni putride.

Sa saveur est franche, corsée, le mouillage et l'écrémage lui enlèvent sa sapidité.

Sa réaction est légèrement acide à la phénol-phtaléine ; une réaction alcaline nette sera l'indice d'une addition frauduleuse d'une substance alcaline destinée à masquer une acidité trop forte ou à conserver le lait, une réaction fortement acide indiquera une fermentation acide, dans ce cas le lait se coagulera à l'ébullition.

Un lait qui a perdu sa saveur, son odeur caractéristique et son onctuosité peut avoir été écrémé et mouillé et aussi quelquefois cuit (bouilli), surtout lorsqu'on remarque en outre une réaction alcaline, une coagulation difficile par la présure et une montée lente de la crême : il importe donc de caractériser le lait cuit et de le distinguer du lait cru :

Lait cru et lait cuit.—Pour distinguer ces laits, on ajoute à 5^{cc} de lait placés dans une capsule à fond plat de 5 centimètres de diamètre, une goutte d'eau oxygénée sans remuer le liquide, puis une goutte d'une solution à 3 0/0 de paraphénylène-diamine.

Avec le lait cru on obtient immédiatement à froid une coloration bleu foncé (Méthode officielle).

M. Dupouy ajoute au même volume de lait, 5cc d'une solution ainsi préparée :

$$Gayacol \dots\dots\dots 1^{gr}$$
$$Eau\ distillée \dots\dots\dots 100^{cc}$$

il se forme une coloration rougeâtre avec le lait cru : il ne se forme aucune réaction avec le lait cuit.

Examen de la pureté et de l'état sanitaire du lait. — *Les impuretés* que renferme le lait (poussières, déjections, poils, etc.) peuvent être évaluées au moyen du lacto-sédimentateur de Gerber.

C'est une bouteille sans fond de 1/2 litre de contenance et portant à son goulot un tube de caoutchouc le reliant à un tube de verre rétréci et gradué empiriquement dans son extrémité inférieure dans lequel se rassemblent les impuretés qu'on évalue au moyen de la graduation. Un bouchon de caoutchouc fixé à l'extrémité d'une tige métallique ferme intérieurement le col de la bouteille.

La bouteille étant munie de son bouchon intérieur on la remplit de lait après l'avoir placée sur un support, on adapte le tube effilé au moyen du tube de caoutchouc et on laisse reposer le lait pendant 12 heures.

On examine alors le dépôt formé :

Le lait	tout à fait pur	ne laisse aucun dépôt.
—	suffisamment pur	laisse un très léger dépôt.
—	peu propre	laisse un dépôt de 2 à 4 degrés.
—	malpropre	laisse un très fort dépôt 6 à 7 degrés.

Un lait pur et hygiénique ne doit pas laisser de dépôt.

L'*état sanitaire* du lait peut être apprécié au moyen du lacto-fermentateur de Walter-Gerber. C'est un bain-marie rectangulaire fermé avec un couvercle et où plongent des tubes en verre de 50cc de capacité munis chacun d'un petit couvercle en fer blanc.

Ces tubes coiffés de leur couvercle et bien lavés à l'eau pure sont préalablement bouillis pendant 1/2 heure dans l'eau, puis remplis de lait bien homogène, jusqu'à deux centimètres du bord. On les place alors dans l'eau du bain-marie portée à + 45°, et de façon que l'eau du bain-marie arrive au même niveau que le lait dans les tubes. On ferme l'appareil. On règle la température de manière qu'elle se maintienne *entre 37-38 degrés* exactement.

Au bout de 9 heures, on agite légèrement chaque tube pour voir si le lait est coagulé ; on replace les tubes au bain-marie et 3 heures après on les examine de nouveau.

Tout lait suspect se coagule au bout de 12 heures ; si le coagulum est fortement crevassé, déchiré, aggloméré au fond du tube, s'il y a sous la crême une couche de liquide trouble, si la crême est boursouflée, si le petit lait est filant, si l'odeur est désagréable, le lait est mauvais (Ch. Martin).

Détermination de la densité. — La densité doit être déterminée quelques heures après la traite parce que le lait fraîchement trait est encore chaud et sa densité est trop faible.

La densité se détermine au moyen du lacto-densimètre de Quevenne et Bouchardat.

Lactodensimètre de Quevenne. — C'est un aréomètre qui indique la densité du lait ; celle de l'eau étant 1000, la densité moyenne du lait pur étant 1032, cellé du lait écrémé 1033, c'est-à-dire qu'un litre d'eau pesant 1000 grammes, un litre de lait pur pèse 1032 grammes, un litre de lait écrémé 1033 grammes. Ce poids en grammes est indiqué sur la tige de l'appareil, mais pour plus de simplicité on a supprimé les deux premiers chiffres de gauche (ou 10) ; 25 ou 32 degrés du lacto-densimètre indiquent une densité de 1025 ou 1032 ; la graduation de l'instrument va de 14 (ou 1014) en haut à 42 (ou 1042) en bas de la tige.

Pour se servir de l'appareil, remplir avec le lait *rendu homogène par l'agitation* (s'il est grumeleux on le passe avec un linge fin), une éprouvette assez large, en ayant soin de faire arriver le lait à 2-3 centimètres du bord supérieur de l'éprouvette, plonger le densimètre dans le lait, faire la lecture *en haut du menisque convexe*, prendre la température au moyen d'un thermomètre, faire la correction si la température n'est pas de + 15° au moyen de la table XLV.

Si on n'a pas de Table, amener la température du lait à + 15°, ou bien encore ajouter au degré lu 1 degré pour une variation de température de 5 degrés au-dessus de + 15°, retrancher 1 degré pour une variation de température de 5 degrés au-dessous de + 15°.

La densité moyenne d'un lait de vache varie de 1028 à 1034, soit 28 à 34 au lactodensimètre ; le mouillage l'abaisse, l'écrémage l'augmente, mais les deux fraudes combinées peuvent fournir un lait de densité normale.

On doit tenir pour suspect tout lait entier qui a une densité inférieure à 1030 ou supérieure à 1,034.

Voici un exemple pour les degrés intermédiaires du Lactodensimètre :
a : le poids spécifique est 32,5 à + 14° : quel est le poids spécifique à + 15° :

on a

$$32° à + 14 = 31,8$$
$$33° à + 14 = 32,8$$
$$\overline{64,6}$$

et

$$\frac{64,6}{2} = 32,3.$$

(Voir page 488).

TABLE XLV

Corrections des lectures du Lactodensimètre. — Lait entier.

INDICATIONS du LACTODENSIMÈTRE (1)

INDICATIONS du THERMOMÈTRE	14	15	16	17	18	19	20	21	22	23	24	25	26	27	28	29	30	31	32	33	34	35
8	13 2	14 2	15 2	16 2	17 2	18 2	19 1	20 1	21 1	22 1	23 1	24 0	25 0	26 0	26 9	27 8	28 7	29 7	30 6	31 6	32 5	33 4
9	13 3	14 3	15 3	16 3	17 3	18 3	19 2	20 2	21 2	22 2	23 2	24 1	25 1	26 1	27 0	27 9	28 8	29 8	30 8	31 8	32 7	33 6
10	13 4	14 4	15 4	16 4	17 4	18 4	19 3	20 3	21 3	22 3	23 3	24 2	25 2	26 2	27 1	28 1	29 0	30 0	31 0	32 0	32 9	33 8
11	13 5	14 5	15 5	16 5	17 5	18 5	19 4	20 4	21 4	22 4	23 4	24 3	25 3	26 3	27 2	28 2	29 2	30 2	31 2	32 2	33 1	34 0
12	13 6	14 6	15 6	16 6	17 6	18 6	19 5	20 5	21 5	22 5	23 5	24 5	25 5	26 5	27 4	28 4	29 4	30 4	31 4	32 4	33 3	34 2
13	13.7	14.7	15 7	16 7	17 7	18 7	19 6	20 6	21 6	22 6	23 6	24 6	25 6	26 6	27 6	28 6	29 6	30 6	31 6	32 6	33 5	34 4
14	13 8	14.8	15 8	16 8	17 8	18 8	19 8	20 7	21 8	22 3	23 8	24 8	25 8	26 8	27 8	28 8	29 8	30 8	31 8	32 8	33 8	34 7
15	14 0	15 0	16 0	17 0	18 0	19 0	20 0	21 0	22 0	23 0	24 0	25 0	26 0	27 0	28 0	9 03	30 0	31 0	32 0	33 0	34 0	35 0
16	13 3	14 8	15 8	17 1	18 1	19 1	20 1	21 2	2 22	23 2	24 2	25 2	25 2	27 2	28 2	9 23	30 2	31 2	32 3	33 2	34 2	35 2
17	14 2	15 2	16 3	17 3	18 3	19 3	20 8	21 4	22 4	23 4	24 4	25 4	26 4	27 4	28 4	29 4	30 4	31 4	32 4	33 4	33 4	33 4
18	14 4	15 4	16 5	17 5	18 5	19 5	20 5	21.6	22 6	23 6	24 6	25 6	26 6	27 6	28 6	29 6	30 6	31 7	32 7	33 7	34 7	35 7
19	14 6	15 6	16 7	17 7	18 7	19 7	20 7	21.8	22 8	23 8	24 8	25 8	26 9	27 9	28 9	29 9	30 9	32 0	33 0	34 0	35 0	36 0
20	14 8	15 8	16 9	17 9	18 9	19 9	20 9	22 0	23 0	24 0	25 0	26 0	27 1	28 2	29 2	30 2	31 2	32 3	33 3	34 3	35 3	36 3
21	15 0	16 0	17 1	18 1	19 1	20 1	21 1	22 2	23 2	24 2	25 2	26 2	27 3	28.4	29 4	30 4	31 4	32 5	33 6	34 6	35 6	36 6
22	15 2	16 2	17 3	18 3	19 3	20 3	21 3	22 4	23 4	24 4	25 4	26 4	27 5	28 6	29 6	30 6	31 6	32 7	33 8	34 9	35 9	36 9
23	15 4	16.4	17 5	18 5	19 5	20 5	21 5	22 6	23 6	24 6	25 6	26 6	27.7	28 8	29 9	30 9	31 9	33 0	34 1	35 2	36 2	37 2
24	15 6	16.6	17 7	18 7	19 7	20 7	21.7	22 8	23 8	24 8	27 8	26 8	27.9	29 0	30 1	31 2	32 2	33 2	34 4	35 5	36 5	37 5

(1) Les chiffres 14 15, 16, etc., du Lactodensimètre indiquent des densités de 1014, 1015, 1016, etc., il en est de même des chiffres de toutes les colonnes. On se sert de cette table comme de celle des corrections de l'alcoomètre centésimal (voir page 77 et suivantes).

Pour les degrés intermédiaires voir page 485.

TABLE XLV

Lait Écrémé

INDICATIONS DU LACTODENSIMÈTRE (1)

INDICATIONS du THERMOMÈTRE	18	19	20	21	22	23	24	25	26	27	28	29	30	31	32	33	34	35	36	37	38	39	40
8	17.3	18.3	19.3	20.3	21.3	22.3	23.2	24.1	25.1	26.1	27.1	28.1	29.1	30.1	31.1	32.1	33.1	34.0	35.0	36.0	37.0	37.8	38.9
9	17.4	18.4	19.4	20.4	21.4	22.4	23.3	24.2	25.2	26.2	27.2	28.2	29.2	20.2	31.2	32.2	33.2	34.1	35.1	36.1	37.1	38.0	39.1
10	17.5	18.5	19.5	20.5	21.5	22.5	23.4	24.3	25.3	26.3	27.3	28.3	29.3	30.3	31.3	32.3	33.3	34.2	35.2	36.2	37.2	38.2	39.2
11	17.6	18.6	19.6	20.6	21.6	22.6	23.5	24.4	25.4	26.4	27.4	28.4	29.4	30.4	31.4	32.4	33.4	34.3	35.3	36.3	37.3	38.3	39.3
12	17.7	18.7	19.7	20.7	21.7	22.7	23.6	24.5	25.5	26.5	27.5	28.5	29.5	30.5	31.5	32.5	33.5	34.4	35.4	36.4	37.4	38.4	39.4
13	17.8	18.8	19.8	20.8	21.8	22.8	23.7	24.6	25.6	26.6	27.6	28.6	29.6	30.6	31.6	32.6	33.6	34.6	35.6	36.6	37.6	38.6	39.6
14	17.9	18.9	19.9	20.9	21.9	22.9	23.9	24.8	25.8	26.8	27.8	28.8	29.8	30.8	31.8	32.8	33.8	34.8	35.8	36.8	37.8	38.8	39.8
15	18.0	19.0	20.0	21.0	22.0	23.0	24.0	25.0	26.0	27.0	28.0	29.0	30.0	31.0	32.0	33.0	34.0	35.0	36.0	37.0	38.0	39.0	40.0
16	18.1	19.1	20.1	21.1	22.1	23.1	24.1	25.1	26.1	27.1	28.0	29.1	30.1	31.1	32.2	33.2	34.2	35.2	36.2	37.2	38.2	39.2	40.2
17	18.2	19.2	20.2	21.2	22.2	23.2	24.2	25.2	26.3	27.3	28.1	29.3	30.3	31.4	32.4	33.4	34.4	35.4	36.4	37.4	39.4	39.4	40.4
18	18.4	19.4	20.4	21.4	22.4	23.4	24.4	25.4	26.4	27.5	28.5	29.5	30.5	31.6	32.6	33.6	34.6	35.6	36.6	37.6	38.6	39.6	40.6
19	18.6	19.6	20.6	21.6	22.6	23.6	24.6	25.6	26.7	27.7	28.7	29.7	30.7	31.8	32.8	33.8	34.8	35.8	36.9	37.9	38.9	39.9	40.9
20	18.8	19.8	20.8	21.8	22.8	23.8	24.8	25.8	26.9	27.9	28.9	29.9	30.9	32.0	33.0	34.0	35.0	36.0	37.1	38.2	39.2	40.2	41.2
21	18.9	19.9	21.9	21.9	22.9	23.9	24.9	25.9	27.0	28.1	29.1	30.1	31.2	32.2	33.2	34.2	35.2	36.2	37.3	38.4	39.4	40.4	41.4
22	19.1	20.1	21.1	22.1	23.1	24.1	25.1	26.1	27.2	28.3	29.3	30.3	31.3	32.4	33.4	34.4	35.4	36.4	37.5	38.6	39.7	40.7	41.7
23	19.3	20.3	21.3	22.3	23.3	24.3	25.3	26.3	27.4	27.5	29.5	30.5	31.5	33.6	33.6	34.6	36.6	37.6	38.9	39.9	39.9	41.0	42.0

(1) Pour les degrés intermédiaires voir page 485.

♭ : La densité est de 32 à + 13°5 ; quelle est-elle à + 15° :

on a :
$$32° \text{ à } + 13 = 31,6$$
$$32° \text{ à } + 14 = 31,8$$
$$\overline{63,4}$$

et
$$\frac{63,4}{2} = 31,7$$

c : La densité est 33,5 à + 13°5 ; quelle est-elle à + 15° :

on a :
$$33° \text{ à } + 13 = 32,6$$
$$34° \text{ à } + 14 = 33,8$$
$$\overline{66,4}$$

et
$$\frac{66,4}{2} = 33,2.$$

Examen microscopique

Cet examen renseigne sur la contamination possible du lait, sur l'état pathologique de la vache, sur la nature de certaines fraudes.

Il portera sur le lait bien mélangé, sur son dépôt ou sur le culot de centrifugation (voir plus loin pour la centrifugation) ou du lacto-sédimentateur.

On examinera avec un grossissement de 300 D, d'abord puis de 400 D, enfin de 500 diamètres.

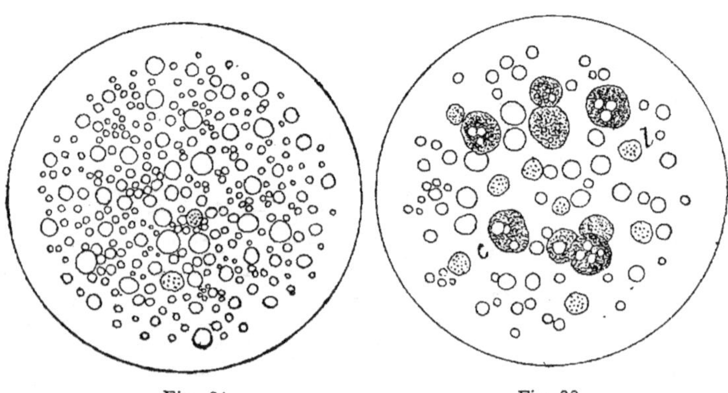

Fig. 21.   Fig. 22.

Dans un lait normal on verra des globules butyreux tassés les uns contre les autres, les uns petits, les autres gros, de 1 à 15 μ inclus, dans un liquide incolore et transparent, très réfringents, à centre brillant et obscurs à la périphérie (fig. 21).

Le lait mouillé et écrémé montre des globules gras très dispersés dans un liquide opaque (fig. 22).

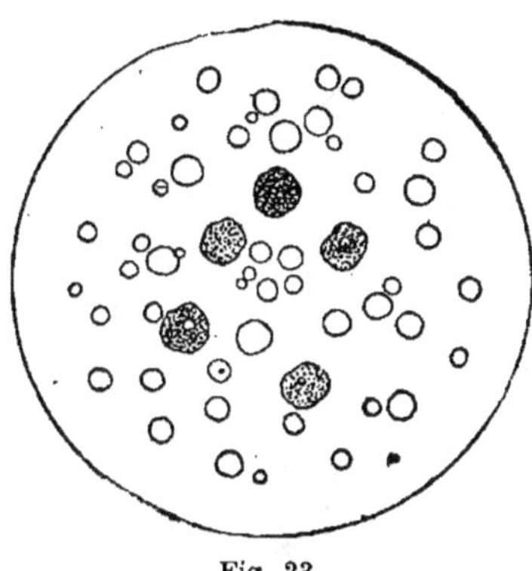

Fig. 23.

Le colostrum que l'on rencontre quelquefois dans le lait, dans les premiers jours de la lactation, est caractérisé par des cellules graisseuses volumineuses, à contours mal délimités et renfermant une masse granuleuse (globules mûriformes) on trouve toujours, à côté de ces cellules, des leucocytes (globules circulaires, aplatis, renfermant de un à quatre noyaux dans leur intérieur, finement granulés).

Les globules de pus apparaissent de même avec leur contenu granuleux et nucléolé et très réfringent (fig. 23).

Le sang est caractérisé par des globules plus ou moins jaunes.

On recherche enfin les grains de fécule et d'amidon. (Voir farines.)

Pour apercevoir plus nettement les substances étrangères on pourra éclaircir la préparation en solubilisant les globules butyreux par la soude.

ANALYSE CHIMIQUE

Dans l'analyse du lait on détermine :

L'acidité (éventuellement).

La matière grasse.

L'extrait sec.

Le lactose,

La caséine.

Les cendres.

Nous diviserons les méthodes d'analyse en deux groupes :

A. *Méthodes générales d'analyse* :

1º *Méthode de MM. Bordas et Touplain.* — Dans cette méthode, on recherche, en outre de l'exactitude, la rapidité et la simplicité des opérations en se servant des appareils à centrifuger.

« On verse goutte à goutte 10^{cc} de lait dans un tube en verre taré contenant une solution composée d'alcool à 65 degrés acidifié par l'acide acétique. (Il est bon pour mesurer le lait de se servir d'une pipette graduée à cet effet.)

« On laisse reposer pendant quelques instants, puis on centrifuge. Après décantation, on lave le précipité en le délayant dans 30^{cc} d'alcool à 50 degrés. On centrifuge à nouveau et l'on décante. Les liquides ainsi obtenus sont recueillis et l'on dose le lactose par la liqueur de Fehling après avoir ajouté q.'s. d'eau pour avoir 100^cc.

On opérera avec 10^cc de liqueur de Fehling correspondant à 0^gr05 de sucre interverti : on aura le lactose de 100^cc de lait par la formule suivante ; ou N est le nombre de centimètres cubes de liqueur sucrée employée.

$$\frac{0,0675 \times 10 \times 100}{N} = \frac{67,5}{N} \text{ Lactose hydraté de } 100^{cc} \text{ de lait}$$

$$\frac{0,0635 \times 10 \times 100}{N} = \frac{63,5}{N} \text{ Lactose anhydre de } 100^{cc} \text{ de Lait.}$$

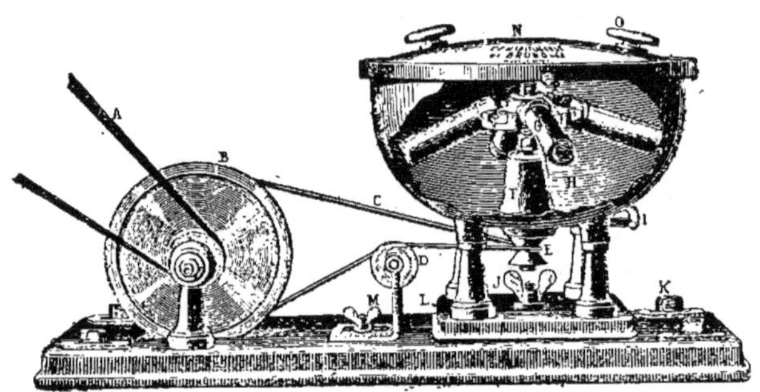

Fig. 24.

« L'extraction du beurre se fait sur le précipité provenant de l'opération précédente. On fait deux épuisements en ajoutant 2^cc d'alcool à 96 degrés, puis 30^cc d'éther ordinaire. On centrifuge chaque fois pendant quelques minutes et l'éther est recueilli dans un vase taré à l'effet d'y être évaporé et l'on pèse le beurre après dessiccation.

« Il ne reste plus dans le tube du centrifugeur que la caséine en poudre fine qui se dessèche rapidement à basse température. On la pèse dans le tube même du centrifugeur qui a été préalablement taré.

« Connaissant le poids P de caséine brute ainsi trouvée, on a la caséine pure par P × 0,925.

« On complète tous ces dosages en faisant les cendres sur 10^cc de lait. »

Ce procédé d'analyse supprime toutes les filtrations et tous les épuisements, ainsi que la dessiccation longue et fastidieuse de la caséine. Une seule prise d'essai permet de faire tous les dosages dans le même tube par épuisement et précipitation successifs. Enfin, il suffit de très peu de lait pour en faire l'analyse.

On pourra employer cette méthode pour analyser les laits qui arrivent caillés au laboratoire. On devra alors évaluer le volume de l'échantillon, séparer ensuite au centrifugeur le caillé du petit lait et faire l'analyse complète sur chaque partie. On évitera alors l'emploi d'antiseptiques pour la conservation des laits soumis aux analyses légales.

On emploiera avec avantage la centrifugeuse de M. Bruno (fig. 24).

C'est une centrifugeuse à grande vitesse, fonctionnant avec tous les moteurs donnant une faible force (1/16e de HP), et à roulements à billes, elle fournit les grandes vitesses de 1.900 à 2.000 tours exigés par la méthode officielle (voir page 495), elle peut se transformer en essoreuse pour d'autres essais de laboratoire.

2° Méthode d'Adam : Préparer les réactifs suivants :

Alcool ammoniacal	Alcool à 90°	333cc
	Eau distillée	55cc
	Ammoniaque pure à 22°	12cc
	Ether sulfurique à 65°	440cc
Acide acétique étendu	Acide acétique cristallisable	150cc
	Eau distillée, quantité suffisante pour	1000cc

L'appareil d'Adam ou *Galactotimètre* est d'une capacité totale de 50-55cc et se compose de deux boules superposées, séparées l'une de l'autre par un étranglement, et d'un tube étroit, inférieur, gradué, que terminent un robinet en verre et une courte tubulure effilée. La boule supérieure porte un col étroit sur lequel peut s'ajuster un bouchon de caoutchouc qu'on aura soin de tailler en biseau.

Au niveau de l'étranglement qui sépare les deux boules le galactotimètre porte un trait circulaire jaugeant 10cc à partir du robinet ; la boule supérieure porte à peu près en son milieu un trait mesurant 32cc à partir du robinet.

« La tubulure porte un trait supérieur marqué 0, et un inférieur marqué 70°. L'espace compris entre ces deux limites a une capacité de 0cc80 divisée en 70 degrés, dont chacun représente un gramme de beurre par litre de lait. (Cette graduation n'a d'utilité que pour le dosage volumétrique, voir plus loin.)

On introduit dans l'appareil 10cc de lait, de la manière suivante :

« Le robinet, préalablement graissé avec soin et ouvert, est plongé par son extrémité dans le lait bien mélangé et contenu dans un vase à large ouverture. On fait monter doucement par aspiration ce liquide jusqu'au trait 10cc ou un peu au-dessus. On ferme le robinet, on l'essuie ; puis on l'entr'ouvre légèrement, pour laisser écouler l'excès. On a ainsi, entre le robinet et le trait, 10cc de lait exactement mesurés.

« *Dosage du beurre.* — On verse alors, par l'ouverture supérieure de l'appareil, de l'alcool ammoniacal jusqu'au trait de 32cc. On bouche hermétiquement et solidement puis on retourne l'appareil de manière à faire passer tout le liquide dans la grande boule, où le mélange s'accomplit. On répète cette manœuvre jusqu'à ce qu'on ait obtenu une liqueur parfaitement homogène, et que les parois de l'appareil soient bien nettes.

« On place alors l'appareil sur un support ou sur une éprouvette, et on le laisse au repos pendant cinq minutes. Après ce temps, la séparation est complète. Le liquide est partagé en deux couches : l'une supérieure et limpide contenant le beurre, l'autre inférieure, opaline, renfermant tous les autres principes.

« De plus, le conduit de la clef du robinet et la portion effilée située au-dessous sont obstrués par une petite quantité de lait qu'il faut éliminer.

« A cet effet, on commence par ôter le bouchon de l'appareil ; puis on entr'ouvre avec précaution le robinet. Le lait, plus dense que le liquide intérieur, se laisse déplacer par lui sans s'y mélanger.

« Lorsque la séparation est ainsi bien complète, la liqueur inférieure est soutirée à un demi-centimètre près dans une *éprouvette graduée* ou dans un vase jaugeant exactement 100cc. On donne à l'appareil, solidement rebouché, une ou deux secousses ; on le roule vivement entre les deux mains et on le laisse reposer. Il se forme inférieurement une nouvelle colonne opaline que l'on réunit à la première. En répétant une ou deux fois cette manœuvre, sans jamais laisser le liquide clair s'engager dans le robinet, on arrive à une séparation presque complète des deux couches.

« On verse alors dans l'appareil de l'eau distillée jusqu'au trait 32cc de la grande boule, en prenant soin de la faire couler doucement de façon à ce qu'elle ne tombe pas directement dans la liqueur inférieure, mais s'étale en nappe sur les parois de l'appareil que l'on fait tourner lentement dans la main gauche pendant cette affusion.

« Grâce à ces précautions, on évite tout trouble. L'eau chargée des matières enlevées aux parois et parfaitement limpide, occupe la partie inférieure de l'instrument surnagée par le liquide butyreux.

« On laisse reposer cinq minutes, afin que la dissolution soit complète ; on soutire avec précaution cette eau, que l'on réunit à la première liqueur recueillie dans l'éprouvette ; on additionne ce mélange aqueux de 2 à 3cc d'acide acétique étendu ; on parfait le volume de 100cc avec de l'eau distillée ; on agite vivement avec une baguette de verre jusqu'à ce qu'on voie des flocons de caséine nager dans le liquide clair ; on couvre et on met à part.

« A ce moment il ne reste dans l'appareil que la solution éthéro-alcoolique de beurre et une faible quantité d'eau engagée dans le robinet. Il suffit d'éliminer cette eau, de recueillir la solution bytureuse dans une capsule tarée et de procéder à l'évaporation, comme suit. (Ici on peut opérer volumétriquement.)

« Pour opérer rapidement et sûrement la pesée du beurre, il importe de le débarrasser, avant de le soumettre à l'évaporation, des dernières traces d'eau ou d'acide. Pour y parvenir, on laisse se rassembler le peu de liquide restant. Quand la petite colonne qui s'en est reformée n'augmente plus de hauteur, on entr'ouvre très légèrement le robinet et on le ferme au moment où la colonne butyreuse, chassant devant elle les dernières traces du liquide aqueux, est descendue à un millimètre de l'ouverture inférieure de l'appareil. Enfin ce dernier millimètre est encore soustrait en appuyant la pulpe du doigt ou un papier à filtre sur l'ouverture.

« Toutes ces précautions ont pour but d'abréger l'évaporation des liquides volatils et l'isolement du beurre.

« Lorsqu'on a ainsi éliminé toute trace d'humidité, on laisse écouler le contenu de l'appareil dans une petite capsule de porcelaine à fond plat, tarée d'avance. On rince l'intérieur de l'appareil à deux reprises, en employant 2cc d'éther à chaque fois et faisant participer le bouchon au lavage. Cet éther est réuni au beurre déjà recueilli dans la capsule et on procède à l'évaporation. Celle-ci s'exécute, soit à l'étuve, soit au bain-marie, soit en faisant flotter la capsule sur de l'eau distillée. L'essentiel est, dans tous les cas, de partir de la température ambiante qu'on élève graduellement, afin d'éviter toute ébullition.

« L'évaporation est complète lorsque la capsule ne donne plus ni l'odeur de l'éther ni celle de l'acide acétique. Il est toujours plus sûr de la terminer à l'étuve à + 100º.

« *Dosages du lactose et de la caséine.* — Pendant la précédente opération, la liqueur recueillie dans l'*éprouvette graduée*, précipitée par l'acide acétique et mise à part, s'est éclaircie, laissant déposer la caséine en beaux flocons blancs caillebottés. — On la verse sur un filtre taré sec, en recouvrant l'entonnoir après chaque affusion pour prévenir toute évaporation.

« On recueille ainsi un volume de liqueur variable selon la quantité du précipité, mais toujours à un titre décuple de celui du lait et ne contenant plus que les sels, y compris l'acétate d'ammoniaque introduit par le traitement, et le lactose que l'on peut doser immédiatement au moyen de la liqueur cupro-potassique de Fehling.

« L'acétate d'ammoniaque étant complètement volatil à + 100°, on peut aussi faire évaporer dans une capsule de platine 10^{cc} de cette liqueur, peser, incinérer et déduire par différence après une nouvelle pesée, le poids du lactose détruit : il ne reste plus dans la capsule que les cendres d'un gramme de lait.

« *Caséine*. — La caséine restée sur le filtre est lavée à plusieurs reprises à l'eau distillée. Le filtre, retiré avec précaution de l'entonnoir, est étalé, replié en deux, essoré fortement entre des feuilles de papier à filtrer, de façon à aplatir le plus possible la matière. Grâce à cette précaution, la dessiccation se fait très rapidement à l'étuve. — Le filtre sec, refroidi au-dessus de l'acide sulfurique, est repesé rapidement : l'excès de son poids sur la tare primitive donne le poids de la caséine contenue dans les dix grammes de lait.

« Les diverses opérations qui viennent d'être décrites ont successivement fourni le poids du beurre, de la caséine, du lactose et même celui des cendres. Mais cette dernière donnée portant sur une quantité insuffisante, il faut, pour une analyse complète, consacrer un échantillon spécial à la détermination de l'eau, du résidu total et des cendres. Voici le procédé recommandé et qui marche parallèlement aux autres opérations :

« Dans une petite capsule de porcelaine tarée, on pèse 10^{cc} de lait, que l'on additionne de deux gouttes d'acide acétique cristallisable. On chauffe en agitant avec une baguette de verre jusqu'à formation du coagulum, et on met à évaporer au bain-marie jusqu'à consistance de pâte très ferme. On retire alors la capsule ; et, avec la même baguette, on triture la masse de manière à la réduire en une poudre grossière. A l'aide d'une petite spatule, on détache des parois de la capsule les fragments qui y adhèrent, et l'on remet au bain-marie où l'on obtient en très peu de temps une masse blanche, très poreuse, qui s'écrase sans effort sous le pilon et dans la capsule même, en donnant une poudre qui a conservé toute sa porosité et sa blancheur, et dont on achève facilement la dessiccation au bain-marie ou à l'étuve à + 80°.

« La capsule refroidie au-dessus de l'acide sulfurique est portée dans la balance et l'augmentation de son poids donne celui du résidu sec et celui de l'eau.

« Le résidu incinéré dans une capsule de platine donne enfin le poids des cendres. »

3° *Méthode allemande. Beurre*. — On le dose par la méthode d'Adam, ou on l'extrait au moyen de l'éther, du lait évaporé à sec en présence de sable ou d'amiante.

Extrait: On évapore à sec à + 105°, 10 grammes de lait jusqu'à poids constant dans une capsule de nickel.

On contrôle par la formule de Fleischmann (voir page 499).

Cendres. — On incinère 10 grammes de lait dans une capsule de platine.

Albumine totale. — On la précipite à froid par l'acide acétique. Le lactose est dosé dans la liqueur filtrée.

Mouillage. — Le lait est mouillé quand l'extrait sec dégraissé (voir plus loin) est inférieur à 8 0/0, la densité inférieure à 1,028, la densité du sérum inférieure à 1,026 (*Revue générale de Chimie pure et appliquée*).

4º *Méthode officielle Française* (*Journal officiel* du 9 mars 1907). — Avant de procéder à l'analyse, il faut avoir soin d'agiter le lait pour le rendre homogène.

Densité. — Prendre la densité du lait au lacto-densimètre de Quévenne et Bouchardat. Ramener les déterminations à 15º de température.

Extrait sec. — Evaporer 10^{cc} de lait dans une capsule en platine à fond plat de 70 millimètres de diamètre et 20 millimètres de hauteur. Chauffer pendant 7 heures sur un bain-marie fermé par un couvercle de cuivre dans lequel sont ménagées des alvéoles de la dimension des capsules. Ces alvéoles plongent dans l'eau bouillante du bain-marie et le dégagement de la vapeur de celui-ci se fait par une cheminée latérale. La proportion d'extrait est calculée par litre de lait.

Cendres. — Incinérer avec précaution, sans dépasser le rouge sombre, l'extrait précédent, jusqu'à ce que les cendres soient blanches (ou jaunes, si le lait a été additionné de bichromate de potassium, cette coloration indiquant que le chrome est bien réoxydé).

S'il y a du bichromate, le doser par la méthode suivante et déduire son poids de celui des cendres.

Ce dosage s'effectue sur les cendres précédentes.

Liqueurs nécessaires :
1º Solution de sulfate double de fer et d'ammoniaque à 7 grammes par litre correspondant à 1 gramme de fer.
2º Solution de permanganate de potassium à 0^{gr}5646 par litre correspondant à 1 gramme de fer.

Ces liqueurs se correspondent volume à volume.

Le titre exact de la solution de permanganate est fixé en fonction de la solution de sulfate double de fer. La solution de permanganate de potassium se conservant très longtemps servira par suite à vérifier le titre de la solution de sulfate double de fer.

Fixation du titre des solutions (1 et 2).
Placer 20^{cc} de la solution de sulfate double dans un vase, ajouter 5^{cc} d'acide sulfurique pur et 25^{cc} d'eau.

La liqueur de permanganate étant contenue dans une burette graduée, en verser dans la solution précédente jusqu'à légère coloration rosée, et noter le nombre de centimètres cubes de permanganate employés.

Essai :
Les cendres sont introduites à l'aide de 25^{cc} d'eau environ dans un verre à pied, dans lequel on ajoute 5^{cc} d'acide sulfurique pur et 20^{cc} de la solution de sulfate double de fer titré.

Après réduction de l'acide chromique, laquelle est immédiate, titrer l'excès de sel ferreux avec la solution de permanganate de potassium placée dans une burette graduée.

Le nombre de centimètres cubes de permanganate ajouté est retranché de 20^{cc}. Cette différence représente la quantité de sulfate double employé à la réduction de l'acide chromique.

1^{cc} de sulfate double correspond à 0,000875 de bichromate de potasse.

Beurre, Lactose, Caséine
1º *Procédé par centrifugation*

LACTOSE.

Réactifs : Alcool à 65º acidifié au 1/1000e par de l'acide acétique ;

Alcool 50-55º ;

Liqueur de Fehling (10cc de liqueur correspondant à 0,050 de glucose ou à 0,06925 de lactose hydraté).

1º Placer 25cc d'alcool acidifié dans le tube taré du centrifugeur, mesurer exactement 10cc de lait et les verser goutte à goutte dans le réactif précédent en évitant autant que possible de remuer le mélange ;

2º Centrifuger pendant une minute environ ; une fois l'appareil arrêté, boucher le tube en verre du centrifugeur et le retourner quatre ou cinq fois sans agitation brusque, de manière à rendre le liquide (lactosérum) homogène. Abandonner le tout au repos pendant un quart d'heure environ ;

3º Centrifuger à nouveau et décanter de suite le liquide clair dans une fiole jaugée de 100cc.

4º Laver le coagulum attaché au fond du tube en le délayant avec l'agitateur dans 25cc d'alcool 50-55º qu'on ajoute dans le tube ;

5º Centrifuger et décanter le liquide comme précédemment dans la fiole de 100cc et faire l'affleurement à 100cc avec de l'eau distillée (1) ;

6º Doser le lactose par réduction de la liqueur de Fehling ;

Pour cela, placer 10cc de liqueur de Fehling dans une fiole de 125cc environ, y ajouter 20cc d'eau distillée ;

La solution de lactose étant contenue dans une burette à robinet, en verser à peu près 10cc dans un réactif dilué précédemment. Porter le mélange à l'ébullition pendant trois minutes.

Compléter la réduction de la liqueur de Fehling en ajoutant, par petites portions, la solution sucrée jusqu'à décoloration complète du liquide de la fiole.

BEURRE ET CASÉINE.

Réactifs : Alcool à 95º ;

Ether à 65º.

1º Délayer avec l'agitateur le coagulum contenu dans le tube du centrifugeur dans un mélange de 10cc d'alcool et 20cc d'éther ;

2º Centrifuger et décanter le liquide éthéro-alcoolique dans un ballon taré ;

3º Laver l'insoluble contenu dans le tube avec 20cc d'éther ; en remuant le mélange avec l'agitateur ;

4º Centrifuger et décanter de nouveau l'éther dans le ballon qui contient déjà le liquide éthéro-alcoolique précédent ;

5º Chasser, par distillation, l'éther et l'alcool du ballon. Le beurre qui reste est desséché à 100º. Peser le ballon ; la différence avec son poids primitif donne la quantité de beurre pour 10cc de lait (1). Calculer la proportion par litre ;

6º Diviser, au moyen de l'agitateur, la masse de caséine contenue dans le tube en verre du centrifugeur et faire la dessiccation, d'abord à basse température, puis à 100º. Peser le tube qui contient la caséine et l'agitateur ; la différence avec la tare du verre donne le poids de la caséine et des matières minérales insolubles. La quantité de caséine pure est égale au poids précédent diminué du poids des cendres de la caséine obtenue.

---

(1) Si la solution est d'une teinte jaune trop accentuée par suite de la présence du bichromate, on ajoute une petite quantité d'une solution d'acétate de plomb avant de compléter le volume à 100cc ; on agite et on filtre.

Remarque. — « Dans le cours des manipulations précédentes, on se sert d'un agitateur qui a été taré avec le tube en verre du centrifugeur. Il n'est donc pas nécessaire de lui enlever, après chaque opération, les précipités qui y sont adhérents, il suffit qu'il ne reste pas de liquide après.

Toutes les décantations doivent être faites rapidement.

Le centrifugeur, d'un diamètre de 25 centimètres, mesurés entre les fonds de

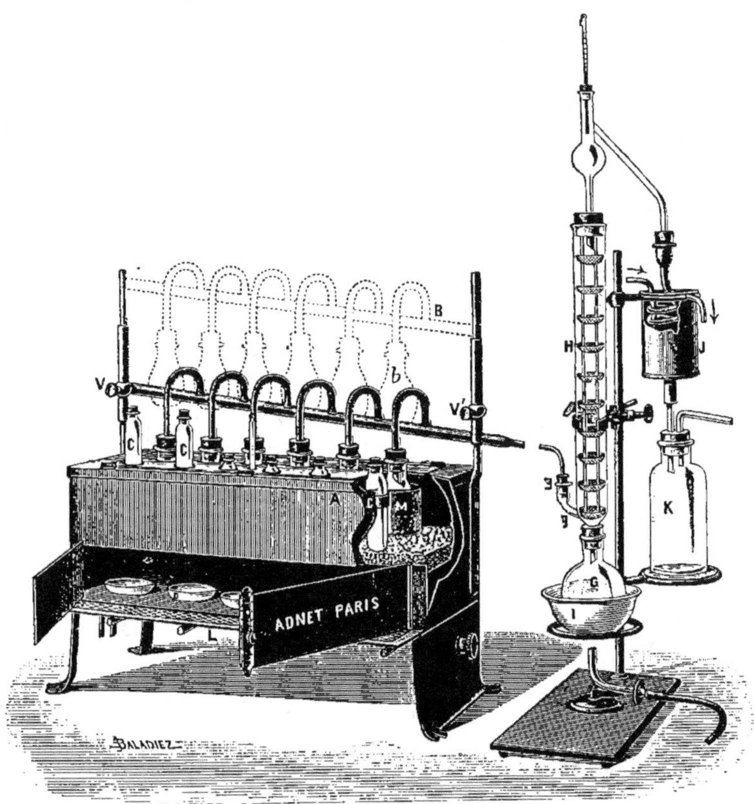

Fig. 25.

deux tubes opposés en position de fonctionnement, doit tourner à 1.900 tours au minimum.

On peut employer des centrifugeurs à vitesse un peu inférieure, mais la durée de centrifugation doit alors se trouver augmentée. »

Nous recommandons tout particulièrement le centrifugeur de M. Bruno (voir page 491).

Les opérations 5 et 6 se feront très commodément avec l'étuve évaporo-distillatoire de M. Bordas (fig. 25).

2° *Procédé sans centrifugation*

Les laboratoires qui n'ont pas d'appareil de centrifugation emploieront le procédé suivant :

LACTOSE.

Réactifs : Alcool à 65° acidifié au 1/1000° par de l'acide acétique ;
Alcool à 35° ;
Liqueur de Fehling.
1° Placer dans un petit vase à précipité 25ᶜᶜ d'alcool acidifié. Mesurer exactement 10ᶜᶜ de lait, les verser dans le réactif précédent, goutte à goutte, en agitant au fur et à mesure le mélange ;
2° Après un quart d'heure de repos, filtrer le coagulum formé, sur filtre taré de 11 centimètres de diamètre, humecté préalablement avec de l'alcool. Recueillir le liquide filtré dans une fiole de 100ᶜᶜ ;
3° Lorsque le précipité est égoutté, laver le vase à précipité à trois reprises différentes avec 10ᶜᶜ d'alcool à 35 degrés. On verse chaque fois les liquides alcooliques sur le filtre, en ayant soin de laisser égoutter celui-ci après chaque lavage. On termine en arrosant le filtre avec 10ᶜᶜ d'alcool à 35 degrés. Tous ces liquides sont recueillis dans la fiole jaugée précédente, et on complète le volume à 100ᶜᶜ avec de l'eau distillée ;
4° Opérer le dosage au moyen de la liqueur de Fehling comme il a été indiqué précédemment (page 495).

BEURRE ET CASÉINE.

Réactifs : Alcool à 95 degrés ;
Ether à 65 degrés.
1° Essorer entre des doubles de papier buvard le filtre contenant le coagulum (beurre, caséine) et l'introduire dans l'appareil à épuisement de Soxhlet ;
2° Verser sur le filtre 10ᶜᶜ d'alcool à 95 degrés en laissant le précipité s'humecter un instant ;
3° Mettre dans le petit ballon taré de l'appareil 40ᶜᶜ d'éther et faire l'épuisement comme de coutume en chauffant l'éther dans un bain d'eau à une température d'environ 40 degrés ;
4° L'épuisement terminé, détacher le ballon de l'appareil et évaporer le solvant. Peser ce ballon ; la différence avec son poids primitif donne la quantité de beurre pour 10ᶜᶜ de lait. Calculer la proportion par litre de lait.
5° Le filtre contenant la caséine et les sels insolubles est desséché à l'étuve à 100 degrés, puis pesé. En retranchant de ce poids celui du filtre ainsi que le poids des sels insolubles, on obtient le poids de la caséine pure pour 10ᶜᶜ de lait. Calculer la proportion par litre. La détermination des cendres insolubles se fait en incinérant un poids connu de la caséine précédente.

Différenciation du lait cru d'avec le lait cuit (Voir page 483).

Recherche de l'eau oxygénée. — Inversement, la réaction précédente sert à reconnaître la présence de l'eau oxygénée dans le lait, dans le cas toutefois où son addition est récente.

Recherche des antiseptiques (acide salicylique, acide borique, formol). — **Voir** chapitre spécial.

Recherche des bicarbonates alcalins. — Evaporer 20ᶜᶜ de lait dans une capsule de platine. Après dessication, porter la capsule dans un moufle et chauffer lentement tant que des vapeurs empyreumatiques se dégagent. Elever ensuite la température du moufle sans dépasser le rouge naissant ; dès que le charbon est brûlé, et quand les cendres sont de couleur grise, retirer la capsule et reprendre les cendres par l'eau.

Filtrer, et dans la solution aqueuse ajouter 10^{cc} d'acide sulfurique décinormal ; faire bouillir pour chasser l'acide carbonique. Titrer ensuite l'excès d'acide au moyen de soude décinormale en présence de phtaléine comme indicateur. Soit n le nombre de centimètres cubes de soude employés.

$$(10 - n) \times 0,265$$

donnera l'alcalinité exprimée en $CO^3\,Na^2$ par litre de lait.

B : *Méthodes spéciales à chaque élément du lait*

Extrait sec. — Ce dosage s'effectue par deux méthodes qui se complètent l'une par l'autre.

Extrait pesé. — On suivra la méthode officielle.

Extrait calculé. — Si on connaît d la densité du lait à + 15°, G le poids du beurre contenu dans 100 grammes de lait, on aura le poids de l'extrait x de 100 grammes par la formule de Fleischmann.

$$x = 1 \times 2 \times G + 2,665 \; \frac{100\,d - 100}{d}$$

La table XLVI donne sans calculs le chiffre cherché.

L'extrait calculé se confond très souvent avec l'extrait pesé.

Une différence supérieure à 2 grammes entre l'extrait pesé et l'extrait calculé fera supposer une falsification par le mouillage et l'écrémage ; cependant de ce que l'extrait pesé se confond avec l'extrait calculé (le lait est dans ce cas dit *normal*) il ne faut pas en conclure à une non falsification générale, on rechercherait quand même les antiseptiques et les agents de conservation.

Ackermann a établi une machine à calculer l'extrait sec du lait. Elle est composée de deux disques concentriques (fig. 25), dont le plus petit, mobile et muni d'une flèche, porte une graduation indiquant la densité du lait. Sur le pourtour du grand disque, deux échelles superposées marquent le pourcentage de la matière grasse et

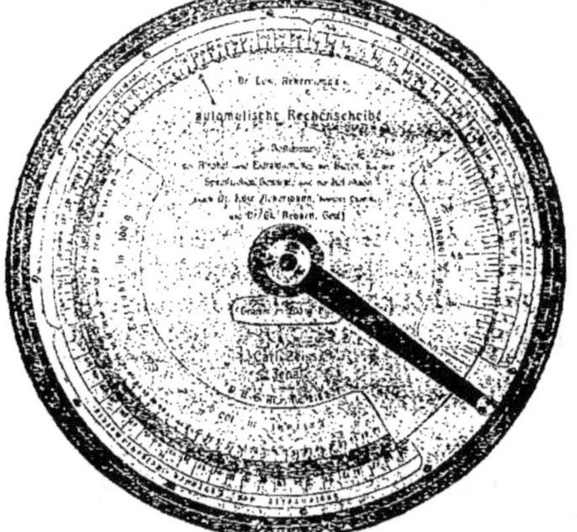

Fig. 25.

Table XLVI pour le calcul de l'extrait sec (Ch. Martin)

BEURRE POUR CENT

Densité à 15° C.	1.2	1.4	1.6	1.8	2	2.2	2.4	2.6	2.8	3	3.2	3.4	3.6	3.8	4	4.2	4.4	4.6	4.8	5
20	6.7	6.9	7.1	7.4	7.6	7.9	8.1	8.3	8.6	8.8	9.1	9.3	9.5	9.8	10	10.3	10.5	10.8	11	11.2
20.5	6.8	7	7.3	7.5	7.7	8	8.2	8.5	8.7	8.9	9.2	9.4	9.7	9.9	10.1	10.4	10.6	10.9	11.1	11.3
21	6.9	7.2	7.4	7.6	7.9	8.1	8.4	8.6	8.8	9.1	9.3	9.6	9.8	10	10.3	10.5	10.8	11	11.2	11.5
21.5	7	7.3	7.6	7.8	8	8.2	8.5	8.8	9	9.2	9.4	9.7	9.9	10.2	10.4	10.6	10.9	11.1	11.4	11.6
22	7.2	7.4	7.7	7.9	8.1	8.4	8.6	8.9	9.1	9.3	9.6	9.8	10.1	10.3	10.5	10.8	11	11.3	11.5	11.7
22.5	7.3	7.5	7.8	8	8.3	8.5	8.7	9	9.2	9.5	9.7	9.9	10.2	10.4	10.7	10.9	11.1	11.4	11.6	11.9
23	7.4	7.7	7.9	8.2	8.4	8.6	8.9	9.2	9.4	9.6	9.8	10.1	10.3	10.5	10.8	11	11.3	11.5	11.7	12
23.5	7.6	7.8	8.1	8.3	8.5	8.7	9	9.3	9.5	9.7	9.9	10.2	10.4	10.7	10.9	11.2	11.4	11.6	11.9	12.1
24	7.7	7.9	8.2	8.4	8.6	8.9	9.1	9.4	9.6	9.8	10.1	10.3	10.6	10.8	11	11.3	11.5	11.8	12	12.2
24.5	7.8	8	8.3	8.5	8.8	9	9.2	9.5	9.7	10	10.2	10.4	10.7	10.9	11.2	11.4	11.6	11.9	12.1	12.4
25	7.9	8.2	8.5	8.7	8.9	9.1	9.4	9.7	9.9	10.1	10.3	10.6	10.8	11.1	11.3	11.5	11.8	12	12.2	12.5
25.5	8	8.3	8.6	8.8	9	9.3	9.5	9.3	10	10.2	10.4	10.7	10.9	11.2	10.4	11.7	11.9	12.1	12.3	12.6
26	8.2	8.4	8.7	8.9	9.1	9.4	9.6	9.9	10.1	10.3	10.6	10.8	11.1	11.3	11.5	11.8	12	12.3	12.5	12.7
26.5	8.3	8.6	8.8	9	9.3	9.5	9.7	10	10.2	10.5	10.7	10.9	11.2	11.4	11.7	11.9	12.1	12.4	12.6	12.9
27	8.4	8.7	9	9.2	9.4	9.6	9.9	10.2	10.4	10.6	10.8	11.1	11.3	11.6	11.8	12	12.3	12.5	12.7	13
27.5	8.6	8.8	9.1	9.3	9.5	9.8	10	10.3	10.5	10.7	11	11.2	11.4	11.7	11.9	12.2	12.4	12.6	12.8	13.1
28	8.7	8.9	9.2	9.4	9.7	9.9	10.1	10.4	10.6	10.9	11.1	11.3	11.6	11.8	12	12.3	12.5	12.8	13	13.3
28.5	8.8	9	9.3	9.5	9.8	10	10.3	10.5	10.7	11	11.2	11.5	11.7	11.9	12.2	12.4	12.7	12.9	13.1	13.4
29	9	9.2	9.4	9.7	9.9	10.2	10.4	10.6	10.9	11.1	11.3	11.6	11.8	12.1	12.3	12.6	12.8	13	13.3	13.5
29.5	9.1	9.3	9.6	9.8	10	10.3	10.5	10.8	11	11.2	11.5	11.7	12	12.2	12.4	12.7	12.9	13.2	13.4	13.6
30	9.2	9.4	9.7	9.9	10.2	10.4	10.6	10.9	11.1	11.4	11.6	11.8	12.1	12.3	12.6	12.8	13	13.3	13.5	13.8
30.5	9.3	9.6	9.8	10	10.3	10.5	10.8	11	11.2	11.5	11.7	12	12.2	12.4	12.7	12.9	13.2	13.4	13.6	13.9
31	9.5	9.7	9.9	10.2	10.4	10.6	10.9	11.1	11.4	11.6	11.9	12.1	12.3	12.6	28.8	13.1	13.3	13.5	13.8	14
31.5	9.6	9.8	10.1	10.3	10.5	10.8	11	11.3	11.5	11.7	12	12.2	12.5	12.7	12.9	13.2	13.4	13.7	13.9	14.1
32	9.7	9.9	10.2	10.4	10.7	10.9	11.1	11.4	11.6	11.9	12.1	12.3	12.6	12.8	13.1	13.3	13.5	13.8	14	14.3
32.5	9.8	10.1	10.3	10.5	10.8	11	11.3	11.5	11.7	12	12.2	12.5	12.7	12.9	13.2	13.4	13.7	13.9	14.1	14.4
33	10	10.2	10.5	10.7	10.9	11.2	11.4	11.6	11.9	12.1	12.4	12.6	12.8	13.1	13.3	13.5	13.8	14	14.3	14.5
33.5	10.1	10.3	10.6	10.8	11	11.3	11.5	11.8	12	12.2	12.5	12.7	13	13.2	13.4	13.7	13.9	14.2	14.4	14.6
34	10.2	10.4	10.7	10.9	11.2	11.4	11.6	11.9	12.1	12.4	12.6	12.8	13.1	13.3	13.6	13.8	14	14.3	14.5	14.8
34.5	10.3	10.6	10.8	11	11.3	11.5	11.8	12	12.3	12.5	12.7	13	13.2	13.4	13.7	13.9	14.2	14.4	14.6	14.9
35	10.5	10.7	10.9	11.2	11.4	11.7	11.9	12.1	12.4	12.6	12.9	13.1	13.3	13.6	13.8	14.1	14.3	14.5	15.8	15

celui de l'extrait sec. Si par une rotation convenable, on met en regard la densité du lait et sa richesse en matière grasse, la flèche indiquera le résidu sec. De même si l'extrait sec et la densité sont connus, la flèche dirigée sur les chiffres qui les représentent, fera connaître la proportion du beurre.

Ainsi un lait qui aura une denstié de 103 et 3,4 0/0 de graisse renferme 12,10 0/0 d'extrait sec.

Extrait dégraissé (non beurre). — C'est le poids d'extrait sec 0/0 diminué du poids de beurre 0/0.

On peut le doser en épuisant l'extrait sec au moyen de l'acétone, décantant, évaporant l'acétone au bain-marie à 95° et desséchant à l'étuve à 100°. On le calcule pour 100 grammes de lait.

Le Conseil supérieur d'hygiène admet pour l'extrait dégraissé la moyenne de 9 0/0.

Cendres. — Evaporer 10^{cc} de lait au bain-marie dans une capsule de platine tarée, puis carboniser lentement à basse température au bain de sable jusqu'à ce qu'il ne se dégage plus de fumées, enfin brûler le charbon au moufle porté au rouge sombre à peine visible; porter la capsule sous un exsiccateur, et après refroidissement peser.

Si les cendres laissaient un charbon difficile à brûler, on les humecterait avec de l'eau, on évaporerait doucement le liquide et on calcinerait le résidu comme ci-dessus.

Les cendres du lait sont très alcalines et renferment une grande variété de sels minéraux parmi lesquels la potasse surpasse notablement la soude ; ce point est important pour la recherche du bicarbonate de soude.

Les cendres du lait varient de 0^{gr}60 à 0^{gr}75 0/0 : un poids plus élevé pourrait faire supposer la présence de substances conservatrices (borax, bicarbonate de soude).

MATIÈRE GRASSE. — On peut diviser les méthodes de dosage de la matière grasse du lait en deux groupes :

Les unes consistent à extraire la matière grasse du lait et de l'extrait sec au moyen d'un dissolvant (éther sulfurique, éther de pétrole, sulfure de carbone, mélange d'alcool et d'éther), ce sont, principalement, les méthodes d'Adam et de Grandeau.

Les autres consistent à dissoudre la caséine par un acide ou un alcali de manière à mettre la matière grasse en liberté. Ce sont, principalement, les méthodes de Gerber, de Quesneville, de Fouard.

A ces méthodes il convient d'en ajouter une dernière très pratique, c'est la méthode réfractométrique de Zeiss.

Signalons enfin la formule suivante de Pierre (*Ann. de Chimie anal.*, 1904) pour déterminer la proportion de beurre du lait lorsqu'on connaît la densité et l'extrait.

$$B = 0,84\ E - 222\ (d - 1)$$

E = extrait sec pour 100^{cc} de lait.
B = poids du beurre pour 100.
d = densité du lait à + 15°.

Il faut avoir soin de déterminer d jusqu'à la quatrième décimale et pour cela employer la méthode du flacon ou la balance de Mohr.

L'extrait sec se détermine par évaporation à + 90° de 10^{cc} de lait.

Méthode d'Adam. — On opère comme il a été dit précédemment (page 491), mais lorsqu'on est arrivé au moment de peser le beurre contenu dans l'appareil, on fait suivre le lavage à l'eau d'un traitement par l'acide acétique à 15 0/0 qui s'effectue comme il suit :

« On verse, avec les précautions déjà indiquées pour l'eau, de cet acide dilué jusqu'au trait 32^{cc} de la boule supérieure ; on laisse éclaircir, s'il y a lieu, et cette première portion d'acide est rejetée. On en remet alors une seconde dose égale à la première, et l'appareil est plongé dans un bain dont on élève lentement la température jusqu'à 75 degrés. A ce moment, la matière grasse forme à la surface du liquide acide un anneau oléagineux.

« On retire l'appareil du bain ; on ouvre avec précaution le robinet pour laisser couler la solution aqueuse jusqu'à ce que la couche butyreuse arrive au zéro de la graduation de l'instrument, il suffit alors de lire le nombre auquel s'arrête la couche de beurre pour avoir de suite la teneur du lait en beurre. (La lecture doit se faire à la température de 75° centigrades.)

Méthode de Grandeau. — Mélanger dans une capsule 20^{cc} de lait avec 8 grammes de marbre pulvérisé et bien sec ; sécher le mélange à l'étuve ou au bain-marie en ayant soin de ne pas dépasser + 55°.

Lorsque la masse est devenue pâteuse on la divise à l'aide d'un agitateur et on achève de la dessécher. On introduit le résidu dans un tube de verre effilé inférieurement de 15 à 20 centimètres de longueur sur 15 millimètres de diamètre, et bouché avec un tampon de ouate. On lave la capsule à l'éther, on épuise avec le même liquide le contenu du tube de verre, on reçoit le liquide éthéré dans une capsule tarée. On évapore l'éther et on pèse le résidu.

Méthode de Gerber. — Cette méthode repose sur la dissolution de la caséine dans l'acide sulfurique et l'emploi de la force centrifuge pour la séparation de la matière grasse.

L'appareil, ou acido-butyromètre, est un flacon spécial avec un col très long, gradué, portant 80 divisions et de gros traits tous les 10. Chaque division indique un gramme de beurre par litre de lait. Le réservoir cylindrique porte un col cannelé dans lequel on peut fixer un long bouchon en caoutchouc.

On fait usage des réactifs suivants :

1° *Acide sulfurique* limpide, du poids spécifique de *1,820-1,825* à 15° C. Il ne doit être ni plus fort ni plus faible. L'acide ne peut être renfermé que dans des bouteilles en verre, fermées hermétiquement par des bouchons de caoutchouc ou de verre, sinon il absorbe l'eau de l'atmosphère, s'affaiblit et noircit. Dans ce cas un acide affaibli peut être ramené au poids spécifique de 1,820-1,825 en le mélangeant avec de l'acide concenrté.

2° *Alcool amylique* du poids spécifique de 0,815 à 15° C. Point d'ébullition 128-130° C. Le véritable alcool amylique doit être clair comme de l'eau. 1^{cc} mélangé dans le butyromètre avec 10^{cc} d'acide sulfurique à 1,820 et 11^{cc} d'eau, puis centrifugé pendant 2-3 minutes, laissé au repos pendant 24 heures, ne doit pas accuser de matière grasse, ce qui le rendrait inutilisable.

Mode opératoire. — 1° Mesurer au moyen d'une pipette à boule, 10^{cc} d'acide sulfurique et les introduire dans le butyromètre.

2° On ajoute ensuite *11^{cc} de lait* en ayant soin de le laisser couler le long des parois et pour cela d'appuyer l'extrémité de la pipette contre le col du butyromètre. Il faut donc bien se garder de verser le lait brusquement dans le butyromètre, pour éviter un échauffement trop rapide produit par le mélange des liquides, éviter d'agiter l'appareil.

3° Mesurer enfin à la pipette ou à la burette *1^{cc} d'alcool amylique*.

4° Boucher solidement l'appareil avec un bouchon de caoutchouc.

5° *Agiter rapidement*, en ayant soin de tenir un doigt sur le bouchon ; le lait ne tarde pas à se dissoudre, une coloration caractéristique se produit avec un dégagement de chaleur. La dissolution une fois terminée on retourne l'instrument plusieurs fois pour bien mélanger le liquide.

Si l'on n'agite pas vivement, il peut arriver que la *couche de graisse prenne une coloration brune*, ou même *violette*. Ce cas se présente aussi quand l'alcool amylique est ajouté avant le lait et qu'il repose *trop longtemps* sur l'acide sulfurique. Il se produit en même temps une mince pellicule sous la couche de graisse, ce qui rend la lecture exacte plus difficile.

Avoir soin également de tenir toujours le butyromètre de façon à ne pas en diriger l'ouverture contre soi ou contre d'autres personnes, car il pourrait arriver qu'un bouchon mal enfoncé fasse rejaillir le liquide au dehors.

6° Le butyromètre est placé un instant le bouchon tourné vers le bas (jamais plus de 15 minutes) dans un *bain-marie* chauffé à 60-70 degrés et soumis ensuite à l'action centrifuge. On ne doit pas oublier, avant de centrifuger, de régler avec le bouchon le *niveau de la couche de graisse qui doit dépasser un peu si possible le 0 de l'échelle graduée*.

Placer le butyromètre encore chaud entre les deux agrafes d'un plateau métallique circulaire pouvant recevoir, 4, 6 ou 8 appareils, les bouchons des butyromètres étant *tournés vers la périphérie*.

Centrifuger : La matière grasse vient se réunir dans le tube gradué ; on retire le butyromètre après 3 minutes de centrifugation, on le porte au bain-marie et lorsqu'il est en équilibre de température on fait la lecture des divisions occupées par le beurre.

En manœuvrant le bouchon il est facile d'amener la surface de séparation des liquides soit au zéro, soit à une division chiffrée ; ce qui facilite la lecture.

Appareil Muloteau. — Un petit appareil (fig. 26) très pratique, imaginé par M. Muloteau et appelé *bi-butyromètre*, permet de faire rapidement le dosage de la matière grasse du lait avec une approximation très satisfaisante dans la pratique.

L'instrument est formé de deux ampoules 1-2, de volume inégal, réunies

par un tube portant deux graduations et ayant environ 10 centimètres
de long. Chaque ampoule porte une tubulure latérale que l'on peut boucher
avec un bouchon de caoutchouc ; c'est dans la boule 1, la
plus grande, qu'on fait réagir le réactif sur le lait.

On fait l'opération à une température de 30-35°, ou voisine de l'ébullition.

Dans le premier cas, on place dans la boule 1, 7^{cc} de
lait et 14^{cc} du réactif alcalin éthéro-alcoolique de l'auteur ;
on agite, porte l'appareil à 30-35° en le serrant dans la main
ou en le plaçant sous l'aisselle.

Dans le deuxième cas, on emploie 7^{cc} d'un réactif
alcoolique alcalin non éthéré et 14^{cc} de lait : on bouche la
boule et après avoir agité pour mélanger le réactif et le lait,
on porte l'appareil dans l'eau à 90° environ.

On retourne alors (dans les deux cas), l'appareil sur
lui-même de façon à faire passer lentement dans la petite
boule le liquide déjà séparé en 2 couches, après avoir
déplacé le bouchon de 1 en 2. On redresse ensuite l'appareil
comme l'indique la figure et on fait la lecture de la colonne
butyreuse en faisant coïncider son extrémité avec le zéro
par une légère pression sur le bouchon. La graduation A
sert pour l'essai à 30°.

On a ainsi le beurre de 1 litre de lait.

Méthode de Quesneville. — (*Monit. Scientif.*, août 1902).
— Dans cette méthode on dissout la caséine dans l'acide
chlorhydrique concentré :

A 250^{cc} de lait placé dans un ballon de verre on ajoute
par petites portions et en agitant 4^{cc} du réactif suivant :

Lessive des savonniers de D = 1,34 à + 15°..   32^{cc}
Ammoniaque de D = 0,93 à + 15° ....   228^{cc}

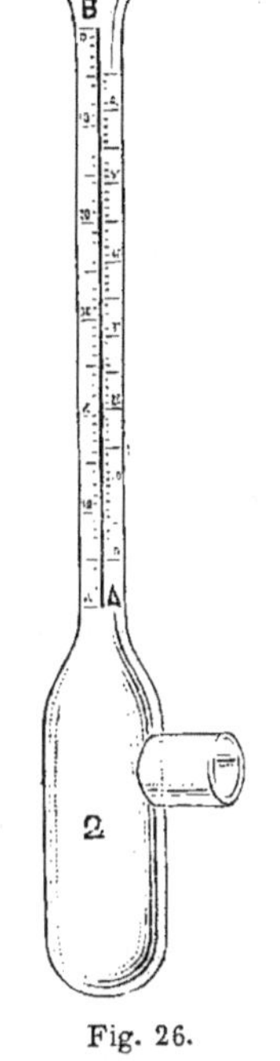

Fig. 26.

Mélanger et amener le mélange à la densité de 1000 à + 15° par
tâtonnements, en ajoutant soit de l'ammoniaque, soit de la lessive de
soude.

On porte ensuite au bain-marie jusqu'à ce que le lait ait atteint la température de + 40° ; on retire le ballon et on transvase la totalité du liquide
dans une ampoule de verre à robinet où on l'abandonne 24 heures. La
crème surnage un liquide jaune opalescent constituant le *lactosérum*. On
soutire ce dernier avec précautions et goutte à goutte, pour éviter l'entraînement de la crème. Ce lactosérum sera conservé pour déterminer la caractéristique de Quesneville (Voir page 513).

Sur la crème on verse 125^{cc} d'acide chlorhydrique du commerce, on bouche l'ampoule et on agite vigoureusement, le liquide ne tarde pas à devenir relativement clair, on verse de nouveau dans la boule 60ᶜᶜ d'acide chlorhydrique et on abandonne au repos pendant 24 heures : on soutire très lentement la solution acide qui renferme la caséine.

On tare alors une capsule de 250ᶜᶜ contenant un filtre et un quart de feuille de papier à filtrer, le tout préalablement desséché pendant 24 heures à l'étuve.

Dans l'ampoule contenant le beurre on verse de l'eau très chaude, on agite et on recueille le tout dans la capsule tarée ; on ajoute encore dans la capsule l'eau d'un second lavage de l'ampoule. Après refroidissement on filtre,

« Au moyen d'une spatule d'acier on étend alors la matière grasse solidifiée sur le quart de feuille de papier à filtrer, comme si on faisait une tartine de beurre, on essuie la spatule contre le papier, on ferme la feuille de manière que toute la matière grasse soit en contact avec le papier et obligée en fondant de filtrer à travers celui-ci, on met le filtre et le papier dans la capsule puis le tout à l'étuve ; au bout de 24 heures on pèse. L'augmentation de poids sur la tare primitive donne le poids de la matière grasse complètement desséchée. »

On augmentera le poids trouvé de 1ᵍʳ10 par litre de lait.

Méthode Fouard. — Dans cette méthode la caséine est dissoute dans les alcalis.

On prépare le réactif suivant :

Ammoniaque pure à 22°	10ᶜᶜ
Potasse caustique	8ᵍʳ
Alcool éthylique	55ᶜᶜ
— amylique	15ᶜᶜ

Lorsque la potasse est dissoute on complète le volume de 100ᶜᶜ avec de l'ammoniaque.

Le butyromètre qui convient est celui de M. Lézé, c'est un ballon formé d'un réservoir d'une capacité de 60ᶜᶜ environ et surmonté d'un long col étroit portant une graduation de 60 à 63ᶜᶜ en dixièmes. Le col se termine par un entonnoir.

On verse dans le ballon 36ᶜᶜ de lait puis 10ᶜᶜ de réactif ; on plonge le tout au bain-marie bouillant : on l'y maintient 15 minutes en roulant l'appareil fréquemment entre les doigts.

On verse alors dans le butyromètre un peu d'eau chaude pour amener le beurre dans la partie rétrécie du col, on laisse refroidir vers 40 degrés et on lit le volume V occupé par le beurre.

$$\text{Poids du beurre par litre} = V \times 0{,}90 \times \frac{1000}{36}$$

Signalons enfin pour mémoire, car il n'est plus guère employé, le procédé volumétrique de *Marchand*.

Le lactobutyromètre est un tube de verre cylindrique de 7 centimètres de diamètre fermé à une de ses extrémités. Il porte trois traits gravés qui représentent 10, 20, 30^{cc}. Le trait supérieur, le plus rapproché de l'ouverture, est divisé en dixièmes.

Pour se servir de l'appareil : mesurer 10^{cc} de lait, ce qui se fera facilement en affleurant jusqu'au premier trait. Ajouter alors jusqu'au trait 30, la liqueur alcoolique suivante :

	Denigès (1)	Girard
Alcool à 90°	125^{cc}	500^{cc}
Éther à 65°.	100^{cc}	500^{cc}
Ammoniaque pure $D = 0,92$	10^{cc}	5^{cc}

(Mélanger les trois liquides après s'être bien assuré des titres 90° de l'alcool et 65° de l'éther.)

3° Porter ensuite au bain-marie chauffé exactement à 43-44°, et avoir soin que la température ne s'élève pas.

4° Maintenir 20 minutes à 43° ; laisser revenir à 20° C. La couche de beurre vient surnager.

5° Lire son épaisseur, soit n le nombre obtenu.

D'après l'expérience, le poids du beurre P par litre de lait sera égal à

$$P = (9^{gr}1 + n \times 2,33)$$

La quantité de beurre par kilogramme de lait sera égale à

$$\frac{P}{\text{densité à } 15°}$$

Méthode de Trillat et Sauton (voir dosage de la caséine).

Méthode Lecomte. (*Journal de Pharmacie et de Chimie*, 15 janvier 1901). — Placer dans un mortier 20 grammes de sulfate de soude rendu anhydre par calcination, le pulvériser finement et y ajouter 10^{cc} de lait : triturer pour obtenir une masse homogène, abandonner le tout sous une cloche pendant une 1/2 heure.

Prendre un tube en verre effilé long de 0^{m}20, large de 0^{m}03 et muni à l'intérieur vers sa pointe d'un fort tampon de coton hydrophile, recouvert de 2 à 3 grammes de sulfate de soude anhydre, le tout lavé à l'éther. Placer dans ce tube le mélange précédemment obtenu, en le tassant légèrement, laver le mortier, avec de petites quantités de sulfate de soude anhydre.

Épuiser à froid par l'éther, recueillir dans un vase à dessication taré (P), et évaporer au bain-marie bouillant, puis à l'étuve à 105 degrés, peser après refroidissement sous l'exsiccateur (P').

Poids du beurre de 1 litre de lait $= (P' - P) 100$.

---

(1) Avec le réactif de Denigès, l'ascension du beurre se fait mieux.

Méthode réfractométrique de Zeiss. — Le réfractomètre à lait de Zeiss donne des résultats précis et d'une façon fort pratique.

Ce réfractomètre à lait a la même forme extérieure que le réfractomètre à beurre, sa manipulation est la même (voir page 418), mais il en diffère cependant par les points suivants :

a) Il est muni d'un thermomètre spécial à correction de Wolny, gradué de telle manière que ses indications doivent être ajoutées au chiffre lu sur l'échelle oculaire, si ces indications sont positives (c'est-à-dire au-dessus de 0) ou retranchées si elles sont négatives.

Si donc on lit à l'échelle 53,3, et que le thermomètre indique + 0,2, la lecture corrigée sera 53,5 ; elle serait de 53,1 si le thermomètre indiquait — 0,2.

b) Son échelle oculaire graduée de 0 à 100 correspond : le 0 à un indice de 1,333 (il correspond à l'eau distillée à + 17°5), le 100 à un indice de 1,422.

L'échelle doit marquer 20,6 (22,8 dans les anciens instruments), pour l'éther saturé d'eau (qui correspond à 0 pour cent de matière grasse).

Pour se servir de l'appareil, il faut commencer par s'assurer que l'échelle marque bien 20, avec l'éther saturé d'eau, à la température 0 du thermomètre Wolny.

Ecarter les prismes, les laver à l'éther saturé d'eau, installer l'appareil à la lumière, refermer les prismes et au moyen d'une pipette introduire dans l'intervalle de l'éther saturé d'eau, faire passer un courant d'eau tiède de façon à amener le thermomètre à 0, regarder par la lunette, mettre au point l'échelle de l'oculaire (pour le détail de ces opérations voir chapitre beurre).

Lire sur l'échelle et le tambour le chiffre indiqué par la limite, et au chiffre obtenu, ajouter ou retrancher les dixièmes indiqués par le thermomètre Wolny. Si le chiffre est 20°6 l'appareil est réglé.

Pour faire le dosage du beurre, prendre 30^{cc} du lait bien mélangé, dans un petit tube bouché, de 50^{cc} de capacité, exactement jaugé à 30^{cc} livré avec l'appareil, et que l'on remplit jusqu'au trait de jauge à l'aide d'une pipette ; y ajouter 12 gouttes d'acide acétique concentré, agiter vivement le mélange pendant une ou deux minutes après avoir amené la température à + 17°5, ajouter 3^{cc} de la lessive alcaline suivante, préparée depuis trois ou quatre jours.

KOH en cylindres	80^{gr}
Eau quantité suffisante pour dissoudre.	
Glycérine......................................	60^{gr}
Hydrate d'oxyde de cuivre	20^{gr}
Eau distillée, quantité suffisante pour...........	300^{cc}

agiter pendant 10 minutes, puis ajouter 6^{cc} d'éther, laver à l'eau à quatre

Table XLVII pour transformer les indications du Réfractomètre de Zeiss en 0/0 de beurre

Divisions de l'échelle	Beurre 0/0	Divisions de l'échelle	Beurre 0/0	Divisions de l'échelle	Beurre 0/0	Divisions de l'échelle	Beurre 0/0	Divisions de l'échelle	Beurre 0/0	Divisions de l'échelle	Beurre 0/0
20 0	—	24 0	0.36	28 0	0.77	32 0	1 17	36 0	1.61	40 0	2 09
1	—	1	0 37	1	0.78	1	1 18	1	1 62	1	2 10
2	—	2	0 38	2	0.79	2	1 19	2	1 64	2	2 12
3	—	3	0 39	3	0.80	3	1 20	3	1 65	3	2 13
4	—	4	0 40	4	0 81	4	1 22	4	1 66	4	2.14
5	—	5	0 41	5	0.82	5	1 23	4	1.67	5	2 15
6	0 00	6	0 42	6	0 83	6	1 24	6	1 68	6	2 16
7	0 01	7	0 43	7	0.84	7	1 25	7	1.69	7	2 18
8	0 02	8	0 44	8	0 85	8	1 26	8	1 70	8	2 20
9	0 03	9	0 45	9	0 86	9	1 27	9	1 71	9	2.21
21 0	0 04	25 0	0 46	29 0	0 87	33 0	1.28	37 0	1 72	41 0	2 23
1	0 05	1	0 47	1	0 88	1	1 29	1	1 73	1	2 24
2	0 06	2	0 48	2	0 89	2	1 30	2	1 75	2	2.25
3	0 08	3	0 49	3	0 90	3	1 31	3	1 76	3	2 25
4	0 09	4	0 50	4	0 91	4	1 32	4	1 78	4	2 27
5	0 10	5	0 51	5	0 92	5	1 34	5	1.79	5	2 28
6	0 11	6	0 52	6	0 93	6	1 35	6	1 80	6	2 30
7	0 12	7	0 53	7	0 94	7	1 36	7	1 82	7	2 32
8	0 13	8	0 54	8	0 95	8	1 37	8	1 83	8	2 33
9	0 14	9	0 55	9	0 96	9	1 38	9	1 84	9	2 34
22.0	0.15	26 0	0 57	30 0	0 97	34 0	1.39	38 0	1 85	42.0	2 35
1	0 16	1	0.58	1	0 98	1	1 40	1	1 87	1	2 37
2	0 17	2	0.59	2	0 99	2	1.42	2	1 88	2	2 38
3	0 18	3	0.60	3	1 00	3	1 43	3	1 89	3	2.39
4	0 19	4	0 61	4	1 01	4	1 44	4	1 90	4	2 40
5	0 20	5	0 62	5	1 02	5	1.45	5	1 91	5	2.41
6	0.21	6	0 63	6	1 03	6	1 46	6	1 92	6	2.43
7	0.22	7	0.64	7	1 04	7	1 47	7	1 93	7	2 44
8	0.23	8	0 65	8	1 05	8	1.48	8	1.94	8	2 46
9	0.24	9	0.66	9	1 06	9	1 49	9	1 95	9	2.47
23.0	0.25	27.0	0.67	31 0	1 07	35 0	1 50	39.0	1.96	43.0	2.49
1	0 26	1	0 68	1	1 08	1	1 51	1	1.98	1	2.50
2	0 27	2	0 69	2	1 09	2	1 52	2	1.99	2	2 51
3	0.28	3	0 70	3	1 10	3	1 54	3	2 00	3	2 52
4	0.29	4	0 71	4	1 11	4	1 55	4	2 02	4	2 54
5	0.30	5	0 72	5	1.12	5	1.56	5	2 03	5	2.55
6	0 31	6	0 73	6	1 13	6	1.57	6	2 04	6	2.56
7	0.32	7	0 74	7	1.14	7	1 58	7	2 05	7	2.53
8	0.33	8	0 75	8	1 15	8	1 59	8	2 07	3	2.60
9	0.34	9	0 76	9	1.16	9	1 60	9	2 08	9	2.61
24 0	0.36	28.0	0.77	32.0	1 17	36 0	1 61	40.0	2 09	44.0	2 63

Table XLVII pour transformer les indications du Réfractomètre de Zeiss en 0/0 de Beurre

Divisions de l'échelle	Beurre 0/0	Divisions de l'échelle	Beurre 0/0	Divisions de l'échelle	Beurre 0/0	Divisions de l'échelle	Beurre 0/0	Divisions de l'échelle	Beurre 0/0	Divisions de l'échelle	Beurre 0/0
44 0	2.63	48 0	3 20	52 0	3 84	56 0	4 51	60 0	5.24	64 0	6 02
1	2.64	1	3 21	1	3 85	1	4.53	1	5 26	1	6 04
2	2 66	2	3 23	2	3 87	2	4 55	2	5 28	2	6 07
3	2 67	3	3 25	3	3 89	3	4 57	3	5 29	3	6 09
4	2 68	4	3 27	4	3 90	4	4 59	4	5 32	4	6.12
5	2 70	5	3.28	5	3 92	5	4 60	5	5 34	5	6 14
6	2 71	6	3 30	6	3 93	6	4 61	6	5 36	6	6 16
7	2 72	7	3 32	7	3 95	7	4 63	7	5 38	7	6 18
8	2 74	8	3 33	8	3 97	8	4 65	8	5 40	8	6 20
9	2 75	9	3 34	9	3 99	9	4 67	9	5 42	9	6 22
45 0	2 77	49 0	3 36	53 0	4 01	57 0	4 69	61 0	5 44	65.0	6 24
1	2 78	1	3 38	1	4 03	1	4.71	1	5 46	1	6 27
2	2 79	2	3.40	2	4 04	2	4 73	2	5 48	2	6.29
3	2 80	3	3 42	3	4 06	3	4 75	3	5 50	3	6.31
4	2 82	4	3.43	4	4 07	4	4 76	4	5 52	4	6.34
5	2.84	5	3.44	5	4 09	5	4 78	5	5 54	5	6 36
6	2 85	6	3 45	6	4 10	6	4 80	6	5 56	6	6 38
7	2 87	7	3 46	7	4 12	7	4 82	7	5 58	7	6.40
8	2 88	8	3 48	8	4 14	8	4 84	8	5 60	8	6 42
9	2 89	9	3 50	9	4 16	9	4 86	9	5 61	9	6.44
46 0	2 90	50 0	3 51	54.0	4 18	58 0	4 88	62.0	5 63	66.0	6.46
1	2.92	1	3 53	1	4 20	1	4 90	1	5 65		
2	2.93	2	3 55	2	4 22	2	4 92	2	5 66		
3	2.94	3	3 56	3	4 23	3	4 94	3	5 68		
4	2.96	4	3 57	4	4 25	4	4 95	4	5 70		
5	2 98	5	3 59	5	4 26	5	4 97	5	5 72		
6	3 00	6	3.60	6	4 28	6	4 98	6	5 74		
7	3.01	7	3.61	7	4 29	7	5.00	7	5 76		
8	3.02	8	3 63	8	4 31	8	5.02	8	5 78		
9	3.03	9	3 64	9	4 33	9	5.04	9	5.80		
47.0	3.05	51.0	3 66	55.0	4 35	59.0	5.06	63.0	5 82		
1	3.06	1	3 67	1	4 37	1	5 08	1	5 84		
2	3.08	2	3.68	2	4 38	2	5 10	2	5 86		
3	3.10	3	3.70	3	4 40	3	5 11	3	5 88		
4	3 12	4	3.72	4	4 42	4	5 13	4	5 90		
5	3 14	5	3.74	5	4 43	5	5 15	5	5 92		
6	3.15	6	3.76	6	4 44	6	5 17	6	5 94		
7	3.16	7	3 78	7	4 46	7	5 19	7	5 96		
8	3 17	8	3 80	8	4 48	8	5 20	8	5 98		
9	3.18	9	3 82	9	4 49	9	5 22	9	6 00		
48 0	3 20	52 0	3 84	56 0	4 51	60.0	5 24	64 0	6 02		

reprises différentes, agiter quinze minutes, puis placer le petit tube sur le plateau de l'appareil à centrifuger de Gerber, le bouchon tourné vers le centre de l'appareil ; centrifuger trois minutes, placer le tube de verre dans un bain d'eau à + 17°5.

D'autre part faire passer dans le réfractomètre un courant d'eau légèrement chauffée de façon que son thermomètre marque 0, placer entre les prismes préalablement débarrassés d'éther, quelques gouttes de la matière grasse du lait recueilli dans le petit tube centrifugé, au moyen d'un petit tube en verre de 15 centimètres de long et de 3 millimètres de diamètre intérieur, faire la lecture au micromètre, ajouter les 1/10ᵉ de degrés s'il y a lieu et se reporter à la table XLVII, pour avoir le poids de beurre pour cent de lait.

Lactose. — Lorsqu'on a dû décoaguler le lait pour en faire l'analyse (voir page 483), il sera inutile de doser le lactose, on ne pourrait en tirer aucune indication utile.

Méthode volumétrique. — Dans un vase de verre, verser 90ᶜᶜ d'acide acétique dilué à 1/2000ᵉ, ajouter 10ᶜᶜ de lait ; agiter, verser le mélange sur un petit filtre ; après filtration, laver le filtre avec 50ᶜᶜ d'eau aiguisée d'acide acétique ; porter la liqueur à l'ébullition, filtrer de nouveau dans un flacon de 200ᶜᶜ. Laver le deuxième filtre avec de l'eau distillée, jusqu'à ce qu'on ait complété le volume de 200ᶜᶜ.

Le lait ainsi dilué à 1/20ᵉ, est titré au moyen de la liqueur cupro-alcaline. (Voir saccharimétrie.)

10ᶜᶜ de liqueur cupro-alcaline correspondant à a milligramme de sucre interverti correspondent aussi à a milligramme × 1,39 de lactose anhydre et à a milligramme × 1,46 de lactose hydraté. (Voir page 310).

On tiendra compte de la dilution comme il est dit au sujet du procédé Denigès.

Procédé Denigès : Pour obtenir un petit lait limpide, exempt de matière albuminoïde et aussi facile à préparer avec les laits de femme et d'ânesse qu'avec les laits aisément coagulables, *M. Denigès* se sert de métaphosphate de sodium ;

Dans un ballon jaugé de 100ᶜᶜ on met 10ᶜᶜ de lait, 2ᶜᶜ5 à 3ᶜᶜ d'une solution à 5 0/0 de métaphosphate de soude (voir réactifs), 60 à 70ᶜᶜ d'eau et on agite, on ajoute 0ᶜᶜ5 d'acide chlorhydrique et on complète à 100ᶜᶜ avec de l'eau et on filtre ;

Ce sérum décolore la liqueur de Fehling comme une solution aqueuse de lactose sans donner la teinte violacée de passage qu'on observe d'habitude avec les sérums plombique ou acétique.

Supposons que 10ᶜᶜ de la liqueur cupro-alcaline corresponde à 50 milligrammes de sucre interverti et à 0ᵍʳ0635 de lactose anhydre (voir page 310) et qu'on ait employé 15ᶜᶜ de petit lait ci-dessus préparé (par la méthode de Denigès) pour réduire les 10ᶜᶜ de liqueur cuproalcaline :

Le lactose de 1 litre de lait (en lactose anhydre) sera donné par

$$\frac{635}{15} = 42^{gr}33$$

et en Lactose hydraté par $\dfrac{730}{15} = 48^{gr}66$.

Procédé Patein. — Placer 50^{cc} de lait dans un ballon de 100^{cc}, y ajouter 25^{cc} d'eau en agitant vivement 10^{cc} de réactif nitro-mercurique (voir réactifs), compléter avec de l'eau distillée le volume de 100^{cc}. Agiter et filtrer en repassant le liquide filtré sur le filtre et couvrant l'entonnoir. Agiter le filtrat pendant quelques minutes avec 4 à 5 grammes de poudre de zinc, filtrer.

Prélever 10^{cc} de liquide filtré et les placer dans une éprouvette de 100^{cc}, y ajouter une solution de soude caustique jusqu'à ce que le précipité d'*oxyde de zinc* formé se soit redissous ; compléter avec de l'eau distillée à 100^{cc} (il reste généralement quelques flocons au fond du vase). Le lait est ainsi dilué 1/20e.

Le liquide limpide surnageant ou sérum est titré à la liqueur de Fehling, soit A le poids de lactose anhydre de 1 litre de sérum.

Soit x la teneur en lactose anhydre de 1 litre de lait ;

> D la densité du lait ;
> E le poids de l'extrait sec de 1 litre de lait ;
> A la teneur en lactose de 1 litre de sérum :

$$x = \left(\frac{D - E}{1000 - 0,605 \times A}\right) \times A$$

Méthode polarimétrique (Thibault). — Placer dans un verre 40^{cc} de lait et 40^{cc} du réactif d'Esbach (voir réactifs), agiter ; filtrer. On obtient un filtrat jaune.

Examiner le filtrat au polarimètre, avec un tube de 2 décimètres ou mieux de 5 décimètres, soit D la déviation *en degrés saccharimétriques.*

Faire une deuxième opération en opérant avec 20^{cc} de lait et 20^{cc} du réactif d'Esbach ; examiner au polarimètre dans les mêmes conditions que précédemment. Soit D' le nombre de *degrés saccharimétriques* trouvé.

$$\text{Lactose anhydre de 1 litre de lait}\begin{cases}\dfrac{DD'}{D-D'} \times 3^{gr}92 \text{ (au tube de 2 décimètres.)} \\[2ex] \dfrac{DD'}{D-D'} \times 1^{gr}568 \text{ (au tube de 5 décim.)}\end{cases}$$

$$\text{Lactose hydraté de 1 litre de lait} = \begin{cases}\dfrac{DD'}{D-D'} \times 4^{gr}124 \text{ (au tube de 2 décim.)} \\[2ex] \dfrac{DD'}{D-D'} \times 1^{gr}65 \text{ (au tube de 5 décim.)}\end{cases}$$

Procédé Patein. — Remplir avec le liquide filtré préparé pour le dosage volumétrique ci-dessus un tube polarimétrique de 2 décimètres, le nombre de degrés saccharimétriques lus × 2,07, puis le résultat × 2 donne la teneur en lactose de *1 litre de sérum*.

On a par exemple + 12° saccharimétriques. On en déduit 12 × 2,08 = 24^{gr}84 × 2 = pour un litre de sérum = 49,68.

2,08 est le facteur du degré saccharimétrique pour le lactose hydraté ; 1,96 est celui du lactose anhydre.

On calculera ensuite la teneur du lait en lactose comme il est dit ci-dessus.

Dans les dosages précis, lorsque l'acidité du lait sera supérieure à 1^{gr}485 (en acide lactique) par litre (voir page 512), on transformera en lactose l'excès d'acidité supérieur à 1^{gr}485, et on ajoutera le poids de lactose ainsi calculé au poids trouvé par l'analyse (Guérin).

S'il a par exemple fallu employer pour saturer l'acidité libre de 1 litre de lait 195^{cc} de soude $\frac{N}{10}$, le poids de lactose anhydre à ajouter au poids trouvé à l'analyse sera

$$(195 - 165) \times 0,0088 = 0^{gr}264$$

165 est le nombre de centimètres cubes de soude $\frac{N}{10}$ nécessaire pour saturer l'acidité de 1 litre de lait normal, il correspond précisément à une acidité de 1^{gr}485 par litre (en acide lactique) : 1^{gr}485 d'acide lactique correspond à 1^{gr}4569 de lactose anhydre.

Quant à la manière d'exprimer le lactose, les auteurs et chimistes ne sont pas d'accord : les uns estiment qu'il doit être exprimé en lactose anhydre, les autres en lactose hydraté ; il n'existe aucune règle absolue à cet égard, bien que les résultats soient généralement donnés en lactose anhydre ; le bulletin d'analyse devra spécifier sous quelle forme a été calculé le lactose.

CASÉINE. — Le plus souvent on se borne à déterminer la caséine par différence : du poids de l'extrait sec on retranche la somme de la matière grasse du lactose et des cendres ; le résultat obtenu est compté en caséine et indéterminé.

Caséine = Extrait sec — (Beurre + Lactose + Cendres).

Cependant il est préférable de doser la caséine, surtout lorsque le lait est destiné à la fromagerie.

Méthode de Trillat et Sauton. — Étendre 5^{cc} de lait avec 25^{cc} d'eau dans un vase de bohême de 100^{cc}. Faire bouillir pendant 5 minutes et ajouter 5 gouttes de formol du commerce. Laisser bouillir encore pendant 3 minutes et abandonner au repos pendant 5 minutes ; ajouter 5^{cc} d'acide acétique à 5 0/0 en agitant avec une baguette de verre. Jeter le précipité sur un filtre taré et laver à l'eau.

Epuiser ensuite le filtre et son contenu, dans un extracteur, par l'acétone, dessécher le filtre à 75-80 degrés et peser.

(L'acétone contient la matière grasse, on pourra l'évaporer dans une fiole tarée et connaître ainsi la matière grasse.)

Cette méthode peut être employée même quand le lait est bichromaté.

Acidité. — Le dosage de l'acidité est souvent nécessaire car il permet d'évaluer l'altération du lait par fermentation, et d'être prévenu sur la présence des carbonates alcalins et enfin d'évaluer le mouillage.

On détermine cette acidité de la façon suivante :

Prélever 10^{cc} de lait que l'on verse dans un tube à essai de 16 centimètres, on ajoute 2-3 gouttes de teinture de phénol-phtaléine puis on titre avec la soude (solution de soude NaOH à $4^{gr}44$ par litre) dont 1^{cc} correspond à $0^{gr}1$ d'acide lactique. On se sert d'une burette de petit calibre pour mieux apprécier les $1/10^e$ de centimètres cubes.

Le *degré acidimétrique* du lait est le nombre de dixièmes de centimètres cubes de liqueur de soude nécessaires, pour saturer 10^{cc} de lait (Dornic).

Le degré acidimétrique du lait frais et pur est compris entre 14 et 18. Dornic conclut au mouillage lorsque ce degré est inférieur à 11° ; le lait se coagule à l'ébullition si le degré de Dornic est supérieur à 25 et se coagule spontanément si le degré acidimétrique approche de 80°.

A l'état normal un lait contient: 1,485 d'acide l'actique libre. Tout chiffre supérieur trouvé à l'analyse d'un lait devra être diminué de 1,485 puis compté comme lactose (voir page 511).

Dosage rapide du bichromate de potasse. — Reprendre les cendres du lait par $20\text{-}25^{cc}$ d'eau, ajouter $3\text{-}4^{cc}$ d'une solution à 10 0/0 d'iodure de potassium et $3\text{-}4^{cc}$ HCl.

Titrer l'iode mis en liberté au moyen de l'hyposulfite de soude $\dfrac{N}{10}$ dont 1^{cc} correspond à

> $0^{gr}00173$ chrome,
> $0^{gr}00333$ acide chromique,
> $0^{gr}004900$ bichromate de potasse.

INTERPRÉTATION DES RÉSULTATS DE L'ANALYSE

On ne peut songer à donner la composition *moyenne* du lait de vache, cette composition étant influencée par les causes les plus diverses; tout ce que l'on peut faire c'est de fixer des limites au-dessous desquelles le lait exceptionnellement pauvre ne pourra plus être considéré comme *marchand*.

Le tableau ci-après donne les chiffres le plus généralement acceptés et qui caractérisent un bon lait.

COMPOSITION POUR 100° gr	CONSEIL D'HYGIÈNE	DENIGÈS	BLAREZ
Densité	1.033		
Extrait à 100°.....	130gr (115 au minimum	130gr	125gr (110 gr minimum).
Extrait dégraissé ..	90gr (en moyenne)	»	»
Lactose anhydre ..	50gr (45gr minim.)	45gr	47gr5
Beurre	40gr (27g: minim.)	40gr	38gr0
Caséine...........	34gr (en moyenne)	33gr	33gr
Cendres	6gr (en moyenne)	7gr	65gr0

Au-dessous du minimum on doit considérer le lait comme mouillé, écrémé ou issu de vaches malades ou mal nourries.

Mais, d'autre part, il ne suffit pas qu'un lait contienne plus de 27 grammes de beurre ou 115 grammes d'extrait ou de 45 grammes de lactose pour être reconnu exempt de fraude.

On peut cependant considérer comme falsifié tout lait qui ne laissera pas 115 grammes d'extrait ou qui donnant plus de 115 grammes d'extrait ne renfermera pas au moins 27 grammes de beurre et 45 grammes de lactose.

Fleischmann a donné les limites des variations des divers éléments du *lait commercial* provenant de vaches de races mélangées, d'âges différents, ayant mis bas depuis plus ou moins de temps et plus ou moins bien nourries.

Eau	de	836gr5 à	900gr
Beurre		45gr à	28gr
Caséine		40gr à	25gr
Albumine		5gr5 à	3gr
Lactose.........................		55gr à	30gr
Cendres........................		8gr à	7gr

Ce qu'on ne doit pas perdre de vue, c'est qu'il existe des relations constantes entre les différents éléments du lait.

Il y a un rapport constant entre la densité du sérum du lait et la proportion de matières solides qu'il contient (pour la préparation du sérum, voir mouillage) ; il y a un rapport constant entre la densité du lait entier, sa teneur en beurre et sa teneur en extrait sec.

C'est sur ces propriétés qu'on a basé la détermination des *caractéristiques physiques* du lait.

Caractéristiques de Quesneville. — M. Quesneville appelle *caractéristique* d'une solution, le rapport qui existe entre le poids des éléments dissous et la densité, moins 1000, de la solution.

Ainsi si une solution a 1000 + D pour densité à + 15° et si sa teneur en corps dissous est E, la caractéristique C de cette solution est le quotient $\frac{E}{D}$, ce quotient est assez constant dans des limites assez étendues de concentration ;

Connaissant C et D on peut donc calculer E.

M. Quesneville a trouvé que la caractéristique du lait totalement écrémé *ou lactosérum*, est en moyenne de 2,68 (il varie de 2,54 à 2,71).

$$C = \frac{E}{D - 1000} = 2,68$$

C ne change pas par l'écrémage et le mouillage, mais bien par l'addition de petit lait ou de sels (CO_3NaH par exemple) ;

E est compris entre les valeurs suivantes :

$$\text{Printemps, Eté, nourriture au pâturage} \ldots \ldots \quad 88 \pm 4^{gr}$$
$$\text{Automne et Hiver} \quad - \quad \text{à l'étable} \ldots \ldots \quad 94 \pm 4^{gr}$$
$$\text{Lait mélangé de Paris} \ldots \ldots \ldots \ldots \ldots \ldots \quad 96 \pm 5^{gr}$$

Si donc le lactosérum d'un lait donne un poids d'extrait = *e*, on calculera le mouillage pour 100 par $\frac{100\,E - e}{E}$.

La caractéristique du *petit lait* est en moyenne de 2,30.

La caractéristique du *lait entier* varie avec la proportion du beurre (elle n'est pas influencée par le mouillage) ; ainsi elle est

de 5,1   pour un lait à   72 grammes de beurre par litre.
   4,5   —   57   —   —
   4,3   —   49   —   —
   4,0   —   37   —   —
   3,9   —   34   —   —
   3,6 à 3,4 pour un lait de première qualité.
   3,4 à 2,8   —   écrémé.

Pour un lait moyen du soir des environs de Paris elle est de 4,5
     —   du matin   —   —   4,0
     —   —   écrémé des 2/3   —   3 1

Cette caractéristique équivaut donc à celle du lactosérum 2,68 plus un nombre qui varie avec la richesse en beurre.

Si donc un lait type a une caractéristique N et que le lait examiné ait une caractéristique de N', on déterminera le facteur

$$x = \frac{N - 2,68}{100}$$

et l'écrémage 0/0

$$100 - \left(\frac{N' - 2,68}{x} \right)$$

Voici comment on détermine les densités des divers liquides destinés à établir les caractéristiques.

1º On détermine la densité du lait au dix-millième près, à + 15º.

2º On détermine la densité du *lactosérum* préparé comme il a été dit au dosage du beurre par le procédé Quesneville. Cette densité est prise à + 15º ou corrigée selon la formule suivante :

Entre 10º et 20º la formule de correction pour le lactosérum est $\pm$ 0,145 $(15 - t)$ additive au-dessus de + 15º.

3º On détermine la densité à + 15º du petit lait clair que l'on prépare en ajoutant à 100^{cc} de lait 1/2^{cc} d'acide acétique cristallisable et 40^{cc} d'eau : faisant coaguler au bain-marie, refroidissant à + 15º, complétant à 150^{cc} avec de l'eau et filtrant.

La formule de correction pour ramener la densité à + 15º est $\pm$ 0,1 $(15 - t)$ additive au-dessus de 15.

RECHERCHE DES FALSIFICATIONS

On classe en deux catégories les falsifications que l'on fait subir au lait :

1º Celles qui consistent à modifier le lait dans sa composition, c'est-à-dire à diminuer sa valeur alimentaire, soit en y ajoutant une substance sans valeur, comme l'eau (mouillage), soit en retranchant une partie du beurre (écrémage).

2º Celles qui consistent à ajouter au lait des substances étrangères qui sont : soit des antiseptiques (formol, acide borique, etc.) destinés à assurer la conservation, soit des alcalins (bicarbonates de soude) ayant pour but de retarder la coagulation, soit des colorants jaunes (rocou, caramel, etc.), destinés à donner au lait pauvre en beurre, c'est-à-dire mouillé ou écrémé, l'aspect du lait entier.

Ecrémage.

L'écrémage n'enlève pas seulement au lait la matière grasse, mais encore des petites quantités d'autres susbtances, telles que du lactose, de la caséine et de l'eau, mais en si faible proportion qu'on peut les négliger.

On pourra conclure à l'écrémage lorsque le lait contiendra moins de 27 grammes de beurre par litre *(Comité Consultatif d'hygiène)*.

Ce chiffre si faible donne encore lattitude à la fraude, il sera bon de tenir compte de l'extrait dégraissé.

Pour les chimistes autrichiens, on peut conclure à l'écrémage lorsque le rapport $\dfrac{\text{matière grasse}}{\text{matières azotées}}$ est inférieur à $\dfrac{80}{100}$ et lorsque l'extrait dégraissé (voir page 500) est supérieur à 10 0/0. (La matière azotée se dose par la méthode Kjeldahl (voir lait de beurre), en opérant sur 5^{cc} de lait.

Mouillage

Le mouillage est caractérisé en *l'absence d'un échantillon de comparaison :*

1º Par la diminution du poids de l'extrait sec dégraissé ; l'extrait sec doit être de 115 grammes par litre et l'extrait dégraissé de 88 grammes.

2º Par la détermination de la densité du sérum (Sambuc): chauffer 150ᶜᶜ de lait entre 40-50°, y verser 2ᶜᶜ d'une solution alcoolique très concentrée d'acide tartrique (solution dans l'alcool à 85° de densité 1,030 à 1,032). — On retire du feu et on agite avec un petit balai d'osier qui rassemble un caillot emprisonnant le beurre, — on passe à travers un linge fin et on verse le sérum louche ainsi obtenu dans une éprouvette qu'on refroidit en agitant, à + 15°, on en prend la densité.

Tout sérum ainsi préparé dont la densité est inférieure à 1,027 doit être considéré comme provenant d'un lait mouillé (Sambuc).

3º Tout lait renfermant moins de 46 grammes par litre de *lactose anhydre*, doit être considéré comme mouillé, surtout si le dosage de la caséine confirme cette déduction.

Un poids de caséine inférieur à 30 grammes par litre viendra confirmer, au point de vue du mouillage, les résultats fournis par le dosage du lactose.

Un poids de cendres inférieur à 6 grammes étayera les conclusions fournies par les déterminations précédentes.

Contrôle du mouillage du lait par la recherche des nitrates (Surre : *Ann. chim. anal.*, 15 mai 1906).

Coaguler 100ᶜᶜ de lait avec 1ᶜᶜ acide acétique cristallisable, chauffant pendant une demi-heure au bain-marie. Après refroidissement, filtrer et évaporer dans une capsule de porcelaine 50ᶜᶜ de petit lait ; lorsque le volume est réduit à 5ᶜᶜ environ, ajouter 5 grammes de sable fin calciné et évaporer à siccité. Broyer le résidu avec 2ᶜᶜ eau distillée, ajouter 25ᶜᶜ alcool absolu, agiter, filtrer, évaporer l'alcool dans une capsule de porcelaine, reprendre le résidu sec par 1ᶜᶜ eau distillée ; filtrer sur un petit filtre plat et recevoir le liquide dans un petit verre conique contenant 5ᶜᶜ de réactif à la diphénylamine (voir mouillage des vins, page 000).

Si le lait a été mouillé, il se forme une zône bleue à la surface de séparation des deux liquides ; en mélangeant les deux couches, toute la masse devient bleue.

CALCUL DU MOUILLAGE ET DE L'ÉCRÉMAGE

Formules du Laboratoire Municipal. — Les formules suivantes sont établies sur les moyennes données par le Conseil supérieur d'hygiène :

Beurre .... 40 grammes
Extrait dégraissé......................... 90 —

Calcul du mouillage. — Si N est l'extrait dégraissé du lait analysé, le mouillage est donné par :

$$x = \frac{100\,N}{9}$$

$x - 100 =$ Quantité d'eau ajoutée au lait.

Calcul de l'écrémage. — Le poids de beurre du lait étant N' l'écrémage est donné par

$$x = \frac{100\ N'}{4}$$

$100 - x$ = Quantité de beurre enlevée au lait (écrémage pour cent).

Calcul du Mouillage. — *Ecrémage.* — L'extrait dégraissé étant N, on calcule le mouillage comme ci-dessus.

Soit a le mouillage 0/0.

Le lait examiné est considéré comme constitué par

Lait pur de composition moyenne = $(100 - a)$ parties.
Eau ajoutée   = a parties.

On détermine ensuite la quantité de beurre (x) renfermée dans $(100 - a)$ parties de lait pur par

$$x = \frac{4 \times (100 - a)}{100}$$

L'écrémage y est alors donné par

$$y = \frac{100\ N'}{x}$$

$100 - y$ = Quantité de beurre soustraite du lait (Ecrémage 0/0).

Recherche et calcul du mouillage, de l'écrémage lorsqu'on possède un échantillon de comparaison (Méthode Hinard. Les Laits : Masson, Paris). — « S'il y a eu *seulement mouillage* tous les éléments du lait suspecté sont en diminution sur leurs correspondants du lait-type et dans les mêmes proportions ; la densité du lait s'est abaissée.

« S'il y a eu *seulement écrémage*, le non-beurre (extrait dégraissé) est en augmentation sur celui du lait-type et le beurre en diminution ; la densité du lait s'est élevée.

« S'il y a eu à *la fois écrémage et mouillage* on constate une diminution sur tous les éléments ; de plus, le rapport du beurre au non-beurre (page 500) est moins élevé dans le lait frelaté que dans le lait-type. La densité n'indique rien dans ce cas, elle pourra être inférieure, égale ou supérieure à la densité du lait-type.

1° *Mouillage seul* : Composition du lait-type (A)

Beurre ....   35 grammes
Extrait dégraissé.........................   90   —

L'échantillon suspect (B) donne :

Beurre .... 31^{gr}50
Extrait dégraissé................................ 81^{gr}00

la densité se trouve diminuée.

Or : Le beurre de A est à l'extrait dégraissé de A comme 38,8 est à 100 ;

Le beurre de B   —   B   —   38,8 — 100.

le rapport est égal entre ces éléments, il n'y a donc eu que mouillage.

L'extrait dégraissé disparu est égal à 90 — 81 = 9.

Or 9 est à 90 comme 1 est à 10. $\dfrac{1}{10}$ du lait-type a donc été remplacé

par $\dfrac{1}{10}$ d'eau ; c'est-à-dire que le lait B se compose de 90 volumes du lait A et de 10 volumes d'eau, en d'autres termes le lait B représente le lait A mouillé à 10 0/0.

2° *Ecrémage seul.* — Mais si le lait suspect présente la composition suivante (C) tout en étant *normal* (Voir page 498) :

Beurre .... 30 grammes
Extrait dégraissé.......................... 91   —

la densité se trouvant augmentée :

Le beurre de A est à l'extrait dégraissé comme 38,8 est à 100
           C   —   32,9 — 100.

Il y a donc eu soustraction du beurre.

L'extrait dégraissé en A étant supérieur à l'extrait dégraissé de C et la densité du lait C supérieure à la densité du lait A, il n'y a pas de mouillage :

$$35 — 30 = 5.$$

5 est à 35 comme 1 est à 7 ; $\dfrac{1}{7}$ du beurre a donc été enlevé au lait A, on

a soustrait au lait A $\dfrac{100}{7}$ = 14,3 0/0 de son beurre; en d'autres termes, le lait C représente le lait A écrémé à

$$100 — \frac{6 \times 100}{7} = 14,3 \ 0/0$$

3° *Ecrémage et mouillage* : Supposons enfin que le lait incriminé présente la composition suivante (D) :

Beurre .... 30 grammes
Extrait dégraissé 85   —

Il y a eu écrémage ; il y a eu aussi mouillage puisque l'extrait dégraissé du lait D est inférieur à celui du lait A.

La concentration du lait écrémé résultant de l'enlèvement d'une faible proportion de beurre est pratiquement négligeable.

On calculera le mouillage comme en 1°; sur la donnée : extrait dégraissé = 85.

On trouvera que 1.000^{cc} du lait D représentent :

Lait A .... 944^{cc}50
Eau .... 55^{cc}50

Mouillage : $\dfrac{1}{18}$ ou 5,5 0/0.

Or: 944,5 centimètres cubes de lait A renferment $\dfrac{35 \times 944,5}{1000} = 33$ gr. de beurre ; c'est ce que devraient également renfermer 1000^{cc} du lait D si celui-ci n'était pas mouillé ; on calculera l'écrémage suivant 2° en prenant pour base du calcul les chiffres de beurre 83,0 et 30,0.

Formules de Herz. *(Untersuchung der kuhmilch.)*
Si l'on désigne par :

w l'eau surajoutée contenue dans 100 parties de lait mouillé ;

φ l'eau ajoutée à 100 parties de lait pur ;

g la matière grasse enlevée par écrémage à 100 parties de lait pur ;

r la teneur du lait normal en résidu sec exempt de matière grasse (extrait dégraissé, voir page 500).

f la teneur du lait normal en matière grasse :

$M = 100-w$ la quantité de lait pur contenue dans 100 parties de lait mouillé.

Les valeurs affectées de l'indice 1, se rapportant à l'échantillon de contrôle pris à l'étable et celles munies de l'indice 2 au lait suspect qu'il s'agit d'apprécier.

Les formules sont :

a) Lait mouillé :

$$(1)\ w = \frac{100\,(r_1 -)\,r_2}{r_1} \qquad \text{et} \qquad (2)\ \varphi = \frac{100\,(r_1 - r_2)}{r_2}$$

b) Lait écrémé :

$$(3) \qquad \varphi = f_1 - f_2 + \frac{f\,(f - f_2)}{100}$$

---

(2) Dans la règle, on désignera le degré de la falsification par addition d'eau par la valeur de φ.

c) Lait à la fois mouillé et écrémé :

$$(4) \qquad \varphi = f_1 - \frac{\left[100 - \left(\frac{M f_1 - 100 f_2}{M}\right)\right] \cdot \left[f_1 - \left(\frac{M f_1 - 100 f_2}{M}\right)\right]}{100}$$

Exemples :

Lait mouillé. — Soit un lait pour lequel $r_2 = 8$, on a d'après la formule (2) et en donnant à r_1 la valeur 9 :

$$w = \frac{100 (9-8)}{9} = 11,11$$

$$v = \frac{100 (9-8)}{8} = 12,5.$$

Le mouillage est de 12,5 pour 100 de lait pur.

Lait écrémé. — Soit un lait pour lequel $f_1 = 4, f_2 = 3,16$.

On a, en appliquant la formule (3)

$$\varphi = 4 - 3,16 + \frac{3,16 \, (4 - 3,16)}{100} = 0,867$$

L'écrémage est de 0,867 pour 100 de lait pur.

Applications de la Réfractométrie et de la Cryoscopie à la recherche des falsifications du Lait

A : Réfractométrie.

M M. Villiers et Bertault (*Bulletin Société chimique*, 5 avril 1898), ont constaté que la détermination du mouillage du lait, basée uniquement sur la teneur du lait en matières solides, lactose, etc., ne donne pas une certitude absolue, surtout lorsqu'il s'agit du lait provenant d'une vache unique ou d'un mélange de lait provenant de plusieurs vaches.

L'examen du pouvoir réfringent du petit lait, au moyen de l'oléoréfractomètre de MM. Jean et Amagat (voir page 000), présente, d'après ces auteurs, une constance remarquable, même lorsqu'il s'agit de laits ayant une composition chimique très différente.

Pour préparer le petit lait destiné à l'examen oléoréfractométrique, on ajoute au lait à examiner 1/2 volume d'acide acétique dilué à 1/100e, portant un instant à l'ébullition sous un réfrigérant ascendant, filtrant après refroidissement et examinant le petit lait à l'oléoréfractomètre de Jean et Amagat (la cuve extérieurement remplie d'eau) ou au réfractomètre d'Amagat.

Du résultat obtenu, retrancher le tiers de la différence entre le nombre de divisions donné par l'acide acétique étendu et par l'eau pure ; retrancher en outre le nombre correspondant à l'eau pure ; ajouter enfin à la dernière différence la moitié du nombre obtenu.

Si par exemple on a obtenu 41 divisions avec un petit lait préparé comme ci-dessus ; 15 divisions avec l'acide acétique étendu et 11 divisions 5 avec l'eau, le résultat correspondant aux substances dissoutes dans le petit lait sera égal à

$$41 - \frac{15 - 11,15}{3} - 11,5 = 28,3.$$

$$\text{et } 28,3 + \frac{28,3}{2} = 42,4$$

42,4 est le résultat cherché.

La déviation du petit lait observée à l'oléoréfractomètre varie pour les laits naturels de 39,6 à 42,4 ; la moyenne est de 40 à 41 divisions. Tout lait dont le pouvoir réfringent est inférieur à 39,5 doit être déclaré mouillé (sauf le lait colostral).

M. Basset (*Bulletin de la Société de Pharmacie de Bordeaux*, décembre 1904), croit devoir substituer à ce chiffre limite, un chiffre plus faible, qu'il estime être 38 au lieu de 39,5.

Ce dernier auteur estime que le procédé de MM. Villiers et Bertault permet de reconnaître une addition d'eau de 10 0/0 à des laits de composition moyenne et une addition d'eau de 5 0/0 à des laits de composition minima.

M. Ackermann détermine le mouillage au moyen du réfractomètre à immersion de Zeiss : (zeitschrift für untersuchung der nahrungs und Genuss-mittel, 1907). Cette méthode est extrêmement exacte et pratique, surtout pour exécuter plusieurs opérations à la fois.

Les parties essentielles du réfractomètre à immersion sont les suivantes (voir fig. 27) :

1. Un *prisme* en verre résistant dont l'angle réfringent mesure environ 63 degrés.

2. Une *lunette* avec son objectif et son oculaire muni d'une *échelle* et d'une *vis micrométrique*. Cette lunette est reliée d'une manière rigide au prisme.

3. Un *compensateur* intercalé entre le prisme et l'objectif de la lunette. Ce compensateur tourne autour de l'axe de la lunette. Une *bague* actionne le mouvement.

Par suite des différences de dispersion qui existent entre le verre et les liquides. *la limite* qui sépare la plage claire du champ de l'oculaire de la plage obscure est en général *colorée* et peu apte à servir pour des mesures précises. *En faisant tourner le compensateur* au moyen de la bague moletée, on rend la *limite incolore et nette.*

La position de cette limite nette donne l'indice de réfraction de la substance examinée, un tableau indiquant les indices nD correspondant aux divisions de l'échelle accompagne l'appareil.

On lit et on note immédiatement les *divisions entières* ; la *vis micrométrique* sert à déterminer les *dixièmes*. En tournant le bouton, on déplace l'échelle jusqu'à ce que la division notée tombe exactement sur la limite. L'*index* du tambour de la vis micrométrique *indique* alors les *dixièmes* à ajouter aux entiers.

Quand les lectures sont faites avec soin elles ne diffèrent entre elles que de $\pm$ 0,1 division au plus, ce qui correspond en moyenne à 3,7 unités du cinquième chiffre décimal de *nD*.

Le réfractomètre est réglé de manière à indiquer la *valeur normale pour l'eau distillée (15,0 divisions)* à 17°5.

Afin de maintenir constante la température des substances à examiner, on place les vases à filtrer qui les contiennent dans un *bain d'eau*.

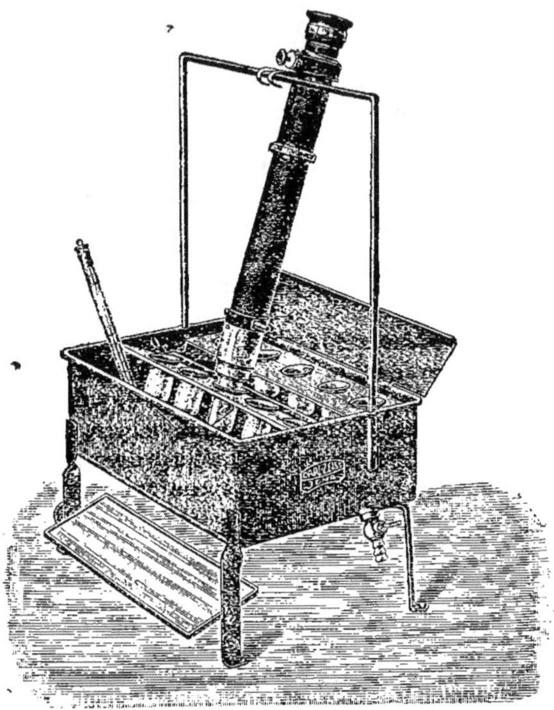

Fig. 27.

Avant de faire des mesures avec le réfractomètre, vérifier son réglage. A cet effet, placer l'appareil de façon à ce que le *miroir* soit *tourné vers le ciel*. Remplir la cuve jusqu'au delà de la moitié, d'eau ordinaire et mettre un vase à filtrer rempli d'*eau distillée* dans l'un des six trous qui se trouvent au-dessus du miroir. *Suspendre le réfractomètre à l'étrier* au moyen des *crochets*, le prisme plongeant dans l'eau distillée.

Abandonner ensuite l'appareil à lui-même pendant environ 10 minutes pour permettre aux températures de s'égaliser. Quand l'eau distillée a pris exactement la température du bain, mettre l'*oculaire* au point en le tournant au moyen de l'anneau moleté qui entoure sa bonnette. Les chiffres et traits de l'échelle devront se présenter avec la plus grande netteté. Tourner le *miroir* jusqu'à ce qu'on voie la lueur du ciel à travers le *vase à filtrer*. La partie supérieure du champ, de

0 à 15 environ, paraîtra claire et sera séparée de la partie inférieure sombre par une limite nette, si la division gravée sur la bague du compensateur marque 5.

Faire la lecture comme il a été indiqué précédemment et noter la température de l'eau distillée. Le *tableau* ci-dessous montrera alors si le réfractomètre est bien réglé.

Le réfractomètre doit marquer pour l'eau distillée

à la température	10° C.	11	12	13	14	15	16	17
les divisions	16 3	16 15	16 0	15 85	15 7	15 5	15 3	15 1
à la température	17°5	18	19	20	21	22	23	24
les divisions	15 0	14 9	14 7	14 05	14 25	14 0	13 75	13 01
à la température	25° C.	26	27	28	29	30		
les divisions	13 25	13 0	12 7	12 4	12 1	11 8		

Ce tableau permet de vérifier le réglage du réfractomètre, sans être obligé d'établir au préalable la température normale de 17°5 C. Si la moyenne de plusieurs lectures faites avec soin diffère de plus de 0,1 division du chiffre figurant dans le tableau ci-dessus, on opérera de la manière suivante :

Saisir, avec le pouce et l'index de la main gauche, le réfractomètre (attaché à l'étrier) du côté de l'oculaire, amener le zéro du tambour micrométrique en face de l'index et tourner l'écrou nickelé et moleté *dans le sens des grands chiffres*, ce qui le desserre. Vérifier si la température de l'eau contenue dans le petit vase est restée constante et tirer du tableau ci-dessus la valeur *normale* correspondant à la température observée. Amener la *limite* exactement sur le *chiffre entier* de la valeur normale en tournant le disque de réglage moleté et nickelé. Déplacer le tambour du micromètre (qui est desserré) jusqu'à ce que son index marque les dixièmes de la valeur normale. Ceci fait, maintenir avec l'index et le pouce de la main gauche, *le tambour, le disque et l'index* et resserrer à fond *l'écrou* avec la main droite, sans que la position du tambour et de l'index varie. Vérifier le nouveau réglage par une *série de lectures*.

Pour faire des essais en série on emploiera le dispositif indiquée par la figure.

Voici maintenant la méthode de M. Ackermann pour déterminer le mouillage :

On introduit dans chaque tube du godet 30^{cc} du lait à analyser et 0,25^{cc} de solution de chlorure de calcium. (La solution employée a une densité de 1,1375 ; elle doit, diluée au 1/10e et à 17°5 avoir une réfraction de 26°3 au réfractomètre à immersion.

On secoue alors vigoureusement, adapte les réfrigérants et plonge le support ainsi chargé dans le bain-marie bouillant fortement. Pour obtenir un sérum tout à fait bon, il est nécessaire que l'ébullition ne soit arrêtée par cela qu'un instant très court. C'est dans ce but qu'il faudra se servir d'un fort réchaud à gaz. Une ébullition de 15 minutes suffit. On plonge alors le support dans un récipient d'eau froide. La température de l'eau est portée, après quelque temps, à 17°5. La petite quantité d'eau condensée qui s'est rassemblée dans la partie supérieure du tube à coagulation et le réfrigérant est réunie au sérum en renversant doucement l'éprouvette sans secouer. On peut alors verser le sérum dans de petits verres et procéder à la détermination de la réfraction. Il n'est pas du tout nécessaire de filtrer.

Le bain-marie doit être rempli jusqu'à 4 centimètres du bord et les tubes doivent être de verre mince.

Pour des laits normaux non falsifiés, on obtient des chiffres constants, oscillant entre 38,5 — 40°5 du réfractomètre à immersion de Zeiss.

La table suivante montre l'influence de l'addition d'eau au lait sur les chiffres obtenus d'après cette méthode.

		Chiffre au réfractomètre	Différence
Lait pur		39,0	
	5ᶜᶜ d'eau	37,7	1,3
	10 —	36,7	2,3
Eau	15 —	35,7	3,3
ajoutée	20 —	34,8	4,2
à	25 —	34,0	5,0
100ᶜᶜ	30 —	33,3	5,7
de lait	35 —	32,6	6,4
	40 —	32,0	7,0
	45 —	31,4	7,6
	50 —	30,9	8,1

B : Cryoscopie :

Il résulte des nombreuses recherches que le point cryoscopique, c'est-à-dire la différence entre le point de congélation d'un lait normal et celui de l'eau pure, ne varie qu'entre des limites très étroites, non seulement chez les mêmes individus de la même espèce, mais aussi pour toutes les espèces ; il est compris entre — 0°54 et — 0°57.

D'après Winter, il est de — 0°555 en moyenne avec un écart maximum de 0°02 autour de ce chiffre.

Pour déterminer le point de congélation du lait, on peut se servir des appareils de M. Winter (voir la notice éditée par Fontaine, constructeur à Paris).

Il est nécessaire de vérifier préalablement le zéro du thermomètre par le point de congélation de l'eau distillée ou d'une solution de NaCl à 1 0/0 et d'ajouter les différences obtenues aux points de congélation trouvés.

Il faut, pour obtenir dans cette méthode des résultats concordants, n'employer que des thermomètres soigneusement vérifiés. On n'emploiera que des thermomètres qui donnent un écart de — 0,60 entre le point 0 et le Δ de la solution de NaCl à 1 0/0 (le Δ de cette solution est d'après M. Raoult de

— 0,60). On peut cependant employer un thermomètre donnant pour ce point de congélation un nombre autre que — 0,60 en ajoutant aux Δ des laits fournis par cet instrument, ou en retranchant la différence n entre le point de congélation vrai 0,60 de l'eau salée à 1/100e et celui A que l'on a obtenu, selon que l'on a A < 0,60 ou A > 0,60. La correction ± n est, il est vrai, relative à un abaissement de 0,60 ; rigoureusement on devrait la calculer pour chaque Δ observé ; mais l'abaissement moyen des laits 0,56 ne différant de celui de l'eau salée 0,60 que de 0,04, une telle précision est inutile.

Nous empruntons au travail de M. Lajoux (*Cryoscopie du Lait*), les conclusions suivantes :

1º L'écrémage du lait ne modifie pas son Δ puisque le beurre s'y trouve en suspension et non en dissolution ; l'addition d'eau le relève, c'est-à-dire le rapproche de 0 ; aussi, selon M. Winter, la détermination du point de congélation du lait est-elle actuellement la plus simple, la plus rapide des méthodes pour apprécier le mouillage. Tout lait dont le point de congélation est inférieur à — 0,55 doit être considéré comme mouillé.

2º Le point de congélation du lait est indépendant du genre d'alimentation des vaches ; il en est de même pour le lait des vaches nourries avec des résidus industriels et pour celui des vaches recevant une nourriture rationnelle.

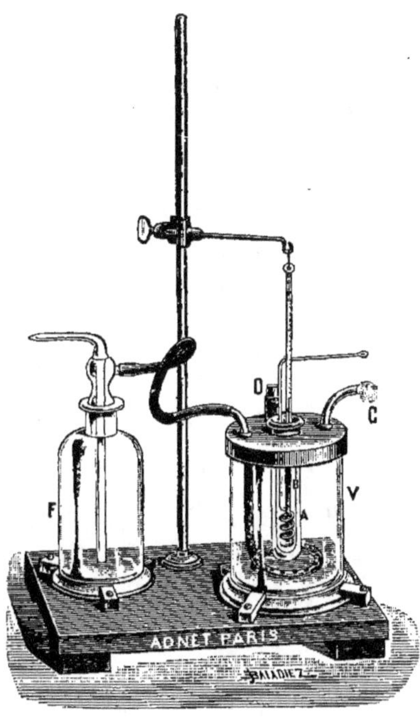

Fig. 28.

3º Le point de congélation du lait ne paraît pas être influencé notablement par la substitution de la ration d'été à la ration d'hiver ;

4º La race n'a aucune influence sur le point de congélation du lait ou plus exactement les vaches normandes, hollandaises, meusiennes, fournissent un lait dont le point de congélation varie dans les mêmes limites ;

5º Il n'existe aucun rapport entre le point de congélation des laits, leur densité et leur composition. En faisant abstraction du beurre qui n'a pas d'influence sur le point de congélation, on voit que les laits *purs*, riches ou pauvres, ont Δ = 0,55 ou un nombre très voisin.

Recherche du mouillage. — La formule de M. Winter permet de calculer le mouillage d'une façon suffisamment approchée. On calcule, en général, la quantité d'eau *ajoutée* dans 100cc de lait ; cette formule est :

$$E = 100 \; \frac{100\,(\Delta - \Delta')}{\Delta}$$

Δ étant l'abaissement normal, c'est-à-dire — 0,55, et Δ' l'abaissement observé, en remplaçant 100 par 1000 on obtient pour E les valeurs inscrites au tableau ci-dessous :

Tableau donnant en centimètres cubes par litre de lait écrémé les quantités d'eau de mouillage qui correspondent aux températures de congélation comprises entre — 0°55 et — 0°27.

Températures observées	Mouillage par litre en cent. c.	Températures observées	Mouillage par litre en cent. c.	Températures observées	Mouillage par litre en cent. c.
— 0° 55	0	— 0° 45	181	— 0° 35	363
— 0 54	18	— 0 44	200	— 0 34	381
— 0.53	36	— 0 43	218	— 0 33	400
— 0 52	54	— 0 42	236	— 0 32	418
— 0 51	72	— 0 41	254	— 0 31	434
— 0 50	91	— 0 40	272	— 0 30	454
— 0 49	109	— 0 39	290	— 0 29	472
— 0 48	127	— 0 38	309	— 0 28	490
— 0 47	145	— 0 37	327	— 0 27	509
— 0 46	165	— 0 36	345		

S'il s'agit d'un mélange de laits, ce qui est le cas des laits de dépôts, on fait $\Delta = - 0{,}55$; s'il s'agit d'un lait individuel, on peut faire $\Delta = - 0{,}54$, bien que ce nombre se présente exceptionnellement. En prenant ce dernier nombre, on s'expose à considérer comme purs des laits contenant 1,80 0/0 d'eau ajoutée.

Pour le lait fermenté, le point de congélation est inférieur à — 0,57.

La méthode cryoscopique n'est malheureusement applicable qu'au lait frais ; l'acidité, la présence de bichromate de potasse, de formol ou de bicarbonate de soude viennent modifier le point de congélation du lait et enlever à la méthode toute sa précision pour la recherche du mouillage.

Recherche des antiseptiques et anticoagulants.

On recherchera :

a) Le bicarbonate de soude. — Si les cendres de 10^{cc} de lait dissoutes dans 20^{cc} d'eau donnent après filtration un liquide qui, additionné de deux gouttes SO^{4}H^2 décinormal, rougit encore par addition de phtaléine du phénol, le lait doit être suspecté d'addition de CO^{3}NaH.

On peut alors doser ce sel; pour cela, évaporer et incinérer 20^{cc} de lait, traiter le résidu par 20^{cc} d'eau, filtrer, prélever 12^{cc}5 du filtrat qu'on additionnera de quelques gouttes de teinture de cochenille, puis de solution décinormale de soude jusqu'à virage au rouge carmin, 1^{cc} de cette solution correspond à 1 gramme de CO^{3}NaH par litre de lait.

Pour rechercher les carbonates et les bicarbonates alcalins dans le lait, Süss recommande d'additionner 10^{cc} de lait de 5 à 10^{cc} d'une solution alcoolique d'alizarine (solution à 0,2 0/0). Dans ces conditions, le lait alcalinisé acquiert une coloration rosée manifeste. L'acide rosolique est bien moins sensible.

b) Le borax. — Evaporer et incinérer 10^{cc} de lait, ajouter aux cendres une petite quantité de fluorure de calcium, placer le tout dans un tube à essai, ajouter 10 gouttes SO^{4}H^2 concentré, boucher le tube avec un bouchon à trois trous traversés dont l'un par un tube abducteur, l'autre par un tube relié à l'appareil producteur d'hydrogène, et le troisième par un tube effilé; faire passer l'hydrogène dans le tube à essai jusqu'à ce que celui-ci soit purgé d'air, allumer l'hydrogène à l'extrémité du tube effilé, en chauffant légèrement le tube à essai dans l'eau chaude. La flamme de l'H sera verte sur les bords s'il y a du borax. (Opérer dans une chambre obscure.)

c) L'acide salycilique. Voir chapitre spécial (Recherches des agents de conservation).

d) Le formol. Voir chapitre spécial (Recherche des agents de conservation).

e) L'eau oxygénée par la réaction inverse de celle qui permet de caractériser le lait cru (voir page 483).

Recherche des matières sucrées et amylacées (amidon, dextrines, sucres). — L'examen microscopique permet de caractériser l'amidon. (Voir Farines.)

Pour rechercher simultanément l'amidon et la dextrine, faire bouillir quelques centimètres cubes de lait, laisser refroidir, ajouter trois à quatre gouttes d'eau iodée à 1 0/0 :

Coloration	jaune	Ni amidon, ni dextrine;
—	bleue	Amidon ;
—	violacée	Dextrine.

Si le dosage du lactose par la liqueur cuprique (voir page 509) donne un chiffre notablement différent de celui qu'aura donné le saccharimètre, il y aura addition de glucose, de saccharose ou de dextrine.

a) En appelant L le poids de lactose obtenu par le saccharimètre, L' celui obtenu par la liqueur cuprique ; si la proportion de lactose trouvée par le saccharimètre est plus faible que celle trouvée par la liqueur cuprique, c'est que le lait renferme du glucose, la proportion x de glucose par litre de lait sera donnée par :

$$x = \frac{L' - L}{0,39} = (L' - L) \times 2,56$$

et la quantité réelle de lactose l existant dans le lait par :

$$l = L - x$$

b) Si l'inverse a lieu, c'est-à-dire si le poids de lactose trouvé par le saccharimètre est plus élevé que celui trouvé par la liqueur cuprique, c'est que le lait renferme du saccharose et de la dextrine.

Dans ce cas, le dosage à la liqueur cuprique donnera directement la proportion L' de lactose ; celle du saccharose sera égale à $(L - L') \times 1,28$.

La présence de la dextrine sera indiquée par l'iode ; on précipitera le petit lait par l'alcool à 90 degrés, traitera le précipité par l'eau iodée qui donnera une coloration rouge violacée en présence de la dextrine.

Recherche des matières colorantes étrangères. (Rocou, orange d'aniline, caramel).

Chauffer 150^{cc} de lait jusqu'à 60 degrés et ajouter environ 5^{cc} $C^2H^4O^2$, puis continuer à chauffer lentement jusqu'à près du point d'ébullition.

Exprimer dans un linge le caillot obtenu, pour en extraire le liquide qui l'imprègne, et le faire macérer pendant 3 heures avec 50^{cc} d'éther.

Décanter l'éther, l'évaporer, alcaliniser le résidu avec une solution de NaOH à 1/100e et verser le liquide sur un petit filtre humide, chauffer doucement le filtre pour faciliter la filtration ; lorsque la solution est filtrée, on lave la graisse qui se trouve sur le filtre avec de l'eau en courant continu, puis on dessèche le papier. Si après dessiccation le papier est coloré en orange = rocou.

(On peut confirmer la présence du rocou en traitant le papier précédemment coloré par une goutte de chlorure stanneux qui, en présence de rocou, produit une coloration rose caractéristique sur le papier coloré en orange.)

Si le caillot débarrassé de la graisse par extraction à l'éther est coloré nettement en orange ou en jaune = orange d'aniline (confirmation : si un fragment de caillot dégraissé. traité par HCl concentré, devient rose=orangé d'aniline).

Si le caillot dégraissé est coloré en brun foncé = caramel. (Pour confirmer on agite un fragment de caillot avec HCl concentré, on chauffe doucement, dans le cas du caramel, la solution acide du caillot deviendra peu à peu bleu foncé.)

Méthode de Leys. — 1° Ajouter au lait un peu de lessive de potasse étendue : si le lait brunit instantanément, il y a lieu de soupçonner la présence de *caramel* ou de *jaune de chrysoïne.*

2° Traiter une autre partie du lait par HCl concentré : s'il se produit une coloration rose intense, présence d'*orangé 3*

3° Mélanger 10^{cc} de lait avec 20^{cc} de liqueur d'Adam (Voir page 491). Si la couche superficielle est fortement colorée en jaune, présomption de *fleur de souci ;* si c'est au contraire la couche inférieure qui est fortement colorée on peut avoir, suivant la nuance de cette couche :

Jaune :   safran, orangé 3
Jaune verdâtre :   rocou.
Jaune rougeâtre :   jaune de chrysoïne.
Rouge franc :   curcuma.
Brun sale (liquide trouble) : caramel.

4° Epuiser, s'il y a lieu, cette couche inférieure par l'alcool amylique pour entraîner le colorant. Le liquide est d'abord additionné avec précaution de son demi-volume d'une solution de sulfate de soude à 10 0/0 ; on retourne plusieurs fois le vase, sans agiter : la majeure partie de la caséine se sépare : on traite alors le liquide décanté par l'alcool amylique ; on chauffe doucement pour détruire l'émulsion ; l'alcool amylique se sépare ; on l'évapore et on traite le résidu par une goutte d'acide sulfurique concentré ; on obtient :

Une coloration bleue :   rocou-safran.
Une coloration rouge brun : curcuma.
    —   cramoisi :   orangé 3
Aucune coloration :   jaune de chrysoïne.

5° Si SO^4H^2 a donné une coloration bleue, on reprend par l'alcool ammoniacal, on plonge dans le liquide un tissu de coton qui se teint. En traitant ensuite par un acide faible on peut distinguer le rocou qui vire au rose et le safran qui reste inaltéré.

Recherche des matières grasses étrangères (Axonge, Beurre de coco). *Méthode de Quesneville.* — On opère comme il a été dit pour le dosage de la matière grasse (voir page 503), mais au lieu de traiter la crème par l'acide chlorhydrique on l'agite avec 100^{cc} de benzène pur cristallisable, on laisse reposer, on décante le benzène, on en mesure le volume et on l'évapore dans une capsule tarée ; on ramène le poids trouvé à 100^{cc} de benzène employé. On obtient ainsi pour un lait pur 40 à 45 grammes de beurre par litre, abandonnant au maximum un gramme de beurre au benzène.

Si on opère sur un lait écrémé et dont le beurre a été remplacé en partie par de l'axonge, on trouve la majeure partie de l'axonge dans le benzène ; il en est de même dans le cas d'addition de beurre de coco.

LAIT DE FEMME

Le lait de femme ne diffère pas seulement de celui de vache par la proportion des éléments, mais aussi par sa réaction et la nature de sa caséine.

Contrairement au lait de vache, le lait de femme possède une réaction *très alcaline* ; sa densité varie de 1029 à 1035.

La caséine du lait de vache est facilement coagulée par l'acide acétique, alors que celle du lait de femme ne l'est que très difficilement. Il en est de même avec la présure.

Moyen d'apprécier la valeur nutritive du lait de femme. M. Friedmann (*Deutche medicinische Wochenschrift*, 1902). — On exprime le sein jusqu'à ce que le lait s'écoule librement ; on en prend une goutte, qu'on examine au microscope ; on aperçoit des globules graisseux de grosseur différente ; si le lait est très bon, les globules de grosseur moyenne sont les plus nombreux ; viennent ensuite les petits globules ; quant aux gros globules ils sont moins nombreux (10 à 20 par champ de vision) ; de plus, dans le lait de bonne qualité, les globules sont très rapprochés les uns des autres. Si le nombre des gros globules est supérieur à la normale, le lait est bon, mais parfois indigeste ; si les petits globules sont en nombre dominant, la valeur alimentaire du lait est médiocre.

Il faut exactement 20^{cc} de lait pour faire une analyse complète et exacte.

      10^{cc} pour l'extrait et les cendres ;
      10^{cc} pour le beurre et le sucre

Les dosages de l'extrait et des cendres se font comme il a été dit pour le lait de vache.

Dosage du lactose; du beurre et de la caséine. Procédé Patein. — C'est une modification de la méthode d'Adam (voir page 491). On opère sur 10^{cc}. — On dose d'abord le beurre.

Après séparation de la couche éthérobutyrique, le lactosérum et les eaux de lavage sont reçus dans une éprouvette graduée de 100^{cc} et on porte leur volume à 50^{cc}, puis avec une pipette on ajoute *goutte à goutte de l'acide acétique à 15 0/0 en agitant continuellement*, les premières gouttes produisent un trouble que l'agitation fait disparaître. Quand ce trouble devient *persistant et cesse d'augmenter* par une nouvelle addition d'acide acétique dilué, on ajoute encore 1 ou 2 gouttes de celui-ci et on s'assure que le liquide a une

Laits de Divers animaux

	Caractères généraux :	Densité	Eau	Extrait sec 100°	Caséine	Beurre	Lactose	Mat. extract. Sels
Lait de chèvre	A part son aspect plus crémeux, son odeur plus aromatique, il se rapproche beaucoup du lait de vache ; il caille par la présure.	1 032	87 6	12.4	3.7	4.20	4 00	0 56
— de brebis (1)	D'un beau blanc, très riche en beurre et caséine. Comparé au lait de vache, il contient plus d'extrait, plus de beurre et de caséine, plus de *cendres*.	1 038	82 0	18 0 à 20	4 40 à 7	4 13 à 9 24	4 60 à 5.50	0 83 à 1 50
— de chamelle (2) ..	Se rapproche de celui de vache, mais plus pauvre en beurre, plus riche en sucre et en sels. Comparé au lait de femme, il contient plus de graisse et moins de lactose.	»	»	12 39	2 97	7.38	3 26	0 70
— d'ânesse	De tous les laits est celui qui par sa digestibilité se rapproche le plus du lait de femme; comme ce dernier il ne paraît pas contenir de caséine ordinaire, par sa composition en diffère beaucoup, il est plus pauvre en beurre et en albuminoïdes...................	1.032	91.4	11.8	1.23	3.10	6.93	0.45
— de jument	Peut remplacer le lait d'ânesse, son odeur est nulle, sa saveur douce, il est presque neutre. Sa caséine se rapproche de celle du lait de femme.	1 031	89 0	11.8	2.7	2 50	5.50	0.50

(1) MM. Trillat et Forestier, Chevallier et Doyère donnent comme moyennes: *Extrait* 12gr4, *Beurre,* 4gr2, *Lactose* 4gr00, *Caséine* 3gr7, *Cendres,* 0 gr70 (*Annales de Chimie analytique,* 1029, page 321.). — (2) D'après Barthe.

réaction franchement acide au tournesol. On verse alors dans l'éprouvette 30^{cc} alcool à 90° et on complète le volume à 100^{cc}. On agite vivement et laisse déposer après avoir recouvert l'éprouvette. Lorsque le liquide s'est éclairci on s'assure qu'une goutte d'acide acétique dilué ne le trouble plus.

Au bout de 12 heures on décante le liquide clair sur un petit filtre sans pli et taré ; on verse la caséine sur le filtre et on entraîne les dernières parcelles de celles-ci avec quelques gouttes d'un mélange à PE d'eau et d'alcool à 90 degrés qui serviront ainsi à rincer l'éprouvette et à laver le précipité sur le filtre. (Le liquide filtré ne doit précipiter ni par AzO^{3}H ni par le réactif d'Esbach (voir Réactifs), ce qui indiquerait qu'on a ajouté trop de C^{2}H^{4}O^2.)

On essore le filtre entre des feuilles de buvard, on le dessèche à 100 degrés et on pèse.

En multipliant par 100 on a le poids de caséine de 1 litre de lait.

Le liquide filtré renferme le lactose. On le dose comme il est dit page 509).

CRÈME

C'est la partie la plus grasse du lait, qui se sépare lorsqu'on laisse reposer celui-ci un certain temps ou lorsqu'on le soumet à une force centrifuge.

Suivant la teneur en matière grasse et la consistance de la crème, on distingue.

La crème simple, contenant 10 à 20 0/0 de beurre ;

La crème double ou crème à fouetter, renfermant 30 0/0 de matière grasse.

Pour l'analyser on doit prélever au moins 200^{cc} de la crème bien mélangée.

En général, le dosage de la matière grasse et l'examen des caractères organoleptiques suffisent pour apprécier le produit.

Le dosage de la matière grasse se fera comme dans le lait.

L'examen organoleptique ne devra déceler rien d'anormal (couleur, consistance, odeur, saveur).

L'emploi des agents conservateurs est interdit.

Recherche de la gélatine. — On ajoute quelquefois, en été surtout, de la gélatine à la crème pour lui donner de la fermeté et une apparence de richesse.

Le procédé Stokes permet de déceler les traces de cette substance.

Dissoudre un peu de mercure dans deux fois son poids d'AzO^{3}H (D = 1,42). Après dissolution, diluer le liquide à 25 fois le volume obtenu, avec de l'eau distillée.

A environ 10^{cc} de cette solution, ajouter un volume égal de la crème à essayer et 20^{cc} d'eau froide. Agiter vigoureusement le mélange et l'abandonner à lui-même pendant cinq minutes, puis filtrer.

S'il existe une quantité notable de gélatine, il est impossible d'obtenir un liquide clair.

A la totalité ou à une partie du liquide filtré, ajouter un égal volume d'une solution aqueuse saturée d'acide picrique ; il se forme immédiatement un précipité jaunâtre plus ou moins abondant, suivant la quantité de gélatine.

Lait de beurre

M. Meillière a examiné un produit vendu sous le nom de *Lait de beurre*, émulsion qui, par son aspect et sa saveur, rappelle le lait de vache.

Cet auteur donne, pour distinguer cette émulsion du lait, les caractères suivants :

Le lait de beurre ne se coagule pas ; jeté sur un filtre il laisse écouler un liquide limpide ; abandonné à lui-même, il laisse déposer les matières émulsionnées que surnage un liquide clair.

La composition de ces sortes de breuvage est la suivante :

Résidu sec..........................	48^{gr} à 76^{gr}
Matières grasses.....................	6^{gr} à 9^{gr}
Sels anhydres........................	3^{gr} à 5^{gr}60
Degrés saccharimétriques	8 à 12°
Acide phosphorique (en phosphate de chaux)...........................	1^{gr} à 1^{gr}30
Azote total..........................	1^{gr}2 à 2^{gr}30
Densité	1020 à 1030

Pour doser l'azote total, on traite, dans un ballon à fond rond de 400^{cc}, 10^{cc} de lait par 5^{cc} d'une solution à 30 0/0 d'oxalate neutre de potasse et 10^{cc} SO^4H^2 concentré pur : on conduit l'opération comme il est dit au procédé Kjeldahl (voir page 564), mais en ayant soin, lorsque la mousse devient abondante, de la faire tomber par addition de 5 à 10^{cc} d'alcool, ajouté par petites portions.

Lorsque le liquide est complètement décoloré, on laisse le ballon refroidir, on lui ajoute 20^{cc} d'eau tiède, on agite pour avoir un liquide homogène, puis quelques gouttes de phtaléine du phénol, enfin de la lessive de soude jusqu'à coloration légèrement rose qu'on fait disparaître par addition de une à deux gouttes SO^4H^2 à 1/5. On dose dans le liquide l'ammoniaque comme il est dit au procédé Kjeldahl (voir Farines, page 564).

Quant au phosphate de chaux, on le dose dans les cendres : 1^{cc} de solution d'azotate d'urane correspondant à 0^{gr}005 P^2O^5 correspond aussi à 0^{gr}0109 phosphate tricalcique. (Voir Documents Physico-chimiques.)

Laits fermentés

La préparation des laits fermentés est basée sur la transformation du sucre de lait en alcool sous l'influence de certaines levures.

Koumis. — Ce produit est préparé avec du lait de jument, dont la composition est assez différente de celle du lait de vache (voir page 531).

Pour le préparer on verse du lait froid sur du koumis encore en fermentation ou sur des semences de koumis séchées au soleil : on abandonne à la fermentation. Au bout de 24 heures on sépare le koumis faible formé, en deux parties : l'une est additionnée de lait frais, l'autre continue à fermenter et donne du koumis plus fort qu'on partage à nouveau. On continue ainsi de façon à obtenir du koumis de la force désirée.

C'est un liquide mousseux, de saveur acidulée et piquante. Sa composition (comparée à celle du lait de jument) est la suivante (Vieth).

	LAIT de jument	KOUMIS		
		de 1 jour	de 8 jours	De 20 jours
Eau	901 6	918 7	923 8	924 2
Alcool	»	31 9	32 6	32 9
Matières grasses	10 9	11 7	11 4	1 20
Caséine	18 9	8.0	8 5	7 9
Albumine		1 5	3 2	3 2
Peptone		10 4	5 9	7 6
Sucre (Lactose)	66.5	3.9	0 9	0
Acide lactique	»	9.6	10.3	10 0
Sels solubles	0.8	1.0	1 2	1 2
— insolubles	2.3	2 3	2 2	2 3

Le koumis possède donc le degré alcoolique des petites bières, il contient peu de peptones mais beaucoup d'acide lactique, et pas de lactose.

C'est un excitant de l'estomac, il est de digestion facile et assez nutritif.

Képhir. — Le képhir est une boisson fermentée préparée avec du lait de vache, de brebis ou de chèvre.

La fermentation s'effectue au moyen de ferments particuliers agglomérés en petites masses jaunes connues sous le nom de semences de képhir.

Ces petits grains renferment trois sortes d'éléments : des levures (qui transforment le lactose en alcool et acide carbonique) des ferments lactiques (producteurs d'acide lactique), des bactéries de la caséine (qui transforment cette substance).

Voici sa composition d'après Tuschinsky :

	Képhir de 2 jours
Densité	1026
Matières grasses	20^{gr}
Lactose	20^{gr}
Caséine	38^{gr}
Acide lactique	9^{gr}
Alcool	8^{gr}
Eau et sels	905^{gr}

et Bill a trouvé

	Képhir de 2 jours
Lactose	32^{gr}20
Caséine	28^{gr}7
Albumine	4^{gr}6
Peptones	0^{gr}40
Acide lactique	0^{gr}60

Le képhir est mousseux, sa mousse est persistante : son acidité en acide lactique ne doit pas dépasser 1 0/0 : son goût est aigre-doux, sa consistance homogène, son apparence sirupeuse, il ne doit tenir en suspension que de minces débris de caséine coagulée.

Le leben d'Egypte, s'obtient avec du lait de buflesse, de vache ou de chèvre que l'on fait bouillir puis refroidir avant de l'ensemencer avec du vieux leben (Roba). C'est un produit aigrelet qui renferme de l'alcool et de l'acide lactique.

Le yoghourt de Turquie, est préparé avec du lait de vache, de buflesse, de chèvre ou de brebis au moyen d'un ferment, le maya bulgare. C'est du lait caillé.

Petit lait alcoolique. C'est du petit lait frais ensemencé avec une levure susceptible de transformer le lactose en alcool.

Méthode d'analyse des laits fermentés. (Dubois, *Thèse de Pharmacie*, Bordeaux, 1900). — Pour conserver le lait destiné à l'analyse lui ajouter 1/2 0/0 en volume d'un liquide formé de 50 grammes d'acide phénique cristallisé et 10^{cc} d'alcool à 95 degrés.

Le flacon renfermant le lait étant solidement bouché le porter dans un bain d'eau à 35-40° pendant 10 minutes ; agiter alors vigoureusement pendant 5 à 6 minutes.

Mesurer 100^{cc} d'eau distillée et verser dans un matras jaugé de 200^{cc} alternativement de cette eau distillée et du lait à essayer en imprimant au récipient jaugé un léger mouvement giratoire. Ajouter le reste des 100^{cc} d'eau et avec le lait compléter les 200^{cc} à 1^{cc} près. Boucher le matras avec le pouce et le retourner lentement à plusieurs reprises pour mélanger et chasser l'air émulsionné, ajouter une goutte d'éther pour faire disparaître la mousse, achever de remplir avec du lait jusqu'au trait de jauge, retourner plusieurs fois pour bien mélanger.

Avec ce lait dédoublé déterminer :

a) *La densité* en en pesant 50^{cc} dans un matras exactement jaugé ; si on obtient $50^{gr}80$ par exemple, la densité D du lait non dédoublé sera

$$D = (50,80 - 25) \times 0.04 = 1,032$$

b) *L'acidité et le Lactose.* Si l est l'acidité totale du lait non dédoublé (en acide lactique, voir page 512) S le poids de lactose anhydre par litre de lait non dédoublé, la dose A du lactose du même lait avant fermentation était

$$A = S + (l - 1,50) \times 0,95$$

c) *La caséine*, comme dans le lait ordinaire (voir page 511).

d) *Le beurre* par la méthode d'Adam ou de Lecomte. (Voir page 501, 505).

Si on se sert de la méthode d'Adam, il faudra additionner 20^{cc} de lait de 2^{cc} AzH^3, bien mélanger et introduire dans l'appareil 11^{cc} de ce mélange et 27^{cc} de liqueur éthéro-alcoolique.

Si on se sert de la méthode Lecomte, saturer préalablement l'acidité du lait avec du CO^3Ca.

e) *Les cendres* (comme dans le lait).

f) *L'extrait sec :* en desséchant pendant 7 ou 8 heures au bain-marie bouillant ou à l'étuve à eau 20^{cc} de lait dédoublé et ajoutant au poids trouvé celui de l'acide lactique formé $l - 1^{gr}50$ (voir page 512); en outre on obtient ainsi l'extrait réel du même lait non fermenté.

Fromages

La plupart des fromages ont pour point de départ commun la coagulation du lait par la présure.

Les fromages se divisent en deux groupes :

1° *Fromages obtenus par la coagulation spontanée*, ce sont les fromages blancs.

2° *Fromages obtenus par la présure.*

Ces fromages se divisent en **deux groupes** :

A) Les fromages mous dont la maturation est commencée, à la surface, par les moisissures.

Ils sont caractérisés :

a) Par l'acidité de la pâte ;

b) Par les moisissures de la croûte ;

c) Par la fluidité de la caséine (le fromage coule).

Dans ces fromages, la maturation se produit de la périphérie au centre.

Les fromages mous comprennent :

Les fromages frais non fermentés (fromages russes, bondons, demi-sels, etc...) ;

Les fromages affinés (Brie, Camembert, Coulommiers, Pont-l'Evêque, Munster, Livarot, etc...).

Les premiers sont fabriqués avec du lait écrémé, ils renferment donc peu de beurre et beaucoup de caséine, il faut en excepter cependant le fromage suisse, qui est fabriqué avec de la crème pure.

Les fromages affinés sont préparés avec du lait entier. Leur nom provient de ce qu'on leur fait subir l'affinage qui a pour but de transformer la caséine solide et insoluble en un produit onctueux, mou et soluble.

B Fromages durs sur lesquels il ne se développe aucune végétation cryptogamique et qui sont envahis par des bactéries anaérobies.

Ils sont caractérisés :

a) Par l'alcalinité de la pâte ;

b) Par leur croûte dure et sèche sans moisissures ;

c) Par leur caséine solide.

Dans ces fromages la maturation se fait en même temps dans toute la masse.

Les fromages durs comprennent :

Les fromages pressés, salés (Roquefort, Gex, etc.) ou non (Hollande, Cantal) ;

Les fromages cuits et pressés (Gruyère, Port-Salut, etc...).

L'analyse d'un fromage comprend ;

1° L'analyse chimique ;

2° La recherche des falsifications et des altérations.

L'ANALYSE CHIMIQUE comprend les dosages suivants :

Humidité. — Peser 5 grammes de fromage dans une capsule tarée et le désagréger avec de l'alcool absolu de façon à l'émietter, porter à l'étuve à 110 degrés pendant 4 heures au moins.

Multiplier la perte du poids par 20.

Les fromages affinés renferment environ 50 0/0 d'eau ; les fromages cuits et pressés en renferment de 30 à 40 0/0.

Cendres. — Incinérer le fromage desséché provenant de l'opération précédente en ayant soin de ne pas dépasser le rouge sombre. Dans les cendres doser le chlore.

A cet effet on reprend les cendres par l'eau très légèrement aiguisée d'acide nitrique et dans la solution on dose le chlore par l'azotate d'argent. (Voir Farines.)

Matière grasse. — Procédé Lezé : peser 10 grammes de fromage, diviser cette prise aussi bien que possible et la faire macérer avec 200^{cc} HCl porter au bain-marie, refroidir et filtrer sur un papier mouillé sans plis, laver à l'eau froide puis à l'eau chaude jusqu'à ce que l'eau du lavage s'écoule à peine acide, laisser sécher le filtre, l'imprégner d'alcool absolu et dissoudre la matière grasse dans l'éther, recueillir le dissolvant dans une capsule tarée, évaporer, sécher à 100 degrés et peser, multiplier le poids trouvé par 10.

On peut encore prendre 5 à 10 grammes de fromage, les broyer dans un mortier avec deux fois leur poids de $CaSO^4$ anhydre, jusqu'à ce que le fromage soit finement pulvérisé et bien mélangé ; puis épuiser la masse par l'éther pendant 15 heures.

La graisse ainsi obtenue sera soumise à la saponification comme un échantillon de beurre, pour rechercher si cette matière grasse présente bien les caractères du beurre.

5 grammes de beurre de fromage donnent généralement à la distillation un liquide qui exige de 25 à 26^{cc} de potasse normale décime (acides volatils) pour sa saturation.

Lactose. — On le dose sur le résidu de l'épuisement du fromage par l'éther. On l'épuise par l'eau bouillante et sur une portion de la liqueur obtenue on dose le lactose comme il est dit au lait (page 509).

Caséine. — On la dose souvent par différence comme il est dit au Lait.

Caséine = 100 — (Eau + Cendres + Beurre + Lactose)

Le poids d'azote total (déterminé sur $0^{gr}50$ de fromage), multiplié par 6,33 donne aussi et exactement la caséine totale.

Caséine non transformée ou insoluble. — *Méthode A. Trillat et Sauton.* (*C. R. Ac. des Sciences* 2 juillet 1906). — On introduit 2 grammes de fromage dans un becherglass d'environ 100^{cc}, contenant 10^{cc} d'eau chaude, on désagrège rapidement en agitant avec une baguette de verre et en ajoutant peu à peu 50^{cc} d'eau (pour les fromages durs on broie le fromage dans un petit mortier en employant de l'eau très légèrement ammoniacalisée). On porte à l'ébullition pendant 5 minutes, le liquide est ensuite additionné de $0^{cc}5$ de formol commercial. On maintient à l'ébullition pendant trois minutes et on abandonne ensuite le liquide au repos pendant 5 minutes. La matière grasse se rassemble à la surface. On précipite alors la caséine par 5 gouttes d'acide acétique pur, quand la couche surnageant est limpide, on recueille sur un petit filtre taré le précipité blanc et pulvérulent qui est dégraissé dans un appareil à épuisement par l'acétone, enfin séché à 75-80 degrés et pesé. La matière grasse peut être évaluée à part en recueillant et évaporant l'acétone dans un vase taré. Cette méthode appliquée à divers fromages du commerce a donné les résultats suivants (les chiffres se rapportent à des fromages bruts, humidité non déduite) :

DÉSIGNATION commerciale des fromages	MATIÈRE albuminoïde non transformée p. 100	DÉSIGNATION commerciale des fromages	MATIÈRE Albuminoïde non transformée p. 100
Camembert..........	18 20	Roquefort (demi-mûr)	11 65
Gruyère............	31 34	Roquefort (très mûr) .	7.10
Gervais	6 415	Hollande	31 5
Brie	22.930		

Caséine transformée ou soluble. — Broyer dans un mortier 10 grammes de fromage avec de l'eau, de façon à obtenir une pâte ; étendre ensuite avec de l'eau pour obtenir un volume de 100^{cc} ; filtrer sur porcelaine ; on recueille 10^{cc} de filtratum qu'on évapore dans une capsule tarée ; on pèse le résidu, puis on le calcine jusqu'à cendres blanches qu'on pèse ; on retranche le poids des cendres du poids du résidu ; on obtient ainsi le poids de caséine transformée.

L'application de ce procédé permet de suivre la marche de la maturation et d'établir à n'importe quel moment le rapport qui existe entre la *caséine non transformée* et *la caséine transformée.* C'est-à-dire le rapport de maturation $\dfrac{\text{Caséine transformée}}{\text{Caséine non transformée}}$. Ci-dessous on trouvera un exemple provenant des analyses effectuées sur des prélèvements de fromage de Roquefort, à diverses époques de son affinage.

DATE DES PRÉLÈVEMENTS	CASÉINE	
	non transformée p. 100	transformée p. 100
Fromage frais au début	19 48	0
Après 8 jours	18 12	1 36
— 15 —	11 65	7 83
— 30 —	8	11 48
— 60 —	7 10	12 88

Composition chimique des principaux fromages
(Lindet-Ammann et Buigière)

100 GRAMMES de fromage contiennent :	EAU	MATIÈRES GRASSES	MATIÈRES AZOTÉES totales	AMMONIAQUE	MATIÈRES minérales insolubles	MATIÈRES minérales solubles (sel)	RAPPORT des MATIÈRES grasses aux matières azotées	AZOTE SOLUBLE 0/0 de l'azote total	AZOTE AMMONIACAL 0/0 de l'azote soluble
Fromage de chèvre	64.8	9.2	17.1	0 13	0 9	4 9	0.5	64 1	6.6
Fromage de Troyes	58.7	18 6	14 6	0.19	1 1	3 7	1.3	70 8	9 9
Mont-d'Or	58.7	09 7	25.3	0.08	2 4	1 9	0.4	39 8	4 3
Coulommiers double-crème .	57.8	25 0	13.0	0.13	0.5	3.6	1.9	44 4	11 8
Petit-suisse	54 6	35 0	7.3	»	0 5	0 1	4.8	83 2	»
Camembert..............	53 8	22 0	17 1	0.23	1 2	3 2	1.3	86 1	14 2
Brie	53.5	22 5	18 0	0.18	0 8	3.2	1.3	58 1	13.1
Reblochon	52 2	20 5	19 3	0.02	1 9	1.8	1.1	27 9	1.8
Munster	52.4	24 4	1 5	0.19	1 3	3.7	1.6	53 2	12 3
Livarot	52.2	15 0	25.0	0 36	1 5	2.9	0.6	55 9	15 5
Pont-l'Evêque	51.0	23 1	17.8	0 13	2 1	1.9	1.3	43 9	8.1
Hollande	42.6	20 0	23.9	0.02	2 3	3.2	0.8	22 3	2 0
Cantal	40.9	29 3	20 5	0.11	2 2	2.6	1.4	46 0	6.2
Port-Salut	38 1	24 5	24 8	0.02	3 1	2.2	1.0	20 2	2.3
Roquefort	36.9	29 5	20 5	0.14	1 9	5.1	1.4	47 5	8.9
Gruyère................	35.7	28 0	28.9	0.05	3 1	0.4	1.0	22.9	4.7
Parmesan (Italie).........	34.0	23.0	35.0	0.14	3 5	1.7	1.6	21.7	9.9
Chester (Angleterre)	31.1	32.3	30.9	0.20	2.4	1 3	1.0	30.1	11.4

D'après Balland.

	Eau.	Matières azotées.	Matières grasses	Mat. extrac.	Cendres.
Fromage de Bourgogne	29 50	28 84	38 55	1 65	1 46
— Brie	48 80	19 94	22 45	4 85	9 48
— Camembert	49 00	18 72	21 65	5 95	4 68
— Cantal	28 50	28 38	34 20	4 46	4.56
— Chester	22 60	27 16	39 50	6.80	3 94
— Coulommiers	50 40	17 41	20 45	4 80	6 94
— Crème, dit Suisse.....	49.00	7 20	40.47	3.08	0 25
— Gruyère	27 50	33 89	33 32	1 50	3 79
— —	31 70	36 06	26 95	1 79	3 50
— Hollande	37 90	27 32	25 90	4 08	4 80
— Livarot............	33 80	31 76	21 95	8 05	4 44
— Munster...........	45 40	16 86	25 90	6.88	4 96
— Roquefort	28 90	25 16	38 30	3 00	4 64
— Pont-l'Evêque.......	46 40	20 32	25 00	6 68	1.60

RECHERCHE DES FALSIFICATIONS ET DES ALTÉRATIONS. — Les falsifications des fromages consistent dans l'addition :

de sel marin, de matières colorantes telles que le safran, le carmin ammoniacal ;

de graisses étrangères (margarine) ;

de matières minérales, de fécule ou de mie de pain ;

d'antiseptiques et en particulier de formol.

On a signalé l'addition d'urine pour accélérer la maturation : la réaction de la murexide permettra de caractériser cette fraude.

La recherche des matières colorantes se fera comme il est dit au beurre, celle des antiseptiques comme il est dit au chapitre spécial.

L'addition d'eau iodée ainsi que l'examen microscopique du résidu dégraissé par le sulfure de carbone permettront de caractériser les fécules et l'amidon.

Les matières minérales $CaSO^4$; $CaCO^3$; SO^4Ba) seront indiquées par un poids élevé de cendres : on les recherchera comme il est dit aux farines.

La recherche de la margarine se fera comme suit (Fascetti et Ghigi).

Enlever la croûte de 100 grammes de fromage, mélanger la partie molle du fromage dans un mortier avec du sable, ajouter peu à peu en agitant de l'eau à 30-35° centigrades pour séparer la matière grasse.

Verser la masse dans un ballon de 1/2 litre et ajouter 2 volumes 1/2 d'eau distillée à 20° C. Agiter fortement pendant 5 minutes, la graisse se réunit en masse à la surface du liquide, faire monter la graisse dans le col du ballon en ajoutant q. s. d'eau froide, la retirer avec une cuiller ; laver la graisse à l'eau et en la malaxant retirer les dernières portions d'eau. Dissoudre la graisse dans 200cc d'éther de pétrole (bouillant à 50° C.) ou dans l'éther. Placer la solution dans une éprouvette bouchant à l'émeri ; laisser reposer 2 heures; la caséine se dépose ; décanter 100 ou 150cc de la solution, l'évaporer au bain-marie, examiner le résidu au point de vue des constantes physiques et chimiques. (Voir Beurre.)

Recherche des altérations. — Sous l'action de certains micro-organismes, différents de ceux qui déterminent la maturation, les fromages acquièrent certaines altérations qui se traduisent par une saveur amère, une odeur désagréable, le boursoufflement de la pâte.

A côté de ces altérations, il en est une très fréquente, c'est l'envahissement

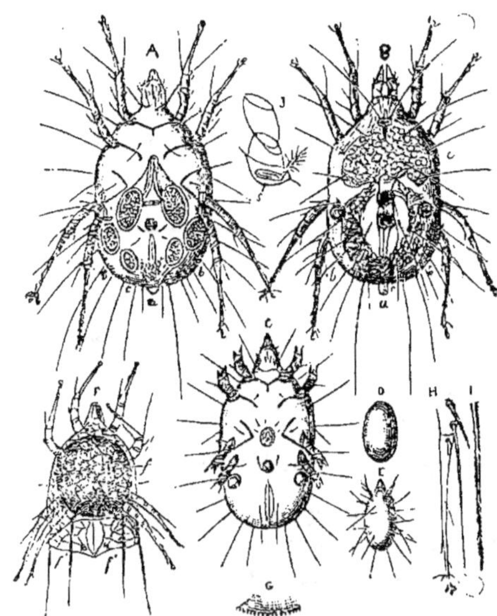

Fig. 29. — *Glyciphagus cursor* (grossissement, 50)

A, femelle ovigère vue par la face ventrale. — B, femelle ovigère vue par la face dorsale. — C, insecte mâle.— D, œuf.— E, larve hexapode.— F, kyste glyciphagien de conservation, — G, portion de peau très grossie montrant son aspect régulièrement granuleux ou mieux, papilleux. — H, une patte antérieure grossie. — I, un poil très grossi, ce qui permet de voir sa structure barbelée. — J, stigmate tiré à la base de la première paire de pattes. (D'après M. Megnin).

de la croûte par les acariens dont le type le plus commun est le *glyciphagus cursor*. (Fig. 29).

Présures

Pour préparer de bons fromages de qualité uniforme, il est indispensable d'avoir une présure douée d'une force coagulante connue.

On dit qu'une présure a une *force coagulante* de 10.000 par exemple, lorsque 1^{cc} de cette présure coagule 10.000^{cc} de lait chauffé à $35°$ en 40 minutes. (Présure normale.)

Cela veut dire aussi que $1/2^{cc}$ de cette présure coagulera 5000^{cc} de lait dans les conditions précédentes ; et si une quantité de lait donnée est coagulée par une certaine quantité de présure en 40 minutes, la même quantité de lait sera coagulée en 20 minutes si on double la dose de présure.

La force coagulante de la présure est donc proportionnelle au volume de lait qu'elle coagule et inversement proportionnelle au temps de coagulation de la même quantité de lait.

Cette loi n'est vraie que lorsque les quantités de présure utilisées ne sont ni trop fortes ni trop faibles et que la température du lait à coaguler est comprise entre 18 et $40°$ centig.

Pour déterminer pratiquement la *force coagulante* d'une présure, voici comment on peut opérer :

Dans une éprouvette graduée de 100^{cc} on place 10^{cc} de présure à essayer et on ajoute de l'eau pour obtenir le volume de 100^{cc} ; on a ainsi une dilution à $1/10°$.

D'autre part, on chauffe un litre de lait à $30°$ et on ajoute 10^{cc} de présure diluée. On abandonne au repos. Lorsque le caillé est formé (c'est-à-dire lorsqu'en enfonçant la lame d'un couteau dans le lait, il reste une empreinte nette se remplissant d'un sérum verdâtre) on note le temps écoulé entre l'introduction de la présure dans le lait et le moment de la coagulation ; soit par exemple 5 minutes.

On écrira :

$$\frac{1 \times 35 \times 40}{5 \times 30} = 9 \text{ litres } 1/3 \text{ ou } 9{,}333^{cc} \text{ de lait}$$

c'est-à-dire que dans les conditions de température et de temps où on a opéré, 1^{cc} de présure coagule $9{,}333^{cc}$ de lait. *Sa force coagulante* est donc 9,333 (à $+ 35°$ et en 40 minutes).

Pour savoir maintenant quelle est la quantité de présure qui serait nécessaire pour coaguler en 2 heures (120 minutes) 100 litres de lait à $30°$, la force de la présure étant 2,300, par exemple, on écrira :

2 heures $= 120$ minutes,

100 litres $= 100{,}000^{cc}$

$$\text{et} : \frac{1 \times 100{,}000 \times 40 \times 35}{2{,}300 \times 120 \times 30} = 16^{cc}908$$

soit environ 17^{cc}.

ALIMENTS FÉCULENTS

Farines de Céréales

On donne le nom de farine au produit épuré de la mouture des céréales.

Le blé ou froment, le seigle, l'orge, l'avoine, le maïs et le riz sont les céréales qui fournissent les farines destinées à l'alimentation.

Parmi les légumineuses, les pois, haricots, lentilles donnent aussi des farines alimentaires.

Des céréales, trois seulement servent à faire le pain : le froment, le seigle et l'orge ; les autres ne peuvent être mises en pain parce qu'elles ne donnent que des galettes compactes et lourdes, faute de *gluten*.

FARINES DE BLÉ

On distingue les farines de blé :

D'après le mode de mouture : en *farines de meules* et *farines de cylindres ;*

D'après l'essence du blé qui les a produites : en *farines dures, tendres et mitadines*, cette distinction a surtout son importance pour les farines militaires.

Enfin dans le commerce, on distingue les farines d'après leur qualité ou marque (*farines de première, deuxième, troisième qualité* ou marque).

On appelle *taux de blutage* le poids d'issues laissé par la mouture de 100 kilogrammes de blé nettoyé. Ce taux est déterminé arbitrairement.

On appelle *taux d'extraction* (ou rendement en farine) le poids de farine obtenu par 100 kilogrammes de blé (1).

Dans les moulins civils, la farine pour pain blanc ordinaire est blutée au taux de 30 0/0 ; pour les pains de choix au taux de 35 et même de 40 0/0.

Il faut cependant noter que les procédés de mouture les plus perfectionnés ne donnent une farine capable de fournir un pain blanc, poreux, bien levé, qu'à la condition de ne pas rester au-dessous du taux de 35 à 40 0/0.

Dans les moulins militaires, la farine de *blé dure* est blutée au taux de 12 0/0 ; celle de *blé tendre* au taux de 20 0/0 et celle de *blé mitadin* est blutée au taux de 15 à 18 0/0 (en moyenne 16 0/0).

Les blés ne fournissent pas seulement de la farine blanche, on en extrait aussi une farine qui, étant la plus voisine de l'écorce du grain, en conserve la couleur, l'odeur, la saveur ; on la nomme *farine bise*.

---

(1) Exemple : *Taux de blutage, 27 0/0 ; taux d'extraction, 72 0/0 ; pertes, 1 0/0.*

CARACTÈRES DES DIVERES SORTES DE FARINES :

Farines de meules et de cylindres. — M. Balland a été amené à constater que ces deux sortes de farines n'ont pas la même composition chimique : les farines de cylindres contiennent moins de matières salines, moins de matières grasses et moins de ligneux que les farines de meules ; par contre, elles sont plus blanches, mais il est difficile de déterminer *à la vue* et *au toucher* une farine de meules d'une farine de cylindres.

En général la farine de cylindres est moins piquée et plus fine que celle de meules ; en outre ses résidus de tamisage (voir page 553) sont mélangés de petites plaques farineuses (galettes).

Voici la composition de deux produits issus des meules et des cylindres en partant du même blé :

	CYLINDRES	MEULES
Eau	14	14
Cendres	0 30 à 0 50	0.50 à 0.75
Acidité	0.015 à 0.025	0.020 à 0.035
Sucre	0 95	1 00
Ligneux	0.110 à 0.250	0.180 à 0.350
Matières grasses	0 85	0 95
Gluten humide	25 à 27	25 à 27

En règle générale, la pratique a montré qu'à rendement égal et même supérieur, une farine de cylindres bien fabriquée dépasse de beaucoup, au point de vue de la panification, la farine de meules, la pâte levant mieux.

Mouture par meules métalliques. — « Il est à remarquer, dit Balland, que les meules métalliques, bien qu'exerçant sur le blé une action plus persistante et plus dissociante que les cylindres, ont encore moins de prise sur l'enveloppe du blé que les pierres meulières. Le frottement plus âpre de celles-ci se manifeste surtout dans les derniers passages par une élévation sensible des éléments constitutifs de l'enveloppe, et de fait les derniers gruaux des meules métalliques sont moins bis ; ils sont mieux épurés : de là la plus forte quantité de gluten que l'on peut en retirer par lévigation à la main. »

Comparaison des Farines extraites par les cylindres et par les meules métalliques
(Fleurent).

	CYLINDRES Extraction à			MEULES MÉTALIQUES Extraction à		
	60	70	74	60	70	78
Humidité	12 86	12 60	12 92	13 84	13 80	13 70
Gluten sec	8 56	8 58	8 73	8 19	8 71	8 68
Matières azotées	9 26	9 57	9 50	9 37	9 57	9 63
— grasses	0 96	1 11	1 16	1 17	1 31	1 31
Acide phosphorique	0 456	0 513	0.537	0 610	0 624	0 623
Débris	0 138	0 242	0.267	0 426	0 483	0 540

Farines de blés dur et tendre. — La farine de blé dur est d'un blanc jaunâtre franc, granuleuse au toucher, elle contient peu de piqûres. Elle est moins humide que la farine de blé tendre, absorbe plus d'eau et fournit plus de pain. Le pain de farine dure est moins blanc que celui de farine tendre.

La farine de blé tendre est d'un blanc mat tirant légèrement sur le jaune, elle est douce au toucher ; elle contient peu de piqûres et donne un pain plus blanc.

Voici la composition de farines destinées à l'armée (1) :

Eau	11 à 15 0/0	15 0/0 au maximum pour les farines tendres, dures ou mitadines.
Gluten humide	Farine tendre 26 au minimum Farine dure 35 au minimum Farine mitadine 29 au minimum	Gluten sec : Farine mitadine et dure 10,00 au min. Farine tendre 8,00 au minimum
Matières grasses	de 1 gr. à 1 gr. 40	Farine mitadine et dure 1 gr. 50 au maximum Farine tendre 1 gr. 40 au maximum
Amidon et sucre	de 66 à 72	
Cellulose	de 0 gr. 50 à 0 gr. 90	Débris cellulosiques : Farine mitadine et tendre 0 gr. 70 au maximum Farine tendre 0 gr. 70 au maxim.
Cendres	Farine tendre de 0 gr. 60 à 0 gr. 90 Farine dure de 1 gr. 10 à 1 gr. 30	
Acidité en (SO^4H^2)	de 0 gr. 015 à 0 gr. 05 (BALLAND)	Farine dure et mitadine 0 gr. 08 Farine tendre 0 gr. 08 au maximum

(1) La deuxième colonne indique les chiffres admis officiellement par le cahier des charges, ils se rapportent aux farines blutées aux taux réglementaires (12, 20 et 16 0/0).

Les farines militaires doivent être équivalentes comme valeur alimentaire à une farine contenant l'intégralité des fleurs et des gruaux blancs et extraite à 80 0/0 pour celles du blé tendre, à 84 0/0 pour celles du blé mitadin, à 88 0/0 pour celles du blé dur, être franches de goût, n'avoir aucune odeur marquée autre que celle qui est propre à la farine ; être exemptes de toute altération, falsification ou mélange frauduleux, ne pas avoir moins d'un mois d'ancienneté, contenir, suivant l'essence, les proportions de matières indiquées au tableau ci-dessus (2e colonne).

Farines du commerce. — Les farines du commerce sont des mélanges en proportions variables de divers produits de mouture suivant la qualité du pain que l'on veut obtenir.

La farine de première qualité ou *farine fleurs* est blanche, souple, douce, sèche et fleurante (1) au toucher, pressée dans la main, elle s'y attache et prend de la cohésion ; elle sert à préparer le pain blanc.

La farine de deuxième qualité est d'un blanc légèrement jaunâtre avec de fines piqûres et s'attache facilement au doigt ; elle présente moins de cohésion que les précédentes et est très légèrement granuleuse au toucher ; elle sert à faire le pain dit « de ménage ».

La farine de troisième qualité est grisâtre ou jaunâtre avec de nombreuses piqûres, rude au toucher et sans cohésion, on en fait du pain bis.

La farine bise est d'une couleur jaune plus ou moins foncée lorsqu'elle est de bonne qualité ; la qualité inférieure est rude au toucher, sans cohésion, d'une nuance rougeâtre.

Voici, d'après M. Balland, la composition de ces farines :

	1re qualité blutée 60 0/0	1re qualité	2me qualité	Farine des hôpitaux civils blutée 26 0/0
Eau..........................	14.	13.34	12.65	12.
Matières azotées.............	7.57	10.18	11.82	8.90
— grasses................	0.75	0.94	1.36	1.32
— amylacées.............	77.17	74.75	72.23	77.05
Cellulose....................	0.16	0.35	0.98	0.27
Cendres.....................	0.35	0.48	0.96	0 46

(1) Une farine est *fleurante* quand elle laisse une poudre fine adhérente aux doigts, elle est *gruauteuse* quand on sent des petits fragments rouler sur les doigts.

D'après MM. Fleurent et Arpin une farine première de bonne qualité doit avoir la composition suivante : pour cent

Humidité..................	15^{gr} au maximum.
Gluten sec................	7^{gr}5 au minimum.
Acidité (SO^{4}H^2)............	0^{gr}040 au maximum.
Matières grasses	0^{gr}80 à 1^{gr}10.
Farine de fèves............	3^{gr} au maximum.
Composition du gluten pour 100	{ Gliadine 75. { Glutenine 45.

La farine doit en outre être exempte de toute falsification ou altération.

L'ANALYSE CHIMIQUE d'une farine est le seul moyen de s'assurer de sa qualité, car elle permet de déterminer les proportions suivant lesquelles s'y rencontrent les principes immédiats ; mais les manipulations que nécessite cette analyse sont trop longues et trop minutieuses pour qu'un commerçant, un boulanger, puisse s'y astreindre, et le boulanger ou le meunier ne peuvent recourir à un chimiste chaque fois qu'ils ont des farines à acheter ou à vendre.

Dans l'armée, les Fonctionnaires de l'Intendance chargés de l'achat, de la surveillance, de la conservation, de l'entretien et de l'examen sommaire des farines destinées aux approvisionnements de guerre ne sauraient soumettre à l'analyse complète chaque lot de farine qui semble douteux.

Il faut donc qu'ils s'en rapportent à des signes pratiques instantanés que l'habitude et l'observation font connaître.

Nous diviserons donc le chapitre des farines en deux parties :

1º Analyse physique des farines : ou moyens de les apprécier.

2º Analyse chimique proprement dite.

ANALYSE PHYSIQUE

On peut apprécier assez sûrement une farine en se basant :

Sur les caractères organoleptiques (odeur, saveur, couleur, toucher) ;

La proportion de gluten qu'elle renferme ;

Les propriétés de ce gluten et la quantité de débris contenus dans l'échantillon examiné ;

La facilité avec laquelle elle se travaille au pétrin ;

La quantité d'eau qu'elle peut absorber, pour fournir une pâte de consistance voulue, son rendement en pain et son taux de Blutage.

On peut même, par quelques essais pratiques, se rendre compte approximativement de la présence dans la farine de blé de farines étrangères et des substances minérales.

La qualité de la farine varie avec la qualité du blé, sa préparation et sa bonne conservation.

Caractères organoleptiques. — *La bonne farine* est d'un blanc jaunâtre, douce au toucher, sèche et pesante ; elle s'attache aux doigts qui la compriment légèrement ; pressée dans la paume de la main, elle forme une pelote ; elle est fleurante, c'est-à-dire qu'elle laisse adhérer au doigt une fine poussière blanche, et non mousseuse ; introduite dans la bouche, elle se mêle facilement à la salive et ne croque pas sous la dent. Son odeur n'est ni acide ni ammoniacale, elle est douce, franche et agréable.

La farine de moyenne qualité a un « œil moins vif ». elle est d'un blanc mat et contient des piqûres (1), si on la serre dans la paume de la main, elle fuit entre les doigts, à moins qu'elle ne soit humide.

La farine altérée se reconnaît à son odeur et à son aspect : quelquefois elle est aigre, ou bien présente une odeur putride, elle est d'un blanc terne ou rougeâtre ; placée sur la langue elle y laisse dans l'arrière-bouche une saveur âcre, piquante ou de moisi. Comprimée dans la paume de la main, elle ne fait pas la pelote, elle fuit comme du plâtre.

Blancheur : Il devient parfois nécessaire d'examiner la blancheur d'une farine pour la comparer à un type donné, voici comment on opère :

Placer une certaine quantité de la farine sur une feuille de papier vert, bleu ou noir, la comprimer et égaliser la surface soit au moyen d'un couteau, soit en repliant la feuille de papier sur elle-même.

Examiner à l'œil nu et à la loupe (s'il y a des acariens dans la farine, on voit se former de petits monticules au milieu desquels s'agite le parasite).

Une bonne farine aura une couleur blanche tirant légèrement sur le jaune (farine tendre), plus franchement jaune (farine dure).

Une nuance rougeâtre indique des produits bis.

Une nuance grise ou noirâtre annonce de la farine dite *noire*, colorée par la poussière logée dans le sillon du blé.

Une teinte marbrée indique un mélange de farines mal fait, et permet de supposer la présence de farines étrangères.

Une bonne farine ne présente que de rares piqûres ; des piqûres abondantes indiquent des bas produits. Ces caractères deviennent plus manifestes encore à l'essai Pekar.

Essai Pekar. — On place sur une planchette en bois sec de 12 sur 25 centimètres, un petit tas de farine d'environ 30 grammes, on écrase ce petit tas au moyen d'une plaque en verre, puis, à l'aide d'une spatule en bois, on donne au tas écrasé la forme d'un rectangle deux fois plus long que large.

Dans ces conditions, la farine supérieure offre une surface unie de teinte blanc jaunâtre, uniforme et dépourvue de piqures grises. Les autres farines montrent une surface plus ou moins irrégulière et des piqures grises plus ou moins abondantes.

---

(1) Les piqûres sont des petits points gris, noirs, rouges qui se détachent sur la farine comprimée entre les mains ou entre deux surfaces planes.

S'il s'agit de comparer une farine avec une farine type connue, on place à droite et à gauche du rectangle précédent, un rectangle de la farine type ; on écrase le tout avec la glace de verre, puis on plonge doucement et à moitié la planchette dans l'eau, de façon à humecter un côté de chaque tas de farine. On a ainsi les farines sous deux aspects, sec et mouillé. Il suffit alors de couper légèrement les bords mouillés avec la spatule en bois légèrement humectée d'eau, pour séparer la partie mouillée de la partie sèche et pouvoir comparer les échantillons.

Plus une farine est blanche, plus elle est pauvre en gluten ; le gluten communique, en effet, à la farine, une teinte jaunâtre.

Certains chimistes pratiquent l'essai Pekar sur la farine tamisée au tamis de soie nº 180.

M. Leneuf fait une pâte avec 40 grammes de farine et 40 grammes d'eau, il la façonne en boule avec les mains et place la pâte dans une capsule en argent à fond plat, il aplatit le pâton avec les doigts et l'abandonne trois ou quatre jours au repos, selon la température ; pendant ce temps le pâton se développe et prend une nuance caractéristique qui permet de le comparer avec une farine type traitée dans les mêmes conditions.

Essai du gluten. Placer dans le creux de la main une pincée de farine et en faire avec de l'eau une boule pas trop ferme. Si cette farine a absorbé le tiers de son poids d'eau, et que la pâte obtenue s'allonge bien sans se déchirer lorsqu'on l'étire en divers sens, et qu'exposée à l'air elle s'affermisse promptement, on peut en conclure que la farine est de bonne qualité, bien préparée et donnera de bon pain. Le contraire a lieu si cette pâte mollit, s'attache aux doigts en la maniant, si elle est courte ou se déchire lorsqu'on l'étire en divers sens.

Détermination de la valeur boulangère. — Préparer et examiner la forme du gluten après un séjour d'une heure dans un four à 150-160º.

Si le gluten est bien développé, la farine se travaillera aisément et fournira un pain irréprochable.

Si le gluten est bien développé, mais présente une dépression centrale, le pain s'aplatira à la cuisson, restera compact et la panification demandera moins d'eau.

Si le gluten est très développé, la pâte ne se développera ni à la fermentation ni au four, le pain sera indigeste.

Pouvoir de fixation d'eau. — Dans une capsule en porcelaine, on place une certaine quantité de farine, que l'on étale en couche mince, à laquelle on donne une surface concave et au centre de laquelle on place 10cc d'eau. On mélange ensuite la farine et l'eau au moyen d'un agitateur en verre, jusqu'à ce qu'on obtienne une masse compacte adhérente à l'agitateur. On place alors cette pâte dans la paume de la main, saupoudrée préalablement de farine, et on triture la masse avec quantité suffisante de farine pour obtenir une pâte ferme, ne collant pas aux doigts mais pouvant encore se pétrir facilement. On pèse la pâte ainsi préparée.

Le pouvoir de fixation d'eau est indiqué par le nombre de parties d'eau qui sont nécessaires pour former une pâte avec 100 parties de farine.

Soit A le poids de la pâte et x le pouvoir de fixation d'eau.

A — 10 = le poids de farine ajoutée.

On aura donc :

$$\frac{A - 10}{10} = \frac{100}{x}$$

Une bonne farine absorbe au moins 500 grammes d'eau par kilogramme.

On a constaté que les pâtes qui absorbent le plus d'eau au pétrissage, en perdent le moins à la cuisson ; la quantité d'eau fixée pendant le malaxage est en général de 50 à 55 litres par 100 kilogs de farine ; on obtient 150 à 155 kilogs de pâte non fermentée.

Détermination de la quantité de pain que peut fournir la farine. — Cette détermination ne peut se faire exactement que par des *essais de panification*. (Voir plus loin.)

On recourt, parfois, dans ce but, à *l'appréciateur des farines de M. Robine,* qui est un aréomètre gradué de 78 à 120 (le chiffre 78 étant en haut de la tige) et basé sur la propriété que possède l'acide acétique dilué de dissoudre la matière albuminoïde contenue dans la farine, sans modifier la substance amylacée. La densité de la solution ainsi obtenue est déterminée à l'aide d'un aréomètre, dont les divisions donnent le nombre de pains de 2 kilogrammes que peut fournir un sac de farine pesant 159 kilogrammes. L'acide acétique dont on se sert, est un mélange d'acide acétique cristallisable et d'eau distillée, marquant 93° à l'appréciateur, à la température de 15° C.

Pour l'opération, on prend 24 grammes de farine si elle est de première qualité, 32 grammes si elle est de qualité inférieure ; d'autre part, on mesure 183^{cc} d'acide acétique dilué, dans le cas de la farine de première qualité et 224^{cc}, si la farine est de qualité inférieure.

On triture la farine dans un mortier en ajoutant le liquide par petites portions, pour empêcher la formation de grumeaux ; le mélange placé dans un vase de Berlin est abandonné au repos pendant une heure. On décante alors le liquide mucilagineux, on l'amène à 15° C, et on y plonge l'aréomètre. Une farine de bonne qualité doit marquer de 101 à 104 pains de 2 kilogrammes.

Les indications que l'on obtient ainsi ne sont pas toujours exactes ; elles sont basées, en effet, sur un dosage approximatif du gluten. Or ce ne sont pas toujours les farines les plus riches en gluten qui fournissent la plus grande quantité de pains. (Bruylants.)

Détermination du taux de blutage et d'affleurement. — On peut déterminer,approximativement il est vrai, le taux de blutage d'une farine par plusieurs méthodes :

La méthode Girard ;

Le tamisage ;

Le dosage des débris cellulosiques.

Méthode A. Girard. — Faire un pâton avec 10 grammes de farine et de l'eau tiède ; en extraire le gluten (voir page 558) et recueillir les eaux de lavage sur un tamis de soie n° 220 ; les piqûres y resteront.

Recueillir les piqûres et les placer dans un filtre de soie n° 220, les essorer dans le filtre entre deux feuilles de papier buvard ; placer le résidu dans un verre à expériences gradué et ajouter 1^{cc} d'un mélange à PE de glycérine et de sirop de glucose ; agiter pour mettre les débris en suspension, prélever, à l'aide d'une baguette de verre, une goutte de ce liquide, et la déposer dans une cellule sur verre de 0 mm. 1 de profondeur, divisée en millimètres carrés, refermer la cellule avec une lamelle couvre-objet et examiner cette p éparation au microscope, à un grossissement de 60 à 80 diamètres ; compter les piqûres de 10 petits carrés.

La somme des débris de 10 carrés = piqûres contenues dans 1 millimètre cube, soit 0^{gr}010 de farine) rapporter les résultats à 1 gramme de farine.

M. A. Girard trouve :

| 3.400 débris dans 1 gramme de farine de cylindres blutée à 45 %. |
| 10.700 — — — 60 — |
| 32.300 — — — 70 — |
| 44.100 — — — 80 — |
| 18.700 — — de meules — 65-70 % |

Tamisage. — Jeter 50 grammes de farine sur un tamis de soie et agiter jusqu'à ce que toute la farine soit séparée ; peser le résidu et ramener à 100 parties.

L'administration militaire recherche l'affleurement suivant pour les diverses farines :

Le tamis n° 90 laisse passer 70 0/0 au moins et 80 0/0 au plus de farines tendres.

Le tamis 120 doit laisser passer :

En farine de blé dur	35 0/0 au minimum et 25 0/0 au maximum
— tendre 12 0/0	— 8 0/0 —
— mitadin 25 0/0	— 20 0/0 —

Le poids de ce qui passe par 100 de farine donne le *taux d'affleurement.*

Quand la farine est *ancienne, altérée* ou en *voie d'altération,* on trouve généralement sur le tamis 90 des pelotes de résistance variable qui sont des centres de fermentation formés par le développement des moisissures. Les farines altérées par excès d'humidité contiennent des grumeaux durs, plus acides que le restant de la masse.

Le foulage de la farine pendant l'ensachement amène la formation de pelotes, de même le sassage produit des glomérules ronds mais de faible diamètre (d'un millimètre environ). Ces sortes de pelotes tombent en poussière à une faible pression du doigt. Les pelotes formées par altération résistent davantage et sous une pression suffisante se brisent en plusieurs morceaux.

Résidus de tamisage. — Les résidus restant sur le tamis 120 doivent être formés de gruaux ronds et blancs, une teinte grise ou rousse, la présence de nombreuses piqûres indiquent une farine de basse composition ou des queues de mouture.

Il faut attacher une grande importance à l'examen des produits de tamisage, non seulement pour reconnaître une altération comme il a été dit ci-dessus, mais aussi pour caractériser les bas produits.

Dosage des Débris cellulosiques (Fleurent). — Les règlements concernant l'analyse des farines destinées à l'armée prescrivent le dosage des débris cellulosiques par la méthode de M. Fleurent.

Reprendre l'eau amylacée obtenue par l'extraction de gluten, l'agiter pour remettre les parties solides en suspension, jeter sur le tamis n° 200.

Laver à grande eau jusqu'à disparition de l'amidon ;

Avec un jet de pissette, faire tomber les débris dans un ballon ou une fiole conique muni d'un entonnoir, ajouter une quantité suffisante d'eau distillée pour faire approximativement 100^{cc}, puis 0^{gr}50 d'acide salicylique pur, porter le liquide à l'ébullition en remuant de temps en temps, et le maintenir pendant 25 minutes, après refroidissement faire passer à nouveau le liquide et les débris sur le tamis n° 200, en rinçant le ballon à plusieurs reprises pour enlever les débris adhérents aux parois. Laver la matière à grande eau jusqu'à disparition de la réaction acide.

Avec un jet de pissette, faire tomber les débris dans un verre conique et abandonner au repos.

Décanter la partie claire et jeter le reste dans un petit verre taré, sécher et peser.

Ramener à 100 parties en multipliant par trois.

Essai de panification. — L'essai de panification complète les moyens d'investigation :

L'apparence extérieure du pain, son développement, sa légèreté, son odeur, son goût et enfin la nuance de sa mie, peuvent confirmer ou infirmer les premières appréciations sur les qualités intrinsèques d'une farine aussi bien que sur sa composition.

Toutefois, on ne doit pas perdre de vue que la cuisson du pain peut atténuer, sinon faire disparaître, le goût défectueux de certaines farines. Parfois aussi, un pétrissage bien conduit, des levains jeunes et abondants permettent d'obtenir un pain développé avec des farines en réalité assez médiocres.

L'opération du pétrissage fournit le plus souvent, par l'examen des pâtes, le meilleur renseignement pour reconnaître la bonne qualité ou la défectuosité de la farine. Lorsque la farine est bonne, la pâte devient homogène et fine, elle a du liant et peut s'allonger sans se briser, elle ne laisse percevoir que l'odeur pénétrante du levain ; si, au contraire, la farine est de basse composition, ou si son état de conservation laisse à désirer, la pâte est gluante, elle tourne à l'huile, elle manque d'élasticité, elle laisse apparaître de petits grumeaux qui ne peuvent fondre ; en outre, il se dégage de l'eau chaude du pétrissage une odeur désagréable qu'il ne faut pas confondre avec l'odeur un peu acide ou vineuse apportée par le levain.

Il est toujours procédé à l'épreuve de la panification, lorsque des doutes s'élèvent sur la qualité des farines.

Recherche des farines étrangères. — Les méthodes et procédés décrits ci-dessous n'ont rien de scientifique, ce sont des moyens pratiques à la portée de tous qui, s'ils ne sont pas absolument concluants, doivent être vérifiés par un chimiste au moyen de méthodes plus précises.

Fécule de pomme de terre. — Traiter 20 grammes de farine comme pour en extraire le gluten (voir plus loin) mais en recueillant tout le liquide amylacé dans un grand verre à expérience conique.

Laisser reposer pendant 3 heures et décanter tout le liquide surnageant le dépôt. Enlever au moyen d'une petite cuiller toute la couche supérieure molle et grisâtre.

Il reste au fond du verre un petit culot qu'on laisse sécher complètement jusqu'à ce qu'il se détache lui-même du verre lorsqu'on le pousse avec le doigt. On retire le culot du verre et au moyen d'un couteau on enlève environ 1 gramme de la base du petit cône. On triture cette portion obtenue sur une lame de verre avec un peu d'eau, on filtre le magma obtenu. Le filtratum clair se colorera *en bleu* par une solution iodo-iodurée. (Iode 0^{gr}20 pour 50^{cc} d'eau) s'il y a de la fécule. Si la coloration obtenue était rouge violacée disparaissant spontanément il n'y aurait pas lieu de présumer à une falsification.

Farines de légumineuses (Haricots, lentilles). — On triture la farine suspecte avec son poids de grès en poudre (10 grammes de farine, 10 grammes de grès) puis on ajoute 160 grammes d'eau par petites portions de manière à former une pâte bien homogène d'abord qu'on délaie ensuite avec le reste de l'eau ; on filtre : on prend 15^{cc} du liquide filtré on y ajoute 5^{cc} d'eau iodée (à 4 grammes par litre). La farine de haricots et de lentilles est révélée par une teinte *rose-chair* et non *rose rouge* plus ou moins prononcée et disparaissant d'autant plus vite qu'il y a plus de farine de légumineuses dans le mélange.

Fresenius indique comme indice certain de la présence des légumineuses, la réaction alcaline au papier de curcuma des cendres de la farine adultérée. (Le curcuma prend une teinte *chamois*) et si on dissout les cendres dans l'eau et qu'on ajoute à la solution du nitrate d'argent, il se forme un précipité qui devient bleu après quelques jours d'exposition à la lumière.

Farine de seigle. — On agite 20 grammes de farine suspecte avec le double de son volume d'éther, on sépare l'éther par filtration et on le laisse évaporer dans une capsule de porcelaine, au résidu on ajoute 1^{cc} d'un mélange suivant :

Acide nitrique (D = 1,35) . . . .   3^{cc}
Acide sulfurique (D = 1,84) . . . .   6^{cc}
Eau . . . .   3^{cc}

Le résidu prend une coloration jaune si la farine est pure et rouge-jaune si elle contient du seigle.

Recherche des matières minérales. — Les matières minérales peuvent être reconnues par l'essai au chloroforme (Cailletet) ou au tétrachlorure de carbone.

Dans un tube à essais, introduire 20^{cc} de chloroforme, 2 grammes de farine environ et quelques gouttes d'eau. Agiter en ayant soin de fermer le tube avec le pouce, laisser reposer le mélange. La farine reste en suspension dans le liquide, tandis que les matières minérales ajoutées tombent au fond du tube.

(Pour plus amples détails voir : page 578.)

L'alun sera recherché par la réaction de l'alizarine (voir page 579) ou la réaction du campêche.

On prend une petite quantité de farine et on la place pendant 12 heures dans une décoction de campêche faite avec de l'eau de source ordinaire. On retire la farine et on la jette sur un filtre pour l'égoutter, on la lave avec de l'eau ; si la farine contient de l'alun elle aura acquis une coloration pourpre.

ANALYSE CHIMIQUE

L'analyse chimique d'une farine comprend :

1° Le dosage de l'humidité.
2°   —   de l'acidité.
3°   —   du gluten humide.
4°   —   —   sec.
5°   —   des matières azotées.
6°   —   —   minérales (cendres).
7°   —   —   grasses.
8°   —   de la cellulose.

Tous ces dosages, sauf le cinquième et le huitième, sont définis par le *Journal officiel* du 4 mars et du 19 juillet 1907.

Prise d'échantillon de la farine destinée à l'analyse. — Comme le fait remarquer très judicieusement M. Balland (1), il n'est pas rare de voir des bulletins d'analyses établis par divers chimistes présenter, pour les mêmes farines, des écarts assez considérables ; il arrive que les résultats soient parfois contradictoires. De là des doutes, des hésitations pour les membres des commissions appelées par le cahier des charges relatif aux subsistances militaires à juger les contestations qui peuvent s'élever entre les parties prenantes et les livranciers ; de là aussi des réclamations non justifiées, car il est reconnu, en dernier ressort, que les divergences signalées viennent généralement d'une prise d'échantillon défectueuse.

Sans parler des changements survenus pendant le transport (2) ou des cas de substitution qui se produisent involontairement lorsqu'on opère plusieurs prélèvements à la fois, on remarque trop souvent que les prises d'essai sont faites sans précautions et n'offrent pas toutes les garanties désirables.

On oublie que si la farine que l'on vient de recueillir au moulin présente une composition homogène, il n'en est plus de même après quelque temps de mouture. Si l'on ouvre, par exemple, un sac de farine de basse qualité laissé, pendant quelques jours seulement, dans un lieu à la fois chaud et humide, on constate déjà une différence sensible entre l'acidité de la portion centrale et celle de la partie touchant au sac qui est exposée plus directement aux influences de l'air ; la saveur vient corroborer les données de l'analyse et bientôt le toucher, lorsque de petites pelotes commencent à se former sur les bords.

Il ne faut jamais perdre de vue que des causes en apparence sans portée peuvent être suivies d'effets imprévus. On a constaté maintes fois que les farines dures de meule conservées en sacs depuis plusieurs mois perdent leur homogénéité : le tamisage (au tamis de soie n° 90 ou au tamis de soie n° 120), qui était uniforme au moment de l'entrée en magasin, laisse des résidus bien différents suivant que l'on prend l'échantillon à l'ouverture du sac ou que l'on va, à l'aide d'une sonde, le chercher à la partie inférieure. Le gluten venant de là présente des écarts en plus de 1,5 à 2 0/0. Il est incontestable que la composition des farines s'est modifiée. Les parties les plus légères se sont séparées des plus lourdes, par le fait des mouvements répétés que l'on a imprimés aux sacs en les déplaçant.

Lorsque la prise d'échantillon est de plusieurs kilogrammes, comme c'est le cas habituel, qui servent à la fois aux analyses et aux épreuves de panifi-

---

(1) Balland : *Les blés, les farines et le pain.* Lavauzelle, Paris.

(2) Variations dans le degré d'humidité fréquemment observées pour les échantillons expédiés dans des sacs en papier ou en toile ordinaire non imperméabilisée.

cation, les causes d'erreurs sont bien atténuées ; mais il en est tout autrement si l'échantillon remis au chimiste n'est que d'une centaine de grammes. En pareil cas, le prélèvement devrait toujours être fait avec soin, vers le centre du sac, et cette indication devrait être mentionnée sur la demande d'analyse.

Pour faire un échantillon moyen d'une farine destinée au laboratoire voici la méthode que nous recommandons :

1º Faire, au moyen d'une sonde, des prélèvements dans toutes les parties de plusieurs sacs (à la périphérie, au centre, au fond et à la partie supérieure des sacs.

2º Si on ne dispose pas de sonde, prélever dans toutes les parties des sacs au moyen d'une petite pelle, d'une cuiller à potage, ou même d'une grande cuiller à soupe à manche long, diverses parties de la farine. (Ne jamais prélever directement la farine avec les mains).

3º Eviter de faire les prélèvements dans des sacs déjà ouverts (à moins qu'il ne s'agisse d'une expertise portant sur un sac déterminé et déjà entamé.

4º Réunir en un tas, sur une feuille de papier ou sur une toile de sac, divers prélèvements effectués ; mélanger au moyen d'une spatule, d'une cuiller ou d'une palette de bois, de manière à obtenir un mélange homogène.

5º Ecraser le mélange en une couche peu épaisse, au moyen d'une planchette en bois. Séparer la couche obtenue en quatre parties, par deux lignes à angle droit, prendre deux des quatre secteurs ainsi délimités et les placer dans un sac en toile imperméabilisée.

On peut ainsi obtenir un échantillon moyen de 400 à 500 grammes qui sera suffisant pour l'analyse chimique.

HUMIDITÉ. — Tarer un cristallisoir en verre de bohême muni d'un couvercle en verre dépoli, le tout préalablement desséché à l'étuve.

Peser environ 10 grammes de farine, les mettre dans le vase. Tarer. La différence des tares est égale au poids de la farine.

Le porter à l'étuve le couvercle étant enlevé et le maintenir à 105 degrés pendant 8 heures exactement.

Laisser refroidir sous le dessicateur, mettre le couvercle, peser. La perte de poids correspond à la quantité d'eau perdue par la prise d'essai. Ramener à 100 parties par le calcul.

Méthode officielle. —«On opère sur 5 grammes de farine qu'on place dans un vase à extrait, bouchant à l'émeri, de 60 millimètres de diamètre, en verre de bohême et taré d'avance.

On place à l'étuve à 100-105 degrés pendant 8 heures. On laisse refroidir sous un exsiccateur et on pèse. »

La bonne farine renferme en moyenne 13 à 14 0/0 d'eau : (maximum 15 0/0).

Si la proportion d'eau atteint 18 0/0, il y a lieu de supposer que la farine a été préparée avec des blés mouillés et qu'elle ne pourra se conserver.

ACIDITÉ. — Mettre 5 grammes de farine dans un flacon bouché à forme allongée de 80^{cc} environ de capacité.

Ajouter 50^{cc} d'alcool à 90 degrés, agiter de temps en temps pendant les 4 à 5 premières heures. Laisser déposer une nuit.

Prélever 20^{cc} de liqueur claire, au moyen d'une pipette, les transvaser dans un verre à pied, ajouter 5 gouttes d'une solution alcoolique de phtaléine du phénol au centième (ou de curcuma).

Titrer l'acidité avec une solution $\dfrac{N}{20}$ de soude caustique. Noter le nombre de centimètres cubes employés (ou teinte chamois persistante de curcuma).

Titrer de la même manière l'acidité de 20^{cc} de l'alcool employé.

Retrancher le chiffre du premier résultat, et multiplier la différence par le facteur 0,00245, et ramener le résultat à 100 parties en le multipliant par 50.

Méthode officielle. — «On prend un flacon bouché à l'émeri, de 12 centimètres de hauteur, correspondant à une contenance de 80^{cc} environ, dans lequel on place 5 grammes de farine ; on recouvre celle-ci de 20^{cc} d'alcool à 90-95 degrés ; le flacon bouché, après avoir légèrement enduit le rodage de vaseline, est alors agité à plusieurs reprises dans le courant de la journée. On laisse reposer pendant la nuit. De l'alcool surnageant on prélève 10^{cc} correspondant à 2^{gr}50 de farine, et on en titre l'acidité au moyen d'une solution alcoolique de potasse normale cinquantième, en se servant de la teinture de curcuma comme indicateur.

La liqueur alcaline sera de préférence contenue dans une burette étroite et graduée de telle sorte que les dixièmes de centimètres cubes soient très espacés et qu'il soit possible d'évaluer le demi-dixième. La liqueur sera versée goutte à goutte dans l'alcool coloré en jaune par quatre gouttes de curcuma, jusqu'à obtention de la *teinte chamois persistante*. On aura soin de titrer l'acidité de l'alcool, qui sera retranchée du nombre de centimètres cubes trouvé. »

L'acidité varie avec le taux de blutage, l'âge de la farine et son état de conservation ; L'acidité peut s'élever jusqu'à 0^{gr}07 avec les farines tendres et 0^{gr}12 avec les farines dures ; les farines premières de boulangerie renferment de 0,015 à 0,040 0/0 d'acidité (en SO^4H^2) ; le chiffre de 0,150 doit faire supposer une farine vieille. On admet dans les farines militaires, une acidité maximum de 0^{gr}08.

GLUTEN HUMIDE ET SEC. — Peser 33^{gr}33 de farine, les verser dans un mortier de 11 centimètres de diamètre, y verser 17^{cc} d'eau environ, faire un pâton.

Mettre dans un flacon à robinet de l'eau à la température de 15 à 20°, placer sous le robinet une terrine en grès vernissé, couverte d'un tamis de soie n° 40 mouillé sur ses deux faces.

Faire couler l'eau goutte à goutte mais assez rapidement pour que les gouttes puissent à peine se compter. Malaxer le pâton sous le courant d'eau. Si des parcelles de gluten se détachent et tombent sur le tamis, les ramasser et les réunir au pâton. Quand celui-ci a pris une structure homogène et de la cohésion on laisse couler l'eau sous forme d'un mince filet et on lave jusqu'à ce que l'eau qui s'écoule ne soit plus blanche, mais simplement louche.

On pèse le gluten humide.

En général, on compte de dix à douze minutes pour extraire un gluten et deux à trois minutes pour le laver en employant au total 700^{cc} d'eau environ.

On essore le gluten entre les doigts et on l'étale sur une plaque mince de nickel légèrement vaselinée, puis tarée, à bords relevés et on fait sécher pendant deux heures à l'étuve. Le gluten se détache alors facilement, on le retourne et achève de le sécher jusqu'à poids constant. Le résultat multiplié par 3 donne le poids du gluten sec de 100 grammes de farine.

A défaut d'une lame de nickel, on peut se servir d'une plaque de verre. Dans ce cas, le gluten fortement adhérent ne se détache pas, on fendille la croûte superficielle avec un canif par des stries fines et rapprochées, de manière à faciliter la volatilisation de l'eau intérieure.

Les dimensions des plaques seront de 7 × 7 centimètres carrés.

Caractères du gluten. — Un bon gluten humide présente une masse bien homogène, extensible, élastique, d'un blond grisâtre.

Un gluten désagrégé, grenu, qui se brise et se détache lorsqu'on malaxe le pâton et dont on est obligé de recueillir les débris sur le tamis est de mauvaise qualité.

Par la dessication un bon gluten conserve une couleur claire; une coloration brune indique un gluten de farine altérée ou de basse composition.

La présence de farines étrangères influe sur la qualité et la quantité de gluten. (Voir page 577).

Méthode officielle. — A: *Gluten humide.* — « Le dosage comporte deux phases distinctes : la confection du pâton et l'extraction du gluten.

On pèse 33^{gr}33 de farine, on les met dans une mortier de porcelaine émaillée de 10 à 11 centimètres de diamètre, avec environ 17^{cc} d'eau ordinaire. A l'aide d'une spatule en os de 21 centimètres de longueur, on délaye la farine avec de l'eau de façon à en former un pâton qui est ensuite pétri entre les mains jusqu'à l'obtention d'une pâte homogène, douce, s'étirant bien et n'adhérant pas aux doigts.

Dès que ce résultat est obtenu on porte le pâton sous le robinet d'une fontaine de verre contenant de l'eau maintenue à une température de 15 à 16 degrés.

Sous le robinet on dispose un tamis en soie n° 60, de 25 centimètres environ de diamètre, qui repose sur une terrine de faïence émaillée.

La composition de l'eau utilisée pour ce dosage présente de l'importance, elle ne doit pas être quelconque et devra contenir à peu près 100 milligrammes de chaux totale par litre, dont huit à neuf dixièmes à l'état de bicarbonate. Pour préparer une eau convenable à ce dosage, on prend un décigramme de chaux vive du marbre, on l'éteint avec quelques gouttes d'eau, on la broye ensuite, avec un peu d'eau, pour la porphyriser ; on fait passer la chaux et l'eau dans un vase gradué et on complète à 1 litre avec de l'eau distillée.

Puis on fait passer dans le liquide un léger courant d'acide carbonique jusqu'à dissolution complète.

Le pâton est malaxé sous l'eau dont le débit doit être réglé de telle façon qu'il soit à peine possible de compter les gouttes. Cet écoulement est maintenu jusqu'à la fin de la deuxième phase du dosage, c'est-à-dire jusqu'au moment où la presque totalité de l'amidon étant éliminée, le gluten a acquis de la cohésion et se soude facilement.

On accentue alors le débit de l'eau de manière à former un mince filet, on frotte le gluten entre les doigts, jusqu'à ce que l'eau qui s'écoule ne soit plus blanche, mais simplement louche.

Cette opération n'exige pas plus de 700^{cc} d'eau.

Comme il faut éviter de prolonger le lavage du gluten, pour en dissoudre le moins possible, tout en éliminant la totalité de l'amidon, il est nécessaire d'observer le temps qu'on mettra à l'exécution du dosage, en attendant que la pratique vienne elle-même le régler. On compte au maximum dix à onze minutes pour l'extraction du gluten et deux à trois minutes pour le lavage. Un opérateur très exercé arrive au même résultat en un temps plus court qui n'excède pas dix à onze minutes pour toutes les phases du dosage.

Le gluten d'une bonne farine ainsi obtenu est blanc, légèrement jaunâtre, d'aspect nacré, élastique et s'étirant parfaitement.

L'excès d'eau est éliminé en comprimant la boule de gluten une ou deux fois entre la paume des mains.

Le gluten ainsi essoré est placé sur une plaque mince de nickel tarée de 7 × 7 centimètres, dont un côté est relevé à angle droit, puis porté sur le plateau de la balance. Le poids trouvé, multiplié par 3, donne la quantité de gluten humide pour 100 de farine.

Il est indispensable de bien observer la marche qui vient d'être décrite pour obtenir des chiffres exacts et comparables entre eux. »

La quantité de gluten humide contenue dans une farine est assez variable, elle peut descendre jusqu'à 20 0/0 et monter jusqu'à 50 0/0 ; la moyenne dans les bonnes farines premières est de 22 à 28 0/0. Les farines dures renferment plus de gluten que les mitadines et celles-ci plus que les farines tendres.

B : *Gluten sec.* — « Le dosage du gluten à l'état sec donne seul des résultats constants : on y procède de la façon suivante :

Le gluten humide essoré est placé sur une plaque mince de nickel tarée de 7 × 7 centimètres dont un côté est relevé à angle droit. La plaque est préalablement enduite de vaseline. On porte la plaque sur le plancher inférieur d'une étuve à huile réglée à 105°.

Là, sous l'action d'une température sensiblement plus élevée, le gluten se coagule, si bien qu'au bout de vingt à vingt-cinq minutes, il devient possible de le couper avec un scalpel, de façon à faciliter sa dessication. On donne, pour cela, sur la surface du gluten, cinq ou six coups de lame, en évitant de séparer complètement les tranches, et on les écarte les unes des autres par une pression entre les doigts pour empêcher leur recollement.

La plaque et le gluten qu'elle porte sont alors placés à l'étage de 105° et abandonnés à une dessication complète. On laisse à l'étuve jusqu'à poids constant. Il faut environ douze heures, au maximum, pour que toute l'eau soit évaporée. »

La différence entre les poids de gluten humide et de gluten sec représente le poids de *l'eau d'hydratation* du gluten, on la rapporte à 100 grammes de gluten. La proportion de cette eau est de 68 à 72 0/0 de gluten dans les farines premières de boulangerie, elle est de 60 à 65 0/0 dans les farines secondes.

Examen du gluten au point de vue de la panification. (Méthode de M. Fleurent). — Le gluten des farines de blé est formé par un mélange de deux produits : la gliadine, substance visqueuse et la glutenine, matière pulvérulente.

L'élasticité plus ou moins grande des glutens et la manière dont ils se comportent pendant la fermentation et la cuisson sont en rapport avec les proportions de ces deux corps ; les bons résultats sont obtenus avec le rapport : gliadine 75 0/0, glutenine 25 0/0.

La composition du gluten se détermine ainsi :

On dissout une quantité de potasse caustique correspondante à $3^{gr}5$ de KOH, dans un litre d'alcool à 70 degrés ; on titre cette solution très exactement au moyen d'acide sulfurique décinormal, on calcule l'alcalinité en carbonate de potasse (CO^3K^2).

Le gluten extrait de $33^{gr}33$ de farine, par la méthode ordinaire, est mis dans un mortier et recouvert par une quantité suffisante de la solution alcoolique de potasse.

On imprègne la masse en triturant doucement pendant quelques minutes et la partie liquide est décantée dans un flacon d'environ 200^{cc}, bouché à l'émeri et à large ouverture. Le gluten resté dans le mortier est trituré énergiquement pour achever son imprégnation par la solution de potasse.

On ajoute alors cette masse au liquide précédemment décanté, puis on mélange la quantité nécessaire de solution alcoolique de potasse pour qu'on en ait employé en tout et exactement 80^{cc}. Le mortier est lavé à l'alcool à 70 degrés sans potasse, que l'on verse dans le flacon avec des perles de verre destinées à désagréger le gluten, et on agite énergiquement aussi souvent et aussi longuement que possible.

Généralement, après une heure, la matière est désagrégée : la glutenine insoluble est sous forme pulvérulente en suspension dans une solution de gliadine.

36

On fait ensuite barbotter un courant d'acide carbonique dans le flacon même pour saturer la potasse et faciliter la séparation de la glutenine. On décante le liquide sur entonnoir, où sont retenues les perles de verre, et on recueille dans un ballon jaugé de 150^{cc}, on lave le flacon et l'entonnoir avec de l'alcool à 70 degrés, sans potasse, qu'on ajoute dans le ballon et on complète à 150^{cc}.

On agite et on filtre pour séparer la glutenine. 50^{cc} du filtrat sont évaporés au bain-marie, puis desséchés à l'étuve à 105°. Le poids de l'extrait obtenu représente la gliadine contenue dans 50^{cc} plus la quantité de carbonate de potasse apportée par la solution alcoolique.

Si 1^{cc} de la solution alcoolique primitive contient X gr. de carbonate de potasse, la quantité contenue dans l'extrait sera

$$\frac{X \times 80 \times 50}{150}$$

Ce poids retranché de l'extrait sec donne la quantité de gliadine contenue dans 50^{cc}. Ce chiffre multiplié par 9 donnera la quantité de gliadine dans 100 grammes de farine.

La quantité de glutenine est obtenue en retranchant le poids de gliadine du poids du gluten pour 100, déterminé précédemment.

On rapporte à 100 de gluten les quantités de gliadine et de glutenine.

On tirera les conclusions de l'analyse, d'après les règles suivantes, établies par M. Fleurent.

1° Quelle que soit la quantité de gluten contenu dans une farine, celle-ci fournira un pain d'autant meilleur au point de vue de son développement, et par conséquent de sa facile digestion, que son gluten se rapprochera plus de la composition : glutenine, 25, gliadine, 75.

2° Le pain fait avec une farine dans laquelle la quantité de glutenine atteint 20 0/0 et la quantité de gliadine 80 0/0 du gluten total, se développe bien à la fermentation, mais s'aplatit et redevient compact pendant la cuisson ; pour une telle farine la quantité d'eau employée normalement pour le travail est toujours trop élevée et la pâte ne peut être faite qu'avec un excès du produit.

3° Lorsque le gluten d'une farine a pour composition centésimale : glutenine 34, gliadine 66, la pâte ne se développe ni à la fermentation ni au four ; le pain est compact et indigeste.

4° Si l'on admet comme type le pain fait avec la farine dont le gluten présente la composition centésimale indiquée primitivement, le pain fait avec une farine dont le gluten s'écarte de 2 0/0 au-dessus et au-dessous de cette composition présente déjà des différences qu'un expert peut apprécier.

CENDRES (*Méthode officielle*). — « L'incinération de 5 grammes de farine se fait dans une capsule de platine, à une température aussi basse que possible, rouge sombre, tout au plus.

Après le départ de l'eau et la combustion de la matière organique, il se forme un champignon charbonneux très dur, qu'il faut laisser en cet état pendant environ une heure. Au bout de ce temps, ce charbon devient friable et facile à écraser avec le fil de platine, ce que l'on fait de temps en temps, jusqu'à disparition complète de points noirs.

La température peut dès lors être élevée sans inconvénient pendant quelques instants.

Les cendres ainsi obtenues sont blanches ou grises, selon le taux de blutage des farines. »

Les farines premières de cylindres laissent moins de cendres que les farines premières de meules ; les premières laissent de 0gr30 à 0gr50 de cendres, les secondes en laissent de 0gr50 à 0gr70 pour cent.

Les farines premières de boulangerie laissent de 0,40 à 0,60 0/0 de cendres.

Si le poids des cendres est supérieur à 2 0/0, il y a lieu d'y rechercher les substances étrangères. (Voir recherche des falsifications.)

MATIÈRES GRASSES. — Peser 5 grammes de farine, les introduire dans un tube à épuisement muni d'un tampon de coton hydrophile, bien tassé, de 6 à 8 centimètres de hauteur ; recouvrir la farine d'un autre tampon de 1 à 2 centimètres.

Placer sous le tube un cristallisoir sec et taré.

Verser de l'éther à 66° dans le tube. Ce liquide en traversant la farine dissout la matière grasse et tombe goutte à goutte dans le cristallisoir. La petite quantité de matière grasse qui se dépose sur la partie effilée du tube est enlevée avec un jet d'éther à la fin de l'opération. On lave à l'éther jusqu'à ce qu'une goutte évaporée sur le papier non collé, ne laisse pas de trace ou ne laisse qu'une trace d'humidité qui disparaît par dessiccation.

Evaporer à l'air libre tout l'éther, puis sécher à 100 ou 105° jusqu'à poids constant et peser. La différence entre la tare et le poids trouvé multipliée par 20 donne le poids de matière grasse contenue dans 100 grammes de farine.

Méthode officielle. — « Le dosage se fait sur 5 grammes de farine, pesés sur une petite main de clinquant.

On prend, d'autre part, un tube de verre de 27 centimètres de longueur et de 19 millimètres environ de diamètre extérieur. L'une des extrémités du tube est effilée de façon à ne plus mesurer à la partie extrême que 6 millimètres de diamètre. L'autre bout est évasé pour faciliter l'introduction de la prise d'essai.

On descend dans la pointe effilée une petite boule de coton hydrophile qui est légèrement comprimée à l'aide d'une baguette de verre, et on introduit les 5 grammes de farine, qu'on tasse avec précaution, en maintenant le tube verticalement et en le laissant tomber de son propre poids et à plusieurs reprises, d'une hauteur de 1 à 2 centimètres.

On place le tube sur un support. Sous la partie effilée, on met un vase à extrait de 60 millimètres, et par la partie supérieure du tube on verse de l'éther à 66°, de façon à le remplir complètement.

On laisse la farine s'imbiber, et dès que les premières gouttes du liquide tombent dans le vase, on bouche le tube et on règle le débit du liquide pour obtenir une goutte toutes les dix secondes environ.

Quand tout l'éther a passé sur la farine, celle-ci est épuisée. On lave avec de l'éther la partie effilée du tube qui retient toujours un peu de matière grasse, au-dessus du vase à extrait. Le contenu de celui-ci est évaporé, puis placé pendant une heure à l'étuve à 100°. »

Plus une farine est vieille, plus elle est pauvre en matière grasse ; la moyenne pour les farines premières de boulangerie est de 0,75 à 1,10 0/0 ; pour les farines militaires on admet 1ᵍʳ à 1ᵍʳ40 de matières grasses.

MATIÈRES AZOTÉES. — (*Méthode de Kjeldahl.*) — Dans un ballon de 200ᶜᶜ environ de capacité, à long col, dont on a supprimé la bague, introduire 0ᵍʳ20 de farine, 0ᵍʳ50 de mercure et 20ᶜᶜ d'acide sulfurique pur concentré, exempt de composés nitreux.

Chauffer sur une petite flamme de gaz sans atteindre l'ébullition, jusqu'à dissolution de la matière (ce qui demande une demi-heure environ), puis provoquer une légère ébullition, après avoir légèrement incliné et recouvert le flacon d'une boule de verre ou d'un entonnoir ; maintenir l'ébullition jusqu'à ce que la liqueur soit devenue *jaune paille et limpide* ; à ce moment, on laisse refroidir, puis on ajoute avec *une extrême précaution*, de petites quantités d'eau distillée, jusqu'à ce qu'on ait obtenu le volume de 100ᶜᶜ environ ; transvaser le liquide dans un ballon de un litre, laver à trois ou quatre reprises le petit ballon avec de l'eau distillée, ajouter cette eau au liquide déjà contenu dans le flacon de un litre.

Ajouter au liquide du grand ballon quelques gouttes d'une solution de phtaléine du phénol et une lessive de soude à 36° B jusqu'à coloration rose faible ; jeter rapidement dans le ballon 5ᶜᶜ d'une solution saturée d'hypophosphite de soude ou de sulfure de sodium, puis quelques fragments de grenaille de zinc et l'adapter au serpentin d'étain de l'appareil Aubin.

Chauffer le ballon, recueillir les produits de la distillation dans un verre contenant 10ᶜᶜ acide sulfurique déci-normal. Arrêter l'ébullition lorsque les dernières gouttes du liquide distillé n'ont plus d'action sur le papier rouge de tournesol ; doser dans le liquide distillé l'excès d'acide au moyen de la soude déci-normale et de la phtaléine du phénol comme indicateur.

Soit 6ᶜᶜ de soude déci-normale nécessaires pour produire dans l'acide sulfurique la teinte rose de la phtaléine du phénol.

Comme les solutions d'acide et d'alcali sont équivalentes volume à volume, ces 6ᶜᶜ représentent l'excès d'acide non neutralisé par les produits ammoniacaux de la distillation. Donc 10 — 6 = 4, représente le volume de solution déci-normale d'acide neutralisé.

Or, 1ᶜᶜ d'acide déci-normal correspond à 0ᵍʳ0014 d'azote, donc 4 × 0,0014 = poids d'azote fourni par 0ᵍʳ20 de farine, et (4 × 0ᵍʳ0070) poids d'azote fourni par 1 gramme. On rapporte à 100 grammes.

Si on multiplie le poids d'azote ainsi trouvé par *6,25*, on aura le poids correspondant de matières azotées totales de 100 grammes de farine.

AMIDON. — On opère sur la farine débarrassée de sa matière grasse au moyen de l'éther.

On prend 2 grammes de farine, on les introduit dans une fiole en verre épais avec 50cc SO^4H^2 dilué à 1 0/0 ; on bouche hermétiquement, et on chauffe pendant 1 h. 1/2 à 210° dans un bain d'huile. Après refroidissement, on ouvre la fiole, on filtre son contenu, on lave le résidu resté sur le filtre ; on neutralise par la soude le liquide filtré, on complète son volume à 200cc, on dose le glucose dans cette solution.

Le poids de glucose trouvé multiplié par 0,9 donne le poids d'amidon correspondant.

Cellulose (Ligneux). — Peser 25 grammes de farine dans une capsule de porcelaine, ajouter peu à peu, en agitant avec une baguette de verre pour éviter les grumeaux, 150cc d'eau acidulée avec 7gr50 d'acide chlorhydrique fumant. Chauffer à l'ébullition pendant environ vingt minutes, en agitant jusqu'à ce que la liqueur ne se colore plus en bleu au contact de l'eau iodée ; jeter en une fois la liqueur bouillante sur un filtre sans plis, préalablement humecté d'eau chaude, après filtration, détacher le résidu du filtre, le placer dans la capsule et le traiter à l'ébullition, pendant environ vingt minutes, par 100cc d'une lessive renfermant 100 grammes de potasse caustique pour 1000 grammes d'eau ; agiter comme précédemment, pour éviter la carbonisation sur les bords ; jeter sur un filtre sans plis préalablement humecté d'eau chaude ; rincer la capsule avec la lessive alcaline chaude, qu'on reporte sur le filtre ; laver le résidu sur le filtre à l'eau chaude, à l'aide d'une pissette, pour rassembler la cellulose au fond du filtre et jusqu'à ce qu'il n'y ait plus trace de saveur lixivielle ; laisser égoutter, laver à l'alcool fort et enfin avec un peu d'éther ; détacher la cellulose, l'étendre sur une lame de verre, sécher et peser ; multiplier le poids trouvé par 4. (Balland, l. c.)

M. Fleurent dose les débris cellulosiques (voir page 553).

Conclusions a tirer de l'analyse chimique des farines (Balland)

Eau. — La quantité est indépendante du taux de blutage et du genre de mouture, elle est comprise généralement entre 11 et 16 0/0 (les farines renfermant généralement 1 à 2 0/0 d'eau de plus en hiver qu'en été) ; mais dans les farines ressuées, cette quantité atteint rarement 15 0/0. Au delà, craindre pour la conservation ultérieure, même pendant quelques mois.

Dans les farines des manutentions militaires, le minimum est aussi de 11 0/0 mais le maximum n'est que de 15 0/0.

Cendres. — Les Cendres varient suivant provenance du blé, le genre de mouture et le taux de blutage, car comme les sels sont contenus dans l'enveloppe du blé et l'embryon, plus on élève le taux de blutage, plus le poids de cendres diminue. Les meules pulvérisant l'enveloppe du grain et l'embryon, les cylindres l'aplatissant, les premières farines contiennent plus de cendres, plus le taux de blutage diminue plus la proportion de cendres augmente.

Le poids des cendres permet, en se rapportant au tableau des moyennes (page 546), de reconnaître dans une certaine mesure s'il y a un excès de bas produits dans une farine, et met sûrement en évidence les fraudes au moyen des matières minérales.

Les farines de meules premières marques du commerce, donnent $0^{gr}50$ à $0^{gr}70$ de cendres, alors que les farines de cylindres premières marques n'en donnent que $0^{gr}30$ à $0^{gr}50$.

Farine tendre, militaire, blutée à 20 0/0. Cendres 0/0 $0^{gr}60$ à $0^{gr}90$
— dure — — à 12 — — $1^{gr}10$ à $1^{gr}30$

Acidité. — Les farines sont toujours acides. Cette acidité, dans les bonnes farines provenant de blés sains de trois mois de mouture, varie entre $0^{gr}015$ et $0^{gr}050$ 0/0 (en SO^4H^2).

L'acidité augmente avec le temps, sa marche est plus active dans les farines de blés tendres que dans celles de blés durs, elle est plus lente dans les farines bien blutées.

Cellulose (Ligneux). — Les farines les plus riches en son, celles dont le taux de blutage est le moins élevé, sont nécessairement plus riches en cellulose.

Les farines premières du commerce renferment $0^{gr}10$ à $0^{gr}35$ 0/0 de cellulose, celles des manutentions militaires en contiennent de $0^{gr}50$ à $0^{gr}90$.

Amidon et dextrine. — 68 à 76 0/0 dans les farines premières, 65 à 68 0/0 dans les farines basses (Bruylants).

Gluten. — Les proportions de gluten humide sont très variables. Elles varient de 25 à 35 0/0 et plus (en moyenne 22 0/0) dans les farines premières du commerce ; si l'on est au-dessous, il y a lieu de supposer la présence de vieilles farines. Si l'on est fort au-dessus, il faut se défier des farines inférieures, toujours plus riches en gluten.

Les farines des manutentions militaires en contiennent de 30 à 42 0/0.

Matières grasses. — Le dosage de ces matières est très important pour déceler la présence des vieilles farines, car plus une farine est ancienne, moins elle renferme de matières grasses ; elle peut arriver même, après plusieurs années, à n'en plus contenir que des traces. (La teneur en matière grasse varie de $0^{gr}68$ à 1 0/0 dans les farines premières du commerce.)

Ne pas négliger l'odeur qui se manifeste lorsque l'éther vient d'être évaporé. Dans le cas de bonnes farines, l'odeur est agréable et aromatique ; si la farine est ancienne, l'odeur est plus ou moins forte et désagréable.

Les farines de mauvaise qualité contiennent toujours une proportion élevée de matières grasses.

RECHERCHE DES FALSIFICATIONS

Le *Journal officiel du 4 mars 1907* renferme les considérations suivantes au sujet des falsifications des farines :

« La tromperie sur la qualité et la nature des farines s'opère généralement de trois façons différentes :

1° Par la livraison d'une farine inférieure pour une supérieure.

2° Par la livraison d'une farine altérée, ou en voie d'altération, ou par le mélange de celle-ci avec une farine de bonne qualité.

3° Par l'addition de farines étrangères au froment, riz, seigle, maïs plus particulièrement.

Les fraudes consistant dans l'addition aux farines de sciure de bois, de craie, de plâtre, de chaux, de sable, etc., ne se rencontrent pas dans les farines de boulangerie, mais dans celles destinées à l'alimentation du bétail et aux usages industriels.

Dans le premier cas, qui sera le moins fréquent à cause de la faculté avec laquelle l'acheteur peut se rendre compte *de visu*, de la qualité de la farine, ainsi que dans le deuxième, l'expert aura recours à l'analyse chimique.

Dans le troisième, l'analyse microscopique sera suffisante. »

Le *Journal officiel* fixe en outre :

Les conditions de l'examen microscopique.

La recherche du riz et du maïs.

La recherches des matières minérales, talc, etc.

A. *Falsification par substitution d'une farine de qualité inférieure à une farine de qualité supérieure.*

Cette fraude consiste à livrer des farines ne contenant pas l'intégralité des fleurs et des gruaux, et composées totalement ou partiellement des remoulages des gruaux bis, des fins de mouture et de la farine de son.

On les reconnaît aux caractères suivants :

1° Elles ont une nuance terne, une couleur rougeâtre plus ou moins accentuée ;

2° Elles présentent des piqûres nombreuses visibles à l'œil nu ou à la loupe. L'essai Pekar fait ressortir plus nettement encore ces deux caractères ;

3° Elles sont peu fleurantes, manquent de cohésion et sont grasses à la main ;

4° A la dégustation, elles développent le goût spécial amer des bas produits, très accentué dans les farines de quelques mois.

5° Les résidus des tamisages ne sont pas blancs, mais gris ou rougeâtres par suite de la présence de nombreux débris cellulosiques ; ce caractère est d'une importance capitale.

6° Le poids du gluten est relativement élevé quand les farines sont fraîches ; le poids des matières grasses, des débris cellulosiques, le taux de l'acidité sont supérieurs aux limites admises.

B. *Falsification par livraison de farines altérées ou en voie d'altération, ou par mélange de ces farines à la bonne farine.*

Ces mélanges, outre les caractères communs aux premières, se reconnaissent souvent par leur teinte marbrée, par des stries, des points ou des îlots plus clairs, provenant d'un mélange imparfait.

Les farines altérées peuvent provenir :

1° D'anciennes bonnes farines ayant dépassé leur limite de conservation ;
2° De farines de composition inférieure, rapidement altérables ;
3° De blé avarié.

Premier cas. — Une ancienne bonne farine présente les caractères suivants :
1° Une couleur gris terne :
2° Peu ou pas de piqûres ;]
3° Elle est souvent pelotée ;
4° Elle manque de cohésion, on dit qu'elle est fuyante à la main comme du plâtre ;
5° Elle présente, suivant l'échantillon, un goût amer, âcre, de moisi, de fermenté, etc. ;
6° Au point de vue chimique, elle est caractérisée par sa forte acidité, un gluten désagrégé ; enfin, dans les très anciennes farines, le poids de matières grasses est diminué.

Deuxième cas. — Les farines altérées provenant de farines de basse composition (1ʳᵉ catégorie), présentent les caractères généraux de celles-ci.

Le poids du gluten est diminué et les matières grasses peuvent être, suivant l'échantillon, supérieures, égales ou inférieures à la limite.

Troisième cas. — Les farines provenant de blés avariés rentreront, d'après leur taux de blutage, dans une des catégories précédentes. Elles sont caractérisées par leur odeur spéciale, leur saveur désagréable, leur acidité très élevée, leur gluten plus ou moins altéré.

C. *Falsification par l'addition de farines étrangères.*

Les farines les plus employées dans ce but sont celles de seigle, de riz, de maïs et de légumineuses.

En général, leur présence dans une certaine proportion diminue la quantité de gluten extractible et en modifie les propriétés et la couleur. La nuance et la saveur des farines peuvent être modifiées ; elles sont plus blanches dans le cas du riz, plus jaunes s'il y a du maïs ; possèdent la saveur spéciale de haricots crus dans le cas des légumineuses.

Procédés colorimétriques :

Traiter 2 grammes de farine dans une éprouvette par 10cc d'alcool à 70° centésimaux contenant 5 0/0 HCl :

Examiner l'essai à la lumière réfléchie : on observe :

	LA COLORATION DU LIQUIDE	LA COLORATION DU MÉNISQUE	LA COLORATION DE LA FARINE
Froment (suivant la qualité).	incolore et limpide. jaunâtre.	blanc pur jaunâtre.	blanc pur. blanc avec reflets rougeâtres.
Seigle (suivant la) qualité).	jaune paille. incolore	jaune pâle. blanc, présentant à peine quelues marbrures rougeâtres ou jaunâtres.	blanc gris, marbré. blanc.
Orge	jaunâtre jaune-rougeâtre jaunâtre.	jaunâtre. jaune-rougeâtre.	gris-rouge, marbré, gris-rougeâtre, marbré gris, blanc-rougeâtre marbré.
Avoine	jaune-verdâtre.	jaune-rougeâtre.	blanc-brunâtre-rougeâtre, marbré.
Maïs	jaunâtre.	jaune citron pâle	blanc-verdâtre
Millet	jaunâtre.	jaune citron pâle	blanc verdâtre.
Sarrazin	incolore avec marbrures jaunes-rougeâtres.	jaune-rougeâtre.	blanc avec reflets rougeâtres.
Riz	incolore, limpide.	blanc pur.	blanc pur.

Le seul procédé scientifique est l'examen microscopique de l'amidon provenant du dosage des débris cellulosiques et qu'on a laissé déposer dans un grand verre conique. Dans les couches inférieures du dépôt, on découvre les gros grains d'amidon de seigle et la fécule de pomme de terre.

Dans les couches moyennes, on trouve les gruaux de riz, de maïs, les grains moyens de seigle, le tissu réticulé des légumineuses.

Analyse microscopique. (Méthode officielle). — « Cette analyse ne doit jamais se faire sur la farine directement, mais sur la partie amylacée de la farine qui s'échappe pendant le dosage du gluten et qui est recueillie dans la terrine, sous le tamis.

Quand le dosage du gluten est terminé, ou quand la malaxation d'un pâton est faite, s'il s'agit exclusivement d'une analyse microscopique, on prend la terrine — avec la main, on met en suspension dans l'eau tout l'amidon qui s'est déposé au fond du vase et qui y adhère assez fortement — on ajoute environ 1cc de formol pour éviter les fermentations et on verse le tout, rapidement, en rinçant la terrine, dans un verre à pied de 750cc, puis on abandonne au repos pendant dix ou douze heures.

Au bout de ce temps, la décantation est parfaite, la séparation de l'amidon ou des amidons s'est faite par ordre de densité. En examinant le dépôt amylacé, on constate qu'il est formé de trois couches distinctes.

La première, blanc grisâtre sans cohésion, comprend les globules d'amidon, les plus petits et les plus légers, mélangés de débris cellulosiques de très faible grosseur.

La deuxième, d'un gris sale, glaireuse, contient les globules de grosseur moyenne, et le reste des débris cellulosiques en entier.

Enfin, la troisième, très blanche, très résistante, ne renferme que les gros amidons et les gros gruaux.

On incline le verre, on élimine l'eau surnageante, puis, doucement, on accentue l'inclinaison de façon à décanter successivement les trois couches qu'on examine en faisant sur chacune d'elles un certain nombre de préparations.

Pour cela, on prend avec une baguette de verre un peu d'amidon sur chaque couche, et on examine d'abord à un grossissement de 150-175 diamètres ; puis, s'il y a hésitation dans la détermination de tel ou tel amidon, on porte le grossissement à 350 et même à 700 diamètres.

Tous les amidons, même les plus petits, sont faciles à caractériser avec un peu d'habitude à 350 diamètres au maximum.

Le riz se présente toujours en grains simples, en grains composés et en gruaux ou agglomérations plus ou moins considérables de ces deux espèces de grains. Les grains simples d'amidon de riz et ceux qui constituent les grains composés sont pourvus d'un petit hile plus ou moins apparent.

Le maïs se présente en grains simples et anguleux et en gruaux très durs se laissant difficilement désagréger. Chacun des grains simples et des granules qui constituent les gruaux est marqué d'un hile étoilé.

Les farines de riz finement blutées se retrouvent en presque totalité dans la couche médiane du dépôt ; les farines plus grossières se localisent dans les deux couches inférieures.

Les indications fournies par cette méthode devront être confirmées ou contrôlées par l'emploi d'un autre procédé consistant à recevoir les eaux amylacées provenant de la lixiviation du pâton de farine sur un tamis n° 240 qui livre passage à tous les grains simples d'amidon de blé et retiendra la plus grande partie des téguments et des débris cellulaires. On lave à grande eau, en le frottant avec les doigts, le résidu qui reste sur le tamis jusqu'à ce que l'eau de lavage soit tout à fait claire. La quantité de ce résidu permet d'apprécier le degré de blutage de la farine ; son examen microscopique permet de retrouver immédiatement la plus grande partie des gruaux de riz ou de maïs ajoutés frauduleusement : il peut en même temps révéler la nature des graines étrangères qui existent normalement dans les blés ou de celles qui y auraient été introduites dans un but de spéculation frauduleuse.

Le seigle se reconnaît à ses grains pourvus d'un hile étoilé dont la proportion n'excède pas 8 à 10 0/0, à certains globules plus volumineux et plus transparents que ceux de l'amidon du froment. L'allure du pâton pendant la malaxation, dans le cas de la présence du seigle, ainsi que l'analyse chimique, confirment l'examen microscopique.

Il sera indispensable de s'exercer à l'examen des principaux amidons qu'on prépare soi-même au laboratoire, avec des graines pures. »

(Voir ci-dessous recherches du riz et du maïs.)

L'examen microscopique comprendra deux séries d'observation :

1° *L'examen en lumière directe* avec un grossissement de 200 à 500 diamètres.

Mode opératoire. — On dilue une parcelle de farine dans une goutte du bleu lactique de Guegen. (Voir Réactifs.)

On couvre alors d'une lamelle et on chauffe lentement jusqu'à émission des vapeurs. On laisse refroidir et on examine à un faible grossissement.

Les grains d'amidon restent incolores, les spores, les filaments mycéliens des champignons sont colorés en bleu.

2° *L'examen en lumière polarisée.* — Pour observer les phénomènes de polarisation produite par les grains d'amidon, on se sert d'un microscope polarisant qui n'est autre chose qu'un microscope ordinaire, auquel on adjoint un polariseur et un analyseur : un premier nicol (polariseur) se place au-dessous de la platine du microscope dans le tube à diaphragmes ; un second nicol (analyseur) contenu dans une monture en cuivre, se place sur l'oculaire. Cette dernière monture peut se mouvoir autour de l'axe du microscope, entraînant l'analyseur dans son mouvement. Elle porte un index qui permet de connaître l'orientation de la section principale pendant l'examen.

L'appareil de polarisation de M. Nachet peut s'appliquer à tous ses microscopes possédant un porte-condensateur et un porte-diaphragme.

C'est en employant cet appareil de polarisation avec l'oculaire n° 1, et le tube oculaire tiré qu'on obtient le meilleur effet.

Pour examiner l'amidon d'une farine au microscope polarisant, on commence par mettre la préparation au point avec le microscope tel quel puis on place le polariseur sous la platine de l'instrument, et l'analyseur sur l'oculaire, en faisant alors tourner lentement l'analyseur autour de l'axe du microscope, tout en maintenant l'œil sur l'œilleton de l'analyseur, on aperçoit les phénomènes suivants :

a) *Lorsque le polariseur et l'analyseur sont à l'extinction* (nicols croisés), *l'amidon de blé* présente une croix noire avec *intervalles brillants. L'amidon de pomme de terre* présente aussi une croix noire très nette avec des intervalles vivement éclairés, *beaucoup plus clairs que ceux de l'amidon de blé* (fig. 30) ; l'amidon de maïs présente très nettement ce phénomène de la croix noire (fig. 31) ; les amidons de légu

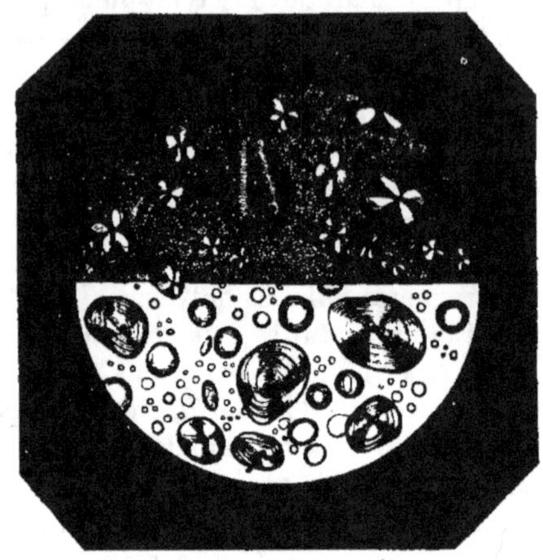

Fig. 30.
Fécule de pomme de terre et amidon de blé,
vus en lumière polarisée.

mineuses (haricots, lentilles, fèves, fèverolles), donnent une croix noire avec intervalles très brillants, l'amidon de pois une croix noire avec contours brillants (fig. 32).

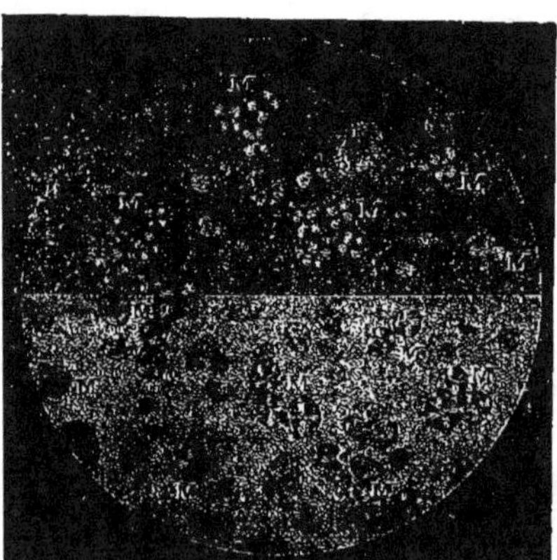

Fig. 31.
Mélange de farine de blé et de farine de maïs.

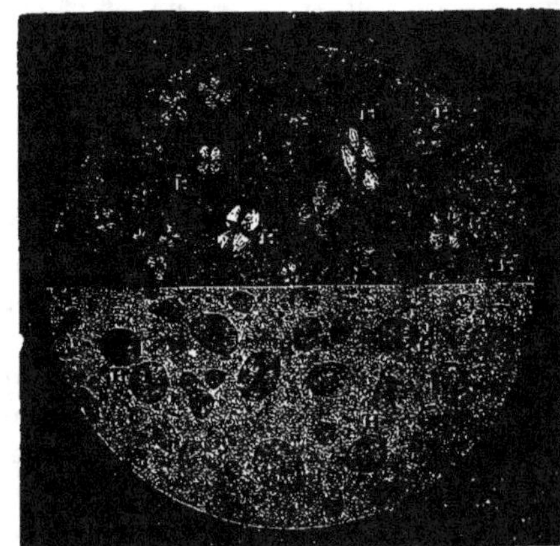

Fig. 32.
Mélange de farine de blé et de farine de haricots.

Les amidons d'avoine, de riz, de sarrasin sont sans action.

b) *Lorsque le polariseur et l'analyseur sont parallèles, l'amidon de blé ne présente plus le phénomène de la croix noire ;* l'amidon de pomme de terre présente une croix blanche avec des intervalles obscurs ; l'amidon des légumineuses ainsi que celui du maïs présentent le phénomène de la croix noire, même au maximum d'éclairement.

Caractères microscopiques des différents amidons. — Amidon de blé. — Grains arrondis, circulaires, affectant lorsqu'on les voit de côté, la forme lenticulaire ; de dimensions très variables allant de quelques μ jusqu'à

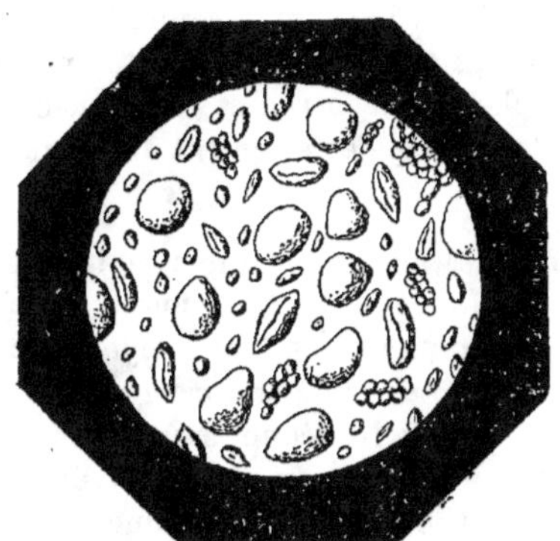

AMIDON DE BLÉ

Fig. 33.

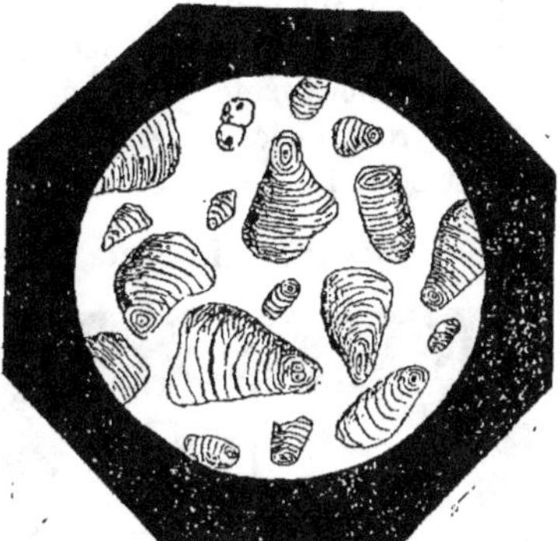

AMIDON DE POMME DE TERRE

Fig. 34.

40 μ (1) ; les petits et les gros mélangés. Hile à peine visible, lorsqu'il est visible il paraît punctiforme ou linéaire (fig. 33).

A la lumière polarisée, ces grain d'amidon présentent le phénomène de la croix noire, mais à l'extinction seulement.

---

(1) Mesure de la grosseur d'un objet au microscope : L'unité de grandeur en microscopie est le millième de millimètre, que l'on est convenu de représenter par la lettre grecque μ.

La mensuration des objets microscopiques se fait au moyen des micromètres. Placer la préparation sur la platine du microscope, et faire coïncider l'image de l'objet à mesurer avec l'image du micromètre oculaire ; compter le nombre de divisions du micromètre occupées par l'objet à mesurer. Soit *n* ce nombre.

Enlever la préparation et la remplacer par le micromètre objectif (dont chaque division est *un centième de millimètre*), chercher alors à combien de divisions du micromètre objectif correspondent *n* divisions du micromètre oculaire, soit *n'* ce nombre.

Comme une division du micromètre objectif = 10μ, la grosseur de l'objet examiné est *n'* × 10 μ. Si par exemple l'objet recouvre 6 divisions de l'oculaire, et si en substituant à l'objet le micromètre objectif (en centièmes de millimètres) on voit que 6 divisions de l'oculaire correspondent à 4 divisions du micromètre objectif, l'objet mesure 4 × 10 = 40 μ ou 4 centièmes de millimètres.

On évite une grande perte de temps, en déterminant une fois pour toutes le pouvoir amplifiant des objectifs que l'on possède ; on calcule à cet effet la valeur d'une division du micromètre oculaire exprimée en *h*, pour chaque objectif, le tube du microscope étant toujours tiré d'une même quantité.

De ces diverses valeurs on arrive facilement aux mensurations, sans avoir besoin chaque fois de recourir à l'emploi du micromètre objectif.

Dans les farines vieilles ou avariées, les grains d'amidon sont plus ou moins exfoliés ou déchiquetés et facilement attaquables par une solution de potasse à 1,75 0/0.

Fécule de pomme de terre. — Etendre la farine suspecte en couche très mince sur le porte-objet du microscope, délayer avec une solution de potasse caustique à 1ᵍʳ75 0/0. Les grains d'amidon de blé n'éprouvent que peu ou pas de changement sous l'action de ce réactif, tandis que les grains de fécule s'étendent en grandes plaques minces et transparentes. Si on dessèche la préparation, on peut la colorer avec de l'eau iodée et reconnaître plus facilement les gros grains de fécule, ovoïdes, marqués à l'extrémité ovoïde d'un hile punctiforme entouré de couches concentriques très visibles (fig. 34) : croix obscures en lumière polarisée, à l'éclairement maximum et à l'extinction.

Légumineuses (pois, haricots, fèves, lentilles, etc.). — Grains réniformes ou ovoïdes, rarement ronds, d'une dimension moyenne de 30 μ, à hile en forme de fente, linéaire, déchirée sur les bords, entourée de stries d'hydratation (fig. 35) : à la lumière polarisée ces grains s'irradient vivement, montrant une croix noire très accentuée.

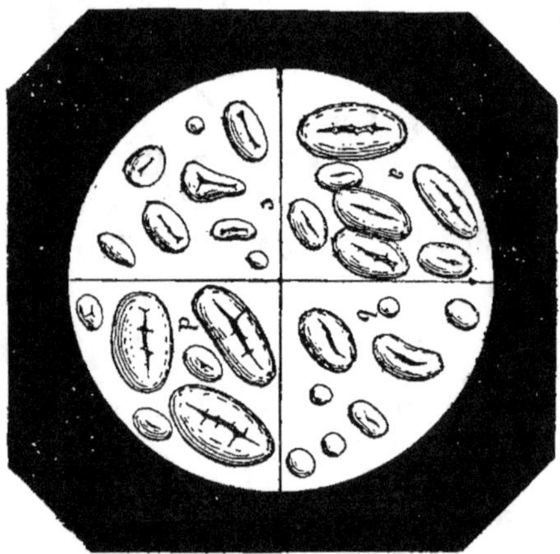

Fig. 35.
Fécule de légumineuses : *a*, fèves ; *b*, pois ; *c*, lentilles ; *d*, haricots, grossissement 250 D.

Riz. — Grains d'amidon très petits, pelliculaires à reflets d'argent, polyédriques, de 6 à 8 μ, souvent réunis ; hile punctiforme : à la lumière polarisée croix noire peu marquée sur les petits grains, plus nette sur les gros.

Si par exemple la valeur d'une division au micromètre oculaire est de 0ᵐᵐ006 pour un objectif et une longueur de tube donnés, et que l'objet examiné en recouvre sept divisions la dimension de l'objet sera de 0ᵐᵐ006 × 7 = 42 μ.

Si on ne dispose pas du tableau spécial ou si on possède un microscope autre que celui de Nachet :

Voici comment on détermine la valeur d'une division du micromètre oculaire, pour une longueur de tube et un objectif donnés : Placer le micromètre objectif sur la platine et regarder combien de ses divisions sont recouvertes par celles du micromètre oculaire.

Si le micromètre oculaire divisé en 100 parties recouvre 60 divisions du micromètre objectif au centième de millimètre), une division du micromètre oculaire vaudra :

$$\frac{0,60^{mm}}{100} = 0^{mm}006.$$

Maïs. — Amidon en grains polyédriques à faces convexes (grains de la périphérie) ou arrondis, petits (grains du centre), jamais réunis en masse,

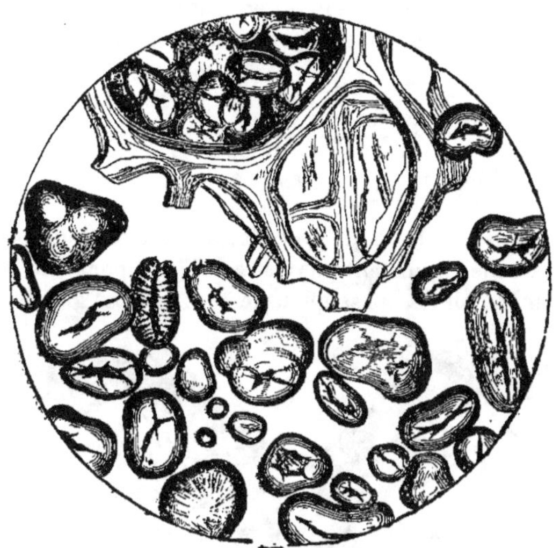

Fig. 36.
Farine de haricots (grossissement 420 D).

hile apparent, souvent étoilé (deux à trois branches) (fig. 38) : croix noire très distincte à la lumière polarisée.

Méthode officielle. Recherche du riz et du maïs. — « Les farines fraudées par

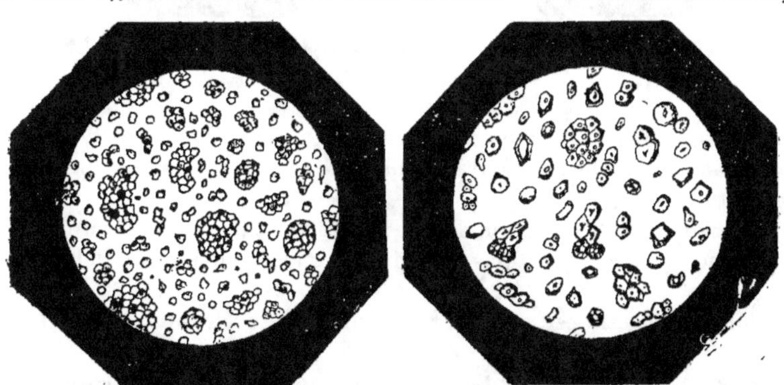

Fig. 37.   Fig. 38.

addition de riz ne contiennent fréquemment qu'une faible proportion de cet amidon, aussi l'examen microscopique ordinaire peut-il donner des résultats incertains. Dans ce cas on emploiera le procédé suivant qui permet de caractériser le riz avec certitude (procédé Bellier).

On dépose sur une lame porte-objet une goutte de l'eau amylacée provenant de l'extraction du gluten, après l'avoir fortement agitée pour remettre le dépôt en suspension, et on laisse la préparation se dessécher complètement à l'air. On la délaye alors dans une forte goutte de la solution alcaline suivante :

Potasse pure en cylindres	5^{gr}
Glycérine pure	15^{gr}
Eau distillée	85^{gr}

et on recouvre d'une lamelle pour procéder à l'examen microscopique. Les grains d'amidon de blé ne tardent pas à se gonfler et, par suite de leur transparence, à devenir invisibles après quelques heures. Les grains d'amidon de

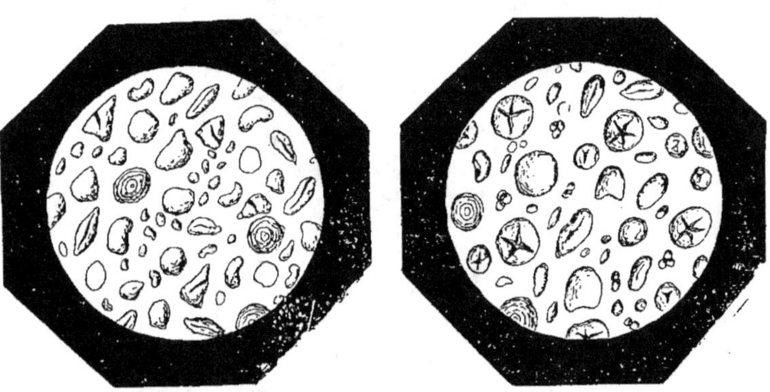

Fig. 39.　　　　　　Fig. 40.

riz apparaissent alors seuls dans la préparation, avec leur forme polyédrique caractéristique, laquelle est d'autant plus nette que les grains ont augmenté légèrement de volume.

Quelques grains très fins d'amidon de blé résistent parfois à ce traitement, mais, comme leur forme n'est pas polyédrique, on ne peut les confondre avec les précédents.

L'action du réactif est accélérée par une légère élévation de température.

Le mode opératoire est avantageusement employé pour l'examen microscopiques des diverses couches du dépôt qui se forme par le repos des eaux amylacées. Il peut également être employé pour l'examen direct de la farine, mais les résultats sont beaucoup moins nets.

L'amidon de maïs se comporte comme celui de riz.

Sous l'influence de la liqueur alcaline les gruaux de riz ou de maïs qu'on sépare en recevant sur le tamis nº 240 les eaux de lavage de gluten, se désagrègent très rapidement, mais les granules isolés conservent leurs formes et leurs caractères.

La solution alcaline contient environ 4,5 0/0 de KOH. Elle doit être conservée en flacons bien bouchés. »

Les grains d'amidon du *seigle* sont caractéristiques : irrégulièrement sphériques, bossués, à zones concentriques, *à hile étoilé* (fig. 40) : croix noire au microscope polarisant.

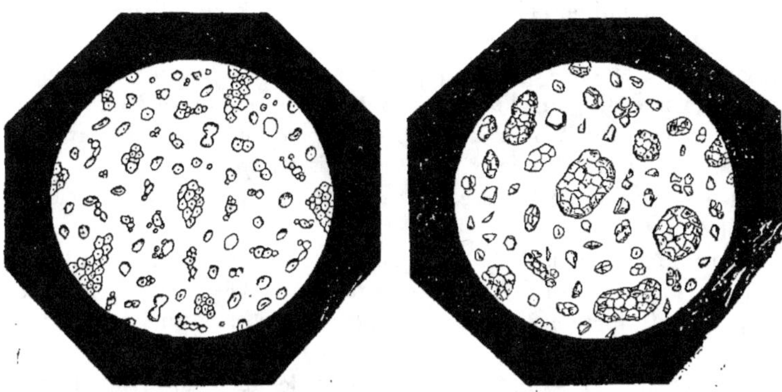

<table>
<tr><td>Fig. 41.</td><td>Fig. 42.</td></tr>
</table>

Ceux de *l'orge* ressemblent à ceux du froment et du seigle, ils sont irréguliers, bosselés ; leur hile est ponctué, quelquefois linéaire (fig. 39) : croix noire à la lumière polarisée.

Examen du gluten. — L'addition de farines étrangères à la farine de blé peut aussi être reconnue par les propriétés du gluten. Ainsi le seigle rend le gluten visqueux et noirâtre, sans homogénéité ; le gluten se désagrège, adhère en partie aux doigts et s'étale sur une assiette beaucoup plus facilement que le gluten de blé.

L'orge donne un gluten désagrégé, sec et non visqueux, paraissant formé de filaments vermiculés, entremêlés et tordus sur eux-mêmes, sa teinte est d'un brun rougeâtre.

L'avoine donne un gluten jaune noirâtre, marqué à sa surface de petits points blancs.

Lorsque la farine de blé contient des farines *de légumineuses* (haricots, fèverolles, lentilles, pois) les caractères physiques du gluten sont modifiés.

La farine de pois communique au gluten une couleur verdâtre lorsqu'il est humide, vert foncé lorsqu'il est sec. Le gluten s'obtient facilement.

Avec la farine de haricots, le gluten s'extrait difficilement ; il se désagrège au point qu'il est difficile d'en obtenir une faible quantité. Sa couleur est blond jaunâtre lorsqu'il est sec. Avec la farine de lentille, le gluten est noir verdâtre. Avec celle de fèverolles il est rosé.

D : *Falsification par les substances minérales.* — Les matières minérales que l'on rencontre dans les farines sont soit accidentelles, soit ajoutées intentionnellement.

Dans le premier cas, elles proviennent des appareils (cylindres, tamis, etc.) employés à la fabrication de la farine ; dans le second cas on les ajoute à la farine, soit pour modifier la fermentation panaire : (le sulfate de cuivre et de zinc, l'alun, font en effet monter la pâte, qui fournit alors à la cuisson un pain qui présente d'excellentes qualités physiques, le sulfate de cuivre grisonnant légèrement la mie de pain, l'alun au contraire lui communiquant une très grande blancheur) ; soit pour augmenter le poids de la farine (carbonates de chaux, sable, sulfate de chaux, sciure de bois, talc).

Les matières minérales peuvent être reconnues par l'essai (officiel) suivant (Cailletet) :

« Dans un tube à essais de 20 centimètres de hauteur et de 2 centimètres de diamètre, on introduit 4 grammes de farine et 20^{cc} de tétrachlorure de carbone, on agite fortement puis on laisse déposer. Les plus petites traces de matières minérales se précipitent tandis que la farine surnage.

Les poussières de grès provenant de l'usure des meules, forment un très léger dépôt brun formé de petits grains mobiles, tandis que les matières minérales ajoutées frauduleusement donnent un dépôt blanc ou grisâtre adhérent.

Si on a constaté la présence d'un tel dépôt, n'aurait-il que 2 à 3 millimètres de diamètre, on opère un traitement semblable sur 50 grammes de farine qu'on agite énergiquement dans une boule à décantation, avec 500^{cc} de tétrachlorure de carbone. En manœuvrant rapidement le robinet on entraîne le dépôt formé dans une capsule de platine. On agite à nouveau et, après avoir recommencé trois fois cette opération, en recueillant chaque fois le dépôt, on laisse reposer jusqu'au lendemain pour recueillir les dernières traces de matières minérales.

Le liquide reçu dans la capsule est évaporé et le résidu incinéré pour brûler les matières grasses entraînées.

Le poids du résidu représente avec une perte de 1/5e environ, la matière minérale ajoutée à la farine. »

On confirme l'essai par la recherche des *carbonates* par les acides, la recherche de l'*alun*, les *sulfates de zinc et de cuivre*.

Si en délayant de la farine dans l'eau, le liquide fait effervescence au contact des acides, on peut affirmer la présence d'un carbonate. La solution acide obtenue, filtrée, fournit :

a) Un précipité blanc, soluble dans AzO^3H, par l'oxalate d'ammoniaque (chaux) ;

b) Un précipité jaune serin avec le chlorure de platine (potasse) ;

c) Un précipité grenu avec le phosphate de soude ammoniacal (magnésie).

Quelquefois on ajoute de la chaux libre à la farine, on la reconnaît à la forte réaction alcaline de la pâte ou de ses eaux de lavage. En outre, si on concentre les eaux de lavage par évaporation et qu'on filtre, le liquide filtré fournit avec un carbonate alcalin un précipité blanc décomposable au **rouge** en chaux vive qui rougit le papier de curcuma.

L'*alun* sera recherché par la réaction de l'alizarine. (Voir aussi page 595, note 1).

Placer dans une éprouvette 0^{gr}50 de farine et l'humecter avec quelques gouttes d'une solution alcoolique d'alizarine à 1 0/0 ; ajouter quelques gouttes d'eau, chauffer au bain-marie. Si la farine contient de l'alun, elle prend une coloration rouge.

On confirme cet essai par un dosage d'alumine. Pour cela : incinérer 100 grammes de farine, traiter les cendres par l'acide nitrique étendu ; filtrer, dans le filtrat ajouter un excès d'ammoniaque, recueillir le précipité, le laver, le traiter par un excès de KOH à 1/10e ; filtrer, neutraliser le filtrat, et lui ajouter de l'ammoniaque, du chlorhydrate d'ammoniaque en solution, porter à l'ébullition, recueillir le précipité, le sécher, le peser.

La farine de froment contient normalement de 0^{gr}010 à 0^{gr}015 0/0 d'alumine (à l'état de phosphate).

La recherche du *sulfate de cuivre* s'effectue en mélangeant une certaine quantité de farine avec de l'eau distillée acidulée à l'acide acétique à 1/10e et en trempant dans ce mélange une aiguille de fer décapée (lavée à l'éther et à l'acide).

Au bout de douze heures de contact on retire l'aiguille, on la lave et l'on promène doucement sur elle et à plusieurs reprises, une goutte d'ammoniaque. En recueillant ces gouttes sur un verre de montre, les évaporer lentement, acidulant le résidu par l'acide acétique puis le traitant par le ferrocyanure de potassium, on obtiendra, dans le cas de la présence du cuivre, une coloration brune ou rouge foncé. (Voir aussi page 595, note 1.)

Normalement la farine contient du cuivre à l'état de traces.

Le dosage du cuivre confirmera l'essai précédent : il suffit d'incinérer au moufle 300 grammes de farine, de traiter les cendres par AzO^{3}H, de filtrer, d'ajouter au filtrat un peu d'ammoniaque, de filtrer encore et de doser le cuivre volumétriquement. (Voir Charcuteries.)

Le sulfate de zinc sera recherché par l'action de H^{2}S sur la solution chlorhydrique des cendres de 300 grammes de farine (précipité blanc).

La sciure de bois ou fleurage sera reconnue par le procédé Leroy.

Dans le fond d'une capsule placer 1 à 2^{cc} du réactif suivant :

Alcool à 92°...............................	15^{cc}
Eau distillée	15^{cc}
Acide phosphorique sirupeux	10^{cc}
Phloroglucine..............................	1^{gr}

y projeter une forte pincée de farine suspecte, chauffer légèrement ; au bout
d'une minute, les particules de sciure commencent à se colorer en rose, puis
en rouge carmin ; on observe cette coloration à la loupe, ou au besoin au
microscope.

Paganini recommande d'étaler la farine en couche mince et de la comprimer, enfin de l'humecter avec une solution faiblement acétique et à
2 0/0 de diphénylamine. Les particules ligneuses se coloreront en rouge
orange.

Recherche du talc. —M. Collin s'exprime à ce sujet ainsi qu'il suit : *(Journal
de la Meunerie*, mai 1907).

« Pour constater chimiquement la présence du talc dans les cendres laissées par la farine, on verse sur les cendres quelques gouttes d'acide fluorhydrique pour former du fluorure de silicium, qu'on peut éliminer par la
chaleur, et l'on dose la magnésie par les procédés habituels à l'état de phosphate ammoniaco-magnésien.

Si la proportion du talc est un peu notable dans une farine, on peut le constater en examinant directement au microscope la farine délayée dans l'eau,
surtout si l'on fait l'examen à la lumière polarisée qui met si bien en relief
la plus minime partie des matières cristallisées ; mais nous trouvons plus
simple d'utiliser pour cette recherche le mode opératoire que nous avons
recommandé pour l'examen des farines en général, et qui consiste à examiner
successivement le dépôt que laisse un pâton de farine au fond des eaux
amylacées provenant de l'extraction du gluten, ainsi que le dépôt restant
sur le tamis n° 240. Pour le cas des farines talquées, nous avons pu constater
que, en raison de sa finesse, le talc passe complètement à travers les mailles
du tamis n° 240, et qu'en raison de sa densité il se rassemble de suite au
fond du verre conique dans lequel on a recueilli les parties amylacées. C'est
donc dans les parties adhérentes au fond du vase ou au sommet du cône
amylacé qu'il faudra rechercher le talc. Il suffira de faire, dans cette partie
du dépôt, plusieurs prises d'échantillons qu'on examinera au microscope.
Le talc se présentera en abondance sous forme de plaques cristallines ou
de lamelles plus ou moins épaisses, tantôt simples, tantôt superposées ou
entrecroisées. Les premières, très minces, sont généralement transparentes ;
les autres sont d'autant plus opaques qu'elles sont plus épaisses ; elles sont
toujours plus ou moins déchiquetées sur leurs bords. Ces cristaux se détachent très nettement par leur contour anguleux au milieu des gros grains
d'amidon qui constituent presque totalement la partie inférieure et la plus
dense du dépôt amylacé. »

E : *Falsifications dues au blanchiment.* —On considère aussi comme falsifiées
les farines blanchies artificiellement par l'ozone ou certains composés oxy-
génés de l'azote (peroxyde et dérivés nitreux). Les procédés de blanchiment
permettant la mise en vente de farines de qualité inférieure, extraites à un

taux exagéré, ou le mélange de farines naturellement blanches avec des farines blanchies.

L'ozone altère les propriétés panifiantes de la farine ; son action, d'après M. Fleurent, se manifeste par une augmentation de l'indice d'iode de la matière grasse, la formation d'acides gras volatils, mais l'acidité totale demeure fixe.

Le peroxyde d'azote n'altère guère la valeur panifiante de la farine.

Pour reconnaître le blanchiment nitreux, M. Fleurent extrait la matière grasse de 50 grammes de farine, par la benzine ; il évapore ce dissolvant à basse température, redissout la matière grasse dans 3^{cc} d'alcool amylique et ajoute à la solution 1^{cc} d'une solution alcoolique de potasse (à 1 0/0) ; dans le cas d'une farine normale il ne se produit aucun changement dans la coloration jaune ; dans le cas d'une farine blanchie, la couleur passe au rouge-orangé d'autant plus foncée que la farine renferme plus de produits nitreux. Cette réaction permet de déceler l'addition à une farine normale de 5 0/0 de farine blanchie.

Une ordonnance de police du 30 juin 1891 interdit l'emploi des sels de plomb pour le blanchiment des farines.

Recherche des avaries et des altérations

On rencontre des *farines avariées* et des *farines altérées*.

A) *Une farine est avariée* lorsqu'elle a supporté un échauffement lors de la mouture, lorsqu'elle a été conservée dans de mauvaises conditions (endroits humides) ou pendant un temps trop long.

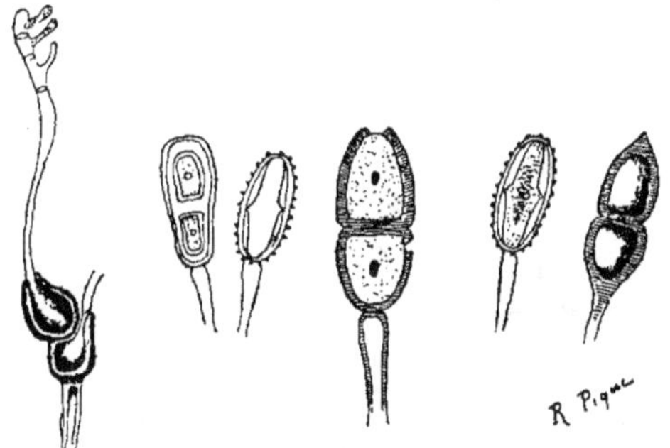

Puccinia Graminis (Rouille) avec ses Teleutospores dont l'une en Germination.

| Fig. 43.

L'avarie produite par la mouture a pour résultat une altération du gluten, de plus, elle prend un mauvais goût et une odeur désagréable.

Lorsqu'elle a été conservée dans un endroit humide, la farine s'échauffe à la suite de phénomènes de fermentation dont elle devient le siège ; elle est granuleuse au toucher, son odeur devient acide et ammoniacale, elle prend souvent une odeur de moisi ; il se forme des « marrons » constitués par des masses farineuses agglomérées par des filaments de moisissures (figures 43 à 48) que l'on trouve facilement au microscope si on traite la farine

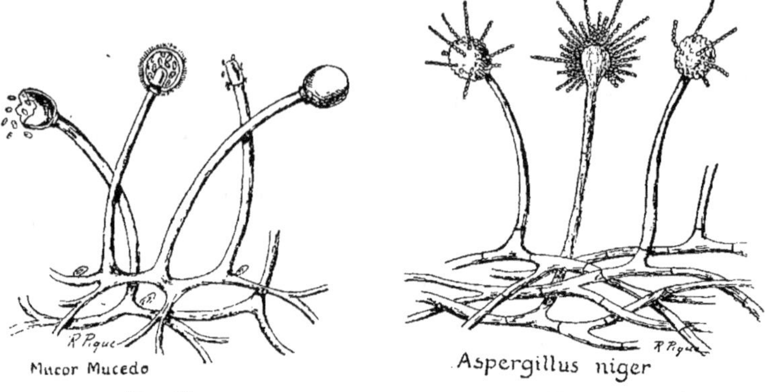

Mucor Mucedo

Fig. 44.

Aspergillus niger

Fig. 45.

déposée sur une lame porte-objet, par le bleu lactique de Guegen (voir Réactifs) (mucor mucedo, penicillium glaucum, aspergillus niger, etc.).

Une farine avariée se montre formée de grains d'amidons altérés, fendus,

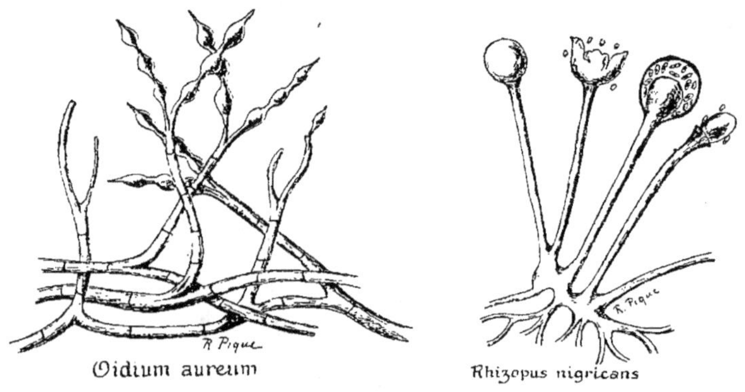

Oidium aureum

Fig. 46.

Rhizopus nigricans

Fig. 47.

troués ou creusés de lacunes ; ils n'ont plus d'action sur la lumière polarisée ; le gluten perd ses caractères normaux, il perd son élasticité, son taux normal diminue, en même temps, l'acidité augmente.

B) *Une farine est altérée* lorsqu'elle renferme des éléments étrangers provenant d'un nettoyage défectueux ou d'un triage incomplet des grains employés à la mouture.

On peut rencontrer ainsi dans la farine le *mélampyre*, l'*ivraie*, la *nielle*, l'*ergot de seigle*, pour ne citer que les altérations dangereuses.

L'examen microscopique, joint à certaines réactions chimiques spéciales, permet de reconnaître ces altérations.

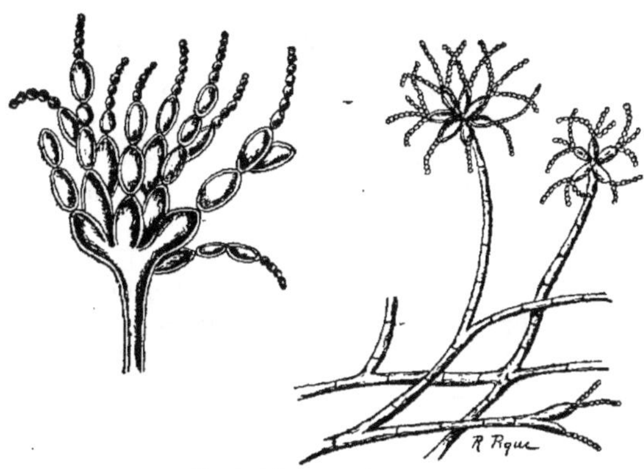

Penicillium glaucum

Fig. 48.

Mélampyre. — Pétrir 15 grammes de farine avec une quantité suffisante d'acide acétique étendu d'eau ; chauffer dans une cuiller d'argent la pâte molle obtenue, jusqu'à évaporation de l'eau et de l'acide. Si on coupe alors cette pâte, on remarquera, en présence du mélampyre, que la section est rouge-violacé.

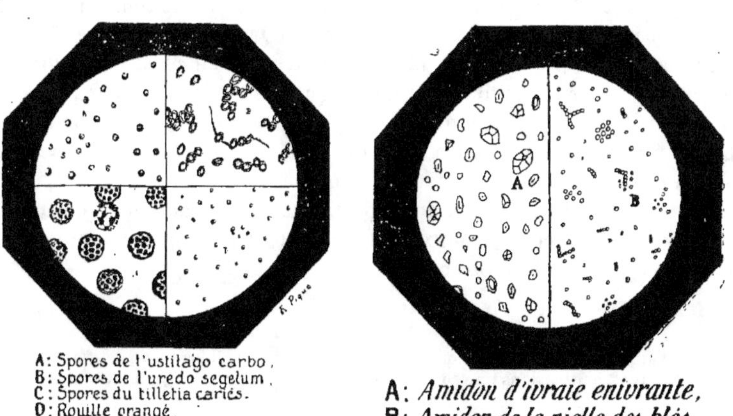

Fig. 49.   Fig. 50.

Ivraie.—Amidon en grains polyédriques de 1 à 6 μ. de diamètre (en moyenne 5 μ), souvent agglomérés en masses ovoïdes (fig. 50).

Agiter dans un tube à essais 2 grammes de farine avec 10^{cc} d'alcool à 35° ; chauffer légèrement, laisser déposer et examiner le liquide surnageant ; il est verdâtre si la farine contient de l'ivraie (Vogel) ; en outre sa saveur est astringente, désagréable et nauséabonde.

Nielle. — Grains d'amidon très petits de 1 à 2 μ, libres ou réunis en masses réniformes (fig. 50) : anguillules contournées en spirales.

Carie (Tilletia Caries). — Champignon à spores en masses sphériques de 6 à 18 μ de diamètre, à membrane externe brune et à mailles polygonales (fig. 49).

Rouille. — Spores ellipsoïdales libres ou munies de pédicelles, d'une coloration brun-rouge, à membrane lisse ou garnie de petites saillies (fig. 49).

Charbon (Ustilago carbo). — Spores lisses, noires, 8 μ environ (fig. 49).

Ergot de seigle. — Fragments composés de cellules polyédriques à parois épaisses et colorées en violet, renfermant des gouttelettes huileuses (1), *pas d'amidon.* Le chloro-iodure de zinc (2) colore le tissu de l'ergot en rose (et non en bleu comme cela se produit avec la cellulose des tissus végétaux existant dans la farine). Coloration rose à l'essai Pekar. (Voir page 549.)

La farine traitée par l'alcool à 35° donne une solution qui vire au rouge au contact de SO^4H^2. La farine contenant de l'ergot, chauffée avec KOH, dégage une odeur de triméthylamine. La farine épuisée par l'éther donne une solution qui, chauffée avec de l'acide oxalique, prend une teinte rougeâtre.

Faire macérer pendant cinq à six heures 10 grammes de farine dans un mélange de 20 grammes d'éther et de 10 gouttes d'acide sulfurique dilué au quart ; filtrer, laver le résidu à l'éther jusqu'à ce qu'on ait recueilli 20^{cc} de filtrat. Additionner ce filtrat de 10 à 15 gouttes d'une solution saturée à froid de CO^3NaH ; agiter vigoureusement le mélange. Une coloration violette indique la présence du seigle ergoté (Hoffmann).

On peut encore traiter 2 grammes de farine placée dans une éprouvette par 10^{cc} d'alcool à 70° centésimaux contenant 5 0/0 d'HCl ; on examine l'essai à la lumière réfléchie et on observe :

____

(1) Pour examiner la farine et reconnaitre l'ergot de seigle, il sera bon de faire macérer la farine pendant 12 heures dans une solution d'hydrate de chloral à 8 grammes pour 5 grammes d'eau.

(2) Chlorure de zinc 5 grammes.
Eau distillée 100 grammes.
Filtrer et ajouter iode à saturation.

	LA COLORATION DU LIQUIDE	LA COLORATION DU MÉNISQUE	LA COLORATION DE LA FARINE
Ivraie	jaune paille	jaune-rougeâtre.	blanc avec reflets rougeâtres.
Nielle........	jaune-rougeâtre.	jaune orange ou jaune rougeâtre.	marbré.
Vesce	rougeâtre.	rouge à violet ou pourpre.	marbré.
Ergot........	rouge chair.	rouge sang.	rouge chair.
Mélampyre ...	bleu verdâtre.	bleu vert.	blanc bleuâtre.

Altérations dues aux parasites animaux. — *Acariens.* — Lorsque des Acariens existent dans une farine à la suite de son altération spontanée,

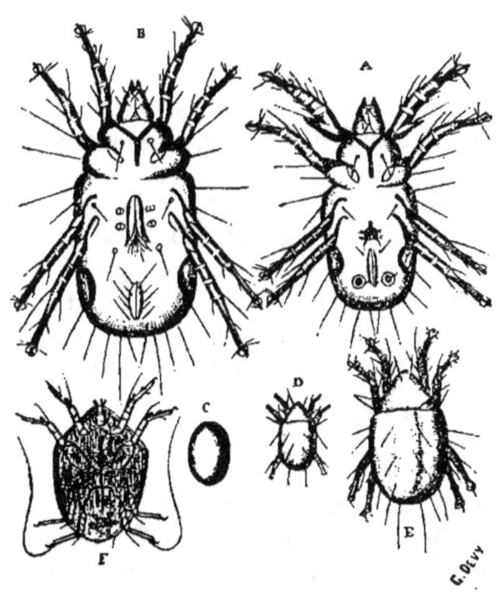

Fig. 51. — *Tyroglyphus Siro.*
a insecte mâle ; *b* insecte femelle ovigère ; *c* œuf ; *d* larve hexapode ; *ef* nymphes.

il suffit d'étaler celle-ci entre deux feuilles de papier et d'unir sa surface à l'aide de la main. Si, après avoir enlevé la feuille supérieure, on voit se dessiner au-dessus de la farine de petits monticules, on y recherchera le parasite à l'aide de la loupe et d'une pointe mouillée ; en l'examinant ensuite au microscope, on lui reconnaît les caractères produits par la figure 51 qui est celle du *Tyroglyphus Siro*, dont le *Tyroglyphus farinæ* n'est qu'une variété. (Mégnin.)

Coléoptères. — On rencontre aussi quelquefois dans les farines conservées dans des endroits humides et obscurs la larve, appelée vulgairement *ver de farine*, d'un insecte coléoptère hétéromère, le ténébrion meunier (*Tenebrio molitor*), représenté dans la figure 52 (Megnin).

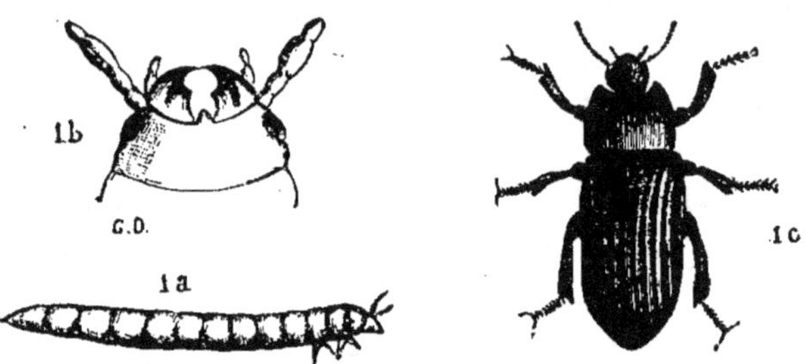

Fig. 52. — *Tenebrio Molitor*

1a Larve dite ver de farine (grossissement 2) ; *1b* tête de la larve (grossissement 25) ; *1c* insecte parfait (grossissement 2).

Lépidoptères. — La *chenille* de *l'Ephestia Kuehniella* est d'un blanc rosé et est marquée sur chaque anneau de son corps par deux points noirs symétriques.

La *chrysalide* est jaune et entourée d'un cocon blanc.

Le *papillon* mesure environ 15 millimètres de longueur. Il a le thorax gris et noir, la tête est noire, les ailes supérieures sont grises tachetées de points blancs et à bord postérieur bordé de noir. Les ailes inférieures sont blanches.

Cet insecte se reconnaît dans une farine aux toiles dont il s'entoure, et qui forment à la périphérie et à la partie supérieure surtout des sacs, un tissu épais réticulé.

L'anobium paniceum (vrillette du pain).

Les femelles de cet insecte pondent un très grand nombre d'œufs au commencement du printemps et vers la fin de l'été. Ces œufs, déposés sur la farine, donnent naissance à des larves qui y vivent et se transforment en nymphes, puis en insectes parfaits. Ceux-ci ne tardent pas à s'accoupler : la ponte a lieu peu de temps après et l'évolution recommence.

L'anobium paniceum se trouve à l'état de larve, de nymphe et d'insecte parfait.

Larve. — Blanchâtre, cylindrique, courbée en arc à la partie postérieure comme celle des hannetons, molle, couverte de poils fins peu nombreux, formée de 12 anneaux sans compter la tête qui est arrondie, écailleuse, brune, armée de deux fortes mandibules, dentées au côté interne. Les trois anneaux thoraciques sont un peu renflés et portent chacun une paire de pattes écailleuses, triarticulées. Les larves se tiennent couchées sur le côté quand elles sont hors de leurs galeries ; elles vivent de toutes sortes de matières amylacées, la farine, le pain, les pains à cacheter, les papiers collés, etc. Lorsqu'elles ont atteint leur entier accroissement, elles tapissent de quelques fils le fond de leurs galeries et s'y changent en nymphes.

Nymphe. — Celle-ci offre exactement la forme de l'insecte parfait, seulement les divers organes, pattes, antennes, ailes et élytres sont rapprochés les uns des autres et viennent se réunir sous le ventre. Quand approche le moment de la transformation, on voit la nymphe se colorer peu à peu jusqu'à ce qu'elle atteigne la couleur brune qui caractérise l'anobium, puis les ailes et les élytres s'allongent et se placent sur le dos dans la position qu'elles doivent occuper. Enfin, dès que ses mandibules ont acquis la consistance convenable, l'insecte ronge la substance où il a subi ses métamorphoses et en sort par un petit trou cylindrique proportionné à sa taille.

Insecte parfait. — Longueur 3 millimètres ; largeur 1 mm. 1/3. D'un brun rougeâtre ou d'un fauve marron clair pubescent, antennes de onze articles un peu plus clairs que le corps, les trois derniers sont allongés, séparés, plus gros que les autres. La tête est rentrée dans le corselet ; celui-ci est peu élevé, n'offre pas de bosse bien formée à la partie postérieure. Élytres convexes en dessus, cylindriques, arrondis à l'extrémité, à stries formées de pointes enfoncées et recouvrant des ailes membraneuses ; pattes jaunâtres.

Chalcis. — L'anobium paniceum a pour ennemi un parasite qui l'accompagne presque toujours, *le chalcis* : c'est une mouche noire beaucoup plus petite que lui, plus mince et pourvue d'ailes très visibles. Les larves du chalcis vivent à l'intérieur des larves de l'anobium et les font périr.

FARINES DIVERSES

Farine de seigle. — Indépendamment de son emploi *exclusif* pour faire du pain, la farine de seigle est employée en mélange avec la farine de blé pour fabriquer certaines qualités de pains (pains méteil), c'est enfin la base du pain d'épice. (Voir pages 599 et 609.)

La farine de seigle est moulue avec des meules ou des cylindres, mais la meunerie est moins compliquée que celle du froment, parce qu'on ne tire pas autant de variétés de farines ; les fabricants de pain d'épice emploient la farine finement moulue (fleur), les boulangers emploient la fleur ou la farine brute non blutée ; cette dernière destinée au pain de seigle pour les chevaux, les chiens.

La farine est d'un blanc grisâtre, un peu jaune, rude au toucher, sèche, d'une odeur et d'une saveur particulières, rance et douceâtre ; son gluten est visqueux, gris ou noir, adhérent aux doigts et d'une désagrégation facile ; sa composition est :

	Balland	Bruylants	
Eau	14,20	13,52 à	15,00
Cendres	0,86	0,92	2,09
Matières azotées	5,69	8,57	13,42
— grasses	1,35	1,80	2,15
Cellulose	0,45	1,75	2,57
Amidon et dextrine	77,45	65,15	69,00

Farine d'orge. — Cette farine est d'un blanc jaunâtre, moins douce au toucher que la farine de froment ; elle possède une saveur particulière et forme moins la pâte lorsqu'on la délaie dans la bouche.

Elle fournit un pain mat et d'une saveur peu agréable. Sa composition est (d'après Balland) :

Eau	de	9,20 à	15,60
Matières grasses	—	1,28	2,20
— azotées	—	7,98	13,27
Cellulose	—	2,96	6,16
Amidon et dextrine	—	66,60	75,28
Cendres	—	1,66	2,82

La farine d'avoine ressemble beaucoup à la farine de seigle, elle est d'un blanc grisâtre, douce au toucher, d'une saveur qui lui est spéciale ; son gluten est brunâtre, peu cohérent et peu élastique.

Elle renferme une forte proportion de matières grasses et de principes aromatiques qui, avec l'absence de gluten, fournissent un pain d'un goût peu agréable et d'un aspect peu flatteur.

Sa composition est, d'après Bruylants :

Eau	de 11	à 13	
Cendres	—	1,45	1,72
Matières azotées	—	11,00	12,01
— grasses	—	2,70	3,70
Cellulose	—	2,30	2,95
Amidon et dextrine	—	68,03	71,22

La farine d'épeautre (ou blé vêtu), est douce au toucher, d'un blanc jaunâtre et contient un peu moins de gluten que celle de blé. Elle donne un pain savoureux, léger et blanc.

Sa composition est la suivante (Balland) :

Eau	de 10,20 à 12,10	
Matières azotées	— 10,42	9,02
— grasses	— 2,00	2,60
— amylacées	— 75,28	72,28
Cellulose	— 2,50	2,20
Cendres	— 2,30	1,80

La farine de maïs est jaune, ou blanche avec reflet jaunâtre lorsqu'elle provient du maïs blanc, onctueuse au toucher, d'une odeur particulière et d'une saveur graisseuse.

La forte proportion de matière grasse qu'elle renferme la porte au rancissement. On ne peut en extraire le gluten, la pâte formée avec l'eau ne se lie pas et se désagrège.

Sa composition est la suivante :

	Bruylants		Balland
Eau	de 12,50 à 15,17		12,50
Cendres	— 0,95	2,02	1,70
Matières azotées	— 7,38	10,75	9,19
— grasses	— 3,22	5,59	2,95
Amidon et dextrine	— 65,60	72,36	72,76
Cellulose	— 1,38	2,60	0,90

La farine de riz est très blanche, fine, d'une saveur agréable, douce au toucher et légère.

La faible proportion de matières grasses, de substances azotées et de matières minérales qu'elle renferme et l'absence de gluten ne permettent pas d'en faire un pain nutritif. Son gluten est blanchâtre, peu consistant et élastique.

Sa composition est, d'après divers auteurs :

	Bruylants		Balland	Konig
Eau	de 10 à 13,22		10,80	12,29
Cendres	— 0,34	0,62	0,20	0,58
Matières azotées	— 4,78	7,37	7,34	7,39
— grasses	— 0,70	1,05	0,30	0,69
Cellulose	— 1,15	1,65	0,40	0,10
Amidon et dextrine	— 78,55	82,69	80,96	78,95

La farine de sarrasin est grisâtre, rude au toucher, d'une odeur et d'une saveur peu agréables, le gluten est noirâtre, peu élastique.

Sa composition est, d'après Bruylants :

Eau	en moyenne	10,00
Cendres	—	1,25
Matières azotées	—	9,00
— grasses	—	2,80
Cellulose	—	2,10
Amidon et dextrine........	—	68,85

Les farines de légumineuses (pois, haricots, vesces, fèves, lentilles) sont en général colorées, celle du pois est jaune verdâtre, celle du haricot est grise, leur odeur et leur saveur sont particulières. (Voir aussi pages 577-578.)

Leur composition moyenne est la suivante :

	Haricots	Pois
Eau	10,50	11,28
Matières azotées	23,24	25,72
— grasses......................	2,12	1,78
Amidon	58,96	57,18
Cellulose	1,74	1,26
Cendres	3,44	2,78

FARINES LACTÉES

Ce sont des mélanges desséchés de lait et de farines de céréales ou de légumineuses et dont on a cherché, par un procédé approprié, à rendre l'amidon soluble. Ces préparations doivent avoir un goût agréable, un peu douceâtre.

L'analyse comprend :

L'examen microscopique, qui permettra de reconnaître la nature de la farine employée, les moisissures, etc.

L'analyse chimique qui comprend les dosages suivants :

Eau. — Au maximum 7 0/0.

Matière grasse. — Au minimum, 4 0/0. (Cette matière grasse doit provenir exclusivement du lait, n'être ni rance ni acide, et présenter les constantes du beurre.)

Matières azotées. (Voir farines.)

Matières sucrées. — En moyenne, 40 0/0. Pour apprécier la proportion des matières sucrées, on met dans des flacons bouchés à l'émeri 10 grammes de farine avec 100cc d'eau ; on agite fréquemment et après 6 heures de contact à une température voisine de 15º, on filtre et on dose par la liqueur cupro-potassique le sucre contenu dans la liqueur sucrée. On rapporte par le calcul le chiffre trouvé à 100cc, ce qui correspond à 10 grammes de farine, on calcule pour 100 grammes.

Cellulose. (Voir farines).

Cendres. (Réaction des Cendres et au besoin dosage de l'acide phosphorique.) (Voir Lait.)

On recherche les antiseptiques.

Composition des farines lactées (d'après Vallée)

DÉSIGNATION des FARINES	Eau	CENDRES	MATIÈRES albuminoïdes	GRAISSE	HYDRATES de carbone solubles	HYDRATES de carbone insolubles	Cellulose
Farine lactée Nestlé........	5.08	1.68	10.47	4.63	45.00	32.91	0.23
— Morton	11.99	2.13	9.65	5.79	6.53	63.04	0.87
— Teyssèdre	10.32	0.45	8.53	0.97	12.42	66.96	0.35
— des Alpes Bernoises ..	4.42	0.89	8.28	3.74	55.09	27.42	0.16
— Defresne	3.26	2.07	8.06	6.19	36.89	43.23	0.30
— lactée Stauffer	7.83	1.25	7.25	1.91	37.60	43.84	0.32
— Mexicaine	14.27	0.96	5.47	0.19	3.51	75.16	0.44
Racahout des Arabes	5.54	0.62	2.94	6.37	60.41	23.38	0.74
Farine Dulaud	9.00	1.03	2 61	0.08	36.77	50.28	0.23
Phosphatine Falières	5.86	1.38	2 08	1.74	61.73	26.93	0.28

PAIN DE FROMENT

L'analyse du pain comprend :

1º *L'examen des caractères organoleptiques ;*
2º *L'analyse chimique ;*
3º *La recherche des falsifications et des altérations.*

EXAMEN DES CARACTÈRES ORGANOLEPTIQUES

Un pain de bonne qualité présente deux croûtes : l'une inférieure, de couleur jaune, pâle et mince ; l'autre supérieure, plus épaisse, bombée, sonore à la percussion, d'un jaune doré ou marron. L'une et l'autre doivent adhérer partout à la mie et, à elles deux, faire près du quart de l'épaisseur de la mie (1). Lorsque sur une tranche de pain on cherche à rapprocher les deux croûtes, le pain doit céder sous la pression et revenir ensuite assez rapidement à sa forme première dès qu'on cesse la pression.

La mie doit être homogène, sans grumeaux farineux, d'un blanc jaunâtre, sans points noirs, gris ou rouges, élastique, n'adhérant pas aux doigts quand on la comprime dans la main, parsemée de trous inégaux, mais n'atteignant jamais la taille de vacuoles. Une pâte mal travaillée laisse voir des vacuoles sous la croûte. Le pain doit avoir une bonne odeur, un goût franc et agréable.

Pour apprécier le goût du pain on en coupe une tranche mince qu'on place entre les dents, puis on aspire lentement, on perçoit ainsi le goût de moisi, l'amertume, l'acidité, etc.

ANALYSE CHIMIQUE

Elle comporte seulement : Le *dosage de l'eau* : on opère comme pour la farine : mais sur des segments de 100 à 150 grammes allant du centre du pain à la périphérie, de manière que croûte et mie s'y trouvent en proportion

Compositon du Pain (Balland)

POUR CENT à l'état normal	PAINS DE CHOIX de la boulangerie de Paris				PAINS ORDINAIRES	
	PAIN allemand	Flûte	PAIN boulot	PAIN LONG 1 kil. 500	PAIN de ferme	Pain des hôpitaux de Paris farine 74 0/0
Eau	35.00	31 60	34 50	34 30	32 60	12.00	33 00
Matières azotées	7 03	5 99	6 83	6 79	7 25	8 90	6.66
Matières grasses	0.11	0 24	0 12	0 10	0.40	1 32	»
Matières sucrées et amylacées	57 29	61 59	57 95	58 12	58.04	77 05	59 33
Cellulose	0.13	0.14	0.11	0.10	0.14	0 27	0.20
Cendres	0 44	0 44	0 49	0.59	0.57	0 46	0 51

(1) D'après Rivot, les rapports entre la mie et la croûte sont en moyenne :
    0,70 à 0,60   pour les pains de fantaisie.
    0,50 à 0,60   —   rondins.
    0,50   —   miches de 2 kilogrammes.

rationnelle (Balland) : on doit employer au moins deux échantillons représentant la composition moyenne (croûte et mie) du pain : la proportion d'eau est au maximum 40 0/0.

Le *dosage des cendres*, au maximum 2,5 0/0 (déduction faite de NaCl) ;

Le dosage des matières azotées s'effectue sur une prise d'échantillon de 1 gramme de pain desséché : on opère comme il est dit pour la farine.

Le dosage de la matière grasse, de l'amidon, de la cellulose et des cendres se font comme il a été dit pour la farine de froment.

Le *pain de choix* de Paris est fabriqué avec des farines de première marque blutées à 60 0/0.

Le *pain des hôpitaux* de Paris est fabriqué avec des farines blutées à 74 0/0 environ.

RECHERCHE DES ALTÉRATIONS ET DES FALSIFICATIONS

LES ALTÉRATIONS du pain sont assez nombreuses et proviennent de diverses causes :

1° Le pain peut devenir nocif par suite de la présence dans la farine de farines étrangères (ivraie, nielle, rougeole (mélampyre) ou de parasites (charbon, carie, ergot de seigle, rouille).

L'*ivraie* mélangée à la farine de blé produit chez ceux qui en font un usage prolongé pour l'alimentation, des coliques, étourdissements, envies de vomir, des troubles de la vue, de la courbature, de la somnolence.

La *nielle*, lorsqu'il s'en trouve mélangé avec la farine qui a servi à faire du pain, communique à ce dernier un goût âcre et la propriété de brunir à l'air, il détermine parfois des effets narcotiques et de paralysie.

Le *mélampyre* (rougeole) donne également au pain un goût amer, une odeur vireuse et lui communique une coloration *rouge violacée* (pain rouge violacé).

Les cryptogames parasites du grain de blé communiquent à la farine et au pain qui en résulte des altérations importantes et mêmes nocives.

L'*ergot* produit des accidents graves connus sous le nom d'ergotisme, il en est de même de la rouille ; le pain ergoté est parsemé de taches violettes, il a une saveur désagréable de pourri.

On recherche ces altérations au moyen du microscope et des réactions chimiques indiquées aux farines.

2° Le pain est en outre attaqué par les moisissures, il peut alors déterminer des accidents graves. Certaines mucédinées comme le *penicillium glaucum*, l'*oïdium Tuckeri* ne paraissent pas nocives, par contre l'*oïdium aurantiacum* qui fournit le pain rouge et surtout le *rhizopus nigricans* donnent lieu à des accidents qui rappellent l'ergotisme.

Pour caractériser les moisissures on prend, à l'aide d'une aiguille plate, une trace de la moisissure qu'on placera sur une lame porte-objet, on y verse une goutte d'alcool à 95 degrés, contenant 1 0/0 d'ammoniaque, et on laisse sécher. On recouvre alors d'une goutte de glycérine et on examine. (Voir page 582).

Maladies : Certaines altérations du pain sont capables de modifier sa composition chimique et de lui communiquer même une certaine toxicité. Ces altérations, qui sont des « maladies » véritables, sont dues à des microbes (provenant soit de la farine, soit de l'air, soit des ustensiles employés à la panification), et qui ont résisté à la cuisson.

Parfois le pain devient *visqueux ou filant* : cette maladie est due à des microbes qui se trouvent à la surface des grains de blé, d'autres fois il devient aigre sous l'influence de certaines bactéries des farines altérées ou provenant d'un blé avarié.

Cet accident est assez rare dans le pain de froment, il se produit surtout dans le pain de seigle.

Parfois aussi le pain devient aigre, « *pain aigri* », sous l'influence de bactéries des farines altérées ou provenant de blé avarié.

LES FALSIFICATIONS du pain consistent dans :
L'addition de farines étrangères au blé ;
L'emploi de vieilles farines et de sels minéraux ;
Une hydratation exagérée.

Addition de farines étrangères. — L'addition de farines étrangères au blé a pour effet de communiquer au pain les caractères propres à ces farines : une blancheur exagérée pour le riz et la fécule, une teinte plus bise pour le seigle et le sarrasin, une odeur et une saveur spéciales pour le maïs et les fèves (1).

Bien que les grains d'amidon soient plus ou moins déformés pendant le travail de la panification et pendant la cuisson, on retrouvera encore à l'examen microscopique des globules qui ont conservé leurs caractères primitifs. L'opération est toujours délicate : les essais doivent être multiples et répétés comparativement sur les farines dont on soupçonne la présence. (Voir plus loin recherche des farines étrangères.)

Emploi de vieilles farines et de farines défectueuses. — La présence de vieilles farines communique au pain un aspect défavorable. Le pain est moins levé, la forme déprimée, la croûte est plus brune et la mie plus pâteuse. A la mastication, elle laisse au palais un arrière-goût d'âcreté qui persiste et plus tard provoque la soif.

L'odeur est toute différente de l'odeur agréable et aromatique du pain obtenu avec des farines n'ayant qu'un mois de mouture. Un fragment de mie, placé entre les lèvres, donne, par aspiration, la sensation d'âcreté particulière aux vieilles farines.

---

(1) Pour satisfaire à des habitudes locales, on tolère dans certaines régions, 1 à 2 0/0 de farine de fèves dans le but de faciliter le travail de la pâte et de donner plus de développement au pain. Cette addition ne saurait être considérée comme une fraude. (Voir aussi page 548.)

Addition de sels minéraux : pour modifier plus avantageusement l'aspect défectueux des pains fabriqués avec de mauvaises farines, on pétrit ces farines avec certains sels minéraux, tels que l'alun (1), le sulfate de zinc ou le sulfate de cuivre. Cette addition est condamnable, même à faible dose. Elle pourrait être décelée en incinérant une centaine de grammes de pain ; en dehors du sel marin ajouté, on ne doit trouver dans les cendres que les éléments minéraux qui se rencontrent naturellement dans le blé.

Hydratation du pain. — La fraude du pain la plus commune vient de l'eau, 100 kilogs de farine peuvent rendre depuis 126 kilogs jusqu'à 148 kilogs de pain, avec une simple variation de la proportion d'eau de 6 0/0 dans la farine et de 7 0/0 dans le pain, c'est-à-dire, suivant que la farine renferme 13 ou 19 0/0 d'eau, et le pain 35 à 42 0/0.

Les expériences de Balland ayant établi que le pain ne perdait pas de matières organiques pendant sa cuisson, le dosage simultané de l'eau, dans un pain et dans la farine qui a servi à sa fabrication, permet de s'assurer si le rendement n'a pas été exagéré par une trop forte quantité d'eau ajoutée au pétrin.

Recherche des farines étrangères dans le pain. — Cette recherche est des plus importantes : l'examen microscopique seul permettra de trouver cette falsification.

Voici comment on procède à cet examen (Eugène Collin, *Revue de l'Intendance*, 1907).

Quels que soient l'âge et la dureté du pain mis en expérience, l'opération est aussi simple et les résultats tout aussi précis.

---

(1) L'addition de l'alun aux farines, pour donner plus de blancheur au pain et augmenter le rendement, était autrefois très employée.

Bien que l'addition de l'alun aux substances alimentaires soit formellement interdite en France, ce corps figure encore, ainsi que beaucoup d'autre produits plus nuisibles, dans un grand nombre de formules en usage dans les ménages. On ne saurait trop réagir contre la propagation de telles formules.

Les matières minérales (sulfate de cuivre, zinc et alun, sels de chaux) seront recherchées comme il est dit aux farines (page 579).

La recherche de l'alun pourra être faite par le procédé suivant : Traiter les cendres du pain par AzO^3H étendu, filtrer ; additionner la liqueur filtrée d'ammoniaque, traiter le précipité formé, sur une lame de platine, par une ou deux gouttes de chlorure de cobalt, sécher le mélange et le porter à une très haute température ; si les cendres contiennent de l'alun i se produit une coloration bleue.

Pour rechercher le sulfate de cuivre, on reprendra les cendres par l'acide chlorhydrique étendu, on filtrera, et, dans la solution limpide, on ajoutera de l'ammoniaque qui communiquera une coloration bleue à la solution s'il y a du cuivre ; l'addition d'acide acétique et de ferrocyanure de potassium donnera dans la solution un précipité ou une coloration rouge.

Les autres métaux pourront être recherchés comme il est dit aux viandes et aux conserves.

Le mode opératoire à employer est le suivant :

Si le pain est encore frais ou récent, il suffit d'en faire une boulette de 12 à 15 grammes avec des fragments recueillis dans les diverses parties de l'échantillon à examiner : on la pétrit pendant quelques minutes entre les doigts ; puis on la délaie, comme on le fait pour un pâton de farine dont on veut extraire le gluten, sous un très mince filet d'eau, au-dessus d'un tamis nº 240, qui repose sur une capsule de porcelaine destinée à recevoir les eaux de lavage amylacées.

Si le pain est sec, on racle la mie en divers points, de façon à recueillir 12 à 15 grammes de poudre grossière, qu'on pétrit dant une capsule de porcelaine, avec un peu d'eau pour en faire une pâte ayant la consistance d'un pâton de farine et on la traite comme on a traité la boulette de mie de pain frais.

Le pâton d'une farine panifiée ne se délaie pas, à beaucoup près, aussi facilement sous l'eau que le pâton de farine ordinaire ; aussi laisse-t-il sur le tamis nº 240 une forte quantité de grumeaux qu'on n'obtient pas avec les farines ordinaires.

Pour désagréger ces grumeaux, parfois assez volumineux, on frotte pendant quelque temps avec le dos de la main, sous un filet d'eau, tout ce qui reste sur le tamis, jusqu'à ce que l'eau de lavage soit tout à fait claire. On rassemble avec une carte, dans un verre de montre, toute la matière pulvérulente qui est sur le tamis ; on l'additionne d'un peu de glycérine pour la soumettre à un examen ultérieur.

On agite, d'autre part, les eaux amylacées et on les verse dans un vase conique de 250^{cc} ; on les laisse déposer, et quand le dépôt s'est effectué, on décante l'eau qui la surnage pour examiner, en ses différents points, le cône amylacé qui s'est déposé au fond du verre.

L'examen successif du dépôt recueilli sur le tamis et du dépôt amylacé donne les indications suivantes pour les différents pains :

Pain de froment pur. —Soumis au mode opératoire qui vient d'être indiqué, le pain de forment pur ne laisse plus sur le tamis que des quantités inappréciables d'amidon, car les rares gruaux de farine qui pouvaient avoir résisté au travail de la panification sont désagrégés par le frottement auquel ils ont été soumis avec le dos de la main, et leurs éléments ont passé à travers les mailles du tamis. En revanche, on retrouve la plus grande partie du gluten qui forme une trame élastique à mailles inégales, qui a quelque ressemblance avec un tissu végétal. Cette trame se présente en fragments plus ou moins volumineux, à contours très irréguliers ; ils ont en général une teinte légèrement brune, qui est toutefois bien plus foncée dans la croûte que dans la mie ; tous les débris de son restant dans la farine se retrouvent aussi dans le dépôt recueilli sur le tamis ; ils possèdent des éléments de détermination qui sont tout à fait caractéristiques pour le son de blé, surtout en ce qui concerne

la disposition, la forme, la dimension des cellules transversaless et des poils
qui sont localisés à la partie supérieure de l'épicarpe des grains de blé.

Le dépôt amylacé ne présente pas non plus les caractères qu'on observe
dans le dépôt laissé par les farines pures non panifiées. Tandis que celui-ci
se sépare toujours en trois zones inégales, mais bien délimitées, formées par
les grains d'amidon qui se sont rassemblés par ordre de densité, le dépôt
laissé par le pain est sensiblement homogène dans sa teinte ; mais beaucoup
moins dans sa composition, car des différents grains d'amidon qui le constituent, la plupart ont été déformés ou se sont crevés sous l'action combinée
de l'eau et de la chaleur. Néanmoins, en prélevant diverses prises d'échantillons dans ce dépôt, on arrive à y retrouver les caractères suivants : la plupart
des grains ont perdu leur contour régulier et sont devenus plus volumineux,
bosselés en différents sens : les uns sont devenus nettement réniformes ;
d'autres présentent des stries concentriques très apparentes, disposées autour
d'une ponctuation plus ou moins large, qui paraît correspondre au hile ;
d'autres sont striés d'une façon très irrégulière. Ces diverses déformations
sont aussi apparentes sur les petits grains que sur les gros ; mais le nombre
extrêmement considérable de ces petits grains associés à une grande quantité de gros grains indique déjà la nature de l'amidon entrant dans le pain ;
en outre, on trouve toujours à côté d'eux un nombre très appréciable de
grains qui ont complètement échappé aux influences qui ont modifié les
autres, et qui ont conservé avec une netteté remarquable tous les caractères
qui distinguent l'amidon du blé (dimension, contour, forme, absence de hile).

Pain additionné d'orge. — Aucun amidon ne ressemble plus à l'amidon
de blé que l'amidon d'orge. Avec les procédés de mouture que l'on possède
actuellement, il est extrêmement difficile pour un expert de se prononcer
sur un mélange de farine d'orge et de farine de blé. Cette analogie se poursuit
dans les farines soumises à la panification : il n'y a qu'un seul caractère
qui permette de se prononcer avec certitude, c'est la présence sur le tamis
de débris de la balle ou des glumelles de l'orge, qui possèdent des caractères très nets.

Pain additionné de riz. — Employée d'abord à petite dose, pour rendre
aux farines la couleur blanche qu'elles avaient perdue par l'addition de
farines de féveroles, dont la présence est tolérée dans la proportion de 4 0/0,
la farine de riz est devenue un véritable agent de falsification et se trouve
le plus souvent utilisée d'une façon immodérée pour donner à des farines de
froment vieilles ou inférieures l'apparence de qualités qu'elles ne possé-
daient pas. La fraude, qui peut être facilement constatée, se retrouve avec
la même facilité dans le pain.

Si l'on examine le dépôt laissé sur le tamis n° 240 par le pain additionné
de riz, on retrouve à peu près tous les gruaux de la farine de riz mélangés
à la farine de froment. Tandis que les gruaux de blé se laissent désagréger

avec la plus grande facilité par la pression sous les doigts, les gruaux de riz offrent, au contraire, une certaine résistance. Si les grains simples et les grains composés d'amidon de riz ont perdu un peu de la netteté de leurs caractères, leur déformation est toujours bien moins complète que celle qui est subie par les amidons de seigle, de blé et d'orge ; on retrouve toujours dans les grains composés la forme des granules qui les constituent ; quant aux gruaux, ils sont à peu près aussi nets que dans la farine examinée directement avant la panification. En se basant sur cette double particularité que la presque totalité des gruaux de riz reste sur le tamis n° 240, et que cette proportion représente sensiblement le tiers de la farine de riz employée, on a un élément qui permet d'apprécier approximativement la proportion de riz ajoutée à la farine qui a servi à préparer le pain.

Pain additionné de maïs. — L'amidon de maïs est, de tous les amidons de céréales, celui qui résiste le mieux aux influences de la panification : à tel point qu'on peut distinguer avec la plus grande facilité les grains d'amidon qui proviennent de la partie centrale et farineuse du grain, de ceux qui proviennent de la partie périphérique ou cornée de grains de maïs. Quant aux gruaux, qui proviennent presque exclusivement de cette partie périphérique, ils sont, à cause de leur résistance, presque aussi nets dans le pain au maïs que dans la farine de maïs ; on les retrouve à peu près tous sur le tamis n° 240.

Le *Journal officiel* du 19 juillet 1907 résume ainsi qu'il suit la recherche des falsifications du pain :

« Il est toujours préférable d'analyser, quand cela sera possible, les farines qui ont servi à préparer le pain ; mais l'examen de celui-ci pourra, dans certains cas, être rendu nécessaire. Si le travail de la panification et la cuisson modifient profondément les grains d'amidon de blé, on retrouve toujours parmi eux et surtout parmi les moyens une certaine quantité de globules qui sont peu altérés et qui ont conservé leur forme et leurs caractères primitifs.

Beaucoup de grains d'amidon de seigle peuvent même être distingués des grains d'amidon de blé à leur dimension et à la persistance de leur hile étoilé. Si les petits grains simples de riz peuvent être difficilement distingués des petits grains d'amidon de blé, il n'en est pas de même des grains composés dont l'apparence microscopique est à peine modifiée. Quant à l'amidon et aux gruaux de maïs, ils ont conservé dans le pain cuit à peu près la même apparence qu'ils avaient avant la cuisson.

Pour pratiquer l'examen microscopique du pain, il suffit, s'il est frais, d'en faire une boulette du poids de 10 grammes qu'on délaye, comme un pâton de farine, sous un mince filet d'eau. Si le pain est sec, on en pèse environ 10 grammes qu'on ramollit dans l'eau et que l'on délaye en le frottant entre les doigts sur le tamis n° 240, jusqu'à ce que l'eau de lavage soit bien claire. Si le pain est pur, on ne devra retrouver dans le dépôt des eaux amylacées que des grains d'amidon de blé plus ou moins déformés. Si le pain a été préparé avec des farines de froment additionnées de farines de riz ou de maïs, on retrouvera dans le dépôt des grains simples anguleux, hilés, d'amidon de maïs, ou des grains composés d'amidon de riz qui seront tout à fait caractéristiques. Le résidu laissé sur le tamis par le pain pur ne doit contenir que des amas de gluten plus ou moins brunis par la cuisson et des débris cellulosiques provenant des téguments de blé ; dans le cas où le pain aurait été préparé avec des farines additionnées de riz ou de maïs, la plus grande partie des gruaux se retrouvera sur le tamis. »

PAIN DE SEIGLE OU DE MÉTEIL

Le pain de seigle est plus humide, plus lourd que le pain de blé ; sa croûte est grise et pâteuse ; sa mie est molle, comme visqueuse, ses yeux sont petits et serrés.

Ce pain est surtout préparé à la campagne parce qu'il se conserve plus longtemps que le pain de froment et qu'il coûte moins cher.

Le pain de seigle que l'on vend à Paris est habituellement préparé avec un mélange de 70 0/0 de farine de blé et 30 0/0 de farine de seigle.

M. Collin (*Revue de l'Intendance*, 1907), caractérise comme suit le pain de seigle :

Soumis au mode opératoire décrit plus haut (page 595) ce pain se comporte comme le pain de froment pur et ne laisse guère sur le tamis que des agglomérats de gluten et les débris des téguments. La comparaison de ces derniers permet d'établir le mélange des deux farines de céréales, en utilisant les caractères fournis par l'épicarpe, les cellules transversales et les poils : elle exige, toutefois, une certaine habitude ; mais l'examen du dépôt amylacé fournit toujours des caractères plus concluants ; quelles que soient la proportion de seigle ajoutée à la farine de blé et la température à laquelle le pain a été soumis, on trouve toujours parmi les grains même les plus déformés la trace persistante du hile étoilé ou cruciforme qui distingue un certain nombre de grains d'amidon du seigle : ce caractère sera, toutefois, plus apparent sur les gros grains que sur les petits ; en outre, en opérant comparativement sur un pain de froment pur, on constatera que dans le pain de seigle les gros grains, quoique déformés, sont toujours plus volumineux que les gros grains d'amidon de blé.

La principale altération que l'on recherchera dans le pain de seigle est l'ergot (voir page 593).

FLEURAGES

Les fleurages sont des substances pulvérulentes qui servent à saupoudrer les pâtes de pain, soit lorsqu'on les retourne, soit lorsqu'on les met en panetons ou sur la pelle pour les enfourner.

On trouve dans la boulangerie des fleurages de blé, de maïs, de pomme de terre et aussi des fleurages « économiques » qui sont formés de sciure de bois de peuplier ou de hêtre.

Le *Journal officiel* du 4 mars 1907 prescrit ce qui suit pour les fleurages : « On vérifiera par un examen microscopique que le produit examiné ne renferme pas d'autres éléments que ceux indiqués par le nom sous lequel il est vendu, qu'il ne contient pas de moisissures et n'est pas envahi par les acariens.

« On s'assurera par l'examen des cendres qu'il ne renferme pas de substances minérales ajoutées. »

Le Conseil d'hygiène et de salubrité du département de la Seine a adopté les conclusions d'un rapport de M. Guignard (19 mars 1909) relativement au fleurage :

« Il y a lieu d'autoriser pour le fleurage du pain, les sciures de bois de hêtre et de peuplier sous les conditions que ces sciures proviendront de bois neufs et n'ayant encore servi à aucun usage ni reçu aucune préparation, seront en bon état de dessiccation, sans odeur ni saveur étrangères et sans aucune moisissure. »

On a indiqué aux farines la méthode de recherche de la sciure de bois.

Ce qu'il importe surtout de rechercher, c'est la falsification de la farine par les fleurages de bois ou de corozo.

Le fleurage de corozo est caractérisé par des cellules de consistance cornée à parois épaisses ; les cendres de ce fleurage renferment des traces de chlorures. Le fleurage de corozo bouilli avec de l'eau conserve sa forme et prend une teinte rosée.

CHAPELURES

« Ces produits, dit le *Journal officiel* du 4 mars 1907, ne devant être constitués que par du pain pulvérisé, on y recherche les substances autres, telles que la sciure de bois, au moyen des méthodes décrites à l'analyse du pain. » (Voir aussi page 579.)

PATISSERIES

On comprend sous ce nom une grande variété de produits de formes variables constitués par de la farine ou de la fécule, des œufs, du beurre, du lait, du sucre, du miel, quelquefois des fruits secs, etc.

Le *Journal officiel* du 19 juillet 1907 résume ainsi qu'il est dit ci-dessous l'analyse des pâtisseries :

« Les points qui attireront plus spécialement l'attention sont :
« **La nature de la matière grasse employée** ;

« Les substances colorantes ;

« Les antiseptiques ajoutés quelquefois aux jaunes d'œufs conservés. »

Les circulaires ministérielles du 10 juillet 1885, des 10 mai et 17 juin 1892 interdisent dans les pâtisseries l'emploi de la vaseline, de la pétroléine, de la neutraline et produits similaires, ainsi que du protochlorure d'étain dans le pain d'épices (voir page 609).

Détermination de la nature de la matière grasse. — Mélanger 5 à 10 grammes de substance avec un poids égal de sable lavé et séché ; dessécher le mélange au bain-marie et en extraire la matière grasse au moyen de l'éther et de l'appareil à épuisement à chaud de Soxhlet. (Voir Café.)

Distiller la solution éthérée ; dessécher le résidu à 100° et peser.

Examiner le résidu, et l'identifier par les constantes des corps gras. (Voir beurre et ses falsifications.) On recherchera le saindoux, le beurre de coco, la vaseline.

Pour caractériser *la vaseline*, on épuise le mélange de gâteau et de sable au moyen de la benzine cristallisable.

On évapore la benzine et on essaie de saponifier le résidu, au moyen de la solution alcoolique de potasse (voir indice de saponification : beurre).

On évapore à sec et on reprend le savon par l'eau chaude.

Il se produit une solution limpide : *absence de vaseline.*

Il se produit une solution plus ou moins trouble sur laquelle surnagent des gouttelettes huileuses : *présence de vaseline.*

On peut alors traiter cette dernière solution par l'éther qui s'empare de la vaseline ; en évaporant l'éther dans une capsule tarée, on peut connaître le poids de cet hydrocarbure.

Détermination de la nature du colorant. — Opérer comme il est dit pour les bonbons (page 399) ou les pâtes alimentaires (page 607) en opérant sur la matière dégraissée.

Recherche des métaux toxiques (voir Viandes).

Chromate de plomb. — La recherche rapide de ce sel peut se faire en faisant macérer successivement dans l'alcool chlorhydrique la pâtisserie coupée en tranches. On obtiendra une solution de chlorure vert de chrome, et le gâteau sera décoloré.

Si l'on veut procéder à une recherche régulière des métaux toxiques il conviendra de détruire les matières organiques par la méthode de Frésenius et Babo ; le plomb sera isolé à l'état de sulfure, le liquide surnageant, évavoré à siccité et calciné en présence du nitrate de potasse dans un creuset, donnera du chromate de potasse.

Recherches des substances antiseptiques ajoutées aux œufs (voir Œufs et chapitre spécial).

PAINS DE MUNITION

Le pain de munition est fabriqué avec des farines blutées à

88 0/0 si elles proviennent de blés durs
80 0/0 — tendres } (voir Farines.)
84 0/0 — mitadins

Ces farines sont généralement mélangées, pour obtenir un pain intermédiaire entre le pain de 1re et de 2e qualité de la boulangerie civile; le pain doit pouvoir se conserver 8 à 10 jours sans se gâter et sans moisir et après un ressuage complet, il doit donner :

Mie.. 996^{gr}
Croûte supérieure................................... 259^{gr} }
Croûte inférieure .... 245^{gr} } 504

Voici d'après M. Balland la composition en centièmes des pains de munition préparés dans des conditions régulières :

Eau.. 39,
Matières azotées....................................... 9,
— grasses... 0,65
— sucrées... 1,80
— amylacées (par différence)........ 47,95
Ligneux.. 9,55
Cendres 0,90
Acidité 0,15

La composition de la *croûte totale* est :

Eau 24,66
Croûte sèche 75,34

La composition de la *mie* est :

Eau.. 47,82
Mie sèche.. 52,18

Le *pain entier* donne :

Eau.. 39,24
Pain sec 60,76

D'après le cahier des charges relatif à la fourniture du pain de troupe à l'intérieur, le pain de munition ne devra pas contenir plus de 40 0/0 d'eau lors de la distribution.

D'autre part, les règlements en vigueur concernant le service des subsistances militaires, indiquent ainsi qu'il suit les caractères distinctifs d'un bon et mauvais pain :

I. — Pain de farine de blé tendre

Caractères extérieurs. — Le pain bien fabriqué et bien cuit doit être développé, bouffi, paraître léger à la main, la croûte supérieure doit présenter une surface lisse, fine, sans soufflures ni crevasses, de couleur tirant sur le jaune-marron ; la croûte inférieure doit être bien formée ; les baisures au nombre de quatre pour les pains autres que ceux de rives, sont petites et régulières.

Les dimensions du pain réglementaire sont à peu près les suivantes :

	Pains de 1 500 grammes	Pain de 1.240 gr.
Diamètre............	0^m270	0^m230
Epaisseur	0^m095	0^m090

Aspect intérieur. — La coupe d'un pain doit présenter une nuance uniforme, de couleur blanche, légèrement jaunâtre ; la mie est bullée, légère, élastique, ne s'égrénant pas, adhérente à la croûte ; l'épaisseur de celle-ci ne doit pas dépasser quatre millimètres ; découpé en tranches minces, le pain doit bien tremper dans la soupe.

Odeur et goût. — Le bon pain a une odeur douce et balsamique ; il ne doit jamais avoir une odeur de levain ; le goût et la saveur sont agréables.

En résumé, le pain militaire doit être de qualité intermédiaire entre la première et la deuxième qualité du pain bourgeois, moins blanc que la première et moins tassé que ne l'est quelquefois la deuxième.

La qualité du pain s'apprécie au sortir du four et après ressuage ; on juge mieux de son odeur quand il est coupé chaud ; pour bien apprécier sa blancheur il faut au contraire qu'il soit ressué.

II. — Pain de Farine de blé dur

Le pain de farine de blé dur, bluté à 12 0/0, présente les mêmes caractères généraux que le pain de farine de blé tendre ; toutefois, sa mie conserve un peu d'humidité, présente des trous ou des yeux sensiblement plus petits, et trempe moins bien dans la soupe ; sa croûte se colore davantage ; son développement est un peu moindre ; il semble, par suite, moins léger à la main.

Ces différences diminuent progressivement avec un mélange de farine de blé tendre.

Défectuosités du pain. — Leurs causes.

Les défectuosités du pain peuvent provenir soit d'accidents dans la fabrication, soit de défauts de soins dans le travail, soit de diverses autres causes. Elles sont indiquées ci-après :

Décollement de la croûte supérieure. — Peut être attribué au manque d'apprêt des levains, à une chaleur trop vive du four, ou à un collement de la pâte aux panetons.

Cloques, coquillement ou petites soufflures à la voûte supérieure. — Peuvent être occasionnés par l'emploi d'eau trop fraîche et de levains trop jeunes ; ils sont dûs, souvent aussi, à de simples accidents de fermentation.

Eclatements ou déchirures sur les côtés ; croûte grisâtre. — Eau trop chaude, levain vieux avec une pâte trop prête et un four un peu doux, manque de soin et de travail, surtout si l'on fabrique en farine de blé dur.

Pain plat. — Pâte trop douce : souvent insuffisance de levain ou d'apprêt ; travail mal conduit ou mal exécuté ; quelquefois levain trop avancé. Ces causes multiples peuvent produire le même effet (pain plat) surtout lorsque la chaleur du four n'est pas en rapport avec l'état des pâtes.

Mie terreuse et grasse (pain dit gras-cuit). — Levains trop vieux, travail insuffisant, frase trop forte ou manquée, souvent trop d'eau dans le pétrissage ou bien eau trop chaude. Un pareil pain sent le levain, il est désagréable à manger.

Pain sans développement, mie à très petits yeux profonds et réguliers, croûte grisâtre. — Pâte ayant subi un apprêt trop prolongé au pétrin et en panetons. Ce pain est d'un goût âcre et gâte le bouillon.

Mie alternativement serrée et à grands yeux. — Levains trop jeunes et défaut d'apprêt de la pâte, eau trop fraîche.

Pain compact, mie s'égrenant et manquant de finesse. — Pâte trop ferme, souvent cuisson incomplète, manque de travail, apprêt laissant à désirer.

Ligne pâteuse ou d'aspect cireux au-dessus de la croûte inférieure. — Manque de levain et proportion d'eau trop forte au pétrissage, apprêt en panetons insuffisant, souvent aussi sole mal chauffée et cuisson incomplète.

Croûte trop épaisse. — Trop de levain.

Croûte trop mince. — Insuffisance de levain ou levain trop jeune, pas assez de cuisson, pâte trop douce.

Croûte de couleur gris-noirâtre. — Trop de levain et eau trop chaude et, en même temps, manque de travail.

Boules ou grumeaux de farine dans le pain. — Proviennent généralement de ratissures dures du pétrin, ou de morceaux de pâte desséchée laissée dans les corbeilles à levain, ou bien de grumeaux ou mottes de farine ayant un commencement d'échauffement, non fondus dans le travail.

Veines d'un gris-rougeâtre dans le pain. — Délayage incomplet du levain. Les veines sont l'indice d'une répartition inégale du levain.

Pain croquant sous la dent. — Nettoyage incomplet du blé, mouture faite avec des meules nouvellement rhabillées et n'ayant pas été brossées, ou bien avec des meules d'une pierre trop tendre s'égrenant au travail.

Les moyens perfectionnés de nettoyage et de mouture dont on dispose aujourd'hui doivent rendre extrêmement rare ce défaut du pain.

PATES ALIMENTAIRES

Les pâtes alimentaires sont des produits préparés au moyen de farines de blés durs ou demi-durs, agglomérées en grains grossiers qu'on désigne sous le nom de « semoules ».

---

(1) Si, sans modifier les règles de fabrication, on augmente de quinze minutes la durée de la cuisson, en tenant les pâtes légèrement plus fermes et le four un peu plus doux, on obtient un pain très cuit, dont la durée de conservation peut aller jusqu'à dix jours, s'il est emmagasiné dans de bonnes conditions. Ce pain est, d'autre part, susceptible d'être consommé le sixième jour de sa fabrication, même après un transport de plusieurs jours et, naturellement, après avoir subi, au sortir du four, un ressuage de dix-huit à vingt quatre heures.

Les semoules sont très riches en gluten ; aussi les produits qui en dérivent ont une grande valeur nutritive, supérieure même à celle du bon pain blanc.

On prépare aussi des pâtes alimentaires avec des farines de blés tendres que l'on additionne le plus souvent de gluten.

Ces pâtes portent différents noms suivant leur forme : tels sont le vermicelle, le macaroni, les nouilles, les pâtes à potage, etc.

Le *Journal officiel* du 4 mars 1907 fixe ainsi qu'il suit les conditions auxquelles doivent satisfaire les pâtes alimentaires.

« Elles doivent être faites avec du blé dur si l'étiquette le spécifie ; on ne doit donc pas rencontrer dans ce cas de riz ou de maïs.

Pour rechercher les farines étrangères on broye finement les pâtes ; on en fera un pâton avec de l'eau et on le traitera comme on fait pour la farine. On opère la décantation des amidons et on examine au microscope comme il a été dit.

Dans les pâtes aux œufs, on pourra également rechercher la présence de l'acide borique et des fluorures. »

La circulaire ministérielle du 16 février 1901 autorise, pour colorer les pâtes alimentaires, des dérivés sulfo-conjugués de naphtol.

L'ANALYSE CHIMIQUE complète comprend les déterminations suivantes :

L'*eau* se détermine par dessiccation à l'étuve à + 110° d'un échantillon de pâte, finement pulvérisée, pendant 12 heures, et dans une capsule tarée en platine ou en porcelaine.

La quantité d'eau varie de 12 à 16 0/0 ; une quantité plus élevée indiquerait un produit mal séché et par conséquent non susceptible de bonne conservation (voir altérations).

Les *cendres* et la *matière grasse* se déterminent comme dans une farine.

Le poids des cendres oscille entre 0^{gr}75 et 3 grammes pour 100 grammes de pâte : une proportion supérieure à 3 0/0 indiquera ou fera soupçonner l'addition d'une substance minérale (alun).

Le *gluten* se fait moins facilement dans les pâtes que dans les farines, voici comment il convient de l'extraire :

On pulvérise finement la pâte et on prend 33 grammes 33 de cette poudre ; au moyen de 15 à 18^{cc} d'eau, on en fait au mortier une pâte bien homogène que l'on abandonne à elle-même pendant quelques heures sous une cloche.

On place alors cette pâte dans un nouet sur lequel on fait couler un mince filet d'eau que l'on reçoit dans une large capsule.

Le gluten étant complètement réuni et les eaux de lavage exemptes d'amidon, on le retire du nouet, on le dessèche et on le pèse comme il a été dit pour la farine.

Le poids de gluten obtenu variera suivant la qualité et l'origine de la semoule qui a servi à préparer la pâte.

Le gluten sec varie de 9 à 15 0/0 ; en outre il est très élastique et consistant si la pâte provient d'une semoule de blé dur de bonne qualité ; il sera de 8 à 14 0/0, moins consistant et moins élastique s'il provient d'une farine de blé tendre.

L'examen de la qualité du gluten, c'est-à-dire de ses propriétés physiques et organoleptiques, fournira de bonnes indications sur les altérations ou falsification des pâtes (voir page 607).

Dans certains cas, lorsque les pâtes proviennent de semoules altérées, le gluten ne s'extrait que très difficilement ; on peut alors avoir recours au procédé Robine pour l'extraire : on pulvérise la pâte et on la traite par une solution faible d'acide acétique qui dissout le gluten sans toucher à l'amidon : on filtre, on sature le filtrat par du bicarbonate de soude ; le gluten vient nager à la surface du liquide. On peut alors le rassembler.

Recherche des altérations. — Les pâtes alimentaires subissent fréquemment des altérations qui proviennent soit de ce que leur dessiccation a été incomplète pendant la fabrication ou de ce que les pâtes ont été conservées dans des locaux humides, soit de ce qu'elles ont été fabriquées avec des semoules avariées ; elles peuvent enfin contenir accidentellement du cuivre provenant des moules de cuivre ou de bronze dans lesquelles elles ont été comprimées.

Dans le premier cas, elles se recouvrent de moisissures ou bien elles prennent une teinte tachetée, une odeur âcre et piquante, une saveur acide amère ou désagréable, provenant de micro-organismes qui provoquent une fermentation spéciale en mettant en liberté de l'acide lactique et des composés mal déterminés. On a imaginé pour éviter cette altération acide d'ajouter aux pâtes certains produits chimiques comme l'alun, le bicarbonate de soude (voir falsifications).

Dans le second cas, lorsqu'elles proviennent de semoules altérées, elles prennent une odeur putride, leur gluten se désagrège facilement et l'amidon s'en sépare difficilement.

Une pâte alimentaire *non altérée* et ne renfermant que de la farine de blé dur ou demi-dur est d'un blanc grisâtre ; bouillie pendant 15 à 20 minutes dans l'eau, elle se transforme en une masse ferme, élastique, non désagrégeable, occupant un volume 2-3 fois plus grand que le volume primitif : l'eau de cuisson doit *être claire*, à *peine acide* et prendre une odeur agréable.

La recherche du cuivre se fera comme il est dit aux farines.

Recherche des falsifications. — La falsification des pâtes alimentaires consiste surtout dans l'addition ou la substitution à la semoule de farines de blé tendre de farines étrangères (fécule de pomme de terre, riz, maïs, légumineuses) dont les unes (riz-maïs) ont pour but d'obtenir des pâtes bien blanches.

Les autres falsifications sont :

L'addition d'alun ou de substances minérales :

La coloration artificielle.

Les farines étrangères sont caractérisées :

1° Par l'examen microscopique que l'on pratique sur les eaux de lavage provenant de l'extraction du gluten ; si on place ces eaux de lavage tenant en suspension l'amidon, dans un verre conique et qu'on laisse déposer, les amidons des farines diverses se déposeront dans l'ordre suivant, de haut en bas :

Riz.

Maïs.

Blé.

Légumineuses.

Pomme de terre.

On pourra aussi rechercher les amidons de la manière suivante : on met à tremper dans de l'eau contenue dans un verre conique, pendant 24 heures, 5 grammes environ de pâte : on agite de temps en temps, la pâte se désagrège, on agite, on décante dans un autre verre conique, la partie liquide qui tient en suspension les grains d'amidon. On laisse de nouveau déposer et on soumet à l'examen microscopique.

(Voir pour la technique microscopique et les caractères des divers amidons page 570 et suivantes.)

On pourra rechercher spécialement le riz et le maïs comme il est dit aux Farines (page 575).

La pâte préparée avec de la farine de légumineuses dégagera une odeur caractéristique si on la chauffe avec un peu d'eau.

2° Par les caractères du gluten (voir page 577).

3° Par les données de l'analyse. Si le poids des cendres et celui du gluten sont respectivement inférieurs à 0^{gr}75 et 9 0/0 on pourra soupçonner soit la présence de farine de blé tendre, soit celle de riz ou la fécule de pomme de terre ; si le poids des cendres est de 0^{gr}75 à 3 0/0, mais si le gluten est de mauvaise qualité, on pourra soupçonner le maïs ou les légumineuses.

Les *matières minérales* sont recherchées comme dans les farines (pages 579 et 595, note 1).

Recherche des matières colorantes. — (Aristegui : *Revista de Farmacia*, 1905). La matière colorante du safran, du rocou, du curcuma et le jaune d'œuf sont les seules substances permises pour la coloration des pâtes alimentaires. On leur substitue quelquefois, dans un but d'économie, les matières colorantes dérivées de la houille et plus spécialement le jaune naphtol ou de MARTIUS (1).

Le procédé habituellement employé pour rechercher ce colorant consiste

____

(1) Les dérivés sulfoconjugués du napthtol sont autorisés comme il a été dit précédemment pour colorer les pâtes alimentaires, mais parmi les matières colorantes jaunes on doit faire une exception pour le *jaune de martius* qui est un dérivé nitré et comme tel interdit par l'ordonnance du 31 décembre 1890 (voir matières colorantes).

à faire macérer dans l'alcool à 90 degrés, pendant une heure, la pâte divisée en morceaux, puis à décanter l'alcool et à le faire évaporer dans une capsule de porcelaine : si on ajoute ensuite une goutte d'acide sulfurique concentré au résidu, celui-ci prend une coloration :

Violette, si on a affaire au safran ;
Rouge ou jaune sombre, si c'est une autre substance.

Ce procédé présente l'inconvénient que si l'échantillon est coloré par du safran, la réaction caractéristique isolée n'apparaît pas toujours ou n'est pas nette, l'alcool extrayant d'autres matières organiques que la matière colorante. Il en résulte des doutes sur l'origine de celle-ci.

L'auteur a expérimenté le procédé suivant qui lui a donné de bons résultats, et qui est en même temps très rapide :

Dans un matras de 200^{cc} on introduit 40 à 50 grammes de pâte pulvérisée grossièrement avec 100^{cc} d'alcool à 90 degrés ; on porte au bain-marie. Au bout de peu de temps le liquide entre en ébullition.

S'il ne se colore pas, on ajoute 25^{cc} d'eau et on continue de chauffer jusqu'à presque évaporation du liquide. On ajoute alors 40 à 50^{cc} d'alcool à 60 degrés et on agite. Celui-ci se colore rapidement ; on le décante avec soin, on ajoute un peu d'eau, et on filtre sur un tampon de coton, s'il est nécessaire. Le liquide filtré est reçu dans un autre matras, dans lequel on a au préalable placé un tampon de laine blanche (dégraissée par l'ébullition dans une solution alcoolique très faible et lavage à l'eau) et on fait bouillir le liquide pendant 5 minutes.

Si l'on se trouve en présence d'une matière colorante dérivée de la houille, la laine sera colorée en jaune, plus ou moins fortement suivant la coloration de la pâte ; on la sort et on la lave abondamment à l'eau.

Si au contraire on a affaire au safran, la laine reste blanche, ou bien elle prend une légère teinte jaune, presque inappréciable, qui disparaît par immersion dans l'eau acidulée par HCl ; mais si la matière colorante employée est le jaune naphtol ou de MARTIUS, la couleur de la laine est d'un jaune franc d'autant plus intense que la pâte est plus colorée. Si on introduit la laine ainsi colorée dans l'HCl dilué la couleur disparaît. Si on ajoute à la solution de la matière colorante un peu d'alun, celle-ci adhère plus fortement à la laine et la coloration est plus vive.

Ce procédé permet de découvrir de petites quantités de jaune de Martius, la coloration fournie est très appréciable, même jusqu'à 0,001 gramme de matière colorante pour 100 de pâte alimentaire.

La preuve que les pâtes aux œufs contiennent bien des œufs, est faite par les dosages de l'azote, de la matière grasse, de l'acide phosphorique, et l'examen de la matière grasse. (Voir œufs.)

Voici la composition de ces sortes d'aliments (d'après Balland).

	Eau	Mat. azotéés	Graisse	Amidon	Cellul.	Cendres
Nouilles	11 90	11 58	0 60	75 21	0 26	0 45
Vermicelle 1896	10 90	11 74	0 50	75 74	0 38	0' 74
Vermicelle 1897	10 00	12 51	0 80	75 75	0 28	0.90
Pâte d'Italie 1896	12 20	12 12	0 35	74 61	0 18	0 54
Pâte d'Italie 1897.	10 40	12 51	0 80	75.23	0 30	0.76
Semoule 1895.	9 20	13 50	0 85	75.45	0 50	0.50
— 1896.	9 20	10 42	0 55	78 63	0 45	0.75
— 1896	10 50	12 74	1.00	74 61	0 50	0 65
— 1897	10 50	11 96	0 60	75 79	0 50	0 65
— de riz	10 80	7 34	0 30	80 96	0 40	0 20
Tapioca toxique	12.80	0 00	0 20	86 88	0 08	0.04
Tapioca indigène	16.00	0.45	0.15	82.95	0 00	0.45

PAIN D'ÉPICES

Le commerce indique que le pain d'épice est composé de *farine de seigle et de miel* ou de glucose massé mou, mélangé ou non avec du miel, ou de la mélasse, mais sa composition n'est pas exactement déterminée.

On peut donc employer à la fabrication de ce pain n'importe quelle matière première pourvu qu'elle ne contienne aucune substance nuisible à la santé.

On peut se borner à rechercher ces dernières substances et parmi elles le chlorure stanneux et le savon, employés pour faciliter la panification.

On recherchera, dans l'infusion aqueuse de pain d'épice, la présence des acides gras et des sels de potasse, dont la présence indiquera l'addition de savon.

Les circulaires ministérielles des 10 mai et 17 juin 1892 interdisent, dans le pain d'épices, l'addition de protochlorure d'étain.

Recherche du sel d'étain. — Méthode officielle. « Le chlorure stanneux est assez souvent employé, à des doses allant jusqu'à 3 et même 5 grammes par kilogramme, pour blanchir les pâtes faites avec des mélasses et des farines de seigle, ou pour décolorer les mélasses elles-mêmes. On le recherche de la façon suivante:

39

« 100 grammes de pain d'épice sont coupés en petits morceaux, séchés et pulvérisés. La poudre obtenue est mélangée avec 3 à 4 grammes de carbonate de soude pur et sec et calcinée. Le charbon obtenu est broyé, traité par l'eau régale faiblement nitrique. La masse est desséchée et reprise par l'acide chlorhydrique et l'eau bouillante. La liqueur séparée par filtration, très faiblement acide et bouillante, est traitée par un courant prolongé d'hydrogène sulfuré. On recueille le sulfure formé et on le transforme en bioxyde d'étain. Le poids de bioxyde (SnO^2) multiplié par 1,5 donne la proportion de chlorure stanneux ($Sn\ Cl^2,2\ aq.$) existant dans 100 grammes de ce produit. »

Supplément aux Aliments féculents

RIZ

Le riz est le fruit de *l'oryza sativa* (graminées) débarrassé de ses couches corticales extérieures et réduit à l'albumen. Il est employé dans l'alimentation sous forme de grains mondés, mais comme il ne contient pas de gluten on ne peut l'employer dans la panification.

Les variétés commerciales du riz sont nombreuses, voici les principales :

1° *Le riz Caroline.* — Le plus estimé de tous et aussi le plus lourd ; est un grain allongé et anguleux ; d'une blancheur tirant légèrement sur le jaune ; il est transparent et bien glacé ; sa saveur rappelle celle de la farine de blé.

2° *Le riz de Java* est allongé, aplati, plus anguleux que le riz Caroline, sa nuance est plus blanche, il est aussi transparent et bien glacé. Ce riz constitue la meilleure sorte avec le riz Caroline.

3° *Le riz de l'Inde (ou de Calcutta)*, de bonne qualité, est en grains minces, cylindriques et allongés. Sa nuance est d'un blanc laiteux terne, très légèrement grisâtre ; ce riz n'est pas transparent comme celui de Java et beaucoup moins glacé.

4° *Le riz du Piémont (ou d'Italie).* — Lorsqu'il a été bien décortiqué et glacé est très beau et rivalise avec les riz qui viennent de la Caroline.

Ses grains sont d'un blanc grisâtre, glacés aux extrémités et opaques à l'intérieur ; ils sont plus courts, plus arrondis et plus gros que ceux des autres espèces. On rencontre parfois des grains sillonnés longitudinalement par de petits filets rouges.

5° *Le riz du Japon* est en grains assez réguliers, ovales, durs, translucides, avec une petite tache opaque au centre du grain, et très bien glacés ; sa nuance est d'un blanc légèrement grisâtre. La durée de sa cuisson est un peu plus longue que pour les autres espèces de riz.

Voici d'après M. Balland la composition de ces différentes sortes de riz :

		EAU	MATIÈRES			Cellulose	Cendres
			Azotées	grasses	Amylacées		
Arracan	minimum.........	11.80	5 55	0.25	78 41	0 18	0.14
	maximum.........	14 20	7 50	0 65	81 03	0 39	0 54
Caroline	minimum.........	13.10	7.10	0.30	75 60	0 19	0 40
	maximum.........	15 20	8 82	0 45	78 52	0 28	0 46
Indes	minimum.........	11.70	6 14	0 15	78 60	0 21	0 34
	maximum.........	14 00	7 01	0 45	80 29	0 31	0 44
Japon	minimum.........	12 30	5 50	0 25	77 64	0 21	0.28
	maximum.........	15 30	6 98	0 50	80 49	0 36	0.46
Java	minimum.........	12.20	6.67	0.35	77.30	0.24	0.43
	maximum.........	14.80	6.86	0 55	79.56	0.34	0.58
Piémont	minimum.........	13 00	7 21	0 35	75 77	0 20	0 40
	maximum.........	16 00	7 80	0 45	78 21	0 23	0.44
Saïgon	minimum.........	10 20	6 90	0.30	76 96	0 20	0.28
	maximum.........	15.00	8 38	0.75	71.35	0 42	0.56

6° *Les riz de Birmanie.* — Ces riz désignés sous le nom de « riz arracan » comprennent différentes sortes : Bassein, Moulmein, Pégu, Rangoon ou Rongoun.

Les grains sont petits, peu allongés, opaques, d'un blanc mat et terne, conservant très souvent une parcelle de pellicule jaunâtre ou rouge provenant d'une décortication défectueuse, et donnant à l'ensemble une nuance jaunâtre.

7° *Le riz de Cochinchine (ou de Saïgon)* est en grains qui se rapprochent par leur nuance, de ceux de la Birmanie ; ils sont plus allongés et moins ronds, anguleux, opaques, d'un blanc légèrement jaunâtre, quelquefois grisâtre ; beaucoup de grains sont sillonnés par de petits filets rouges.

Le riz de Cochinchine a un goût de terroir ; lorsqu'il a souffert sur pied il exhale une odeur et un goût de vase très faciles à percevoir, mais qui disparaissent à la cuisson.

Il présente en petite quantité des grains jaunes insuffisamment mûrs (la proportion de ces grains ne dépasse pas 3 à 3,5 0/0 dans un riz de bonne qualité) et de grains fendus pendant le glaçage (10 0/0 au maximum dans un riz de bonne qualité) mais il importe de ne pas confondre ces grains fendus avec les grains cassés qui dénotent une denrée mal tamisée et par conséquent souillée d'impuretés.

L'examen du riz est limité en général à la détermination des caractères organoleptiques :

Le riz doit être bien sec, exempt de brisures, débarrassé de toutes matières étrangères et de poussières ; les grains doivent être bien nourris.

Un riz de bonne qualité est crevé et suffisamment cuit après une ébullition de 30 minutes.

Les falsifications du riz consistent surtout dans l'*enrobage* par le talc et le *glaçage* par l'amidon, le glucose et la glycérine avec ou sans talc.

Le talc est reconnu comme suit (Rzizan) : on agite le riz avec de l'ammoniaque étendue, mélangée d'eau oxygénée, on chauffe ; on décante le liquide contenant le talc et un peu de fécule, on le traite par l'acide chlorhydrique et l'acide chromique ; on fait bouillir ; la fécule est détruite par les acides ; on jette le talc sur un filtre ; on incinère à basse température. On pèse.

On recherche la glycérine comme il est dit page 626.

Le riz est sujet à certaines altérations spontanées bien que cependant d'une conservation facile ; il peut être envahi par les charançons et les vers ou bien s'échauffer en prenant une odeur rappelant la graisse rance.

Pommes de terre

On reconnaît que les pommes de terre sont de bonne qualité si leurs tranches, coupées minces, sont peu translucides, et si une cuisson de une heure ou deux, selon leur grosseur, à une température de 100 degrés, dans l'eau, à la vapeur, ou même sous la cendre, rend leur masse interne farineuse jusqu'au centre.

Les pommes de terre sont sujettes à diverses altérations qui modifient leurs propriétés alimentaires.

Exposées pendant plusieurs jours à l'action des rayons solaires, ou même exposées dans un lieu éclairé, elles prennent une coloration verte et acquièrent une saveur désagréable. Il est donc bon de renfermer les tubercules dans une cave très obscure.

Conservées dans un lieu humide, les pommes de terre entrent en germination pour peu que la température s'élève, et les pousses qui se développent de leurs bourgeons leur enlèvent la plus grande partie de la matière amylacée.

Les pommes de terre gelées sont impropres à l'alimentation.

Elles peuvent être envahies par le *phytophtora infestans* caractérisé par des taches brunes à la surface.

Pour la conservation des pommes de terre, M. Schribaux, professeur à l'Institut agronomique, a imaginé le procédé suivant, qui donne de très bons résultats :

« Pour empêcher les pommes de terre de germer, le moyen le plus simple consiste à enlever les bourgeons avec un couteau. Cette opération pratiquée à la main est malheureusement trop longue.

« Pour détruire les bourgeons, mieux vaut tremper les tubercules pendant 10 heures dans une solution d'acide sulfurique à 1 ou 2 0/0, pour les variét és potagères à peau mince, telles que la *Hollande*, la *Saucisse* ; 2 0/0 pour les variétés fourragères à peau épaisse, telles que la *Richters Imperator*.

« La préparation de la solution se fait très facilement en versant dans un tonneau de bois 100 litres d'eau, puis 1 à 2 litres d'acide sulfurique du commerce (marquant 66 degrés à l'aréomètre de Baumé). Il ne faut *jamais* procéder inversement, c'est-à-dire verser d'abord l'acide dans le récipient ; autrement on s'exposerait à des projections d'acide.

« Après le trempage des tubercules dans la solution acide, on les lave à l'eau, puis on les fait sécher ; on les conserve ensuite dans un endroit bien aéré, un grenier, par exemple.

« Il ne pénètre pas d'acide dans la substance du tubercule, la valeur alimentaire de celui-ci reste par conséquent ce qu'elle était. Le lavage à l'eau a emporté l'acide qui imprégnait la surface des pommes de terre, de sorte qu'on peut également les faire consommer sans crainte par les animaux. La concentration de la solution acide ne doit pas être uniforme. Suivant les variétés et aussi suivant la saison à laquelle on opère, la peau du tubercule oppose à la pénétration de l'acide une résistance plus ou moins grande. Avant donc d'opérer sur de grandes quantités, on fera bien d'essayer d'abord sur une vingtaine de pommes de terre, afin de déterminer la dose exacte de l'acide à employer.

Pour la conservation, il est important de faire choix de tubercules bien sains et d'opérer le traitement à l'acide, de préférence lorsque les yeux commencent à sortir.

Graines comestibles diverses

Nous comprendrons sous ce nom les graines comestibles provenant de plusieurs plantes de la famille des Légumineuses et récoltées après maturité : telles que les *haricots*, les *lentilles*, les *pois*, les *fèves*.

Toutes ces graines pour être de bonne qualité doivent provenir de la récolte récente (1), car en vieillissant elles acquièrent des principes nuisibles ; être

---

(1) Nous empruntons quelques-unes des descriptions des matières de ce chapitre aux notices de l'administration militaire.

nettes, sans mélange de semences ou de graines étrangères ; luisantes, coulantes, cuire facilement dans l'eau potable, avoir bon goût et être farineuses une fois cuites. Elles doivent être parfaitement cuites après une ébullition de 1 h. 1/2 en moyenne.

Les altérations qu'elles peuvent subir sont l'envahissement par les insectes : ce que l'on reconnaît en jetant une poignée de graines dans de l'eau (celles qui sont atteintes par les insectes surnagent) et les moisissures provenant d'un excès d'humidité (dans ce cas elles présentent une odeur facile à reconnaître).

Le charançon ou calandre est un petit coléoptère long d'environ 4 millimètres sur 1^{mm}1/2 de largeur, d'un brun noirâtre ; son corselet est fortement ponctué et ses élytres sont sillonnées de lignes profondes et nombreuses. « Il est agile, fuit la lumière, le bruit et l'agitation ; si on veut le saisir il se laisse tomber et fait le mort jusqu'à ce qu'il croie le danger passé . »

Haricots.— Il en existe de nombreuses variétés qui ne diffèrent que par la grosseur, la nuance, la saveur et la coloration des graines.

Il est difficile de reconnaître, à une année près, la date de récolte des haricots ; on peut cependant considérer comme des bases à peu près certaines le degré de siccité qui se reconnaît en cassant la graine sous la dent.

Toutefois il ne faut pas se fier à cet indice seul, car une denrée dont la récolte remonte à une année et plus peut, si elle a été soumise accidentellement ou frauduleusement à l'action de l'humidité de la vapeur d'eau, présenter de prime abord les caractères d'une denrée récente par la facilité avec laquelle on a pu en partager la graine sous la dent (Haricots trempés).

Les haricots de l'année et de bonne qualité sont tendres et farineux ; ils contiennent de 18 à 20 0/0 d'eau ; ceux qui ont au moins une année sont secs : la graine se brise souvent sous la dent et se sépare facilement en morceaux dans le sens de la longueur. De plus, il existe autour de la cassure une teinte grise qui est un signe de vieillesse.

La teinte extérieure des haricots frais est d'un blanc luisant, tandis que les vieux haricots sont ternes et souvent ridés.

La recherche de l'ancienneté des haricots peut être complétée par l'examen de l'intervalle qui existe entre les deux fèves. Cet intervalle, à peu près nul, pour les haricots de récolte récente, augmente avec l'ancienneté.

On peut arriver, en employant certaines manœuvres, à donner aux haricots vieux une blancheur et un luisant qui les fait ressembler à des haricots de l'année. L'épreuve la plus décisive est la cuisson, dont la durée est plus ou moins longue suivant l'âge des haricots : les haricots de bonne qualité sont cuits après 1 h. 30 d'ébullition ; ceux qui ne cuisent pas en 2 h. 1/2 ont certainement plus d'une année de récolte.

Haricots toxiques. — Certaines variétés de haricots fournies par le

Phaseolus Lunatus donnent de l'acide cyanhydrique lorsqu'on les met à macérer dans l'eau.

On les trouve dans le commerce sous les noms divers de :

Fèves de Kratok, fèves ou haricots de Java, haricots de Birmanie, du Cap, de Sierra de Lim, de Madagascar, pois d'Achery, pois amers.

Le Conseil d'Hygiène publique et de Salubrité du département de la Seine adopta, dans la séance du 29 juillet 1906, les conclusions du rapport présenté par M. Guignard relativement à cette question, à savoir : 1º Que les haricots de Java doivent en raison de leur dose toxique d'acide cyanhydrique être proscrits de l'alimentation ; 2º que les haricots de Birmanie et autres variétés de *Phaseolus* dans lesquelles la dose d'acide cyanhydrique ne doit pas excéder normalement 20 milligrammes p. 100, peuvent continuer à être importés et livrés à la consommation.

M. Guignard a indiqué les caractères de ces haricots et la méthode de recherche de l'acide cyanhydrique.

La couleur en est des plus variables : on y trouve le noir, le brun, le violet, le rouge-violet, le violet rose, le marron, le grenat foncé, l'acajou plus ou moins clair, le havane, le chamois foncé ou clair, le blanc. Les dimensions sont en moyenne 15 millimètres de long sur 10 millimètres de large. Presque toutes ces graines sont plus aplaties que les variétés du haricot vulgaire et contrairement à ce qu'on observe chez ces dernières, le côté de l'ombilic est presque rectiligne. Un caractère important consiste en ce que l'une des moitiés ou extrémités est plus large que l'autre, la plus étroite étant celle qui loge la radicule embryonnaire.

Au point de vue histologique, les variétés du Phaseolus lunatus se distinguent de celles du haricot vulgaire, en ce que la deuxième assise du tégument de la graine ne contient pas, dans chacune de ses cellules en tablier, un cristal d'oxalate de calcium, comme cela se présente dans les mêmes éléments du haricot vulgaire.

Toutes les graines des diverses variétés examinées par M. Guignard lui ont fourni de l'acide cyanhydrique, par distillation, après macération de 24 heures, à 30 degrés et addition d'une petite quantité d'acide sulfurique. Les quantités obtenues ont varié dans de grandes proportions, depuis $0^{gr}004$ jusqu'à $0^{gr}102$ d'acide cyanhydrique pour 100 grammes de graines. Les quantités les plus faibles étant fournies par les variétés améliorées par la culture.

Contrairement à ce qu'on a prétendu, la couleur ne paraît pas avoir d'influence sur la teneur en acide cyanhydrique, au moins d'une façon certaine.

Il n'existe pas d'acide cyanhydrique libre dans ces graines sinon à l'état de traces extrêmement faibles. Cet acide provient du dédoublement par l'eau en présence d'un principe diastasique contenu dans les graines, de glucosides également contenus dans la graine.

M. Guignard a indiqué un réactif pour la recherche de l'acide cyanhydrique ; il utilise la coloration rouge de l'isopurpurate formé par l'action de l'acide cyanhydrique sur une solution alcaline d'acide picrique. Le papier réactif est préparé par immersion d'abord dans une solution d'acide picrique, puis dans une solution de carbonate de soude.

Pour *la recherche* de l'acide cyanhydrique dans les haricots, on en pulvérise quelques grammes que l'on introduit dans un très petit ballon avec de l'eau, de façon à former une pâte liquide, et l'on suspend le papier réactif à la partie inférieure du bouchon dans l'atmosphère du ballon. Avec 2 grammes de graines qui ne donnaient que $0^{gr}015$ d'acide cyanhydrique pour 100, la coloration caractéristique s'est produite du jour au lendemain, à la température ordinaire. (Voir aussi page 782 pour les haricots cuits.)

La méthode suivante est plus exacte : on pulvérise 200 grammes environ de haricots suspects, on y ajoute 200 grammes d'eau et on introduit la bouillie qui s'est formée dans un ballon d'un litre environ ; après avoir bouché le ballon on laisse macérer pendant un jour, à une température voisine de 30 degrés. On ajoute alors dans le ballon quelques gouttes d'acide sulfurique et on distille (au bain d'huile si possible).

On recueille un liquide qu'on pèse : on le divise en trois parties. Dans l'une on ajoute quelques centimètres cubes d'une solution de sulfate ferreux contenant une goutte de perchlorure de fer, puis quelques gouttes de lessive des savonniers ; on acidifie alors avec l'acide chlorhydrique. La formation du précipité de bleu de Prusse est l'indice de la présence de l'acide cyanhydrique.

A la deuxième portion on ajoute une goutte de lessive des savonniers, puis quelques gouttes de sulfhydrate d'ammoniaque; on évapore à sec au bain-marie dans une capsule de porcelaine. On reprend le résidu par quelques centimètres cubes d'eau. On acidifie la solution avec 2-3 gouttes d'acide chlorhydrique; enfin on ajoute quelques gouttes de perchlorure de fer. Une coloration rouge sang, indique l'acide cyanhydrique.

Dans la dernière portion on dose l'acide cyanhydrique (voir kirsch) au moyen de la solution $\frac{N}{100}$ d'azotate d'argent.

1^{cc} de solution centinormale d'azotate d'argent $= 0^{gr}00054$ acide cyanhydrique.

Méthode de Kohn-Abrest (1). — L'auteur a remarqué que lorsqu'on broie et qu'on laisse macérer les haricots avec de l'eau puis qu'on distille ensuite, on n'obtient pas tout l'acide cyanhydrique des haricots, le dédoublement des glucosides étant incomplet. Mais que si l'on poursuit la distillation en introduisant dans le ballon distillatoire une certaine quantité d'acide chlorhydrique, on obtient une nouvelle quantité d'acide cyanhydrique due à

---

(1) *Moniteur Scientifique*, novembre 1907.

l'action de l'acide chlorhydrique sur le produit générateur d'acide cyanhydrique non dédoublé lors de la macération des graines dans l'eau.

Voici la méthode de dosage : 50 grammes de graines broyées sont additionnées de 500cc d'eau, le mélange est placé à l'étuve à + 37° pendant 4 heures, ou bien abandonné pendant 24 heures à la température ordinaire. La macération devra se faire dans des bocaux fermant très bien

On introduit ensuite le mélange dans un ballon d'environ 2 litres d'un appareil distillatoire et on ajoute 10cc d'acide chlorhydrique pur. L'extrémité du réfrigérant plonge au fond d'une fiole renfermant 15 à 20cc d'eau. On distille ensuite en chauffant au bain de sable.

On recueille environ 150cc de liquide, dans lequel on dose l'acide cyanhydrique par le procédé Gelis : alcalinisation du liquide avec la potasse, réacidulation avec de l'eau de seltz, titrage avec une solution d'iode (à 12gr7 par litre : 1cc de cette liqueur correspond à 0gr00135 d'acide cyanhydrique) jusqu'à teinte jaune persistante.

On introduit alors dans le ballon encore chaud, 50cc d'acide chlorhydrique pur et on recommence à distiller, on recueille 300cc de distillat dans lequel on dose l'acide cyanhydrique comme précédemment.

Voici les résultats obtenus par l'auteur :

HARICOTS DE JAVA

Les doses de HCAz se rapportent à 1 kilogramme de haricots.

	Graines noires violacées	Rouge lie de vin	Brun rouge	Marron clair	Brun clair taches noires	Brun très clair taches noires	Blanc crème	Noir strié de blanc	Espèce étrangère
HCAz dégagé par macération dans l'eau	0 524	0 580	0 370	0 501	0 412	1 267	0 370	0 580	0
HCAz dégagé par l'acide chlorhydrique...	0 316	0 316	0 158	0 159	0 159	0 371	0 158	0 132	0
HCAz total........	0 840	0 896	0 528	0 660	0 660	1 638	0 528	0 712	0

HARICOTS DE BIRMANIE

Les échantillons sont classés d'après le poids de 100 graines ; car il existe dans les lots de haricots blancs de Birmanie des différences notables de poids entre des graines qui diffèrent entre elles par les dimensions, l'épaisseur et la forme.

Poids de 100 graines en grammes	HARICOTS BLANCS						HARICOTS COLORÉS	
	24.5	25	27.5	29	32	37	28.5	37
HCAz dégagé par macération dans l'eau..........	0.0486	0.058	0 1134	0 0729	0 1215	0 1080	0 0695	0.0864
HCAz dégagé par l'acide chlorhydrique	0 0405	0 0324	0 0864	0 0300	0 0864	0 0945	0.0405	0.0405
HCAz total	0 0891	0 0891	0 1998	0 1029	0 2079	0 2025	0 1075	0 1269

On voit que dans un même cas la dose d'acide cyanhydrique fournie par les grains varie du simple au double.

Lentilles. — Vérifier dans les lentilles l'absence de charançons, de cailloux et faire subir à la denrée l'épreuve de l'ébullition.

Pois. — Les pois se rencontrent sous deux formes : entiers ou concassés. Les pois entiers sont les graines recueillies entièrement mûres et séchées à l'air ; ils ont ordinairement une couleur jaune grisâtre et sont quelquefois perforés par les insectes. Les pois concassés, que l'on appelle *pois cassés*, sont les mêmes graines que l'on a décortiquées et brisées en fragments irréguliers, en les faisant passer entre deux meules un peu écartées. Ils sont, pour la plupart, d'un vert teinté de gris.

Les pois cassés sont un peu plus nutritifs que les pois entiers ; ils ont aussi une saveur plus agréable.

On les falsifie quelquefois en y ajoutant des fèves grises ou verdâtres travaillées de la même manière, mais cette fraude se découvre trop facilement au goût pour qu'on puisse la pratiquer impunément.

On cultive également dans certaines contrées une autre variété de pois, connue sous le nom de *pois chiche*, qui est aussi très nutritive, mais dont la cuisson est plus difficile.

Fève. — La fève fournit trois variétés : la petite fève ou féverolle, la fève moyenne, la grande fève ou fève des marais.

Toutes ces graines sont d'un goût assez désagréable ; elles communiquent au bouillon une couleur noire. On en relève ordinairement la saveur en les faisant cuire avec des aromates, surtout avec la sarriette.

Il existe un moyen d'enlever aux fèves fraîches leur amertume prononcée : c'est d'en enlever la peau après une légère cuisson. On décortique quelquefois les fèves sèches ; mais les produits qu'on obtient ainsi se conservent très mal et sont dépourvus d'arome.

ALIMENTS STIMULANTS

Café

On trouve le café sous trois formes commerciales : *le café vert, le café tor-réfié en grains, le café torréfié et moulu.*

CAFÉ VERT

L'analyse d'un café vert comprend :
1° L'examen des caractères organoleptiques ;
2° L'analyse chimique proprement dite ;
3° La recherche des altérations et des falsifications.

EXAMEN DES CARACTÈRES ORGANOLEPTIQUES

Le grain de café est une graine plan-convexe, plus ou moins allongée ou arrondie, dont la face plane est traversée en son milieu par un sillon longi-tudinal, contenant encore les restes du tégument de la graine. Les grains mal mûrs ou avariés présentent généralement une couleur noirâtre.

Un café de bonne qualité est formé de grains entiers et à volume uniforme, de belle apparence extérieure, à surface lisse, sans taches ou marbrures, ou légèrement granulée, secs, sonores, de coloration franche variant entre le jaune paille et le vert foncé ou ardoisé, de goût herbacé, sans âcreté, dépour-vus, en proportion sensible, de grains défectueux (écrasés, cassés, avortés, noirs), ridés, légers, présentant une odeur étrangère ou avariés par l'eau de mer ou toute autre cause, transparents et cireux.

ANALYSE CHIMIQUE

L'analyse chimique sommaire, qui doit être précédée d'un triage méca-nique fait à la main, pour en séparer les impuretés naturelles (débris de coque, pierres, etc.), dont le poids ne doit pas dépasser 2 0/0 du poids de café, comporte :

Le dosage de l'eau ;
Le dosage et l'analyse des cendres ;
—   de la caféine

L'analyse complète comporte en outre :

Le dosage de l'extrait aqueux ;
    —   du sucre réducteur ;
    —   de la cellulose ;
    —   de l'extrait éthéré (matières grasses) ;

Eau. — Prendre 10 grammes de café finement pulvérisé, les placer dans une capsule tarée puis sécher à l'étuve à 110° pendant 6 ou 8 heures, peser la capsule refroidie ; la perte du poids multipliée par 10 donne l'eau pour 100 de café.

La teneur normale est de 7 à 13 0/0.

Cendres. — Porter le résidu précédent à l'entrée d'un moufle, en ayant soin de recouvrir la capsule pour éviter les projections ; la combustion terminée, enlever le couvercle, pousser la capsule plus avant dans le moufle, chauffer jusqu'à obtention de cendres blanches sans dépasser le *rouge sombre*.

Après refroidissement, peser la capsule, l'augmentation de poids multipliée par 10 donne le poids des cendres de 100 grammes de café.

La teneur normale est 2 à 5 0/0.

Les cendres du café de bonne qualité sont blanches, riches en éléments solubles dans l'eau (7 0/0 de leur poids) ; solubles dans la proportion de 75 0/0 de leur poids dans HCl dilué ; elles contiennent 1 0/0 de leur poids de chlore (au maximum).

Analyse des cendres. — Dans le cas où le poids des cendres serait supérieur à 4 0/0, on y doserait le chlore en les traitant par AzO^3H dilué, neutralisant la solution avec CO^3Ca exempt de chlorures, et titrant le chlore dans cette solution au moyen de la solution $\dfrac{N}{10}$ d'azotate d'argent en présence du chromate neutre de potassium comme indicateur, jusqu'à teinte rouge persistante. (Voir sel marin.)

$$1^{cc} \text{ de cette solution} = 0^{gr}\,00355 \text{ chlore}$$

Extrait aqueux et sucre. — Peser 10 grammes de café pulvérisé et les épuiser complètement par l'eau distillée bouillante dans un appareil à épuisement, diviser le liquide obtenu en deux parties.

Evaporer la première dans une capsule tarée, dessécher le résidu, l'augmentation du poids de la capsule multiplié par 20 donne le poids d'extrait aqueux de 100 grammes de café.

Traiter la seconde partie par l'alcool (pour précipiter les matières albuminoïdes), filtrer, évaporer l'alcool du filtrat, ramener le filtrat à son volume primitif par addition d'eau, et dans cette liqueur doser le sucre réducteur par la liqueur cuivrique. Le poids ainsi trouvé, multiplié par 20, donne le sucre réducteur pour 100 de café.

La teneur normale est 5 à 12 0/0.

Cellulose. — Traiter le résidu provenant de l'épuisement par l'eau, par 100cc d'une solution de soude à 2 0/0, faire macérer 24 heures, recommencer deux fois cette opération, épuiser le résidu de ces macérations par 100cc d'une solution à 1 0/0 d'HCl, laver à l'eau le dernier résidu provenant de ces épuisements, le sécher à 110° et le peser. En multipliant par 10 le poids ainsi obtenu, et en déduisant le poids des cendres pour 100, on a la quantité de cellulose brute pour 100 de café.

Caféine (Méthode Balland). — Deux grammes de café, préalablement moulu, sont mêlés, dans une capsule de porcelaine, avec 2 grammes de magnésie calcinée. On ajoute 150cc d'eau distillée ; on chauffe à l'ébullition, que l'on maintient jusqu'à ce que le volume soit réduit de moitié ; on retire du feu, on laisse reposer pendant quelques secondes et l'on verse sur un filtre, le liquide chaud surnageant le dépôt qui reste dans la capsule. On ajoute 100cc d'eau distillée et après avoir chauffé jusqu'à réduction de moitié, on opère comme précédemment, on verse sur le même filtre. On ajoute encore au dépôt 175cc d'eau distillée, on fait bouillir pendant quelques minutes et l'on jette sur le filtre, en une fois, tout le contenu de la capsule ; on lave à plusieurs reprises à l'eau distillée bouillante (environ 50cc). Les liqueurs filtrées provenant de ces opérations successives et contenant toute la caféine du café sont évaporées à feu nu, en agitant, s'il est nécessaire, de façon à éviter la carbonisation sur les bords. Dès que le volume est réduit à 40 ou 50cc, on ajoute des rognures de papier filtre (environ 2 grammes) et l'on achève la dessiccation à l'étuve en ayant le soin, de temps à autre, de rassembler avec le papier l'extrait adhérent aux parois.

Lorsque la dessiccation est complète, on introduit, sans le tasser, le contenu de la capsule dans un tube effilé (1) où on a préalablement enfoncé de la ouate à l'aide d'une baguette de verre, sur une épaisseur d'environ 3 centimètres. On remplit le tube avec de l'éther sulfurique à 65° ayant servi à laver la capsule, on bouche et, après quelques heures de contact, on laisse écouler dans un mince cristallisoir de verre de 100cc à 120cc (diamètre : 0 m. 05) une première fois le tiers de l'éther, puis successivement les deux tiers à des intervalles de une à deux heures.

On répète sept fois la même opération, ce qui n'exige en tout que 80 à 90 grammes d'éther. Les trois premiers traitements correspondant à neuf

---

(1) Les tubes numérotés que l'auteur emploie de préférence et servent pour l'extraction des matières grasses dans les produits alimentaires, sont bouchés à l'émeri. Ils ont un diamètre intérieur de 0m022, sans comprendre le petit tube ouvert de 2 à 3 centimètres et de 15 millimètres de diamètre qui est soudé à la partie supérieure. *Journ. de Pharm. et de Chim.*, 6e série, t. XX (16 décembre 1904).

épuisements fractionnés donnent environ les deux tiers de la caféine ; les derniers n'en donnent plus que des traces. La caféine cristallisée ainsi obtenue est accompagnée d'un peu de graisse ; pour en avoir le poids exact, on porte le cristallisoir à l'étuve pendant quelques instants ; on pèse ; on remplit peu à peu le cristallisoir d'eau distillée froide à l'aide d'une pipette, de façon à ne pas détacher la matière grasse qui adhère aux parois ; on laisse, pendant douze heures, on décante sans entraîner la graisse, puis on dessèche à l'étuve et pèse à nouveau. La différence donne la caféine contenue dans 2 grammes de café ; on ramène à 100 grammes par le calcul.

Méthode Grandval et Lajoux. — Sur 5 grammes de café assez finement pulvérisé, contenus dans une petite capsule de porcelaine, on verse 5 grammes d'éther à 66° additionnés de 1 gramme d'ammoniaque, en ayant soin d'agiter vivement ce mélange dans un tube à essai et de le faire couler assez vite pour que les liqueurs n'aient pas le temps de se séparer. Pour que la poudre s'imprègne d'une manière uniforme, on la triture avec l'extrémité fermée du tube à essai, puis on l'introduit, après l'avoir additionnée de sable lavé et séché, dans un appareil à épuisement à chaud de Soxhlet (fig. 000). On emploie 50cc de chloroforme pour l'épuisement qui est terminé en deux heures. On évapore ensuite le chloroforme au bain-marie, et l'on continue à chauffer jusqu'à ce que l'odeur de ce dernier ait complètement disparu. On ajoute ensuite un centimètre cube d'acide sulfurique au 1/10e, que l'on promène sur les parois du ballon, et qu'on laisse en contact pendant quelques minutes. Cette addition a pour but de retenir les matières grasses et colorantes, ainsi que la chlorophylle, et d'obtenir de la caféine incolore.

Le résidu acidulé est épuisé par l'eau bouillante, par petites portions successives, en versant chaque fois le liquide sur un filtre de papier Berzélius, sans plis, humecté d'eau, qui retient les matières grasses résineuses, ainsi que la chlorophylle. Les dernières gouttes filtrées ne précipitant plus par une solution concentrée de tanin, on sursature la liqueur filtrée avec de l'ammoniaque et on l'évapore au bain-marie. Le résidu est repris par le chloroforme, qu'on verse sur un petit filtre sans plis et qu'on ajoute par petites parties. En évaporant, lentement et sans ébullition, la solution chloroformique dans une capsule tarée, on obtient la caféine pure, incolore et nettement cristallisée.

Extrait éthéré (Matières grasses). — On prend 10 grammes de café finement pulvérisé, et on les dessèche à 100-110° ; on traite la poudre par 100cc d'éther de pétrole froid, on laisse macérer huit jours en agitant souvent. On évapore ensuite l'éther à basse température dans une capsule tarée, puis on dessèche le résidu à 100°, enfin on pèse.

Composition du Café vert (Balland)

	MAXIMUM	MINIMUM
Eau	13 50	7.20
Matières azotées	15 58	6.15
Matières grasses	11 60	3.98
Cellulose	16 15	8 64
Cendres	5 10	2.10
Caféine...............................	2.05	0.70

Le café des Comores ne renferme pas de caféine (Balland).

RECHERCHE DES ALTÉRATIONS ET DES FALSIFICATIONS

Altérations : Le café vert est exposé à des altérations dont les principales sont :

1º La fermentation ;
2º L'avarie par l'eau de mer ;
3º La présence des fèves dites puantes.

La fermentation se manifeste soit par la coloration des grains qui deviennent d'une couleur jaune sale, soit par leur gonflement et leur manque de consistance, qui les fait s'aplatir quelquefois sous la pression des doigts ; elle est souvent accompagnée d'une odeur plus ou moins forte de moisissure.

L'avarie par l'eau de mer engendre, comme la fermentation, le gonflement et la déformation des fèves sous la pression des doigts ; de plus, une coloration noirâtre de l'ensemble des grains attaqués, coloration plus accentuée ordinairement sur les bords de la fève qu'au centre. L'odeur des grains devient désagréable ; le poids des cendres d'un tel café devient supérieur à 4 0/0 et ces cendres contiendront une plus forte proportion de chlore. En outre, les cendres pourront contenir du cuivre.

On donne le nom de fèves puantes à des grains pourris, de couleur jaune-acajou ou brunâtre, dégageant une odeur nauséabonde et ayant une saveur infecte.

Falsifications. — Le café vert est rarement falsifié.

Une falsification, assez rare d'ailleurs, est la présence de grains factices colorés artificiellement (terre glaise et pâte de pain). La forme voulue est donnée à ces grains à l'aide de machines, et la coloration est donnée au moyen de procédés spéciaux.

On reconnaît cette falsification par un examen superficiel ou par la trituration dans un mortier ; les grains fabriqués traités au mortier s'écrasent facilement, tandis que les grains de café résistent ou se cassent en plusieurs fragments ; enfin par la combustion sur une lame de fer chauffée au rouge : les grains naturels brûlent avec flamme en se réduisant en cendres, alors que le café artificiel garde sa forme intacte, sans donner ni flammes ni cendres.

Par contre, deux autres falsifications sont plus courantes, ce sont le *mouillage* et la *coloration artificielle*, soit par torréfaction légère, soit par l'addition au café de substances minérales plus ou moins toxiques, ou de couleurs organiques.

Le *mouillage* sera indiqué par une proportion d'eau dépassant 13 0/0.

La *coloration artificielle* consiste à colorer en vert les grains jaunes des variétés inférieures ; cette coloration s'obtient :

1° Par le sulfate de fer, que l'on reconnaîtra en lavant les grains de café avec de l'eau, la liqueur obtenue se colorera en bleu par le ferro-cyanure de potassium.

2° Par l'indigo ou le bleu de Prusse, qui seront entraînés par l'eau ; par incinération du résidu, le bleu de Prusse laissera du peroxyde de fer que l'on caractérisera comme il est dit au chocolat ; l'indigo au contraire ne laissera aucun résidu, et sa volatilisation sera accompagnée de la formation de vapeurs violettes.

Pour se prononcer sûrement sur la présence de l'indigo et du bleu de Prusse, on fera les cendres de 20 grammes de café et on caractérisera ces substances comme suit :

L'indigo est soluble seulement dans SO^4H^2 qui ne détruit pas sa couleur, mais sa couleur disparaît au contact d'un sulfure alcalin, ou d'un sel ferreux, ou du chlore ; AzO^3H le décolore en le transformant en acide picrique jaune.

Le bleu de Prusse est insoluble dans l'alcool, il se dissout dans l'acide oxalique en donnant une liqueur bleue ; il se décolore par SO^4H^2 concentré et le produit obtenu redevient bleu par les alcalis ; le chlore ne le décolore pas ; la potasse le détruit en produisant du ferrocyanure de potassium qui précipite les sels ferriques en régénérant le bleu de Prusse.

3° Par le curcuma que l'on recherchera comme il est dit au thé (page 638).

CAFÉ TORRÉFIÉ EN GRAINS

La composition de ce café est notablement différente de celle du café vert, il contient beaucoup moins d'eau (il ne doit pas en contenir plus de 4 0/0) ; il en résulte une augmentation pour les autres éléments, sauf pour le sucre réducteur, qui n'y existe qu'à l'état de traces (au maximum à 1^{gr}5 0/0).

Voici, d'après Kœnig, la proportion pour 100 des principaux éléments des cafés vert et torréfié :

NATURE DU CAFÉ		Eau	Caféine	Matières grasses	Sucre réducteur	Cellulose	Cendres	Azote total
Café vert.......	minimum...	8 0	0 8	11 4	5 8	16 6	3.5	1.1
	maximum...	12 0	1 8	14 2	7 8	42 3	4 0	2 2
Café torréfié	minimum...	0 4	0 8	10 5	0 0	26 3	4 0	1.3
	maximum...	4 0	1 8	16 5	1 1	51 0	5 0	2.7

L'analyse chimique s'effectue comme celle du café vert (1).

Altérations et falsifications. — Outre les altérations et falsifications décrites précédemment, et que l'on recherchera de la même façon, le café torréfié en grains peut être additionné :

a) De *grains factices* fabriqués avec des mélasses, du marc de café, de l'amidon et de l'argile ;

Les grains factices se reconnaissent à leur forme, à leur densité plus considérable (ils ne surnagent pas lorsqu'on les projette sur l'eau), à leur son mat, enfin à la désagrégation qu'ils subissent au contact de l'eau.

b) De *liquides* provenant de la condensation des produits qui s'échappent de la torréfaction (produits qui peuvent devenir toxiques à cause des bases pyridiques et quinoléiques qu'ils contiennent).

Cette sorte de mouillage sera reconnue par la proportion d'eau contenue dans le café.

c) De *diverses substances sucrées ou grasses* (enrobage, glaçure).

---

(1) Pour le dosage de la Caféine par la méthode de Granval et Lajoux, il y a cependant une modification : on opère comme il est dit pour le Café vert jusqu'au moment où le résidu acidulé par l'acide sulfurique est épuisé par l'eau bouillante. La liqueur acide provenant de la filtration est brune dans le cas du café torréfié ; on la verse dans une ampoule à décantation, on l'alcalinise avec la soude, enfin on l'agite avec du chloroforme. On abandonne au repos, on décante ; on reprend le liquide aqueux une deuxième, puis une troisième fois par le chloroforme, on évapore ensuite les solutions chloroformiques.

L'enrobage consiste à revêtir le café grillé d'une couche de vernis pour le préserver des influences atmosphériques et pour empêcher la déperdition des principes volatils et de l'arome.

L'enrobage se pratique aussi dans l'intention d'augmenter autant que possible l'intensité de la couleur de l'infusion, et d'obtenir avec une faible quantité de café des boissons très foncées.

Ce vernissage, dont l'objectif primordial est l'intensité colorante, a aussi d'autres buts moins tolérables ; les cafés épuisés, par exemple, sont recouverts de substances sucrées (glucose) pour conserver le chiffre normal des principes enlevés, dans l'analyse chimique ; les cafés avariés ou de faible densité, les cafés de qualité inférieure et rances sont en général enrobés pour cacher la défectuosité de la marchandise.

Le sucre, le glucose solide du commerce, les mélasses, la dextrine, la glycérine sont les produits les plus couramment employés pour l'enrobage.

Enrobage aux sucres (glaçure) : Pour déceler la fraude, on soumet le café en grains à un court lessivage dans un entonnoir à robinet où l'on verse de l'eau tiède ; on recueille l'eau du lavage, on la concentre dans une capsule de porcelaine. On précipite par l'acétate de plomb, on filtre et on sépare du liquide l'excès de plomb par l'acide sulfurique en léger excès. On chauffe de nouveau et on termine le dosage du sucre réducteur par la liqueur cupro-potassique. La quantité de sucre réducteur ne doit pas dépasser 1,5 0/0, chiffre maximum que peut généralement contenir le café torréfié. La quantité obtenue en plus représentera les altérations subies au moyen des sucres.

On peut encore opérer comme suit le dosage de la glaçure :

Introduire 20 grammes de grains de café torréfié et sans cassures, dans un flacon de 1 litre, y ajouter 500cc d'eau et agiter le tout pendant cinq minutes ; passer le liquide à travers un tamis, filtrer ; prélever 250cc de liquide, les évaporer au bain-marie et dessécher le résidu pendant trois heures à 105° peser, calciner, peser de nouveau.

La différence entre les deux pesées donne le poids de matières caramélisées solubles provenant de la glacure.

Cette quantité ne doit pas être supérieure à 3 0/0 du café.

Enrobage à la glycérine. — La *glycérine* est aussi employée directement pour l'enrobage du café torréfié ; on en met aussi quelquefois pendant la torréfaction une quantité égale au café, et la température du torréfacteur fait subir aussi à cette substance une sorte de torréfaction. La couleur ainsi apportée pénètre dans les tissus végétaux et donne un beau brillant si l'opération est bien réglée.

La recherche peut se faire comme suit :

On pulvérise le café et on le traite par l'alcool à 90 degrés ; on évapore la solution alcoolique au bain-marie jusqu'à ce que l'on obtienne un sirop exempt d'alcool ; on délaie dans un grand volume d'eau froide pour en séparer, après repos, la graisse qui surnage. On filtre sur un filtre mouillé ; on chauffe la liqueur filtrée après lui avoir ajouté de l'hydrate de baryte pour séparer les matières résineuses. On filtre de nouveau et on évapore à siccité et au bain-marie dans une capsule de porcelaine, où l'on met un mélange de chaux et de sable fin. La poudre sèche qui reste comme résidu est placée dans un matras, avec un mélange, à volumes égaux, d'alcool et d'éther ; on laisse en contact en agitant de temps à autre. On filtre, on recueille le liquide éthéro-alcoolique, on l'évapore à l'air libre ou (de préférence) dans le vide. Le résidu de l'évaporation est la glycérine que l'on pourra identifier par ses caractères physiques et chimiques.

La réaction de *Denigès* (C. R. Ac. des Sc., 1909) permet de reconnaître des traces de glycérine, au moyen du réactif à la Codéine : à 10^{cc} d'eau bromée, récemment préparée, ajouter quelques centigrammes du résidu précédent ; chauffer au bain-marie bouillant pendant vingt minutes, chasser complètement les vapeurs de brome en chauffant le liquide à l'ébullition et laisser refroidir.

Dans un tube à essai, ajouter : $0^{cc}2$ du liquide précédent, 1^{cc} d'une solution alcoolique de codéine au 1/20, puis 2^{cc} SO^4H^2 (D = 1,84) ; agiter et porter le tube deux minutes au bain-marie bouillant.

On observe une coloration bleue teintée de vert et une forte bande d'absorption dans le rouge, en présence de glycérine.

Enrobage au fer. — L'oxyde ferrique sous forme de bouillie avec ou sans graisse est aussi ajouté au café pour renforcer sa coloration. Cet oxyde se fixe au café grâce à la forte teneur en tanin de celui-ci et le tapisse d'une couche gris sombre. Or les cendres de grains de café pur sont blanches et conservent la forme du grain ; lorsque le café a été additionné d'oxyde ferrique, on les trouve recouvertes d'une couche grise rougeâtre, dénonçant la falsification.

En se basant sur ce que le fer entre dans la composition du café en quantité faible (50 à 60 milligrammes d'oxyde ferrique pour 100 grammes de cendres), on pourra évaluer dans les cendres dissoutes dans l'eau faiblement chlorhydrique, la totalité du fer et déduire par différence la quantité fixée par le café.

Enrobage à la gomme et à la gélatine. — On revêt aussi les cafés de substances colloïdales, telles que l'albumine, en solution aqueuse ammoniacale, la gomme et la gélatine, en solution aqueuse neutre. On peut en faire la recherche en lavant les grains de café plusieurs fois avec de l'eau froide, concentrant les eaux de lavage et précipitant par l'alcool à 90 degrés ; la formation d'un coagulum blanchâtre flottant dans le liquide indique la falsification.

Enrobages aux résines laquées aux borates alcalins. — Les solutions de résine laquée dans l'eau boratée, fournissent un vernis très brillant et très résistant ; la couleur est très sensiblement celle de l'infusion de café, ne tache pas les doigts et est très durable, très dure et d'un brillant un peu mat comme celui des cafés torréfiés. Etant soluble dans l'eau, cette résine ne se remarque pas dans l'infusion de café et les caractères organoleptiques ne la dénoncent pas facilement. Le vernis laqué boraté a de plus cet avantage dans la falsification qu'il conserve toujours 7 à 8 0/0 d'humidité.

Le vernis de laque au borax est de tous les vernis ci-dessus énumérés celui qui présente le plus de nocuité ; pour le caractériser on fait une macération de café dans l'eau froide, on concentre au bain-marie le liquide obtenu et on précipite par l'acide chlorhydrique. On précipite ainsi sous forme de sédiment amorphe gris rougeâtre, la résine laquée et l'acide borique qui, recueillis sur un filtre, sont traités par l'alcool à 85 degrés qui les dissout tous les deux. On évapore la solution alcoolique jusqu'à siccité, on ajoute de l'eau chaude pour dissoudre l'acide borique et le chlorure de sodium produit dans la réaction ; la résine reste sous forme de croûte brillante insoluble, résineuse, que l'on reconnaîtra comme gomme laque par son aspect. (On le vérifie par sa grande solubilité dans l'alcool, la soude, l'ammoniaque, le borax.) Le liquide séparé de la croûte résineuse est joint aux grains lavés contenant encore une bonne portion du composé boraté résistant à la macération ; on évapore, sèche et on incinère au rouge blanc. Dans les cendres obtenues, on trouvera la totalité du composé boriqué facile à mettre en évidence par les réactions du papier de curcuma, la couleur de la flamme et, en dernier lieu, en produisant le fluorure de bore. (G. DE SALAS.)

Enrobage aux hydrocarbures et huiles végétales. — Voici comment on le caractérise (Van der Plancken).

25 grammes de café sont lavés rapidement dans une capsule avec 60cc d'éther sulfurique. L'éther est filtré et distillé. Au résidu huileux on ajoute 25cc d'une solution alcoolique de potasse caustique à 4 0/0. On arme le flacon d'un long tube en verre (1m5) servant de réfrigérant à reflux et on fait bouillir l'alcool pendant 1/2 minute sur une petite flamme, en ayant soin de le promener sur les parois du flacon. On ajoute ensuite peu à peu 25cc d'eau distillée.

Si le café est naturel ou enrobé à l'aide d'huiles végétales, on obtient une solution claire de savons, mais, dans le dernier cas, le liquide traité par un acide minéral se recouvre, par refroidissement, des acides gras.

Si le café est enrobé au moyen d'hydrocarbures (vaseline liquide), on obtient une émulsion laiteuse ; car la vaseline qui était dissoute dans l'alcool bouillant se précipite par addition d'eau en formant une émulsion.

Dans ces conditions, les cafés laqués donnent aussi une solution claire, les résines formant des résinates alcalins, solubles dans l'eau.

Enrobage à la gomme laque et au copal (Vandam). — Traiter 20 grammes de café par 50^{cc} d'alcool à 92°, porter à l'ébullition en agitant et verser immédiatement l'alcool bouillant sur un filtre chauffé vers 70° ; recommencer l'épuisement du café, mais avec seulement 25^{cc} d'alcool. Après le troisième épuisement, verser le café avec l'alcool sur le filtre ; après filtration, laver le café avec 25 à 50^{cc} d'alcool bouillant. Le filtrat doit être reçu dans un flacon taré.

Lorsque le café est pur, le filtrat est jaune paille et la filtration est rapide ; dans le cas contraire, la filtration est lente et le filtrat est brunâtre, en outre il se trouble par refroidissement.

On évapore le filtrat à sec : on épuise le résidu avec de la benzine bouillante et on jette sur un filtre taré.

Après épuisement par la benzine, le résidu resté dans le ballon taré est lavé à l'eau distillée bouillante, on lave de même le résidu resté sur le filtre taré, on a ainsi dans le ballon et sur le filtre les matières résineuses *solubles dans l'alcool* mais *insolubles dans la benzine et l'eau* ; pour différencier le copal de la gomme laque, on traite le résidu par l'éther qui dissout le copal.

CAFÉ TORRÉFIÉ ET MOULU

L'analyse de cette sorte de café doit se faire comme précédemment, mais ce produit étant fréquemment falsifié, certaines opérations spéciales deviennent nécessaires. Voici une marche systématique d'analyse.

A) Faire une infusion de café et la déguster, noter son odeur, sa saveur.

B) Sur la poudre elle-même doser successivement
L'eau (au maximum 4 0/0) ;
Les cendres (au maximum 5 0/0).
Un excès de cendres peut provenir d'impuretés naturelles résultant d'un triage insuffisant (pierrailles). de produits minéraux ajoutés pour colorer le café, de succédanés du café riches en cendres (chicorée), ou d'une falsification directe par des matières minérales.

C) Peser dans une capsule de platine tarée 10 grammes de café ;
Dessécher à l'étuve (on peut, pour cette opération, prendre le résidu du dosage de l'eau) ;
Incinérer avec précaution à la flamme du gaz, porter au rouge jusqu'à cendres charbonneuses ;
Laisser refroidir, écraser les fragments de charbon avec un agitateur en verre aplati à l'une de ses extrémités, incinérer de nouveau au rouge ;
Traiter le résidu à quatre ou cinq reprises par de l'eau bouillante aiguisée d'AzO^{3}H, décanter sur un petit filtre, laver à l'eau bouillante le résidu resté sur le filtre.

a) Placer le filtre dans la capsule, l'humecter d'une solution de nitrate d'ammoniaque, sécher, puis calciner, pour avoir un résidu blanc ; peser après refroidissement. L'augmentation de poids de la capsule, multiplié par 10, donnera les *cendres insolubles* de 100 grammes de café.

b) Evaporer la solution filtrée, à la flamme de l'alcool et dans une capsule tarée jusqu'à absence de résidu charbonneux, après refroidissement peser ; l'augmentation de poids de la capsule multiplié par 10 donnera les *cendres solubles* de 100 grammes de café.

Reprendre ce résidu par 50^{cc} d'eau aiguisée de AzO^3H, verser dans la solution ainsi obtenue 2^{cc} d'une solution à 2 0/0 d'alun de fer, et titrer les chlorures au moyen des solutions de sulfocyanure d'ammonium et d'azotate d'argent. (Voir page 689.)

On obtient ainsi la quantité de chlore contenue dans 10 grammes de café. Une proportion exagérée de chlore peut provenir d'une avarie par l'eau de mer ou d'une falsification par la chicorée.

D) Epuiser complètement 10 grammes de café par 100^{cc} d'eau bouillante. Prendre la densité de cette décoction ; cette densité devra être comprise entre 1,008 et 1,009.

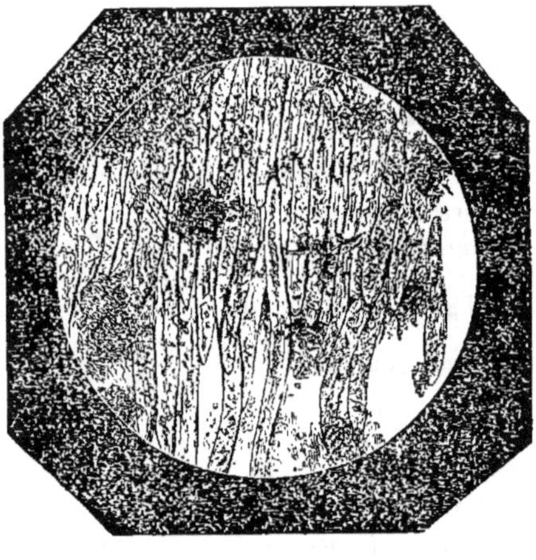

Diviser la décoction en deux parties :

L'une servira à doser l'extrait par évaporation (25 0/0 en moyenne).

Une proportion exagérée d'extrait peut être l'indice d'une falsification par la chicorée (70 0/0), les figues torréfiées (82 0/0), les céréales (seigle, froment) torréfiées (480/0), le malt torréfié (65 0/0).

Une diminution dans la proportion d'extrait peut résulter de l'épuisement partiel du café,

Fig. 53.
Cellules allongées du tégument argentin du *café*.
Grossissement de 140 diamètres.

ou de la falsification par des matières minérales, ou encore l'emploi de noyaux de dattes.

L'autre servira à doser les sucres réducteurs (maximum 1 à 2 0/0).

Une proportion exagérée de sucres réducteurs indiquera la chicorée.

Sur le résidu de l'action de l'eau bouillante doser la cellulose. (Voir page 621.)

La caféine sera dosée par le procédé Balland (page 621).

Recherche des falsifications et altérations. — Les falsifications les plus fréquentes sont :

1º Le mouillage ;
2º L'addition de café épuisé ;
3º   —   de farines étrangères ;
4º   —   de chicorée.

Le mouillage est caractérisé par une proportion d'eau supérieure à 5 0/0.

La présence de café épuisé dans le café moulu est caractérisée :

Par la densité de la décoction de café qui sera inférieure à 1,009 ;

Par la diminution des poids de l'extrait (inférieur à 25 0/0), des cendres (inférieur à 4 0/0), de la caféine (inférieur à 0,80 0/0).

L'addition de farines de céréales, de légumineuses, de fécule de pomme de terre, est reconnue au microscope (voir page 569) et aussi par une proportion exagérée d'extrait (voir ci-dessus.)

Pour faire l'examen microscopique, on fera d'abord quelques préparations avec le café délayé simplement dans la glycérine diluée, et on traitera la préparation par l'eau iodée, pour mettre en évidence les grains d'amidon, de céréales, de légumineuses, etc.

Chauffer ensuite à l'ébullition une petite quantité de café avec une solution de potasse à 20 0/0, laver à grande eau le résidu insoluble, faire des préparations que l'on montera dans la glycérine diluée après avoir dissocié avec une aiguille les fragments volumineux.

Si l'on a affaire à du café pur on constatera :

La *présence* des cellules de l'albumen brunes, à parois épaisses, irrégulièrement sinuées, renfermant des gouttelettes huileuses.

L'*absence* de vaisseaux rayés, ponctués et de grandes cellules à parois minces (chicorée), de vaisseaux lacticifères et de cristaux d'oxalate de chaux en étoile (figues), de cristaux en aiguilles (raphides), de fruits de palmier.

Les glands doux grillés sont caractérisés par l'amidon à hile linéaire et des débris de vaisseaux-spirales déroulés (fig. 54).

La chicorée est caractérisée :

1º Parce que la densité de la décoction de café sera supérieure à 1,009 ;

Le poids de l'extrait supérieur à 25 0/0, celui du sucre supérieur à 2 0/0. Le poids des cendres et du chlore

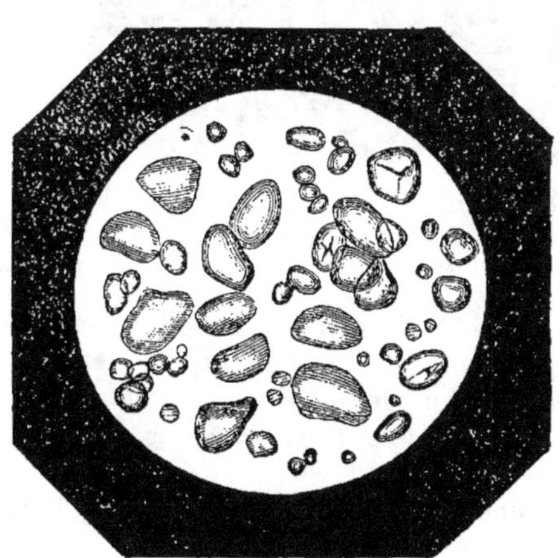

Fig. 54.
Fécule de Glands doux
grossissement de 140 diamètres.

qu'elles contiendront seront deux éléments sérieux d'appréciation ; un poids de cendres supérieur à 4 0/0 (si le café n'est pas additionné de matières minérales) indiquera une addition de chicorée ; le chlore contenu dans les cendres ne doit pas dépasser $C^{gr}035$ 0/0.

2º *Par une diminution dans le poids de la caféine.*

3º *Par l'essai à l'acide chlorhydrique* : Une pincée de café moulu projetée sur l'eau aiguisée de HCl surnagera le liquide sans le colorer, si le café est pur ; le café tombera au fond du verre en colorant l'eau en brun, s'il est additionné de chicorée. La poudre déposée au fond du verre, examinée au microscope, laissera voir de grosses taches et surtout de gros *vaisseaux rayés* qu'on ne rencontre jamais dans le café (fig. 55).

Si on fait infuser le café quelques minutes dans l'eau bouillante et qu'on écrase le marc sur un tamis, les grains de chicorée s'écraseront facilement (et le microscope montrera leurs éléments), les grains de café resteront durs et consistants.

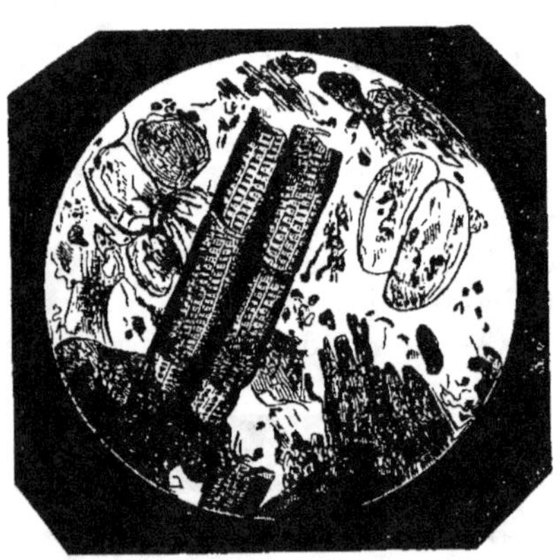

Fig. 55.
Cellules et vaisseaux rayés de la *chicorée*.
Grossissement de 140 diamètres.

Dosage approximatif de la chicorée. — M. Kartz (*Revue internationale des falsifications*) fait ce dosage par un titrage avec une solution d'azotate d'argent à $4^{gr}788$ par litre, dont $1^{cc} = C^{gr}001$ Cl. Sa méthode est fondée sur la présence de chlore dans la chicorée ; (cette substance s'y trouve en quantité neuf fois plus grande $0^{gr}30$ 0/0) que dans le café moulu.

Pour titrer, on prend 25 grammes de café que l'on réduit en cendres, puis on traite le résidu par l'eau acidulée par AzO^3H ; dans la solution additionnée de CO^3Ca pour la neutraliser, on verse la solution d'azotate d'argent en présence du chromate neutre de potassium. L'auteur emploie $7^{cc}5$ de la solution de nitrate d'argent avec le café pur. Par contre, pour titrer la même quantité de chicorée (25 grammes) il faut 80^{cc} de la même solution d'argent.

Si donc on emploie 12^{cc} de solution d'argent, 25 grammes de café contiennent approximativement :

$$12 - 7,5 (25 - x) = y = \frac{80\,x}{25}$$

$$x = \frac{y \times 25}{80} = \frac{6,75}{4,5} = 1,64 \text{ de chicorée.}$$

x = quantité de chicorée contenue dans 25 grammes de café.

y = nombre de centimètres cubes de solution correspondant à la chicorée contenue dans les 25 grammes de café.

Les altérations du café torréfié et moulu sont les mêmes que celles du café vert.

SUCCÉDANÉS DU CAFÉ

Il existe un certain nombre de produits végétaux dont on se sert pour remplacer le café ; ces produits n'ont, avec le café, que deux propriétés communes : ils sont torréfiés et peuvent donner, par infusion avec l'eau chaude, un liquide brun d'odeur empyreumatique.

Les produits les plus répandus de ce genre sont :

La chicorée.

Les noyaux de figues et de dattes.

Les graines de céréales.

Les glands.

La composition de ces divers produits est résumée dans le tableau suivant.

NOM DES MATIÈRES torréfiées	Eau	Matières azotées	Matières grasses	Sucre réducteur	Autres matières non azotées	Cellulose	Cendres	Matières solubles
Chicorée	13 16	6 53	2 74	17 89	41 42	12 07	6 19	61 02
—	12 16	6 09	2 05	15 87	46 71	11 00	6 12	63 05
—	10 69	6 29	1 52	15 54	55 00	6 11	4 85	58 52
Glands épluchés	12 85	6 13	4 01	8 01	62 00	4 98	2 00	
Figues	18 98	4 25	2 83	34 19	29 15	7 16	3 44	73.91
Caroubes	5 35	8 93	3 65	69 83		10 15	2 09	63.71
Dattes	9 27	5 46	8 50	52 86		23 97	1 05	
Haricots............	4 22	27 06	1 19	3 25	40 37	17 28	4 63	21.55
Céréales............	15.22	11 84	3 46	3 92	49 37	11 35	4 48	45.11

Le seul succédané du café qui soit d'un usage courant est la racine torré-fiée de chicorée.

Elle présente en outre le plus d'intérêt, en raison de son emploi pour la falsification du café.

Les cendres contiennent toujours une forte quantité de matières minérales insolubles dans HCl (50 à 60 0/0 de leur poids) (1) ;

La chicorée est sujette à de nombreuses falsifications. Voici comment M. Ruffin (Annales de Chimie analytique, 1898, page 114), procède pour se prononcer sur la pureté d'nne chicorée.

a) Doser les matières solubles dans l'eau distillée chaude : on traite 15 grammes de chicorée desséchée à 100° par 150ᶜᶜ d'eau distillée, dans un ballon muni d'un réfrigérant à reflux. Après une demi-heure d'ébullition, on laisse refroidir et on filtre sur un filtre séché et taré ; on lave à l'eau bouillante le produit resté sur le filtre, jusqu'à ce que les eaux de lavage passent incolores, on dessèche alors le filtre et son contenu à + 100°, on pèse.

Par différence, on obtient le poids de matières solubles dans l'eau chaude : le poids est en moyenne de 62,25 0/0.

b) Doser les principes volatils à 100°, maintenir 20 grammes de chicorée dans un courant d'air chauffé à 100°, jusqu'à poids constant ; on doit obtenir ainsi en moyenne 11ᵍʳ40 0/0.

c) Doser les cendres totales de la chicorée desséchée à + 100° ; on doit obtenir en moyenne 7,22 0/0 ; puis *les cendres insolubles dans l'eau* (en moyenne 5,80 0/0), enfin les cendres solubles dans HCl à 1/10ᵉ (en moyenne 4ᵍʳ93 0/0).

Les falsifications que l'on fait subir à la chicorée sont surtout :

Le mouillage, qui sera caractérisé par l'augmentation du poids de l'eau.

L'épuisement, caractérisé par l'augmentation des cendres et la diminution du poids de l'extrait aqueux.

L'addition de matières minérales. — On tolère 6 0/0 de cendres au maximum pour la chicorée en grains, et 12 0/0 pour la chicorée sèche en poudre : au-dessus de ces limites, on concluera à l'addition de matières minérales ou à un nettoyage imparfait.

L'addition de glands de chêne sera caractérisé par la présence de tanin dans le liquide aqueux provenant du lavage de la chicorée pour la détermination de l'extrait aqueux.

Thé

Le thé est constitué par les bourgeons et les feuilles du *Thea Chinensis*, que l'on a soumis à la torréfaction après leur avoir fait subir diverses manipulations ; suivant le mode de préparation employée, on obtient le *thé vert* ou le *thé noir*.

---

(1) Une circulaire ministérielle du 5 mars 1855 fixe de 6 à 12 0/0 le maximum des cendres que doivent laisser les chicorées en semoule et en poudre.

L'examen du thé noir ou vert comprend :

1º Détermination des caractères morphologiques et microscopiques de la feuille ;

2º Analyse chimique proprement dite ;

3º Recherche des altérations et des falsifications.

CARACTÈRES MORPHOLOGIQUES ET MICROSCOPIQUES

Les feuilles de thé sont généralement roulées sur elles-mêmes en bâtonnets ou en boules ; pour en déterminer les caractères morphologiques et micros-copiques, on les laisse digérer dans l'eau, jusqu'à ce qu'on puisse facilement les dérouler et les étendre sur une lame de verre. On les sèche alors au papier buvard.

Puis on examine les feuilles à l'œil nu et à la loupe. La feuille présente un pétiole court, une nervure médiane très saillante sur la face inférieure ; les nervures secondaires se détachent à *angle aigu* de la nervure médiane et avant d'arriver au bord de la feuille, s'incurvent vers le haut, allant s'anas-tomoser chacune avec la nervure secondaire immédiatement supérieure.

La feuille est dentée finement presque jusqu'à la base, et les dents se terminent par un petit *bourrelet brun ou noirâtre, recourbé de façon à constituer une sorte de petite griffe.*

On examine ensuite les caractères microscopiques sur une coupe transversale de la feuille.

Cette coupe est nettement caractérisée par la présence sur l'épiderme de poils *unicellulaires* allongés en pointe longue, à parois épaisses, recourbés en crosse ; à l'intérieur du tissu de la feuille, dans le parenchyme, on voit des cristaux d'oxalate de chaux en macles étoilées et de grosses *cellules scléreuses* autour de la nervure principale surtout, cellules à parois épaisses, à contours très irréguliers, hérissés de protubérances pointues ou de bourrelets (cellules pierreuses).

La détermination des caractères organoleptiques du thé comportera l'exa-men de l'aspect, de l'odeur, de la couleur, de la limpidité et de la saveur d'une infusion chaude de thé. Cette infusion doit être limpide, d'une belle couleur jaune doré et présenter (excepté pour les thés parfumés artificiellement) l'odeur caractéristique du thé, un goût légèrement amer.

ANALYSE CHIMIQUE

Elle comprend les déterminations suivantes :

Dosage de l'humidité ;

— des cendres totales solubles et insolubles ;

— de l'extrait aqueux ;

— de la théine (caféine) ;

— du tanin.

Tous ces dosages, sauf ceux du tanin et de la théine, se font comme il a été dit au café : la séparation des cendres solubles et insolubles se fait comme il a été dit pour le café.

Dosage du Tanin. — On emploie la méthode de Fleck; on épuise à trois reprises différentes, pendant une demi-heure, 2 grammes de thé par 100cc d'eau bouillante ; on réunit les liqueurs et on les traite encore chaudes par 30cc d'une solution aqueuse d'acétate de cuivre (à 1/25e); on recueille le précipité sur un filtre (le filtrat doit être vert si la solution cuivrique a été employée en quantité suffisante), on lave le précipité à l'eau chaude, on le dessèche, le calcine dans un creuset en porcelaine ; on reprend les cendres refroidies par AzO^3H ; on calcine de nouveau et on pèse l'oxyde de cuivre formé.

$$1 \text{ gramme oxyde de cuivre} = 1^{gr}306 \text{ de tanin.}$$

Dosage de la Théine (Gaillard), on introduit dans un ballon d'un litre environ, surmonté d'un réfrigérant à reflux, 6 grammes de thé et 600 grammes d'eau distillée ; on pèse le ballon et son contenu, on porte à l'ébullition que l'on maintient légère pendant une demi-heure. On pèse de nouveau le flacon et on y introduit au besoin une quantité suffisante d'eau distillée pour obtenir le poids primitif.

On filtre la *décoction chaude ;* on en prélève 500 grammes et on ajoute au liquide prélevé *à chaud* 10 grammes d'acétate basique de plomb, on agite et on verse 30 grammes d'une solution saturée de sulfate de soude ; on agite et on filtre.

Soit P le poids de solution filtrée ; on la laisse refroidir et on l'épuise trois fois dans une ampoule à décantation avec chaque fois 50cc de chloroforme.

On filtre les solutions chloroformiques sur un petit filtre et on les évapore dans une petite fiole conique tarée, on sèche le résidu à + 100° et on pèse ; soit *p* le poids du résidu.

$$\frac{p}{P} \times 10,800 = \text{théine de 100 grammes de thé.}$$

Méthode Domergue et Nicolas (Cette méthode est officielle pour l'analyse des thés destinés à la fabrication de la caféine : décret du 6 octobre 1900.)

Peser 5 grammes de feuilles de thé grossièrement pulvérisées, les faire bouillir pendant quelques minutes dans 60 grammes d'eau distillée. Verser dans la solution bouillante 100cc d'une solution d'acétate mercurique à 3 0/0 ; continuer l'ébullition pendant encore quelques instants : jeter le tout sur un filtre mouillé et épuiser les feuilles restées sur le filtre avec de l'eau bouillante jusqu'à ce que l'eau de lavage passe incolore.

On obtient ainsi 300cc environ de filtrat, qu'on évapore au bain-marie jusqu'à 20cc environ. Ajouter alors 2 grammes de magnésie, 15 grammes de verre pilé ou de sable quartzeux lavé et calciné. Dessécher complètement le mélange au bain-marie et épuiser la masse sèche dans l'appareil Soxhlet au moyen d'un mélange à poids égaux de benzine et de chloroforme.

Evaporer la solution : peser le résidu.

Un bon thé ne contient pas plus de 12 0/0 d'eau (en moyenne 10 0/0), 7 0/0 de cendres, dont la moitié au moins soluble dans l'eau (les cendres sont vertés) ; il contient en moyenne 28 0/0 d'extrait (thé vert) ou 25 0/0 (thé noir) ; le thé de bonne qualité en contient jusqu'à 30-40 0/0 ; il contient au moins 10 0/0 de tanin (thé vert) ou 7,5 0/0 (thé noir).

On doit considérer comme de mauvaise qualité un thé qui ne contient pas au moins 2 0/0 de caféine, qui laisse des cendres non colorées en vert, et qui donne, par l'action de l'eau bouillante, une infusion incolore et un résidu insoluble égal ou supérieur au poids des cendres solubles. (Domergue et Nicolas.)

Voici, d'après Kœnig, la composition centésimale des thés vert et noir.

NATURE DU THÉ		EAU	CAFÉINE	EXTRAIT AQUEUX	TANIN	CENDRES	CENDRES SOLUBLES
Thé vert	minimum	4.7	1 5	27 4	8 4	4 9	2.0
	maximum	7.8	2 9	50 0	22 1	8 2	5 0
Thé noir	minimum	5 1	1.2	26.4	8 2	5 5	2 6
	maximum	9 2	3 5	44 3	14 1	7.3	3.7

Le thé vert se distingue donc surtout du thé noir par la proportion plus grande de tanin.

RECHERCHE DES ALTÉRATIONS ET DES FALSIFICATIONS

Les altérations et falsifications les plus fréquentes sont :

1º L'avarie par l'eau de mer ; on la détermine comme dans le café ;

2º L'épuisement ;

3º L'enrobage et le coloriage ;

4º L'addition de matières minérales et astringentes ;

5º L'addition de feuilles étrangères.

Epuisement. — Un thé partiellement épuisé donnera à l'analyse des résultats inférieurs pour l'extrait aqueux, le tanin, la caféine et les cendres solubles dont la proportion pourra devenir inférieure à celle des insolubles.

Enrobage et coloriage. — On ajoute aux feuilles abîmées et imparfaites du bleu de Prusse mélangé d'indigo, de la plombagine ou du gypse.

Bleu de Prusse. — Le thé agité avec de l'eau donne un dépôt que l'on caractérise par voie chimique. (Voir café vert.)

Indigo. — Paraît vert bleuté au microscope. Il est caractérisé par la soude caustique et par sa coloration en liqueur sulfurique. (Voir café vert.)

Curcuma. — Le curcuma se reconnaît en traitant le thé par l'alcool ; on obtient une solution jaune qui devient brun-rougeâtre au contact d'un alcali et redevient jaune par les acides. Cette coloration jaune se fixe *directement* sur la soie sans mordançage préalable, ce que ne font pas les autres matières colorantes jaunes.

Addition de matières minérales.—Une addition de matières minérales sera décelée par l'augmentation du poids des cendres et souvent aussi par la composition de ces dernières, on y trouvera des proportions anormales d'oxyde de fer, de silice, de calcaire, etc.

Plombagine. — On observe sous le microscope les particules brillantes de cette substance qui noircit le papier blanc, comme un crayon.

Gypse. — On agite le thé avec de l'eau et on analyse le dépôt ; on caractérise l'acide sulfurique et la chaux.

Chromate de plomb. — A) Mettre en contact pendant 3-4 heures des feuilles de thé avec de l'acide azotique : décanter le liquide et exprimer les feuilles ; réunir le filtrat et le liquide exprimé, évaporer à sec ; reprendre le résidu par l'eau. Dans la solution, la présence du plomb est caractérisée par :

KI : précipité jaune soluble dans un excès de réactif ; SO^4Na^2 : précipité blanc noircissant par H^2S.

B) Faire bouillir les feuilles suspectes avec une solution de potasse ; filtrer ; évaporer la solution à siccité dans une capsule de porcelaine après y avoir ajouté du chlorate de potasse ; dans le cas de la présence d'un chromate, le résidu est *jaune ;* ce résidu dissous dans l'eau donne une solution *jaune* qui, saturée par $C^2H^4O^2$, précipite en jaune par les sels de plomb.

Matières astringentes. —La méthode de Hager décèle facilement le cachou.

L'extrait de 1 gramme de thé dans 100^{cc} d'eau est mis à bouillir avec de la litharge en excès, on filtre. Une portion de filtrat donne, dans le cas d'addition de cachou, des flocons jaunes, puis bruns, par l'azotate d'argent. Le thé pur donnerait un précipité légèrement gris d'argent métallique. Par le perchlorure de fer, dans le reste du filtrat, on a un précipité vert caractéristique.

Addition de feuilles étrangères. — Pour découvrir cette fraude, on compare les feuilles sous le microscope (1) à la véritable feuille de thé qui se caractérise par ses dentelures et ses stomates. Les nervures se recourbent avant d'atteindre le bord de la feuille, et chacune, s'incurvant et formant une boucle avec

---

(1) Voir Collin, *Journal de Pharmacie et de Chimie,* janvier 1900.

sa voisine (voir page 635). Les cellules pierreuses manquent dans les feuilles de saule, hêtre, frêne, framboisier, aubépine, prunellier, maté.

On peut enfin caractériser la théine dans un mélange des fragments des feuilles suspectes, toutes les parties de la feuille contenant de la caféine.

On fait bouillir le fragment avec de l'eau dans un verre de montre, on ajoute un volume égal de magnésie calcinée ; le liquide étant porté à l'ébullition est concentré jusqu'au volume d'une forte goutte, qu'on sublime dans une capsule. Si on obtient un sublimé cristallin, on a affaire à du thé ou à une feuille de plante de la tribu des Camellia. Dans le cas contraire, c'est une feuille étrangère. Les cendres aussi sont un indice de cette falsification, elles doivent contenir du manganèse et du potassium et être solubles en grande proportion dans l'eau.

Cacao

On désigne sous le nom de *cacao, ou fèves de cacao,* les graines du *Theobroma cacao.*

Ces graines ne constituent pas une matière alimentaire proprement dite, on les utilise dans l'industrie à la fabrication d'un certain nombre de préparations alimentaires.

Pour préparer les différents produits alimentaires avec les graines de cacao, on torréfie ces graines, on les débarrasse de leur coque ; on obtient le *cacao torréfié* avec lequel on prépare :

La *poudre pure de cacao,* produit de la pulvérisation des graines de cacao débarrassées de leurs coques, avec ou sans leurs germes, et privées d'une partie de leur graisse.

La *pâte de cacao,* c'est la masse que l'on obtient par la mise en forme de la poudre pure de cacao.

Ces deux produits ne doivent avoir subi aucune addition de matières étrangères et avoir conservé toute leur matière grasse.

Le *cacao dégraissé* est la pâte de cacao dont on a extrait, par expression à chaud, 20 à 30 0/0 de beurre de cacao.

Le *cacao soluble,* préparé en traitant les graines torréfiées par des carbonates alcalins ou l'ammoniaque destinés à émulsionner le produit. Le tissu cellulaire se désagrège et les matières albuminoïdes insolubles se transforment en peptonates et albuminates alcalins solubles.

Les graines ainsi traitées peuvent être ensuite séchées, *dégraissées* et pulvérisées ; on obtient ainsi *la poudre de cacao soluble.*

Le Conseil d'hygiène et de salubrité de la Seine a adopté les conclusions suivantes :

1º Le nom de *cacao pur* doit être réservé au cacao torréfié non débeurré et non traité par un agent chimique.

2º Les *cacaos en poudre* et les *cacaos dits solubles* doivent contenir au moins 28 0/0 de beurre de cacao.

3º Les cacaos traités par des principes alcalins doivent être indiqués au public sous la dénomination de *cacaos solubilisés* et non de cacaos solubles.

4º Est interdite, la vente de *cacaos solubilisés* qui donneraient à l'analyse plus de 3 0/0 de potasse anhydre (K^2O) avec une tolérance de 0,3 0/0.

L'analyse du cacao comprend :

Le dosage de l'humidité.
— des cendres.
— de la matière grasse et examen de cette matière.
— des sucres.
— de l'amidon et de la cellulose (éventuellement).
— de la théobromine.
La recherche des falsifications.

L'humidité se détermine sur une prise d'essai de 2 grammes de cacao que l'on chauffe à l'étuve à + 15º pendant 6 heures.

Les cendres seront déterminées par le procédé Bordas et Touplain (1).

Charbonner simplement, au rouge sombre, une quantité déterminée de matière ; lorsque les vapeurs empyreumatiques sont chassées, on laisse refroidir la capsule qui contient le charbon et on arrose celui-ci avec une dizaine de centimètres cubes d'eau, qu'on évapore ensuite au bain-marie ; on recommence une ou deux fois cette opération de manière à ne jamais fondre les cendres obtenues. En opérant ainsi, on évite bien des erreurs, et c'est une condition *sine qua non* pour obtenir et séparer les cendres solubles des cendres insolubles des cacaos traités par les alcalis.

Dans le cas du cacao soluble et de la poudre soluble de cacao, on épuise les cendres par *l'eau bouillante* et on titre l'alcalinité de la solution obtenue avec une solution $\frac{N}{10}$ d'acide sulfurique en employant le méthylorange comme indicateur. On exprime les résultats en potasse anhydre (K^2O).

$$1^{cc}\ SO^4H^2\ \frac{N}{10} = 0^{gr}00470\ K^2O.$$

Voici la composition de ces cendres, d'après MM. Bordas et Touplain (1).

---

(1) *Annales des Falsifications*, novembre 1908.

Composition des Cendres

NATURE du PRODUIT	CENDRES		POUR 100 PARTIES									
	Solubles	Insolubles	SiO² et Sable	Cl	SO³	Fe²O³ et Al²O³	CaO	MgO	P²O⁵	K²O	Na²O	CO² par différence
Bahia	33.33	60.66	1 6	0.2	2.57	0.60	3.60	15.65	32.6	37.96	1.50	3 72
Haïti	30.26	69.74	7.34	0.48	2.66	1.93	5.18	14.15	27.65	30.41	2.63	7.57
Sainte-Lucie	31.25	68.75	0.93	0.3	3.0	0 99	5.25	15.21	33.78	38.5	1.5	5.54
Guadeloupe	33.14	66.86	4 18	0.5	3 06	1.33	5 0	14.14	29.22	34.94	1.27	6 36
Trinité	32.55	67.45	7.0	0 4	3 8	0 74	3 54	15.43	28 38	32 28	1.9	5 53
Grenada	31.03	68.97	1.5	0.35	3.51	0.25	3 82	17.62	33.94	33 96	0.26	5.79
Maragnan.................	27.36	72.64	0.6	0.3	4.0	0 58	4.46	17.74	31.28	38.0	0.16	2.88
Carapano	33.76	66.24	3 5	0.2	3 35	0 36	3.66	16.06	30.1	32.91	0.6	9 16
Porto Plata	32.10	67.90	0 53	0 25	3 1	0 65	3.40	16 0	33 5	38 3	1.5	2.77
Petit Caraque............	34 12	65 88	7.0	0.2	3 1	1 82	4.3	13.0	25.6	32 5	2.5	7.98
Germes	56 67	43 33	1 0	0.5	4.24	0.4	4.3	9.73	18.5	5.45	0	4.93
Coques grillées	43 15	56 85	19 10	0.80	2.5	3.6	4.72	7.4	8.5	4.5	3.5	9.38
Pousses..................	35 56	64 44	26.52	»	»	»	»	»	»	»	»	»

« Il ressort de ce tableau que la potasse, l'acide phosphorique et la magnésie sont les matières minérales qui constituent en majeure partie la composition de ces cendres. La proportion respective de ces trois éléments est sensiblement la même pour les différentes sortes de cacaos. *On voit entre autres que la potasse entre pour 1/3 dans la composition centésimale.*

Il est intéressant de faire remarquer cette particularité, car il arrive souvent qu'on a affaire à des cacaos traités par les alcalis (CO^3K^2 surtout) ; mais il suffit de faire ce dosage pour s'en rendre compte. Dans ce cas, en effet, la proportion de K^2O est au minimum de 50 0/0 dans les cendres, d'après les différentes analyses qui ont été effectuées par les auteurs. » (Bordas et Touplain : *Annales des Falsifications* : novembre 1908).

Matière grasse. — Introduire 5 grammes de cacao dans un filtre que l'on place dans un appareil à épuisement à chaud. On épuise par l'éther pendant 5 à 6 heures : on recueille l'éther dans une capsule tarée et on le laisse évaporer spontanément. On dessèche la capsule à + 100° et on pèse : le cacao en masse contient 50 0/0 de matière grasse.

On abandonne la matière grasse ainsi obtenue pendant quatre jours sous une cloche, puis on détermine :

a) Le point de fusion naissante : (+ 31°) et complète + 32,33) (voir page 459).

Il est important de déterminer le point de fusion après quatre jours pour avoir des chiffres comparables à ceux qui sont donnés ci-dessus.

b) L'indice de saponification : 187 à 193.

c) L'indice d'iode : 33 à 39.

Sucre. — MM. Bordas et Touplain ont fait ressortir que le cacao renferme du saccharose constitutif en proportion non négligeable ($0^{gr}60$ 0/0 environ), surtout lorsqu'on se trouve en présence de cacaos dits solubles, préparés avec des cacaos dégraissés et par conséquent enrichis en saccharose constitutif.

On dosera ce sucre comme il est dit au chocolat. (Méthodes de Carles ou de Leys, pages 654 et 655.)

Amidon et cellulose.

Amidon. — On dose l'amidon par saccharification. On prend 10 grammes de cacao finement pulvérisé, et on l'épuise successivement par l'éther de pétrole, l'éther, l'alcool, l'eau légèrement alcaline (contenant 1 à 2 0/0 d'hydrate de sodium). Le résidu de l'épuisement par l'eau alcaline est lavé à l'eau par décantation et mis en suspension dans 200^{cc} d'eau acidulée par 2 grammes d'acide chlorhydrique. On introduit le mélange dans un ballon muni d'un réfrigérant à reflux et on fait bouillir pendant 24 heures. On a eu soin de tarer avant l'opération le ballon dans lequel se trouve le mélange : on ajoute, après refroidissement, la quantité d'eau nécessaire pour rétablir le poids primitif. L'amidon est ainsi transformé en glucose que l'on dose au moyen de la liqueur cupro-potassique. En multipliant par 10 la quantité de glucose trouvée pour les 10 grammes de produit, on a le poids de glucose contenu dans 100 grammes : soit x ce poids ; le poids d'amidon pour 100 sera $x \times 0,916$.

Cellulose. — Le résidu du dosage précédent lavé, séché à 110° et pesé, constitue la cellulose brute ou ligneux. En multipliant le poids obtenu par 10, on en obtient la quantité pour 100 grammes de produit. Il faut déduire de cette quantité le poids des cendres du résidu.

Théobromine (procédé Maupy). — Cinq grammes de cacao finement râpé sont privés de matière grasse par contact, pendant 12 heures, avec 60 grammes d'éther de pétrole. La poudre dégraissée est délayée avec 2 grammes d'eau distillée, puis introduite dans un petit matras en verre avec 20 grammes du mélange suivant :

$$\begin{array}{ll}
\text{Phénol pur cristallisé} \dots\dots\dots\dots\dots\dots\dots\dots & 15^{\text{gr}} \\
\text{Chloroforme} \dots\dots\dots\dots\dots\dots\dots\dots\dots\dots & 85^{\text{gr}}
\end{array}$$

Adapter un réfrigérant à reflux au matras, et maintenir l'ébullition au bain-marie pendant une heure ; après refroidissement filtrer à la trompe ; la poudre restant sur le filtre est traitée par deux décoctions successives d'une demi-heure avec 15 grammes de chloroforme pour chaque fois.

Réunir les liqueurs chloroformiques, chasser le chloroforme par distillation, et maintenir (après distillation) le ballon plongé dans l'eau bouillante jusqu'au col, pendant une demi-heure au moins.

Après refroidissement, traiter le résidu par 40 grammes d'éther à 65° B, agiter et abandonner au repos 6 heures. La théobromine se précipite, tandis que la caféine, la matière colorante et les dernières traces de matières grasses restent en dissolution ; décanter l'éther et recueillir le précipité sur un double filtre équilibré.

Laver la théobromine avec quelques centimètres cubes d'éther (en ayant soin pendant l'opération de recouvrir l'entonnoir avec une lame de verre), sécher les filtres, les séparer et les peser.

RECHERCHE DES FALSIFICATIONS. — Les falsifications les plus fréquentes que l'on fait subir au cacao sont :

Addition de carbonates alcalins. — Le dosage de K^2O dans les cendres indiquera si la proportion de $3^{\text{gr}}30$ est dépassée (en tenant compte de K^2O contenu normalement dans les cendres).

Enlèvement du beurre de cacao. — Les cacaos en poudre et les cacaos solubles doivent contenir au moins 28 0/0 de beurre de cacao ; les cacaos naturels en masse renferment 50 0/0 de beurre de cacao ; une teneur inférieure à 45 0/0 indiquera la fraude.

Addition de matières grasses étrangères. (Huiles végétales, suif, saindoux, beurre de coco.) — On se reportera à l'analyse du beurre de cacao pour caractériser ces produits. (Voir aliments gras.)

Addition de coques de cacao. — L'augmentation du poids de cendres de la cellulose et de l'amidon démontreront la présence des parties végétales et en particulier des coques.

Le cacao laisse 3 à 4 0/0 de cendres, les coques 10 à 12 0/0 ; le cacao renferme 4 à 5 0/0 de cellulose, les coques 15 à 16 0/0 (voir page 648, tableau de MM. Bordas et Touplain).

L'examen microscopique permettra de se prononcer sur cette falsification. (Voir ci-dessous.)

Addition d'amidons étrangers. — L'examen microscopique permettra de caractériser cette fraude.

M. Collin (*Journal de Pharmacie et de Chimie*, 1908), décrit ainsi qu'il suit l'amidon de cacao :

« L'amidon de cacao se présente en grains simples, arrondis, mesurant de 4 à 8 μ et en grains composés qui sont formés le plus souvent de 3 à 4 μ ; mais aussi parfois de 4 à 10 granules diversement disposés. Ces granules désagrégés sont moins réguliers que les grains simples ; tous sont pourvus d'un tube très apparent. Le contour des grains simples et des grains composés d'amidon est très net dans les cacaos et chocolats qui ont été torréfiés modérément ; dans les cacaos qui ont été traités par le carbonate de potasse ou la vapeur d'eau sous pression, dans le but de les rendre (soi-disant) solubles, la plupart des grains sont gonflés, parfois déformés, et leur hile est toujours bien plus large que celui des grains d'amidon provenant de cacaos modérément torréfiés. Les grains simples et composés de l'amidon des cotylédons sont très souvent isolés dans leur préparation ; souvent aussi, ils sont entourés de matières albuminoïdes et de débris cellulaires, mais jamais ils ne se présentent en masses compactes et volumineuses. Dans la masse amylacée qui forme le fond de la préparation, on observe parfois de petites taches provenant de petits faisceaux disséminés dans les cotylédons. »

« L'examen microscopique pour caractériser les différentes espèces d'amidon se fait sur les matières insolubles qui peuvent être décolorées préalablement au moyen d'une solution d'hypochlorite de soude et lavées à l'eau ensuite.

« On verse sur le produit une solution de Labarraque ou une solution d'eau de javelle étendue d'eau (volume à volume). On délaie la poudre avec un agitateur en verre, puis on verse le tout dans un petit cristallisoir en verre : la quantité de solution décolorante à employer est de 60 à 80cc. Quand la poudre est devenue blanche ou cesse de se décolorer, on décante la solution chlorée avec soin, on lave le dépôt pulvérulent à plusieurs reprises avec de l'eau distillée en ne conservant au-dessus de lui qu'une faible proportion de liquide. On peut aussi, pour simplifier, décolorer la poudre dans le tube du centrifugeur ; le lavage une fois effectué, la poudre est transvasée dans le petit cristallisoir.

En examinant le contenu du vase de bas en haut, par transparence ou au-dessus d'un papier noir, on peut déjà recueillir certaines indications précieuses sur la pureté du produit examiné en se basant sur ce fait : que les poudres de cacaos et de chocolats absolument purs et privés de toute trace de germe ou de coque donnent après décoloration une poudre blanche très fine et homogène et que la présence de débris de germes ou de coques se traduit par l'apparition dans la masse liquide de grumeaux blancs ou transparents qui sont très visibles à l'œil nu.

Pour opérer l'examen microscopique, mélanger en l'agitant le dépôt pulvérulent et l'eau qui le surnage ; on verse une vingtaine de gouttes du mélange sur une lame porte-objet ; on incline celle-ci pour laisser écouler l'excédent de liquide qu'on reçoit dans le vase d'où on l'a tiré ; on examine par transparence la nature du dépôt qui s'est produit sur la lame de verre afin de s'assurer si elle contient des grumeaux ; puis on rassemble sur le milieu de la lame le dépôt avec ses grumeaux que l'on recouvre d'une lame mince. On observe ensuite la préparation au grossissement de 120 diamètres qu'on utilise comme chercheur, puis au grossissement de 300 diamètres pour étudier la structure de tous les éléments normaux et anormaux, pulvérulents et organisés.

L'hypochlorite ne décolorant pas les matières minérales, on s'aperçoit immédiatement de ces matières, dans les chocolats, de l'ocre entre autres.

Les coques sont nettement caractérisées :

1º par la présence de cellules parenchymateuses à parois très réfringentes ;

2º par l'existence de petites *cellules scléreuses* disposées sur une seule rangée qui divise le parenchyme du tégument en deux zones inégales. Par conséquent, les débris grumeleux provenant des coques qu'on retrouvera dans le cacao devront représenter l'un ou l'autre de ces éléments :

« 1º *Cellules parenchymateuses à parois réfringentes.*

« 2º *Cellules scléreuses petites et régulières.*

« 3º *Trachées réunies en groupe volumineux.*

MÉTHODE GÉNÉRALE D'ANALYSE DES CACAOS (MM. Bordas et Touplain (1)

Doser :

L'*humidité* et les *cendres* comme il est dit précédemment.

---

(1) *Annales des Falsifications*, novembre 1908.

La matière grasse. — Introduire 3 grammes de cacao finement râpés dans le tube taré en verre du centrifugeur (Voir Centrifugeur Bruno, page 490) ; verser sur la matière 25^{cc} d'éther anhydre et agiter pendant 3 minutes environ au moyen d'un agitateur.

Centrifuger pendant 5 minutes et aussitôt l'appareil arrêté décanter le solvant dans une capsule en verre, tarée. Verser à nouveau dans le tube 25^{cc} d'éther pur anhydre et agiter avec le même agitateur. Centrifuger pendant 5 minutes et décanter la solution éthérée dans la capsule précédente.

Evaporer l'éther au bain-marie et chasser au besoin les dernières traces d'éther au moyen d'un léger courant d'air.

Peser le beurre de cacao après dessiccation à + 100° en évitant de prolonger inutilement le chauffage. Rapporter le poids trouvé à 100 grammes de matière.

Les matières solubles dans l'eau. — Le poids des matières solubles provenant du cacao s'obtient en déterminant le poids des *matières solubles totales* dont on retranche celui des *matières sucrées*.

Débarrasser le résidu contenu dans le tube du centrifugeur de l'éther qu'il contient en chauffant légèrement et en faisant intervenir s'il y a lieu un faible courant d'air : faire deux épuisements à l'eau froide de la manière suivante :

A l'aide de l'agitateur, employé précédemment, délayer le cacao dégraissé avec 5^{cc} environ d'eau distillée, et ajouter ensuite 25^{cc}.

Centrifuger 15 minutes et décanter immédiatement le liquide aqueux dans une fiole jaugée de 150^{cc}.

Faire un deuxième épuisement à l'eau en observant les mêmes précautions que précédemment.

Tous les liquides recueillis dans la fiole de 150^{cc} sont complétés à ce volume avec de l'eau distillée.

Ce liquide est généralement opalin, mais il ne laisse aucune matière insoluble par filtration sur du papier.

a) *Dosage des matières solubles totales.*

Déterminer l'extrait à 100 degrés sur 25^{cc} du liquide initial, et représentant 0^{gr}50 de cacao, contenu dans la fiole de 150^{cc}.

On effectue ce dosage de préférence dans des cristallisoirs en verre mince mesurant 7 centimètres de diamètre et 3 centimètres de hauteur ; semblable à ceux qui servent à déterminer l'extrait du vin dans le vide. Pendant les pesées, on a soin, pour éviter l'absorption de l'humidité, de recouvrir le cristallisoir d'une plaque de verre : soit P le poids des matières solubles totales pour cent.

b) Dosage des matières sucrées :

Prélever 100ᶜᶜ de la solution précédente — correspondant à 2 grammes de cacao — les verser dans un ballon de 100-110ᶜᶜ ; ajouter dans ce dernier quelques gouttes — 10 à 15 environ — d'une solution concentrée de sous-acétate de plomb ; affleurer à 110ᶜᶜ ; agiter le mélange et filtrer.

Dans le liquide filtré doser le glucose par réduction de la liqueur de Felhing, soit :

$$N^{cc} \text{ de liquide sucré pour } 1^{cc} \text{ de Fehling}$$

D'autre part, faire l'inversion du saccharose sur 50ᶜᶜ du liquide déféqué, que l'on verse dans un ballon jaugé de 100ᶜᶜ avec 1/2ᶜᶜ d'acide chlorhydrique pur. Chauffer le ballon pendant 15 minutes en le plaçant sur un bain-marie dont l'eau est portée à l'ébullition. Après refroidissement, affleurer le liquide à 100ᶜᶜ avec de l'eau.

Doser les matières réductrices totales de cette solution en employant 10ᶜᶜ de liqueur de Fehling, soit :

$$N'^{cc} \text{ de ce liquide interverti pour } 10^{cc} \text{ de Fehling}$$

Sachant que 10ᶜᶜ de Fehling normal correspondent à 0ᵍʳ050 de sucre interverti, on a pour une prise d'essai initiale de 3 grammes de cacao :

1º Avant inversion, ... $G = \dfrac{27,5}{N^{cc}}$

2º Après inversion.. . . . . $G' = \dfrac{550}{N'^{cc}}$

D'où (G' — G) 0,95 = Saccharose 0/0.

Si, après inversion, on emploie moins de 8ᶜᶜ de liquide sucré interverti, il est préférable de diluer ce dernier, de manière à en employer environ 10ᶜᶜ.

Soit S 0/0 le poids total des matières sucrées (saccharose et glucose),

$$P — S = \text{matières solubles du cacao}$$

Les matières insolubles dans l'eau. — Le résidu obtenu après le deuxième traitement à l'eau est desséché directement dans le tube taré du centrifugeur; lequel est maintenu horizontalement dans une étuve chauffée à + 105º.

Peser l'insoluble sec obtenu en ayant soin de le recouvrir d'une plaque de verre si on s'est servi d'une capsule.

Calculer la proportion de matières insolubles pour 100 de produit en expérience.

Ce poids multiplié par le coefficient 1,3 donne la quantité de *cacao sec et dégraissé* ; multiplié par 2,95 il donne la quantité de *cacao sec.* Il résulte

Composition des Cacaos en masse de diverses origines (Bordas et Touplain)

SORTES DE CACAOS	CENDRES	HUMI-DITÉ	MATIÈRE GRASSE	TRAITEMENT A L'EAU			AMIDON		CELLULOSE	
				CACAO DÉGRAISSÉ						
				Insoluble	Soluble	Total	0/0 de cacao	0/0 de l'insoluble dans l'eau	0/0 de cacao	0/0 de l'insoluble dans l'eau
Sancheize	3.25	3 50	52 53	33.20	10 77	43.97	9 60	28 9	4.90	11 15
Bahia	3 00	3 90	54 50	32 50	9 10	41.60	9 60	27 69	4.76	11.44
Haïti	3 47	3 30	54.70	32 60	9 40	42 00	8.50	26.10	4.86	11 57
Sainte-Lucie	3 20	2 90	55 20	32 60	9 30	41.90	9.29	28 49	4 50	10 73
Trinité	3 30	2 90	54.50	32.75	9 87	42.60	9 60	29.77	5.03	11 69
Grenada	2 9	2 86	55 26	32.75	9.15	41.88	9.35	28 56	5.00	11 73
Maragnan	2 60	2 48	56.14	32 10	9.28	41.38	8 88	27 66	4.93	11.77
Carapano.........	3 54	3.00	54 00	32.73	10 27	43.00	9.93	30.30	4.66	11 26
Porto-Plata........	3 27	2 95	54 43	32.73	9 89	42.62	10 00	30 50	5.11	11 90
Petit-Caraque	3 81	3.27	52 56	33.30	10 87	44.17	9 93	29 81	4.63	10 86
Guadeloupe........	3 20	3 20	54 03	33.20	9 57	42.77	8 66	26.00	5.53	12 51
Moyennes	3 41	3 11	54.37	32.85	9 67	42.52	9 34	28.50	4.90	11.51

du tableau ci-contre que si on rapporte les chiffres qu'il contient à 100 de cacao sec, on peut écrire :

1,30 × Insoluble dans l'eau = Cacao sec et dégraissé.
2,95 ×   —   = Cacao sec.

Les limites entre lesquelles ces coefficients peuvent varier sont :

Pour le coefficient 1,30 : entre 1,29 et 1,33.
Pour le coefficient 2,95 : entre 2,91 et 3,03.

L'analyse des cacaos solubles montre qu'on peut leur appliquer le coefficient 1,30 comme aux autres cacaos.

Eventuellement on dosera l'amidon et la cellulose.

Amidon : Epuiser, au centrifugeur, 3 grammes de cacao râpé par de l'éther pur anhydre, pour enlever le beurre; puis par de l'alcool à 60 degrés pour extraire la théobromine, le rouge de cacao et les sucres. — Faire trois épuisements successifs par les solvants indiqués.

Introduire le résidu dans un ballon, au moyen de 50^{cc} d'eau, y ajouter 1^{cc} d'SO^{4}H^2 à 66° B, et placer le ballon dans l'eau bouillante pendant 3 heures.

Eviter la concentration du liquide à saccharifier, en fermant le ballon avec un bouchon de caoutchouc muni d'un long tube en verre.

Après saccharification, filtrer le liquide dans une fiole jaugée de 150^{cc} ; laver l'insoluble avec de l'eau chaude ; neutraliser la majeure partie des acides du liquide, au moyen de CO^{3}Na^2 ; décolorer, avec la quantité minimum de noir, le liquide de la fiole et compléter le volume à 150^{cc} avec de l'eau.

Filtrer et doser le glucose par la réduction de la liqueur de Fehling.

Multiplier le chiffre trouvé par 0,90 pour obtenir la quantité correspondante d'amidon.

Cellulose. — Le résidu resté sur le filtre provenant du dosage de l'amidon est traité à chaud par une lessive de soude à 1 0/0. Après lavage à l'eau et à l'alcool de l'insoluble obtenu on dessèche le filtre à 100 degrés et on pèse. Le poids trouvé, déduction faite des cendres, est considéré comme cellulose.

Les cacaos renferment une quantité pour ainsi dire constante d'amidon et lorsqu'on rapporte les résultats à 100 parties d'insoluble, la proportion varie entre 26,00 et 30,3 d'amidon ; la moyenne étant de 28,50. Ce dosage permet, le cas échéant, de donner la quantité approchée du cacao contenue dans les diverses préparations. Dans celles qui renferment une matière amylacée étrangère, l'approximation est moins grande, attendu qu'on doit admettre pour la farine ajoutée un taux d'amidon qui est variable, mais que l'on peut considérer égal à 75 0/0 en moyenne. Sachant, d'autre part, que l'insoluble du cacao renferme 28,50 0/0 d'amidon, et connaissant par l'analyse la proportion totale d'amidon 0/0 contenue dans le produit analysé, on peut écrire les équations suivantes :

Si :
A = Amidon trouvé.
X = Matières insolubles dans l'eau du cacao.
Y = Farine ajoutée.
M = Matières insolubles dans l'eau trouvées à l'analyse.

On a :

$$0,285 \text{ X} + 0,75 \text{ Y} = \text{A}$$
$$\text{X} \times \text{Y} = \text{M}$$

On tire X et Y de cette équation.

Si la matière ajoutée ne renferme pas d'amidon, l'équation est plus simple, on a :

$$0,285 \text{ X} + \text{Y} = \text{A}$$
$$\text{X} + \text{Y} = \text{M}$$

L'addition d'amidons étrangers au cacao étant une fraude relativement commode à déceler au microscope, il y a un intérêt particulier à l'examen de la matière amylacée. (Voir page 644.)

L'augmentation de cellulose démontrerait (en même temps qu'une diminution d'amidon) la présence de parties végétales à tissu ligneux, comme par exemple les coques, des débris de germes ou toute autre matière cellulosique.

On complètera ces dosages par l'*Essai de la densité de l'insoluble dans l'eau* (Bordas et Touplain, *C. R. Ac. Sc.* t. CXLII, 1906).

Les éléments constituant les matières insolubles dans l'eau du cacao ont une densité variant de 1,440 à 1,500. Ce fait permet de séparer diverses matières étrangères ajoutées dans un but frauduleux aux cacaos et aux chocolats. Cette séparation facilite beaucoup l'examen microscopique tout en donnant une indication immédiate sur les impuretés.

Le procédé consiste à préparer une série de liquides de densités variant de 1,340 à 1,600 dans lesquels précipitent ou surnagent les poudres ajoutées. (Voir tableau synoptique à la page 652).

Pour obtenir les liquides en question, on prend du tétrachlorure de carbone sec dont on diminue la densité au degré convenable à l'aide de benzine ou de toluène sec. Il faut opérer sur l'insoluble broyé préalablement avec le liquide qui doit servir à l'expérience. La dessiccation de l'insoluble doit être faite à basse température et à l'aide d'un courant d'air chaud pour l'activer. On termine la dessiccation à 100°. On facilite la séparation en utilisant de longs tubes, ceux à essais suffisent généralement. L'opération est activée par centrifugation.

Voici les chiffres obtenus par les auteurs avec différentes substances à 15 degrés de température.

Pour une densité de	Insolubles de	Caractère
1,340	Tourteau d'arachide	précipite.
1,435	— —	surnage.
1,400	Germes de cacao..........	précipite.
1,440	— —	surnage.
1,440	— —	précipite.
1,440	Cacao pur	précipite.
1,500	—	surnage .
1,510	Coques de cacao...........	précipite.
1,530	— —	surnage.
1,510	Fécule de pommes de terre ..	précipite.
1,525	— — —	surnage.
1,600	Matières minérales	précipite.

Interprétation des Résultats

Trois falsifications principales sont à rechercher, ce sont :

1° L'addition au cacao de matières étrangères solubles ou insolubles.
2° Le débeurrage ;
3° L'addition de beurre de cacao ou d'une autre matière grasse.

1° *Addition de matières étrangères solubles ou insolubles* :

On a (voir page 649).

1,30 × Insoluble dans l'eau = cacao dégraissé et sec.
2,95 × — = cacao sec.

Sachant que :

I = Matières insolubles dans l'eau.
S = » solubles. »
I × 1,30 = S + I = Cacao dégraissé (tourteau).

On peut avoir :

1°) I × 1,30 = S + I : cacao à insoluble normal.
2°) I × 1,30 > S + I.

I est donc trop élevé dans le 2ᵉ cas, on peut alors admettre l'addition de substances insolubles.

Faire l'examen microscopique et l'essai de densité de l'insoluble.

Faire les cendres de l'insoluble (limites 3,35 à 3,60 0/0).

Faire le dosage de l'amidon (limites 26-30 0/0) et de la cellulose (limites 10,73 à 12,51 0/0).

Tableau synoptique donnant immédiatement un aperçu des opérations successives à effectuer

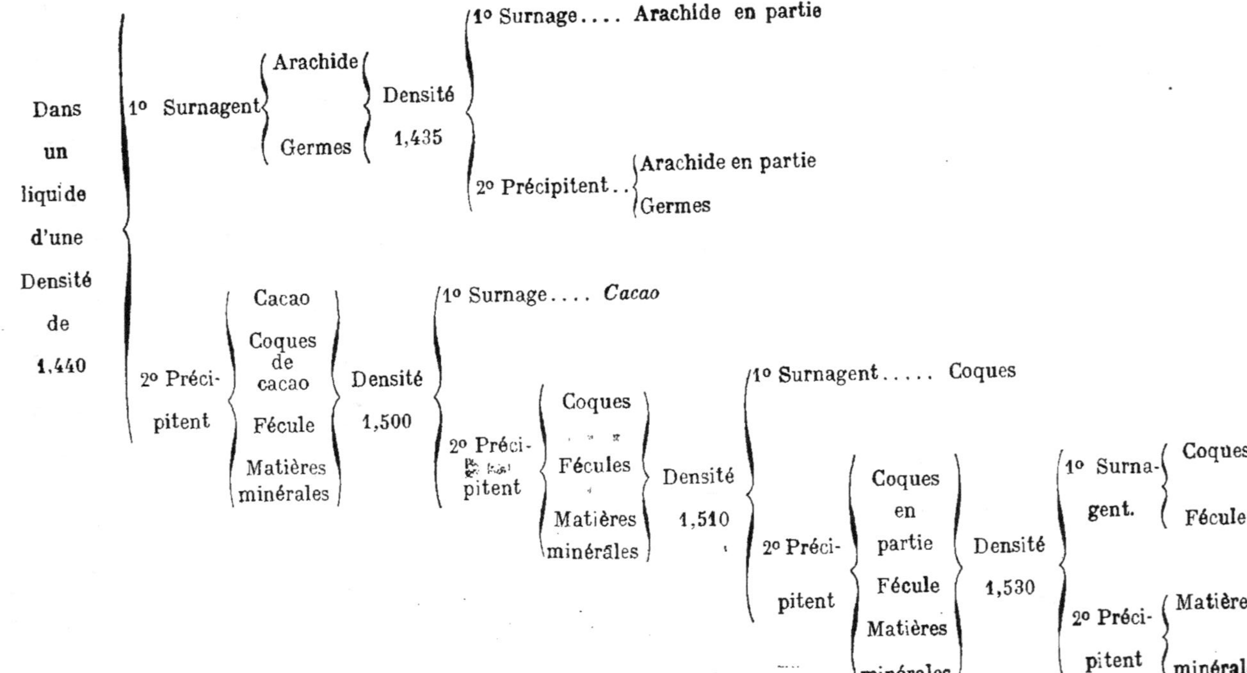

3°) I × 1,30 < S + I.

I est alors trop faible par rapport aux autres matières solubles ; il y a addition de matières solubles.

2° *Débeurrage* ; 3° *Addition de graisses* :

On doit vérifier que le cacao a un insoluble normal (comme ci-dessus).
I étant l'insoluble pour 100 de cacao, H^2O l'humidité, on a :

(I × 2,95) + H^2O = 100.
I × 2,95 = (100 — H^2O) = A.

et on aura les trois cas suivants à envisager :

1°) A est compris entre I × 2,91 et I × 3,03 : cacao normal.
2°) I × 2,95 > A = débeurrage (ou cacao dit soluble).

Présumer en outre l'addition de matières insolubles dans l'eau (voir ci-dessus).

3°) I × 2,95 < A = addition de graisse étrangère.

Présumer en outre l'addition de matières solubles dans l'eau.

Calcul du débeurrage :

$$x = \frac{100\,(2{,}95\ I - A)}{2{,}95\ I}$$

x : proportion pour cent de beurre enlevé ;
I : insoluble dans l'eau.
A = (100 — H^2O).

CHOCOLAT

C'est une préparation qui se compose de semences de cacao torréfiées et décortiquées, broyées à une douce chaleur avec du sucre de canne en poudre et aromatisées avec de la vanille, quelques fois de la cannelle.

L'analyse du chocolat comprend :
1° L'examen des caractères organoleptiques ;
2° L'analyse chimique ;
3° La recherche des falsifications et des altérations.

EXAMEN DES CARACTÈRES ORGANOLEPTIQUES

Le bon chocolat est lisse, brillant, sans yeux ni cavités, sa cassure est nette, sa saveur agréable ; une saveur amère ou marine indique la présence de cacao avarié.

Il se dissout dans l'eau sans laisser de résidu sensible (matières minérales), et s'épaissit très peu par une cuisson prolongée avec l'eau ou le lait (amidon).

ANALYSE CHIMIQUE

Elle comporte les dosages suivants :

Eau. — Doser l'eau sur une prise d'essai de 2 grammes de chocolat finement râpé. On chauffe à l'étuve à + 105° pendant 6 heures ; le chocolat ne doit pas fondre, sinon on lui ajoute du sable fin, bien desséché ; la proportion d'eau est en moyenne de 1,5 0/0.

Cendres. — Incinérer au moufle par petites parties jusqu'à *cendres blanches* 10 grammes de chocolat ;

L'odeur que dégage le produit en brûlant peut indiquer l'addition d'aromates ;

Une couleur plus ou moins foncée des cendres indiquerait la présence de l'oxyde de fer employé comme colorant.

Le poids des cendres est de 2 à 2,5 0/0 en moyenne. Si le poids est supérieur, doser les chlorures (voir page 620) et y rechercher les matières minérales (voir page 657).

Matières grasses. — Prendre 10 grammes de chocolat finement râpé, les épuiser par l'éther et le chloroforme (voir page 563).

Evaporer la solution dans une capsule tarée : on aura ainsi la matière grasse dont le poids doit être de 22 à 25 0/0.

Quatre jours après l'extraction, déterminer les caractères physiques de la matière grasse. (Voir page 642.)

Sucre. — A) *Méthode polarimétrique : Méthode approchée* (Schmitz). — Peser 10 grammes de chocolat, les dissoudre dans un ballon de 100^{cc} avec un peu d'eau, y ajouter 5^{cc} de sous-acétate de plomb liquide, compléter le volume à 100^{cc}, filtrer et examiner au polarimètre au tube de deux décimètres.

Le nombre *de degrés d'arc* lus, multiplié par 0,7518, donne la teneur en saccharose des 10 grammes de chocolat.

Méthodes exactes. — Le sucre trouvé par la méthode précédente peut être appelé *le sucre apparent*, car on néglige le volume de la partie insoluble.

M. Carles indique (*Bulletin de la Société de Pharmacie de Bordeaux*, août 1898) le mode opératoire suivant donnant le *sucre vrai*.

Introduire dans un ballon jaugé de 100^{cc}, 16^{gr}20 de chocolat finement râpé, y ajouter 80^{cc} d'eau et chauffer au bain-marie pendant une demi-heure, laisser refroidir, ajouter ensuite 2 à 3^{cc} de sous-acétate de plomb liquide, agiter, laisser refroidir, compléter le volume de 100^{cc} avec de l'eau distillée ; filtrer, examiner au polarimètre au tube de deux décimètres.

Si on appelle N le nombre de *degrés saccharimétriques* lus, on aura la quantité de *saccharose x vraie* de 100 grammes de chocolat par

$$x = N - \frac{N \times 8,10}{100}$$

M. Leys (*Journal de Pharmacie et de Chimie*, 1902) fait deux pesées de 5 et 10 grammes de chocolat, les dissout chacune dans 100^{cc} d'eau et après défécation examine chaque solution filtrée au polarimètre, soit α et α' les déviations lues en *degrés d'arc*.

La *quantité de sucre vraie x* de 10 grammes de chocolat sera donnée par la formule

$$x = 0,752 \left(\frac{\alpha \alpha'}{\alpha' - \alpha} \right)$$

Cette méthode est la plus exacte, car elle s'applique à toutes sortes de chocolats, celle de M. Carles ne s'appliquant qu'au chocolat théorique contenant 50 0/0 de sucre, 50 0/0 de matières insolubles et ayant une densité voisine de l'unité.

Le chocolat doit renfermer 50 0/0 de saccharose.

B) *Méthode par réduction.* — Prendre 50^{cc} de l'une des solutions précédentes préparées d'après la méthode Leys pour l'examen polarimétrique, y ajouter 5^{cc} HCl, porter au bain-marie à $+ 70^{o}$ pour intervertir le sucre. Doser le sucre par la liqueur de Fehling.

Le poids de sucre réducteur trouvé $\times$ 0,95 = saccharose. Rapporter ce poids à 100 grammes de chocolat ; ce poids doit être égal à celui trouvé par la méthode polarimétrique de Schmitz ; s'il y avait une différence notable, il y aurait lieu de rechercher et de doser le glucose par réduction de la liqueur cupro-potassique avant interversion, et la dextrine (voir falsifications).

Le chocolat contient de 50 à 54 0/0 de sucre de canne.

L'amidon et la *théobromine* se dosent comme il est dit au cacao.

Le chocolat de bonne qualité présente la composition moyenne suivante :

Humidité	1,5 0/0
Cendres	2^{gr} à $2^{gr}50$
Beurre de cacao	22 à 25
Sucre de canne	50 à 54
Amidon de cacao	2^{gr}
Théobromine	$0^{gr}50$

RECHERCHE DES FALSIFICATIONS ET DES ALTÉRATIONS

LES FALSIFICATIONS les plus communes sont :
1° L'addition de farines, de fécule de pomme de terre ou de dextrine ;

2° L'addition de glucose ;

3°   —   de matières grasses (huiles, suif, etc.) ;

4°   —   de matières minérales et de coques de cacao ;

5°   —   de gélatine.

L'addition de matières féculentes se reconnaît par une teneur anormale du chocolat en amidon, et pratiquement au goût pâteux du chocolat, à l'odeur et à la consistance de colle qu'il prend par la cuisson avec l'eau ; un bon chocolat bouilli avec deux parties d'eau et filtré, doit donner un liquide clair, filtrant vite, et la poudre qui reste sur le filtre ne doit pas se prendre en masse.

Le chocolat contenant de la fécule ou de l'amidon filtre lentement et sur le filtre il reste un empois se prenant en masse par refroidissement.

Si on prend une pincée de chocolat pulvérisé et qu'on le traite par 2 ou 3 gouttes d'une solution de KOH caustique, et qu'on agite le tout, il se forme un empois s'il y a de la fécule.

Si on introduit dans un tube à essai 2 grammes de chocolat finement pulvérisé et 20^{cc} d'eau, et si après ébullition de 2 minutes on ajoute 20^{cc} d'eau et après refroidissement $1/2^{cc}$ de solution iodo-iodurée, on obtient avec les chocolats purs des colorations variables, mais non persistantes, tandis qu'avec les chocolats additionnés de fécules, la coloration est bleue et persistante. (Possetto, *Gior. di Farm. di Torino*, 1898.)

L'examen microscopique du résidu provenant du traitement du chocolat par l'éther pour en séparer la matière grasse, décoloré à l'hyposulfite de soude et lavé à l'eau permettra de reconnaître la nature de l'amidon ajouté. (Voir page 644.)

L'addition de glucose sera décelée par le dosage du sucre réducteur (avant interversion), dans la liqueur qui a servi au dosage polarimétrique (voir page 654), enfin par la recherche et le dosage de la dextrine. (Voir page 344.)

L'addition de matières grasses étrangères sera reconnue par la détermination des constantes du beurre de cacao extrait du chocolat (voir page 459), et aussi par le calcul de la matière grasse par rapport au sucre (voir page 657).

Recherche du beurre d'Illipé dit « Beurre vert ». — (Méthode de M. Halphen).

Pour rechercher le beurre vert dans les chocolats, on en extrait la matière grasse, comme à l'ordinaire, et, après l'avoir privée de solvant, on en dissout une portion dans le tétrachlorure de carbone à raison de 2^{cc} par gramme de matière. La solution est bouillie au réfrigérant ascendant avec un peu de noir Girard et, après refroidissement, filtrée.

On prélève dans un tube à essai 1^{cc} de liquide incolore et parfaitement limpide. On y ajoute, goutte à goutte, au moyen d'un tube *finement étiré* (1) et

----

(1) La solution bromée étant contenue dans un tube à essai, on y plonge le tube effilé ; le liquide y monte peu à peu ; on en bouche l'orifice avec le doigt et on l'emploie comme pipette compte-gouttes.

en agitant bien après chaque addition, une solution de brome (faite en ajoutant au tétrachlorure de carbone assez de brome pour doubler son volume) jusqu'à ce que l'essai reste coloré en rouge, et on laisse agir 1 à 2 minutes. On ajoute 3^{cc} d'éther de pétrole de densité 0,700, on bouche hermétiquement le tube et on l'abandonne jusqu'au lendemain. Dans ces conditions, les essais faits avec le beurre pur n'abandonnent aucun précipité, tandis qu'on voit déjà un faible dépôt solide lorsqu'il y a seulement 5 0/0 de beurre vert. L'importance du précipité augmente, d'ailleurs, avec la proportion du beurre vert dans le mélange.

Calcul de la quantité de matière grasse ajoutée au chocolat :

Supposons que le chocolat renferme 64 0/0 de sucre :

Il doit donc contenir :

100 — 64 = 36 0/0 de cacao entier.

Or le cacao entier renferme au maximum 56 0/0 de matière grasse ; le chocolat contiendra donc au maximum :

$$\frac{36 \times 56}{100} = 20^{gr}16 \text{ de matière grasse.}$$

Si on en trouve davantage dans le dosage c'est qu'il y a addition de matière grasse étrangère :

Supposons qu'on ait trouvé à l'analyse 25 0/0 de matière grasse, on a pour le cacao dégraissé :

36 — 25 = 11 0/0.

Or le cacao entier contient 56 0/0 de graisse et 44 0/0 de cacao dégraissé ; donc à 11 parties de cacao dégraissé correspondent

$$\frac{56 \times 11}{44} = 14 \text{ parties de matière grasse au maximum.}$$

Comme on en a trouvé 25 0/0, la proportion ajoutée est :

25 — 14 = 11 0/0.

Les matières minérales seront recherchées sur les cendres (sulfure rouge de mercure, CO^3Ca, minium).

Pour rechercher ces substances, on peut encore délayer le chocolat rapé dans l'eau froide ; recueillir le dépôt rouge briqueté qui s'est formé ; si ce dépôt, projeté sur des charbons ardents, dégage SO^2, c'est l'indice de la présence de cinabre ; repris par l'eau régale, il donne une solution qui précipite en rouge par AzH^3 (fer), en jaune par KOH (mercure), en jaune par le chromate de potasse, l'iodure de potassium (minium).

L'addition de coques de cacaos sera reconnue par l'analyse chimique et l'examen microscopique.

Le cacao renferme en effet 2 à 4 0/0 de cendres, les coques 10 0/0 en moyenne ; le cacao renferme 3 à 4 0/0 de cellulose et les coques 16 0/0.

La gélatine sera recherchée par le procédé suivant (A. Gonfroy) : Prendre 5 grammes de chocolat en poudre, les traiter par 50cc d'eau bouillante, ajouter 5cc d'acétate de plomb à 10 0/0, filtrer, et dans la liqueur ajouter quelques gouttes d'une solution saturée d'acide picrique. *Précipité jaune en présence de la gélatine.*

Le chocolat peut être ALTÉRÉ par la présence du fer, du cuivre. En délayant le chocolat dans l'eau, les parcelles d'oxyde de fer se déposent ; on peut aussi reconnaître la présence de l'oxyde de fer dans les cendres. Les cendres seront brunes, reprises par HCl elles donneront une solution qui, après neutralisation de l'excès d'acide, donnera un précipité rouge avec l'ammoniaque et bleu avec le cyanure jaune de potassium.

Le cuivre sera reconnu dans les cendres, traitée par AzO^3H étendu, la solution deviendra bleue par AzH^3, brune par le cyanure jaune. Mais il ne faut pas oublier que le cacao contient des traces de cuivre. (Duclaux et Galippe.)

MÉTHODE GÉNÉRALE D'ANALYSE DES CHOCOLATS (MM. Bordas et Touplain) (1). — On opérera exactement comme il a été dit au cacao (page 645), mais la matière grasse sera dosée sur 3 grammes de chocolat et l'amidon sur 10 grammes de chocolat finement râpé.

On interprétera les résultats de la même manière, en faisant A = 100 — (H^2O + sucres) :

Exemples :

3 échantillons de chocolat ont donné à l'analyse les résultats suivants :

		N° 1		N° 2		N° 3	
Humidité			0.55		0.70		1.35
Sucre {	Saccharose	58 39 }	58 39	59 68 }	59.68	45.63 }	48.23
	Glucose	0		0		2.60	
Matière grasse			21.62		21.64		24.80
Tourteau de cacao {	Matières insolubles	3 71 }	19 29	3 72 }	18.60	10.17 }	25.17
	Matières sol. autres	15 58		14.88		15 00	
	Totaux		99 85		100.62		99 55

____

(1) *Annales des Falsifications*, novembre 1908.

Interprétation des résultats

1er Echantillon :

I × 1,29 (soit 20,09) > S + I (soit 19,29), (voir cacao 2º page 653).

insoluble anormal.

A = 100 — (0,55 + 58,39) = 41,06.
I × 2,91 (45,34) > A (41,06).

il y a dégraissage.

Essai de densité : dans un liquide de 1,400, l'insoluble surnage encore notablement. Cette portion examinée au microscope indique la présence d'arachides.

Essai de l'insoluble : Cendres, 4,70 0/0.
                         Amidon, 25,20 0/0.

Conclusions : chocolat additionné de tourteau d'arachides.

2e Echantillon :

I × 1,29 (19,20) > S + I (18,60).

insoluble anormal :

A = 100 — (0,70 + 59,68) = 39,62
I × 2,91 (soit 43,30) > A (soit 39,62).

il y a dégraissage.

Essai de densité : dans un liquide de 1,510, dépôt, et son examen microscopique décèle la présence de fécule ; à l'eau iodée, coloration bleue

Essai de l'insoluble : Cendres, 1,50 0/0.

                         Amidon, 49,20 0/0.

Conclusions : chocolat additionné de fécule de pomme de terre.

3e Echantillon :

I × 1,33 (soit 19,95) < S + I (soit 25,17).

insoluble anormal.

A = 100 — (1,35 + 48,23) = 50,42.
I × 3,03 (soit 45,45) < A (soit 50,42) :

il y a addition de matière grasse.

Essai de densité : dans des liquides de densité.

1,600
1,510
1,600

Dépôt : son examen au microscope montre des amandes, coques, amidons divers.

Essai de l'insoluble :　Cendres, 7,50 0/0 (Fe^{2}O^3).
　　　　　　　　　　　Amidon, 33,00 0/0.

Conclusions : chocolat renfermant des matières étrangères et autres insolubles : amidon, fécule, amandes, ocre.

Chocolats au lait

Les chocolats au lait sont des préparations formées de cacao, de lait et de sucre, aromatisés ou non ; ils sont *secs* ou *liquides*, les derniers ne différant des premiers que par la proportion d'eau contenue dans le chocolat et le lait.

L'analyse de tels produits peut être effectuée très rapidement par la méthode de MM. Bordas et Touplain : *(Annales dès Falsifications :* novembre 1908).

A. Chocolat au lait, sec

Matière grasse. — Placer 3 grammes de chocolat au lait râpé dans le tube en verre taré du centrifugeur (1) et épuiser par l'éther anhydre, comme pour un chocolat ordinaire (voir page 658).

Lactose, Saccharose, Caséine et matières solubles dans l'eau. — Le résidu de l'opération précédente est traité 3 fois par 30^{cc} d'une solution de phosphate trisodique cristallisé à 1/1000e — le mélange peut être chauffé à 45° sans inconvénient — et agité avec une baguette de verre.

Laisser le résidu en contact pendant une demi-heure avec la solution de phosphate de soude. Après chaque épuisement, on centrifuge 15 minutes et tous les liquides sont réunis dans une fiole jaugée de 150^{cc}; on complète ce volume avec dè l'eau distillée. C'est dans ce liquide qu'on dose les corps suivants.

a) *Lactose et saccharose :*

Prendre 50^{cc} de liquide initial précédent, les placer dans un ballon jaugé de 100^{cc} et déféquer avec quelques gouttes de sous-acétate de plomb, affleurer au trait de jauge avec de l'eau et filtrer.

Doser le lactose par la réduction de la liqueur de Fehling.

On prend en général 2^{cc} de ce réactif qu'on dilue deux fois de son volume d'eau, on prolonge l'ébullition après chaque addition de liqueur sucrée — le lactose ne réduisant pas instantanément le Fehling.

Calculer la quantité de lactose, sachant que 1,38 de lactose hydraté ou 1 de glucose réduisent la même quantité de Fehling.

---

(1) Voir : Lait (page 490), centrifugeur de Bruno.

Doser le saccharose en plaçant 50^{cc} du liquide déféqué dans un ballon de 50-55^{cc}; ajouter 1/2^{cc} d'acide chlorhydrique pur ; faire l'inversion en plaçant le ballon 10 minutes sur un bain-marie dont l'eau est portée à l'ébullition. Après refroidissement, compléter le volume à 55^{cc} avec de l'eau et opérer le dosage de la matière réductrice totale comme précédemment.

Calculer en glucose le pouvoir réducteur avant : soit G, et après inversion, soit G'.

On a : Saccharose 0/0 = (G' — G) 0,95

b) Caséine.

Prendre 50^{cc} du liquide de la fiole de 150^{cc} ; les placer dans un vase à précipiter ; ajouter 50^{cc} d'eau environ et 1^{cc} d'acide trichloracétique à 50 0/0.

Chauffer à 100° et filtrer sur un filtre taré. Laver le précipité avec 50^{cc} d'eau chaude ; déterminer le poids de la caséine après dessiccation à 100°, en tenant compte de la tare du filtre ;

Calculer la quantité pour 100.

c) Matières solubles dans l'eau.

Faire l'extrait à 100° de 25^{cc} du liquide initial. Retrancher du poids : la somme du lactose, saccharose, caséine et phosphate de soude ajouté ; on obtient ainsi les matières solubles dans l'eau du cacao contenues dans les 25^{cc} du liquide. Calculer la proportion pour 100 de chocolat.

Nota. — Pour connaître le titre exact de la solution de phosphate de soude employée, faire un extrait à 100° sur 50^{cc}.

Cacao. — L'insoluble dans le phosphate de soude est desséché à 100° et on en déduit la proportion pour 100 de chocolat.

La quantité de cacao sec et débeurré est égale à 1,30 × l'insoluble.

Humidité et cendres. — Opérer comme pour un chocolat ordinaire.

B. Chocolat au lait, liquide

Pour effectuer l'analyse d'un chocolat liquide au lait, il suffit d'en dessécher 4 grammes à 100° et suivre la méthode précédente.

Voici à titre d'exemple l'analyse d'un chocolat au lait, en tablette, avec en parallèle la composition qui a été fournie par l'industriel :

Composition industrielle : Le chocolat au lait a été fabriqué avec :

6 k. 300 de cacao torréfié et nettoyé.

9 k. 180 sucre en pains.

0 k. 400 sucre vanillé.

7 k. 720 lait desséché (sans sucre). Beurre de cacao et parfum.

23 k. 600

Soit : pour 100 de matières employées :

· 26,69 0/0 de cacao pur renfermant 4 0/0 d'eau, d'où en réalité *25,53 0/0* de cacao pur et sec.

40,59 0/0 sucre total.

32,72 0/0 lait, beurre ajouté, parfum.

L'analyse de ce chocolat au lait a donné les résultats suivants :

Humidité	1,70
Beurre	35,00
Sucre	42,26
Lactose hydraté	4,86
Caséine	3,70
Tourteau :	
Soluble	3,68
Insoluble	8,70
	99,90

La quantité de cacao renfermée dans ce chocolat au lait est de :

8,70 × 1,30 = 11,31 Cacao dégraissé et sec.

8,70 × 2,95 = 25,66 Cacao sec avec son beurre.

Ce résultat confirme donc le chiffre de 25,53 0/0 de cacao pur et sec ajouté industriellement pour faire le chocolat au lait.

CHAMPIGNONS

La surveillance des champignons est déterminée par l'ordonnance de police du 12 juin 1820 qui règle encore la matière ;

D'autre part, le Conseil d'hygiène publique et de salubrité du département de la Seine a adopté le 8 juin 1888 les conclusions d'un rapport de M. le Professeur G. Planchon, concernant la vente en gros des champignons sur le marché de Paris ; nous en extrayons l'article suivant :

. . . .

ART. 3. — Il est défendu d'exposer et de vendre aucuns champignons suspects et des champignons de bonne qualité qui auraient été gardés d'un jour à l'autre, sous les peines portées par la loi (ces peines sont prévues par l'ordonnance de police du 13 mai 1872).

. . . .

Sous le nom de champignons suspects, il serait bon de classer non seulement les champignons vénéneux, mais encore ceux qui, bien que comestibles, peuvent facilement être confondus avec des espèces dangereuses.

On pourrait proposer d'ajouter à cet article 3 la mention suivante : est autorisée la vente des seules espèces ci-dessous :

Champignon de couche (*Psalliota campestris* Quèl.).

Oronge vraie (*Amanita cæsarea* Quèl.)

Agaric couleuvré, Grisette, Parasol (*Lepiota procera* Quèl.).

Mousserons de printemps (*Tricholoma albellum* Quèl. — *Georgii* Quèl., etc.)

Mousserons d'automne, Faux mousserons (*Marasmius oreades* Fries).

Chanterelle ou Gyrole (*Cantharellus cibarius* Fries).

Cèpes (*Boletus edulis. B. æreus* ; Bull.).

Morilles (*Morchella esculenta* Pers et autres espèces).

Helvelles (*Helvella*) toutes les espèces.

Pezizes (*Peziza Acetabulum* L.) et autres grandes espèces.

Hydnes (*Hydnum imbricatum* Fries, *H. repandum* L., etc.).

Clavaires, Menottes, Barbe de chèvre (*Claviriæ* Species).

Trompette de la mort (*Craterellus Cornucopioides* Fries.).

Panse de vache, Couveuse (*Polyporus umbellatus* Fries. P. *frondosus* Pers.).

Vesse de loup citrouille (*Bovista gigantea*).

Dans ce chapitre les champignons comestibles ne seront pas étudiés, cela

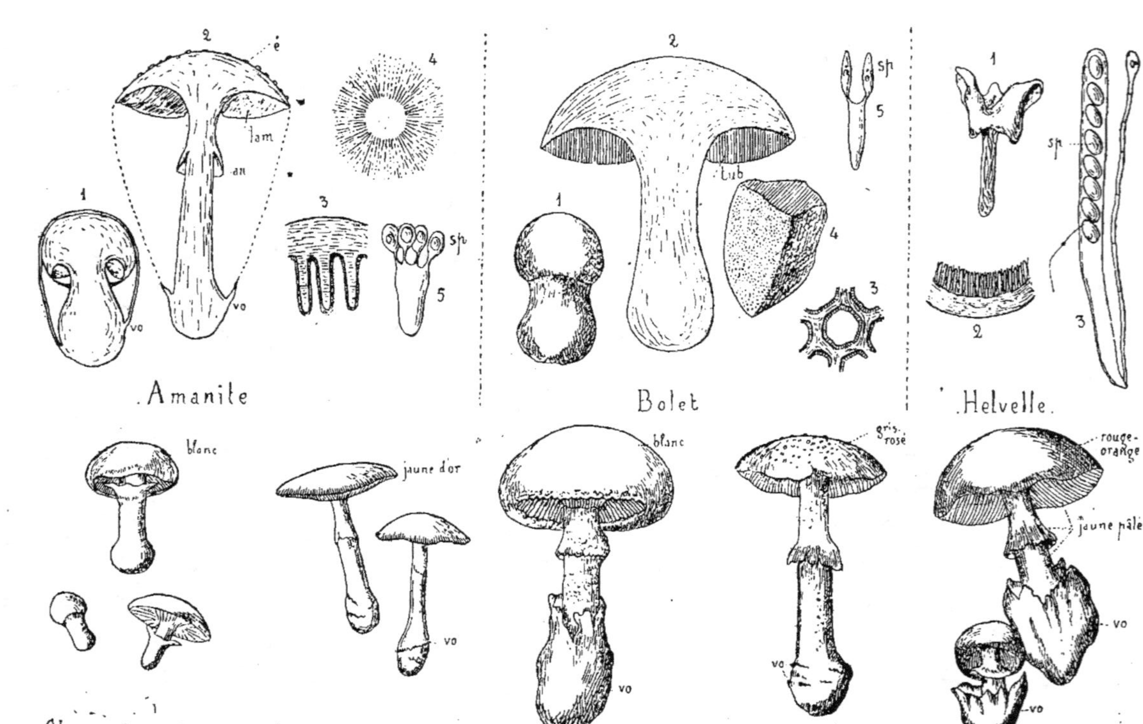
Amanite
Bolet
Helvelle.
lam
an
vo
vo
sp
sp
tub
sp
sp
blanc
jaune d'or
blanc
gris rose
rouge-orange
jaune pâle
vo
vo
vo
vo
vo
Champ. de couche - Amanite jonquille. .Amanite ovoïde. Amanité rougissante Amanite des Césars

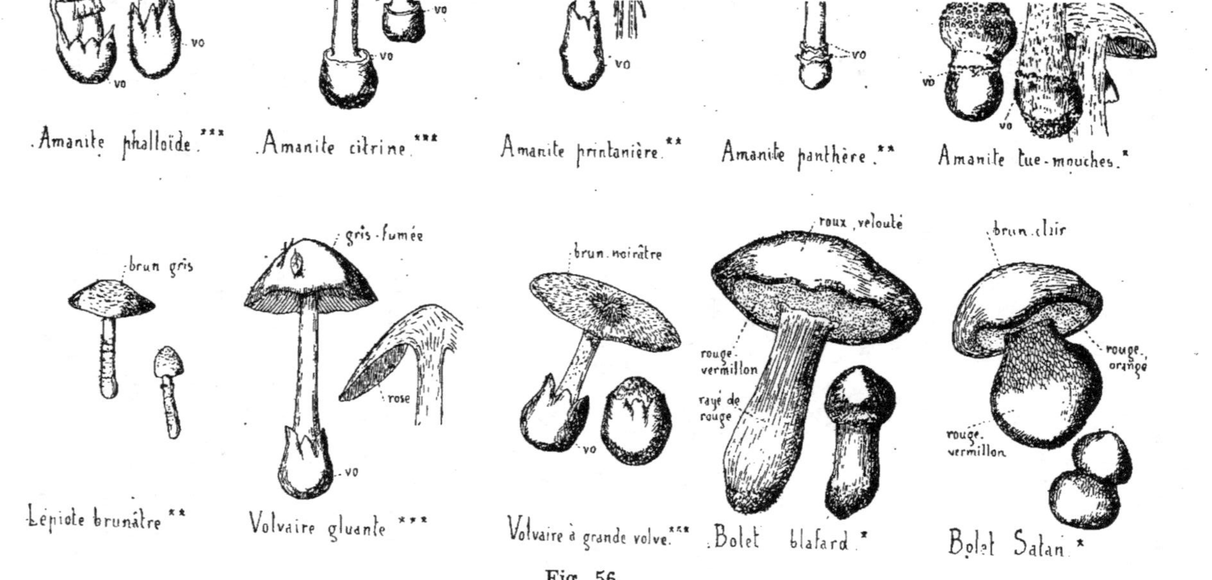

Fig. 56.

Principaux champignons vénéneux et espèces comestibles qui leur ressemblent
(réduits à environ un quart de leur grandeur naturelle).
Tous les champignons des deux dernières rangées horizontales *sont vénéreux.*

dépasserait le cadre de l'ouvrage et il semble plus logique de donner les caractères des espèces vénéneuses, espèces dont le nombre est très restreint et que l'on peut reconnaître avec un peu d'attention.

Le nombre des champignons vénéneux qui causent des accidents mortels n'est pas très grand ; à de rares exceptions près, il est limité aux espèces qui présentent autour de leur pied une enveloppe engaînante appelée volve (volvaires-amanites). La plupart des autres espèces qualifiées parfois vénéneuses, produisent bien des accidents plus ou moins graves, mais ils ne sont presque jamais suivis de mort.

Tout d'abord il est bon de faire remarquer que les prétendues règles qu'on formule d'ordinaire pour distinguer les bons champignons des mauvais sont toutes fausses et *qu'en dehors des caractères botaniques il n'existe aucun signe particulier, aucun moyen permettant d'affirmer qu'un champignon donné est comestible ou vénéneux.*

On dit par exemple que les champignons dont la chair change de couleur lorsqu'elle est mise à nu sont vénéneux : or le *Lactaire délicieux* est inoffensif et pourtant sa chair change de couleur à l'air ; par contre la chair d'une espèce redoutable, l'*Amanite citrine*, reste blanche au contact de l'air.

Les champignons dont le pied est entouré d'un anneau passent pour être tous inoffensifs, cela est vrai pour les *Psaliottes* par exemple qui sont des espèces comestibles, mais faux pour une espèce redoutable, l'*Amanite Phalloïde.*

On pourrait démontrer que toutes les autres méthodes empiriques (noircissement de la pièce d'argent, odeur plus ou moins agréable), si elles se trouvent exactes pour quelques cas particuliers, ne le sont pas pour tous et par suite doivent être jugées sans valeur.

Nous reproduisons ici un article extrait de la *Revue Scientifique* (n° 11, tome X) dû à M. le professeur Guéguen qui résume de la façon la plus claire et la plus complète les caractères des *champignons vénéneux* (1) :

« Quelques explications préliminaires sur ce que l'on doit entendre par « champignons vénéneux » ne seront pas inutiles. Il y a en effet dans la nocivité de ces végétaux des degrés très divers. Quelques espèces, *quatre ou cinq seulement*, sont capables de provoquer des empoisonnements suivis de mort, aussi les qualifierons-nous de CHAMPIGNONS MORTELS.

Il en est d'autres dont l'ingestion, bien que suivie de symptômes alarmants, n'amène pas le décès : la victime de cette intoxication se rétablit en quelques jours. Ces espèces sont donc moins redoutables que celles de la première catégorie : nous les nommerons CHAMPIGNONS DANGEREUX.

Enfin, de nombreux champignons, que les Flores et les Traités qualifient également de « vénéneux », semblent n'avoir jamais produit, chez ceux qui

---

(1) Nous reproduisons cet article ainsi que la planche ci-contre avec l'autorisation de M. le Professeur Gueguen et de M. le Rédacteur en chef de la *Revue scientifique*, nous leur adressons ici l'expression de nos vifs remerciements.

les ont consommés, d'autres accidents que des troubles passagers, d'une intensité variable suivant les espèces incriminées et suivant les personnes qui en avaient fait usage. Parmi ces champignons à vrai dire peu redoutables, on observe toute une gamme de propriétés nuisibles : les plus actifs provoquent de l'anxiété, quelques vomissements, de fortes coliques et de la diarrhée (*Entoloma lividum, Pleurotus olearius,* certaines Russules), les autres sont simplement indigestes. On peut les qualifier de CHAMPIGNONS SUSPECTS.

Les espèces qui ne provoquent que ces légers troubles ne méritent vraiment pas l'épithète de vénéneux. Quelques champignons excellents, et dont il est fait une abondante consommation, provoquent aussi, chez certaines personnes, dont le tube digestif est particulièrement sensible, des troubles assez marqués qui pourraient faire croire à un empoisonnemnet : tels sont le Champignon de couche, le Cèpe comestible, quelques Tricholomes, que certains estomacs ne peuvent supporter. Devra-t-on pour cela les regarder comme vénéneux ou suspects ? Non évidemment, et pourtant beaucoup d'espèces ont été cataloguées comme telles, pour avoir seulement été consommées par des amateurs à tube digestif sensible. Décrire tous les champignons donnés comme suspects serait sortir du cadre de cette étude : nous nous bornerons à parler de ceux qui sont réellement à redouter par les poisons dangereux qu'ils renferment.

Toutes les espèces que nous allons étudier sont de grande taille (8 à 10 centimètres de hauteur en moyenne). Elles possèdent un chapeau plus ou moins charnu, porté sur un pied cylindrique un peu renflé à la base ; le chapeau est revêtu en certains points de sa surface d'une membrane ténue nommée *hyménium,* qui supporte les organes reproducteurs. Lorsque ces organes sont des massues microscopiques couronnées chacune de deux à quatre spores facilement détachables, on a affaire à un HYMÉNOMYCÈTE (Amanite, 5) ; lorsqu'au contraire les massues qui recouvrent l'hyménium contiennent à leur intérieur les spores, il s'agit d'un DISCOMYCÈTE (Helvelle, 3). Les Hyménomycètes étant de beaucoup les plus importants au point de vue qui nous occupe, c'est à eux que nous consacrerons la presque totalité de cette étude.

HYMÉNOMYCÈTES

« Tous les Hyménomycètes susceptibles de causer des accidents d'intoxication appartiennent aux Agarics et aux Bolets. Dans les AGARICS (Amanite), le chapeau en coupole, ou en entonnoir très évasé, porte à la face inférieure des lames rayonnantes ou feuillets tapissés par l'hyménium ; dans les BOLETS, les lames sont remplacées par des tubes étroits, verticalement accolés comme des alvéoles de nid d'abeilles, et dont l'hyménium recouvre entièrement les parois internes.

Agarics

Les Agarics, parmi lesquels se rangent toutes les espèces redoutables (nous verrons que quelques-unes renferment des poisons mortels), se divisent en plusieurs groupes que l'on distingue par la couleur de la poussière formée par les spores, lorsque l'on recueille ces corpuscules sur une surface lisse (1). Cette poussière peut être *blanche, rose, rouille, brun-pourpre* ou *noire. Tous les champignons mortels se trouvent* (à côté de comestibles excellents) *parmi les espèces à spores blanches ou à spores roses* (2).

a. — AGARICS A SPORES BLANCHES.

AMANITES. — Dans ce groupe rentrent les *Amanites*, les plus importants des champignons au point de vue toxicologique. Les Amanites sont caractérisés par la *présence simultanée d'un anneau et d'une volve. L'anneau (an)* est une membrane fixée à la partie supérieure du pied, au-dessous du chapeau ; la *volve (vo)* est une sorte de poche ou de bourrelet plus ou moins écailleux, qui forme autour de la base renflée du pied une cupule ou un rebord saillant. Cette volve est un reste du sac membraneux qui enveloppait tout le champignon dans sa jeunesse, et qui, par suite de la croissance de celui-ci, s'est déchirée à la partie supérieure et détruite pour la plus grande part ; dans certaines espèces il n'en existe plus que des vestiges à la base du pied, tandis que dans d'autres Amanites des débris de cette membrane soulevés par le chapeau demeurent accolés à la surface de ce dernier sous forme de verrues ou de plaques blanchâtres et peu adhérentes (*é*).

Les caractères tirés de l'aspect de la volve sont *d'une importance capitale* pour la détermination des espèces. Aussi est-il indispensable, lorsqu'on récolte un champignon, de le recueillir tout entier pour examiner la base du pied et pour éviter de confondre avec des espèces inoffensives celles dont nous allons donner la description.

I. — L'*Amanite phalloïde* ou *Amanite bulbeuse, Amanite virescente (Amanita phalloides* Fries), appelée vulgairement *Oronge ciguë*, cause à elle seule la presque totalité des empoisonnements mortels que l'on déplore chaque année. Cette espèce, très commune à l'automne dans les forêts, surtout dans les terrains calcaires, est si redoutable que l'ingestion d'un seul exemplaire suffit à amener la mort. Il est surprenant qu'elle produise autant d'accidents, car elle présente des caractères bien spéciaux : *De 8 à 10 centimètres de hauteur, de forme élancée, elle a un chapeau régulièrement bombé,* VERT-

---

(1) Il suffit pour cela d'enlever le pied du champignon et d'en déposer le chapeau, les lames en dessous, sur une feuille de papier ou sur une assiette. Au bout de quelques heures les milliers de spores tombées dessineront sur la surface sous-jacente une sorte de soleil dont chaque rayon, blanc ou teinté suivant les cas, représentera la projection de l'une des lames (Amanite, 4).

(2) Voir page 664 les figures de la planche représentant toutes les espèces décrites.

JAUNATRE OU VERT-OLIVATRE, RAREMENT BLANC VERDATRE, *ordinairement un peu visqueux*, FINEMENT RAYÉ AU BORD PAR DES FIBRILLES BRUNATRES APPLIQUÉES. *Le pied ferme, d'un blanc* FAIBLEMENT VERDATRE, *porte un anneau assez consistant, et est inséré, par sa base bulbeuse, dans une volve blanche,* LARGE, IRRÉGULIÈREMENT DÉCHIRÉE AUX BORDS. *L'odeur d'abord nulle devient un peu vireuse avec l'âge ; la saveur est d'abord nulle, puis* ACRE.

Il paraît que cette espèce a été cueillie quelquefois pour le *champignon de couche (Psalliota campestris* L.). Une pareille méprise est inconcevable, comme on en jugera par le tableau suivant, qui résume les différences entre les deux espèces :

Amanite phalloïde (poison mortel)

Chapeau *blanc verdâtre ou vert pâle*, visqueux.
Lames *blanches* à reflets verdâtres.
Pied à reflets verdâtres, *élancé.*
Volve sacciforme, persistante.
Saveur *âcre.*

Champignon de couche (comestible).

Chapeau argentin ou grisâtre, sec au toucher.
Lames *roses, puis pourpre violacé.*
Pied blanc, *trapu.*
Pas trace de volve.
Saveur anisée, agréable.

II. — L'*Amanite mappemonde* ou *citrine* (appelée autrefois *Amanite bulbeuse* comme la précédente) (*Amanita mappa* Fries), est aussi vénéneuse que l'Amanite phalloïde, et se trouve dans les mêmes endroits où elle est encore plus abondante. Ses méfaits paraissent cependant plus rares, ce qui tient sans doute à l'odeur désagréable qu'elle exhale quand on la froisse. Elle doit son nom de mappemonde (latin *mappa*) à la présence habituelle sur le chapeau, de débris irréguliers de volve qui en font ressembler la surface à celle d'une carte géographique.

Le champignon est élancé, haut de 8 à 12 centimètres, avec un chapeau ordinairement convexe, parfois presque plat, de couleur JAUNE CITRON *(variété citrine),* JAUNE DE SOUFRE *(aspect le plus fréquent), ou même* PRESQUE BLANC A REFLETS CITRINS, HUMIDE MAIS NON VISQUEUX, *à bords non striés, et portant souvent, çà et là, quelques plaques blanches qui sont des débris de volve. Le pied consistant, d'un blanc faiblement jaunâtre ainsi que la tranche des lames, porte un anneau large, mince, finement strié, blanc en dessus, jaunâtre en dessous. A la base,* LE PIED SE RENFLE BRUSQUEMENT EN UN BULBE MUNI D'UN REBORD *(reste de volve)* BIEN MARQUÉ. L'ODEUR EST VIREUSE, *rappelant celle de la pulpe crue de pomme de terre, et devient très forte avec l'âge. Saveur* AMÈRE.

Cette espèce si vénéneuse peut se confondre avec une autre, qui lui ressemble véritablement beaucoup, et que l'on appelle *Amanite jonquille* (*Amanita junquillea* Quélet). Cette dernière est tenue généralement pour comestible, mais serait capable, d'après M. Boué (*Bull. Soc. Myc. de France,* 1906), de causer des troubles digestifs. Bien qu'elle soit relativement peu répandue, nous donnerons ci-après les caractères qui la distinguent de l'Amanite citrine :

Amanite citrine (poison mortel).

Chapeau *citrin, sulfurin,* ou *blanc à reflets citrins,* humide, à bords lisses, *parsemé de plaques blanches.*
Anneau solide, *persistant.*
Pied à *bulbe cylindrique, avec rebord net*
Odeur vireuse, désagréable.
Saveur amère.

Amanite jonquille (comestible??).

Chapeau *jaune d'or ou orangé pâle,* VISQUEUX, *à bords striés radialement,* parsemé de quelques *verrues* blanchâtres.
Anneau *fragile,* souvent adhérent au bord du chapeau.
Pied à bulbe ovoïde, petit, avec quelques écailles.
Odeur de champignon peu marquée.
Saveur douce.

III. — *Amanite printanière,* ou *Amanite vireuse* (*Amanita verna* Lamarck). Appelée vulgairement *Oronge ciguë, Oronge vireuse, Oronge ciguë blanche,* cette espèce cause également des empoisonnements suivis de mort. Elle est heureusement assez rare : on la trouve du printemps à l'été dans les bois humides. En voici la description :

Espèce de 7 à 10 centimètres de haut, élancée, à chapeau BLANC, PUIS JAUNATRE AU MILIEU, *peu charnu, convexe,* LÉGÈREMENT VISQUEUX, *lisse ou parsemé de quelques débris de volve. Pied rigide, creux, muni d'un anneau fugace strié en dessus, farineux et blanc en dessous.* VOLVE ENGAINANTE *comme celle de l'Amanite phalloïde. Odeur vireuse,* SAVEUR ACRE.

Cette Amanite est quelquefois confondue avec une espèce comestible de taille beaucoup plus grande, l'*Amanite ovoïde* (*Amanita ovoidea* Fries), appelée communément *Boulé, Oronge blanche,* et qui croît de l'été à l'automne dans les bois, surtout dans les chênaies. L'*Amanite ovoïde* est peu commune ; voici comment on la distinguera de l'Amanite printanière :

Amanite printanière (poison mortel).

Chapeau *blanc à centre jaunâtre, un peu visqueux, de petit diamètre* (6 à 8 centimètres), à bords unis.
Feuillets à bord *uni.*
Pied *élancé,* creux à la fin.

Amanite ovoïde (comestible).

Chapeau *entièrement blanc*, humide ou sec, large (10 à 20 centimètres), à
  bords floconneux.
Feuillets *denticulés*.
Pied *trapu*, plein.

Les Amanites dont la description va suivre sont aussi des espèces vénéneuses, mais elles le sont à un moindre degré ; leur ingestion produit des
accidents graves, mais n'entraînant pas la mort. La littérature médicale
ne renferme du moins aucun cas d'empoisonnement mortel attribuable à
ces espèces, que nous qualifierons d' « espèces *dangereuses* ».

IV. — *Amanite panthère* (*Amanita pantherina* de Candolle). Nom vulgaire *Fausse Golmotte*. Cette espèce nuisible est très commune, de l'été à
l'automne, dans les bois et sur les coteaux.

La hauteur du champignon est de 10 à 12 centimètres ; LE CHAPEAU GRIS-
BRUN OU BRUN JAUNATRE, *sec, à bords striés radialement, est couvert de
petites verrues* BLANCHATRES (*débris de volve*). *Les lames sont blanches. Le
pied blanc, muni d'un double anneau mince, blanc et strié,* A SA BASE RENFLÉE
EN BULBE MUNI D'UN DOUBLE REBORD ASSEZ NET. *L'odeur, d'abord faible
ou nulle, devient manifestement vireuse avec l'âge.*

Cette espèce cause assez souvent des intoxications, par suite de sa confusion avec un autre champignon, l'*Amanite rougissante* (*Amanita rubescens*
Persoon) ou *Golmotte vraie*, comestible très apprécié ; on l'a confondue aussi
parfois avec diverses Lépiotes, et en particulier avec la *Grande Lépiote* ou
Coulemelle (*Lepiota procera* Scopoli), bien que celle-ci soit de taille deux
ou trois fois plus grande. Le tableau ci-dessous permettra de distinguer
les trois espèces :

Amanite panthère (dangereuse).

Hauteur 10 à 12 centimètres.
Chapeau à verrues *blanches*.
Chair et lames restant blanches après froissement.
Pied élancé, volve formant au bulbe *un double rebord assez net*.

Amanite rougissante (comestible).

Hauteur 15 à 20 centimètres.
Chapeau à verrues *grises*.
Chair et lames *rougissant* par le froissement et lorsqu'on les déchire.
Pied plus trapu, traces de volve *réduites à quelques écailles*..

Lépiote élevée (comestible).

Hauteur 20 à 30 centimètres.
Chapeau *avec mamelon central*, couvert de *mèches*.
Chair restant blanche.
Pied très maigre, *pas trace de volve*.

V. — *Amanite tue-mouches* (*Amanita muscaria* L.) vulgairement *Fausse-Oronge*. Cette espèce est un peu moins toxique que l'*Amanite panthère*, mais elle a causé à diverses reprises des accidents assez graves. Elle est très commune, du mois d'août aux premières gelées, dans les bois et les taillis, surtout dans les régions calcaires. Son nom de *tue-mouches* lui vient de ce qu'elle sert, lorsqu'on la met dans une assiette avec un peu d'eau sucrée, à détruire en les empoisonnant les mouches qui viennent s'y poser.

Ce champignon est ordinairement d'assez grande taille (15 à 20 centimètres de hauteur), avec un CHAPEAU ROUGE VIF (*rarement jaune d'or, fauve ou brun*), *d'abord globuleux et* CRIBLÉ DE PETITES VERRUES BLANCHES *qui sont des débris de volve, puis bombé, parfois même aplati,* ET DEMEURANT PARSEMÉ DE VERRUES. LES FEUILLETS SONT BLANCS AINSI QUE LE PIED, *qui porte en haut un* ANNEAU BLANC, *large, floconneux au bord et légèrement strié ; à la base du pied est un bulbe assez gros sur lequel on voit* UNE VOLVE EN REBORD ÉCAILLEUX.

On a souvent confondu ce champignon dangereux avec l'*Amanite des Césars* (*Amanita cæsarea* Scopoli), ou *Oronge vraie*, comestible excellent rarement rencontré aux environs de Paris, mais assez commun dans les bois de chênes et de sapins du Centre, du Midi et surtout de l'Est de la France. Voici les caractères distinctifs des deux espèces :

Amanite tue-mouches ou *Fausse-Oronge* (dangereuse).

Chapeau rouge-orange, *parsemé de verrues blanches.*
Lames et pied *entièrement blancs.*
Anneau *blanc*, floconneux au bord.
Pied bulbeux avec volve en écailles.

Amanite des Césars ou *Oronge vraie* (comestible).

Chapeau orangé ordinairement *nu.*
Lames et pied *jaune-paille* ou *jaunâtres.*
Anneau *bordé de jaune*, à bord lisse.
Pied peu renflé avec *large volve en sac.*

Les Amanites que nous venons de décrire sont les plus importantes à connaître en raison de leurs propriétés vénéneuses et de la fréquence des accidents qu'elles produisent.

Lépiotes. — Les LÉPIOTES se distinguent des AMANITES *par l'absence de volve.*

Nous signalerons en passant, comme ayant une toxicité à peu près comparable à celle de l'*Amanite panthère*, une petite Lépiote d'origine méridionale, mais qui se trouve parfois dans l'Ouest de la France, où elle a causé des accidents en 1891 et 1899. C'est la *Lépiote brunâtre* (*Lepiota helveola* Bresadola).

Cette petite espèce (hauteur 6 à 8 centimètres) possède un chapeau ÉCAILLEUX, BRUNATRE OU GRIS-ROSÉ, *sec, et un pied cylindrique* LUISANT, *blanc ou rosé,* PUIS BRUNATRE, *muni d'un anneau fugace ; la chair, primitivement blanche,* DEVIENT ROSÉE A L'AIR.

b. — Agarics à spores roses.

Volvaires. — A ce groupe appartient le genre VOLVAIRE (*Volvaria*), qui renferme des espèces aussi redoutables que l'*Amanite phalloïde.* Ce genre est caractérisé par la présence d'une *volve* à la base du pied ; les Volvaires sont donc des Amanites à spores roses. Les quatre espèces que nous allons décrire sont également vénéneuses.

I. — La *Volvaire gluante* (*Volvaria gloiocephala* de Candolle), est assez répandue en été dans les champs et les jardins.

La taille est assez élevée (10 à 15 centimètres) ; le chapeau est d'abord EN CLOCHE, PUIS ÉTALÉ, GRIS DE SOURIS, VISQUEUX, STRIÉ AU BORD. *Les lames sont d'abord blanches, puis d'un* ROSE ROUSSATRE. *Le pied est plein, blanchâtre, un peu atténué vers le haut ; il sort d'une* VOLVE BLANC-CRÈME, *membraneuse, dont le bord est découpé en* LOBES COURTS ET INÉGAUX.

II. — *Dans la Volvaire spécieuse* (*Volvaria speciosa* Fries), *le chapeau est* BLANC, *cendré au sommet,* A BORD NON STRIÉ. *Le pied est* FORTEMENT RENFLÉ *à la base et sort d'une* VOLVE POILUE, *découpée en lobes.*

III. — La *Volvaire à grande volve* (*Volvaria volvacea* Bulliard), qui croît dans les mêmes endroits que les deux précédentes, s'en distingue surtout par la couleur. *Le chapeau de celle-ci est* GRIS-BRUN A CENTRE NOIRATRE, *non visqueux, mais au contraire rendu* SOYEUX AU TOUCHER PAR DES FIBRILLES NOIRES APPLIQUÉES. *La volve est large et* GRISATRE.

Ces Volvaires, poisons mortels, sont quelquefois confondus avec le *Champignon de couche* (*Psalliota campestris*), ou avec une Amanite comestible excellente, l'*Amanite engaînée* (*Amanita vaginita* Bulliard), qui se trouve dans les bois de juin à octobre, particulièrement sur les coteaux humides. Il est aisé de ne pas confondre ces champignons les uns avec les autres ainsi qu'on va le voir :

Volvaires (mortelles).

Chapeau *visqueux ou soyeux*, blanchâtre, brunâtre ou brun.
Spores ROSES.
Pied élevé, *bulbeux à la base*, blanc.
Pas d'anneau.
VOLVE AMPLE, *éloignée du pied.*

Champignon de couche (comestible).

Chapeau blanc, argentin ou grisâtre, *sec au toucher.*
Spores finalement BRUN-POURPRE OU VIOLACÉES.

Pied court et trapu.
Anneau très ample.
Pas de volve.

Amanite engaînée (comestible)

Chapeau *chamois, jaunâtre ou plombé*, humide, *à bord strié.*
Spores BLANCHES.
Pied *très élancé, raide*, fragile, creux.
Anneau fugace ou *nul.*
Volve EMBOITANT LA BASE DU PIED COMME UN ÉTUI.

N.-B. — Bien qu'il existe une Volvaire comestible (*Volvaria bombycina* Schaeffer) qui croît sur les vieux arbres, nous engageons fortement à ne consommer aucun champignon de ce genre, pour éviter plus sûrement de fatales méprises.

Bolets

Caractérisés par la présence de tubes hyménifères formant à la face inférieure du chapeau une couche spongieuse, molle, facile à enlever, les Bolets renferment quelques espèces qualifiées de vénéneuses. Aucune d'elles cependant n'a produit d'empoisonnement mortel, mais seulement des troubles gastro-intestinaux intenses.

Nous décrirons seulement deux Bolets dont il faut particulièrement se méfier, parce qu'ils renferment l'un et l'autre une petite quantité de *muscarine*, principe toxique des *Amanites fausse-oronge et panthère.*

I. — Le *Bolet blafard* (*Boletus luridus*, Schaeffer) est très commun en été et en automne sous les arbres et dans les pâturages. *Il possède un chapeau de 12 à 15 centimètres de diamètre, épais et convexe, brun ou olivâtre*, VELOUTÉ LORSQU'IL EST JEUNE, *un peu rude plus tard. Le dessous du chapeau est criblé de nombreux petits pores* ROUGE-VERMILLON OU ROUGE-ORANGE ; *le pied plein, trapu, est* RAYÉ OU POINTILLÉ DE ROUGEATRE *vers le sommet,* UN PEU RENFLÉ *à la base. La chair est* JAUNE ET BLEUIT *dès que l'on brise le champignon.*

II. — Le *Bolet Satan* (*Boletus Satanas* Lenz) se trouve dans les mêmes endroits que le précédent, mais paraît beaucoup moins commun. *Il s'en distingue par son chapeau* GRISATRE OU BRUN-CLAIR, *par son* PIED ÉNORME, *renflé en forme de poire, par sa chair* BLANCHE, *celle du chapeau bleuissant ou verdissant à l'air, tandis que celle du pied rougit.*

Nous citerons, parmi les Bolets suspects, deux espèces que la saveur désagréable qu'ils possèdent à l'état frais empêchera de consommer. Ce sont le *Bolet amer* (*Boletus felleus* Bulliard), qui a un chapeau chamois, des *pores roses* et une *chair d'une amertume excessive ;* le *Bolet poivré* (*Boletus piperatus* Bulliard), dont le chapeau est jaune ou rouge, le pied et les pores rouges, la saveur *âcre* et *brûlante.*

En ce qui concerne les Bolets dont tant d'espèces sont comestibles, on peut formuler cette règle générale : TENIR POUR SUSPECTES LES ESPÈCES A PORES ROUGES OU ROSES ET DONT LA SAVEUR EST ACRE OU AMÈRE.

DISCOMYCÈTES

Parmi les Discomycètes, caractérisés par la présence d'un hyménium couvert d'asques, on consomme divers champignons en forme de coupe (*Pezizes*), de lame contournée portée sur un pied (*Helvelles*), ou d'éponge pédiculée (*Morilles*).

On peut considérer comme alimentaires toutes les espèces que leur grande taille, leur abondance et la succulence de leur chair permettent de préparer pour la cuisine.

Diverses Helvelles ont cependant causé en Allemagne des empoisonnements suivis de mort, *mais seulement parce qu'on les consommait à l'état cru*. De pareils accidents ne sont pas à craindre en France, où personne ne songerait à manger ces champignons sans les avoir fait cuire. La température de la cuisson suffit à en éliminer la substance toxique très volatile et très altérable (*acide helvellique*) qu'elles contiennent.

En terminant cette courte étude, nous pouvons formuler des conclusions d'ordre général qui, nous l'espérons, contribueront à détruire certains préjugés concernant les champignons vénéneux :

I. — Le seul moyen de savoir si un champignon est dangereux ou non est de le déterminer à l'aide de ses caractères botaniques.

II. — Il n'existe pas plus de cinq ou six espèces, *au total*, capables de provoquer des accidents mortels. Ces espèces appartiennent aux *Amanites* (spores blanches) et aux *Volvaires* (spores roses) : *toutes sont pourvues d'une volve* plus ou moins entière.

III. — Parmi ces différents champignons, il en est un, l'*Amanite phalloïde*, qui produit à lui seul presque tous les empoisonnements suivis de mort. L'*Amanita mappa* et l'*Amanita verna* causent moins de décès, la première à cause de sa forte odeur vireuse qui inspire la défiance, la seconde en raison de sa rareté relative. L'ingestion *d'un seul specimen* appartenant à l'une quelconque de ces trois espèces est capable de provoquer la mort.

Les *Volvaires* (*Volvaria gloiocephala, speciosa, volvacea*), sont tout aussi redoutables, mais heureusement plus rares.

IV. — Bien moins à craindre sont l'*Amanite panthère* et l'*Amanite tue-mouches*, ainsi que la *Lépiote brunâtre*. Quoiqu'elles produisent, surtout la première, des accidents graves, on ne connaît pas de cas d'accident mortel causé par l'une de ces trois espèces. Le *Bolet blafard* et le *Bolet Satan*, qui renferment une petite proportion du même principe actif, peuvent amener des

Caractères des Agarics vénéneux et des espèces comestibles qui leur ressemblent (1)
(d'après Gueguen)

(Les espèces vénéneuses sont en CAPITALES ; la quantité d'astérisques indique leur degré de toxicité).

Lames et spores *blanches* à l'état [adulte :
{ Un anneau
{
  { Chapeau verdâtre olivâtre jaune ou jaunâtre
    { erdâtre, un peu *visqueux*, nu. Volve grande, blanche, *en large étui*. Anneau jaunâtre épais. Chair un peu vireuse, *âcre* .... AM. PHALLOIDE ***
    { *jaunâtre*, humide, avec des *plaques blanches irrégulières*. Volve *réduite à un rebord*. Anneau strié. Chair *très vireuse, amère*..................... AM. CITRINE ***
    { jaune d'or, à bords striés, un peu visqueux, nu ou pointillé d'écailles blanches. Anneau caduc ; volve réduite à quelques écailles .... Am. jonquille ***
  }
  { Chapeau blanc
    { *humide ou visqueux, petit* (5 à 10 centimètres), étalé. Feuillets à bords *entiers*, minces. Anneau quelquefois caduc. Volve *en cupule basse. Odeur vireuse*, saveur *âcre* .... AM. PRINTANIÈRE ***
    { soyeux, grand (10 à 20 centimètres), convexe. Feuillets denticulés, épais. Anneau membraneux. Volve en large étui. Odeur et saveur douces ..... Am. ovoïde.
    { *bords striés, verrues blanches.* Volve *en épaulement double bien marqué.* Chair *demeurant blanche à l'air* AM. PANTHÈRE **
  }
}

Une volve. — *Amanites*

Chapeau brun ou roux quelquefois olivâtre — gris rougeâtre à bords unis, verrues grises. Volve à peine marquée par quelques écailles. Chair rougissant à l'air .... *Am. rougissante.*

Chapeau carmin ou orangé — à tons carminés, petites verrues blanches. *Pied, anneau et lames blancs. Volve réduite à quelques écailles* du bulbe . ... Am. TUE-MOUCHES *

à tons orangés, *nu*, bombé, Pied, anneau et lames jaunes ou jaunâtres. Volve ample, en forme de sac .... *Am. des Césars.*

Pas d'anneau. Chapeau chamois ou plombé, pied rectiligne, élancé. Volve engaînante .... *Am. engaînée.*

Lames et spores roses : — *Volvaires*

Chapeau gluant — gris de souris, strié au bord. Pied peu renflé, *volve glabre* .... VOLV. GLUANTE ***

blanc, cendré au sommet. Pied bulbeux, *volve poilue* .... VOLV. SPÉCIEUSE ***

Chapeau soyeux, gris-brun, à centre noirâtre. *Volve large et grisâtre* .... VOLV. A GRANDE VOLVE ***

Pas de volve. Lames et spores blanches ; *chapeau écailleux, chair rosée à l'air* .... LÉPIOTE BRUNATRE **

____

(1) Ce tableau ne renfermant que les *principales espèces* des genres AMANITÉ et VOLVAIRE, il sera prudent de considérer comme vénéneuse toute Amanite ou Volvaire n'y figurant pas.

accidents analogues qu'aggrave la présence, dans les Bolets, de résines purgatives et de mucilage indigeste.

V. — Quant aux *Helvelles*, dont l'ingestion à l'état cru peut provoquer la mort, *la cuisson leur fait perdre toute propriété nocive.*

VI. — Beaucoup de champignons à chapeau, appartenant à d'autres genres et espèces que ceux que nous avons cités, causent des troubles gastro-intestinaux plus ou moins accentués. Mais ces symptômes rappellent beaucoup plus ceux d'une indigestion que ceux d'un véritable empoisonnement.

ÉPICES, CONDIMENTS ET AROMATES

Les condiments et épices sont des substances que l'on ajoute aux aliments pour en relever le goût, les rendre plus agréables au palais et augmenter leur digestibilité.

Sous le nom d'épices, on comprend plus particulièrement des plantes ou parties de plantes renfermant des principes qui donnent aux aliments un goût particulier, qualité qu'elles doivent aux huiles essentielles, aux résines qu'elles contiennent (piment, moutarde).

Les condiments sont plus spécialement destinés à assaisonner les aliments (poivre).

Les aromates sont destinés à les aromatiser (vanille, girofle, muscade, etc.).

On peut classer ces matières diverses en :

Matière d'origine minérale : Sel.

Matières d'origine végé-
tale ....

Fruits et semences ....
- Poivre.
- Piment.
- Muscade et Macis.
- Moutarde.
- Vanille.
- Cornichons, Pickles.

Fleurs et parties de fleurs : Girofle.

Méthode officielle d'analyse. (*Journal officiel du 4 mars 1907.*) — Les épices existent dans le commerce à l'état entier et à l'état pulvérisé. Généralement pures sous le premier état, elles sont souvent falsifiées sous le second.

La falsification des épices entières consiste dans la substitution de substances analogues aussi bien au point de vue de leur origine botanique que de leur apparence extérieure, mais qui sont d'un prix tout différent. Ainsi on substitue couramment les cannelles de Chine et les cannelles de l'Inde à la cannelle de Ceylan, la badiane du Japon (qui est vénéneuse) à la badiane de Chine.

Parfois la fraude consiste à faire subir aux épices, altérées par la vétusté ou rongées par les vers, des manipulations diverses destinées à masquer ces altérations (muscades, gingembre).

Une autre fraude consiste à mettre en vente des épices de nature aromatique, après les avoir privées par la distillation ou l'épuisement par l'alcool d'une partie de leur principe aromatique (anis, fenouil et vanille).

Le safran, épuisé d'une grande partie de sa matière colorante, est recoloré artificiellement, ou additionné de matières végétales et de matières minérales.

A plusieurs reprises les épices entières ont été falsifiées par addition ou substitution de produits naturels préalablement manipulés ou de produits artificiels fabriqués de toute pièce avec des pâtes diverses assez habilement moulées pour reproduire l'apparence extérieure des substances qu'on voulait sophistiquer. Les divers poivres factices rentrent dans cette catégorie.

La falsification des épices pulvérisées se borne rarement à mélanger les qualités ou espèces inférieures d'un produit avec les qualités supérieures : le plus souvent elle consiste à incorporer une notable proportion de substances inertes et d'un prix tout à fait insignifiant dans un produit qui a une certaine valeur commerciale.

EXAMEN DES ÉPICES ENTIÈRES

Les épices entières, comme toutes les autres substances végétales, possèdent un ensemble de caractères extérieurs qui permettent, dans la majorité des cas, de déterminer facilement leur identité. Cependant, ces caractères, qui sont parfois inconstants dans la même substance, peuvent présenter dans des substances qui, quoique appartenant au même genre, sont douées de propriétés toutes différentes, une analogie tellement grande qu'elle peut prêter à la confusion. Dans ce cas, l'examen des caractères extérieurs devra être rigoureusement complété par l'observation et la comparaison des caractères anatomiques.

Le mode opératoire consiste à pratiquer dans la substance suspecte qu'on fait macérer préalablement pendant quelque temps dans un mélange de glycérine et d'alcool, une série de sections transversales que l'on comparera avec une préparation type de la substance que l'on suppose falsifiée.

EXAMEN DES ÉPICES PULVÉRISÉES

La détermination des épices pulvérisées exige d'un expert la connaissance approfondie de la structure intime des substances qu'il est appelé à apprécier.

A défaut de cette connaissance, l'expert devra avoir à sa disposition un certain nombre de préparations faites avec le plus grand soin, dans lesquelles il se sera attaché à rassembler les divers éléments anatomiques qui constituent les épices sous les différents aspects qu'ils peuvent présenter dans ces substances réduites en poudre. Ces préparations pourraient être remplacées par des dessins reproduisant aussi exactement que possible ces diverses particularités anatomiques sous un grossissement de 250 à 300 diamètres qui est le plus propre à ce genre de détermination.

Ces précautions sont absolument indispensables pour se prononcer avec certitude sur la pureté d'une épice réduite en poudre et pour éviter d'attribuer à l'intervention d'une substance étrangère des caractères qui sont inhérents à la nature même de l'épice à examiner.

Mode opératoire. — Pour pratiquer l'examen d'une épice pulvérisée, le mode opératoire est le suivant :

On délaie dans de l'eau distillée 4 ou 5 grammes de substance préalablement mélangée ; on en fait une ou deux prises d'échantillon qu'on examine directement au grossissement de 250 diamètres sous la glycérine pure d'abord. Cette première opération permet de conclure à la présence ou à l'absence d'un produit féculent autre que celui qui est contenu normalement dans l'épice suspecte. La présence d'une fécule étrangère ayant été constatée, on s'occupera de déterminer la nature en se basant sur la forme, la dimension, l'isolement ou l'agglomération des grains qui la constituent, ainsi que sur la présence ou l'absence et la disposition du hile et des stries concentriques qu'on peut observer à sa surface.

L'addition à la préparation d'une goutte de solution d'iodure de potassium iodé permettra d'apprécier plus approximativement l'importance du mélange.

Une fois fixé sur ce point, on fait bouillir dans une capsule de porcelaine pendant 4 à 5 minutes dans de l'eau alcalinisée à 1 0/0 une certaine quantité de la poudre à examiner. On laisse refroidir et déposer. On décante l'eau alcaline qu'on remplace à plusieurs reprises par de l'eau distillée jusqu'à ce que celle-ci soit bien limpide : on décante une dernière fois et on étale avec un pinceau la plus grande partie du dépôt pulvérulent humide dans une assiette en porcelaine ou sur une plaque de verre qu'on a placée sur une feuille de papier blanc. En tâtant les éléments divers avec la pointe d'un couteau ou d'une aiguille montée, on peut se rendre compte de leur résistance plus ou moins grande qui suffit parfois pour fournir l'explication d'une fraude. En complétant cet essai par un examen à la loupe de la matière pulvérulente, on distingue rapidement s'il se trouve quelques éléments papyracés, mucilagineux, fibreux ou filamenteux dont la présence semble anormale dans la poudre suspecte.

On commence par examiner les éléments colorés dont on a réuni quelques-uns en une seule masse s'ils sont homogènes dans leur teinte et en plusieurs groupes s'ils sont d'une teinte différente. On examine comparativement et successivement un certain nombre d'entre ces éléments pour être bien fixé sur leur nature. Si la différence de teinte révèle la présence d'une substance étrangère, la répartition des éléments diversement colorés sur le fond blanc de l'assiette ou de la plaque de verre permettra d'apprécier approximativement l'importance de la fraude.

On opère de la même façon sur les autres éléments constituants de la poudre qui sont grisâtres, jaunâtres ou incolores et sur les autres éléments de forme anormale, en sériant toujours les observations qui arrivent très souvent à se confirmer l'une l'autre.

Quand on a épuisé ces séries d'observations sur les divers éléments qui constituent la poudre suspecte, on examine encore à deux ou trois reprises différentes des prises d'échantillon faites au hasard dans toute la masse pulvérulente afin de s'assurer qu'aucun de ses éléments constituants n'a échappé à l'œil de l'observateur.

Après avoir ainsi opéré, on peut être définitivement fixé sur la pureté ou la falsification de la substance soumise à l'examen.

Les épices étant fournies par les divers organes de plantes appartenant à des familles différentes ne peuvent présenter les mêmes particularités anatomiques. Si le même mode d'essai leur est applicable, les éléments sur lesquels repose leur détermination sont d'une nature toute différente. On trouvera ci-après pour chacune d'entre elles les caractères qui doivent spécialement attirer l'attention de l'expert et qui doivent être particulièrement invoqués pour baser ses conclusions.

Le poids des cendres laissées par les épices pures offrant une certaine constance et pouvant changer considérablement avec la nature des substances qu'on y aurait frauduleusement introduites, il sera avantageux dans certains cas de contrôler par l'incinération le résultat des observations fournies par le microscope.

Anis étoilé

Les falsifications principales de cette épice consistent dans la *substitution de la badiane du Japon à la badiane de Chine* et dans la vente de *badiane en partie privée de son huile essentielle.*

Dans le premier cas, la fraude pourra être révélée par la présence dans la masse de fruits très petits, déformés, irréguliers, incomplets, à odeur de laurier ou de poivre cubèbe.

Les carpelles qui constituent chacun de ces deux fruits présentant dans leur structure la plus grande analogie, il est rigoureusement nécessaire, pour se prononcer sur la nature de ces deux substances, de faire une section transversale des pédoncules ou plutôt de la columelle ou colonne centrale autour de laquelle sont disposés les carpelles. Cette section, toute différente dans les deux fruits, est seule capable de fournir des caractères ayant une valeur absolue indiscutable.

L'absence ou l'atténuation considérable de l'odeur dans la badiane de Chine peut faire supposer qu'elle a été soumise a une distillation préalable ou qu'elle a été épuisée par l'alcool, on effectuera dans ce cas le dosage des essences et celui des cendres.

Anis vert

Reconnaissable extérieurement à sa forme, à son odeur suave et à la présence de poils qui hérissent sa surface. A plusieurs reprises on lui a *substitué d'autres fruits d'ombellifères* (ciguë et persil) ayant les mêmes dimensions ou des fruits d'anis contenant jusqu'à 25 et 30 0/0 de poussières diverses.

Anatomiquement le fruit d'anis est caractérisé par la profusion et l'étroitesse de ses canaux sécréteurs qui sont presque contigus, ainsi que par la présence et la forme des poils qui sont localisés sur son épicarpe. Ces caractères ont une valeur absolue pour la détermination des poudres d'anis.

Les fruits de ciguë et de persil sont dépourvus de poils. Le premier ne contient pas de canaux sécréteurs ; le second en présente six, qui sont, comme dans la plupart des fruits d'ombellifères, disposés symétriquement dans chacun des méricarpes.

On complète cet examen par le dosage des essences et celui des cendres.

Cannelles

Il existe dans le commerce de nombreuses variétés de cannelles : les deux principales sont la cannelle de Ceylan et la cannelle de Chine.

La cannelle de Ceylan est nettement caractérisée par sa ténuité, sa teinte homogène, son odeur spéciale, sa cassure esquilleuse et la présence sur sa face extérieure de longues stries longitudinales grises ou blanches formées par les faisceaux fibro-libériens primaires. Anatomiquement, elle est caractérisée par l'épaisseur et la constitution sensiblement uniformes de son anneau scléreux qui est continu. L'amidon qui s'y trouve en très faible quantité et en grains très petits.

La cannelle de Chine, qui lui est de beaucoup inférieure en qualité, est beaucoup plus épaisse. Imparfaitement mondée, elle conserve toujours sur sa surface externe, qui est brune, des débris de suber qu'on n'observe pas dans l'espèce de Ceylan : on ne distingue pas de stries longitudinales sur la surface externe. La cassure est nette au lieu d'être esquilleuse.

Anatomiquement, la cannelle de Chine se distingue de la cannelle de Ceylan par la présence de plaques subéreuses, par la disposition de son anneau scléreux qui, au lieu d'être continu, est interrompu, irrégulier, aussi bien dans son épaisseur que dans la constitution de ses éléments ; l'amidon qui s'y trouve en très notable proportion, est en grains plus gros.

Les caractères à invoquer pour la différenciation de ces deux cannelles pulvérisées sont les suivants :

Dans la poudre de cannelle de Ceylan on ne doit observer qu'une seule variété de cellules scléreuses qui sont généralement munies de parois très épaisses et une très faible quantité d'amidon très petit.

Dans la poudre de cannelle de Chine, les cellules scléreuses affectent des formes très diverses, notamment quant à l'épaisseur de leurs parois ; on constate la présence d'une très notable proportion d'amidon, même jusque dans les cellules scléreuses, et on trouve constamment des cellules subéreuses.

Les poudres de cannelle sont communément falsifiées avec des sciures diverses, de la poudre de curcuma et des débris de féculerie, diverses écorces et noyaux des matières minérales.

Gingembre

S'il s'agit de gingembre entier, il faut le racler à sa surface afin de s'assurer si le rhizome n'a pas été manipulé pour boucher les perforations occasionnées par les vers.

Pour la poudre de gingembre il faudra s'attacher *surtout à la force et aux dimension des grains d'amidon qui sont striés et à la présence de cellules oléo-résineuses dans les tissus qui constituent le rhizome.*

La poudre est le plus souvent falsifiée avec des *résidus industriels provenant des féculeries ou meuneries, de la farine de lin, des matières minérales.*

On complète l'examen microscopique par le dosage des cendres.

Girofles

Falsifiés le plus souvent par substitution de girofles épuisés ou de griffes de girofle.

Quand le girofle est sain est de bonne qualité, le tissu du tube calicinal doit être relativement tendre et doit sous la pression de l'ongle laisser suinter de fines gouttes d'essence. L'examen microscopique permet d'apprécier cette fraude à la présence, à l'absence ou à la proportion d'huile essentielle renfermée dans les glandes oléifères. En cas de doute, on dosera les essences par distillation.

La présence de nombreux pédicelles fait suspecter l'addition de griffes de girofles, qui *anatomiquement sont caractérisées par la présence de nombreux scérites localisés dans la moelle el le parenchyme cortical.*

La poudre de clous de girofle a été falsifiée par l'addition des matières les plus diverses : *débris de céréales, tourteaux divers.*

On doit retrouver dans la poudre de clous de girofle pure tous les éléments du calice, de la corolle et des organes reproducteurs.

On effectue aussi le dosage de l'humidité et celui des cendres.

Moutarde de table

Après avoir délayé dans l'eau distillée un gramme environ de la moutarde considérée, on déterminera la nature de ses éléments constitutants.

Les caractères que l'on devra spécialement invoquer pour la détermination de la moutarde de table reposent sur *la présence et la forme des éléments qui constituent le tégument séminal de la graine de moutarde noire.*

Cette graine étant complètement dépourvue d'amidon, l'emploi du microscope permettra de découvrir l'addition de toute substance amylacée introduite frauduleusement, ou de constater l'identité de celle qui sera mentionnée sur l'étiquette (1).

---

(1) *Note du Service de la Répression des fraudes.* — Quand la moutarde de table a été préparée avec des graines récoltées avant leur maturité complète, elle peut renfermer une faible proportion de grains d'amidon ayant sensiblement les dimensions de l'amidon de riz ; mais ces grains sont généralement isolés, arrondis ou bien moins anguleux que ceux du riz ; ils ne sont jamais disposés en masses composées à contour bien défini ni en gruaux comparables à ceux qui caractérisent la farine de riz ; en outre leur proportion est toujours inférieure à celle d'un amidon qu'on pourrait introduire avantageusement dans la moutarde, dans un but de spéculation frauduleuse.

Noix muscades

Elles sont falsifiées par substitution de produits inférieurs fournis par la même famille, de muscades rongées par les vers, ou de muscades préparées de toute pièce avec du bois ou des pâtes diverses habilement moulées.

L'apparence extérieure, la forme, les dimensions permettent de distinguer la muscade des Molluques de ses succédanés : le grattage et surtout une section transversale bien nette permettront de reconnaître les muscades manipulées ou artificielles. L'amande de la graine de muscade a en effet une structure ruminée qui est tout à fait caractéristique.

Les principaux éléments de détermination de la noix muscade pulvérisée résident dans la comparaison des éléments colorés qui sont très riches en glandes oléifères unicellulaires et dans la comparaison des éléments incolores ou blanchâtres qui sont composés de cellules renfermant de l'amidon en grains simples et composés, disséminés dans une masse graisseuse et accompagnés de gros cristalloïdes ; les éléments du périsperme primaire sont garnis de cristaux.

La poudre est le plus souvent additionnée de produits féculents, de tourteaux oléagineux, de poudre de curcuma, de farine de lin et de coques de muscades.

L'analyse des muscades peut être complétée par le dosage des huiles essentielles des matières grasses et des cendres.

Piment des jardins

Les piments qui arrivent dans le commerce sont très variables dans leur origine et leurs dimensions. Cette diversité n'entraîne pas de différences profondes dans leur structure anatomique. Toujours reconnaissables à leur forme quand ils sont entiers, ils doivent présenter quand ils sont réduits en poudre des éléments qui sont tout à fait caractéristiques et qui sont : la présence de poils tecteurs et de poils glanduleux sur les épidermes de calice, la surface élégante et sinueuse des cellules de l'endocarpe, la forme irrégulière, les dimensions considérables et les sinuosités profondes des cellules scléreuses du tégument séminal. C'est sur la présence de ces éléments essentiels que doit reposer la détermination du piment pulvérisé. Il faut noter en outre que le piment ne contient pas d'amidon normal et que le piment de Cayenne se distingue spécialement du piment des jardins par la structure de son épicarpe.

On effectue aussi le dosage des cendres.

Les principales substances employées pour falsifier le piment sont : les débris de céréales, les tourteaux oléagineux, les noyaux pulvérisés, très souvent du bois de santal rouge et du curcuma.

Poivres

On distingue dans le commerce deux sortes de poivre : le poivre noir et le poivre blanc.

Sous ces deux états le poivre est falsifié par addition ou substitution de graines ou de fruits divers. Au poivre blanc on a substitué les fruits de garou, les graines de vesces blanches ou vesce d'Auvergne et même du poivre fabriqué de toute pièce. Au poivre noir, on substitue des fruits de genévrier profondément chagrinés et récoltés avant leur maturité, des graines de légumineuses appartenant aux genres Vicia et Lathyrus, auxquelles on communique par une série de manipulations l'aspect ridé, la couleur noire et l'âcreté du poivre.

Ces produits, reconnaissables quand on les examine isolément, pouvant passer inaperçus quand ils sont mélangés même en notable **proportion** au poivre, l'examen minutieux du poivre entier s'impose aux inspecteurs et aux experts.

Le poivre blanc entier se distingue de ses succédanés par l'existence sur sa surface extérieure de nombreuses stries longitudinales qui s'étendent de l'un à l'autre de ses pôles etqui représentent les faisceaux fibro-vasculaires disséminés dans le mésocarpe.

Le poivre noir se distingue nettement des graines de légumineuses par la forme et la disposition de son hile.

L'immersion dans l'eau tiède désagrège les poivres blancs factices et rend aux poivres noirs artificiels leur forme primitive et leur aspect lisse.

Le poivre noir et le poivre blanc coupés transversalement se distinguent de suite à l'œil nu de leurs divers succédanés par la nature de leur amande ou du périsperme farineux qui présente deux zones concentriques d'une teinte toute différente, tandis que dans les autres graines l'amande offre une teinte homogène. L'examen microscopique des téguments et de l'amande permet de déterminer la nature de ces succédanés.

L'examen et la détermination du poivre pulvérisé sont plus délicats à effectuer à cause de la diversité des éléments qui le constituent et des variations que ces éléments présentent dans leurs structures selon la partie du fruit qui les a fournis.

Les caractères qui doivent être invoqués pour la détermination du poivre pulvérisé sont : la présence, la forme, la nature, le groupement, la coloration des cellules scléreuses localisées dans le péricarpe et le tégument séminal ; l'existence de glandes oléifères unicellulaires dans les diverses zones du péricarpe ; la forme toute spéciale des cellules du périsperme farineux qui contiennent de l'amidon disposé en grains simples, très petits et en grains composés, étroitement serrés les uns contre les autres.

Il est nécessaire d'être bien fixé sur la nature et la diversité des caractères des éléments scléreux qui existent normalement dans le poivre, car la plupart des substances que l'on introduit frauduleusement dans le poivre renferment une proportion plus ou moins notable de cellules pierreuses analogues. Il n'est pas moins nécessaire d'être fixé sur les différences que le tégument coloré de la graine peut affecter, car il varie notablement selon qu'on l'observe à la périphérie, à la base ou au sommet de la graine. Il faut noter aussi que toutes les cellules du périsperme ne renferment pas de l'amidon et que celles de la périphérie contiennent de l'aleurone seulement.

Les falsifications du poivre en poudre sont aussi nombreuses que variées : on le mélange avec des matières féculentes, divers noyaux pulvérisés, des tourteaux de graines oléagineuses, dont on relève la saveur fade au moyen de produits âcres ou aromatiques, tels que la galanga, le piment, la sarriette, le fruit de schinus molle. Le grignon d'olives, malgré les moyens précis qui ont été donnés pour sa détermination, paraît toujours avoir la préférence des fraudeurs en raison de la modicité de son prix et de la ressemblance qu'il présente avec le poivre pulvérisé. La plupart de ces falsifications ne peuvent être révélées que par l'emploi du microscope.

L'examen microscopique du poivre devra être complété, dans certains cas, par une analyse chimique consistant dans le dosage de l'humidité, de la cellulose, des cendres et de l'extrait alcoolique.

On déterminera l'humidité en desséchant 5 grammes de poivre en poudre dans une petite capsule de porcelaine à fond plat, dans l'étuve à 110° pendant deux heures. La pesée, après refroidissement dans un exsiccateur, doit être faite rapidement car la poudre desséchée fixe facilement l'humidité de l'air.

On déterminera le poids des cendres en incinérant le résidu de la dessiccation provenant du dosage de l'humidité. Ces cendres sont souvent colorées en vert par la présence du manganèse.

La détermination de l'extrait alcoolique se fait en épuisant par l'alcool à 90°, pendant deux heures, dans un appareil à épuisement, 5 grammes de poivre en poudre mélangé avec une ou deux fois son volume de sable lavé. La solution alcoolique est ensuite évaporée à la température ordinaire dans des vases à extrait tarés en verre, d'une hauteur assez grande pour que le liquide, pendant l'évaporation, ne grimpe pas jusqu'à la partie supérieure, puis le résidu est desséché pendant deux heures dans l'étuve à 100° et les vases refroidis dans un espace sec avant la pesée.

On dose la cellulose en faisant bouillir dans un petit ballon de verre 1 gramme de poivre pulvérisé avec 100ᶜᶜ environ d'acide sulfurique dilué au 1/100°. On rétablit de temps en temps le niveau primitif en remplaçant l'eau volatilisée ou mieux on fait communiquer le ballon avec un réfrigérant ascendant. Les cellules scléreuses et les parties ligneuses inattaquées sont séparées par filtration sur un filtre pesé. On lave ce résidu jusqu'à ce que l'eau de lavage ne précipite plus par le chlorure de baryum, on dessèche à 100° pendant une heure ou deux et on pèse rapidement à l'abri de l'air.

On peut apprécier assez rapidement la présence et la quantité de noyaux d'olives contenus dans un poivre au moyen de la diméthylparaphénylènediamine. Ce réactif existe à l'état pur dans le commerce. On en prend un peu au bout d'un tube de verre, on le délaye dans une capsule de porcelaine avec un peu d'eau distillée dans laquelle on verse une pincée de poivre suspect. On porte à l'ébullition, On décante le liquide surnageant le dépôt et on lave à plusieurs reprises celui-ci avec de l'eau distillée. Si le poivre est pur, il conserve sa teinte normale ; s'il a été additionné de grignons d'olives pulvérisés, ceux-ci apparaissent au fond de la capsule sous forme d'une poudre rouge laquée.

Safran

Le safran entier et le safran pulvérisé sont l'objet des fraudes les plus diverses consistant dans l'addition de substances végétales ou de substances minérales.

Parmi les substances végétales les plus communément employées on peut citer les fleurs de souci, de carthame, de pivoine, d'œillet, le safran du Cap, la poudre de curcuma, le bois de campêche.

Parmi les substances minérales, ce sont : le borax, le chlorure de sodium, l'azotate d'ammoniaque, le sulfate de baryte ; on a aussi utilisé, dans le même but, le miel et le glucose.

Si le safran présente un caractère suspect, il faut apprécier sa densité en se basant sur cette indication que 50 filaments complets pèsent très sensiblement 337 milligrammes.

Examiner au microscope, après infusion dans l'eau, les éléments douteux en se basant sur la forme, la structure et l'apparence de leur épiderme, la présence ou l'absence, à leur surface, de poils tecteurs et de poils glanduleux, et à leur intérieur de canaux sécréteurs ; la forme spéciale et les dimensions des grains de pollen qui accompagnent généralement les fleurs ou leurs débris.

Pour procéder à cet examen, il suffit d'écraser entre deux lames de verre les éléments douteux qu'on a préalablement fait bouillir dans l'eau alcalinisée.

Pour l'examen du safran pulvérisé, utiliser la coloration bleu foncé que prennent ses éléments au contact de l'acide sulfurique concentré.

L'essai microscopique du safran doit être complété par une analyse chimique consistant dans le dosage de l'eau, des cendres et de la cellulose.

Très fréquemment, le safran est falsifié par substitution de safran épuisé plus ou moins complètement et recoloré artificiellement.

Vanilles

L'attention de l'expert devra se fixer surtout sur la nature du givre qui recouvre la vanille suspecte. Le givre naturel se présente en fines aiguilles disposées perpendiculairement à la surface du fruit, tandis que le givre artificiel, généralement constitué par de l'acide benzoïque, est toujours formé de cristaux de forme toute différente, appliqués parallèlement à la surface extérieure de la vanille.

La présence de givre artificiel sur une vanille suffit pour la rendre suspecte et doit porter l'expert à s'assurer si elle n'a pas été préalablement épuisée de son principe aromatique par un séjour plus ou moins prolongé dans l'alcool.

Les poudres de vanille du commerce ne sont que des mélanges de sucre avec des proportions plus ou moins faibles de vanille allongée de produits divers. L'examen microscopique de la poudre qu'on aura fait bonillir dans l'eau alcalinisée permettra d'apprécier la nature du mélange. Les particularités qui devront servir pour établir la présence de la vanille et la distinguer des autres substances sont : les cellules ponctuées de l'épicarpe contenant un pigment particulier et des cristaux prismatiques, l'existence de longs cristaux aiguillés ou raphides réunis en faisceaux tout à fait caractéristiques dans quelques cellules du mésocarpe ; la présence de tubes cristalligènes dans le voisinage des faisceaux fibro-vasculaires.

La plupart des produits vendus sous le nom d'essences de vanille ne sont que des solutions plus ou moins concentrées de coumarine ou de vanilline artificielle.

La coloration artificielle de ces produits et leur odeur toute différente, du moins en ce qui concerne la coumarine, suffisent pour indiquer la fraude.

SEL

(Sel marin, Sel de cuisine, Chlorure de sodium)

Dans le commerce on trouve deux espèces de sel :

Le sel gemme qui est extrait du sol ;

Le sel marin (sel proprement dit), retiré de l'eau de mer ou de sources salées naturelles.

A côté de ces deux produits on peut en placer un troisième, produit secondaire de diverses industries (raffineries de salpêtre, traitement des varechs, etc).

Le sel gemme est le produit le plus pur.

Le sel marin se rencontre dans l'économie domestique en gros cristaux (gros sel, sel de cuisine) ou en petits cristaux (sel fin, sel de table).

Mais tous ces produits ne sont pas chimiquement purs, ils fournissent une solution légèrement trouble à réaction faiblement alcaline, enfin ils renferment plus ou moins d'eau et sont plus ou moins hygroscopiques par suite de la présence de sels magnésiens et calcaires.

Composition des divers Sels marins

	HUMIDITÉ	MATIÈRES insolubles dans l'eau	CHLORURE				SULFATE	
			de Sodium	de Potassium	de Magnésium	de Calcium	de Magnésie	de Chaux
Sels de l'Ouest — Brut...........	8 à 12	0.20 à 1	85 à 92	traces	0 80 à 1 50	»	0.50 à 1.50	0.30 à 0 80
Raffiné..........	6 à 10	0.05 à 0.20	90 à 95	traces	0 05 à 1 50	»	0.20 à 0.80	0.30 à 0 80
Sels des salins du Midi — 1re qualité	2 à 4	traces	95 à 98	néant	0 10 à 0.40	»	0.20 à 0.30	1 à 1 20
2e qualité.	4 à 6	0 à 0.20	93 à 96	néant	0 40 à 0 50	»	0.50 à 0.60	0.80 à 0.90
3e qualité.	6 à 8	0 à 0.20	90 à 94	traces	0.70 à 1 50	»	0.80 à 1.20	0 30 à 0 40
Sels des Salins de l'Ouest — Ile de Ré (Roux).	9.425	0.914	87.831	»	0 498	0.069	0.053	1 110
Ile d'Oléron —	6.682	0.240	91.076	»	0 638	»	0.216	1 140
Croisic (Berthier).	7.50	0.80	87.97	»	0.50	»	1.58	1 65
Marennes (Berthier) (Sels desséchés) — Blanc..	0	0.70	97.20	»	0 40	»	0.50	1 20
Jaune .	0	1.20	96.70	»	0 23	»	0 66	1 21
Rouge .	0	0.85	96 78	»	0 68	»	0.60	1 09
Vert...	0	1 57	96 27	»	0 27	»	0 80	1 09
Sels de l'étang de Berre (Naville) Qualité de consommation	1.40	0 050	97.100	»	0 100	»	0.221	1 115

100 grammes de sel dissous dans l'eau donnent une solution dont l'alcalinité est représentée par 0cc01 d'acide normal.

Le sel du commerce et surtout le sel gemme renferment souvent de notables proportions d'impuretés, ces impuretés sont, outre l'eau, des substances solubles (chlorure de calcium, chlorure ou sulfate de magnésium, sulfate de soude) ou insolubles (carbonate de chaux, peroxyde de fer, silice, argile).

Indépendamment de ces impuretés naturelles qui ne doivent pas exister en trop forte proportion dans le sel, on trouve quelquefois de ces mêmes substances solubles ou insolubles qui constituent des falsifications.

Voici une marche systématique d'analyse chimique qui permet de faire l'analyse complète du sel et de se prononcer en même temps sur ses falsifications.

a) *Dosage de l'eau.* — On pèse 3 grammes de sel finementpulvérisé dans un creuset de platine et on maintient quelque temps à l'étuve à 100-110°. La perte de poids donne l'eau.

b) *Détermination des matières insolubles.*— On pèse 10 grammes du sel préalablement pulvérisé, mais non desséché, et on les fait digérer avec 250cc d'eau, on filtre et on recueille le liquide filtré dans une fiole jaugée de 500cc. On lave le dépôt en ayant soin de le broyer avec de l'eau dans un petit mortier, et finalement on le porte sur le filtre et on achève de le laver. On dessèche ensuite le filtre, on l'incinère, on calcine le résidu insoluble et on le pèse.

On complète ensuite à 500cc la dissolution filtrée sur laquelle on fait les déterminations suivantes :

c) *Détermination du chlore total.* — Prélever 50cc de liquide préparé comme il est dit ci-dessus (représentant 1 gramme de sel) et y doser le chlore par l'une des méthodes suivantes :

a) *Par l'azotate d'argent* $\dfrac{N}{10}$. Etendre les 50cc précédents jusqu'à 100cc environ avec de l'eau distillée, y ajouter quelques gouttes d'une solution saturée de chromate neutre de potassium puis goutte à goutte la solution déci-normale d'azotate d'argent, en remuant continuellement jusqu'à ce qu'une dernière goutte donne un précipité rouge persistant.

Le nombre de centimètres cubes employés × 0,00585 donne le poids de NaCl pur de 1 gramme de sel (1).

b) *Par le sulfocyanure d'ammonium.* La solution $\dfrac{N}{10}$ de sulfocyanure d'ammonium étant préparée comme il est dit aux documents physico-

____

(1) Si on dispose d'une solution d'AgAzO³ à 14gr529 par litre et qu'on fasse le titrage sur 0gr25 de sel marin à essayer ; le nombre de divisions d'azotate d'argent employé donnera la richesse en centièmes de sel marin en NaCl pur.

chimiques, prélever 50^{cc} de la solution de sel (soit 1 gramme de sel), y ajouter un volume connu de solution $\frac{N}{10}$ d'AgAzO³, de façon que ce réactif soit en excès (ce que l'on reconnaît à ce qu'une goutte du mélange, prélevée avec une baguette de verre et mise en contact d'une goutte de solution de chlorure de sodium, donne un précipité blanc). Soit N le nombre de centimètres cubes d'azotate d'argent employé.

On ajoute au mélange 1^{cc} de solution d'azotate ferrique, puis goutte à goutte la solution de sulfocyanure d'ammonium $\frac{N}{10}$ contenue dans une burette graduée jusqu'à coloration rouge sang.

Soit N' le nombre de centimètres cubes de solution de sulfocyanure nécessaire pour produire la coloration rouge.

N — N' représente le volume de solution de nitrate d'argent utilisé à la précipitation du chlore de 1 gramme de sel ; si on multiplie cette différence N — N' par 0,00585 on obtient le poids de NaCl pur contenu dans 1 gramme de sel.

d) *Détermination de l'acide sulfurique.* — Prélever 50^{cc} du liquide préparé comme il est dit ci-dessus (représentant 1 gramme de sel) et y doser l'acide sulfurique par pesée.

Pour cela, on acidule la solution avec un peu d'HCl, on chauffe presque à l'ébullition et on ajoute un léger excès d'une solution de chlorure de baryum ; on agite le tout, on laisse déposer en chauffant doucement, mais sans faire bouillir. Lorsque le liquide est éclairci, on s'assure que l'addition de quelques gouttes de BaCl² n'y détermine plus de précipité ; on décante alors le liquide clair sur un petit filtre ; on verse sur le précipité de l'eau bouillante, on agite ; on laisse de nouveau déposer et on décante encore le liquide clair sur le filtre. On lave ainsi par décantation, en filtrant le liquide décanté, jusqu'à ce que les eaux de lavage ne précipitent plus que très faiblement par l'azotate d'argent. On verse alors le précipité sur le filtre, où on achève de le laver à l'eau bouillante.

On dessèche à l'étuve le filtre et le précipité, puis on déplie le filtre, on fait tomber le sulfate de baryte sur un morceau de papier noir glacé ; on incinère le filtre dans un creuset taré, en remuant le résidu avec un fil de platine, jusqu'à incinération complète ; on laisse refroidir, on humecte le résidu avec quelques gouttes d'acide azotique, on calcine de nouveau ; on ajoute alors le précipité aux cendres du filtre, on couvre le creuset et on chauffe fortement.

Après refroidissement on pèse ; l'augmentation du poids du creuset × 0,3433 = anhydride sulfurique (SO³) contenu dans 1 gramme de sel essayé.

e) *Détermination de la chaux.* — Prélever 150^{cc} de solution de sel (soit

3 grammes de sel), y ajouter du chlorhydrate d'ammoniaque, de l'ammoniaque et de l'oxalate d'ammoniaque en grand excès ; on abandonne le tout au repos pendant 12 heures, dans un endroit chaud ; on jette alors sur un filtre, avec les précautions indiquées pour la précipitation du sulfate de baryte (s'il reste un peu de précipité adhérent aux parois du vase, on le dissout dans un peu d'HCl étendu, on verse la solution dans un petit vase et on précipite par l'ammoniaque et l'oxalate d'ammoniaque, on ajoute le précipité à celui qui se trouve sur le filtre) ; on lave le précipité à l'eau chaude ; on calcine au *rouge vif*, on laisse refroidir et on pèse ; calciner de nouveau au *rouge vif ;* peser. Les deux pesées doivent être concordantes, sinon, calciner encore jusqu'à ce qu'on ait deux pesées concordantes.

Le poids du résidu de la capsule représente la chaux (CaO) de 3 grammes de sel.

f) *Détermination de la magnésie.* — Dans le liquide filtré provenant de l'opération précédente, ajouter une solution de phosphate de soude ; agiter sans toucher les parois du vase avec l'agitateur, couvrir le vase et laisser au repos 24 heures.

On recueille le phosphate ammoniaco-magnésien sur un filtre, on le lave avec une solution ammoniacale (1 volume d'ammoniaque pour 3 volumes d'eau distillée).

On dessèche le filtre et son précipité à 100-110°, on détache le précipité, on incinère le filtre dans un creuset de porcelaine, puis on humecte ses cendres avec de l'azotate d'ammoniaque en solution, on incinère de nouveau et, lorsque les cendres sont blanches, on y ajoute le précipité, on couvre le creuset et on porte au rouge. Le poids de pyrophosphate de magnésie trouvé × 0,3602 donne le poids de magnésie (MgO) de 3 grammes de sel.

g) *Détermination de la soude.* — Prélever dans une capsule de platine 50^{cc} de solution de sel (soit 1 gramme de sel), y ajouter 1^{cc} SO^4H^2 pur ; on chauffe au bain-marie, puis on évapore à sec pour chasser l'acide sulfurique ; on ajoute dans la capsule, à plusieurs reprises, du carbonate d'ammoniaque, on calcine fortement, on laisse refroidir et on pèse.

Ce poids représente le poids de sulfate de soude, de sulfate de magnésie et de sulfate de chaux ; on transforme, par le calcul, la chaux et la magnésie dont les poids sont connus en sulfates. Par différence, on a le poids de sulfate de soude.

Calcul : on combine l'acide sulfurique d'abord à la chaux, puis à la magnésie, et enfin, s'il en reste, avec la soude. S'il reste de la magnésie, on compte cet excédent en chlorure de magnésium.

POIVRES

On le trouve dans le commerce sous forme de :

Poivre blanc .... } fruits du Piper nigrum.
Poivre noir .... }

Le poivre noir est le fruit incomplètement mûri et séché du Piper nigrum ; le poivre blanc est le fruit mûr, séché et débarrassé de sa coque : le fruit du poivre est une baie ne contenant qu'*une seule graine*.

Ces produits se rencontrent entiers ou moulus.

Poivre noir en grains

Le poivre noir entier a d'autant plus de valeur que ses grains sont plus lourds, plus noirs, et plus durs.

Jetés dans l'eau, les grains de bonne qualité tombent au fond du liquide ;

Les grains de qualité inférieure sont légers, ridés à la surface et mélangés de grabeaux (déchets provenant de la préparation du poivre blanc), de pédoncules et de sable.

Un produit marchand est d'autant meilleur que le poids des grains est plus élevé et que la proportion de grains creux et d'enveloppes est plus faible.

L'analyse du poivre comprend les déterminations suivantes :

1° Examen microscopique.
2° Analyse chimique proprement dite.
3° Recherche des falsifications.

EXAMEN MICROSCOPIQUE

Méthode Godfrin (d'après Brunotte : *Contribution à l'étude des poivres et cubèbes*).

L'objet à couper est placé dans de l'alcool ordinaire et soumis au vide d'une trompe jusqu'à ce qu'il ne s'échappe plus de bulles gazeuses, ce qui dure une ou deux heures.

Après cette première opération, l'alcool est remplacé par de l'eau. Cette eau ramollit les portions sèches et durcies et, après quelques heures, l'objet peut être porté directement dans une masse d'inclusion.

La masse d'inclusion employée par M. Godfrin a la formule suivante :

Savon d'huile de ricin.........................	50^{gr}
Alcool à 90° environ	160^{gr}
Gélatine fine	2^{gr}5
Glycérine	20^{gr}
Eau	25^{gr}

Les objets une fois placés dans le liquide d'inclusion, on place le tout au bain-marie à une température de 50°. L'évaporation de l'alcool et de l'eau ne tarde pas à se faire ; on cesse de chauffer quand il se fait une pellicule à la surface du liquide. A ce moment, au moyen d'une pince, on retire les objets enrobés dans la masse savonneuse qui se durcit très rapidement. Ces objets imprégnés, peuvent être coupés avec une extrême facilité.

Cette masse offre le très grand avantage de maintenir flexibles les corps dont on veut faire des coupes ; de plus, elle ne les dessèche pas complètement, ce qui est absolument nécessaire si on veut obtenir des coupes entières, que l'inclusion dans la paraffine ne permet pas de faire.

Une coupe du poivre noir présente au microscope trois espèces de tissus : les tissus externes du péricarpe, l'endocarpe et la graine.

A) Les tissus externes du péricarpe sont constitués par un épiderme, une assise de cellules scléreuses et du parenchyme.

L'épiderme est formé de petites cellules polygonales (vues à plat) ou carrées (vues transversalement), à cuticule épaisse jaune et renfermant une matière brunâtre.

L'assise scléreuse est irrégulière, présentant à certaines places une seule cellule, en d'autres trois ou quatre cellules superposées. Ce sont de *petites cellules à parois épaisses et remplies d'une substance brune* (contrairement à presque toutes les cellules scléreuses).

Le parenchyme du péricarpe ne présente rien de particulier.

B) L'endocarpe est constitué à l'extérieur par des cellules parenchymateuses remplies de gouttes d'huile essentielle et de petits grains de fécule; au milieu de ce parenchyme, on aperçoit des faisceaux vasculaires formés d'étroits vaisseaux aériens à parois spiralées ; au-dessous de cette assise, on trouve une assise unique de *cellules jaunâtres, tubulaires (vues à plat elles sont penta ou hexagonales) à parois minces du côté externe, légèrement épaissies latéralement et fortement du côté interne ; cette assise est percée d'un grand nombre de ponctuations, ce qui la fait paraître dentelée.*

C) Au-dessous de l'endocarpe est la graine.

Les tissus de la graine se composent de deux plans superposés de cellules :

Le plan supérieur (spermoderme) est formé de deux couches de cellules tubulaires jaune-brunâtre.

Le plan inférieur (parenchyme) *est formé de cellules régulières, anguleuses et allongées à parois minces, renfermant les unes une huile jaunâtre, les autres de très petits grains d'amidon agglutinés en grains composés, sphériques.*

Analyse chimique

Elle comprend les déterminations suivantes :

Dosage de l'humidité.

—   *des cendres totales* et des cendres solubles et insolubles dans l'eau et dans l'acide chlorhydrique.

Dosage de l'extrait éthéré, de la pipérine et de l'oléorésine.
   — *de la cellulose.*

Humidité.— Moudre finement le poivre et doser l'humidité, sur 5 grammes, par dessication à 110°.

La perte de poids est constituée par l'humidité et un peu d'huile volatile :

Cendres totales. — Peser 3 grammes de poivre moulu et non séché ; incinérer au moufle au rouge sombre dans une capsule de platine tarée, jusqu'à disparition de toute trace de matière charbonneuse (1).

Cendres insolubles dans l'eau. — Traiter les cendres précédentes par l'eau bouillante ; recueillir l'insoluble sur un filtre, le laver à l'eau, sécher et peser : rapporter à 100 parties de cendres totales.

Cendres solubles dans l'eau. — S'obtiennent par évaporation du filtrat précédent dans une capsule tarée. Rapporter à 100 parties de cendres totales.

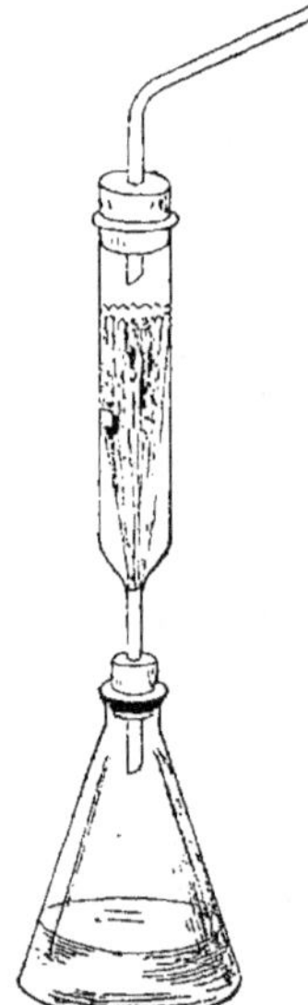

Fig. 56.

Cendres insolubles dans l'acide chlorhydrique. — On opère comme pour le dosage des cendres insolubles dans l'eau, en employant l'acide chlorhydrique étendu à 10 0/0 et chaud. On rapporte le poids trouvé à 100 parties de cendres totales.

Extrait éthéré. — Dans un ballon jaugé de 100cc, placer 10 grammes de poivre moulu et non séché, et ajouter 50cc d'éther, boucher, laisser en contact huit heures en agitant toutes les heures ; abandonner au repos encore seize heures, filtrer, prélever 50cc du liquide filtré ; l'évaporer à sec dans une capsule tarée, porter à l'étuve à 110° jusqu'à poids constant.

On peut encore épuiser 10 grammes de poivre en poudre par l'éther dans un appareil extracteur (fig. 56).

Résine. — 10 grammes de poivre pulvérisé sont épuisés pendant trois heures avec 100cc d'alcool dans l'extracteur de Soxhlet. Après distillation de l'alcool, le résidu est mis à digérer dans une solution de carbonate de sodium à 10 0/0 pendant vingt-quatre heures, en ayant soin d'agiter fréquemment. Puis on filtre ; le résidu demeuré sur le filtre est lavé, d'abord avec une solution de carbonate de sodium, ensuite avec de l'eau. La résine, précipitée dans le filtrat au moyen d'un excès d'acide chlorhydrique, est rassemblée sur un filtre, lavée et débarrassée de la majeure partie de son eau dans l'étuve de dessiccation. Le filtre et la résine placés dans un verre de montre

---

(1) D'après Pinchon, l'alcalinité des cendres, dosée en CO_2Na est de 16,67 0/0.

sont ensuite séchés jusqu'à poids constant. La résine est enlevée du filtre par dissolution dans l'alcool chaud, le filtre est placé à nouveau dans un verre de montre et après dessiccation superficielle porté dans l'étuve jusqu'à dessiccation complète.

La différence entre la première et la deuxième pesée donne la résine.

(On ne doit pas distiller l'alcool jusqu'au bout ; on doit en laisser une quantité d'environ 2^{cc} dans la fiole, sinon, par suite de la mousse qui se produirait, le résidu adhérerait aux parois de la fiole et on ne réussirait pas à dissoudre complètement la résine. Pour la même raison, afin d'éviter les projections, on doit ajouter la solution de carbonate de sodium lentement et par petites quantités à la fois, en la versant le long des bords de la fiole et en l'agitant doucement. Pendant les deux premières heures de la digestion dans la dissolution de carbonate de sodium, il faut, toutes les dix minutes, remuer doucement la fiole de façon à permettre au mélange de pipérine et de résine de se rassembler en boule.)

Huile essentielle (voir Muscade et Macis).

Pipérine. (Méthode Gunning et Arnold.) — Epuiser 10 grammes de poivre avec de l'éther pendant au moins quatre heures, au moyen de l'extracteur Soxhlet.

On évapore l'éther et on ajoute au résidu 1 gramme d'oxyde jaune de mercure, 1 gramme de sulfate de cuivre, 20 grammes de sulfate de potasse et 25^{cc} d'acide sulfurique concentré ; on chauffe jusqu'à ce que le liquide devienne clair et que la couleur soit d'un vert émeraude pur.

Après refroidissement, le contenu de la fiole, qui s'est en majeure partie solidifié, est dissous dans l'eau et versé dans un ballon d'environ 1 litre de capacité.

Après avoir ajouté 150^{cc} d'une lessive de soude à 30 0/0, 100^{cc} d'une solution de sulfure de potassium à 5 0/0 et, pour éviter les soubresauts, 2 grammes de talc, l'ammoniaque ainsi mis en liberté est distillé ; il est recueilli dans 50^{cc} d'acide sulfurique décinormal et, quand la distillation est terminée, on titre l'acide sulfurique restant avec une lessive de potasse décinormale en employant le rouge Congo comme indicateur. Le nombre de centimètres cubes d'acide sulfurique décinormal consommés, multiplié par 0,0285, donne la quantité de pipérine.

Cellulose. — Mélanger 3 grammes de poudre de poivre desséchée ou non avec 200 grammes d'une solution aqueuse d'HCl à 1,30 0/0 ; faire bouillir 30 minutes, laisser reposer, décanter le liquide clair ; ajouter au résidu 200^{cc} du même acide étendu, faire bouillir une demi-heure ; laisser reposer, décanter le liquide clair.

Mélanger le résidu insoluble avec 200^{cc} KOH à 1^{gr}30 0/0, faire bouillir une demi-heure, décanter, répéter une deuxième fois la même opération.

Recueillir finalement le résidu insoluble sur un filtre taré, le laver à l'eau, à l'alcool, puis à l'éther ; séparer et peser.

Soit P le poids trouvé, on incinère le filtre, pèse les cendres et on décompte leur poids du poids P. On a ainsi la cellulose, on rapporte à 100 grammes (Henneberg et Stohman).

Composition des Poivres noirs

	Balland.		Ranvez.	Chimistes suisses.	Konig.	Stefenson.
	max.	min.				
Humidité 0/0 ...	13 60	10 80	6 à 12	12 à 15	8.15-15.65	9-12
Cendres	4 92	1 30	3 à 6.5	6.5 au max.	2.91-9.0	6 au max.
— insolubles dans HCl	»	»	2 au max.	2 au max.	»	»
Extrait alcoolique	»	»	10 à 16	»	»	»
— éthéré ..	»	»	»		5.71-10.37	»
Cellulose	»	»	9 à 15 2	30 au max.	8.74-19.0	»
Pipérine et oléorésine	»	»	»	»	4.6-13.0	4 à 5
Matières azotées .	13 05	9 98	»	»	6.63-15.8	»
— grasses ..	10 15	5 15	»	»	»	»
— amylacées	»	»	32.6 à 35.7	»	22-44.8	»

Voici d'autre part les résultats obtenus par *Roettger* pour chaque sorte de poivre :

Noms des sortes analysées.	Quantité d'eau p. 0/0	Eléments minéraux p. 0/0	Sur 100 gr. cendres pures.		Sur 100 gr. cendres brutes traités par HCl insolubles p. 0/0
			Solubles dans eau	Insolubles dans eau	
Poivre noir d'origine inconnue	13 987	3 750	45 975	54 829	1 931
— — —	12 780	4 790	36 655	63 824	1 628
— Malabar (1883)	14 700	4 770	45 981	55 054	0 677
— Singapore I (1882)	14 450	3 478	34 970	65 029	8 111
— — II (1883)	12 625	3 730	37 777	62 222	5 845
— Penang 1883...............	13 160	4 623	32 314	67 685	13 731
— Lampong 1883	13 220	6 420	45 523	54 477	19 852
— Acheen 1883	13 605	5 170	41 637	58 363	17 612
— Tellichery 1883	12 797	4 384	37 054	62 945	2 100
— Singapore III 1883........	13 496	3 726	36 862	63 138	7 604
— Penang III 1883	13 899	4 023	45 813	54 187	3 704

La composition pour cent des cendres des divers poivres est la suivante :

p. 0/0 de cendres		SiO^2	HCl	SO^3	CO^2	P^2O^5	K^2O	Na^2O	CaO	MgO	Fe^2O^3	Mn^2O^3
Poivres noirs .	1.	6 36	5 59	4 03	17 28	11 102	32.49	1 55	16 07	3 31	2 16	0 82
	2..	1 61	6 83	4 05	20 10	9 49	34 72	4.77	13.55	4.47	0.99	»
	3..	1 54	8 71	4 00	19 17	11 06	27 39	5 50	15.02	7 56	0 85	0.19

RECHERCHE DES FALSIFICATIONS

Le poivre en grains est peu falsifié, on ne fait que l'enrober et le mélanger de grains artificiels.

L'enrobage, destiné à augmenter le poids du grain et aussi à faire passer le poivre noir pour du poivre blanc, est pratiqué généralement avec des matières minérales ; aussi suffira-t-il d'agiter les grains avec de l'eau ou de l'alcool, pour en dessécher la poudre adhérente et la caractériser. (Voir enrobage du café.)

L'addition de grains factices se reconnaîtra à l'analyse chimique et à l'examen microscopique.

On a fabriqué des grains de poivre composés d'une masse pâteuse de noyaux d'olives macérés, d'argile et de poivre de Cayenne, lesquels, mélangés au poivre véritable, demandent une grande attention pour être dévoilés. Ces grains sont plus lourds que le poivre ; leur surface ne présente pas le caractère des fronces à réseaux parce qu'ils sont comprimés avec une estampe et beaucoup d'eux présentent en outre un rebord qui correspond à la jointure de l'estampe double. Ils se rompent facilement sous la dent et ont une saveur terreuse. Leur masse intérieure est jaunâtre, couleur donnée superficiellement seulement par des dérivés du goudron ou avec du chromate de plomb.

M. Eug. Collin a signalé (*Ann. Chim. Anal.*, 15 octobre 1904) (1), une substance nommée Erviop (anagramme du mot poivre) comme falsification du poivre (entier et en poudre), blanc ou noir.

Cette matière est une graine fournie par une plante de la famille des Légumineuses appartenant au genre *Pisum* ou *Lathyrus*.

Cette graine est un peu moins grosse que le fruit du poivre, elle est rarement arrondie, plus souvent anguleuse, de forme pyramidale ou obconique. Sa surface extérieure est grisâtre, gris-brun ou gris noirâtre et exceptionnellement lisse, mais à peu près constamment mate et marquée de rides moins saillantes, plus fines et plus irrégulières que celles que l'on observe sur le poivre noir.

---

(1) M. F. Jean a signalé sous le nom de « Le Griffon », « le mito » la même graine d'Erviop (*Ann. de Chim. anal.* 15 nov. 1904).

COMPOSITION CHIMIQUE DES GRAINS DE POIVRE NOIR (Hartel et Will)

Sorte commerciale	Eau 0/0	Matières sèches 0/0	Cendres totales		Amidon		Cellulose brute		Résines		Huile essentielle		Pipérine		Proportion de grains creux 0/0
			Poivre séché à l'air 0/0	Poivre déshydraté 0/0	Poivre séché à l'air 0/0	Poivre déshydraté 0/0	Poivre séché à l'air 0/0	Poivre déshydraté 0/0	Poivre séché à l'air 0/0	Poivre déshydraté 0/0	Poivre séché à l'air 0/0	Poivre déshydraté 0/0	Poivre séché à l'air 0/0	Poivre déshydraté 0/0	
Tellicherry	13 25	83 75	4.10	4 72	42 70	49 22	13 04	15 03	0 87	1 07	2 00	2 30	6 02	6 93	»
Singapour	13 20	86 80	4 08	4.70	35 00	40 32	15 22	17.53	1 04	1 20	2 22	2 51	6 84	7 88	8
—	14 04	85 96	4 65	5 40	37.40	43 50	13 75	15.99	0.96	1 11	2 24	2 60	7 66	8 91	10
—	14 61	85 39	4 81	5 63	38 30	44 84	14 62	17 13	1 01	1 19	2 07	2 42	6 52	7 63	7
Lampong	14.21	85 79	5 00	5 82	31 55	36 77	15 78	18 39	0 48	0 55	2 11	2 45	8 78	10 23	19
—	14 75	85 25	8 20	9 61	32 90	38 70	14 90	17.59	0 39	0 45	2 48	2 90	8 20	9 61	6
—	14 25	85 75	5 90	6 87	37.90	44 19	14 33	16 71	0 26	0 30	1 94	2 26	7 57	8 82	3
Aleppi	13 48	86 52	4 98	5 72	30 60	35 36	16 30	18 82	1 00	1 15	3 62	4 18	8 81	10 18	1
Saïgon	12 68	87 32	4 78	5 47	32.45	37 16	16 74	19 15	0 66	0 75	2 53	2 89	8 36	9 58	16
Java	12 52	87 48	5 65	6 45	35 80	40 92	14 54	16 62	0 87	0 99	2 47	2 83	8 75	10 00	1
—	13 47	86 53	9 32	10 77	19 20	22 18	20 99	24 25	0 73	0 84	3 81	4 40	9 72	11 23	29
Penang	13 46	86 54	5 55	6 41	26 45	30 58	17 18	19 85	0 74	0 85	3 32	3 84	9 39	10 85	24
—	13 54	86 46	6 16	7 12	27 25	31 51	17 85	20 64	0 77	0 89	3 18	3 67	9 78	11 31	22
Atji	13 47	86.53	8 38	9 68	18 30	21 14	21 91	25 32	0.73	0 84	3 85	4 44	9 56	11 04	29
—	14.35	85 65	6.00	7.00	23.05	26 91	20 36	23 88					8 82	10.29	37

Si on fait macérer cette graine dans l'eau froide, ses rides disparaissent, la graine devient pyramidale, son tégument devenu lisse y montre sur sa face aplatie une cicatrice allongée qui est le hile. L'amande a une teinte blonde ou jaunâtre, composée de *deux* gros cotylédons facilement séparables l'un de l'autre.

Cette graine n'exhale aucune odeur aromatique, sa saveur est âcre et cette âcreté disparaît lorsqu'on immerge la graine quelque temps dans l'eau.

Si on incinère le tégument d'une dizaine de ces graines, les cendres présentent la réaction des sels de fer.

On mélange quelquefois le poivre noir en grains avec des fruits d'*Embelia Ribes*, de *Rhamnus infectorius* ou avec des baies de genièvre.

Tous ces fruits se désagrègent facilement dans l'eau, ils ont une saveur amère ou légèrement sucrée, une odeur aromatique ; en outre, ils présentent *plusieurs loges* contenant des graines, alors que le poivre ne contient qu'une graine.

Poivre noir en poudre

Son analyse est identique à celle du poivre entier, il doit répondre aux mêmes conditions.

Examen microscopique : le poivre moulu montrera au microscope les différents éléments décrits plus haut, les plus caractéristiques sont (fig. 56) :

1° Les cellules des tissus de la graine remplies d'amidon *m e s* (par la mouture, il arrive que ces cellules sont brisées et laissent échapper l'amidon, toujours rond, ce qui le distingue de l'amidon du riz polygonal) ;

2° Les cellules scléreuses de l'épiderme, formant par leur réunion des plaques brunes ;

3° Les cellules jaunâtres épaisses et dentelées de la zone interne de l'endocarpe *e n d*.

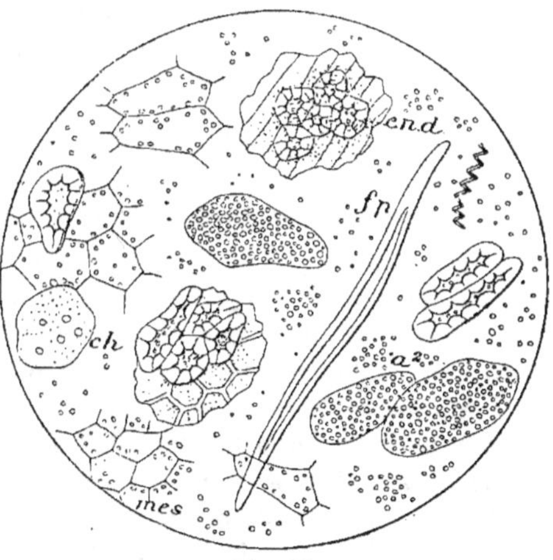

Fig. 56.

RECHERCHE DES FALSIFICATIONS

Les falsifications sont nombreuses, ce sont principalement :

1° Addition des matières minérales ;

2° Addition d'amidons ;

3º Addition de grignons d'olives ;

4º Addition de grabeaux de poivre (portions périphériques du fruit détachées pendant le transport).

1º Le dosage des cendres totales et des cendres insolubles dans HCl, ainsi que l'analyse de ces cendres permettront de découvrir l'addition de substances minérales.

2º L'examen microscopique permet seul de découvrir l'addition d'amidons.

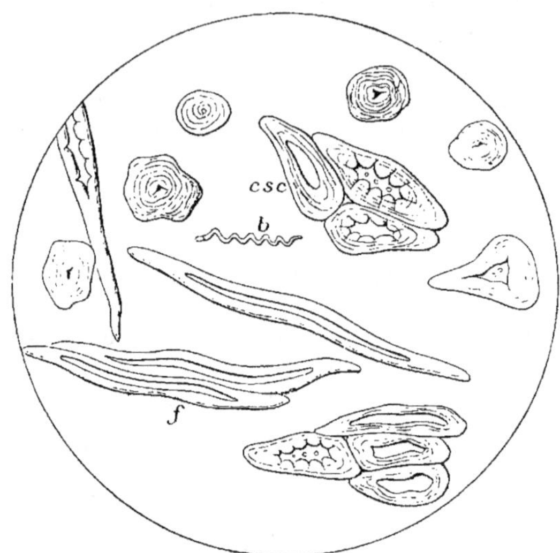

Fig. 57.

Poudre de grignons d'olives : *f*, fibres ; *b*, trachées ; *csc*, cellules scléreuses.

La fécule de pomme de terre et l'amidon des légumineuses sont les deux substances amylacées les plus employées pour frauder les poivres.

Le poivre contient de petits corpuscules amylacés polyédriques. La fécule de sarrazin seule pourrait être confondue parfois, à cause de sa forme, avec celle du poivre.

La différenciation de la fécule de sarrazin et de l'amidon du poivre est très facile à faire par la simple mensuration des grains. Chez le sarrazin, le grain amylacé a un diamètre variant entre 0 mm. 015 à 0 mm. 023 millièmes de millimètres, alors que dans le poivre les grains d'amidon ne dépassent jamais 0 mm. 006 millièmes de millimètre. (Voir farines, pour la détermination des amidons.)

3º Les *grignons d'olives* ne peuvent être reconnus que par l'examen microscopique. M. Brunotte donne ainsi qu'il suit les caractères des éléments qui permettront de déceler cette fraude :

a) Nombre exagéré des éléments scléreux dans la poudre suspecte, ceux-ci étant quelquefois isolés, souvent réunis en masse (fig. 57). (Il est toujours facile de préparer soi-même une poudre pure qui servira de point de comparaison.) ;

b) Aspect presque incolore ou très légèrement jaunâtre dès parois des
éléments sclérifiés dont le contenu est également incolore ;

c) Présence de fibres allongées, sinueuses, atteignant des dimensions égales
à 7 ou 8 fois celles des cellules ordinaires du poivre, fig. 57 ;

d) Présence de cellules à parois épaissies irrégulièrement en chapelet,
provenant de la membrane d'enveloppe du noyau d'olive ;

e) Aspect brillant des cellules d'olives à la lumière polarisée.

En outre lorsqu'on agite du poivre pulvérisé dans un mélange à parties
égales d'eau et de glycérine, le grignon d'olives tombe au fond du liquide
et le poivre surnage.

4° *Les grabeaux de poivre* ont ceci de particulier, d'après M. Landrin, c'est
qu'ils ne donnent que très peu d'extrait alcoolique, et, d'après M. Schmitt,
donnent par incinération une notable quantité de cendres, de beaucoup supérieure à la quantité de cendres laissées par le même poids de poivre pur. Alors
que ce dernier fournit au maximum 6 0/0 de cendres, les grabeaux en effet
en ont donné 7,04 — 7,50 et
7,64 (Schmitt), 8,00 (Costar,
Norn et Mazure à Amsterdam)
et jusqu'à 13,20 (Landrin).

Quant à la quantité d'extrait alcoolique fournie par
les grabeaux, elle est très minime : 5^{gr}25 0/0 seulement,
d'après M. Landrin qui opérait
sur des grabeaux détachés d'un
poivre de Sumatra.

Au microscope, la poudre de
grabeaux se reconnaîtra à la
présence : 1° de nombreux débris épidermiques ; 2° d'une
grande quantité de vaisseaux
provenant des pédoncules, vaisseaux qui sont rares dans le fruit.

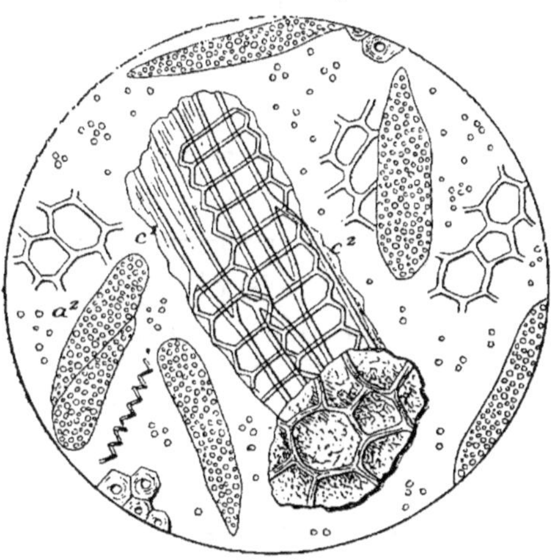

Fig. 58.
Poudre de Maniguette.

Poivre artificiel. — Le poivre artificiel est fabriqué avec des noyaux
d'olives, avec des semences de cardamome, avec des tourteaux de lin, de
colza, du chènevis, du piment, des feuilles et des débris de poivre. Tout cela
est moulu dans des moulins spéciaux.

Ce poivre a l'aspect d'une poudre brune terreuse, tandis que le produit
naturel est blanc verdâtre ; il a une odeur et une saveur brûlantes qu'il perd
si on le laisse à l'air.

Le poivre artificiel donne, par addition d'acide nitrique, une couleur rouge-brun qui ne s'en va pas par addition d'alcool. Avec le chloroforme, il donne une couleur rouge vin. Le poivre artificiel donne des cendres à peine alcalines, tandis que le naturel donne des cendres fortement alcalines.

Recherche des coques de noix, de noisettes, d'amandes, etc. — Ces substances contenant beaucoup de cellules scléreuses, on peut les caractériser par le réactif de Le Roy (voir Réactifs).

On place dans un verre de montre 1 à 2cc du réactif et on y projette une pincée de la poudre de poivre suspect ; on chauffe légèrement. Toutes les cellules pierreuses des substances précitées se colorent en rouge carmin.

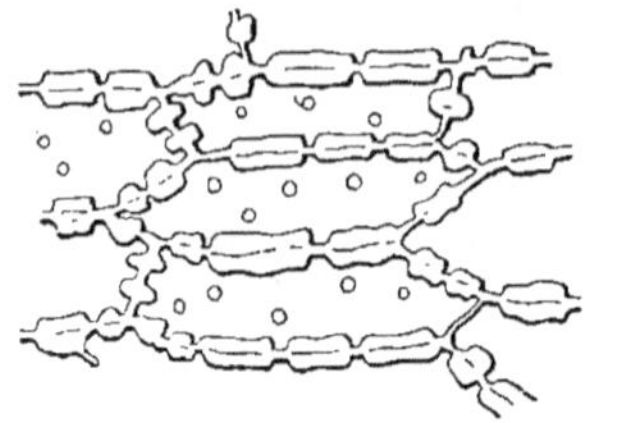

Fig. 59.
Cellule de l'albumen corné de la datte (Macé).

Poivre blanc en grains

Les caractères microscopiques de ce poivre sont les mêmes que ceux du poivre noir, seule la couche des tissus externes du péricarpe manque, il ne possède donc que l'endocarpe et la graine.

Ses constantes chimiques sont :

	Ranvez	Chimistes suisses	Konig	
Humidité	9-15	12-15	13.72	moyenne
Cendres	0 8-3 5	35 au max.	1.63	—
— insolubles dans HCl ..	0 10 à 1	10 au max.		
Extrait alcoolique	8 à 12	—		
— éthéré	—	—	6.58	—
Cellulose.................	5 9-8 6	7 au max.	4 39	—
Pipérine et oléorésine	—	—	6 67	—
Matières azotées	—	—	11.73	—
— amylacées	—	—	55 70	—

Voici d'autre part les résultats obtenus par Roettger pour chaque sorte de poivre :

	Eau 0/0	Cendres 0/0	Sur 100^{gr} de cendres		Cendres insolubles dans HCl 0/0 de cendres totales
			Insolubles dans l'eau	Solubles dans l'eau	
Poivre blanc origine inconnue..........	13 500	2 415	87 506	12.493	2.032
— — —	13 690	1 090	90 896	10 442	2.048
— Singapore 1883	13 748	1 231	85 681	13 890	14.736
— Penang 1883.	13 686	2 965	91 298	8 702	5.333
— Singapore 1883........ ...	13 740	1 122	91 184	8 815	13.972
— Penang 1883	14 562	2 678	91 896	8 103	2.173
— Tellichery 1884	12 986	0 837	»	»	»
— Tellichery 1884	13 848	1.073	»	»	»

Les falsifications que l'on fait subir à ce poivre sont les mêmes que celles du poivre noir.

Poivre blanc en poudre

L'analyse est identique à celle du poivre blanc entier ; il doit répondre aux mêmes conditions.

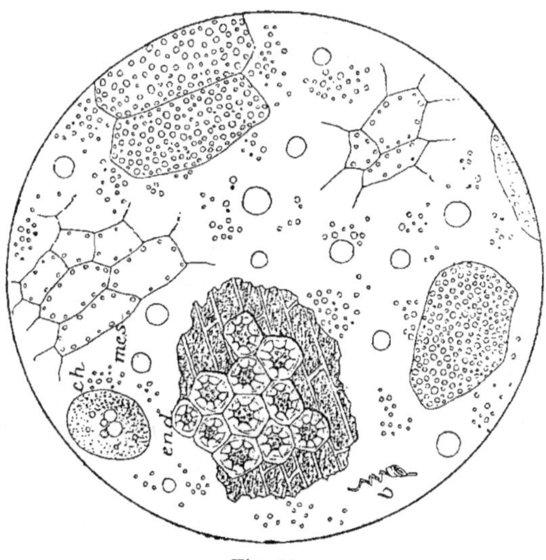

Fig. 60.

Son examen microscopique se fait comme celui du poivre noir en poudre, il possède les mêmes caractères anatomiques, à part les cellules scléreuses de l'épiderme qui manquent ici (fig. 60) ; il est constitué presque uniquement par des cellules à amidon plus ou moins écrasées par la mouture et ayant par conséquent laissé échapper leur contenu ; on y voit également quelques plaques brunes formées par les couches de l'endocarpe et de la graine.

On recherchera les falsifications de la même manière.

PIMENTS

A) *Piment* (poivre de la Jamaïque ou poivre rouge) est le fruit séché et incomplètement mûr du Pimenta officinalis (Myrtacées.).

Il contient :

Cendres totales, 6 0/0 au maximum.

Cendres insolubles dans HCl à 10 0/0, $0^{gr}50$ au maximum.

Cellulose, 25 0/0.

Tanin, 8 0/0 environ (en acide quercitannique).

Le dosage de tous ces éléments se fait comme il a été dit pour le poivre.

Pour doser le tanin, on traite 2 grammes de substance en poudre pendant 20 heures par l'éther absolu, puis on fait bouillir le résidu pendant deux heures dans un ballon de 500^{cc} avec 300^{cc} d'eau : on laisse refroidir, on complète à 500^{cc} avec de l'eau distillée, on filtre.

On prépare d'autre part :

Une solution d'indigo en dissolvant à chaud 6 grammes de sulfindigotate de soude dans 500^{cc} d'eau ; ajoutant après refroidissement 50^{cc} SO^4H^2 et complétant à un litre avec de l'eau distillée ;

Une solution de permanganate à $1^{gr}33$ par litre :

On titre cette solution au moyen de l'acide oxalique $\dfrac{N}{10}$ (voir documents physico-chimiques). 10^{cc} solution acide oxalique $\dfrac{N}{10} = 0^{gr}062232$ tanin (en acide quercitannique). Si donc 1^{cc} de solution de MnO^4K correspond à 10^{cc} de solution $\dfrac{N}{10}$ acide oxalique, c'est que 1^{cc} correspond à $0^{gr}062232$ acide quercitannique.

Mesurer 250^{cc} du liquide filtré provenant de l'épuisement du piment, les introduire dans un ballon de 1200^{cc}, y ajouter 20^{cc} de solution d'indigo et 750^{cc} d'eau distillée ; verser dans le liquide une solution titrée de permanganate de potasse placée dans une burette graduée, jusqu'à coloration jaune d'or : soit 2^{cc}.

Déterminer de même le nombre de centimètres cubes de permanganate nécessaire pour 20^{cc} de solution d'indigo seule : soit 1^{cc}.

$2 - 1 = 1^{cc}$; ce centimètre cube représente le nombre de centimètres cubes de permanganate nécessaires pour 250^{cc} de solution, c'est-à-dire pour 1 gramme de piment.

Sachant à combien de tanin correspond 1^{cc} de permanganate il est facile d'en déduire la proportion de tanin : dans l'exemple précédent, 1 gramme de piment contiendrait $0^{gr}062232$ de tanin, puisqu'il faut 1^{cc} de MnO^4K pour oxyder le tanin de 1 gramme de piment, et 100 grammes contiennent $6^{gr}223$.

Les falsifications que l'on fait subir au piment en poudre sont les mêmes que celles du poivre moulu ; à ces dernières il faut ajouter l'addition de pédoncules de girofle ; on les reconnaîtra par leurs caractères microscopiques (voir girofle).

B) *Piment rouge* (piment des jardins, d'Espagne, de Cayenne, poivre de Cayenne). Fruit mûr et desséché de plusieurs espèces de plantes du genre Capsicum.

La poudre de piment rouge est préparée au moyen des fruits débarrassés en partie de leurs graines.

Sa composition chimique est la suivante :

Cendres totales .... 5 0/0 au maximum.
Cendres insolubles dans HCl à
   10 0/0.................... $0^{gr}50$ —
Extrait alcoolique .... 25 0/0 au minimum.
Cellulose .... 28 0/0 au maximum.

Ces dosages se font comme il a été dit au poivre.

Les principales substances ajoutées au poivre rouge dans un but de falsification sont le curcuma, la farine des céréales, des matières minérales, etc.

Le curcuma sera recherché comme dans la moutarde sur une solution obtenue en traitant la substance pulvérisée par l'alcool.

L'examen microscopique de la poudre permettra, grâce à ses caractères anatomiques particuliers, de reconnaître les falsifications comme dans le poivre.

Le piment rouge ne renferme en effet que peu d'amidon et cet amidon est en grains très petits ; il ne contient pas de cellules pierreuses (sauf certaines cellules épidermiques particulières de l'enveloppe des graines). Tous les éléments de piment sont parsemés de gouttelettes d'huile.

M. Grandmont a signalé (*Ann. de Chimie anal.* 1908) la falsification du poivre rouge par du piment artificiel ; il indique pour reconnaître le faux piment la réaction suivante :

Agiter le piment suspect avec de la benzine : ce solvant est décanté, puis agité 1/2 minute avec un vol. SO^4H^2 qui détruit la coloration rouge, prise par le solvant.

Verser ensuite 10 volumes d'eau et agiter.

Dans le cas de piment naturel le liquide prend une coloration jaunâtre, il redevient rose si le piment est artificiel.

MUSCADE ET MACIS

MUSCADE. — La noix muscade est l'amande desséchée, généralement roulée dans la chaux, de la graine du *Myristica fragrans*.

On trouve dans le commerce la noix entière et la poudre.

La composition de cette substance est la suivante :

Poids d'une noix ordinaire, 5 grammes environ.

Composition de la muscade

	NOIX ENTIÈRES (Konig)			AMANDES (Konig)		COQUES		POUDRE (Ranvez)	
				mazim.	minim.	Ranvez	Balland		
Humidité	15.53	14.54	15.47	4 2	12 2	0 93	10 00	8.59	9.09
Matières azotées				5 2	6 1		2 02		
Huile essentielle				2 5	4 0	—		—	3 05
Matières grasses	31.38	33.40	37.62	31 0	37.3	1 00	0.90	39 60	32.02
Hydrate de carbone ..				29 9	41 8				
Cellulose............				6.8	12 0	62.60	55.35	9 92	—
Cendres	1.72	3.29	2.73	2.2	3 3	2.20	1.20	1.78	4.88
Matières extractives...	»	»	»	»	»	»	»	»	»

Matière grasse. — Epuiser par l'éther 10 grammes de poudre desséchée, dans l'appareil à épuisement à chaud ; conserver la poudre épuisée pour le dosage de la cellulose.

Essence. — Peser 25 grammes de muscade moulue, les placer dans un ballon de 500cc avec 50 grammes d'eau ; boucher le flacon avec un bouchon percé de deux trous. Dans l'un, faire passer un tube de verre recourbé à angle droit et plongeant jusqu'au fond du liquide ; dans l'autre, faire passer un tube pénétrant d'un côté de quelques centimètres dans le ballon, de l'autre en communication avec un réfrigérant terminé par un tube effilé plongeant dans un ballon de 300cc.

Relier le premier tube avec un ballon contenant de l'eau à l'ébullition.

Chauffer le ballon contenant la muscade, puis, lorsqu'il est sur le point d'entrer en ébullition, faire bouillir le ballon contenant l'eau. La distillation se produit, la continuer jusqu'à ce qu'on ait recueilli 200cc de distillat.

Saturer le distillat de chlorure de sodium pur et placer le mélange dans une boule à décantation ; l'épuiser à trois reprises différentes par agitation avec de l'éther absolu (exempt d'alcool). Les solutions éthérées sont réunies et mises en contact pendant quatre jours avec du chlorure de calcium anhydre, puis introduites dans un flacon taré contenant 4 grammes exactement pesés d'huile d'olive préalablement chauffée à 150° pendant 5 minutes. Distiller ou évaporer l'éther, puis achever l'évaporation en faisant passer, à la température ordinaire, un courant d'air dans le flacon.

Lorsque tout l'éther est disparu, peser le flacon ; l'augmentation de poids du flacon fournit le poids d'essence de 25 grammes de muscade (Ranwez).

Cellulose. — Les 10 grammes de poudre provenant de l'extraction par l'éther de la matière grasse sont desséchés et traités dans un vase de Berlin par 200^{cc} d'eau et $2^{gr}50$ SO^4H^2 ; faire bouillir une demi-heure, laisser déposer, décanter le liquide clair, traiter le résidu par l'eau et porter à l'ébullition ; laisser déposer, décanter le liquide clair ; répéter un deuxième lavage à l'eau, décanter.

Le résidu est additionné de 200^{cc} d'eau et de $2^{gr}50$ KOH caustique; porter à l'ébullition pendant une demi-heure, laisser reposer, décanter, continuer l'opération comme il est dit au Poivre.

On pourra doser la chaux dans les cendres solubles dans HCl étendu après avoir précipité dans cette solution le fer et l'alumine. (Voir Eaux potables.)

RECHERCHE DES FALSIFICATIONS. — L'examen microscopique de la muscade n'est pas d'un grand secours pour cette recherche, car la poudre offre peu d'éléments caractéristiques. L'amidon est en grains arrondis, simples ou composés de 2, 6 et 10 grains, en moyenne de 10 μ. On rencontre des grains d'aleurone.

Les falsifications qui sont les plus fréquentes sont :

Addition de muscades artificielles .... } pour les muscades en-
Enrobage par des substances minérales .... }   tières.
Addition d'amidons étrangers.................... }
    —   de poudre de coque de muscade .... } pour les muscades en
Extraction de la matière grasse .... }   poudre.

Les muscades artificielles sont fabriquées ordinairement avec un mélange de poudre de noix de muscade, de farine d'argile et de beurre de muscade ; on leur donne par compression, dans des moules spéciaux, la forme et l'aspect des muscades vraies. Il suffira de plonger des muscades dans l'eau ou dans l'alcool pour les désagréger et les voir tomber en bouillie. L'analyse chimique et l'examen microscopique compléteront la preuve de la falsification.

L'enrobage naturel de la muscade est dû à un lait de chaux, mais cet enrobage devient une falsification, lorsqu'il est pratiqué avec d'autres matières minérales destinées à donner au produit l'aspect habituel. La muscade agitée dans l'eau laissera déposer son enrobage (l'enrobage pourra aussi se dissoudre), il sera facile de le caractériser, soit en prélevant le résidu insoluble, soit en évaporant la solution. L'enrobage ne doit pas dépasser 1 0/0 du poids de la muscade, sans quoi il y a falsification.

L'addition d'amidons étrangers se découvrira à l'examen microscopique (voir Farines).

L'extraction de la matière grasse se reconnaîtra à l'analyse chimique.

L'addition de coque de muscade se reconnaîtra par la diminution du poids de la matière grasse et la teneur élevée en cellulose. (La coque de muscade renferme 30 0/0 de cellulose.)

MACIS. — Le macis est l'arille desséché qui enveloppe incomplètement la noix de muscade ; on ne le rencontre guère en poudre dans le commerce.

Le macis ne renferme pas d'amidon, mais on y trouve, dans le parenchyme, des grains d'amylodextrine, qui se colorent en rouge-brun par l'iode.

Sa composition chimique est la suivante (Kœnig) :

Humidité	9,65 0/0
Matière grasse	24,63
Cendres totales	2,64
— insolubles à chaud dans HCl à 10 0/0	0^{gr}50 (au maximum).
Cellulose	6,31
Huile essentielle	6,66

On dose l'huile essentielle, la matière grasse et la cellulose comme dans la muscade, l'humidité et les cendres, comme dans le poivre.

Le macis est rarement falsifié, le dosage de l'huile essentielle et de la matière grasse permettra de reconnaître si la substance a été totalement ou partiellement débarrassée de ses principes aromatiques gras.

MOUTARDE DE TABLE

On emploie, sous le nom de moutarde, une sorte de pâte molle préparée en délayant dans un verjus (1) la farine de graine de moutarde noire *(sinapis nigra)* et aussi de la moutarde blanche *(sinapis alba)* et additionnée de certaines épices, aromates (estragon, cannelle, clous de girofle, etc.) et de sel.

Les moutardes de Dijon sont faites avec les grains presque complètement dépouillés de leurs téguments, on les dit : *moutardes blanches.*

---

(1) Le verjus est soit du vinaigre dilué additionné d'acide tartrique et parfois de tanin, ou de vin blanc, ou encore de moût de raisin non mûr.

Les moutardes de Meaux *ou grises* sont fabriquées avec les graines recouvertes de leurs téguments.

La moutarde anglaise en poudre est constituéee par de la farine très fine de moutardes noire et blanche décortiquées ; au moment de l'emploi on délaye cette poudre dans l'eau.

Il n'existe aucune formule officielle pour la préparation de la moutarde de table, aussi sa composition est très variable ; d'autant plus que les règlements d'administration publique qui concernent les condiments, tolèrent la présence de tout autre condiment dans ce produit à condition que mention en soit faite sur l'étiquette, ils n'interdisent que l'emploi d'amidon.

L'ánalyse d'une moutarde de table comporte :

1º Le dosage de l'extrait à 100º ;
2º   —   des cendres et des chlorures ;
3º   —   de la matière grasse ;
4º   —   de l'essence ;
5º   —   de l'acide acétique ;
6º   —   de l'acidité fixe ;
7º   —   de la cellulose.

M. Curtel (*Annales des Falsifications*, mai 1909) donne les chiffres suivants trouvés dans l'analyse des moutardes de Dijon.

	A	B	C
Extrait sec à + 100º	34,04	34,0	25,50
Matière grasse	10,52	14,23	11,50
Acide acétique	1,12	0,85	0,16
— tartrique total	0,84	1,06	0,69
Chlorure de sodium	8,66	8,14	5,52
Cendres totales	10,45	10,39	7,76
Cendres (diminuées de NaCl)	1,79	2,25	2,24
Essence	0,35	0,36	0,40

Teneur en acide acétique de huit moutardes de 1re et 2e qualité.............
$\left\{\begin{array}{l} 1,548\text{-}1,116. \\ 0,852\text{-}0,750. \\ 0,612\text{-}0,285. \\ 0,168\text{-}0,156. \end{array}\right.$

Cette teneur fort variable est inférieure à 0,8 0/0.

Teneur en essence de moutarde des mêmes échantillons....................
$\left\{\begin{array}{l} 0,313\text{-}0,301. \\ 0,288\text{-}0,240. \\ 0,283\text{-}0,322. \\ 0,288\text{-}0,430. \end{array}\right.$

Extrai sec. — S'obtient par dessiccation à 100º d'un poids déterminé de moutarde.

Cendres. — Faire les cendres par les procédés ordinaires sur 5 grammes de moutarde, mais avec beaucoup de soin pour éviter la perte des chlorures; peser les cendres ainsi obtenues, soit P leur poids, on a ainsi les cendres totales.

Dissoudre ces cendres dans l'eau, filtrer, neutraliser la solution filtrée par AzO^3H, ajouter un peu de CO^3Ca exempt de chlorures et titrer le chlorure de sodium au moyen de la solution déci-normale d'azotate d'argent, en employant le chromate neutre de potassium comme indicateur (voir page 689) : Soit P' le poids de chlorure de sodium trouvé :

P — P' = Cendres (diminuées de NaCl) de 5 grammes de moutarde.

Matière grasse (Huile). — Dessécher 20 grammes de moutarde à 100° et en extraire la matière grasse au moyen de l'éther anhydre pendant trois heures au moins.

Cellulose. — Le résidu du dosage de la matière grasse sert au dosage de la cellulose : à cet effet on le traite par 200cc d'acide chlorhydrique à 1,5 0/0 et on fait bouillir au réfrigérant à reflux pendant 3/4 d'heure ; on laisse reposer, on décante et on répète encore une fois le même traitement. On reprend le résidu insoluble par 200cc de KOH à 1,5 0/0, on fait les mêmes opérations qu'avec l'acide chlorhydrique. On recueille le résidu sur un filtre taré, on lave à l'eau bouillante, à l'alcool, enfin à l'éther. On sèche et on pèse. On a ainsi la *cellulose brute*, en calcinant et en déduisant le poids des cendres de celui de la cellulose brute, on obtient la *cellulose pure*.

Essence. — Introduire 10 grammes de moutarde en pâte dans un ballon d'environ 800cc de capacité (si la moutarde est en poudre, la délayer dans l'eau alcoolisée comme ci-après, pour avoir une pâte bien liquide porter le mélange à l'étuve vers 40°, en agitant) avec 150cc d'eau et 30cc d'alcool à 95° et distiller à la vapeur d'eau, recueillir 100cc de distillat dans un ballon contenant 10cc d'ammoniaque. Traiter le liquide par 2cc à 3cc de solution de nitrate d'argent à 10 0/0 ; laisser en contact pendant une journée dans un endroit obscur en agitant souvent (on peut opérer plus rapidement en portant le mélange au bain-marie bouillant ; il se forme du sulfure d'argent (transformation du sulfocyanure d'allyle en thiosinamine et précipitation du soufre de celle-ci sous forme de sulfure d'argent).

Recueillir le précipité du sulfure sur un filtre séché et taré, le laver à l'eau ammoniacale, puis à l'eau distillée, dessécher à 80° environ et peser.

Le poids obtenu multiplié par 0,4301 fournit le poids d'essence de la prise d'essai.

Acide acétique (ou acidité volatile). — Peser 10 grammes de moutarde, la délayer avec 100 à 150cc d'eau : placer le mélange dans un ballon et entraîner l'acide acétique par distillation dans la vapeur d'eau comme il est dit page 197 (méhode Blarez). Titrer le distillat à la soude $\frac{N}{10}$.

Acide tartrique (ou acidité fixe). — Doser l'acidité du résidu de l'opération précédente au moyen du procédé à la touche sur le tournesol et l'exprimer en acide tartrique.

Recherche des Falsifications. — Les principales falsifications que l'on fait subir à la moutarde de table sont :

1° *L'addition de matières amylacées :* Les graines de moutarde arrivées à complète maturité ne renferment pas d'amidon, mais avant leur maturité complète elles en contiennent parfois des quantités appréciables mais jamais supérieures à 0gr10 0/0.

« Or, comme il est bien acquis, dit M. E. Collin (1), que la pureté absolue n'existe pour aucun produit végétal, qu'il est impossible de récolter l'immense quantité de graines qui constituent un lot de moutarde sans qu'il y en ait un certain nombre qui soient avortées ou incomplètement mûres, il est facile de comprendre que l'amidon de ces graines anormales doit se retrouver dans les produits qui en dérivent et en proportion d'autant plus grande que les graines auront été moins sélectionnées.

Il en résulte qu'il existe dans les produits bien préparés un amidon normal de la moutarde (amidon localisé dans le tégument séminal) en proportion variable avec le degré de sélection et de maturité des graines employées et indépendante de l'origine des graines, mais ne dépassant jamais 1 p. 1000 et doué de caractères assez nets pour permettre de le distinguer sûrement des autres amidons commerciaux qu'on peut introduire dans la moutarde de table (2).

Recherche de l'amidon. — On peut rechercher l'amidon en épuisant la moutarde en pâte avec de l'alcool, puis en traitant le résidu par une solution d'iodure de potassium, portant à l'ébullition, filtrant et ajoutant au filtrat une solution iodo-iodurée qui donne une coloration bleue dans le cas de la présence de l'amidon. Dans le cas de la moutarde en poudre, faire directement le traitement par KI, sans épuisement préalable.

« La recherche de l'amidon et sa détermination dans les moutardes de table ne peuvent être faites qu'au moyen du microscope. Elles exigent une connaissance complète des caractères de l'amidon de moutarde (2).

---

(1) *Annales des Falsifications,* mai 1909.
(2) Cet article est le résumé d'un travail de M. E. Collin dans le journal ci-dessus cité. Les figures qui accompagnent le texte sont dues à l'obligeance de M. Franche, rédacteur en chef des *Annales des Falsifications,* et de M. Collin. Nous leur en adressons nos vifs remerciements.

Cet amidon se présente en grains qui varient beaucoup dans leur dimension, les plus petits ont de 1,5 à 2 μ ; les plus gros peuvent atteindre 20 μ ; les grains moyens, qui sont les plus abondants, mesurent 8 à 10 μ de diamètre.

Très rarement polyédriques, ils sont le plus souvent arrondis ou ovales, parfois déformés sur plusieurs points et bosselés ; ils sont toujours simples, *jamais composés ;* ils sont souvent isolés, souvent aussi réunis en groupes dans lesquels ils ont la même dimension, ou des dimensions très variables ; mais jamais ils ne forment de masses compactes comme les gruaux de riz, d'avoine ou de sarrazin ; ils se colorent en bleu au contact de la solution iodo-iodurée.

Ces caractères distinguent l'amidon naturel de moutarde, des autres amidons qu'on peut introduire volontairement dans la moutarde préparée ; ceux-ci ne peuvent être que : (voir fig. 61).

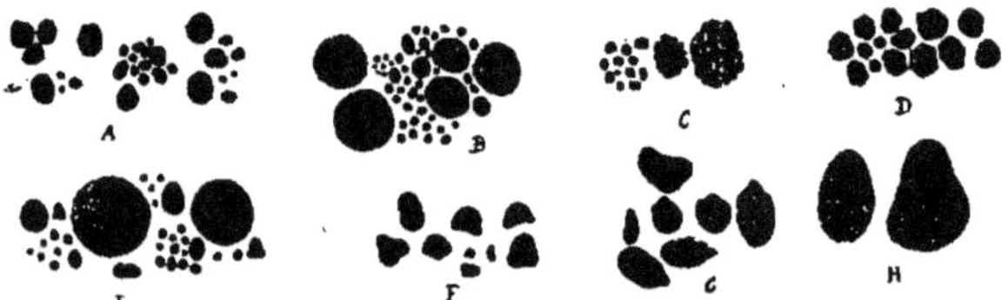

Fig. 61.

Comparaison de l'amidon de moutarde avec les principaux amidons commerciaux.
A Amidon de moutarde ; — *B* Amidon de blé ; — *C* Amidon de riz ; *D* Amidon de maïs ; — *E* Amidon de seigle ; — *F* Amidon de manioc ; — *G* Amidon de curcuma ; *H* Fécule de pommes de terre.

L'amidon de blé. — Les petits grains seuls pourraient être utilisés et prêter à la confusion ; mais on ne pourra jamais les séparer complètement des gros grains qui révéleront nettement la fraude.

L'amidon de seigle. — Les grains révélateurs sont encore plus gros que ceux du blé.

L'amidon de maïs. — Il a des dimensions et un contour anguleux tout différents et assez uniformes.

L'amidon de manioc. — Beaucoup de ses grains sont disposés en forme de calotte.

L'amidon de curcuma. — Beaucoup de ses grains sont effilés à l'une de leurs extrémités.

L'amidon de pommes de terre. — Il est beaucoup trop gros.

L'amidon de riz. — C'est celui qui par ses caractères se rapproche le plus de celui de la moutarde, aussi est-il le plus généralement employé ; mais il est toujours anguleux, polyédrique, affecte sensiblement les mêmes dimensions : en outre il est généralement accompagné de grains composés.

Si on lui substitue la farine de riz, les éléments de détermination seront plus nombreux et plus caractéristiques : car outre les grains simples, il y aura certainement des grains composés, des gruaux et des téguments nettements révélateurs de la fraude.

Il en sera de même pour les amidons et les farines d'avoine et de sarrazin.

Cependant il existe un moyen très simple et très pratique pour les commerçants de se rendre compte, jusqu'à un certain point, de la qualité de leurs produits et d'apprécier le degré d'impureté des produits falsifiés par addition de l'amidon. Ce moyen est le suivant :

Après avoir bien délayé la moutarde à essayer, on en fait plusieurs prises d'échantillons de la grosseur d'un grain de millet ; on étend chacune d'elles sur une lame de verre ; on verse dessus une ou deux gouttes de solution iodo-iodurée à 2,5 0/0 sans délayer ; on recouvre les préparations avec une lamelle de verre mince ; on les écrase très faiblement ; elles se présentent alors sous l'aspect d'une masse blanchâtre à son centre, et limitée extérieurement par un cercle jaune bien accusé.

Si on enlève la lamelle mince, et si on délaie bien les préparations, elles prennent une teinte uniforme jaunâtre.

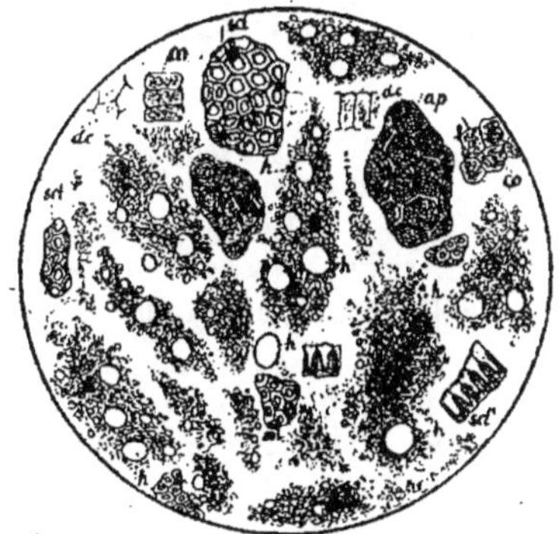

Fig. 62.
Moutarde blanche (1ʳᵉ qualité)
(220 D.)

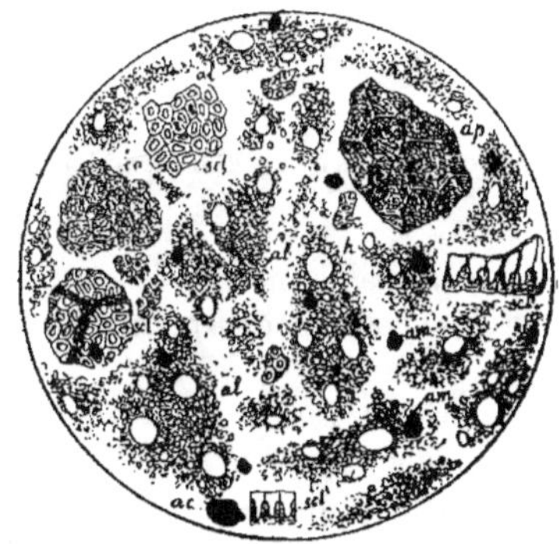

Fig. 63.
Moutarde jaune de qualité courante
(220 D.)

al aleurone ; — *ac* amidon de curcuma ; — *am* amidon de moutarde ; — *ap* assise protéique ; *co* cotylédons ; — *dc* débris cellulaires ; — *sc l scl'* cellules scléreuses vues de face ou de profil.

Les moutardes non blutées se distingueront naturellement des moutardes bien blutées par les piquetures observées dans les préparations.

Si d'autre part on additionne les moutardes à essayer de 1 0/0 seulement d'amidon de riz bien broyé et bien mélangé et si on répète sur cette moutarde additionnée l'essai que je viens d'indiquer, le résultat est tout autre. A la périphérie de la préparation non délayée on observera un cercle gris très nettement accusateur de l'amidon ajouté : si on examine la préparation délayée on constatera qu'elle a une teinte grisâtre légère, mais nettement différente de celle qu'on observe avec la moutarde non additionnée. La teinte grise sera d'autant plus prononcée que la proportion d'amidon sera plus forte. Pour apprécier ces différences et la sensibilité de cette méthode qui n'est nullement scientifique, il est nécessaire d'observer les préparations sur une feuille de papier blanc.

Si alors on examine au microscope les deux préparations, on observe les différences reproduites sur les *figures* 64 et 65.

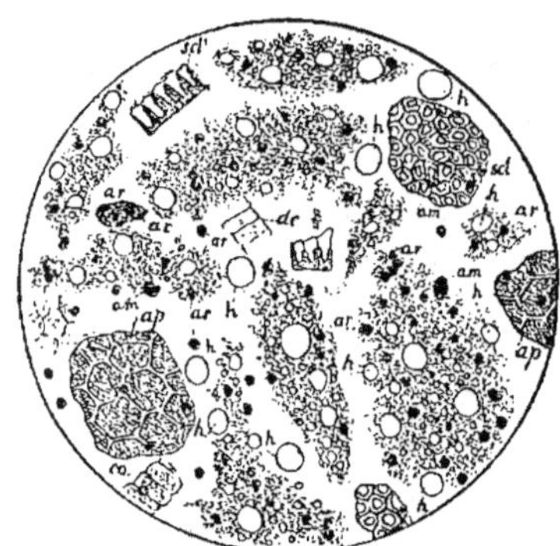 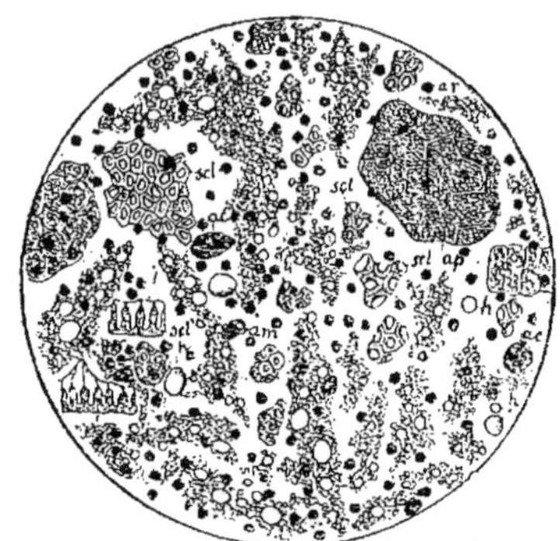

Fig. 64.
Moutarde additionnée de 1 p. 100 d'amidon
de riz.

Fig. 65.
Moutarde additionnée de 4 p. 100 d'amidon
de riz.

Or, il n'est pas d'industriel assez inconscient pour risquer son honneur, sa fortune, s'exposer à des poursuites judiciaires en falsifiant un produit au taux de 1 0/0.

Si la méthode donne des indications aussi nettes pour une fraude à 1 0/0, on peut juger de sa précision pour caractériser la proportion minimum d'amidon utilisée par les fraudeurs, soit 5 0/0.

L'examen microscopique des moutardes ne se borne pas à rechercher la présence de l'amidon. Il y a parfois nécessité de caractériser les éléments anormaux qui peuvent se trouver dans des moutardes de table préparées avec des graines de qualité inférieure.

La *figure* 66 reproduit tous les éléments que l'on peut retrouver dans les moutardes préparées avec les moutardes noires, brunes ou blanches ; elle permettra de constater que les téguments varient notablement selon l'espèce de la moutarde employée.

Avant de conclure à l'addition d'une autre graine de crucifères dont on croirait avoir retrouvé les téguments, il est essentiel de se renseigner sur la différence de prix des graines et voir si le fraudeur a eu un intérêt à opérer le mélange soupçonné.

Dosage de l'amidon. — Le dosage des amidons introduits volontairement dans une moutarde ne peut être effectué par le microscope que d'une façon approximative, après une série d'essais comparatifs faits avec des moutardes pures qui auront été additionnées par l'expert de proportions bien définies de ces mêmes amidons.

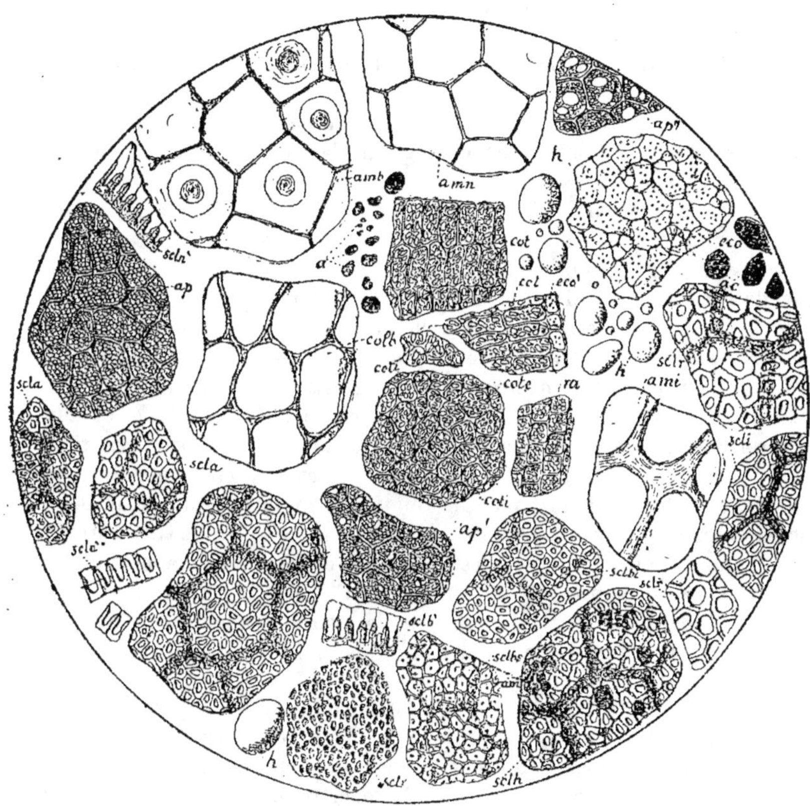

Fig. 66. — Eléments anatomiques qu'on peut retrouver dans les moutardes commercialement pures.

(. *am* amidon de moutarde ; — *ac* amidon de curcuma ; — *amb* assise mucilagineuse de la moutarde blanche ; — *amn* assise mucilagineuse de la moutarde des Indes ; — *ap, ap', ap''*, assise protéique ; *colb* cellules collenchymateuses de la moutarde blanche ; — *cote, coti* partie externe et partie interne des cotylédons ; — *h* globules d'huile ; — *eco* enveloppe des cotylédons ; — *scl* cellules scléreuses de la moutarde d'Alsace ; — *sclbs* de la moutarde blanche (face supérieure) ; *sclbi* : les mêmes (face inférieure) ; — *sclr* cellules scléreuses de la moutarde russe ; — *scli* cellules scléreuses de la moutarde de Bombay.

2º *Coloration artificielle.* — La moutarde alimentaire est quelquefois colorée avec du curcuma.

La recherche de ce colorant se fera facilement de la façon suivante :

On prend environ 20 grammes de la moutarde suspecte, qu'on délaie avec 30^{cc} d'alcool à 60°, de façon à faire une bouillie claire, on filtre après 10 minutes de contact. On plonge un flocon de laine non mordancée dans une petite partie du filtrat qu'on chauffe doucement quelques instants ; on lave ensuite la laine à grande eau et on la laisse sécher.

On absorbe une autre partie du filtrat à l'aide de bandes d'épais papier à filtrer, qu'on y laisse plonger pendant 24 heures et qu'on soumet ensuite à la dessiccation.

Dans le cas d'une moutarde colorée au curcuma, la laine ou le papier sont colorés, et passent au rouge brique par l'ammoniaque, au brun par l'acide chlorhydrique.

Enfin, la troisième partie du filtrat est réservée pour être essayée par l'acide chlorhydrique et l'ammoniaque ;

Dans les cas d'une coloration artificielle due au curcuma (1), l'ammoniaque détermine la production d'une couleur rouge-brun ;

Dans le cas de la moutarde naturelle, l'acide chlorhydrique ne donne rien ou tout au plus une très faible coloration brunâtre, et l'ammoniaque ne fait qu'accentuer vivement la couleur jaune naturelle du liquide.

Les mêmes réactions peuvent être appliquées au flocon de laine et aux bandes de papier ; en outre, l'aspect que présentent ces substances peut donner des indications tout à fait précises ; il existe, en effet, dans le commerce, en dehors du curcuma, une matière colorante jaune artificielle, employée dans le but frauduleux de colorer la moutarde ; cette matière, dont la composition chimique n'est pas encore déterminée avec sûreté, ne réagit ni avec l'ammoniaque, ni avec l'acide chlorhydrique, mais sa présence se révèle |précisément par la teinte jaune intense qu'elle communique à la laine et aux bandes de papier qui servent aux essais.

3° *Addition de tourteaux de moutarde* (blanche ou grise). — « Quelle que soit la nature du produit étranger ajouté à la graine des *Brassica nigra* ou *juncea* ou employé à sa place, qu'il s'agisse de fausses moutardes, de tourteaux ou de matières amylacées, le dosage de l'essence de moutarde fournit avec l'examen microscopique la meilleure indication sur la réalité de la fraude. Bien que la dilution du verjus, ses proportions, le salage, soient assez variables d'un fabricant à l'autre, on peut dire que la teneur en extrait sec de la moutarde (à 100°), diminuée de la teneur en sel et augmentée de 9 0/0 pour la teneur en eau de la moyenne des graines de moutarde, représente avec une approximation suffisante le poids de graine contenue dans une moutarde (genre Dijon, c'est-à-dire sans aucune addition de quoi que ce soit

---

(1) Le grain d'amidon de curcuma a une forme allongée, il peut avoir jusqu'à 40 μ, souvent pyriforme ou quadrangulaire à stratification très visible, avec, à l'extrémité effilée ou apiculée, le hile (Curtel, l. c.).

autre que le verjus). Si donc on rapporte à ce poids le poids d'essence de moutarde trouvé à l'analyse, on doit trouver un chiffre à peu près égal à celui de
la teneur en essence des graines de *Brassica nigra* ou *juncea*, soit de 0,8 à 1,2.
L'addition de mauvaises graines, de tourteaux, de matières amylacées,
abaisse considérablement ce chiffre. » (Curtel, l. c.).

VANILLE

C'est le fruit (gousse) incomplètement mûr et desséché du *Vanilla planifolia* (orchidées).

C'est une capsule siliquiforme un peu aplatie, plus ou moins longue,
amincie à ses extrémités ; l'intérieur est rempli d'un grand nombre de petites
graines noires brillantes, dures et imprégnées d'un liquide visqueux. La
surface de la gousse est sillonnée de petits plis et recouverte de cristaux
blancs (givre) d'autant plus nombreux que la vanille est de meilleure qualité.
Ces cristaux sont de la vanilline.

Sa composition moyenne est la suivante :

Humidité	20 à 28 %
Cendres totales	5 % au maximum
Extrait alcoolique	25 à 46 %
— éthéré	8 à 13 %
Vanilline	2 % au minimum

Les extraits alcoolique et éthéré se font sur 5 grammes de vanille broyée
avec du sable ; on épuise le mélange à l'appareil Soxhlet.

Vanilline. (Procédé Tiemann). — Broyer la vanille avec du sable et l'épuiser dans un appareil Soxhlet par 250cc d'éther.

Agiter la solution avec 250cc d'un mélange à parties égales d'eau et d'une
solution saturée de bisulfite de soude dans une boule à décantation. La vanilline se dissout dans la solution aqueuse.

Décanter l'éther et le traiter une seconde fois par le mélange bisulfitique, décanter.

Réunir les liquides bisulfitiques, traiter leur mélange par un volume et
demi de SO^4H^2 dilué à 3/5, puis par un courant d'hydrogène pour les débarrasser de SO^2, enfin par trois fois 30cc d'éther ; agiter à plusieurs reprises,
décanter l'éther et le distiller à basse température. Lorsque son volume est
réduit à 15 ou 20cc, évaporer le résidu dans une capsule tarée à l'air libre
et le dessécher sur l'acide sulfurique ; peser.

Le poids de ce résidu représente le poids de la vanilline.

Falsifications. — La vanille est rarement employée en poudre.

Entière, on la falsifie par épuisement, puis en la badigeonnant de baume
du Pérou, pour la saupoudrer ensuite d'acide benzoïque en petits cristaux,
ou de vanilline artificielle.

L'épuisement se reconnaîtra au dosage des extraits alcoolique et éthéré, et à celui de la vanilline.

L'addition de vanilline artificielle sera mise en évidence par ce fait que la teneur en vanilline étant élevée ou normale les extraits alcoolique et éthéré seront faibles.

L'addition d'acide benzoïque (dont il existe une petite quantité dans la vanille) se reconnaîtra en raclant la gousse et en déterminant le point de fusion du givre obtenu. L'acide benzoïque fond à 120°, la vanilline à 84° ; de plus, les cristaux de vanilline vraie sont des aiguilles implantées perpendiculairement à la surface de la gousse, tandis que les cristaux accolés artificiellement sont appliqués parallèlement à la gousse.

Méthode Lecomte. — Dans un verre de montre on place un peu de phloroglucine qu'on dissout dans l'alcool. A la solution on ajoute un volume égal d'HCl. On place dans le liquide un seul cristal de givre de la vanille. S'il se produit une coloration rouge, c'est de la vanilline. S'il ne se produit pas de coloration on est en présence d'acide benzoïque.

CORNICHONS

Les cornichons employés comme condiments sont bouillis avec du vinaigre dans des *bassines en cuivre*, après avoir été salés.

La composition des cornichons frais est la suivante (Kœnig) :

Eau...	95,20
Cendres	0,44
Cellulose	0,78
Matières grasses	0,09
Matières azotées	1,18 (le dosage se fait comme dans les farines).

Les cendres sont riches en sulfate.

Les seuls essais que l'expert soit appelé à faire dans ces produits sont :

L'examen et le dosage du vinaigre ;
La recherche du cuivre et des agents conservateurs.

On examinera le vinaigre par les procédés indiqués page 250 et suivantes ; mais il ne faut pas perdre de vue que le vinaigre des cornichons précipite abondamment par l'azotate d'argent additionné d'acide nitrique (chlorure de sodium) et par le chlorure de baryum en présence d'acide chlorhydrique (sulfate des cornichons).

Le dosage du vinaigre se fera comme il est dit page 711.

Recherche du cuivre. — On peut ou bien enfoncer une aiguille de fer dans les cornichons : l'aiguille se recouvrira d'un dépôt de cuivre ; ou bien inci-

nérer les cornichons, traiter les cendres par AzO^3H étendu ; évaporer la solution à siccité, reprendre le résidu par l'eau et caractériser le cuivre dans la
solution (action de l'ammoniaque, du ferrocyanure de potassium). (Voir
Conserves de Légumes, pour le reverdissage).

GIROFLE

La girofle (ou clou de girofle) est le bouton floral mûr, desséché, du *caryo-
phyllus aromaticus*.

Les clous de girofle de bonne qualité sont intacts, de couleur brune ;
composés du calice et de la corolle (cette dernière forme une petite calotte
sur les étamines et le pistil) ; sous la pression du doigt ils laissent suinter
un peu d'huile.

Leur composition est la suivante :

Cendres totales, 7 0/0 au maximum.
— insolubles dans HCl à 10 0/0, 1 0/0 au maximum.
Huile essentielle 12 à 16 0/0 (10 0/0 au minimum). .

Pour doser l'huile essentielle, mélanger, dans une cornue tubulée de 200^{cc}
de capacité, 10 à 20 grammes de la substance, avec une solution faite à partie
égale d'eau et de salicylate de soude ; adapter au col de la cornue un tube de
verre creux, recourbé en son milieu, presque à angle droit ; distiller dans un
courant de vapeur d'eau arrivant par un tube recourbé, pénétrant par la
tubulure de la cornue jusqu'au fond du liquide. (Voir Muscade.) Continuer
la distillation jusqu'à ce qu'il ne passe plus d'huile essentielle.

Saturer le liquide distillé avec du chlorure de sodium et l'agiter avec
de l'éther dans une boule à décantation.

Décanter la couche éthérée et la mettre en contact pendant quatre jours
avec du chlorure de calcium fondu, décanter la solution éthérée et séparer
l'essence par distillation à + 30° (Lenz).

La girofle entière est surtout falsifiée *par épuisement* de son huile essentielle par distillation ; le clou de girofle ainsi épuisé est noir, peu huileux,
il moisit facilement, il a perdu son odeur aromatique et sa saveur brûlante,
il est devenu plat et il a perdu une partie de son volume, pressé entre les
doigts, il ne fournit plus d'huile essentielle ; le dosage de l'huile essentielle
mettra sur la voie de cette falsification.

Pour masquer l'épuisement, il arrive qu'on enrobe le clou de girofle d'une
huile grasse contenant de l'essence de girofle. L'aspect extérieur du clou de
girofle, le dosage de l'essence suffiront pour déceler cette falsification.

ALIMENTS CARNÉS

Dans le groupe des aliments carnés sont compris :
Les viandes de boucherie ;
Les produits de charcuterie ;
Les viandes de volailles et de gibier.
Les poissons, mollusques et crustacés.

L'examen chimique, microscopique et bactériologique des aliments carnés peut compléter efficacement l'inspection de ces matières sur le marché, inspection qui est faite par le vétérinaire ou par des experts techniques, auxquels il appartient de se prononcer sur la qualité de ces substances. Quant à l'examen bactériologique, il est de la compétence exclusive du bactériologue. On ne trouvera ici que l'exposé des méthodes d'analyse et les données pour l'appréciation qui peuvent trouver leur emploi dans un laboratoire de chimie ou dans une Commission de réception d'aliments.

Viandes de boucherie

Les points sur lesquels le chimiste peut être appelé à se prononcer sont :

La recherche des signes de la putréfaction ;
La caractérisation de la viande de cheval ;
La recherche des agents de conservation.

Recherche des signes de la putréfaction. — La putréfaction produit une modification de la couleur et de la consistance de la viande, qui prend en outre une odeur anormale, putride, sa surface devient visqueuse, sa réaction est neutre, alcaline ou amphotère.

Les signes de la putréfaction sont recherchés par la réaction d'*Eber*.

On prépare le réactif suivant :

Acide chlorhydrique	1^{cc}
Alcool à 95°	3^{cc}
Ether	1^{cc}

Verser dans un tube à essai 2 ou 3^{cc} de ce réactif ; agiter le tube et y introduire, de façon qu'il arrive à environ 2 centimètres de la surface du réactif, un fragment de la matière à essayer, fixé à l'extrémité d'une baguette de verre. Si la viande a subi la putréfaction ammoniacale, il se produit des fumées blanches entre le réactif et la viande.

Il est essentiel de noter que cette réaction qui peut donner de bonnes indications au début de l'altération devient négative lorsque l'altération devient plus avancée ; au bout de 3 ou 4 jours l'ammoniaque disparaît surtout lorsqu'on a affaire à des produits de charcuterie.

Ce qui peut donner des indications plus précises, c'est, suivant Mai, le dosage de l'azote total et de l'azote ammoniacal. L'azote ammoniacal (1) qui est, suivant cet auteur, de 10 0/0 de l'azote total dans les produits frais, atteint 14 à 16 0/0 dans les viandes qui ont 3 ou 4 jours de conservation.

Lorsque la putréfaction est plus avancée, il se forme de l'hydrogène sulfuré, de la *triméthylamine* d'abord, puis enfin de l'*indol*, du scatol et des ptomaïnes.

Caractérisation de la viande de cheval (voir Charcuterie).

Recherche des agents de conservation. — Ce sont surtout l'acide borique et le borax, l'acide sulfureux ou les sulfates, les phénols, l'acide salicylique et le formol.

La conservation des viandes par l'acide sulfureux n'est pas interdite pour les viandes destinées à être *consommées en temps de guerre* ; elle est interdite dans tous les autres cas. (Voir page 816, circulaire du 15 décembre 1908.)

L'acide borique est mis en évidence par la méthode de Hæffelin.

La viande est débarrassée de sa graisse, puis découpée en menus morceaux. On la traite par un mélange renfermant : 2^{cc} de glycérine, 4^{cc} d'alcool, 4^{cc} d'eau et quelques gouttes d'HCl. On laisse en côntact une minute, on filtre et on fait l'essai du mélange à l'aide du papier de curcuma sensible. Si la viande renferme de l'acide borique, le papier, après avoir été séché rapidement sur la flamme d'un Bunsen, prend une teinte rouge cerise ou brune ; si l'on humecte le papier avec de l'eau, cette coloration persiste ; si on le touche avec de la soude, elle devient bleu-noirâtre.

L'auteur rappelle que la réaction de coloration verte donnée à la flamme par l'acide borique avec les alcools méthylique et éthylique ne doit pas être exécutée en présence d'HCl, ni si on emploie SO^4H^2 en présence de chlorure sodique, car il pourrait se former du chlorure de méthyle donnant à la flamme une teinte verte.

L'acide sulfureux, les phénols, l'acide salicylique et le formol sont recherchés comme il est dit au chapitre spécial.

Charcuterie

On prépare sous le nom de charcuterie une quantité considérable de pro-

---

(1) On pourra doser l'azote ammoniacal en épuisant la viande par l'eau, puis on opérera sur ce liquide comme il est dit pour les eaux potables, par titrage alcalimétrique du produit distillé.

L'azote total sera dosé sur la viande elle-même, par la méthode de Kjeldahl (voir Farines).

duits présentés sous les aspects les plus divers (boudins, saucisses, jambons, pâtés, etc.).

D'une manière générale, lorsque ces préparations sont saines, elles sont fermes et ont une odeur et une saveur qui indiquent les propriétés inhérentes à la nature des aromates et des assaisonnements qui entrent dans leur composition.

Toutes ces matières sont l'objet de falsifications et sujettes à des altérations qui peuvent les rendre toxiques.

CARACTÈRES DES PRODUITS SAINS. — On reconnaîtra que les produits de la charcuterie sont en bon état de conservation lorsqu'on constatera leur fermeté au toucher, la sécheresse à la surface, l'absence de toute odeur désagréable d'avarie ou de putréfaction, l'incision franche, la coupe nette, sèche, à coloration franche et blanche sur la graisse, brillante, sans cavités.

Saucissons. — Le saucisson de porc doit être ferme, lourd, sec au toucher, l'odeur et la saveur rappelant la nature des condiments employés, la coupe nette, lisse et brillante, sans cavités ; sa cassure est rosée, mais d'autant plus foncée que le saucisson est plus vieux et que la viande de taureau et de cheval (dont il doit être exempt) y entre en plus grande quantité.

Avarié, le saucisson de porc a une odeur et une saveur aigres, il se ramollit, sa surface est poisseuse au toucher ; sa coupe est humide et perd son éclat, le lard jaunit et la viande devient terreuse ou jaune verdâtre surtout sur les bords.

Le saucisson de cheval est, d'après M. Martel, dur, très dense, fortement coloré en rouge brun, élastique à la façon du caoutchouc. Par la cuisson lente, il donne un bouillon pâle et légèrement huileux, plus ou moins odorant en raison des aromates qu'il renferme toujours en abondance.

Boudins. — Le boudin noir est ferme au toucher, dur et pesant ; sa coupe est rouge foncé et laisse apercevoir des aromates divers ; on ne doit y trouver ni tendons ni aponévroses résistant au couteau. Son odeur est celle de la graisse de porc, sa saveur, souvent masquée par de grandes quantités d'aromates, n'est ni âcre, ni amère, ni aigre.

Le boudin s'altère vite et prend une odeur désagréable ; il est fréquemment falsifié par l'addition de sang de cheval, de bœuf, de mouton. Ces falsifications sont relativement faciles à déceler au microscope, lorsque le produit est frais, par la dimension des globules sanguins.

Le sang des mammifères possède des globules circulaires présentant les dimensions suivantes :

Porc	6μ2
Bœuf	5μ8
Cheval	5μ7
Mouton	4μ5

Barruel a indiqué une réaction pour distinguer les diverses espèces de viandes par l'odeur qu'elles dégagent. Si on verse dans un verre de montre contenant une petite quantité de sang desséché ou frais quelques gouttes d'acide sulfurique concentré, il se dégage une odeur d'écurie, de suint ou d'étable permettant de distinguer l'origine du sang.

Les boudins blancs constituent une préparation qui n'a rien de commun avec les précédents ; ils sont formés d'une panade de lait et de mie de pain aromatisée avec des oignons frits au beurre hachés avec de la panne fraîche de porc, du blanc de volaille, des œufs, de la crème, des amandes douces, le tout corsé avec du sel, du poivre, des aromates divers.

Cervelas. — On les prépare avec de la chair de porc entrelardée, hachée avec de l'ail, du persil, de la ciboule qu'on assaisonne ensuite et aromatise ; on remplit de ce mélange des boyaux de porc ou de veau ; puis on les soumet ensuite au fumage.

Pâtés. — On ne peut donner de caractères spécifiques de ces préparations tellement il en existe de variétés ; ce qu'il importe d'y rechercher ce sont les moisissures, la putréfaction, les parasites ; on examinera avec soin la gelée qui les entoure, plutôt appétissante que nutritive et susceptible de favoriser, au lieu d'éloigner, la fermentation des produits qu'elle entoure.

Saucisses. — On s'accorde généralement à considérer les saucisses comme étant fabriquées avec du lard et de la viande de porc ou de la viande de boucherie, hachés et aromatisés avec du sel et des épices ; on y recherchera les signes de la putréfaction, la viande de cheval, les parasites.

Les saucisses sont souvent additionnées de fécule (voir ci-dessous) ou de mie de pain trempées dans le sang afin d'absorber le jus au moment de la cuisson. On reconnaît la présence de ces féculents en projetant la chair dans l'eau : la viande tombe au fond, la mie de pain surnage.

RECHERCHE DES FALSIFICATIONS ET DES ALTÉRATIONS

LES FALSIFICATIONS que le chimiste est appelé à rechercher sont :

L'addition d'amidon ou de fécules. — D'après la circulaire ministérielle du 2 mai 1908, l'addition d'amidon ou de fécule aux saucisses et saucissons destinés à être mangés crus constitue une falsification ; mais la présence d'une quantité de matière amylacée, calculée en amidon, ne dépassant pas

 2 0/0 dans les saucissons et saucisses à cuire ;

 5 0/0 dans les pâtés et terrines de volaille, gibier, foie gras ;

 10 0/0 dans les pâtés de foie de porc

peut être considérée comme n'ayant aucun caractère frauduleux.

L'humidité exagérée. — D'après la même circulaire, on peut admettre dans les produits de charcuterie une dose maxima de 50 0/0 d'eau ; il est du reste à remarquer qu'une certaine relation inverse existe entre la teneur en matière grasse et l'humidité ; il y aurait donc lieu de doser les graisses afin de calculer l'humidité sur le produit dégraissé.

Mais d'après une circulaire ministérielle du 22 décembre 1908 : on ne devra considérer comme suspects, seulement les produits dont l'humidité sera supérieure à celle des éléments qui les constituent.

L'addition de viandes étrangères. — D'après la circulaire du 2 mai 1908, *la viande de cheval* ne peut entrer dans aucun produit de charcuterie à moins que sa présence soit expressément indiquée dans la dénomination de vente du produit.

L'addition de matières colorantes étrangères et des agents de conservation.

LES ALTÉRATIONS les plus fréquentes des produits de charcuterie sont :

La putréfaction (voir Viandes de boucherie) ;
Les métaux toxiques et les ptomaïnes.

Dosage de l'humidité. — On dose l'humidité par dessiccation de la substance finement hachée, à l'étuve à 105°.

S'il est nécessaire de calculer l'humidité sur le produit dégraissé on dosera la matière grasse comme suit :

Dosage de la graisse. — (G. Perrier) 10 grammes de produit (pâté, saucisson, saucisse, etc.) sont d'abord triturés dans un mortier avec 3-4 grammes de sable lavé et séché. Au mélange on ajoute peu à peu et en continuant la trituration 20 à 25 grammes (ou plus suivant le degré d'humidité) de sulfate de soude *anhydre* de manière à former une masse pulvérulente, sèche, n'adhérant pas aux parois du mortier.

On abandonne le mélange pendant 1/2 heure, on le place dans une cartouche en papier-filtre et on l'épuise après l'avoir placé dans un appareil de Soxhlet ou Louïse, avec de l'éther *anhydre*, pendant deux heures.

La fiole renfermant la matière grasse est ensuite placée à l'étuve à + 110° pendant 10 minutes puis pesée.

Recherche et dosage de l'amidon. — *Recherche* : Triturer un peu de chair avec de l'eau chaude, décanter et essayer le liquide avec l'eau iodée ; s'il se produit une coloration bleue on examinera le dépôt au microscope pour déterminer la nature de la matière féculente. (Voir Farines.)

Dosage (Méthode Telle). — Peser $5^{gr}57$ de produit à examiner, débarrassé de l'enveloppe (saucisson, saucisses, etc.) et finement haché et non dégraissé, introduire la prise d'essai dans un flacon à fond plat de 250^{cc} avec 100^{cc} d'eau acidulée par $0^{gr}50$ d'acide citrique ; faire bouillir doucement pendant une heure après avoir adapté le ballon à un réfrigérant à reflux (ou en chauffant le ballon 40 minutes à l'autoclave à + 120°).

Laisser refroidir, transvaser dans un ballon de 200^{cc} à l'aide d'un entonnoir supportant un carré de toile métallique formant passoire ; laver le résidu resté sur la toile avec de l'eau chaude, à 3-4 reprises. Ajouter au liquide 10 à 15^{cc} de réactif phosphotungstique (voir Réactifs.)

Le réactif doit être franchement acidulé par HCl : aussi si le précipité ne se séparait pas sous forme de coagulum très net, il faudrait ajouter quelques gouttes d'HCl.

Compléter le liquide du ballon à 200^{cc}, abandonner 12 heures au repos et filtrer.

Examiner le liquide clair au saccharimètre dans un tube de 20 centimètres. Lire les degrés saccharimétriques.

Le nombre de degrés lus × 2 donne directement le pourcentage d'amidon ou de fécule.

(Si la lecture est faite immédiatement après addition de réactif phosphotungstique et filtration, ajouter à la lecture saccharimétrique 0°4 ; après 12 heures de repos il n'y aurait pas lieu de faire cette correction.)

Recherche de la viande de cheval. — Les procédés chimiques de recherche de la viande de cheval dans les conserves et la charcuterie sont basés :

1° Sur la valeur de l'indice d'iode de la graisse ;
2° Sur la présence de glycogène dans cette viande ;
3° Sur l'indice de réfraction de la graisse ;
4° Sur l'action des sérums précipitants.

L'*indice d'iode* de la graisse de cheval est très élevé par rapport à celui de la graisse des animaux de boucherie (bœuf, porc).

La graisse de couverture donne les chiffres suivants :

Graisse de cheval	80 - 94			79,71 à 85,57	
— de porc.	59 - 63	Nussberger	60,6		Hasterlink.
— de bœuf	35 - 44		49,74 à 58,45	

La graisse intra-musculaire a donné :

Graisse de cheval	79 - 85		65 - 79	
— de porc	60	Hasterlik	»	Nussberger.
— de bœuf	49 - 58		»	

La graisse de rognons de cheval fournit, d'après Dunlop, un chiffre d'iode très élevé par rapport à la graisse des autres parties de l'animal (il est de 110,65) ; c'est le contraire qui se produit pour la graisse des autres animaux.

La détermination de l'indice d'iode ne fournira que des données peu probantes ; d'abord parce que les auteurs ne sont pas d'accord sur sa valeur, ensuite parce que dans un mélange de diverses graisses le chiffre d'iode sera égal à celui de la graisse de porc ou de bœuf. Pour Hasterlink une viande qui donne une graisse intramusculaire dont l'indice d'iode est supérieur à 80 doit être considérée comme additionnée de viande de cheval.

Pour déterminer l'indice d'iode on extrait la graisse par l'éther de pétrole, on évapore l'éther et sur le résidu on détermine l'indice. (Voir page 449.)

Glycogène. — La viande de cheval donne toujours la réaction du glycogène (voir ci-dessous) même lorsqu'elle est mélangée en faible proportion avec d'autres viandes fraîches, salées ou fumées, épicées ou non. Cependant les viandes fumées peuvent ne pas donner la réaction si le glycogène a été transformé en glucose pendant l'opération du fumage.

Les boudins préparés avec le sang de cheval ou en contenant à côté du sang d'animaux de boucherie, ne donnent pas la réaction du glycogène, car le sang renferme, contrairement aux muscles, des traces non décelables de glycogène.

Les viandes de mulet et d'âne ne semblent pas donner la réaction.

Enfin le glycogène disparaît partiellement après la mort de l'animal et peut disparaître entièrement après un certain laps de temps. (Congrès international de chimie appliquée. États-Unis.)

Recherche du glycogène (Méthode Brautïgam et Edelmann ; modifiée par F. Jean). — On épuise par macération dans l'eau pendant une heure à 60-70° le produit suspect finement haché. On presse pour séparer le bouillon, on l'additionne de quelques gouttes d'acide acétique, on le porte à l'ébullition pour coaguler les albumines puis on filtre.

Le liquide filtré est concentré par évaporation à environ 20^{cc} ; on le laisse refroidir, puis on ajoute 100^{cc} d'alcool à 95° qui précipite le glycogène.

Lorsque le précipité s'est déposé, on décante l'alcool et on recueille le précipité sur un petit filtre plat où il est lavé avec un peu d'alcool puis avec de l'éther. On sèche le filtre en le pressant avec des doubles papiers à filtres. On sépare la partie du filtre contenant le précipité que l'on met dans un verre à pied avec 50^{cc} d'eau bouillante. On ajoute après refroidissement égal volume d'acide acétique. On agite fortement avec une baguette de verre puis on filtre.

On verse alors dans un verre de montre placé sur un papier blanc quelques centimètres cubes d'une solution iodurée à 0^{gr}25 p. 100 d'iode, puis on fait tomber environ 10 gouttes du filtratum.

Si le produit contient de la viande de cheval on observe une brusque coloration rouge virant au brun. Sinon, c'est-à-dire si la viande ne contient pas ou seulement des traces de glycogène, on n'observe au fond du verre qu'une petite zone rouge striée de brun.

Méthode de Telle. — 25 grammes de matière (débarrassée de son enveloppe et des grains de poivre si on a affaire à un produit de charcuterie) et finement hachée sont introduits dans un ballon de 500^{cc} muni d'un bouchon traversé par un tube de 50 à 60 centimètres de longueur, formant réfrigérant et mis à digérer pendant 1 heure à une douce ébullition avec 200^{cc} d'eau acidulée par 0^{gr}50 d'acide citrique. (On peut remplacer cette opération par un chauffage pendant 40 minutes à + 120° dans l'autoclave.)

On filtre bouillant ou on passe sur une toile métallique, et le filtratum chaud est additionné de 20-30^{cc} de réactif phosphotungstique (voir Dosage de l'amidon) ; on filtre de suite.

Le liquide filtré est légèrement opalescent dans le cas de la présence du glycogène : on l'additionne d'une solution de CO^3Na^2 jusqu'à légère alcalinité, puis on ramène une faible réaction acide par quelques gouttes d'acide acétique, on évapore au bain-marie jusqu'à réduction à 10^{cc} ; on laisse refroidir ; on décante le liquide dans un tube à essais et on ajoute à ce liquide, goutte à goutte, au fur et à mesure qu'il est absorbé, de l'iode en solution décinormale (12^{gr}70 d'iode et 16^{gr}KI).

Dans le cas de la viande de cheval : coloration rouge brun intense légèrement violacée.

Avec la viande de bœuf pure, la couleur du liquide se fonce et prend une légère teinte brune.

Avec la viande de porc, on n'observe aucune coloration que celle due à l'iode.

La présence de l'amidon, même dans la proportion de 1 0/0, masque complètement la réaction du glycogène.

La méthode suivante est plus rapide : faire bouillir 50 grammes de l'échantillon suspect avec 50^{cc} d'eau pendant une demi-heure ; filtrer sur un filtre mouillé et ajouter à une partie du filtrat quelques gouttes de solution iodoiodurée.

Iode	2^{gr}
KI	4^{gr}
Eau	100^{gr}

En présence d'une forte proportion de viande de cheval il se produit une coloration brune qui disparaît à chaud pour réapparaître par refroidissement.

Si le produit renferme de l'amidon, on le précipite au préalable par 2 volumes d'acide acétique cristallisable.

La teneur de la viande de cheval en glycogène est très variable suivant les muscles considérés, en outre, les viandes de bœuf, de veau et de chien en contiennent de notables proportions.

Dans les saucissons de cheval, Bottelli a remarqué que le glycogène disparaissait peu à peu : dans une de ses expériences, un saucisson de cheval qui contenait au moment de sa préparation 1^{gr}02 de glycogène, n'en contenait plus après 5 jours que 0^{gr}104 et au bout de trois semaines 0^{gr}005.

M. Martel a signalé la présence de *taurine* dans la viande de cheval.

Donc, pas plus que l'indice d'iode, le dosage du glycogène ne permettra de tirer des conclusions absolument certaines sur la présence ou l'absence de viande de cheval dans la viande de boucherie.

Dosage du glycogène. — La méthode ci-dessus permet de doser le glycogène ; il suffit, après avoir opéré comme précédemment (Méthode Brautigam-Edelmann-Jean), de précipiter par l'alcool ; filtrer et laver le précipité à l'alcool. Le glycogène peut être redissous dans un peu d'eau et de nouveau précipité par l'alcool. On le pèse près la dessication à 100°.

Méthode de Mayrhofer. — Cette méthode permet de doser le glycogène en présence de l'amidon.

50 grammes de saucisson ou de pâté sont finement hachés et traités par 150cc d'une solution alcoolique de potasse (80 grammes KOH pour 1 litre d'alcool à 90°) on chauffe à feu doux et longtemps, on étend avec l'alcool chaud à 50° ; on laisse déposer ; on filtre et lave avec l'alcool. Le précipité sur filtre (fécule) est traité par la solution aqueuse de potasse à 8 0/0 ; on filtre. Le filtrat est acidifié par l'acide acétique. On ajoute de l'alcool pour rassembler la fécule sur le filtre taré. On sèche et on pèse. La solution alcoolique dissout la graisse, les albumines, le sucre et respecte la fécule. La fécule est dissoute dans la solution aqueuse de potasse ; elle est ensuite précipitée par l'acide acétique et l'alcool à 95°. Le glycogène se trouve dans le filtrat obtenu après solubilisation partielle par la solution alcoolique de potasse.

Indice de réfraction. — Au réfractomètre de *Zeiss* la graisse de cheval fournit un indice de 53-54 ; la graisse de porc fournit un indice de 40 à 52.

Sérums précipitants. — On peut caractériser une viande par sa réaction biologique basée sur les faits suivants :

Un animal d'une espèce donnée, inoculé avec une matière albumineuse (sang défibriné, produits solubles extraits de viandes, sérum sanguin) provenant d'une espèce animale différente, donne un sérum susceptible de précipiter *in vitro* les solutions albumineuses de l'espèce qui a fourni la matière inoculée. Si on ajoute du sérum précipitant à une solution contenant de l'albumine de l'espèce qui a fourni les produits inoculés, on obtient un trouble par suite de la précipitation de l'albumine par l'action d'une substance active nommée *précipitine*.

Des sérums de chiens, de lapins ont été préparés en vue de distinguer les viandes de boucherie fraîches, salées ou fumées, mais *non cuites*.

Pour reconnaître la nature de la viande contenue dans une préparation de charcuterie, on hache finement la matière et on la fait macérer pendant 3-4 heures dans 10 fois son poids d'eau distillée, en agitant de temps en temps ; on filtre sur une toile d'abord, puis sur un filtre en papier mouillé, jusqu'à ce qu'on obtienne un liquide parfaitement clair et absolument limpide.

A 5cc de solution ainsi préparée ajouter 1-5 gouttes de sérum précipitant ; faire trois tubes semblables en employant pour chaque tube le sérum spécial à chaque espèce de viande recherchée.

Placer les tubes ainsi préparés dans un endroit frais ; placer à côté d'eux un tube témoin non additionné de sérum.

Examiner les tubes entre la deuxième et la sixième heure (on ne doit plus examiner les tubes après la dixième heure).

Un seul tube se trouble quand la préparation examinée ne renferme qu'une seule sorte de viande. Si elle contient du cheval, du porc et du bœuf les trois tubes se troublent.

M. Vallée fait la macération dans de l'eau contenant 8 grammes de sel et 5 grammes de phénol par litre ; à 2^{cc} du filtrat, il ajoute 1^{cc} de sérum précipitant par les albumines du cheval, c'est-à-dire provenant d'un lapin traité par les injections multiples du sérum de cheval.

Au bout d'une heure, il apparaît un léger trouble qui va en augmentant vers la sixième ou la dixième heure.

On doit faire les observations entre la deuxième et la sixième heure.

Recherche des matières colorantes artificielles. — Chauffer au bain-marie pendant une demi-heure, 10 grammes de chair et 10 grammes de l'enveloppe (dans le cas des boudins, saucisses, saucissons), avec de l'alcool à 50° ; décanter le liquide, y placer un centimètre carré de tissu de laine blanche et ajouter une petite quantité de bisulfate de potasse. Evaporer à sec. Si la laine se colore, la présence d'une matière colorante dérivée de la houille est démontrée.

Méthode Kœnig : 20 à 50 grammes de chair ou 5 à 10 grammes de peau, débarrassée de toute substance étrangère, sont placés dans un Becherglass et recouverts d'alcool à 96°. Le vase est recouvert d'un verre de montre, et maintenu au bain-marie bouillant pendant une demi-heure. L'extrait est filtré après un refroidissement énergique. Le filtrat clair obtenu est additionné de 5 à 10^{cc} d'une solution d'acide tartrique à 5 0/0. On y plonge un mouchet de laine et on maintient au bain-marie pendant une heure, en remplaçant l'alcool évaporé par de l'eau. En présence de colorants artificiels, le mouchet de laine prend une teinte rose ou rouge.

Pour rechercher la cochenille on fait macérer 10 grammes de chair avec de l'alcool ammoniacal, ce dernier se colore en rouge en présence de la cochenille. (Voir aussi Conserves de légumes.)

Recherche des agents de conservation (voir Viandes de Boucherie.) — On recherchera spécialement les flurorures l'acide sulfureux (Voir chapitre spécial.)

L'addition de salpêtre pour la préparation et la conservation des jambons est considérée comme inoffensive, lorsque la proportion de ce sel ne dépasse pas 10 0/0 du poids du chlorure de sodium employé. (Comité consultatif d'Hygiène, 21 octobre 1907.)

Voir pages 721 et 810 les conditions d'emploi de l'acide sulfureux.

Recherche des métaux toxiques. — Les métaux toxiques que l'on peut rencontrer dans les produits de charcuterie sont : *le Cuivre, l'Étain, le Plomb, le Zinc.* Voici comment on les recherche et les dose :

Traiter 100 grammes de matière telle quelle, dans une capsule de porcelaine, par l'acide sulfurique concentré, en quantité nécessaire pour carboniser la masse (il en faut de 15 à 20^{cc}).

Chauffer doucement pendant cinq minutes ; placer alors la capsule dans un fourneau à moufle, que l'on porte graduellement au rouge sombre jusqu'à ce que la matière organique soit détruite. (Il peut être nécessaire, parfois, d'ajouter quelques gouttes d'acide nitrique au contenu de la capsule, pour faciliter la destruction complète des matières organiques.)

Quand la matière est complètement incinérée, on retire la capsule du moufle et on la laisse refroidir, on ajoute 25^{cc} d'acide chlorhydrique étendu (1/8e) et on évapore à sec au bain-marie. On reprend le résidu par l'eau, on acidifie par deux ou trois gouttes d'acide chlorhydrique et, sans filtrer, on fait passer dans la solution un courant d'hydrogène sulfuré. Chauffer doucement au bain-marie la solution et le précipité, filtrer.

Le précipité ainsi recueilli peut contenir : *les sulfures d'étain, de plomb, de cuivre* et *l'oxyde d'étain.*

Le filtrat renferme le *zinc* ; conserver ce filtrat pour y doser le zinc.

Fondre le précipité de sulfure et de cendres insolubles avec environ 3 grammes de soude caustique dans un creuset d'argent, pendant une demi-heure, afin de solubiliser l'étain.

Dissoudre la masse obtenue dans l'eau chaude, acidifier légèrement la solution par l'acide chlorhydrique et faire passer de nouveau dans la solution non filtrée un courant d'hydrogène sulfuré. L'étain est ainsi ramené à l'état de sulfure avec les sulfures de plomb et de cuivre.

Filtrer, laver à l'eau chaude (le filtrat peut être rejeté).

Séparer le sulfure d'étain de ceux de cuivre et de plomb ; pour cela, laver plusieurs fois le filtre et son contenu avec des portions de 10^{cc} de sulfhydrate d'ammoniaque concentré et bouillant (50^{cc} de sulfhydrate sont, en général, suffisants pour dissoudre complètement l'étain). Le filtrat est ensuite acidulé par l'acide phosphorique ; le sulfure d'étain se précipite ; on le laisse déposer, filtre, lave et calcine sur un filtre exempt de cendres. On pèse l'oxyde stannique. Son poids × 0,7867 donne l'étain.

Le résidu insoluble dans le sulfhydrate d'ammoniaque est traité par l'acide nitrique, on filtre, lave, neutralise approximativement avec de l'ammoniaque et ajoute de l'acétate d'ammoniaque ; on fait bouillir un instant. Si un peu de fer se précipite, on filtre, lave et divise le filtrat en deux portions pour y détermnier le cuivre et le plomb.

A : Sur la première portion on dose le cuivre par la méthode suivante :

Préparer une solution de cyanure de potassium équivalente, volume à volume, à une solution AgAzO$^3\dfrac{N}{10}$; pour cela, dissoudre 16 à 18 grammes de cyanure de potassium dans 800^{cc} d'eau distillée, ajouter 10^{cc} de lessive des savonniers, agiter, filtrer ; compléter le volume à un litre avec de l'eau distillée.

Placer dans un vase à précipité 10^{cc} de cette solution, 100^{cc} d'eau, 10^{cc} d'ammoniaque, 10 gouttes KI à 20 0/0 et y verser goutte à goutte la solution titrée d'AgAzO^3 $\dfrac{N}{10}$ jusqu'à opalescence persistante.

Soit N^{cc} ;
N sera toujours supérieur à 10 si le cyanure est pur (N — 10) = quantité d'eau qu'il faudra ajouter à chaque 10^{cc} de solution cyanurée, pour les rendre équivalents à 10^{cc} d'azotate d'argent.

Pour doser le cuivre (*en l'absence de plomb*) avec cette solution, prendre 20 à 40^{cc} du liquide filtré contenant le cuivre, y ajouter 10^{cc} d'ammoniaque ; porter à l'ébullition et y verser, en maintenant l'ébullition, la solution cyanurée titrée contenue dans une burette graduée, jusqu'à décoloration de la liqueur cuivrique : Soit N^{cc}.

On a la proportion de cuivre x de la prise d'essai par :

$$x = (N - 0^{cc}1) \times (0{,}594 \times 0{,}00635).$$

En présence du plomb le procédé RUPEAU (*Bulletin, Société de Pharmacie de Bordeaux*, 1895, page 293) est le plus pratique : on commence par préparer une solution d'acide picrique à 7^{gr}20 par litre, puis une solution de cuivre en traitant 1 gramme de cuivre rouge pur par l'acide azotique et complétant le volume à 100^{cc} avec de l'eau distillée.

On commence par déterminer le titre de la solution picrique ; pour cela, placer dans un flacon de 250^{cc} 10^{cc} de la solution de cuivre (100 milligrammes de cuivre), 15^{cc} d'ammoniaque et 10^{cc} d'eau ; ajouter peu à peu la liqueur picrique jusqu'à ce que la liqueur à titrer soit devenue jaune, sans mélange de vert.

Soit N^{cc} de liqueur picrique (N doit être voisin de 100), ces N^{cc} correspondent à 100 milligrammes de cuivre ; 1^{cc} correspond à $\dfrac{100^{mg}}{N}$ de cuivre.

Pour doser le cuivre dans la solution provenant de la viande, additionner cette solution de 20^{cc} d'ammoniaque et d'un peu d'acide tartrique ; doser le cuivre comme on a opéré pour le titrage de la solution picrique.

A moins d'avoir été ajouté comme agent de coloration, le cuivre se rencontre rarement en quantité assez sensible pour permettre sa détermination sur cette prise d'essai. On le recherchera alors sur une prise d'essai spéciale de 200 à 300 grammes de viande.

B : Dans la deuxième portion, précipiter le plomb par le chromate de potasse en solution acétique et peser sur le filtre taré le chromate de plomb. Le poids de chromate de plomb × 0,640 fournit le poids de plomb correspondant.

Evaporer le filtrat contenant le zinc et conservé précédemment jusqu'à 60cc ; ajouter de l'eau de brome pour peroxyder le fer et l'excès d'hydrogène sulfuré ; faire bouillir pour chasser l'excès de brome et (à moins que la solution ne soit nettement jaune) ajouter une goutte de solution concentrée de perchlorure de fer pour la colorer. Neutraliser approximativement la solution avec de l'ammoniaque et ajouter de l'acétate d'ammoniaque pour précipiter le fer. Filtrer et laver complètement le précipité. Le filtrat rendu nettement acide par l'acide acétique est ensuite traité par un courant d'hydrogène sulfuré. Redissoudre le précipité dans l'acide chlorhydrique, retraiter par l'acétate d'ammoniaque pour séparer les traces de fer qu'il renferme encore et précipiter le zinc à l'état de sulfure. Finalement on le filtre sur filtre exempt de cendres, lave, sèche, calcine et pèse, à l'état d'oxyde de zinc. Son poids × 0,8037 donne le poids de zinc.

Recherche des ptomaïnes. (Méthode du Laboratoire municipal de Paris) :

La viande à examiner est hachée et mise en contact pendant 24 heures avec deux fois son volume d'alcool à 96° acidifié par l'acide tartrique (1 gramme d'acide pour 500cc d'alcool). Puis on filtre et on distille l'alcool dans le vide en ne dépassant pas la température de 35 à 40° au maximum.

Le résidu est repris par l'alcool absolu et filtré jusqu'à ce qu'il ne se produise plus de précipité par une nouvelle addition d'alcool.

Le liquide clair est alors distillé de nouveau dans les mêmes conditions que précédemment ; le résidu repris par l'eau est filtré. On s'assure qu'il est toujours acide. Puis on l'agite à plusieurs reprises avec de l'éther qui dissout les matières grasses et glucosides.

Après épuisement par l'éther, la liqueur aqueuse est rendue alcaline par le bicarbonate de soude et épuisée de nouveau par l'éther.

Les liqueurs éthérées sont réunies et concentrées par évaporation spontanée. On prélévera de petites portions sur lesquelles, après addition de quelques gouttes d'acide chlorhydrique au 1/20e, on fera agir le réactif de Mayer (iodure de potassium ioduré), qui donnera un précipité dans le cas de présence de ptomaïnes.

Recherche sommaire des parasites dans les produits de la charcuterie :

Les parasites que l'on est appelé à rechercher couramment sont *les Cysticerques* (Ladrerie du porc, ladrerie du bœuf) et *la Trichine* (Trichinose)..

Cysticerques. — La constatation des cysticerques dans les produits de la charcuterie est rendue difficile par la division extrême qu'a subie la viande.

Dans les viandes salées, les cysticerques se montrent sous forme de petits

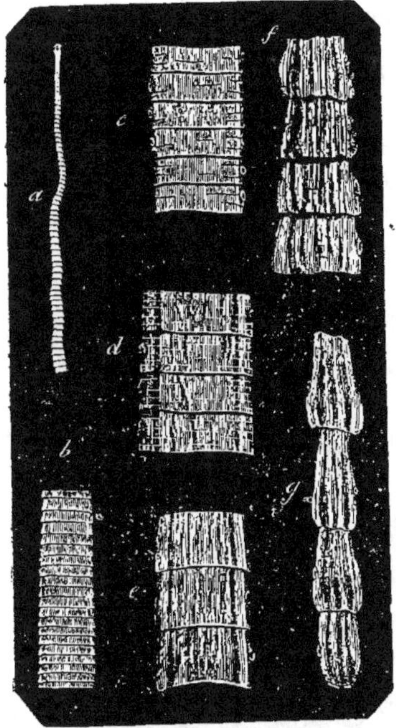

Fig. 67.

Tænia mediocanellata (Davaine).

a, tête et cou (scolex) avec les premiers
anneaux ; — *b. c. d.* anneaux larges de
la portion antérieure, les pores génitaux
deviennent visibles à partir de *c* ; —
ef, anneaux carrés de la portion moyenne ; — *g*, anneaux allongés de la partie
postérieure.

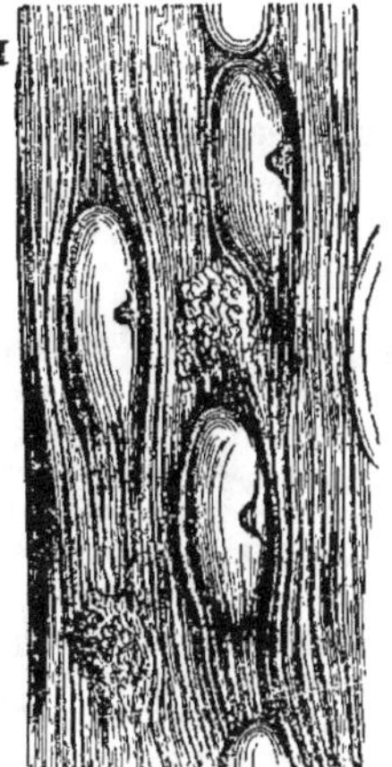

Fig. 68.

Cysticerques dans les
muscles.

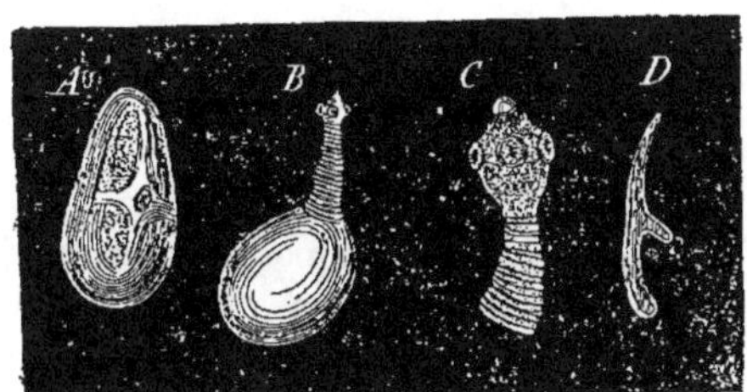

Fig. 69.

Cysticerque.

A animal extrait de son ampoule.
B animal développé.
C tête et cou isolés.
D un crochet.

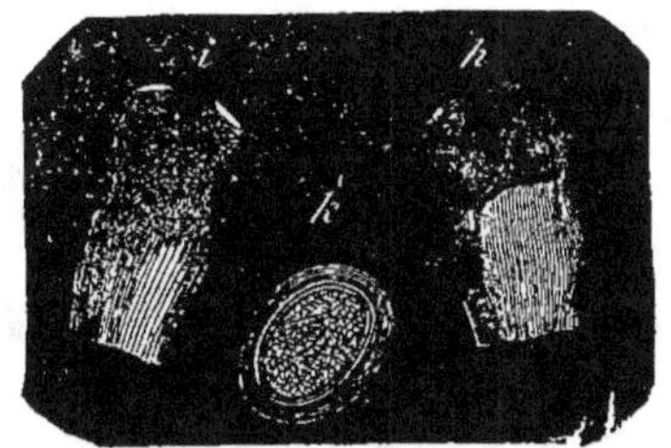

Fig. 70.

Tête (scolex) du Tænia mediocanellata
(tænia inerme) (Davaine)

h Vue de face.
i Vue de côté.
k Œufs.

grains arrondis, rosés ; dans les saucisses, les saucissons, pâtés, etc., ces petits grains ont souvent disparu.

Dans ces produits on pourra, pour rechercher les cysticerques, faire digérer les fragments suspects dans une solution d'acide chlorhydrique à 1/5000 additionnée de pepsine ; les cysticerques et les crochets résistent et on les trouve au fond du vase ; on peut encore employer une solution de soude ou de potasse ; les cysticerques tombent les premiers au fond.

[*Trichine.* — C'est la trichine musculaire qu'il s'agit de rechercher dans les préparations de charcuterie.

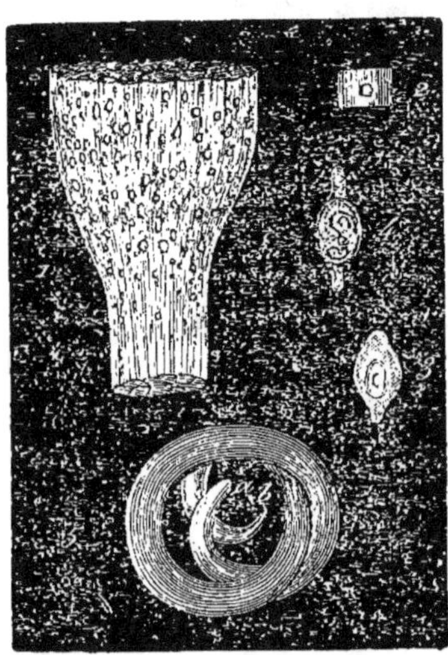

Fig. 71,

Fragments de muscle contenant des trichines enkystées :

1, portion de muscle couverte de kystes ; — 2, Kyste isolé ; — 3, Kyste grossi 20 fois ; — 4, Kyste contenant deux vers ; — 5, trichine au grossissement de 200 D : *a* extrémité céphalique, *b* extrémité caudale (d'après Owen).

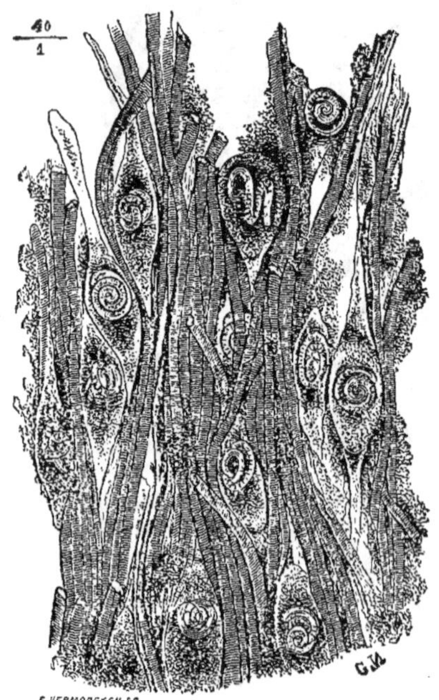

Fig. 72.

Fragments de muscle contenant des trichines enkystées (200 D).

On dissocie les fibres au moyen d'une aiguille et on examine à la loupe d'abord ; on pourra soupçonner l'existence de la trichyne enkystée si on on examine ensuite au microscope. Le

aperçoit de petits points grisâtres ; le kyste trichineux est un kyste ovoïde, souvent étiré à ses deux pôles ou à l'un d'eux seulement, dirigé dans le sens de la fibre musculaire, à l'intérieur du kyste se montre la trichine larvaire, roulée en spirale ; le même kyste peut renfermer 1, 2 ou 3 larves.

La méthode suivante est des plus courantes : on fait macérer les fibres musculaires pendant une demi-heure, dans un mélange de 4 parties d'acide azotique et de 1 partie de chlorate de potasse, on les place ensuite dans un flacon contenant de l'eau distillée, on agite et on obtient ainsi une dissociation qui permet de voir les kystes trichineux à l'œil nu ou à la loupe. On peut encore faire macérer la viande dans un mélange d'acide chlorhydrique et de pepsine, les parasites mis en liberté se séparent et tombent au fond du liquide.

Volailles, Gibier, Crustacés, Mollusques

On pourra avoir à rechercher dans ces viandes :

Les signes de la putréfaction (voir Viandes de boucherie) ;
Les ptomaïnes (Voir Charcuterie) ;
Les métaux toxiques, et en particulier le cuivre, dans les huîtres et les moules, le plomb et le mercure (vermillon, minium) dans les crevettes, homards, écrevisses.

CONSERVES ALIMENTAIRES

Viandes conservées par les antiseptiques

SALAISONS ET FUMAISONS

La salaison ou salage s'applique à la viande de porc et de poissons.

Elle peut se faire à sec, ou au moyen d'une saumure ;

Le sel que l'on emploie dans les deux cas est additionné d'une petite quantité de nitrate de potasse destiné à communiquer à la viande une couleur rosée. (Voir essai d'une saumure.)

La salaison par saumure s'effectue soit par macération de la viande dans la saumure, soit par injection de la saumure sous la chair, au moyen d'une pompe (saumure injectée), dans ce dernier procédé on remplace quelquefois le nitrate de potasse par du sucre qui adoucit la viande au lieu de la durcir.

La fumaison ou boucanage est le plus souvent un complément de la salaison. Elle communique aux produits fumés une saveur et un aspect spéciaux ; on l'applique à de nombreux produits de charcuterie (boudins, lard, andouilles, etc.) ainsi qu'au bœuf.

Caractères des salaisons :

Les salaisons de bonne qualité sont celles dont la viande a le mieux conservé sa forme et sa couleur, cuit facilement et ne possède aucun goût âcre ou piquant. La chair est rosée à l'intérieur, la graisse bien blanche ; l'odeur est franche, sa consistance est ferme.

Lorsque la salaison est conservée dans la saumure, cette saumure doit être incolore ou à peine colorée et le baril tapissé de beaux cristaux blancs et abondants de sel.

Un excès de salaison ne se traduit par aucun caractère objectif, mais bientôt, dès qu'il est débarrassé de son sel ou extrait de la saumure, le produit prend une odeur de chlore plus ou moins nette, il est dur, sonore et laisse suinter des tissus qui le constituent un liquide épais, visqueux, sa coupe laisse apercevoir des amas de sel entre la graisse et la chair.

Un défaut de salaison se manifeste par une couleur grisâtre, une consistance molle de la chair qui se coupe difficilement, s'écrase sous la pression en laissant échapper un liquide aqueux.

Une salaison faite dans des conditions défectueuses donne une viande brune, d'une teinte livide et à graisse jaunâtre, d'odeur forte et rance, d'un goût désagréable.

Caractères des fumaisons :

Les fumaisons, en bon état de conservation, ont une couleur brune, sont fermes au toucher ; leur surface est sèche, leur odeur agréable, rappelant celle de la noisette ou de la suie, plus ou moins aromatique ; leur coupe est nette, franchement colorée.

Les fumaisons mal fumées deviennent rapidement molles au toucher, s'écrasent sous la pression du doigt, leur coupe est humide, d'une teinte violacée ou rouge vif, se ternissant à l'air ; elles manifestent l'odeur de *piqué*.

Essai d'une Saumure

La saumure est une solution de sel marin à laquelle on ajoute une petite quantité (2 à 3 grammes) de nitrate de potasse, la proportion de 10 grammes pour 100 grammes de sel marin *est un maximum (Comité Consultatif d'Hygiène*, 21 octobre 1907) : ce nitrate de potasse possède la propriété de conserver aux viandes leur couleur rosée, tandis qu'elles se décolorent ou deviennent grisâtres par l'emploi du sel seul.

L'examen d'une saumure comprend :

Examen des caractères organoleptiques ;
Dosage du chlorure de sodium ;
— du nitrate de potasse ;
Recherche des antiseptiques et des ptomaïnes.

Examen des caractères organoleptiques. — La réaction d'une saumure fraîche est *acide* au tournesol, sa couleur est brunâtre, son odeur est celle d'un bouillon de viande ; sa densité est comprise entre 1,200 à 1,215 (25° Baumé). A sa surface nage une couche graisseuse formée de corpuscules blancs, mélangée de cristaux de sel marin, que le microscope permet de déceler.

Altérée, sa réaction n'est plus acide, de liquide, elle devient demi-transparente et roussâtre, son odeur devient désagréable, quelquefois ammoniacale, sa saveur devient intolérable. La réaction d'Eber est alors positive. (Voir page 721.)

Il faut rejeter une saumure dont la réaction est *alcaline*.

Dosage du chlorure de sodium et du nitrate de potasse. — Evaporer 100^{cc} de saumure jusqu'à 10^{cc} environ, filtrer, laver le filtre avec de l'eau tiède, réunir les liquides de lavage au filtrat, ramener le mélange à 100^{cc} avec de l'eau distillée.

Sur ce liquide, doser le nitrate de potasse et le chlorure de sodium.

Le dosage du chlorure de sodium peut se faire par la méthode volumétrique, au moyen de la solution normale d'azotate d'argent, en présence du chromate neutre de potasse. On opère sur la moitié du liquide, soit 50^{cc}.

Pour le dosage du nitrate, on évapore à sec la seconde moitié ; on ajoute au résidu du chlorhydrate d'ammoniaque pur et sec ; on chauffe le tout dans un creuset, avec précaution, tant qu'il se dégage des vapeurs ammoniacales bleuissant le papier rouge de tournesol. On reprend le résidu par l'eau et dans cette solution on dose volumétriquement les chlorures. La différence des quantités de liqueur argentique employées dans les deux dosages correspondra à l'azotate transformé. Chaque centimètre cube d'azotate d'argent représentera 0^{gr}0101 d'azotate de potasse.

Saumure injectée. — Il suffira, pour examiner cette saumure, de hacher finement de la viande et de la mettre en macération avec de l'eau froide pendant 24 heures, pour obtenir, après expression, une solution dans laquelle on dosera le chlorure de sodium, le nitrate de potasse et le sucre.

Recherche des antiseptiques : acide borique. — Méthode Hœffelin (voir Charcuterie), sur la saumure évaporée à un petit volume.

Tous les autres antiseptiques seront recherchés comme il est dit au chapitre spécial. (Recherche des agents de conservation.)

Recherche des ptomaïnes. — Opérer comme il est dit page 732.

VIANDES CONSERVÉES PAR LE FROID

La viande congelée ou réfrigérée présente l'aspect de la viande fraîche, les muscles et la graisse ont leur couleur normale ; au toucher la viande est dure et donne la sensation d'un bloc de glace, en la percutant elle sonne comme une masse de bois. Si on la coupe au moyen d'une scie, on s'aperçoit (si la viande est conservée depuis plusieurs mois), que la surface extérieure des muscles est plus foncée que la surface de coupe ; que celle-ci a, d'après M. Marchal, une teinte d'un rose très pâle aux reflets blanchâtres ; le marbré ou le persillé, quand il existe, se dessine nettement au milieu de la substance musculaire dont les fibres apparaissent bien distinctes. La couleur de la graisse varie du blanc mat au jaune plus ou moins safrané.

La viande décongelée présente l'apparence de la viande fraîchement abattue ; son goût, son odeur sont les mêmes.

D'après M. le Médecin-major Maljean, le sang d'une viande qui a été congelée, examiné au microscope, présente ses hématies colorées non plus en jaune verdâtre comme dans le sang de viande fraîche, mais pâles, incolores et déformées, en outre elles nagent au milieu d'un sérum verdâtre et non transparent, contrairement à ce qui a lieu pour le sang de la viande fraîche, dont le sérum est incolore et transparent.

Un autre procédé, d'après le même auteur, pourrait encore plus aisément faire reconnaître la viande qui a subi la congélation : « Une couche de sang mince et égale ayant été déposée sur une lamelle, on la traite par une solution saturée d'acide picrique qui coagule l'albumine et fixe les éléments ; on lave à l'eau, on colore par une solution d'éosine et on monte à la glycérine. Grâce à cette coloration, les globules peuvent être facilement distingués ; ils offrent une teinte franchement rose, mais moins prononcée que celle du sérum. Quand on répète l'expérience sur du sang normal frais, le sérum reste incolore ; les hématies seules se colorent et prennent parfois une teinte spéciale tirant à la fois sur le jaune et le rose. »

Il y aura lieu de rechercher dans ces viandes le borax, l'acide salicylique, et en général tous les antiseptiques. (Voir Chapitre spécial.)

VIANDES CUITES ET CONSERVÉES EN BOITES

Pour apprécier une viande conservée en boîte, on procédera à :

1º L'examen des caractères extérieurs des boîtes ;
2º   —   —   organoleptiques du contenu des boîtes ;
3º La recherche des altérations et des falsifications de la conserve ;
4º L'examen des soudures intérieures de la boîte.

Examen des caractères extérieurs de la boîte. — La boîte ne doit pas être bombée et ne doit pas, lorsqu'on la perce sous l'eau, laisser dégager de gaz putrides.

On peut, dans une certaine mesure, se rendre compte de l'état stérile de la conserve en faisant séjourner la boîte pendant 8 jours dans une étuve maintenue à + 38º. Les boîtes ainsi conservées ne doivent présenter au bout de ce temps aucune trace de bombage non réductible par la pression du doigt avec bombage de la face opposée.

On remarque parfois un dépôt moiré sur la paroi interne des boîtes en fer-blanc renfermant la conserve, et aussi des parties foncées dans le contenu de ces boîtes. Cet aspect est dû à du sulfure d'étain renfermant un composé de fer (Rossing-Zeits, f. Analyt. Chemie, 1896). Les conserves renfermées dans ces boîtes, présentant des taches moirées, ne doivent pas être rejetées, tant que le contenu n'est pas coloré en brun.

Examen des caractères organoleptiques du contenu des boîtes. — Le contenu des boîtes doit présenter les caractères de la viande fraîche et être ferme au toucher ; s'il est entouré de gelée, celle-ci doit être ferme, limpide, de couleur ambrée, ne pas se liquéfier au-dessous de + 16º.

Recherche des altérations et des falsifications. — Les altérations sont les mêmes que celles qui ont été indiquées aux charcuteries, on les recherchera de même.

Comme falsifications on cherchera :

La viande de cheval (voir Charcuteries).
Les agents de conservation (voir Viandes de boucherie).

Examen des soudures intérieures de la boîte. — On y recherchera qualitativement le plomb (voir Etamages), et on le dosera au besoin.

Recherche des métaux toxiques. — Le plomb et le cuivre, l'étain et le zinc seront recherchés et dosés au besoin comme il est dit aux charcuteries.

Pour rechercher l'arsenic et l'antimoine on procède comme suit : Dans un grand ballon en verre, introduire 100 grammes de conserve divisée en menus morceaux et 100 grammes HCl bien pur et *exempt d'arsenic*, étendu de 10 grammes d'eau ; chauffer le ballon au bain-marie et y ajouter 2 grammes chlorate de potasse pulvérisé ; lorsque le chlore a cessé de se dégager, ajouter encore une nouvelle dose de chlorate de potasse, et continuer ainsi jusqu'à ce que le contenu du ballon soit devenu clair et limpide, continuer à chauffer pour éliminer tout le chlore ; laisser refroidir, filtrer la solution sur un filtre mouillé. Dans le filtrat faire passer un courant de SO^2, puis éliminer ensuite l'excès de ce gaz en chauffant la solution, enfin faire passer dans la solution encore chaude un courant *lent mais prolongé* d'H^2S. L'arsenic et l'antimoine sont précipités, recueillir le précipité sur un filtre.

Dissoudre le précipité formé dans $AzOH^3$ et calciner jusqu'à cessation de vapeurs rutilantes. Triturer le résidu avec de l'eau et verser le mélange dans l'appareil de Marsh, *fonctionnant à blanc depuis 30 minutes environ*, recueillir sur une soucoupe des taches et des anneaux dans le tube à dégagement et les caractériser, enfin faire passer le gaz dégagé dans une solution d'azotate d'argent. (Voir essai des soudures.)

Analyse chimique de la conserve de l'armée

A) COMPOSITION EXIGÉE PAR LE CAHIER DES CHARGES. — La conserve de viande doit être préparée avec la partie musculaire seule de la viande ; on doit en éliminer les os, tendons, aponévroses et la graisse, ainsi que toutes les substances qui apparaissent après une première cuisson appelée « blanchiment ».

Cette première cuisson a pour but de faire rendre à la viande la plus grande partie des sucs aqueux qui la gorgent, et par suite de réduire son poids et son volume ; elle doit être poussée jusqu'à un déchet moyen de 45 % du poids initial de la viande.

Le liquide rendu par la viande pendant cette cuisson forme un bouillon qui, bien dégraissé et clarifié, est réduit par évaporation au quart du poids de la viande blanchie.

On remplit alors la boîte avec :

Viande blanchie à 45 0/0 ....　800^{gr}
Bouillon concentré ....　200

La conserve pèse donc 1 kilogramme net.

Or, pour obtenir 1 kilogramme de cette conserve, c'est-à-dire obtenir 800 grammes de viande blanchie à 45 0/0, il faut employer 1 kg. 454 de *viande nette*, c'est-à-dire telle qu'elle est fournie après l'abattage.

Or, si on admet un déchet moyen de 42 0/0 sur la viande nette, c'est 1 kg. 379 de viande crue qu'il faudra employer : les os, tendons et aponévroses, ainsi que la graisse de couverture, c'est-à-dire les déchets, représentant une perte de 75 grammes pour 1 kilog de conserve.

On peut schématiser ainsi la préparation industrielle de la conserve, telle qu'elle est prescrite.

On prend 1 kg. 454 de *viande nette*, que l'on sépare des déchets, et on a

$1\ kg.\ 379\ de\ viande$ *crue* qui fournit

- 800 grammes de viande blanchie.
- 200 grammes de bouillon concentré et dégraissé. (Avant sa concentration et dégraissage, le poids du bouillon était de 579 gr. C'est donc 379 grammes d'eau que l'on a évaporés.)

75 grammes de déchets (os, tendons, aponévroses, graisse de couverture).

Les 200 grammes de bouillon sont constituées par de la gelée et de la graisse.

La composition élémentaire de 1 kilogramme de cette conserve doit être :

1° Viande (bouilli bien paré) 800 grammes
- Eau 58 0/0
- Matière sèche 42 0/0

2° Bouillon 200 grammes.
- Extrait sec 12 0/0, soit 16^{gr}80.
  - Extrait dans l'alcool à 80°.
  - Extrait gélatineux.
- Matières minérales 1^{gr}30 0/0, soit 1^{gr}82 $= X$
  - Chlorures normaux $\dfrac{X}{4}$, soit 0^{gr}455.
  - Acide phosphorique $\dfrac{3 \times X}{4}$, soit 1^{gr}365.

  1^{gr}820

- Eau : par différence, 86^{gr}70 0/0.

B) ANALYSE CHIMIQUE PROPREMENT DITE. — Cette analyse comprend :

a) Détermination de la teneur de la conserve en viande, bouillon et graisse.

b) Analyse de la viande.
- Matières azotées.
- Eau et matières minérales.

c) Analyse du bouillon.
- Extrait sec. . . . .
  - Extrait alcoolique.
  - —   gélatineux.
- Matières minérales. . . . .
  - Chlorures.
  - Acide phosphorique.
- Eau : par différence.

d) Analyse de la graisse.
- Examen organoleptique.
- —   chimique.

a) Détermination de la teneur de la conserve en viande, bouillon et graisse. Peser la boîte = A. L'immerger dans l'eau bouillante pendant un quart d'heure, la retirer, l'essuyer. Percer le couvercle et ouvrir une fente sur le fond, laisser couler le liquide dans une capsule tarée, abandonner la capsule au frais jusqu'à ce que la graisse soit figée ; déterminer l'augmentation de poids de la capsule = B, retirer la graisse figée et déterminer de nouveau l'augmentation de poids de la capsule ; l'augmentation de son poids = C.

Ouvrir la boîte, retirer la viande, la peser : D = viande.

Essuyer la boîte et ses morceaux, peser le tout = E ; E = boîte vide.

On a donc :

$$\left. \begin{array}{lll} \text{Bouillon} & \dots\dots\dots\dots\dots & = \text{C} \\ \text{Viande} & \dots\dots\dots\dots\dots & = \text{D} \\ \text{Graisse} & \dots\dots\dots\dots & = (\text{B} - \text{C}) \\ \text{Boîte vide} & \dots\dots\dots\dots & = \text{E} \end{array} \right\} \text{le total doit être égal à A.}$$

Conserver ces éléments isolés pour les essais suivants.

b) Analyse de la viande. — Matières azotées : Doser l'azotate sur 1 gramme de viande hachée par le procédé Kjeldahl. (Voir Farines.) Multiplier le poids d'azote trouvé par 6,25, pour avoir les matières azotées.

Eau et matières minérales. — Prélever 20 grammes d'un échantillon moyen finement haché, les placer dans une capsule tarée à fond plat, d'un poids P ; évaporer au bain-marie puis à l'étuve à + 105° ; laisser refroidir et peser P'.

$$(P' - P) \times 5 = \text{Eau pour cent.}$$

par différence on a le poids de matière sèche de 100 grammes de viande.

Incinérer au four à moufle le résidu précédent ; pour cela placer la capsule à l'orifice du four, porter au rouge sombre, activer la combustion en agitant la matière avec un fil de platine. Eteindre le four puis pousser la capsule au milieu du moufle, ramener à l'orifice lorsque le charbon de la capsule ne dégage plus de fumée ; laisser refroidir, mouiller le charbon avec de l'eau chaude, l'écraser avec une spatule, porter le tout à l'ébullition, décanter le liquide et le charbon sur un filtre à analyser, laver complètement le charbon avec de l'eau ; les eaux de lavage et la solution étant réunies dans une capsule tarée, sont évaporées et leur résidu desséché à + 105° est pesé, soit P.

Porter de nouveau au moufle dans sa capsule tarée le charbon recueilli sur le filtre ; l'y laisser jusqu'à cendres blanches ; peser, soit P'.

$$(P + P') \times 5 = \text{Matières minérales totales 0/0.}$$

c) Analyse du bouillon. — Extrait sec : On entend par extrait sec la somme de l'extrait gélatineux et de l'extrait alcoolique dans l'alcool à 80° (créatine, créatinine, taurine, acide sarcolactique).

Extrait sec total. — Chauffer, pour le liquéfier, le bouillon mis à part précédemment, le passer à l'étamine et en peser 20 grammes dans une capsule tarée d'un poids P ; évaporer au bain-marie jusqu'à consistance sirupeuse, achever l'évaporation dans l'étuve à + 105° (dont on place le thermomètre à l'intérieur et plongeant dans un bain d'huile à proximité de la capsule), laisser refroidir et peser ; P' (P'— P) × 5 = Extrait pour cent.

Extrait gélatineux. — Prélever dans un vase taré 20 grammes de bouillon clair filtré à l'étamine ; le porter à une température de 25-27° et le verser dans un verre à précipité de 125^{cc}.

Placer dans le vase taré devenu libre, 100 grammes d'alcool à 80° et en ayant soin de n'ajouter l'alcool que peu à peu, pour bien diviser le bouillon adhérent au vase et éviter la formation de grumeaux, verser cet alcool dans le bouillon, recouvrir le récipient et l'abandonner pendant 24 heures à + 20° environ ; par le repos, la gélatine se dépose ainsi que les matières extractives, les sels restent dissous.

Décanter le liquide alcoolique, le filtrer sur deux filtres équilibrés, faire tomber sur le double filtre la masse gélatineuse, laisser égoutter.

Sécher les filtres à 100° ; laisser refroidir, séparer les filtres et peser la surcharge P du filtre intérieur.

$$P \times 5 = \text{Extrait gélatineux pour cent.}$$

Extrait alcoolique. — Évaporer au bain-marie, dans une capsule tarée, les liquides alcooliques provenant de l'opération précédente ; achever la dessiccation à l'étuve à 100-103° ; peser après refroidissement P.

$$P \times 5 = \text{Extrait alcoolique pour cent.}$$

Les poids d'extrait gélatineux et alcoolique doivent représenter le poids d'extrait sec total.

Cendres (Matières minérales). — Incinération au rouge vif, dans une capsule tarée, de l'extrait sec total obtenu précédemment. L'augmentation du poids de la capsule ×5 = cendres de 100 grammes de bouillon.

Les cendres de l'extrait de bouillon d'une conserve normale bien exactement préparée (sans addition de gélatine artificielle) doivent renfermer trois parties d'acide phosphorique (P^2O^5) *pour une partie de chlore.*

Dans les cendres on dose donc les chlorures (en NaCl) et l'acide phosphorique (en P^2O^5). (Voir page 751.)

A cet effet, reprendre les cendres par l'acide azotique étendu de son volume d'eau ; ajouter 20^{cc} d'eau bouillante ; agiter, filtrer, recevoir le filtrat dans un ballon de 100^{cc} ; laver le filtre avec de l'eau distillée bouillante, jusqu'à ce qu'on obtienne 100^{cc} de filtrat.

Prendre 50^{cc} du liquide filtré (représentant 10 grammes de bouillon), les neutraliser avec du CO^3Ca exempt de chlorures, ajouter quelques gouttes de chromate neutre de potassium, puis, goutte à goutte, la solution $\frac{N}{10}$ d'azotate d'argent contenue dans une burette graduée, jusqu'à coloration rouge brique persistante après agitation.

Soit N^{cc} de solution de nitrate d'argent employée.

$$N \times 0^{gr}0585 = NaCl \text{ de } 100 \text{ grammes de bouillon.}$$

d) Analyse de la graisse. — L'analyse de la graisse comprendra son examen physique (voir Viande fraîche et Matières grasses), point de fusion, indice d'iode, pouvoir réfringent, etc.

Le suif de bœuf fond entre 38 et 43°. Son indice d'iode est compris entre 37 et 41°. A l'oléoréfractomètre il marque — 16 à — 17 ; son indice de Hehner est de 95 à 96.

Extraits de viande

PEPTONES ET POUDRES DE VIANDES

Les Extraits de viande ont été faits dans le but de condenser sous un petit volume, d'un maniement et d'un transport faciles, les principes nutritifs de la viande.

Avant que les moyens de transport des viandes à très basse température eussent atteint le degré de perfection auquel nous les voyons aujourd'hui, la préparation des extraits de viande visait principalement l'emploi de la chair des animaux abattus dans l'Amérique du Sud et dont on n'utilisait que les peaux et les graisses. La fabrication des *tablettes de bouillon*, puis des *extraits de viandes*, chercha à utiliser ces quantités considérables de substances alimentaires entièrement perdues auparavant et il se créa une industrie nouvelle qui a réalisé, dans ces dernières années, des progrès sérieux.

Le plus répandu de ces extraits est celui préparé d'après la formule de Liebig et qui est connu sous le nom d'*extrait de viande Liebig*. Ce produit, qui ne représente pas autre chose que du *bouillon concentré*, presque entièrement exempt de gélatine et de corps gras pour éviter une plus facile et plus rapide altération, ne peut être envisagé comme un aliment ; car, en admettant même que 100 grammes de cet extrait corresponde à 300 grammes de viande, cette quantité de chair musculaire ne fournirait, en moyenne, que 44 kil. 500 de bouillon contenant à peu près 1 gramme par kilog de matières albuminoïdes solubles, selon les analyses de Ritter : il faudrait donc absorber une quantité considérable de l'extrait de viande Liebig pour trouver, dans les substances ingérées, les proportions d'albuminoïdes suffisantes pour l'alimentation ; et cette ingestion ne serait pas sans danger, à cause de la forte proportion des sels minéraux contenus dans cet extrait et, notamment, des sels de potassium qui en font, à haute dose, une substance réellement toxique. (Expériences de Cl. Bernard, Grandeau et Podopaen.)

Or l'extrait de viande Liebig renferme plus du cinquième de son poids de cendres dont la composition centésimale est la suivante :

Phosphate de potasse	57,3	} Partie soluble dans l'eau.
Chlorure de potassium..........	17,1	
Sulfate de potasse	7,0	
Phosphate bicalcique	5,6	} Partie insoluble dans l'eau.
Phosphate bimagnésique	13,0	
	100,0	

Aussi ne doit-on pas être surpris des résultats consignés dans la thèse de Muller (1) qui a toujours vu survenir des accidents par l'emploi de doses un peu fortes d'extrait de viande Liebig.

La conclusion s'impose donc ; on ne peut considérer les extraits de viande comme de véritables aliments et leur consommation doit être limitée, en raison des accidents que peut déterminer, d'une part, l'ingestion d'une trop forte proportion de sels potassiques dont il n'est pas possible de les débarrasser, et, d'autre part, celle de quelques principes du groupe des leucomaïnes.

Ces produits peuvent rendre néanmoins de très grands services. Ils sont d'un maniement et d'un transport faciles, se conservent bien pendant assez longtemps et permettent d'obtenir, instantanément et en l'absence de toute viande, un liquide plus ou moins faiblement nutritif, toujours fortement stimulant et possédant, moins l'arôme, les propriétés du bouillon bien préparé.

L'extrait de viande mélangé, en petite proportion, aux sauces et aux ragouts, en relève la saveur et leur communique ses propriétés stimulantes.

On a cherché, par l'emploi de différents procédés de préparation, à augmenter, dans les extraits de viande, la proportion des principes alimentaires ; les résultats auxquels on a pu arriver jusqu'ici sont assez satisfaisants. Mais ces différentes préparations renferment une proportion de sels de potassium tellement considérable que leur emploi sera forcément toujours limité. On ne peut éliminer, dans leur préparation, les sels de viande, et aucune des méthodes connues actuellement ne permet de maintenir, dans ces produits

____

(1) P. Muller, *Des extraits de viande au point de vue physiologique*, Thèse de Paris, 1871. n° 77.

artificiels, l'harmonieuse proportion qui existe, dans la viande, entre les principes alimentaires organiques et les sels minéraux. Les extraits de viande si bien préparés et si perfectionnés qu'ils soient, pèchent tous par excès de sels minéraux et par défaut de matières albuminoïdes. C'est ce que montrent les analyses suivantes effectuées comparativement sur l'extrait de viande Liebig et diverses autres préparations du même genre.

Les résultats concernent l'extrait Liebig et l'extrait Cibils, qui se trouvent parmi ceux qui sont les plus riches en substance alibile. Ces analyses se rapportent à l'extrait en boîtes, tel qu'on le trouve dans le commerce (Pouchet).

	EXTRAITS	
	Liebig.	Cibils.
Albumine (coagulable à l'ébullition)	0 040	1 012
Caséine (précipitable par l'acide acétique)	0.130	0 658
Syntonine (mélangée à une très petite quantité de gélatine)	3.370	8 088
Peptone (ou produits analogues)	2 860	6 105
Inosite (mélangée à une substance analogue à la dextrine	6.330	10 184
Créatine		1 679
Créatinine	1 848	1 920
Carnine		2 724
Matières extractives et non dosées (xanthine, guanine, etc.)	33 551	11 598
Lactate et inosate de potasse	15.451	23 105
Sulfate de potasse	0 982	0.998
Phosphate di-potassique	7.352	2 686
Phosphate di-sodique	6.924	8 746
Chlorure de sodium	1.946	8.887
Phosphate di-magnésique	2 088	1 040
Phosphate di-calcique	0.088	0 208
Alumine et oxyde de fer	0.042	0 397
Silice (et résidu insoluble dans les acides)	0 038	0 061
Eau et produits volatils dans le vide sec	16.960	9.904
Azote des composés ammoniacaux	0 806	0.506
Azote total	9.570	9.430
Cendres	25.141	31.481

Peptones. — En raison de l'impossibilité de préparer directement avec les viandes des extraits riches en principes alibiles et ne contenant pas de trop fortes proportions de sels potassiques, l'industrie a cherché à tourner la difficulté et à obtenir des préparations contenant, sous une forme soluble, les produits utilisables de la transformation des matières albuminoïdes. C'est ainsi que l'on a obtenu les *peptones*, nom sous lequel on a désigné ces produits dans le commerce, afin de les différencier des extraits précédents. Les produits préparés suivant les indications de Kochs, de Kemmerich, sont les types de ces aliments.

Analyse de la peptone de Kemmerich (Pouchet) :

Albumine coagulable à l'ébullition	0,400
Syntonine (et produits analogues)	9,732
Peptone (séparée par l'acide phospho-tungstique) ...	37,721
Créatine et autres bases de la viande	8,245
Matières organiques non azotées (inosite, etc.)	3,432
Potasse	3,178
Soude	0,985
Magnésie	0,193
Chaux	0,082
Oxyde de fer	0,013
Acide phosphorique	2,595
Chlore	0,685 (1)
Acide sulfurique	0,012
Silice et résidu insoluble dans les acides	0,022
Eau et produits volatils dans le vide sec	32,864

Azote afférent à l'albumine	1,557	Azote total
— à la peptone	6,235	10,118
Azote de la créatine et des bases de la viande	2,326	
Soufre des albuminoïdes.........................	0,284	
Cendres	76,12	

Ce produit est donc notablement plus riche que les extraits en substances alibiles ; et il renferme une bien moindre proportion de sels minéraux, et surtout de sels de potassium.

Les expériences effectuées sur les animaux montrent qu'il est également beaucoup plus apte que les extraits de viande à entretenir la vie, mais il ne peut cependant suffire à l'alimentation, même lorsqu'on le mélange à du pain.

Mélangées à du bouillon frais ou à des sauces, les peptones en augmentent sensiblement la valeur nutritive et elles peuvent être employées dans les mêmes circonstances que les extraits de viande et avec plus d'avantages.

La dessiccation que l'on est obligé de faire subir à toutes ces préparations, extraits de viande et peptones, pour en assurer la conservation et le transport sous un petit volume, a pour effet de leur enlever, même lorsqu'elle est pratiquée dans le vide et à basse température, la presque totalité de l'arôme qui fait, en grande partie, la valeur du bouillon et des viandes fraîches rôties ; aussi est-il fort probable que jamais aucune préparation de ce

____

(1) Oxygène à retrancher pour quantité équivalente de chlore 0,148.

genre ne pourra remplacer un bouillon frais savamment consommé ou un quartier de viande artistement rôti.

Poudres de viande. — Pour remédier à l'insuffisance nutritive des extraits de viande, on a cherché à dessécher simplement la viande et à la réduire en poudre après l'avoir débarrassée des déchets, graisse, parties tendineuses, os, etc. Les poudres de viande ainsi obtenues constituent, lorsqu'elles sont bien préparées, avec des viandes saines et de bonne qualité, un aliment très nutritif sous un petit volume. La viande ainsi préparée a, en effet, perdu environ 80 p. 100 de son poids d'eau et de déchets, en conservant à peu près intacts les éléments qui la rendent nutritive.

Dans ces dernières années, les poudres de viande ont attiré l'attention, en raison de leur emploi dans la suralimentation ainsi que dans la convalescence d'un certain nombre de maladies.

On semble être un peu revenu de l'engouement du début ; et ce retour à une appréciation plus impartiale a sans doute été en grande partie motivé par cette observation que les diverses poudres de viande, si bien préparées qu'elles soient, sont très facilement susceptibles d'altérations rapides et profondes et qu'elles possèdent toutes une saveur et une odeur fort désagréables, parfois même repoussantes, qu'il faut masquer par addition de substances aromatiques, telles que le rhum, le kirsch ou l'essence de menthe ; ce qui donne, en définitive, un mélange déjà peu agréable à absorber pour un homme valide, réduit par les circonstances à ce mode d'alimentation, et répugnant pour un malade pour lequel la nécessité de l'alimentation constitue presque toujours une corvée des plus pénibles. Dans ces expériences sur les poudres de viande, M. Poincarré (de Nancy) a montré que ces produits n'étaient, en raison de leurs propriétés organoleptiques, absorbés par les chiens que lorsqu'ils étaient sur le point de mourir de faim.

Cette observation ne diminue en rien la valeur des poudres de viande au point de vue thérapeutique ; elles deviennent dans ce cas un médicament et nous n'avons plus à nous en occuper dans cette étude.

Dans sa thèse, M. L. Robin (1) a donné le tableau suivant de l'équivalent nutritif de quelques poudres de viande employées pour la suralimentation, il les considère comme fort nutritives et d'une digestion facile.

	Azote 0/0	Acide phosphorique 0/0	Phosphate de chaux 0/0
Bœuf	13,80	1,69	3,68
Cheval	12,50	1,66	3,62
Lait.............	3,32	1,62	3,55
Lentilles	4,49	0,63	1,37

(Article emprunté à M. G. Pouchet : in *Encyclopédie d'Hygiène et de Médecine publique.*)

---

(1) Louis Robin, *De l'alimentation artificielle et des poudres alimentaires.* Thèse de Paris, 1882, n° 339.

A. Gautier assigne à la poudre de viande la composition suivante :

Eau 2,25
Albumine coagulée 0,66
Gelose 9,76
Propeptone ou albumose .... 2,66 } 43,05
Peptones vraies 29,97
Bases créatiniques 9,54
— xanthiques 1,02
Inosite et glycogène 4,88
Matières extractives solubles dans l'alcool
    à 90° 13,72
(matières colorantes, odorantes, dérivés des Lécithines.)
Sels minéraux solubles 24,45
Sels minéraux insolubles 1,32

ANALYSE DES EXTRAITS ET DES POUDRES DE VIANDE

Ce qu'il importe de rechercher dans un extrait de viande, c'est :

1° L'état de conservation ;

2° Les substances conservatrices et les métaux toxiques ;

L'analyse chimique sera nécessaire seulement dans le cas où on cherche à connaître la valeur alibile de l'extrait.

Recherche de l'état de conservation. — Les extraits de viande ont, en général, une coloration brune, d'autant plus accentuée qu'ils ont subi plus longtemps l'action de la chaleur au cours de leur fabrication ; leur odeur et leur saveur sont spéciales et caractéristiques, mais non putrides.

MM. Siegfried et Longewald ont reconnu que l'on pouvait reconnaître si un extrait de viande est altéré en déterminant la forme sous laquelle est contenu le phosphore dans la préparation.

Dans un extrait bien préparé tout le phosphore s'y trouve à l'état organique, mais si la préparation a subi la putréfaction, le phosphore organique passe presque complètement à l'état d'acide phosphorique ou de phosphate.

Pour déterminer la conservation d'un extrait on dose :

1° Le phosphore total : en calcinant un poids connu d'extrait avec du CO^3Na^2 et AzO^3K ; on reprend par l'eau et on précipite l'acide phosphorique par le molybdate d'ammoniaque et la mixture magnésienne.

2° Le phosphore organique : en dissolvant l'extrait dans l'eau, en ajoutant à la solution du $BaCl^2$ et AzH^3 pour éliminer les phosphates, filtrant et précipitant le phosphore comme précédemment dans le filtrat préalablement concentré.

Un extrait normal contiendrait, d'après les auteurs, 7 à 10 0/0 de son phosphore à l'état organique.

Un bon extrait de viande doit satisfaire aux conditions suivantes (De Brevans) :

1º Il ne doit pas contenir d'albumine et au maximum 1,5 0/0 de graisse (extrait éthéré) ;

2º Sa teneur en eau doit être au maximum de 21 0/0.

3º Il doit contenir de 56 à 65 0/0 de matières solubles dans l'alcool à 80º ;

4º Sa teneur en azote doit être de 8,5 à 9,5 0/0 ;

5º Sa teneur en cendres doit varier entre 15 et 25 0/0. Les cendres doivent être formées principalement de chlorure de sodium et de phosphates alcalins.

Voici la composition de quelques extraits de viande (de Brévans) :

ORIGINE DES EXTRAITS	Eau p. 100.	Sels p. 100.	Matières organiques p. 100.	Azote p. 100.	Matières solubles dans l'alcool à 80º p. 100.	Dans les Matières solides.	
						Azote p. 100.	Matières organiques p. 100.
Extrait de viande Liebig. — Fray-Bentos	22 49	17 43	60 08	7 36	59 91	9 49	77 51
Extrait de Buckental	16 91	19 39	63 70	»	69 11	»	76 66
Extrait de Kemmerich	16 21	20 59	63 20	8 96	70 34	10 69	75.43
Extrait du Dr von Papilsky	29 24	15 43	55 33	8 70	64 47	12 29	78 19
Extrait de mouton d'Australie ..	29 20	10 32	60 48	8 68	»	12 26	85 42
Extrait de viande de cheval	18 00	23.10	58 09	»	»	»	81.80
Moyenne des 38 analyses d'extraits de viandes solides	21 64	17 89	60 47	8 27	61 83	10.55	77 14
Moyenne de 5 analyses d'extraits de viandes liquides	65 35	18 89	15 76	2 01	29 98	5 79	81 80

ANALYSE CHIMIQUE

Cette analyse comporte (Rœtteger) :

Dosage de l'acidité (elle est de 4 à 5^{gr}50 0/0 en SO^4H^2).

— *de l'eau ;*

— *de l'extrait sec ;*

— *des cendres* et de la matière organique totale ;

— *de l'extrait alcoolique ;*

Dosage de l'extrait aqueux ;

— *de l'azote total ;*

— *de l'azote soluble dans l'alcool et de l'azote soluble dans l'eau.*

S'il y a lieu on complète l'analyse par : *La séparation et le dosage des substances azotées.*

1° *L'eau et l'extrait sec* se dosent par dessiccation de 5 grammes d'extrait de viande à l'étuve ;

2° *Les cendres* par calcination de l'extrait (1) ;

3° *Les matières organiques :*

En retranchant la somme du poids des cendres et de l'humidité du poids de matière employée, on a le poids de la *matière organique.*

4° *Extrait alcoolique :* dissoudre 2 grammes de substance dans 10^{cc} d'eau, ajouter 50^{cc} d'alcool à 95° ; filtrer ; laver le résidu resté sur le filtre avec deux fois 50^{cc} d'alcool à 80°.

Diviser le liquide en deux parts, les évaporer toutes les deux au bain-marie.

L'un des extraits servira au dosage de l'extrait alcoolique brut et des cendres.

L'autre, lorsqu'il aura perdu son alcool, servira au *dosage de l'azote soluble dans l'alcool.*

---

(1) Dans les cendres on dose donc les chlorures (en NaCl) et l'acide phosphorique (en P^2O^5).

Dosage de NaCl. — Reprendre les cendres par l'acide azotique étendu de son volume d'eau ; ajouter 20^{cc} d'eau bouillante ; agiter, filtrer, recevoir le filtrat dans un ballon de 100^{cc} ; laver le filtre avec de l'eau distillée bouillante, jusqu'à ce que l'on obtienne 100^{cc} de filtrat.

Prendre 50^{cc} du liquide filtré (représentant $2^{gr}50$ d'extrait), les neutraliser avec du CO^3Ca exempt de chlorures, ajouter quelques gouttes de chromate neutre de potassium, puis, goutte à goutte, la solution $\dfrac{N}{10}$ d'azotate d'argent contenue dans une burette graduée, jusqu'à coloration rouge brique persistante après agitation.

Soit N^{cc} de solution de nitrate d'argent employée

$$N \times 0^{gr}00585 = NaCl \text{ de } 2^{gr}50 \text{ d'extrait.}$$

Dosage de P^2O^5. — On attaque les cendres dans un creuset en porcelaine par HCl étendu, on évapore la liqueur à sec au bain de sable, on reprend le résidu par l'eau aiguisée d'HCl, on filtre et on lave.

La liqueur filtrée réunie aux eaux de lavage est traitée par la solution citro-magnésienne de Joulie (voir Réactifs).

On agite et on laisse déposer ; on filtre après 12 heures. L'acide phosphorique du précipité formé peut être déterminé de deux façons :

1° *En poids*. — En transformant le précipité précédent en pyrophosphate de magnésie (voir Sel marin). Le poids de pyrophosphate de magnésie $\times$ 0,63964 = P^2O^5.

2° *En volumes*. — Le filtre et son précipité sont introduits dans une capsule de porcelaine, on y ajoute de l'eau acidulée renfermant un dixième de son poids d'AzO^3H, on agite, le précipité se dissout ; on sature l'acidité de la solution avec de l'ammoniaque très étendue, puis on ajoute une ou deux gouttes AzO^3H pour rendre de nouveau la liqueur acide ; on verse alors 10^{cc} de la solution acéto-acétique, on titre alors à la liqueur d'urane. (Voir Documents Physico-chimiques.)

La première part, pesée après évaporation, donne un poids A ; on l'incinère ; on aura alors le poids des cendres B

$$A - B = \text{extrait alcoolique réel.}$$

5° *Extrait aqueux.* — Le résidu de l'opération précédente, lavé à l'eau distillée jusqu'à ce que le filtrat ne laisse plus de résidu par évaporation sur une lame de platine, donnera un liquide que l'on séparera en deux parts :

L'une servira au dosage des matières solubles dans l'eau ; l'autre, au dosage de *l'azote soluble dans l'eau.*

Evaporer ces deux solutions à sec dans des capsules tarées ; l'une des capsules est pesée, soit p son poids ; on incinère son contenu et on a le poids des cendres p'.

$$p - p' = \text{extrait aqueux réel.}$$

Azote total. (Méthode de Kjeldahl (voir Farines).

Séparation et dosage des substances azotées. (Méthode des chimistes des Etats-Unis.) — *a*) L'azote total est dosé par la méthode de Kjeldahl (voir Farines), en employant 2 grammes de substance ;

b) Pour doser les albumines coagulées (albumines insolubles) et la fibrine, on épuise 2 grammes de substance avec de l'éther, puis avec de l'eau froide, on filtre et on dose l'azote dans le résidu insoluble ; enfin on multiplie le résultat par 6,25 ; on conserve la liqueur filtrée pour la traiter suivant *d*.

c) Tissu conjonctif. On épuise 10 grammes de matière avec de l'eau froide, puis on fait bouillir le résidu de l'épuisement à plusieurs reprises avec environ 100^{cc} d'eau, on complète ensuite à un litre. On filtre, on concentre le filtrat par évaporation et on détermine la teneur du résidu en azote que l'on multiplie par 5,55 pour avoir la proportion pour 100 de matières azotées contenues dans le tissu conjonctif.

d) Albumines coagulables (pour les viandes non cuites). On neutralise le filtrat des albumines coagulées (en *b*), le laissant encore faiblement acide, on fait bouillir jusqu'à coagulation complète, on filtre, on lave, et on introduit le filtre de papier et son contenu dans un flacon Kjeldahl, et on dose l'azote. On multiplie le pourcentage d'azote par 6,25, pour avoir le pourcentage d'albumine coagulable (albumine soluble).

e) Syntonines. On neutralise exactement le filtrat qui provient du dosage des albumines caogulables (en *d*) avec de la soude caustique, en se servant de tournesol comme indicateur, et on laisse le précipité se déposer. On filtre, lave et dose l'azote ; on multiplie le résultat par 6,25.

f) Protéoses, peptones, gélatines. On évapore le filtrat séparé jusqu'à un petit volume, on ajoute deux à trois gouttes d'acide sulfurique au 1/3, on sature avec du sulfate de zinc en poudre (80 grammes de ce sel pour 50^{cc} de liquide), on filtre et on lave. On acidule le filtrat avec 2 à 3 gouttes d'HCl concentré, on dilue avec un égal volume d'eau, on ajoute environ 2^{cc} de brome liquide et on agite le contenu du flacon. Si le brome est complètement absorbé, on ajoute de petites portions de 0,5^{cc} jusqu'à ce qu'il reste du brome liquide et que le liquide surnageant soit saturé. On abandonne le mélange pendant 12 heures, on décante le liquide surnageant sur un filtre de papier, on lave avec de l'eau, en dirigeant le jet de manière que le globule de brome soit émulsionné et sature l'eau de lavage. On introduit le filtre et le précipité dans le flacon, on ajoute le filtre avec le précipité obtenu avec le sulfate de zinc, et on dose l'azote dont on multiplie le poids par 6,25 ; on a ainsi les protéoses, les peptones et la gélatine.

Si on veut séparer ces diverses substances, on opère comme suit :

a) Protéoses et gélatine. On évapore le filtrat qui a servi au dosage de la syntonine jusqu'à un petit volume et on sature avec du sulfate de zinc. On abandonne quelques heures, filtre et lave le précipité avec du sulfate de zinc saturé.

b) Peptones. On dilue le filtrat des protéoses et de la gélatine précipitées par le sulfate de zinc avec un égal volume d'eau, on ajoute du brome jusqu'à ce qu'il reste à l'état indissous un globule de 0^{gr}50 sur l'eau après saturation, et on abandonne une nuit ; on filtre, on lave avec de l'eau froide, on dirige le jet sur le globule de brome de manière à maintenir à l'état saturé l'eau de lavage.

c) Gélatine. On fait bouillir 10 grammes de substance avec de l'eau pendant quelques minutes, on filtre, on lave, on évapore le filtrat jusqu'à siccité après addition d'environ 20 grammes de sable ; on épuise alors le résidu avec quatre fois 100^{cc} d'alcool absolu, et on filtre le liquide surnageant au travers d'un filtre d'asbeste ; on épuise alors le résidu à plusieurs reprises avec 100^{cc} d'un mélange de 100^{cc} alcool à 75° et de 300 grammes de glace et 600 grammes d'eau froide, en évitant que la température s'élève au-dessus de + 5° centigrades. On fait passer l'extrait sur le même filtre que celui de l'extrait alcoolique. Enfin on place le filtre d'asbeste dans le récipient qui contient le résidu épuisé. On traite le tout par l'eau bouillante. On recueille la solution dans un ballon de Kjeldahl et on y dose l'azote. (Voir Farines.)

$$\text{Le poids d'azote} \times 5,55 = \text{gélatine.}$$

d) Bases azotées. On déduit de l'azote total la somme des valeurs de l'azote obtenues dans les divers dosages et on multiplie le chiffre trouvé par 3.12.

ANALYSE D'UNE PEPTONE SÈCHE OU LIQUIDE

Essai rapide. — Dissoudre 1 gramme de peptone *sèche* dans 5^{cc} d'eau distillée, traiter la solution par 50 grammes d'alcool à 95° et abandonner 24 heures. Décanter, laver le précipité à l'alcool, puis le sécher et le peser. Réunir les liqueurs alcooliques et les évaporer. Il reste un résidu à sécher et à peser également. Une peptone de bonne qualité donnera 0^{gr}70 de précipité et 0^{gr}30 de résidu (Denaeyer).

Traiter un poids connu de peptone *liquide* par suffisante quantité d'alcool absolu jusqu'à ce qu'une prise de la liqueur filtrée ne trouble plus par une nouvelle addition d'alcool absolu. Laisser reposer 24 heures. Recueillir le précipité fermé, le laver à l'alcool, le sécher et le peser.

L'analyse complète comporte les dosages de :

L'azote total ;

La matière grasse ;

Des cendres ;

De l'albumine insoluble et coagulable ;

Des albumoses, des peptones et des syntonines.

Pour les trois premiers dosages, voir Extraits de viande.

Albumine insoluble et coagulable. — On prend 5 grammes d'une peptone solide, ou 10 grammes de peptone sirupeuse, ou 20 grammes d'une peptone liquide que l'on dissout dans l'eau ; on filtre, les matières insolubles restent sur le filtre qui est lavé avec soin. Quand le lavage est terminé, on introduit le filtre encore humide dans le ballon de Kjeldahl et on fait un dosage d'azote.

Le résultat obtenu est multiplié par 6,25.

La liqueur, filtrée, additionnée d'acide acétique, est portée à l'ébullition pour coaguler l'albumine ; les flocons sont recueillis sur un filtre, lavés et, comme ci-dessus, on fait un dosage d'azote.

Dosage des albumoses, des peptones et syntonines (Méthode Effront).

Syntonines. — Prendre 50^{cc} d'une solution à 5 0/0 de peptone à analyser, la neutraliser à l'aide d'une solution déci-normale de soude ; laisser reposer deux heures ; recueillir le précipité sur un filtre, le laver à l'eau, à l'alcool absolu, le sécher et le peser.

Son poids diminué de celui des cendres de la peptone donne le poids des syntonines.

Albumoses. — Neutraliser, au moyen de la soude normale, 50^{cc} de solution de peptone préparée comme précédemment ; compléter avec de l'eau distillée le volume de 55^{cc} ; laisser reposer deux heures, filtrer ; prélever 44^{cc} du filtrat (ces 44^{cc} correspondent à 40^{cc} de la solution primitive), y ajouter 8^{cc} HCl normal, 250^{cc} d'alcool à 95° ; à cette solution, ajouter 8^{cc} de soude normale.

Agiter, laisser reposer deux heures. Détacher alors le précipité qui s'est fixé aux parois du vase, le jeter sur un filtre taré, le laver à l'alcool à 75°, le sécher à + 100°, le peser.

De ce poids, on déduit celui des cendres et on a le poids des albumoses.

Peptones. — Evaporer au bain-marie la solution alcoolique filtrée ; le résidu desséché à 100°, diminué du poids des cendres, donne la proportion de peptone du produit.

Différenciation de l'albumine-peptone et de la gélatine-peptone. — Comme la gélatine-peptone possède un pouvoir nutritif plus faible que l'albumine-peptone, de même que la gélatine est moins nutritive que l'albumine, il est important d'essayer, à ce point de vue, les préparations données sous le nom de peptones.

Tableau des principales réactions différentielles des préparations de chair musculaire des bovidés

D'après M. Bilteryst (*Annales de chimie analytique*, 1898.)

RÉACTIFS	ALBUMINES	SYNTONINES	ALBUMOSES	PEPTONES
Solubilité dans l'eau.	Solubles en partie.	Solubles.	Solubles.	Solubles.
Solubilité d. l'alcool à 95°	Insolubles.	Insolubles.	Insolubles.	Assez solubles.
Chaleur.	Coagulées à l'ébullition.	Non coagulées.	Non coagulées.	Non coagulées.
Acide acétique.	Précipité.	Précipité.	Pas de précipité.	Pas de précipité.
Acide chlorhydrique.	Précipité.	Précipité.	Pas de précipité.	Pas de précipité.
Acide nitrique.	Précipité.	Précipité soluble à chaud, se reformant par refroidissement.	Léger trouble, soluble à chaud, se reformant par refroidissement.	Pas de précipité.
Ferrocyanure acétique.	Précipité.	Précipité.	Trouble léger.	Pas de précipité.
Sulfate ammonique.	Précipité.	Précipité.	Précipité.	Pas de précipité.
Biuret.	Pas de coloration rose.	Pas de coloration rose.	Pas de coloration rose.	Coloration rose, susceptible de se montrer dans la solution alcoolique.

Composition des peptones de viandes du commerce (Kœnig)

		PEPTONES DE VIANDE KEMMERICH			PEPTONES DE VIANDE KOCHS		Produits Maggi		
		Solide	Liquide (dénommé bouillon de viande)	En poudre	Solide	Liquide (bouillon peptonisé)	Peptones pour malades	Bouillon concentré pour malades	Bouillon concentré.
Eau	%	33 30	62 19	10 30	40 16	61 87	5 15	43 93	60 23
Matières organiques	%	58 47	20 14	79 92	52 65	21 71	85 44	44 70	17 65
Matières azotées	%	9 78	3 17	13 94	7 80	3 50	37 69	19 75	10 37
Albumines insolubles × 6,25	%	1 10	0 18	0 93	1 42	0 38	0 27	0 42	—
Propeptones ou hémialbumoses × 6,25	%	14 56	5 09	34 43	15 95	7 16	5 75	3 81	2 31
Peptones × 6,25	%	32 57	9 11	36 31	18 83	6 09	28 90	10 98	0 83
Autres combinaisons	%	9 97	4 79	7 67	15 96	7 03	2 77	4 54	7 23
Matières grasses (solubles dans l'éther)	%	0 30	0 97	0 63	0 79	1 05	—	0 69	0 82
Matières minérales	%	7 73	17 67	9 73	6 89	16 42	9 41	11 37	22 12
Potasse	%	3 32	1 82	3 87	1 88	2 35	1 05	1 24	1 26
Acide phosphorique	%	2 49	1 63	3 22	1 88	1 69	0 22	0 76	0 49
Chlore ou chlorure de sodium	%	Cl. 0 66	NaCl 12 66	—	Cl 0 49	Cl 7 62	NaCl 6 55	NaCl 6 55	NaCl 20 24
Alcool à 80° (Solubilité	%	26.82	—	—		36 18	15 42	18 82	—
Alcool à 80° (Insolubilité	%	40 88	—	—		23 66	32 33	5 44	6 42

M. E. Salkowski emploie la méthode suivante, en opérant sur des solutions de 3 à 5 0/0 :

Réactifs employés	Albumine-peptone	Gélatine	Gélatine-peptone
1º 1^{cc} de la solution, plus 5^{cc} d'acide sulfurique donnent une coloration	Violette.	Jaunâtre.	Jaunâtre.
2º Un mélange à volume égal de la solution et d'acide sulfurique concentré et froid donne une coloration	Brun foncé.	Jaune.	Jaune.
3º Le réactif de Millon donne un précipité	Rougeâtre.	Incolore.	Incolore.
4º 5^{cc} de la solution, plus 1^{cc} d'acide azotique de 1,2 de densité, chauffés et saturés avec de la soude en excès, donnent une coloration. ..	Orange foncé ..	Jaune citron. ..	Jaune citron.

Nous devons à M. Denaeyer, pharmacien-chimiste à Bruxelles, les tableaux suivants qui résument les résultats de ses analyses.

TYPES (1)	Fluide Beef Johnston	Extrait pâteux préparé par le procédé décrit ci-dessous (1)	OBSERVATIONS
Extractifs normaux de la viande : Créatine .... Créatinine........... Xanthine .... Hypoxanthine ou sarcine, etc.	23 040	60 42	Ces extraits sont fortement colorés en brun, les extractifs normaux prenant cette teinte par oxydation durant l'évaporation à l'air libre.
Gélatines et albumines précipitées par l'alcool	néant	néant	
Peptone	néant	néant	
Sels minéraux	12 000	11 30	
Eau................	64 960	28 18	
Azote total..........	7 60	20 10	

(1) Bouillons et extraits dépourvus de gélatine, obtenus par macération à froid de la viande, séparation du liquide baignant les tissus, coagulation des albumines dissoutes dans ce liquide, filtration et évaporation à consistance sirupeuse ou pâteuse.

*Extraits ou improprement peptones ou préparations obtenues par l'extraction de la viande par la vapeur
à haute pression ou par action chimique (1).*

	Bouillon liquide Cibils	Extr. pâteux Bovril	Extrait de viande pâteux Liebig	Extrait de viande pâteux Armour	Extrait de viande pâteux Lipton	Bouillon Bovril liquide	Bouillon Vimbos	Bouillon Lipton	Bouillon Bœf tea
Albumines	néant	néant	néant	néant	néant	9 042	9.980	5.888	néant
Gélatines	9 51	9 93	20 260	22 000	22 968	11.520	5.790	19.222	2 12
Albumoses	néant	néant	néant	néant	néant	néant	néant	nénat	néant
Peptone	—	—	—	—	—	—	—	—	—
Graisse	—	—	0.210	—	—	0.270	—	—	—
Extractifs	11 24	45.38	43.170	41 010	40.154	23.230	36.868	27 230	7 03
Sels minéraux	14 40	14.64	18 980	17.990	19 640	12.768	15 136	14.510	2 65
Eau	64.85	30.15	17 380	19.000	16 030	43.080	32 256	33.140	8.20
Azote total	3 190	8.73	8.98	9.00	8.93	5.548	6.311	6.02	1.51

(1) Bouillons, extraits, beaf-tea, obtenus par extraction de la viande au bain-marie ou par la vapeur à faible tension longtemps soutenue.

TYPES (1)	Peptones pepsi-notartriques par surdigestion Cornélis, Vassal Borremans, etc.	Peptones chlor-hydropepsiques Denaeyer sèche et en solution à 15-16 0/0	Papaya peptone Cibils	Peptone Chapoteaut
Gélatines et albu-moses	30 % de géla-tines, absences d'albumoses.	48 60	21.7	32.869
Peptone	15 45	12 40	néant	14.706
Syntonines	néant	néant	—	—
Matières extractives	20 25 %	20 90	52 093	22.275
Acides amidés	20 50 %	10 00	non recher-chés ni dosés	10.575
Matières salines	3.95 %	8 10	1 127	6.905
Eau	9 85	—	25.060	12.670

	Dans la peptone Kemmerich obtenue par l'action de la vapeur	Dans la Somatose obtenue par réaction
Syntonines ou acides albumines (2)	15 546	84.390
Gélatines	16 107	—
Peptone de Kuhne	néant	—
Albumines coagulables	4 600	—
Albumoses	néant	—
Matières extractives	28 748	—
Matières minérales	7 500	4.87
Eau	28 500	—
	100.000	
Azote total	9.729	14.065

(1) Préparations de peptones et d'extraits de viande peptonisés par réaction chimique et par action des zymases ou ferments protéolitiques.

(2) Voici la méthode de séparation de ces matières azotées :

Par l'emploi de l'alcool à 85 centièmes pour une solution de 2/10 de peptone, on arrive à séparer globalement les gélatines et les albumoses imprégnées souvent de sels minéraux. La teneur en azote multipliée par le coefficient 6 donne la valeur quantitative globale de ces deux constituants.

Parmi les acides amidés on reconnaît la présence de la leucine et de la tyrosine au microscope en laissant évaporer une goutte du liquide alcoolique d'extraction sous l'exsiccateur sur un verre de montre. Les cristaux apparaissent nettement dans le résidu sec. Les acides amidés sont caractéristiques pour les produits obtenus par digestion zymotique.

La solution alcoolique renferme le peptone de Kühne, les extractifs normaux de la viande et les produits ultimes : leucine, tyrosine, alanine et glycocolle ainsi que les sels non précipités.

On précipite la peptone dans une moitié du produit de l'évaporation de l'alcool par le bichlorure de mercure et la soude employée jusqu'à neutralisation du milieu. On délaie le précipité dans de l'eau distillée que l'on sursature d'hydrogène sulfuré. Le sulfure de mercure entraîne les extractifs précipités en même temps que la peptone. L'azote contenu dans le filtrat multiplié par 6,25 donne le poids de la peptone pure.

Dans la seconde moitié on précipite les extractifs normaux par l'acide phosphotungstique. La teneur en azote de ce précipité après déduction de celle afférente à la peptone, multipliée par le facteur moyen 3,12 donne les extractifs normaux.

On connaît la somme de sels minéraux et par différence on obtient le poids global de la leucine, de la tyrosine, de l'alanine et du glycocolle surchargé d'une petite proportion de produits organiques non azotés : acides lactique, sarcolactique, amydobutyrique, etc.

Dans l'énoncé des résultats on comprend sous la dénomination d'albuminoïdes précipitables par l'alcool, la totalité des gélatines et des albumoses précipitées au moyen de ce véhicule et l'on spécifie la peptone à part.

Conserves de poissons

Les procédés de conservation employés pour les poissons sont analogues à ceux que l'on emploie pour la viande. La dessiccation, le salage, l'emploi des antiseptiques constituent des moyens de conservation à long terme ; la réfrigération et la congélation ne constituent que des moyens temporaires de conservation.

La dessiccation est employée pour la morue, sous forme de fumage ou de boucanage ; la morue fumée ou boucanée est parfois atteinte d'un parasite qui lui donne une couleur rouge et lui fait acquérir une odeur désagréable ; c'est la *morue rouge* impropre à la consommation ;

Les harengs sont aussi conservés par fumage (harengs blancs) ; ou par salage (harengs saurs).

Les esturgeons sont conservés par fumage, en Russie.

Ces poissons sont peu sujets aux altérations.

Le salage est très employé dans la conservation des poissons ; une préparation spéciale est celle des œufs de poissons qui constituent la « Boutargue » de Provence et le « caviar » de Russie. La première se fait avec des œufs de muge, la seconde avec ceux de l'esturgeon.

L'application de la méthode Appert pour la conservation des poissons est des plus importantes ; plusieurs crustacés et mollusques sont conservés par ce moyen, tels sont le homard et la langouste. D'autres poissons comme la sardine, les anchois, le thon, sont placés dans l'huile ; quelquefois les poissons sont frits dans l'huile avant d'être introduits dans les boîtes. On emploie pour ces préparations de l'huile d'olive pure et aussi de l'huile d'arachide, cette dernière noircissant moins lorsqu'on soumet les boîtes à la stérilisation.

Les seules conserves de poissons que le chimiste ait à examiner sont les conserves en boîtes scellées à l'étain, leur examen sera le même que celui des conserves de viande, en outre on devra examiner la *qualité de l'huile employée* pour la conservation et fixer tout particulièrement son attention sur la *présence de métaux toxiques, de ptomaïnes, d'agents de conservation.*

L'huile employée doit être de l'huile d'olive sans mélange d'huiles de poissons, d'arachide ou autre huile étrangère (coton, sésame, etc.).

L'étamage des boîtes doit être fait à l'étain fin (il faut se souvenir que l'huile absorbe facilement le plomb).

M. Carles a démontré que l'huile d'olive qui a bouilli avec le poisson, les sardines en particulier, s'est chargée d'huile de sardine et a perdu ses caractères physiques et pris ceux d'un coupage d'huile d'olive et d'huile de poisson ; l'échauffement sulfurique, la densité, l'indice d'iode ont **varié**, en particulier l'indice d'iode est monté de 80 à 89, la densité a monté de

0,9155 à 0,9165. Il est donc très difficile de dire si l'huile contenue dans les boîtes est ou n'est pas mélangée d'huile de poisson.

Klein : (*Zeit Angen. chemie* 1900), a trouvé qu'une huile d'olive d'indice d'iode 78,9 employée à la conservation des sardines et tirée des bacs de cuisson avait un indice d'iode de :

    99,02 après deux mois ;
109,05 — un an ;
126,02 — deux ans.

Henseval et Deny, en opérant sur une huile d'indice d'iode 84,9 employée à la conservation des sprats ou esprots, ont trouvé que cet indice d'iode s'était élevé au bout d'un an à 97,2.

On substitue fréquemment, dans les conserves de poissons, l'esprot et le cinchard à la sardine, à l'anchois et au hareng.

Voici les caractères distinctifs de ces divers poissons :

Sardine (*Alosa sardina*). — Mâchoires supérieure et inférieure à peu près de même longueur.

Nageoire dorsale s'insérant en avant des nageoires ventrales.

Absence de crête rugueuse sur la ligne ventrale.

La peau est lisse et bleuâtre sur le dos (les écailles ayant été enlevées par la cuisson ou le lavage.

Hareng (*Clupea harengus*). — Mâchoire inférieure dépassant la supérieure et légèrement échancrée.

Nageoire dorsale s'insérant un peu avant les ventrales.

Crête rugueuse formée d'arêtes transversales faisant saillie derrière les nageoires ventrales.

La peau est finement réticulée, et brunâtre sur le dos.

Esprot ou *Sprat* (*Clupea sprattus*). — Mâchoire inférieure dépassant la supérieure.

Nageoire dorsale s'insérant au niveau des nageoires ventrales.

Crête rugueuse formée d'arêtes transversales très saillantes en avant et en arrière des nageoires ventrales. On perçoit bien cette crête saillante en passant le doigt sous le ventre en remontant de la queue à la tête.

Sa chair est dure et moins délicate que celle de la sardine.

Anchois (*Eugraulis encrasicholus*). — Mâchoire supérieure dépassant l'inférieure.

Nageoire dorsale s'insérant en arrière des ventrales.

Absence de crête rugueuse sur la ligne ventrale.

Cinchard (*caranx trachurus*). — C'est un petit maquereau de couleur grisâtre pourvu de deux grandes nageoires dorsales qui garnissent presque tout le dos ; celle d'avant est munie d'une épine pointue.

M. le Pharmacien principal Maljean a analysé des conserves de poisson destinées à l'armée ; nous donnons ci-contre les résultats obtenus.

Composition centésimale de la gelée.

Eau 87,110
Extrait sec 12,890

Matière organique : 84,29 p. 100, soit 10,865 p. 100 de la gelée.
Sels minéraux : 15,71 p. 100, soit 2,025 p. 100 de la gelée.

Composition centésimale de l'extrait sec

Matières insolubles dans l'alcool à 80°.

Gélatine ....   41,62, soit 5,365 p. 100 de la gelée.
Matières grasses ... 22,89, soit 2,950 p. 100 de la gelée.
Cendres ....   5,59, soit 0,720 p. 100 de la gelée.

     TOTAUX   70,10,   9,035

Matières extractives solubles dans l'alcool à 80°.

Matières azotées (créa-
     tine, créatinine, etc).   19,78, soit 2,550 p. 100 de la gelée.
Cendres ....   10,12, soit 1,305 p. 100 de la gelée.

     TOTAUX   29,90   3,855

Les cendres de l'extrait sec contiennent pour 100 parties :

Acide phosphorique : 8,57, soit 0,1735 p. 100 de la gelée.
Chlore : 27,56, soit 0,56 p. 100 de la gelée.
Rapport de l'acide phosphorique au chlore : 1/3,2.

D'après M. le Pharmacien principal Bousson, le bouillon de viande de bœuf des conserves de l'armée doit contenir :

Extrait total : 10 à 13 p. 100 (y compris les sels : 1,5 à 2 p. 100 du bouillon);
Matières insolubles dans l'alcool à 80° : 4 à 6 p. 100, soit 30 à 40 p. 100 de l'extrait ;
Matières extractives solubles dans l'alcool à 80° : 7 à 9 p. 100, soit 60 à 65 p. 100 de l'extrait.

100 parties de cendres doivent contenir :

Acide phosphorique : 18 à 22 p. 100.
Chlore : 7 à 9 p. 100.
Rapport de l'acide phosphorique au chlore : 3/1.

Si on compare ces données à celles fournies par l'analyse, on voit que la gelée de poisson est plus chargée en matières insolubles dans l'alcool à 80° et moins riche en extractif azoté que celle des viandes de bœuf. Le rapport de l'acide phosphorique au chlore est également modifié et renversé.

Dans la conserve de viande de bœuf, le rapport du poids de la viande à celui du bouillon est de 4/1 ; tandis que ce rapport est de 1,64/1 dans la gelée de poisson.

Composition des Conserves de Poissons.

	Eau	Matières azotées	Matières grasses[1]	Matières extrac-tives	Cendres	P^2O^5 0/0 de cendres	P^2O^5 0/0 de sardines	NaCl 0/0 de sardines	
Morue sèche (Terre-Neuve)	9 40	47 10	1 95	1 05	40 50	»	»	»	Balland.
Sardines au naturel évidées et étêtées, non cuites	57.50	28 40	8 07	1 82	6 03	26	1 60	2	Maljean.
Sardines à l'huile.............	56 30	23 21	14 07	2 27	4 15	»	»	»	Balland.
Conserves de saumon { Canada	59 90	17 72	19 19	0 95	2 24	»	»	»	—
Terre-Neuve	62 70	20 92	13 67	0 96	1 75	»	»	»	—
Vancouver	65 60	22 45	10 13	0 60	1 22	»	»	»	—
Concentré de poisson pour soupe	51 55	13 95	18 59	3 56	12 34	2 81	0 347	5 68	Maljean.
Conserves de crabe	77 80	16 82	0 65	2 53	2 20	»	»	»	Balland.
Conserves de homard	76 40	17 67	0 62	3 02	2 29	»	»	»	—
Gelée.......................	87 110			12 870					

(1) Les arêtes, queues et nageoires sont comprises dans l'analyse.
(2) Analyse faite sur les sardines étêtées et légèrement exprimées dans un linge pour enlever l'excès d'huile.

Composition centésimale de la chair du poisson (sans les arêtes)

Eau 72,175
Matière sèche 27,825
                                               ———
                                               100 »

	A l'état frais	A l'état sec
Eau	72,175	»
Matière azotée	23,420	84,18
— grasse	1,853	6,66
— extractive (par différence)	0,902	3,23
Cendres	1,650	5,93
	100,000	100,00

Les cendres contiennent :

Acide phosphorique :
0,165 p. 100 de chair humide ;
0,593 p. 100 de chair sèche ;
10,000 p. 100 des cendres.

Chlore :
0,22 p. 100 de chair humide ;
0,79 p. 100 de chair sèche ;
13,33 p. 100 des cendres.

D'après A. Gautier (1) une variété de poisson de mer donne :

Acide phosphorique : 13,70 dans 100 parties de cendres ;
Chlore : 38,11 dans 100 parties de cendres.

Si on considère les chiffres représentant ces deux éléments dans 100 parties de cendres de la chair et de la gelée de poisson analysé, on obtient :

Acide phosphorique : 18,57 p. 100 ;
Chlore : 40,98 p. 100.

Le poisson frais examiné est donc plus riche en phosphore et en sel que le poisson de mer cité comme exemple dans A. Gautier ; mais, d'autre part, les cendres de la viande de bœuf (100 parties) renferment, d'après Gorup-Bezanez, 34^{gr}36 d'acide phosphorique, ce qui montre que le poisson frais analysé est bien inférieur, sous ce rapport, à la viande de bœuf.

Voici, d'ailleurs, les proportions comparées des principaux éléments nutritifs contenus dans la ration de viande de bœuf allouée au soldat francais en temps de paix et dans la conserve de poisson.

La ration de paix en viande de bœuf non désossée est de 300 grammes correspondant à 180 grammes de viande nette.

Il y a lieu de remarquer que les données de la première colonne varient assez sensiblement suivant les auteurs consultés et que les chiffres qui y sont portés sont, en général, assez élevés ; malgré cela, le tableau ci-dessus montre que la chair du poisson frais est plus nutritive que celle du bœuf, car elle contient plus de matières

____

(1) *L'Alimentation et ses régimes,* p. 145 ; Paris, 1904.

ÉLÉMENTS DOSÉS	PROPORTIONS des principes contenus (d'après Kœnig) dans :		QUANTITÉS dans 180 grammes de conserve de poisson frais (Chair et gelée).	POIDS de Conserve de Poisson qu'il faudrait ingérer pour égaler les éléments de 180 grammes de viande crue (bœuf).	
	100 gr. de viande crue.	la ration de paix (180 gr.).		Chair et gelée.	Chair seule.
Matière azotée ...	20 96	37.728	(1) 23 37	290.50	(1) 161 10
— grasse....	5 41	9 738	4 32	405 50	525 »
Cendres	1 14	2 052	3 307	112 »	124 »
Acide phosphoriq.	0 39	0 705	0 304	417.40	428 »

azotées ; mais, tout en étant plus minéralisée, elle est moins phosphorée que cette dernière.

Quant aux matières grasses, elles varient trop d'une qualité de poisson à l'autre pour qu'il soit possible d'établir une base certaine de comparaison.

La gelée est pauvre en matériaux nutritifs et sa proportion dans la conserve est trop élevée eu égard à celle de la chair qui est pour cette raison très diminuée dans sa valeur alimentaire ; d'ailleurs, cette gelée est plutôt de saveur fade, d'aspect peu appétissant et de digestion difficile.

Conserves de Lait

Nous diviserons les conserves de lait en trois groupes :

1º *Les poudres et tablettes de lait,* contituées par du lait évaporé et desséché et qui, se dissolvant dans l'eau chaude, donne un liquide semblable au lait ;

2º *Les laits condensés, sucrés ou non.*

On considère en général comme licite, l'addition aux poudres, tablettes de lait, ainsi qu'aux laits condensés, de Saccharose ou de Lactose, d'une petite quantité de bicarbonate de soude (1 gramme par litre).

On admet enfin un écrémage partiel ou total. Il est évident que ces pratiques doivent être indiquées à l'acheteur par une étiquette apparente.

3º *Les laits stérilisés et pasteurisés.*

(1) Gélatine non comprise.

POUDRES ET TABLETTES DE LAIT

Méthode officielle d'analyse. — « 1º Epuiser 2 grammes de lait avec de l'éther et peser le beurre après évaporation du solvant.

2º L'insoluble obtenu est épuisé : *a)* par un mélange de 10^{cc} d'eau et 25^{cc} d'alcool à 65º, acidifié au 1/1000e par de l'acide acétique ; *b)* après décantation ou filtration du liquide précédent, laver avec 20^{cc} d'alcool à 50-55º.

3º Les liquides recueillis servent au dosage des sucres par la méthode indiquée plus haut :

4º La caséine résiduelle des opérations précédentes est séchée puis pesée ; en déduire le poids de ses cendres pour obtenir la quantité de caséine pure.

5º L'humidité et les cendres se font sur 2 grammes de lait.

On devra rechercher, dans les laits en poudre, la présence des bicarbonates alcalins fréquemment employés. »

Voici la composition de quelques-uns de ces produits :

	Lait en poudre complet de Hatmaker.	Lait écrémé en poudre de Hatmaker.	de Ekenberg.
Caséine	26.92	37 00	36.00
Lactose	36 48	47.00	49.00
Beurre	29.20	1 00	1.00
Cendres	6.00	8 00	7.50
Eau	1.40	7.00	6.50

On ne devrait pas admettre dans ces produits plus de 10 pour cent d'eau.

LAITS CONDENSÉS

On divise les laits condensés en quatre groupes :

1) Laits condensés non sucrés ;
2) —   —   sucrés ;
3) —   —   en partie écrémés ;
4) —   —   écrémés ou sucrés.

Voici la composition *moyenne* de ces différents laits :

	1	2	3	4
Extrait	38.5	74.6	72.95	72.18
Matières grasses	10	10.5	1.4	0.54
Lactose................	14.66	14.90	12.5	16.4
Matières azotées..........	11.13	10.25	9.4	11.5
Cendres	2.5	1.97	2.3	1.9
Saccharose (par différence) ..	0	36.72	45.85	41.84

(Pearmain et Moor).

Ces différents dosages s'effectuent de la façon suivante :

Extrait, eau, cendres. — Diluer le contenu de la boîte de lait de façon à obtenir (en volume) une solution à 1/10e ; en prélever 10cc, les placer dans une capsule en platine à fond plat tarée (soit A le poids de la capsule), évaporer au bain-marie jusqu'à pesées concordantes, porter sous l'exsiccateur, peser (soit A' ce poids).

(Porter la capsule à l'entrée d'un moufle à incinérations, briser le charbon et faire blanchir les cendres au rouge sombre, après refroidissement sous l'exsiccateur peser la capsule (soit A'' ce poids).

On a :

$$\text{Extrait pour } 100 = 100\,(A' - A)$$
$$\text{Eau} \quad\text{---}\quad = [A' - (A + 1)]\,100$$
$$\text{Cendres ---} \quad = (A'' - A)\,100.$$

L'extrait ne doit fournir aucune coloration avec l'eau iodée (amidon) ; les cendres ne doivent pas faire effervescence avec les acides (CO^3NaH).

Beurre. — Employer 10cc du lait dilué comme précédemment, doser la matière grasse par pesée. (Procédé Lecomte, voir page 505.)

Rapporter le poids de la matière grasse trouvée, à 100 grammes de conserve.

Sucres. — Prendre 2 grammes de lait, les diluer avec 50cc d'eau tiède, et ajouter à la solution quelques gouttes d'acide acétique, chauffer légèrement et laisser reposer une heure ; séparer le liquide du précipité ; ajouter au liquide de l'eau distillée pour obtenir un volume de 100cc.

Doser le sucre réducteur contenu dans cette liqueur au moyen du réactif cupro-alcalin dont 10cc correspondent à 0gr05 de sucre interverti.

Soit Ncc de liqueur employée pour les 100cc de réactif cupro-alcalin on a :

$$\text{Glucose 0/0 de lait concentré} = \frac{0,05 \times 100 \times 100}{N \times 2} = \frac{250}{N} = A$$
$$\text{Lactose hydraté 0/0 de lait concentré} = \frac{0,0675 \times 100 \times 100}{N \times 2} = \frac{337,5}{N} = B$$

Placer 50cc de la liqueur sucrée dans un ballon jaugé de 100cc et y ajouter 5cc d'une solution à 10 0/0 d'acide citrique, porter à l'ébullition pendant un quart d'heure en recouvrant le ballon pour éviter autant que possible les pertes par évaporation.

Laisser refroidir, ramener le volume à 100cc avec de l'eau distillée, doser les sucres réducteurs avec le réactif cupro-alcalin. Soit N'cc employés pour 10cc de réactif correspondant à 0gr05 de sucre interverti, on a :

$$\text{Glucose 0/0 de lait concentré} = \frac{0,05 \times 100 \times 100}{N' \times 2} = \frac{500}{N'} = A'$$

D'où on tire :

Saccharose 0/0 (ou saccharose ajouté à 100 grammes de lait) = (A' — A) 0,95

Méthode officielle. — « *Laits concentrés sucrés ou non.* — Peser 20 grammes de lait, les délayer dans l'eau froide et amener à 100^{cc}.

Extrait, Cendres, Lactose, Beurre et Caséine. — Opérer comme pour le lait ordinaire. Rapporter les résultats à 100 grammes de lait concentré.

Saccharose. — La solution ayant servi au dosage du lactose est invertie de la manière suivante : 50^{cc} de cette solution sont placés dans un ballon jaugé de 100^{cc} ; on ajoute un 1/2^{cc} d'acide chlorhydrique pur ; on agite et on place le ballon pendant dix minutes sur un bain-marie dont l'eau est maintenue en ébullition ; on laisse refroidir, on complète le volume à 100^{cc} et on opère le dosage au moyen de la liqueur de Fehling. On calcule en glucose ce pouvoir réducteur (G) et on calcule également en glucose le pouvoir réducteur du liquide avant l'inversion (G').

La proportion de saccharose est donnée par la formule (G — G') × 0,95.

LAITS STÉRILISÉS ET PASTEURISÉS

La stérilisation du lait est effectuée à haute température (entre 110° pendant 1/4 d'heure) puis on refroidit brusquement pour éviter le goût de cuit.

Dans la plupart des cas, les globules graisseux du lait stérilisé s'agglomèrent pour former à la surface du lait de petites masses butyreuses qu'il est difficile d'émulsionner ; pour éviter cet inconvénient on projette le lait à travers une série d'orifices très petits sous une pression de 300 kilogrammes, Le lait obtenu est dit *fixé ou homogénéisé.*

L'analyse de tels laits se fera par les méthodes habituelles, on recherchera avec soin les substances conservatrices.

Ce lait peut se conserver pendant 2 ou 3 mois ; on devra le rejeter dès qu'il prendra un goût de suif.

La pasteurisation du lait consiste en un chauffage modéré (70-75°) suffisamment prolongé. Ce chauffage détruit ou atténue suffisamment les microbes pathogènes du lait, sans affaiblir notablement ses propriétés biologiques.

La pasteurisation a l'avantage sur la stérilisation de ne pas détruire les ferments et les enzymes naturels.

Ce lait n'offre malheureusement aucune garantie de conservation.

L'examen du lait pasteurisé comprend :

La détermination de sa composition. — Elle se fait comme il a été dit pour le lait frais.

Au microscope, le lait se montre formé de globules gras agglomérés, aussi les prises d'essai pour l'analyse sont-elles difficiles à faire ; le lait forme en effet autour des parois des vases et des pipettes de petites granulations qui faussent l'exactitude des mesures ;

La caséine est modifiée ou coagulée.

Pour ces raisons il ne faudra pas rechercher une trop grande exactitude dans les résultats.

On recherchera avec soin les substances antiseptiques.

La vérification de la température de chauffage. — Si on ajoute à du lait cru ou à du lait ayant été chauffé à une température moyennement élevée de la teinture de gaïac, il se forme à la surface de contact un anneau bleu plus ou moins foncé.

Si au contraire le lait a été chauffé à une température élevée, il ne se produit qu'une coloration grisâtre. La réaction se produit en 10 minutes avec le lait froid, elle est presque instantanée si on chauffe le lait vers 25°.

D'après *Rullmann* la teinture de gaïac permet de reconnaître si le lait a été chauffé à une température inférieure (même pendant 30 minutes) ou supérieure à 70° ; voici le tableau qu'il donne à ce sujet.

LAIT	DURÉE ET MODE DE CHAUFFAGE	RÉACTION AU GAÏAC
Cru...............	—	bleue
	à 55° pendant 20'	—
	à 60° — 20'	—
	à 65° — 20'	—
	à 70° — 15'	—
	à 70° — 20'	—
Chauffé...........	à 70° — 30'	—
	à 75° — 15'	négative
	à 79° — 20'	—
	à 85° — 10'	—
	à 85° — 20'	—
	à 90° — 10'	—
	à 95° — 10'	—

La réaction positive au gaïac ne prouve pas qu'on a affaire à un lait suffisamment chauffé, car on n'est pas fixé sur la température exacte à laquelle le lait doit être chauffé pour que les germes pathogènes soient rendus inoffensifs (1), d'autant plus que le lait pasteurisé à basse température présente des avantages précieux, les propriétés biologiques, physiques et chimiques du lait cru étant modifiées moins profondément.

La réaction de Schardinger donne des résultats plus précis.

---

(1) Il faudrait une température de + 85° pour détruire le Bacille de la tuberculose, mais alors le lait prend une saveur de cuit ; le ferment lactique est tué par un chauffage à 60° pendant 5 minutes ; la plupart des ferments pathogènes sont détruits à 70° ; par contre le ferment de la caséine (Tyrothrix) résiste à une tempéature de 100°.

Lorsqu'on fait couler 20^{cc} de lait sur 1^{cc} de réactif de Schardinger (voir Réactifs), placé dans une éprouvette qu'on agite par un mouvement giratoire et qu'on abandonne le mélange au bain-marie à 45-50º, il y a décoloration dans le cas de lait cru ou faiblement chauffé, tandis que le lait fortement chauffé ou bouilli reste bleu encore après une demi-heure.

Il faut éviter d'agiter l'éprouvette en la retirant du bain-marie.

Un lait chauffé à 70º pendant 15 minutes se décolore après 30 minutes, un lait chauffé à 70º pendant 20 minutes reste bleu.

Le lait chauffé pendant 20 minutes à 70º et au-delà ne se décolore pas.

Voici le tableau de Schardinger :

Lait.	Durée et mode de chauffage.	Temps exigé pour la décoloration.
Cru................		1' 1/2 à 3'
	20' à + 55º	1' 1/2 à 5'
Chauffé pendant	20' à + 60º	de 3' à 5'
	20' à + 65º	de 3' à 10'
	15' à + 70º	30'

L'essai de fermentation de Buttenberg-Bonema peut aussi donner de bonnes indications :

On introduit le lait à examiner dans une fiole de pharmacie de 100 grammes qu'on remplit jusqu'au col et qu'on ferme à l'aide d'un bouchon de caoutchouc (la fiole et le bouchon doivent avoir été préalablement placés pendant 20 minutes dans l'eau bouillante). On abandonne la fiole dans une étuve à + 37º ou au bain-marie, jusqu'à commencement de décomposition : on constate :

a) *Fermentation lactique.* — Le lait cru et le lait chauffé à basse température se prennent, par suite du développement des bactéries lactiques, en une masse épaisse homogène. En soulevant le bouchon, on ne constate aucune pression de gaz. Lorsqu'on continue l'incubation, le coagulum se liquéfie lentement.

b) *Fermentation butyrique.* — Lorsque le lait a été chauffé entre 75-90º il présente une réaction toute différente. Par le développement des bactéries butyriques (anaérobies), il y a une forte production de gaz (anhydride carbonique et hydrogène), et ces gaz exercent une pression telle que généralement le bouchon est expulsé. Dans le sérum de lait clair, on aperçoit la caséine mise en liberté et elle constitue, avec la graisse qu'elle englobe, une masse ridée, écumeuse, qui gonfle rapidement et sort par le col de la fiole. On perçoit, en même temps, une odeur désagréable d'acide butyrique.

LAIT PASTEURISÉ DU COMMERCE

Numéros	Réaction		Essai de fermentation	Conclusions
	Teinture de gaïac	Schardinger		
1	Bleu intense	Après 3 minutes	Après 22 29 heures fermentation lactique	Lait assez frais, chauffé à 60° environ
2	Bleu faible	Après 23 minutes	Après 12 heures état de transition	Lait pas trop frais, chauffé à 65-70° environ
3	Idem	Après 12 minutes	Après 7 heures 1/2 état de transition	Lait vieux, chauffé à 65-70° environ non conservé dans un endroit frais
4	Négative	Rien en 1 heure	Après 7 heures 1/2 fermentation butyrique	Lait vieux, chauffé à 75-80° environ n'ayant pas été conservé très bien
5	Idem	Idem	Après 12-24 heures fermentation butyrique	Lait très frais, chauffé à 75-85° environ
6	Idem	Idem	Après 6 heures 1/2 Idem	Comme le précédent conservé pendant 24 heures à 20-25°
7	Idem	Idem	Après 24-28 heures Idem	Lait frais, chauffé à 75-85° environ
8	Idem	Idem	Après 6 1/2-20 h. Idem	Comme le précédent conservé pendant 24 heures à 20-25°

c) *État de transition*. — Les deux modes de décomposition dont il vient d'être question se distinguent facilement l'un de l'autre. Entre les deux, lorsque le lait a été chauffé à 70°, pendant 15-30 minutes, on constate un état de transition. Au début, le lait se coagule d'une manière uniforme, mais bientôt on aperçoit dans la totalité du coagulum de petits îlots de sérum clair. Il n'y a qu'une faible pression.

d) *Fermentation peptonique*. — Lorsque le lait a été chauffé à 90° et au delà, pendant 10 minutes environ, on constate, à l'incubation, que les modifications se produisent un peu plus lentement qu'avec du lait chauffé à une température moins élevée. Les fermentations lactique et butyrique ne se développent plus, mais on constate des décompositions de nature putride, décompositions qui se révèlent par une coagulation lente, une odeur d'hydrogène sulfuré, une réaction alcaline, une saveur amère.

Le tableau ci-contre donne les réactions obtenues avec des laits pasteurisés du commerce.

LAITS CONSERVÉS ET ALTÉRÉS

MM. Kling et Roy (*Annales des Falsifications*, Juin 1909) ont indiqué une méthode d'analyse des laits conservés depuis plusieurs mois en vue de l'analyse, et qui, par conséquent, ont été additionnés au moment du prélèvement de bichromate de potasse, mais qui sont plus ou moins altérés suivant la durée de leur conservation et surtout suivant l'état d'envahissement microbien où ils se trouvaient au moment de l'addition du bichromate qui ralentit l'action microbienne mais ne tue pas les microbes.

« Peu à peu, sous l'influence des produits réducteurs qui accompagnent leur lent développement, le bichromate est réduit, le liquide devient verdâtre et à partir de ce moment son altération marche rapidement sous l'influence des ferments multiples qui s'y développent. Les principes immédiats organiques du lait subissent des dégradations successives... l'extrait sec diminue progressivement. Il en résulte une difficulté pour déterminer le mouillage et l'écrémage.

Or, d'après les auteurs, pourvu qu'un lait ait été conservé en flacon bouché, quelles que diverses et quelles que profondes qu'aient été les fermentations qu'il a subies, *son poids de matière grasse reste, en général, constant et sa teneur en azote total, invariable ;* la détermination de ces deux valeurs permettra de reconnaître dans un lait le mouillage, l'écrémage ou ces deux opérations effectuées simultanément.

En effet : *le mouillage* diminue à la fois et, dans un même rapport, les valeurs de beurre et de la matière azotée.

L'écrémage réduit la teneur en beurre et augmente légèrement celle en matières albuminoïdes.

Le mouillage-écrémage provoquent un abaissement des nombres de matières grasses et d'azote total, mais les réductions sur les deux nombres ne sont pas proportionnelles entre elles.

MÉTHODE ANALYTIQUE. — Par suite de l'impossibilité de faire un prélèvement régulier sur un échantillon aussi peu homogène qu'un lait caillé, *on fait porter l'analyse sur la totalité de l'échantillon.*

« Celui-ci est pesé, additionné d'acide acétique jusqu'à franche acidité au tournesol ; chauffé, puis filtré sur une cartouche de papier filtre qui retient le coagulum, la matière grasse et laisse passer un sérum clair renfermant les éléments solubles du lait ainsi que les produits non coagulables provenant de la peptonisation partielle des matières albuminoïdes. Ce sérum est versé dans un matras à long col, en verre d'Iéna, et évaporé dans le vide au bain-marie. La cartouche et son contenu sont séchés *complètement* à 110°, placés dans un appareil Soxhlet et épuisés à l'éther. L'épuisement est assez long et difficile ; aussi, avant de le considérer comme terminé, est-il indispensable de changer l'éther de l'appareil, de recommencer l'épuisement et de vérifier par évaporation que le nouvel éther n'a plus rien de dissous. De sa solution éthérée, la matière grasse est extraite par évaporation et passage à l'étuve. Quant à la cartouche, on la sèche pour la débarrasser d'éther, on l'introduit, avec son contenu, dans le matras contenant le résidu d'évaporation du sérum et on y détruit le tout par la méthode Kjeldahl (acide sulfurique et mercure). Après quelques heures d'attaque à chaud, on obtient un liquide clair ; on l'étend d'eau, on y précipite le mercure par l'hypophosphite de soude, on filtre pour séparer le mercure et, par addition d'eau, on l'amène à occuper un volume connu (par exemple celui de l'échantillon mis en œuvre). Sur une partie aliquote de ce volume on fait le dosage d'ammoniaque par distillation dans l'appareil d'Aubin et titrage alcalimétrique en présence d'héliantine comme indicateur. Les résultats sont rapportés au litre de lait en divisant le poids de la prise d'essai par 1,033, densité moyenne des laits, et l'azote total trouvé est exprimé en poids de matières albuminoïdes du lait en multipliant ce poids d'azote par le coefficient 6,39. On appellera ce produit *matière azotée totale du lait.*

a) Cas des laits suspects accompagnés d'échantillons de comparaison. — Si l'expert possède conjointement au lait incriminé des laits de comparaison *exactement* comparables au lait suspect, le détermination du mouillage, de l'écrémage ou de ces deux opérations simultanées se fera en toute rigueur et ne présentera aucune difficulté. A titre d'exemple, le tableau ci-après indique les résultats d'analyse de trois laits dont les deux derniers ont été obtenus au laboratoire même par mouillage du premier.

		1	2	3
		Lait pur	1 mouillé à 5 %	1 mouillé à 10 %
Extrait sec sur *lait frais*		129 15	122 65	117 85
Après altération	beurre	39 00	37 10	36 25
	mat. azotée totale.	34 31	32 20	30 99
Mouillage calculé	par l'extrait dégraissé	0	5 %	9 5 %
par comparaison	par la matière azotée totale ..	0	6 %	9 7 %

On voit que les méthodes d'évaluation du mouillage, en prenant pour
base, soit l'extrait dégraissé, soit la matière albuminoïde, donnent des résultats analogues.

b) Cas des laits isolés. — Dans le cas où l'expert se trouve en présence d'un
lait isolé sans indications précises d'origine, ce sera uniquement sur la con-
sidération du beurre et de la matière azotée totale que pourra porter l'appréciation.

En ce qui concerne l'écrémage, c'est un fait généralement admis qu'un
lait dont la teneur en beurre est inférieure à 32 ou 33 grammes au litre,
doit être tenu pour *suspect*. Mais, une faible teneur en beurre dans un
lait peut être le résultat, soit d'un mouillage, soit d'un écrémage, et pour
décider entre ces deux fraudes, il est nécessaire de faire intervenir une autre
donnée, mais, pour les raisons données plus haut, comme sa détermination
est illusoire dans les laits altérés, les auteurs lui substituent, dans ce cas, la
teneur du lait en azote total. Or, d'un grand nombre d'analyses, faites par
eux ou empruntées à divers auteurs, il résulte qu'actuellement, tout au
moins en France, la teneur moyenne des laits en matière azotée totale oscille
autour de 33 grammes par litre.

Calcul du mouillage et de l'écrémage. — Appelant B et C les poids de beurre
et de matière azotée totale du type de comparaison et *b* et *c* les valeurs
trouvées pour le lait incriminé, on obtiendra la valeur du mouillage à l'aide
de l'expression M $= 100 - x$ (1) dans laquelle $x = 100 \times \dfrac{c}{C}$ (1¹) et celle
de l'écrémage E à l'aide des formules E $= 100 - y$ (2) avec $y = 100 \times \dfrac{b}{B}$ (2¹).

Pour le cas d'un mouillage et d'un écrémage simultané, on appréciera
d'abord le mouillage à l'aide de l'expression 1 et on calculera ensuite la
teneur en beurre B' que devrait avoir le lait mouillé s'il n'avait pas été
écrémé, B' substitué à B dans la formule 2' fournira la valeur de l'écrémage.

S'il s'agit d'un lait accompagné d'échantillons de comparaison, le problème ne souffre aucune difficulté.

Si, au contraire, on a affaire à un lait isolé sur l'origine duquel on ne possède aucun renseignement précis, on prendra 40 et 33 comme valeurs représentatives de B et C. Dans ces conditions , on aura *sensiblement*

1° Pour un lait *mouillé* :

$$B - C \geqslant O \text{ avec } \begin{array}{l} B < 40 \\ C < 33 \end{array}$$

2° Pour un lait *écrémé* :

$$B - C \leqslant O \text{ avec } \begin{array}{l} B < 40 \\ C \geqslant 33 \end{array}$$

3° Pour un lait simultanément *mouillé* et *écrémé* :

$$B - C \leqslant O \text{ avec } \begin{array}{l} B < 40 \\ C < 33 \end{array}$$

Œufs et Conserves d'Œufs

ŒUFS FRAIS. — On emploie dans l'alimentation les œufs de poule et de cane ; ces derniers sont caractérisés par la coloration bleu-verdâtre de leur coque, par l'adhérence du blanc au jaune et par la résistance qu'ils offrent à être battus en neige.

Au point de vue de la composition chimique on remarque que le jaune d'œuf de poule renferme plus d'acide phosphorique ($2^{gr}50.0/0$ en moyenne) que le jaune d'œuf de cane (moins de 2 grammes 0/0) ; l'indice d'iode du jaune de poule est de 52, celui du jaune de cane est de 37.

Caractères d'un œuf frais de poule. — La fraîcheur de l'œuf se reconnaît au mirage et à ses caractères physiques.

Le mirage se pratique en plaçant l'œuf entre l'œil et une lampe allumée.

Au mirage, l'œuf frais est transparent et d'une teinte rosée, avec quelquefois une teinte plus foncée vers le centre. La chambre à air est du diamètre d'une pièce de 50 centimes, ses contours ne sont pas nettement marqués mais ils paraissent immobiles.

Le blanc d'œuf frais est gélatineux, homogène et de couleur claire, le jaune est d'une couleur uniformément jaune clair ou jaune rouge homogène et de consistance élastique, il conserve sa forme ou s'aplatit très peu lorsqu'on casse l'œuf et qu'on reçoit son contenu dans une assiette : l'œuf est inodore.

A mesure que l'œuf *vieillit*, il devient rouge au mirage et présente des marbrures réparties dans toute la masse ; la chambre à air s'agrandit beaucoup, elle peut étaler la surface d'une pièce de 1 à 2 francs, ses contours sont nettement accusés et semblent mobiles.

Le blanc perd sa consistance gélatineuse, il prend une teinte jaunâtre, et se laisse difficilement battre en neige ; le jaune perd sa teinte uniforme, il blanchit, sa consistance devient moins élastique et il s'aplatit lorsqu'on casse l'œuf dans une assiette.

L'œuf prend une odeur et une saveur de *vieux*.

L'œuf gâté prend une odeur de matières animales desséchées ou d'aigre, comparable à celle d'un vieux levain de boulangerie, sa réaction devient acide au tournesol, son contenu est liquide ou butyreux ; le jaune devenu libre dans la masse se rapproche quelquefois de la coquille et forme une tache très visible au mirage.

L'œuf pourri présente des caractères tellement nets qu'il est impossible de se méprendre ; il est complètement opaque au mirage, la coque a une teinte grise, marbrée, et les gaz de l'intérieur sortant par les pores de la coquille dénoncent par leur odeur putride la pourriture intérieure ; quelquefois même le tension de ces gaz fait suinter à la surface de la coquille un liquide d'odeur infecte.

On a signalé aussi des *œufs moisis* : ils sont caractérisés au mirage par des taches brunes (taches dites d'*humidité*) de la grosseur d'une tête d'épingle, reliées entre elles par des marbrures filamenteuses et localisées surtout dans la chambre à air.

Le contenu de ces œufs dégage une odeur de moisi.

En plus de l'examen des milieux de l'œuf par transparence, on a cherché à avoir une notion du degré de conservation de cet aliment d'après les données du poids spécifique : on immerge les œufs dans des solutions de chlorure de sodium, de titre variable, dont différents taux ont été indiqués par un certain nombre d'auteurs et on est renseigné sur l'état de fraîcheur du produit suivant qu'il plonge ou qu'il flotte ; d'après Villiers et Collin, l'œuf frais va au fond d'une solution de sel de cuisine à 10 0/0 ; il surnage s'il est vieux de plus de cinq jours ou s'il est gâté.

Coggi a fait des recherches qui lui ont permis de tenir pour exactes ce qui avait été dit sur le poids spécifique des œufs frais, mais qui lui ont démontré combien était erroné ce qu'on avait admis jusqu'alors sur le même signe physique pour les œufs gâtés. Il arrive à la conclusion suivante :

« Il faut absolument renoncer à établir la qualité des œufs d'après leur poids spécifique sous peine de s'exposer aux erreurs les plus grossières : des œufs gâtés peuvent se comporter d'une façon absolument différente, les uns flottant dans une solution de poids spécifique de 1,01, les autres s'enfonçant dans un liquide de 1,085. »

Les travaux de *Zorkendorfer* ont montré que les altérations des œufs étaient dues à des microorganismes pouvant se diviser en deux catégories bien distinctes : bactéries dégageant de l'acide sulfhydrique, bactéries produisant une substance colorante grise fluorescente. Le dégagement de SH^2 serait excessivement variable et aurait permis de déterminer neuf variétés du *bacillus oogenes hydrosulfureus ;* suivant telle ou telle variété, la production de gaz diffère beaucoup, d'où grande différence dans le poids spécifique. Avec les bacilles gazogènes, la chambre à air est progressivement envahie par SH^2 ; avec les bacilles colorants, l'espace laissé par l'évaporation du liquide sera rempli par de l'air comme dans les œufs bien conservés.

Il est donc nécessaire d'admettre que, par des causes microbiennes ou autres nous échappant actuellement, il se produit dans les œufs gâtés, qui vont au fond des solutions concentrées, des modifications biochimiques telles que l'état de perméabilité de la coquille ne laisse plus s'opérer l'évaporation de l'eau. L'auteur appuie cette hypothèse sur deux faits : d'abord l'absence ou la capacité infime de la chambre à air dans les œufs gâtés, submergés dans des solutions concentrées, ensuite la tension des gaz contenus dans cet espace se manifestant par un sifflement plus ou moins accentué lors de la rupture de la coquille. Il semble logique d'admettre que les variations du poids spécifique dépendent essentiellement de la quantité d'eau évaporée et de la quantité de gaz remplaçant ce liquide.

ŒUFS CONSERVÉS. — On conserve les œufs soit par enrobage (lait de chaux ; silicate d'alumine), soit par congélation.

Les œufs conservés *dans un lait de chaux* se reconnaissent à leur coquille rugueuse, d'un blanc mat crayeux et sans taches, laissant une poussière blanche sur les doigts ; ils ne dégagent pas d'odeur caractéristique, mais le blanc est en général devenu liquide, la chalaze s'est rompue et le jaune est devenu libre ; aussi ces œufs ballottent au moindre mouvement qu'on leur imprime en produisant un bruit perceptible à l'oreille ; en outre, le jaune étant devenu libre et étant plus léger que le blanc se porte vers l'une des extrémités de l'œuf ; il finit même par adhérer à la membrane de la coquille présentant ainsi au mirage une tache noire (œuf taché).

Si on casse l'œuf dans une assiette, on perçoit une odeur de chaux ; on remarque que le blanc est jaunâtre, le jaune se brise et s'étale, se répand.

Ces œufs ne peuvent guère être employés que pour la pâtisserie.

Les œufs conservés aux *silicates* subissent les mêmes transformations intérieures, leur coquille est couverte d'une couche gélatineuse ; elle craque lorsqu'on la plonge dans l'eau bouillante.

Les œufs conservés par congélation ne se différencient en rien des œufs fraîchement pondus ; ils peuvent être mangés à la coque ; ils peuvent se conserver jusqu'à 10 mois sans subir la moindre altération.

Jaunes d'œufs conservés. — On trouve dans le commerce des jaunes d'œufs de cane ou de poule qui sont conservés pour les besoins de l'industrie (mégisserie), ils contiennent généralement comme antiseptiques du borate de soude ou de l'acide borique et du sel.

Ces jaunes d'œufs ne doivent jamais servir pour l'alimentation ; cependant comme certains de ces produits paraissent dans un état parfait de conservation bien que quelquefois altérés, on a essayé de les employer, malgré leur degré de salure, pour confectionner les pâtisseries, pour incorporer à la margarine (dans le but de la colorer et de lui introduire de l'eau après émulsion du jaune avec l'oleo).

L'acide borique contenu dans les matières permettra de reconnaître la fraude.

Le Comité consultatif d'Hygiène a émis les vœux suivants :

1° Que les jaunes d'œufs importés en fûts et qui sont destinés aux usages industriels soient à l'avenir dénaturés à l'aide d'un produit qui les rende impropres aux usages alimentaires.

2° L'huile de camphre brute à la dose de 2 0/0 serait susceptible d'offrir les garanties désirables ;

3° Les jaunes d'œufs destinés à l'alimentation ne doivent pas contenir de produits antiseptiques.

Conserves de Pain

PAIN DE GUERRE

Le pain de guerre est un produit qui réunit sous un volume réduit les qualités nutritives et digestives du pain ordinaire ; il doit se conserver pendant un an sans s'altérer et pouvoir être employé comme pain de soupe.

Il est fabriqué exclusivement avec de la farine de blé tendre blutée au taux minimum de 30 0/0, des levains de pâte ou de levure de grains, de l'eau et du sel ; le poids de chaque galette est de 50 grammes.

Voici au sujet du pain de guerre les prescriptions officielles :

La farine doit provenir, exclusivement, de blé tendre de premier choix de la dernière récolte. Elle doit être au taux d'extraction de 30 0/0 au moins, composée avec la farine de premier jet et celle des gruaux blancs, à l'exclusion absolue des gruaux bis, et avoir un mois, au moins, et quatre, au plus, de mouture ; elle ne doit pas contenir plus de 13 0/0 d'eau.

Il est essentiel qu'elle ne laisse rien à désirer sous le rapport de son état de conservation et de la qualité du blé dont elle provient, non plus que sous le rapport de l'aspect, du goût et de l'odeur ; c'est-à-dire qu'elle doit être d'une blancheur franche, laisser à la bouche un goût agréable, n'avoir aucune odeur marquée autre que celle qui lui est propre, passer entièrement au tamis de soie n° 120 et dans la proportion de 90 0/0 au tamis 150 ; enfin, contenir une proportion de gluten de bonne qualité, ne pouvant être inférieure, à l'état humide, mais essoré, à 26 0/0.

Voici, d'après M. Balland, la composition du pain de guerre :

	1	2	3	4
Eau	13 10	12 00	11 20	11.40
Matières azotées	8 61	8 31	10 30	10.50
— grasses	0 14	0 16	0 30	0 60
— amylacées	77 28	78 58	76 96	76 12
Cellulose	0 10	0 15	0 38	0 34
Cendres	0 77	0 80	0 86	1 04

Le pain de guerre est sujet aux avaries dues à la contamination par les insectes (Vers de Farines, Ephestia, Vrillette) et par les moisissures (voir Farines, Pains).

PAIN BISCUITÉ. — C'est un pain auquel il est donné une cuisson plus longue qu'au pain ordinaire, afin de le rendre susceptible d'une plus longue conservation (15 à 25 jours).

Il ne doit pas contenir plus de 36 0/0 d'eau après un ressuage de 24 heures. Le poids de la ration est de 700 grammes.

Conserves de Légumes

L'analyse chimique proprement dite d'une conserve de légumes a peu d'importance pour le chimiste, la qualité de ces substances dépendant beaucoup plus de la fraîcheur, de l'ancienneté, de la maturité et de la grosseur des végétaux que de leur composition chimique ; le chimiste devra surtout déterminer les altérations et les falsifications de ces conserves :

1º *Rechercher les métaux toxiques.*

Plomb qui peut provenir d'un mauvais étamage ou du contact du contenu des boîtes avec les soudures extérieures.

Cuivre provenant du reverdissage dans les légumes verts ou des bassines ayant servi à la préparation des conserves de légumes acides comme la tomate.

L'étain dans les conserves de champignons, qui provient d'un sel stanneux employé pour empêcher le noircissement.

L'arsenic et l'antimoine provenant de l'impureté des étamages.

Ces recherches se feront comme il est dit pour les charcuteries.

2º *Rechercher les antiseptiques* (voir chapitre spécial). Les tomates, surtout celles qui sont renfermées dans des flacons en verre, contiennent souvent du salicylate de soude. Les champignons contiennent souvent des sulfites (voir page 816).

3° *Rechercher les matières colorantes étrangères.* — Dans les conserves de tomates, rechercher les dérivés de la houille et la cochenille.

Les dérivés de la houille seront recherchés par la méthode d'Halphen (voir Matières colorantes).

La cochenille par la méthode suivante (Halphen) : On dessèche la substance au bain-marie, en présence d'un égal volume de sable ou de silice. On humecte, dans un poudrier, le produit écrasé, avec HCl (20-21° B) qui attaque la laque ; on agite, puis dix minutes après on ajoute 2 volumes d'alcool et on laisse dix autres minutes en contact, puis on filtre. On ajoute au liquide filtré 10 volumes d'eau et on épuise par l'alcool amylique qui dissout en même temps que l'acide carminique un peu du colorant de la tomate. Pour séparer ces deux colorants, on ajoute à l'alcool amylique 1 volume 1/2 de sulfure de carbone, 5 volumes d'eau, puis on agite et soutire cette couche d'eau, laquelle, épuisée à nouveau avec l'alcool amylique, lui cède l'acide carminique caractérisé par la coloration verte que produit l'acétate d'urane.

Dans les haricots verts, petits pois, etc., rechercher la coloration par le *sulfate de cuivre.*

Pour la recherche qualitative on incinère 15 à 20 grammes de l'échantillon avec ou sans traitement préalable par l'acide sulfurique concentré, transférer les cendres dans un becher et les traiter par l'acide nitrique ; filtrer, rendre le filtrat alcalin par l'ammoniaque et, s'il se forme un précipité, filtrer de nouveau. Le cuivre est indiqué par la coloration bleue du filtratum. Si on veut confirmer sa présence on acidifie ce filtrat bleu par de l'acide acétique et on ajoute du ferro-cyanure de potassium : coloration et précipité rouges.

En France, le reverdissage des légumes par le sulfate de cuivre, d'abord interdit par les circulaires ministérielles du 20 mai 1881 et 28 juin 1892, est toléré sans limitation de quantité (circul. minist. du 18 avril 1889).

En général, la quantité employée est très petite, une forte quantité donnerait une coloration trop intense et un goût nuisible au produit.

4° Dans la sauce tomate, rechercher les pulpes de carotte et de potiron.

Forme des cellules de tomate pure. — Les jeunes cellules sont rondes ; les cellules plus âgées sont à peu près rectangulaires, l'un des côtés du rectangle est remplacé par un arc de cercle.

Forme des cellules de la pulpe de carotte pure. — Les cellules de la pulpe de carotte apparaissent toujours à peu près sous forme d'un ovoïde rétréci au sommet, elles sont remplies d'une substance rouge brique.

Forme des cellules de la pulpe de citrouille pure. — Ces cellules apparaissent très nettement avec une forme rectangulaire très allongée dans un sens, ce qui leur donne l'aspect de cylindres ou de bâtonnets.

Conserves de purée de légumes pour l'armée : Potage condensé aux haricots.
— On prépare pour les besoins de l'armée un potage condensé constitué par un mélange de farine cuite de haricots, de graisse de porc et de graisse de bœuf ou de mouton, (premier jus), aromatisé avec du sel, du poivre et des oignons.

Voici la composition de ces conserves, préparées à l'usine de Billancourt :

Humidité	5gr28	5 23	6 20	6.40
Matières grasses.........	34gr52	34 48	27 70	24 20
— azotées........	14gr66	14 37	15 12	13.55
Cendres..............	7gr89	7 61	7 60	9.10
Cellulose..............	1gr15	1 11	1 80	2.44
Amidon..............	36.50	37.20	41 58	44.31

La farine de haricots, employée dans cette fabrication, devra être exempte d'acide cyanhydrique que l'on recherchera comme il est dit page 616, au moyen du réactif de M. Guignard, mais après avoir ajouté à la farine une petite quantité d'émulsine ou un poids d'amandes *douces* moulues (sans amandes amères) à peu près égal à celui de la farine employée.

Conserves de Fruits

Voir Sucs de fruits, Sirops de fruits, Gelées, Confitures, Pâtes de fruits, Marmelades.

COMPOSITION

DES PRINCIPAUX ALIMENTS

(Ces tables ont été extraites de l'ouvrage de M. Balland :
Comment choisir ses aliments : Baillière, éditeur, Paris, 1909).

	Céréales	Eau pour 100	MATIÈRES				Cellulose inerte	Matières salines
			Azotées	Grasses	Sucrées	Amy lac.		
	I. — Blés.							
1	Blé de France, composition ordinaire	13 10	9 74	1 75	»	71 09	2 64	1 68
2	— minimum, pour les 10 régions agricoles	10.10	7 58	1 10	»	67 09	1 15	1 12
3	— maximum —	16.90	12 00	2 25	»	75 15	3 94	2 24
4	Blé d'Algérie blé dur, composition ordinaire	12 90	12 18	1 45	»	69 57	2 50	1 40
5	— blé tendre, composition ordinaire	12 60	9 98	1 90	»	71 54	2 44	1 54
6	— minimum, pour tous les blés analysés.	01 35	9 35	1 35	»	67 30	1 40	1 15
7	— maximum —	14 10	14 05	2 35	»	73 41	3 24	2 56
8	Blé d'Australie, composition ordinaire	12 50	11 06	1 25	»	72 44	1 45	1 30
9	Blé du Canada, composition ordinaire	13 50	11 81	1 69	»	69 62	1 56	1 82
10	Blé du Danube, composition ordinaire	12 10	10 82	1 50	»	71 78	1 98	1 82
11	— minimum, pour tous les blés analysés	10 70	9 60	1 35	»	68 88	1 72	1 36
12	— maximum —	14 00	12 43	2 25	»	74 13	3 04	2 46
13	Blé des États-Unis, composition ordinaire	11 20	11 05	2.10	»	71 80	2 05	1 80
14	— minimum, pour tous les blés analysés	10 30	7 48	1 10	»	67 30	1.52	1 42
15	— maximum —	14 50	13 96	2 25	»	76 17	3 20	1 98
16	Blé des Indes, composition ordinaire	10 40	10 59	1.75	»	73 46	1 82	1 98
17	Blé de la République Argentine, composition ordinaire	12 00	13 12	1 40	»	69 48	2 00	2 00
18	Blé de Russie, composition ordinaire	11 35	13 96	1.85	»	69 26	1 88	1 70
19	— minimum, pour tous les blés analysés	10 60	10 82	1 25	»	65 41	1 62	1 30
20	— maximum —	13 30	15 58	2 40	»	71 36	3 60	2 12
21	Blé du Transvaal, composition ordinaire	11 90	11 20	1 65	»	71 20	1 95	2 10
22	Blé de Turquie, composition ordinaire	11 35	10 16	1 40	»	72 73	2 34	2 02
23	Blé d'Uruguay, composition ordinaire	10 90	15 17	1 65	»	68 62	2 48	1.18
24	Blé de toutes les provenances, minimum	8 84	7 48	1 10	»	65 41	1 15	1 12
25	Blé de toutes les provenances, maximum	16 90	17 96	2.40	»	76 17	3 94	2 56
26	Blé épeautre, composition ordinaire	10 20	10 42	2 00	»	72 58	2 50	2 30

Céréales (suite)	Eau pour 100	MATIÈRES				Cellulose inerte	Matières salines
		Azotées	Grasses	Sucrées	Amylac.		
II. — Farines.							
27 Farine douze marques du marché de Paris	14 00	7 57	0 75	»	77 17	0 16	0 35
28 Farine du marché de Paris...........................	12 90	9 50	1 15	»	75 71	0 24	0 50
29 Farine de l'Assistance publique de Paris..............	12 00	8 90	1 32	»	77 05	0 27	0 46
30 Farine pour pain de munition, composition ordinaire	12 80	10 90	1 28	»	74 06	0 40	0 56
31 Farine pour pain de ferme, composition ordinaire	12 80	9 74	1 28	»	75 04	0 50	0 64
III. — Pates alimentaires.							
32 Macaronis de fabrication française, composition ordinaire	12 00	10 89	0 65	»	75 7	0 26	0 50
33 Nouilles de fabrication française, composition ordinaire	11 90	11 58	0 60	»	75 21	0 26	0 45
34 Pâtes d'Italie, — — —	12 20	12 12	0 35	»	74 61	0 18	0 54
35 Semoules, minimum pour toutes les analyses	9 20	9 50	0 55	»	74 28	0 35	0 30
36 — maximum —	13 30	13 50	1 00	»	78 63	0 75	0 75
37 Vermicelle, composition ordinaire	10 00	12 51	0 80	»	75 51	0 28	0 90
38 Farine de gluten, fabriquée à Saint-Denis (Seine)	10 60	35 00	1 65	»	51 87	0 28	1 60
39 Semoule de gluten	10 40	39 68	1 10	»	47 54	0 48	0 80
IV. — Pains.							
40 Pain de luxe, boulangerie de Paris ; minimum	29 50	5 99	0 10	»	57 29	0.10	0 44
41 — — maximum	35 00	7 23	0 24	»	62 48	0 14	0 59
42 Pain ordinaire, boulangerie de Paris	34 90	6 30	0 13	»	57 97	0 20	0 50
43 Pain de ferme (Ain), après quelques jours de fabrication	32 60	7 25	0 40	»	59 04	0 14	0 57
44 — (Nord) —	31 20	7 71	0 25	»	59 83	0 37	0 64
45 Galettes de pêcheurs (Cherbourg)	12 80	10 34	0 25	»	75 16	0 35	1 10
46 Pain de munition de l'armée française	36 80	8 05	0 16	»	53 58	0 27	1 14
47 — de l'armée belge	42 00	5.89	0 52	»	48 95	1 31	1 33

	Céréales (suite)	Eau pour 100	MATIÈRES				Cellulose inerte	Matières salines
			Azotées	Grasses	Sucrées	Amylac.		
	IV. — PAINS (suite)							
48	Pain de munition de l'armée italienne	39 00	8 54	0 60	»	50 51	0 43	9 82
49	Pain de conserve de l'armée française, au minimum	11 20	8 31	0 14	»	75 10	0 10	0 77
50	— — — au maximum	13 10	10 76	0 70	»	78 58	0 38	1 08
51	— de l'armée allemande (1895)	11 30	10 88	0 12	0 00	75 65	0 96	1 09
52	— — — (1905)	9 70	9 78	0 50	13 85	64 57	0 40	1 20
53	— de l'armée austro-hongroise (1902)	12 00	9 82	0 25	»	76 33	0 80	0 80
54	— de l'armée belge (1899)	11 20	9 82	1 45	»	74 53	1 40	1.60
55	— de l'armée italienne (1899)	13 00	13.60	0 55	»	70.70	0 75	1 40
56	— de l'armée ottomane (1899)	13 60	10.66	0 90	»	72.84	0.80	1.20
57	— de l'armée suisse (1899)	11.40	11.66	0 15	4.20	71.09	0.40	1.10
	V. — PATISSERIES.							
58	Baba au rhum, pâtisserie de Paris	43 20	3 90	5.59	36 78	9.98	0 00	0 55
59	Biscuit en caisse	9 20	7 70	2.60	42 80	37.40	0 10	0 20
60	— à la cuillère	14 00	9 82	6.35	59 86	58.62	0.35	1 00
61	Brioche ordinaire des pâtissiers de Paris	26 50	7 23	15.04	10 88	38 83	0.35	1 17
62	— des boulangers	21 10	9 40	22 85	4 50	40 46	0 35	1 34
63	Crêpes parisiennes vendues dans les foires de Paris	43 50	5 89	4 31	»	45 33	0 34	0 63
64	Croquet de Bordeaux	1 00	10 50	12 15	43.17	31 83	0 85	0 50
65	Gaufrettes dites anglaises	5 70	8 40	1 15	44 38	39 97	0 00	0 40
66	— sultanes	9 50	7 28	38 10	29 41	15 11	0 10	0 50
67	Macaron d'Amiens	10 10	11 08	23 85	51.20	1 77	0 80	1 20
68	Massepain de Nancy	12 00	9 32	16 51	58 49	2 11	0 87	0 70
69	Madeleine des pâtisseries de Paris	11 40	7 56	29 10	28 78	22 66	0 10	0 40
70	Meringue — —	10 10	5 84	0 56	82 90	0 00	0 00	0 60
71	Nougat de Montélimart	2 10	10 78	23 70	54 60	6 76	1.10	0 96

Céréales (*suite*)

V. — PATISSERIES (*suite*)

		Eau pour 100	MATIÈRES				Cellulose inerte	Matières salines
			Azotées	Grasses	Sucrées	Amylac.		
72	Pain d'épices de Dijon	14 60	3 74	1 15	28 90	48 86	0 81	1 94
73	Petit-four, gâteau sec de forme ronde	10 20	7 98	21 80	20 61	38 91	0 10	0 40
74	— demi-ronde	9 00	7 42	9 25	20 64	52 88	0 21	0 60
75	— dentelée	8 50	6 72	11 30	21 58	50 75	0 15	1 00
76	— ovale	8 20	7 28	10 60	39 57	33 85	0 18	0 32
77	— ovale, glacé	5 70	5 18	5 25	55 89	27 68	0 00	0 30
78	Triscuit, gaufrette américaine	8 80	11.76	1 55	2 04	72 19	1 96	1 70

VI. — AVOINES.

		Eau pour 100	MATIÈRES				Cellulose inerte	Matières salines
			Azotées	Grasses	Sucrées	Amylac.		
79	Avoine de France, composition ordinaire	13 20	9 36	5 70	»	61 40	7 78	2 56
80	— du marché de Paris, minimum	9 50	7 10	4 10	»	59 84	7 02	1 88
81	— maximum	15 00	13 16	6 82	»	64 46	10 44	4 40
82	Avoine d'Algérie, composition ordinaire	11 52	9 17	5 20	»	60 15	10 10	3 86
83	— d'Australie,	10 90	8 54	6 20	»	60 76	9 80	3 80
84	— du Canada,	13 00	9 98	3 75	»	58 17	11 80	3 30
85	— des Etats-Unis	10 80	11 31	5 80	»	60 15	8 58	3 36
86	— de Hollande	12 50	10 93	4 96	»	59 39	8 92	3 30
87	— d'Irlande.	10 30	9 44	4 54	»	62 34	10 54	2 84
88	— de la République Argentine, composition ordinaire	11 10	11 18	5 20	»	59 72	9 10	3 70
89	— de Roumanie	11 00	11 88	4 24	»	59 68	9 86	3 34
90	— de Russie	11 20	10 16	4 70	»	59 26	11 58	3 10
91	— minimum pour toutes les avoines	9 70	8 13	2 89	»	58 09	8 86	2 84
92	— maximum	14 60	13 59	5 64	»	62 79	12 24	4 50
93	— de Suède et de Norwège, composition ordinaire	10 30	10 60	4 78	»	62 20	8 98	3 14
94	— de Turquie et du Levant	11 20	9 26	5 54	»	58 86	10 74	4 40
95	— de toutes les provenances, minimum	9 50	7 10	2 20	»	56.95	7.02	1.88

	Céréales (*suite*)	Eau pour 100	MATIÈRES				Cellulose inerte	Matières salines
			Azotées	Grasses	Sucrées	Amylac.		
	VI. — Avoines (*suite*)							
96	Avoines de toutes les provenances, maximum	15 00	17 60	6 82	»	64 32	12 24	6 90
97	Malt d'avoine	10 50	14 70	6 10	»	66 75	0 85	1 10
98	Farine d'avoine, pour soupe	9 80	4 60	12 05	»	70 95	0 90	1 70
	VII. — Maïs.							
99	Maïs de France, composition ordinaire	13 60	8 67	4 40	»	70 79	1 44	1 10
100	— d'Algérie —	12 70	8 96	4 55	»	70 64	1 95	1 20
101	— d'Australie —	13 10	9 10	4 55	»	70 05	3 00	1 20
102	— du Canada —	13 00	10 08	4 35	»	69 42	1 85	1 30
103	— du Danube —	12 60	10 16	4 10	»	70 40	1 38	1 36
104	— des Etats-Unis —	11 50	9 36	5 15	»	70 95	1 64	1 40
105	— du Mexique —	13 30	8 96	4 35	»	70 94	1 45	1 00
106	— de la République Argentine, composition ordinaire	11 90	9 67	4 50	»	70 55	2 06	1 32
107	— de Russie —	12 00	9 67	4 45	»	71 06	1 44	1 38
108	— de toutes les provenances, minimum	8 80	7 71	3 20	»	67 40	1 16	0 70
109	— — maximum	14 80	11 51	6 35	»	74 90	3 95	2 00
110	Farine de maïs de France, composition ordinaire	13 90	8 82	4 80	»	69 36	1 80	1 32
111	— des États-Unis —	12 80	7 36	2 75	»	75 44	0 45	1 20
112	Pain de maïs, ferme de Bresse (Ain)	42 80	5 69	2 15	»	46 39	1 94	1 03
	VIII. — Millets.							
113	Millet à grappes, composition ordinaire	11 40	10 42	4 15	»	65 28	5 80	2 85
114	— en épis (panic) —	11 70	11 20	4 00	»	62 20	8 60	2 30
115	— long d'Algérie —	10.10	15 04	6 35	»	57 81	4 80	5 90
116	— à chandelles, petit mil, composition ordinaire	13 50	10 92	3 40	»	68 83	2 45	0 90

Céréales (suite)	Eau pour 100	MATIÈRES				Cellulose inerte	Matières salines
		Azotées	Grasses	Sucrées	Amylac.		
VIII. — MILLETS (suite)							
117 Millet à chandelles, des colonies françaises, minimum........	11 00	8 78	2 35	»	60 75	1 35	0.80
118 — — maximum........	14 00	16 10	6 25	»	71 17	3.85	2 10
IX. — ORGES.							
119 Orge de France, composition ordinaire	12 10	9 05	1 55	»	70 38	4.10	2 82
120 — d'Algérie et Tunisie, composition ordinaire........	12 20	10 01	1 64	»	68 86	5 24	2 05
121 — d'Australie —	11 50	9 52	1 40	»	72 83	2 95	1 80
122 — du Canada —	13 70	11 20	1 75	»	66 60	4 45	2 30
123 — de Roumanie —	11 10	11 58	1 56	»	69 04	4 06	2 66
124 — de Russie —	11 60	11 44	1 80	»	68 68	3 96	2 52
125 Orges de toutes les provenances, minimum	9 20	7 98	1 28	»	66 60	2 96	1 66
126 — — maximum	15 60	13 27	2 20	»	72 58	6 16	2 82
127 Orge mondé, fabrication française	15 00	8 90	1 08	»	72 20	1 32	1 50
128 — perlé —	15 60	5 98	0 64	»	76 42	0 60	0 76
129 Farine d'orge —	11 80	8 90	2 00	»	75 92	0 38	1 00
X. — RIZ.							
130 Riz brut du marché français, minimum	11 20	6 18	1 85	»	73 85	0 93	1 20
131 — — maximum........	13 30	9 05	2 50	»	75 60	2 38	2 20
132 — travaillé du marché français, minimum	10 20	5 50	0 15	»	75 60	0 18	0 14
133 — — maximum	16 00	8 82	0 75	»	81 35	0 42	0 58
134 — de Saïgon décortiqué à la main, composition ordinaire ..	11 00	9 05	2 80	»	74 93	1 12	1 10
135 — Même riz travaillé à la machine, — ..	12 90	7 82	0 40	»	78 20	0 24	0.44
136 Farine de riz de fabrication française	12 10	6 44	0 45	»	80 13	0.38	0.50
137 Semoule de riz —	10 80	7.34	0 30	»	80 96	0 40	0 20

Céréales (*suite*)	Eau pour 100	MATIÈRES Azotées	MATIÈRES Grasses	MATIÈRES Sucrées	MATIÈRES Amylac.	Cellulose inerte	Matières salines
XI. — SARRASINS.							
138 Sarrasin de France, composition ordinaire	13 50	10 60	2 15	»	60 96	10 33	2 46
139 Sarrasins de toutes les provenances, minimum	13 00	9 44	1 80	»	56 19	7 85	1 50
140 — — maximum	15 20	12 92	2 82	»	64 85	13 55	3 40
141 Farine de sarrasin de fabrication française	12 20	6 97	0 65	»	79 33	0 45	0 40
142 Gaufres préparées avec maïs et sarrasin, ferme de Bresse	42 80	5 12	1 36	»	48 28	1 06	1 38
XII. — SEIGLES.							
143 Seigle de France, composition ordinaire	12 50	9 05	1 10	»	73 83	1 86	1 66
144 Seigles de toutes les provenances, minimum	11 30	7 52	1 30	»	69 75	1 30	1 56
145 — — maximum	16 40	10 92	1 65	»	76 08	1 98	2 20
146 Farine de seigle, fabrication française	12 30	6 27	1 35	»	78 50	0 68	0 90
147 — — département du Cantal	14 20	5 69	1 35	»	77 45	0 45	0 86
148 Pain de seigle des environs de Redon, après quelques jours de fabrication	28 60	5 81	0 24	»	62 38	0 64	2 33
149 Pain de seigle des envir. de Riom, apr. quelq. jours de fabric.	35 30	6 26	0 44	»	56 00	0 83	1 17
150 Pain de munition de l'armée allemande	37 00	6 19	0 35	»	52 57	2 43	1 46
151 — de méteil, deux tiers blé, un tiers seigle	35 90	7 97	0 51	»	53 79	0 96	0 87
XIII. — SORGHOS.							
152 Sorgho d'Algérie, composition ordinaire	11 70	9 32	2 25	»	67 63	6 20	2 90
153 Sorghos des colonies françaises, minimum	10 40	7 28	2 25	»	62 71	1 20	0 80
154 — — maximum	14 70	12 18	3 80	»	72 77	6 60	3 50
155 Eleusine des Indes, composition ordinaire	13.50	6 76	1 15	»	70 94	4 35	3 30
156 Fonio de Guinée décortiqué	13 30	7 28	1 50	»	75 47	0 85	1 60
157 Tef d'Abyssinie	9 20	8 36	1 85	»	75 49	1 90	3 20

II. Légumes, fruits, condiments	Eau pour 100	MATIÈRES				Cellulose inerte	Matières salines
		Azotées	Grasses	Sucrées	Amylac. ou extr.		
158 Abricot pulpe, composition ordinaire	87 70	0 43	0 12	8 10	1 60	1 41	0 46
159 Ail cultivé, gousses —	58 00	6 52	0 15	traces	32 68	1 22	1 43
160 Amandes douces vertes	88 00	5 67	2 19	0 42	2 37	0 39	0 96
161 — sèches du commerce	4 40	18 10	54 20	traces	18 00	2 30	2 50
162 Ananas vendu en boîte métallique soudée	75 70	0 68	0 06	18 40	4 35	0 57	0 24
163 Anis vert, graines	12 90	14 14	16 90	traces	40 21	9 85	6 00
164 Arachide, graines grillées d'Algérie	3 40	24 24	51 80	»	17 16	1 90	1 50
165 — des colonies françaises, composition ordinaire	5 40	27 24	45 90	»	15 96	3 00	2 50
166 — — minimum	4 80	20 19	40 75	»	8 33	1 85	1 90
167 — — maximum	8 00	30 27	50 50	»	21 11	5 15	4 20
168 Arbre à pain de Tahiti, en tranches desséchées	14 20	2 84	0 90	14 76	60 50	4 41	2 40
169 Arec (Noix d') de Cochinchine	11 50	8 30	6 35	»	57 70	14 25	1 90
170 Arrow-root des colonies françaises, minimum	13 20	0 44	0 10	»	83 46	0 00	0 20
171 — — maximum	15 40	1 69	0 25	»	85 96	0 70	0 50
172 Artichaut, parties inférieure des écailles	80 90	3 76	0 52	traces	12 73	1 53	0 56
173 — fond d'artichaut, dépourvu de fleurs	80 80	3 68	0 21	»	13 07	1 27	0 97
174 Asperges, pousses de 0m10	92 80	0 67	0 11	»	5 40	0 65	0 37
175 — pointes coupées à 0m05 du sommet	90 50	1 31	0 31	»	6 78	0 69	0 41
176 Aubergine violette	92 30	1 34	0 17	1 92	2 85	0 87	0 55
177 Bambou, pousses desséchées des marchés du Tonkin	13 70	24 92	3 80	»	42 28	7 20	8 10
178 Banane du marché de Paris, chair seule	72 40	1 44	0 09	21 90	2 03	1 22	0 92
179 Banane de Tahiti, en tranches séchées au soleil	20 10	4 57	0 45	69 98	traces	2 80	2 10
180 Banane (farine de) de Ceylan	11 90	3 99	0 60	traces	78 61	2 50	2 40
181 Betterave rouge à salade	84 80	3 09	0 05	»	9 14	1 18	1 74
182 — feuilles utilisées pour légumes (côtes, bette ou poirée)	96 70	0 58	0 05	»	1 57	0 44	0 66
183 Cajan des colonies françaises (ambrevades), composition ordinaire	10 90	19 18	1 40	»	57 42	6 90	4 20
184 Cajan des colonies françaises (ambrevades), minimum	8 50	16 10	1 15	»	53 73	5 25	3 50
185 — — — maximum	14 20	21 98	1 75	»	62 70	7 65	4 40

	Légumes, fruits, condiments (suite)	Eau pour 100	MATIÈRES				Cellulose inerte	Matières salines
			Azotées	Grasses	Sucrées	Amylac. ou extr.		
186	Cannelle ordinaire (écorce de)	11 80	4 45	3 20	»	58 55	18 10	3 90
187	Cardamome du Cambodge	11 80	10 05	3 60	»	53 45	13 90	7 20
188	Carotte rouge, composition ordinaire	87 90	1 19	0 19	3 80	5 70	0 76	0 46
189	— minimum	79 00	0 50	0 08	»	6 93	0 52	0 40
190	— maximum	91 40	2 09	0 30	4 50	10 36	1 86	1 89
191	Caroube d'Algérie, gousse entière, composition ordinaire	13 00	5 08	0 50	30 10	39 87	9 10	2 35
192	Carvi de Tunisie, graines	15 70	18 62	12 25	»	37 48	10 35	5 60
193	Céleri blanc, côtes pour salade	90 50	1 95	0 07	traces	5 02	1 15	1 31
194	Céleri rave, racine	88 70	1 91	0 16	»	7 70	0 70	0 83
195	Cerfeuil, feuilles	80 70	3 40	0 93	»	9 61	1 89	3 47
196	Cerises et merises, minimum	77 80	1 02	0 20	7 97	2 93	0 49	0 18
197	— maximum	85 00	2 69	0 40	11 72	6 48	3 54	1 40
198	Champignons, agaric comestible	90 00	4 50	0 32	»	3 68	0 72	0 78
199	— chanterelle ou girofle	93 70	1 00	1 06	»	2 98	0 60	0 66
200	— morille	91 00	2 99	0 44	»	3 73	0 88	0 96
201	— truffe de la Dordogne	74 20	6 65	0 75	»	14 79	1 93	1 68
202	— cèpes préparés à la bordelaise	78 60	5 66	6 17	»	2 27	1 18	6 12
203	Châtaignes et marrons, composition ordinaire	61 20	2 47	0 89	»	33 16	1 16	1 12
204	— — de toutes provenances, minimum	52 80	2 01	0 45	»	31 54	0 74	0 57
205	— — — maximum	62 60	4 31	1 73	»	40 74	1 36	1 22
206	— — cuits à l'eau	71 60	1 84	0 80	r	24 50	0 74	0 62
207	— — grillés	42 40	3 81	1 61	»	50 14	1 06	0 98
208	— — glacés	21 30	1 69	0 98	54.15	20 73	0 94	0 21
209	Chicorée endive, feuilles préparées pour salade	93 50	0 92	0.14	»	4 56	0 55	0 33
210	— scarole —	92 90	1 04	0.10	»	4.02	0 96	0 98
211	— sauvage —	83 10	3 18	0.67	»	9.38	1 00	2 67
212	— — barbe de capucin	95 40	1 12	0.12	»	2.32	0 51	0 53
213	Choux, de toutes provenances, minimum	88 60	1 06	0.14	»	4.44	0 51	0 34
214	— — maximum	93 30	3 07	0.45	»	9.09	1 18	1 37

	Légumes, fruits, condiments (*suite*)	Eau pour 100	MATIÈRES				Cellulose inerte	Matières salines
			Azotées	Grasses	Sucrées	Amylac. ou extr.		
215	Choux de Bruxelles, composition ordinaire	82 80	3 80	0 58	1 08	8 54	1 79	1 41
216	Chou-fleur, fleurs et supports préparés pour la cuisine	91 00	2 57	0 22	»	4 30	0 71	1 20
217	Chou monté ou chou bricoli	91 00	3 76	0 31	»	3 80	0 89	0 24
218	Ciboule, longueur 0m12 à 0m15	80 30	4 28	1 55	»	9 65	2 58	1 64
219	Ciboulette fausse échalotte	90 00	0.94	0 24	0 25	7 64	0 51	0 42
220	Coing, chair avec la peau	71 70	1 12	0 69	6 70	0 53	18 79	0 47
221	Coleus des colonies françaises, tubercules, minimum	76 40	1 31	0 09	»	10 07	0 52	0 63
222	— — — — maximum	87 10	2 08	0 54	»	23 40	1 34	1 07
223	Colocase (rhizome de), taro de Tahiti	11 20	4 06	0 45	»	81 20	1 29	1 80
224	Concombre ordinaire	97 30	0 38	0 06	»	1 44	0 28	0 54
225	Conophallus, farine de provenance japonaise	14 60	3 69	0 40	»	75 51	1 10	4 70
226	Coprah des cocotiers de Tahiti	2 80	7 14	67 90	5 10	12 66	2 60	1 80
227	— farine pour pâtissiers américains	3 00	5 83	46 50	traces	40 62	2 45	1 60
228	Coriandre de Tunisie, graines	9 50	12 74	9 50	»	42 46	21 00	4 80
229	Courge ordinaire	94 50	0 35	0 06	2 25	1 83	0 64	0 37
230	Cresson de fontaine	90 80	2 87	0 21	0 76	2 43	1 21	1 72
231	— alénois	81 30	6 07	1 42	»	7 17	1 76	2 28
232	Crosnes ou épiaires, stachys du Japon ; tubercules.	80 00	2 80	0 13	traces	15 12	0 78	1 17
233	Cumin de Tunisie, graines	11 20	15 96	15 17	»	36 89	11 70	7 10
234	Curcuma en poudre (safran de la Réunion)	13 00	8 82	13 40	»	52 93	5 85	6 00
235	Dattes d'Algérie, pulpe, composition ordinaire	24 50	1 96	0 06	51 30	15 80	5 06	1 32
236	— de Tunisie —	33 00	2 06	0 34	55 55	5.05	2 38	1 62
237	— de Bassorah —	20 00	2 58	0 72	43 48	23 70	7 92	1 60
238	Doliques des colonies françaises (lablab, niéblés, voamba) : composition ordinaire	11 70	23 24	1 30	»	56 81	3 65	3 30
239	Doliques de toutes provenances, minimum	7 00	17 22	0 65	»	53 37	2 35	2 70
240	— — maximum	14 40	24 03	1 95	»	61 50	9 15	4 90
241	Echalotte, bulbes	80 90	1 21	0 16	1 70	14 95	0 72	0 36
242	Epinard, feuilles préparées pour la cuisine	87 20	4 06	0 33	»	5.58	0 89	1 94

Légumes, fruits, condiments (suite)	Eau pour 100	MATIÈRES				Cellulose inerte	Matières salines
		Azotées	Grasses	Sucrées	Amylac. ou extr.		
243 Estragon, sommité des tiges	73 30	6 20	1 29	»	13 52	3 04	2 65
244 Fenouil de Tunisie, graines	13 20	16 68	10.55	»	37 52	15 35	6 70
245 Fenugrec de Tunisie, graines	10 10	22 96	5 95	»	51 99	6 10	2 90
246 Fèves de France, minimum	11 10	21 56	0 80	»	46 94	5 94	2 10
247 — — maximum	13 60	29 78	1 55	»	57 58	8 80	3 40
248 — des colonies et pays étrangers, minimum	9 50	20 30	1 06	»	52 95	5 24	2 06
249 — — — maximum	12 40	27 92	1 45	»	58 03	7 70	3 50
250 — (farine française), composition ordinaire	12 00	22 70	1 70	»	62 10	0 40	1 10
251 — vertes récoltées en France, graines	75 00	7 45	0 56	»	12 85	2 88	1 28
252 — — — cosses	84 30	2 97	0 34	»	10 00	1 57	0 82
253 Figues vertes du marché de Paris	84 80	0 79	0 32	8 30	3 85	1 23	0 71
254 — violettes —	78 80	0 95	0.31	16 60	1 23	1 74	0 37
255 — sèches —	31 00	2 26	2 10	48 40	5 27	7 82	3 15
256 Fraises du marché de Paris, minimum	85 60	0 31	0 03	3 30	0 80	0 36	0 21
257 — — maximum	91 40	1 36	0 99	6 50	5 15	2 36	0 64
258 Framboises du marché de Paris, composition ordinaire	82 60	1 60	1 11	7 14	3 04	3 91	0 60
259 Gingembre en poudre de Tahiti	17 30	1 15	3 75	»	72 26	3 70	1 84
260 Girofle, clous ; composition ordinaire	26 60	5 78	21 20	»	34 86	7 36	4 20
261 Grenade du marché de Paris, chair	84 20	0 59	0 15	10 10	1 76	2 91	0 29
262 Groseilles du marché de Paris, minimum	81 20	0 31	0 19	4 90	0 19	1 43	0 15
263 — — maximum	92 00	1 42	0 68	11 68	2 98	4 02	0 75
264 Haricots de France, composition ordinaire	13 10	19 48	1 70	»	59 67	2 75	3 30
265 — de toutes provenances (française, coloniale et étran-gère), minimum	8 50	1380	0 48	»	52.04	1.95	2 20
266 — de toutes provenances (française, coloniale et étran-gère), maximum	20.40	26.46	2.46	»	63 23	6 00	5.65
267 — farine française pour potage	12 30	20 96	1.54	»	62 10	1.66	1.44
268 — verts avec cosses et graines, composition ordinaire	92 00	1 99	0 28	»	4 17	0 74	0.82
269 Igname de Cochinchine, en rondelles sèches	14 70	5 04	0 35	»	77 76	0 65	1 50

	Légumes, fruits, condiments (*suite*)	Eau pour 100	MATIÈRES				Cellulose inerte	Matières salines
			Azotées	Grasses	Sucrées	Amylac. ou extr.		
270	Jujube du Soudan	15 20	5 60	1 05	29 41	38 99	6 75	3 00
271	Kola, noix de la Côte d'Ivoire	11 70	10 25	1 25	»	64 60	8 90	3 30
272	Laitue, feuilles pour salade, composition ordinaire	94 90	1 72	0 16	1 17	1 20	0 44	0 61
273	Lentilles de France —	13 50	23 04	1 15	»	56 27	3 40	2 64
274	— de toutes provenances (France, colonies, pays étrangers), minimum	11 00	19 36	0 50	»	56 07	2 88	1 75
275	— de toutes provenances (France, colonies, pays étrangers), maximum	13 50	24 64	1 45	»	62 45	3 75	3 15
276	Lotus blanc, rhizome du Sénégal	11 20	9 38	0 60	»	71 67	4 70	2 45
277	— rose, graines de Cochinchine	11 00	16 61	2 90	»	63 84	1 85	3 80
278	Lupin, graines	8 10	34 02	8 00	»	35 63	10 15	4 10
279	Mâche, feuilles pour salade	90 00	2 57	0 50	»	4 74	0 50	1 69
280	Macre ou châtaigne d'eau, amandes	47 50	6 73	0 47	traces	42 86	1 39	1 05
281	Manioc des colonies françaises, tubercules, composition ordin.	14 30	2 38	0 65	»	78 93	2 45	1 29
282	— farines de toutes provenances, minimum	7 00	0 30	0 10	»	81 06	0 00	0 15
283	— — maximum	15 80	2 68	0 85	»	87 95	3 25	1 80
284	— tapioca de toutes provenances minimum	9 30	0 30	0 15	»	82 87	0 00	0 15
285	— — maximum	14 90	1 68	0 45	»	88 95	0 20	1 00
286	Melon cantaloup, composition ordinaire	95 00	0 60	0 11	1.05	2 67	0 33	0 24
287	Moutarde, graines, —	7 00	26 46	26 30	»	26 94	9 10	4 20
288	Navets du marché de Paris, composition ordinaire	92 60	0 61	0 07	2 90	2 40	0 73	0 69
289	Nèfles blettes sans les semences	74 10	0 35	0 44	9 10	2 37	13 20	0 44
290	Nété, farine de la Guinée	9 90	3 63	0 90	31 25	38 47	11 65	4 20
291	Nigelle aromatique, graines d'Algérie	7 80	21 00	20 70	»	26 90	19 40	4 20
292	Noisettes	8 30	13 96	62 92	»	7 60	4.72	2 50
293	Noix du marché de Paris	26 50	11 05	41 98	»	17 57	1 60	1 30
294	Oignon ordinaire	83 50	1 62	0 10	2 06	11 63	0 50	0 59
295	Olives préparées, conservées dans saumure	75 40	0 76	14 48	»	8 04	0 90	0 42
296	Orange, pulpe sans les grains	86 70	0.69	0 26	6 20	4 94	0 93	0 28

Légumes, fruits, condiments (*suite*)	Eau pour 100	MATIÈRES				Cellulose inerte	Matières salines
		Azotées	Grasses	Sucrées	Amylac. ou extr.		
297 Oseille, feuilles préparées pour la cuisine	91 40	2 74	0 40	»	3 57	0 60	1.29
298 Oxalis d'Amérique, bulbes	79 90	1 57	0 19	1 28	15 81	0 28	0 97
299 Panais, racine préparée pour pot-au-feu	85 70	2 57	0 37	»	8 20	2 19	7 97
300 Patate d'Algérie, composition ordinaire	72 10	0 94	0 24	6 00	17 92	0 91	1 89
301 — de Cochinchine en tranches sèches	10 20	2 10	0 95	traces	83 91	0 94	1 90
302 Pêche, composition ordinaire	86 60	0 86	0 48	6 70	3 66	1 19	0 51
303 Persil, feuilles	81 70	4 00	0 82	»	9 59	1 42	2 47
304 Piment doux d'Espagne	92 00	1 11	0 21	2 86	2 75	0 74	0 33
305 — rouge, poudre à cari des Indes	9 00	13 66	18 90	»	36 94	13 55	7 95
306 Pimprenelle préparée pour salade	62 10	7 03	1 07	»	22 13	4 16	3 51
307 Pin d'Alep (graines de) Tunisie	6 10	27 16	36 55	»	3 59	20 00	6 60
308 Pissenlit, dent de lion, préparé pour salade	85 10	3 45	0 38	»	8 05	1 40	1 62
309 Plectranches de la Guinée, tubercules	71 30	2 74	0 39	»	22 69	1 26	1 62
310 Poire ordinaire	88 50	0 24	0 04	6 20	3 73	1 12	0 17
311 Poireau, préparé pour la cuisine	88 50	2 23	0 69	»	5 26	2 0	1 27
312 Pois de France, composition ordinaire	12 80	20 56	1 40	»	57 76	5 20	2 28
313 — de toutes provenances (France et colonies, pays étrangers) minimum	9 80	18 88	0 85	»	56 18	2 35	2 00
314 — de toutes provenances (France, colonies, pays étrangers) maximum	14 20	26 68	1 65	»	61 10	5 52	3 70
315 — gourmands, petits pois verts, cosses	84 10	3 51	0 28	2 00	8 24	1 32	0 55
316 — — graines	78 90	4 47	0 24	2 00	12 02	1 65	0 72
317 — cassés du commerce de Paris, minimum	10 00	20 86	1 00	»	59 99	1 08	2 30
318 — — maximum	11 80	24 10	1 65	»	63 16	1 26	2 70
319 — farine pour potage	12 10	20 10	1 26	»	62 24	1 40	2 90
320 — chiche d'Algérie	11 00	15 96	4 55	»	63 74	2 05	2 70
321 — — farine de Lisbonne	9 60	18 88	5 10	»	62 32	1 60	2.50
322 Poivre des colonies françaises, minimum	10 80	9 98	5.15	»	46 73	5 05	1 30
323 — — maximum	13 60	13.05	10 15	»	61 65	15.85	4 92

Légumes, fruits, condiments (suite)	Eau pour 100	MATIÈRES				Cellulose inerte	Matières salines
		Azotées	Grasses	Sucrées	Amylac. ou extr.		
324 Pomme ordinaire	82 60	1 44	0 06	8 90	5 51	1 21	0 28
325 Pommes de terre du marché de Paris, composition ordinaire	75 40	1 85	0 07	»	21 27	0 50	0 91
326 — de toutes provenances, minimum	66 10	1 43	0 04	»	15 58	0 37	0 27
327 — — maximum	80 60	2 81	0 15	»	29 85	0 68	1 15
328 — cuites à l'eau	77 30	2 47	0 06	»	18 81	0 37	0 99
329 Prune reine-Claude	78 30	0 42	0 24	10 90	9 04	0 61	0 49
330 Pruneaux de choix	19 80	2 37	0 40	46 30	25 14	4 13	1 86
331 Radis rose	95 00	0 91	0 13	0 50	2 30	0 53	0 63
332 Raifort sauvage	79 30	1 81	0 34	»	14 10	2 71	1 74
333 Raisin chasselas du marché de Paris	80 00	0 49	0 38	16 60	1 09	1 24	0 20
334 Raisins secs, dits de Corinthe, marché de Paris	19 80	0 45	0 56	74 60	2 10	1 85	0 64
335 Rave ordinaire	77 40	1 44	0 27	7 00	10 70	2 23	0 96
336 Rhubarbe, pétioles préparés pour confitures	94 50	0 43	0 49	1 38	2 09	0 54	0 57
337 Sagou du Cap-Vert	12 10	2 15	0 15	»	80 40	4 00	1 20
338 Salsifis blanc ordinaire, racines	81 50	4 09	1 18	0 74	9 61	2 18	0 70
339 Scorsonère ou salsifis noir, racines	84 20	4 61	0 26	1 96	6 38	1 93	0 66
340 Soja de l'Indo-Chine, minimum	10 00	34 85	12 95	»	26 74	3 60	4 35
341 — — maximum	11 30	38 41	14 80	»	32 11	6 20	5 20
342 Sorbes blettes	65 60	0 96	0 24	12 28	13 00	7 33	0 59
343 Tomate ordinaire du marché de Paris.	95 20	0 89	0 10	0 96	1 96	0 58	0 31
344 Topinambour —	80 70	1 12	0 13	1 64	15 02	0 35	1 04
345 Thym, feuilles préparées pour la cuisine.	43 50	6.86	2.80	»	29 74	12.95	4 15
346 Voandzou graines, composition ordinaire	12 60	17.36	6 15	»	56.64	4.15	3.10
347 — des colonies françaises, maximum	9 80	16.84	6 00	»	55 42	3 15	3 10
348 — — minimum.	13 20	19 32	7 50	»	58 66	4 15	3.70

III. Viandes, laitages

		Eau pour 100	MATIÈRES			Cendres pour 100
			Azotées	Grasses	Extractives	
	I. — MAMMIFÈRES, OISEAUX, REPTILES.					
349	Ane, filet cru, boucheries de Paris	76.50	19.14	1 60	2 29	0.47
350	Cheval, filet cru —	73 10	21 95	2 95	1 44	0.56
351	Mulet, filet cru —	74 20	20 48	2 13	2 38	0 81
352	Bœuf, pour pot-au-feu, avant la mise à la marmite	74 50	21 67	1 37	1 39	1 07
353	— bouilli, au sortir de la marmite	56 90	35 28	2 09	4 83	0 90
354	— talon de collier cru	71 80	20.44	5 20	1 68	0 88
355	— cœur cru	76 70	15 25	4 84	2 20	1 01
356	— mou (poumon)	77 00	18 06	1 51	2 27	1 16
357	— rognon cru	78 00	16 30	1 82	2 54	1 34
358	— sang frais, pris à l'ancien abattoir de Grenelle	81 50	15 43	0 06	2 68	0 33
359	— filet rôti	53 10	22 55	21 23	1 28	0 84
360	— graisse en bande, crue	7 70	0 76	90 94	0 00	0 60
361	Bœuf-mode entrelardé, après cuisson	52 20	30 31	12 54	3 83	1 12
362	Bœuf-Zébu de Madagascar, cou	75 10	19 11	4 42	0 52	0 85
363	— — cuisse minimum	70 50	19 04	2 85	0 40	0 92
364	— — — maximum	74 10	21 54	6 64	2 29	1 09
365	— — épaule, minimum	70 00	18 77	3 93	0 78	0 94
366	— — — maximum	74 00	20 75	7 40	2 19	1 11
367	Veau, carré, près du gigot, cru	75 30	20 40	2 28	0 92	1 10
368	— carré rôti	60 70	32 58	3 62	1 59	1 51
369	— cervelle échaudée	69 10	13 26	16 33	0 12	1 19
370	— côtelette grillée	56 20	35 29	4 71	2 32	1 48
371	— épaule crue	71 20	22 27	4 08	1 22	1 23
372	— foie cru	70 50	19 12	7 13	1 83	1 42
373	— fraise échaudée	53 70	13 48	28 01	4 60	0 21
374	— mou (poumon)	78 00	16.36	1 63	2 65	1 36
375	— pied cru	68 70	21 58	3 53	5 73	0 46

III. Viandes, laitages (*suite*)	Eau pour 100	MATIÈRES			Cendres pour 100
		Azotées	Grasses	Extractives	
I. MAMMIFÈRES, OISEAUX, REPTILES (*suite*)					
376 Veau, sang frais pris à l'abattoir	82 60	14 17	0 13	1 88	0 22
377 — tête échaudée	63 50	24 02	10 75	1 00	0 73
378 — tripes échaudées	75 30	19 77	2 87	1 29	0 77
379 — tripes préparées à la mode de Caen, avec pied de veau	58 40	19 06	16 79	4 73	1 02
380 — Chevreau, cuisse crue	77 00	18 45	1 78	1 69	1 08
381 Chevreuil, côtelette crue	71 40	21 81	4 18	1 44	1 17
382 — cuissot après cuisson	46 70	43 64	4 32	2 19	3 15
383 Lapin domestique, cuisse crue	72 00	23 49	3 14	0 47	0 90
384 — — filet cru	77 70	18 66	1 97	0 90	0 77
385 Lièvre, cuisse crue	61 20	29 88	3 34	2 55	3 03
386 Mouton, côtelette grillée	42 20	22 45	29 92	4 19	1 24
387 — filet rôti	62 80	24 64	8 61	2 63	1 32
388 — gigot cru	72 20	17 86	6 53	2 36	1 05
389 — gigot rôti	64 10	27 08	5 38	2 04	1 40
390 — mou (poumon) cru	77 60	17 00	1 85	2 35	1 20
391 — pied échaudé	74 50	20 97	3 90	0 38	0 25
392 — ragoût avec pommes de terre et carottes (viande seule)	57 60	20 87	15 45	5 68	0 40
393 — rognons en brochettes	71 00	20 88	4 13	1 78	2 21
394 — sang frais pris à l'abattoir	79 30	18 04	0 06	2 29	0 31
395 Porc, andouillette grillée	52 10	16 64	24 83	6 22	0 21
396 — boudin grillé	20 80	10 31	47 80	10 81	1 28
397 — carré rôti	56 40	32 66	8 55	1 08	1 31
398 — cuisse crue	74 00	20 30	3 10	1 58	1 02
399 — filet rôti	58 60	30 93	7 73	1 33	1 21
400 — galantine (porc, veau, volaille)	48 50	38 05	6 42	4 53	2 50
401 — jambon fumé	49 60	23 79	13 03	4 11	9 47
402 — — salé	60 00	21.49	12 44	1 39	4.68

III. Viandes, laitages (suite)	Eau pour 100	MATIÈRES			Cendres pour 100
		Azotées	Grasses	Extractives	
I. — MAMMIFERES, OISEAUX, REPTILES (suite).					
403 Porc, mou (poumon) cru	70 30	22 48	2 75	2 81	1.66
404 — petit salé	50 40	21 92	16 72	0 43	10.53
405 — pied cru	54 50	28 90	12 92	2 93	0 75
406 — pied grillé	45 00	29 45	19.77	5 12	0 66
407 — rillettes du Mans	25 50	17 84	46 82	4 89	4 95
408 — rillettes de Tours	10 40	15 92	46 40	5 70	1 58
409 — sang frais pris à l'abattoir	77 50	20 30	0 10	1 64	0 46
410 — saucisses cuites au vin blanc	54 20	8 68	34.74	1 21	1 17
411 — saucisson de ferme cru	19 80	35 38	32 84	10 05	1 93
412 — — de Paris cru	9.50	34 88	44 61	9 24	1 77
413 Sanglier, cuissot rôti	45 30	45 29	6 41	1 74	1 26
414 Volailles, canard, cuisse crue	69 80	19 75	7 28	1 83	1 34
415 — caneton rôti	40 80	36 60	19 86	0 30	2 44
416 — moineau, chair désossée crue	78 20	17 16	2 17	1 79	0 68
417 — oie grasse rôtie	66 00	14 24	18 85	0 58	0 33
418 — oie rôtie	51 90	26 82	17 29	3 04	0 95
419 — pigeon, ailes et cuisses crues	66 70	21 73	9 71	0 48	1 38
420 — poulet, cou désossé cru	68 90	12 86	15 83	1 82	0 59
421 — — cuisse crue	70 00	17 19	10 95	1 16	0 70
422 — — cuisse rôtie	51 30	32 10	15 27	0 04	1 29
423 — œuf de poule entier	75 00	11 59	11 04	1 43	0 94
424 — — blanc	86 30	11 40	0 39	1 39	0 52
425 — — jaune	51 20	14 62	30 13	2 61	1 44
246 Omelette aux fines herbes	62 00	11 14	21 85	3 93	1 08
427 Grenouilles, cuisses désossées, crues	78 40	18 45	0 47	1 44	1 24

III. Viandes, laitages (suite)

| | Eau pour 100 | MATIÈRES | | | Cendres pour 100 |
		Azotées	Grasses	Extractives	
		II. — Poissons, crustacés, mollusques.			
428 Ablettes frites entières	53 80	23 05	18 81	0 68	3 66
429 Alose, chair crue	63 90	21 88	12 85	0 11	1 26
430 — œufs	71 10	20 76	2 78	4 12	1 24
431 Anchois saumurés	50 40	15 56	18 33	2 05	13 66
432 Anguille commune, crue sans la peau	59 80	13 05	25 69	0 70	0 76
433 — de mer, congre commun	75 80	16 97	5 27	1 09	0 87
434 Brême commune	78 70	16 13	4 09	0 01	1 02
435 Brochet commun	79 50	18 35	0 66	0 41	0 18
436 Carpe commune	79 60	15 34	3 56	0 52	0 98
437 Carrelet, plie franche	79 50	16 40	1 43	1 12	1 55
438 Daurade vulgaire	81 10	16 94	0 93	0 06	0 97
439 Eperlans communs vidés, préparés pour la friture	78 30	15 40	3 36	0 53	2 41
440 — frits	41 50	26 32	27 93	0 95	3 30
441 — œufs à l'état cru	66 00	21 47	10.09	1 27	1 17
442 Gardons, poissons blancs, crus	80 50	16 39	1 08	0 80	1 23
443 — — frits	46 70	38 79	9 57	2 17	2 77
444 Goujons de rivière, crus, préparés pour la friture	81 20	15 94	1 03	0 44	1 39
445 — — frits	51 90	21 56	21 04	0 74	4 76
446 Grondin gris, gurnard, chair crue	73 50	18 15	5 64	1 51	1 30
447 — rouge, rouget	72 80	22 85	0 98	2 29	1 08
448 Hareng commun, chair crue	76 00	17 23	4 80	0 46	1 51
449 — laitance	80 30	15 75	2 35	0 14	1 46
450 — fumé, hareng saur, chair sans les œufs	58 30	51 62	14 97	0 71	4 40
451 — œufs	59 90	21 09	3 53	14 58	0 90
452 Limande, chair crue	85 80	12 05	0 38	0 80	0 97
453 Lingue, morue longue, chair crue	84 20	13 87	0 14	1 00	0 79
454 Maquereau commun, sombre, chair crue	67 60	15 67	15 04	0 28	1 41

III. Viandes, laitages (*suite*)	Eau pour 100	MATIÈRES			Cendres pour 100
		Azotées	Grasses	Extractives	
II. — POISSONS, CRUSTACÉS, MOLLUSQUES (*suite*).					
455 Merlan commun, chair crue	80 70	16 15	0 46	1 25	1.44
456 — noir, colin, chair crue	80 10	17 84	0 36	0 73	0 97
457 Morue fraîche salée	45 00	37 25	1 02	2 59	14 14
458 — dessalée des épiceries de Paris	77 10	18 79	0 87	0«86	2 38
459 Muge céphale, mulet, chair crue	79 30	18 32	1 22	0 07	1 09
460 Orphie commune, chair crue...............	70 50	22 08	4 56	1 06	1 80
461 Perche de rivière, chair crue	82 60	14 90	0 55	0 98	0 97
462 Raie, chair crue	76 40	22 08	0 45	0 17	0 90
463 Sardines fraîches, Royan, chair crue	73 10	22 12	2 33	0 57	1 88
464 — — œufs crus	70 30	21 95	1 46	4 94	1 35
465 — salées entières.................	63 10	23.68	2 62	1 93	8 67
466 — chair seule....................	65 80	24 16	2 75	1 89	5 40
467 — à l'huile, vendues en boîtes	56 30	23 21	14 07	2 27	4 15
468 Saumon commun, chair crue...............	61 40	17.65	20 00	0 08	0 87
469 — vendu en boîtes soudées	62 70	20 92	13 67	0 96	1 75
470 Sole commune, chair crue	79 20	17 26	0 81	1 11	1 62
471 Surmulet, barbeau, chair crue	74 70	19 27	4 40	0 58	1 05
472 Tanche vulgaire, chair crue	80 00	17 47	0 39	0 48	1 66
473 Thon commun, vendu en boîte soudée	55 40	29 08	12 57	1 37	1 58
474 Truite commune, chair seule	80 50	17 52	0 74	0 44	0 80
475 Turbot, chair crue	77 60	18 10	2 28	1 28	0 74
476 Vive commune, chair crue	84 20	13 71	0 76	0 61	0 72
477 Crabe commun, crabe enragé, chair après cuisson	76 50	15 89	0 87	5 75	0 99
478 Crevettes, chair crue retirée des queues..............	78 80	17 98	1 00	1 01	1 21
479 — chair cuite	67.30	24.62	1 65	2 01	2 42
480 Ecrevisse, chair crue retirée des queues	82 30	13 59	0 57	2 89	0.65
481 Homard commun, vendu en boîtes soudées.	75 60	18 87	0.98	2 16	2 39

III. Viandes, laitages (*suite*)	Eau pour 100	MATIÈRES			Cendres pour 100
		Azotées	Grasses	Extractives	
II. — POISSONS, CRUSTACÉS, MOLLUSQUES (*suite*)					
482 Langouste commune, chair cuite..........................	74 70	18.10	4.92	1 32	0 96
483 Cardium comestible, bucarde	92 00	4.16	0 29	2 32	1 23
484 Huîtres communes	80 50	8 70	1 43	7 33	2 04
485 Littorine littorale, bigorneau	73 50	11 99	2 28	7 83	4 60
486 Hélice vigneronne, escargot de Bourgogne	79 30	16 10	1 08	1 97	1 55
487 — némorale à raies noires	80 50	16 34	1 83	0 45	1 33
488 Moule comestible	82 20	11 25	1 21	4 04	1 30
489 Peigne de Saint-Jacques, coquilles de Saint-Jacques	78 00	13 69	1 54	5 05	1 72
490 Seiche commune	79 50	18 68	0 47	0 00	1 35
III. — FROMAGES, LAITAGES.					
491 Fromage de Bourgogne en pain de 1.500 à 2.000 grammes.	29 50	28 84	38 55	1 65	1 46
492 — de Brie ordinaire de Seine-et-Marne................	43 90	19 04	28 95	6 63	1 50
493 — — de Seine-et-Oise	28 50	24 22	25 20	4 46	3 95
494 — de Camembert, préparé dans le Calvados...........	49 00	18 72	21 65	5 95	4 68
495 — du Cantal, pain de 20 kilos.....	28 50	28 38	34 10	4 46	4 56
496 — — — minimum	28 50	24 22	25 20	4 46	3 95
497 — — — maximum	39 00	28 70	34 10	7 22	5 45
498 — de Chester	22 60	27 16	34 10	6 80	3 94
499 — de chèvre salé et séché à l'air	20 80	33 60	25 20	15 30	4 40
500 — de Coulommiers	50 40	17 41	20 45	4 80	6.94
501 — à la crème, dit *gervais*	49 00	7 20	40 47	3 08	0 25
502 — — dit *demi-sel*	52 10	13 49	25 20	8 28	0 93
503 — — dit *bondon de Neuchâtel*..............	50 80	17 60	34 10	5 12	1 33
504 — — Ferrières-Gournay, minimum	44 70	7 55	20 59	2.13	0.32
505 — — — maximum	58 00	19 94	31 90	7.09	1 42

	III. Viandes, laitages (*suite*)	Eau pour 100	MATIÈRES			Cendres pour 100
			Azotées	Grasses	Extractives	
	III. — FROMAGES, LAITAGES (*suite*)					
506	Fromage de Gex ou façon Gex, minimum	28 20	20 86	28 85	0 34	4 18
507	— maximum	32 10	32.06	32 20	5 51	5 50
508	— façon Gorgonzola, fabriqué à Marvéjols	45 90	21 28	27 20	1 67	3 95
509	— d'Hervé, salé	37 50	20 86	23 93	7 71	10 00
510	— de Livarot	33 80	31 76	21.95	8 05	4 44
511	Fromage de Gruyère, composition ordinaire	31 70	36 06	26 95	1.79	3 50
512	— — fabriqué en France, dans l'Ain, le Doubs et le Jura, minimum	27.50	29 54	23.10	1.50	3 50
513	— — maximum	33.10	37 80	33.40	7.40	4 70
514	— de Hollande	37.90	27 32	25 90	4.08	4 80
515	— façon Hollande, fabriqué à Marvéjols	38 80	26 76	22 65	7.54	4 25
516	— de Mont-d'Or	43 20	20 10	23 97	8 84	3 89
517	— de Munster	45 40	16 86	25 90	6 88	4 96
518	— d'Olivet, fromage cendré	28.40	13 98	48 16	5 16	4 30
519	— de Pont-l'Evêque	46 40	20 32	25 80	6 68	1 60
520	— de Port-Salut	27 70	31 16	35 10	2 04	4 00
521	— de Roquefort	28 90	25 16	38 30	3 00	4 64
522	— façon Roquefort, fabriqué à Saint-Flour	21.30	30 77	34 12	11 58	5 84
523	— — fabriqué à St-Sauers (Puy-de-Dôme)	32.20	24 78	29.96	7 22	4 64
524	— de Saint-Pourçain (Allier)	35.10	19 37	34 63	8 76	2 14
525	— de Savoie	52 40	28 84	5 90	9 38	3 48
526	— provenance de la Maurienne	49 70	27 32	6 45	12 53	4 00
527	— de vache, petit-cœur, sans crème, du marché de Paris	80 50	9 94	3 64	5 20	0 72
528	— fort de Bresse (1/3 gruyère, 1/3 chèvre et 1/3 vache)	51 70	28 20	12 74	4 58	2 78
529	Lait de vache, en bouteilles cachetées, marché de Paris	87 20	3 23	4 12	4 83	0 62
530	— en tablettes Hatmaker	7 60	29 48	26 35	30 99	5 58
531	Crème ordinaire	68 60	2858	26 52	1 60	0 70
532	Beurre ordinaire	13 90	1 30	84 05	0 63	0 12
533	— de choix d'Isigny	13.30	2 52	85.38	0.00	0 60

IV. Conserves	Eau pour 100	MATIÈRES				Cellulose inerte	Matières salines
		Azotées	Grasses	Sucrées	Amylac. ou extr.		
I. — Conserves de légumes et de fruits							
534 Carottes desséchées, en petites lanières	15 10	6 06	2 15	»	65 95	7 80	2 94
535 Choux desséchés, en petites galettes, minimum	16 10	8 10	0 30	»	53 42	6 15	2 70
536 — — maximum	18 00	13 96	1 50	»	63 13	12 10	3 80
537 Haricots verts desséchés, en petites galettes	10 60	17 80	1 15	»	57 10	8 65	4 70
538 Julienne, en galettes	13 60	6 52	0 70	»	70 23	5.15	3 80
539 Oignons, en galettes	14 20	6 52	0 60	»	71 28	4.10	3.30
540 Pommes de terre desséchées, minimum	11.20	5 98	0 30	»	75 32	1.60	1.60
541 — — maximum	12.40	7 98	0 45	»	77 80	1.95	1.84
542 Cèpes, en boîtes soudées	90.00	4 16	0 26	»	3 66	0 85	1 07
543 Choucroute de Strasbourg, en tonneau	89.80	1 50	0 13	»	6 37	1 16	1.04
544 Haricots verts, en boîtes soudées	92 10	1 86	0 26	»	3 74	0 86	1 18
545 Petits pois verts, en boîtes soudées	86 40	2 88	0 33	»	8 74	1 18	0 47
546 Confitures de cerises, en pots	35 70	0 71	0 26	62 01	0 00	1 10	0 22
547 Gelée de groseilles	29 30	1 08	0 25	67 61	0 00	1 54	0 22
II. — Conserves de viande.							
548 Bœuf, conserve de saucisse de bœuf, saucisses seules	52 30	30 00	12 57	»	1 81	»	3 32
549 — — jus séparé des saucisses	60 80	5 01	29 64	»	0 46	»	4 09
550 — extrait de viande, pour bouillon, dans petits étuis en gélatine	7 80	15 74	23 30	»	1 86	»	51 30
551 — extrait de viande, pour consommé, dans petits étuis en gélatine	11 60	19 58	0 40	»	3 22	»	65 20
552 — poudre de viande, en boîte	9 60	59 60	18 04	»	9 76	»	3 00
553 — salé du Canada, en boîte soudée	60 00	28 70	6 90	»	1 00	»	3 40
554 Langue d'agneau, du Canada, en boîte soudée	57 40	16 00	22 10	»	2 40	»	2 10
555 — de bœuf — —	55 10	17 51	23 17	»	1 28	»	2 94

	Eau pour 100	MATIÈRES				Cellulose inerte	Matières salines
IV. Conserves (*suite*)		Azotées	Grasses	Sucrées	Amylac. ou extr.		
II. — CONSERVES DE VIANDES (*suite*)							
556 Pâté de bœuf du Canada, en boîte soudée	27 30	30 55	35 93	»	3 01	»	3 21
557 — veau — —	53 60	21 87	23 53	»	0 00	»	1 00
558 Tripes de choix, Canada —	81 30	14 53	3 61	»	0 00	»	0 56
559 Lièvre, pâté en terrine, fabrication française	48 60	29 51	17 99	»	1 21	»	2 69
560 Porc, confit en boîte soudée, minimum	45 70	29 28	5 48	»	0 90	»	1 02
561 — — maximum	62 30	31 88	17 32	»	4 31	»	2 63
562 — fromage de porc, en boîte soudée	40 10	13 14	34 02	»	10 07	»	2 67
563 — pâté de foie de porc, en boîte soudée, ...	27 50	11 12	52 17	»	6 91	»	2 30
564 — saucisses, conservées dans la saumure	63 90	17 82	16 51	»	0 00	»	2 37
565 — — en boîtes soudées, de différentes provenances, minimum	45 00	14 08	8 41	»	0 80	»	1 23
566 — saucisses en boîtes soudées, de différentes provenances, maximum	64 50	24 74	30 99	»	6 96	»	4 17
567 — de foie gras de Strasbourg, en terrine	35 20	8 96	47 13	»	7 41	»	1 30
568 Conserves de saumon, en boîte soudée, minimum	59 90	17 72	10 13	»	0 60	»	1 22
569 — — — maximum	65 60	22 45	19 90	»	0 96	»	2 24
570 — de crabe pagure, Vancouver	77 80	16 82	0 65	»	2 53	»	2 20
571 — de homard, Halifax	76 40	17 67	0 62	»	3 02	»	2 29
III. — CONSERVES SANS VIANDES POUR POTAGES ET SOUPES.							
572 Potages aux haricots, en tablettes ou en boîtes soudées, minim.	4 80	8 10	7 30	»	35 41	0 90	2 10
573 — — — maximum	13 90	19 82	25.60	»	67 00	2 90	16 10
574 — aux lentilles, en tablettes ou en boîtes, minimum	6 40	15 32	6 95	»	31 61	0 85	2 10
575 — — — maximum	9 60	18 10	37.95	»	58 81	1 90	15 40
576 — aux pois — minimum	6 30	14 26	7.40	»	35 99	1.00	2 10
577 — — — maximum	10.20	29 76	27.35	»	63 24	1.90	14 00

IV. Conserves (*suite*)	Eau pour 100	MATIÈRES				Cellulose inerte	Matières salines
		Azotées	Grasses	Sucrées	Amylac. ou extr.		
III. — Conserves sans viandes pour potages et soupes (*suite*)							
578 Potages aux pommes de terre dit *tapioca indigène*............	16 00	0 45	0 15	»	82 95	0.00	0 45
579 Graisse à soupe, dite *graisse de Normandie*................	0.26	0 00	92 80	»	6 45	0 11	0 38
IV. — Conserves en usage dans quelques armées.							
580 France, julienne préparée pour l'armée, en boîte soudée, composition ordinaire	13 80	7 75	1 50	»	67 33	5 16	4 46
581 — conserve de petits pois, préparée pour l'armée, composition ordinaire....................	77.00	5 36	0 46	»	13 96	2 30	0 92
582 — potage aux haricots (usines de Billancourt, 1902) composition ordinaire	6 20	15 12	27 70	»	41 58	1 80	7 60
583 — conserve de bœuf (usine de Billancourt), boîte entière, composition ordinaire....................	61 00	29 18	8 15	»	0 35	»	1 32
584 — conserve de bœuf (usine de Billancourt), bouillon seul, composition ordinaire	87.20	10 95	0 12	»	0 20	»	1 53
585 — conserve de bœuf, de différentes provenances, boîte entière, minimum	58 50	20 32	7.77	»	0 73	»	0 84
586 — conserve de bœuf, de différentes provenances, boîte entière, maximum	67.00	29 53	16 41	»	2 37	»	1 38
587 — porc salé, conservé en baril ; tranche entière (gras, maigre et peau), avant cuisson	32 40	14 41	40.29	»	0 22	»	12 68
588 — porc salé, conservé en baril ; tranche entière (gras, maigre et peau), après cuisson....................	28 80	19 01	48.22	»	0 18	»	3 79
589 Allemagne, saucisson au pois, minimum	6 60	15 00	18.96	»	38 93	1 65	2 34
590 — — maximum	10 20	17 97	22 20	»	49 18	4 32	10 60
591 Angleterre, cartouche-ration ordinaire, minimum	8 00	18 42	2 75	»	28 97	0 45	2.51
592 — — — maximum	41 50	29 46	18 70	»	52 17	3 84	3 54

IV. Conserves (suite)	Eau pour 100	MATIÈRES				Cellulose inerte	Matières salines
		Azotées	Grasses	Sucrées	Amylac. ou extr.		
IV. — Conserves en usage dans quelques armées (suite)							
593 Angleterre, cartouche-ration pour cas imprévu, minimum	9 70	33 00	22 50	»	8 80	0 60	5 20
594 — — — maximum ...	15 80	41 60	25 35	»	22 90	0 85	14 50
595 — biscuit de viande, minimum	6 90	12 28	2 60	»	60 40	0 32	1 10
596 — — maximum	9 30	20 86	16 20	»	65 43	2 50	2 90
597 — extrait de viande Bovril, minimum	16 10	18 41	0 00	»	3 10	»	4 90
598 — — maximum	73 30	54 10	0 09	»	15 96	»	14 25
599 — cartouche de lard fumé, en boîte soudée, composi- tion ordinaire	14 50	18 42	55 70	»	4 78	»	6 60
600 Autriche-Hongrie, conserve de soupe, minimum	10 00	10 44	10 55	»	43 60	1 20	1 80
601 — — maximum	15 50	19 65	19 70	»	59 81	2 10	3 20
602 — hachis de viande, composition ordinaire	46 40	15 80	35 19	»	1 59	0 00	1 02
603 Belgique, conserve de bouillon, en boîte soudée	88 00	9 31	0 06	»	0 23	»	2 40
604 — conserve de soupe, composition ordinaire	6 20	18 68	12 60	»	53 72	3 00	5 80
605 — pain de viande, composition ordinaire	70 40	11 69	7 73	»	8 33	»	1 85
606 Etats-Unis, Emergency-ration, minimum....................	2 20	27 33	6 25	»	41 67	0 70	2 10
607 — — maximum	9 10	32 75	19 10	»	58 56	1 25	4 30
608 Italie, conserve de bœuf, boîte entière.	64 00	24 83	6 52	»	0 30	»	4 35
609 Russie, lanières de viande desséchée	10 00	69 36	8 15	»	8 09	»	4.40
V. — Aliments diététiques							
610 Energogène, exposition de Paris de 1900	9 80	10 29	5 10	»	69 21	1 10	4 50
611 Plasmon —	11 30	65 52	0 45	»	15 33	0 00	7 40
612 Protase —	12 10	26 71	2 75	»	51 24	2 60	4 60
613 Protène —	10 90	69 18	1 60	»	14 32	0 00	4 00
614 Roborat —	9 80	62 69	2 80	»	23.36	0 15	1 20
615 Sanatogène —	9 70	74 45	0 90	»	9 77	0 28	4 90

	V. Boissons	Eau pour 100	Alcool pour 100	MATIÈRES				Cellulose inerte	Cendres pour 100
				Azotées	Grasses	Sucrées	Extract.		
616	Alcool à 95º des approvisionnements de l'armée	7 57	92 43	»	»	»	»	»	»
617	Eau-de-vie à 47º-50º —	60 00	40 00	»	»	»	»	»	»
618	Bière, composition ordinaire	89 80	4 00	0 40	0 00	2 22	3 27	»	0 31
619	Cidre de Normandie, 1900	91 30	5 00	0 05	0 00	1 91	1 52	»	0 32
620	— de la Sarthe, 1903	92 50	4 15	0 05	0 00	1 54	1 44	»	0 32
621	Vin rouge des approvisionnements de l'armée, composition ordinaire	88 50	9 00	0 19	0 00	»	1 99	»	0 32
622	Miel, composition ordinaire	31 60	»	1 15	0 21	62 70	3 72	»	0 62
623	Sucre de betterave des approvisionnements de l'armée composition ordinaire	0 15	»	0 00	0 00	99 70	»	»	0 15
624	— de canne, des approvisionnements de l'armée, composition ordinaire	0 20	»	0 00	0 00	99 60	»	»	0 20
625	Café Rio, des approvisionnements de l'armée, composition ordinaire	9 50	»	11 74	10 94	»	53 72	10 30	3 80
626	— torréfié, des approvisionnements de l'armée, composition ordinaire	1 38	»	12 78	16 05	»	50 56	15 25	3 98
627	Café Santos, des approvisionnements de l'armée, composition ordinaire	10 10	»	10 44	6 75	»	56 36	12 85	3 50
628	— torréfié, des approvisionnements de l'armée, composition ordinaire	0 40	»	13 11	10 50	»	57 13	14 16	4 70
629	Cafés de toutes provenances, minimum	7 20	»	6 15	3 98	»	49 18	8 64	2 10
630	— — maximum	13 50	»	15 58	11 60	»	59 58	16 15	5 10
631	— en tablettes, des approvisionnements de l'armée, composition ordinaire	4 60	»	14 58	16 25	»	51 07	9 05	4 45
632	Cacaos de toutes provenances, minimum	4 40	»	11 35	38 10	»	18 16	2 90	2 60
633	— — maximum	7 60	»	14 28	53 50	»	32 48	12 70	8 20
634	— poudre de cacao	4 70	»	9 05	36 88	»	42 77	3 70	2 90
635	Chocolat en tablette, composition ordinaire	0 30	»	8 35	25 50	50 10	12 55	2 10	1 10
636	Thé des approvisionnements de l'armée	7 60	»	23 03	3 40	»	51 41	9 96	4 60
637	— de toutes provenances, minimum	7 60	»	18 57	1 35	»	39 16	5 55	4 50
638	— — maximum	12 50	»	26 78	5 00	»	54 48	14 50	7 70
639	— fleurs de thé, Cambodge	13 30	»	12 24	1 10	»,	53 46	15 70	4 20
640	— du Paraguay, Maté	9 70	»	12.13	9 95	»	50 22	12 60	5 40

Quantités de Phosphore
contenues dans les principaux Aliments

Le phosphore est exprimé en phosphore (P) et en anhydride phosphorique (P^2O^5). Il a été dosé directement sur les produits à l'état naturel et non sur les cendres de ces produits qui perdent du phosphore pendant leur incinération.

	Céréales.	Eau p. 100	P	P^2O^5
1	Blé de France, de composition ordinaire........	13 10	0 35	0 81
2	Blés de toutes provenances, minimum...........	»	0 26	0 60
3	— — maximum	»	0 49	1 11
4	Avoine de France, de composition ordinaire	13 00	0 34	0.79
5	Avoines de toutes provenances, minimum	»	0 22	0 50
6	— — maximum........	»	0 47	1 08
7	Maïs de France, composition ordinaire	13 00	0 29	0 68
8	Maïs de toutes provenances, minimum	»	0 20	0 47
9	— — maximum	»	0 35	0 80
10	Millet panic	13 00	0 32	0 73
11	Orges de France, composition ordinaire	13 00	0 31	0 72
12	Orges de toutes provenances, minimum	»	0 23	0.53
13	— — maximum	»	0 41	0 96
14	Riz bruts, des colonies françaises, minimum	»	0 15	0 35
15	— — maximum	»	0 35	0 82
16	Riz travaillés du commerce, minimum	»	0 10	0 23
17	— — maximum..........	»	0 17	0 37
18	Sarrasins de toutes provenances, minimum	»	0 23	0 54
19	— — maximum	»	0 35	0 81
20	Seigles de toutes provenances, minimum	»	0 30	0 69
21	— — maximum	»	0 38	0 88
22	Sorghos de toutes provenances, minimum	»	0 19	0 45
23	— — maximum	»	0 43	0 99
24	Fonio de Guinée...........................	13 00	0.14	0 32
25	Tef d'Abyssinie..............................	10.00	0.42	0 97
	Produits des Céréales.			
26	Farines douze marques du marché de Paris, taux de blutage 50 à 60 0/0, minimum........	»	0.08	0.19
27	— maximum........	»	0.12	0.28
28	Farine ordinaire, taux de blutage 60 à 70 0/0	13.00	0.13	0.30
29	Farine des moutures militaires, taux de blutage 80 0/0	13.00	0.16	0.43
30	Pain de Paris, pain entier croûte et mie, minimum	29.30	0 06	0 15
31	— — — maximum	29.30	0 08	0.18

	Produits des Céréales *(suite)*.	Eau p. 100	P	P²O⁵
32	Pain munition français............................	10 30	0 13	0 29
33	— de guerre français........................	13 00	0 12	0 27
34	Baba au rhum	43 20	0 05	0 11
35	Petits fours, gâteaux secs	9 20	0 14	0.32
36	Triscuit, gauffrettes américaines	8 80	0 38	0 90
37	Levure de bière	73 00	0.49	1.12
	Légumes, fruits, condiments.			
38	Ail, gousses...................	62 20	0 09	0 21
39	Amandes sèches	4 50	0 22	0 51
40	Arachides, graines	7.00	0 44	1 02
41	Artichauts, fonds dépourvus de fleurs...........	87 20	0 02	0 05
42	Asperges, pointes seules.	92 10	0 07	0 16
43	— pousses de 0 m. 10..................	96 60	0 03	0 07
44	Bananes, en tranches sèches...................	13 50	0 11	0 27
45	Cajan, ambrevade	10 90	0 36	0 84
46	Carotte ordinaire	92 00	0 34	0 10
47	Cerises ordinaires..........................	85 40	0 03	0 07
48	Champignons ; truffes	74 20	0 22	0.51
49	Châtaignes, marrons ordinaires	58 80	0 06	0.13
50	Chicorée sauvage	86 50	0 07	0 15
51	Choux ordinaires	92 60	0 04	0 09
52	Choux-fleurs préparés pour la cuisine...........	92 60	0 04	0 09
53	Colocase, taro de Taïti	11 20	0 20	0.48
54	Dattes d'Algérie	25 00	0 12	0 29
55	Doliques des colonies françaises, minimum	12 00	0 32	0 74
56	— — maximum	»	0 57	1 32
57	Estragon, sommités	80 90	0 09	0 20
58	Fèves de toutes provenances, minimum	12 00	0 33	0 75
59	— — maximum.........	»	0 63	1 45
60	Figues sèches	24 90	0 07	0.17
61	Fraises ordinaires	89 40	0 03	0 07
62	Groseilles rouges	86 20	0 05	0 12
63	— blanches	86 40	0 08	0.18
64	Haricot de France, ordinaire	13 00	0 45	1.04
65	— de toutes provenances, minimum	»	0 31	0 71
66	— — maximum	»	0 65	1.28
67	Igname de la Cochinchine....................	14 70	0 08	0.19
68	— de la Guyane	13 70	0 09	0.21
69	Laitue pommée, feuilles blanches	96 10	0 04	0.09
70	— feuilles vertes	93 70	0 08	0 18
71	Laitue romaine, feuilles blanches	94 10	0 04	0.09
72	— feuilles vertes	92 40	0 05	0 12
73	Lentilles d'Auvergne........................	13 50	0 49	1 13
74	— de toutes provenances, minimum	»	0 28	0.69
75	— — maximum	»	0 58	1.34
76	— décortiquées du commerce	9.60	0.46	1 06
77	Lupin blanc...............................	8.10	0.38	0.87
78	Manioc du Dahomey	9.50	0.08	0.19
79	— de Guyane	10.00	0.04	0.10
80	Moutarde d'Alsace, graines	6.30	0.88	2.03

	Légumes, fruits, condiments *(suite)*.	Eau p. 100	P	P²O⁵
81	Navet ordinaire	93 70	0 04	0 08
82	Noisettes sèches	5 80	0 35	0 81
83	Oignon ordinaire	90 20	0 04	0 10
84	Orange, pulpe	88 20	0 02	0 05
85	Oxalis du Mexique	79 90	0 07	0 15
86	Patate de Cochinchine	71 30	0 07	0 16
87	— de Guinée	54 50	0 10	0 24
88	Persil, feuilles	82 90	0 09	0 20
89	Piment doux d'Espagne	92 00	0 03	0 07
90	Poire ordinaire	85 20	0 03	0 06
91	Poireau préparé pour pot-au-feu	90 40	0 07	0 17
92	Pois ; petits pois verts : grains	82 00	0 10	0 27
93	— — cosses	82 30	0 05	0 12
94	Pois secs du Nord	12 80	0 35	0 82
95	— de toutes provenances, minimum	»	0 32	0 75
96	— — maximum	»	0 42	0 96
97	Poivre ordinaire	13 60	0 18	0 41
98	Pomme ordinaire	84 50	0 01	0 02
99	Pommes de terre nouvelles	47 50	0 10	0 22
100	— ordinaires, minimum	»	0 06	0 12
101	— — maximum	»	0 12	0 29
102	— tranches desséchées	12.00	0 46	1 06
103	Radis roses ordinaires	95 00	0 01	0 02
104	Raisins verts	87 40	0 02	0 05
105	Raisins de Corinthe	33 20	0 05	0 12
106	Rave ordinaire	90 60	0 02	0 05
107	Thym, sommités	53 40	0 11	0 25
108	Tomate ordinaire	94 90	0 02	0 04
109	Voandzou de Madagascar	11 30	0 25	0 58
110	— du Sénégal	9 80	0 31	0 72
	Viandes.			
111	Bœuf bouilli	52 20	0.18	0 43
112	Conserve de bœuf de l'armée, composition ordin.	62 00	0.18	0 42
113	Bifteck grillé	49 80	0 19	0.45
114	Veau, escalope sautée	51 00	0 36	0 70
115	Chevreuil, chair crue	71 40	0 16	0 37
116	Agneau, gigot rôti	63 80	0 24	0 57
117	Mouton, épaule cuite à la casserole	43 90	0 15	0 36
118	Porc, lard salé, partie maigre	5 90	0 10	0 24
119	Boudin ordinaire	41 40	0 08	0 19
120	Rillettes de Bayonne	20 10	0 12	0 28
121	Saucisses ordinaires	64 50	0 08	0 18
122	Saucisson de Paris	27.80	0.21	0 48
123	Poulet rôti, cuisse	59 80	0 22	0 51
124	Œuf de poule, jaune	49 20	0 59	1 35
125	— blanc	84 90	0 02	0 05
126	Œuf entier	»	0 24	0 53
127	Ablettes frites avec têtes	53.80	0 57	1 55
128	Anchois saumurés	50.40	0 44	1.20

	Viandes (suite).	Eau p. 100	P	P^2O^5
129	Gardons frits	46 70	0 50	1 16
130	Goujons frits avec têtes...........	51 90	0 82	1 90
131	— sans têtes	55 50	0 67	1 54
132	Orphie, chair crue	70 50	0 26	0 60
133	Huîtres ordinaires	82 70	0 12	0 26
134	Moules ordinaires	82 50	0 14	0 31
135	Seiche commune....................	79.50	0 27	0 62
136	Escargots ordinaires	73.50	0 24	0.35
	Laitages.			
137	Beurre d'Isigny	13.30	0 06	0 13
138	Lait comprimé Hatmaker	7 60	0.80	1 85
139	Fromage, Brie.....................	49 10	0 30	0 68
140	— Camembert	26 20	0 48	1 09
141	— Cantal, minimum	»	0 52	1 19
142	— — maximum	»	0 56	1 28
143	— Gervais salé	39 00	0 18	0 43
144	— Gex	31 50	0 62	1 42
145	— Gorgonzola	45 90	0 32	0 74
146	— Gruyère, minimum	»	0 67	1 52
147	— — maximum	»	0 79	1 81
148	— Hollande............	32 60	0 71	1 62
149	— Olivet cendré, ...	28 40	0 15	0 34
150	— Pont-l'Evêque	44 00	0 44	1 01
151	— Port-Salut	37 10·	0 62	0 42
152	— Roquefort, minimum ..	»	0 31	0 72
153	— — maximum	»	0 56	1 29
	Boissons.			
154	Cidre ordinaire, par litre...........	»	0 07	0 17
155	Vin rouge ordinaire, par litre	»	0 11	0 25
156	Cafés de toutes provenances :			
	minimum..........................	»	0 13	0 28
157	maximum..........................	»	0 17	0 39
158	Café torréfié	3 30	0.16	0 37
159	Cacaos de toutes provenances :			
	minimum..........................	»	0 38	0 89
160	maximum..........................	»	0 57	1.30
161	Chocolat au lait	52 00	0 27	0 62

AGENTS CONSERVATEURS

ANTISEPTIQUES ET ÉDULCORANTS

Les substances conservatrices les plus usitées pour conserver les aliments et les boissons sont :

Le chlorure de sodium ;
Le nitrate de potasse ;
Les chromates alcalins ;
L'acide sulfureux et les sulfites ;
L'acide borique et les borates ;
L'acide salicylique ;
L'acide benzoïque ;
L'aldéhyde formique ;
L'acide fluorhydrique, les fluorures et les fluoborates ;
L'Abrastol, le β Naphtol, les Phénols ;
La Saccharine, la Sucramine, la Dulcine et la Glucine sont employées comme édulcorants.

SELS DE SOUDE ET DE POTASSE.

Chlorure de sodium et azotate de potasse (viandes).
Lessive de potasse = Régénérateur (vins).
Hypochlorite de soude = Liqueur de Labarraque (viandes).
Le nitrate de potasse est toléré dans les saumures, lorsque son emploi ne dépasse pas 10 0/0 du sel marin employé. (Voir page 737.)

SULFITES ET BISULFITES

Tolérés dans certaines substances (voir Vins, Bières, Cidres, Fruits secs et confits (voir page 816).
Emploi .... | Vins, bière, rarement les viandes.

Doses .... { Bisulfites contenant 8 0/0 d'acide sulfureux = 375^{cc} par hectolitre.
Sulfites contenant 41 0/0 d'acide sulfureux = 10 à 20 gr. par hectolitre.

ACIDE BORIQUE ET BORAX

(Interdiction en France en vertu de la circulaire du 16 avril 1897.

Avis du Comité consultatif d'Hygiène, 28 décembre 1891.)

Emploi .... | Viandes, poissons, beurre, vins.

Doses .... { Les viandes et poissons sont trempés dans une solution ou saupoudrés. Les vins en contiennent de 10 à 30 grammes par hecto-litre.

ACIDE SALICYLIQUE ET SALICYLATE DE SOUDE

(Interdiction en France en vertu des circulaires des 7 février 1881 et 30 janvier 1884. Avis du Comité consultatif d'Hygiène, 29 octobre 1877, 15 novembre 1880, 25 juin 1885, 3 juin 1883.

Emploi .... | Vins, cidre, bière, sirops, lait, confitures, beurre, etc.

Doses ....

Vin	$1^{gr}60$ à 2^{gr}	par litre.
Cidre	0 25 à 0 50	—
Bière	0 25 à 1 25	—
Sirops	0 50 à 1 50	—
Lait	0 25 à 0 45	—
Beurre	0 50 à 1 60	par kilo.
Confitures	0 20 à 0 90	—

FORMOL (formalin)

(Interdiction en France par les circulaires des 30 septembre et 18 octobre 1897. Avis du Comité consultatif d'hygiène, 5 juillet 1897.)

Emploi .... Lait, vin, bière, sirops, etc.

Doses .... { 1° Une cuillerée à soupe de formalin pour 10 litres de lait, crème, etc. 2° Un litre pour la conservation de 50 à 150 litres de vin, bière, limonade, sirops, etc., etc., suivant la qualité.

FLUORURES, FLUOSILICATES, FLUOBORATES

Emploi .... | Vins, vermouths, laits, beurres.

SACCHARINE

(Interdiction en France par les circulaires des 16 octobre 1888 et 9 novembre 1881. Avis du Comité consultatif d'Hygiène, 13 août 1888.)

Emploi .... | Vins, bières, sirops, liqueurs, confiseries et pâtisseries.

Doses .... { Variables, pouvant dépasser 2 gr. par litre dans les sirops. Employée en poudre dans les gâteaux et pâtisseries.

ACIDE BENZOIQUE

Interdit par la circulaire du 16 octobre 1888.

Par la circulaire du 15 décembre 1908 le ministre de l'Agriculture... estime que toute matière alimentaire dans laquelle l'analyse révèle la présence d'un produit antiseptique, *quel qu'il soit et quelle qu'en soit la dose*, est dangereuse pour la santé publique, c'est-à-dire *toxique* au sens de la loi du 1er août 1905.

...Toutefois, les dérogations à la règle ci-dessus ont été établies en faveur de l'acide sulfureux dont l'usage est expressément admis à doses limitées dans les vins, bières et les cidres et toléré sans qu'aucune réglementation soit encore intervenue en ce qui concerne le blanchiment des fruits secs et des fruits confits...

Y a-t-il lieu de tolérer également l'emploi de ce produit et des bisulfites pour la conservation des matières alimentaires et des viandes, notamment?

Le Conseil Supérieur d'Hygiène, sur le rapport de M. Pouchet, a répondu négativement...

Le Conseil Supérieur d'Hygiène ne s'oppose pas à l'emploi de l'acide sulfureux pour le blanchiment des champignons et la conservation des fruits secs et des fruits frais, ainsi que pour la consommation des viandes *à consommer en temps de guerre*, mais il ne donne aucune dose limite à cet égard. (Séance du 29 mars 1909.)

Le *Journal officiel* du 19 juillet 1907 fixe les méthodes de recherche des antiseptiques et édulcorants suivants :

Fluorures ; Acide sulfureux ; Chromates alcalins ; Acide borique ; Acide salicylique ; Acide benzoïque ; Abrastol ; Aldéhyde formique ; Saccharine ; Sucramine et dérivés de la Saccharine ; Dulcine.

CHLORURE DE SODIUM

Recherche : Ce sel se trouve sans difficulté dans le produit de lavage de la substance par l'eau, si elle est solide ; dans le cas d'un liquide on le trouvera dans les cendres charbonneuses (voir page 620).

Dosage : Le dosage se fera par la méthode volumétrique au moyen de la solution $\frac{N}{10}$ de nitrate d'argent en présence du chromate neutre de potassium. (Voir Documents physico-chimiques.)

1^{cc} de cette solution = 0^{gr}00585 NaCl.

NITRATE DE POTASSE

Recherche : Si la substance est solide on l'épuise par l'eau, on évapore la solution à sec.

Si elle est liquide on l'évapore à sec ;

Dans les deux cas on reprend l'extrait par l'eau et on y recherche les azotates au moyen du réactif sulfophénique de Grandval et Lajoux (voir page 55), par la brucine ou la diphénylamine (voir page 24).

Dosage : L'extrait aqueux repris par le moins d'eau possible donne une solution que l'on sépare en deux portions égales.

Dans la première on dose les chlorures par le nitrate d'argent titré $\frac{N}{10}$.

On évapore la seconde à sec et le résidu est additionné de AzH^4Cl pur et sec; on chauffe le tout dans un creuset avec précaution tant qu'il se dégage des vapeurs ammoniacales bleuissant le papier rouge de tournesol. On reprend le résidu par l'eau et dans cette solution on dose volumétriquement les chlorures avec $AgAzO^3\frac{N}{10}$.

La différence des quantités de liqueur argentique $\frac{N}{10}$ employées dans les deux dosages correspondra à l'azotate transformé.

Chaque centimètre cube d'azotate d'argent représente $0^{gr}0101$ AzO^3K.

CHROMATES ALCALINS

(*Méthode officielle*). — « La recherche des chromates se fait dans les cendres : elles sont colorées en jaune pour des doses d'acide chromique supérieures à 1/100.000e.

Pour les doses plus faibles, on peut opérer de la manière suivante : on évapore le liquide à analyser et on fait une incinération du résidu dans une capsule de porcelaine jusqu'à ce que l'on ait des cendres blanches. Après refroidissement, on arrose celles-ci avec quelques centimètres cubes d'eau distillée et l'on verse le tout sur un filtre. Le liquide complètement incolore dans le cas ordinaire est coloré en jaune, s'il y a des chromates.

Le chrome est caractérisé au moyen de la réaction de Barreswil : on acidule le liquide, contenu dans un tube à essai, avec quelques gouttes d'acide sulfurique dilué, puis on fait tomber dans le tube deux ou trois gouttes d'eau oxygénée et on agite avec un peu d'éther qui dissout l'acide perchromique et forme à la partie supérieure une couche colorée en bleu. »

ACIDE SULFUREUX ET SULFITES

Voir pages 206, 210, 220, 245, 262, 273, les quantités de SO^2 tolérées dans les substances alimentaires et page 816.

Recherche.— A) La substance est solide : Diviser finement 200 grammes de substance, les placer dans un ballon à deux tubulures avec 5^{cc} d'acide phosphorique, 100^{cc} d'eau distillée ; adapter un réfrigérant à l'une des tubulures et à l'autre un tube amenant un courant d'acide carbonique au milieu de la masse ; distiller jusqu'à ce que le contenu du ballon soit réduit de moitié et en recevant les produits de la distillation dans 50^{cc} d'une solution de chlorure de baryum iodé et acide (chlorure de baryum, 1 gramme, HCl 20 gouttes ; eau distillée 10^{cc}, eau iodée 10^{cc}).

Si la substance contient de l'acide sulfureux libre ou des sulfites, la solution iodée donnera un trouble ou un précipité de sulfate de baryte.

B) La substance est liquide : on en mesurera un certain volume que l'on traitera comme précédemment par l'acide phosphorique et que l'on distillera en recevant les produits de la distillation dans le chlorure de baryum iodé et acide. Voir aussi pages 206 et suivantes :

Dosage. — Mettre dans un ballon : 50 grammes de matière avec 500^{cc} d'eau bouillie. Le col du ballon est muni d'un bouchon à trois trous traversés par des tubes en verre, permettant : 1° de faire arriver un courant de CO^2 dans le liquide du ballon ; 2° de recueillir SO^2 dans un tube de WILL renfermant une solution iodo-iodurée (5 grammes iode + 7^{gr}5 IK + 1000^{cc} H^2O) ; 3° de verser, par un tube à entonnoir à robinet, de l'acide P^2O^5, 3 H^2O pour déplacer SO^2 contenu dans la matière.

Chasser l'air du ballon au moyen d'un courant rapide de CO^2 lavé dans une solution de sulfate de cuivre.

Placer le ballon dans un bain-marie de manière que le liquide qu'il contient soit porté à une température de 70° et faire passer en même temps un courant lent de CO^2.

Verser, par le tube à entonnoir plongeant dans le liquide du ballon, 25^{cc} d'une solution d'acide phosphorique sirupeux à 10 0/0 et accélérer le courant de CO^2 (4 à 5 bulles à la seconde).

Au bout d'une heure tout l'acide sulfureux est entraîné, et en passant dans la solution iodique (qui ne doit pas se décolorer pendant l'opération sinon on en ajouterait une nouvelle quantité), s'est transformé en SO^4H^2, que l'on dose ensuite par les méthodes ordinaires. Le poids de $SO^4Ba \times 0,275$ donne le poids de SO^2 correspondant.

Méthode volumétrique : On peut placer dans le tube de Will 5 à 10^{cc} de solution d'iode $\dfrac{N}{10}$ et titrer l'iode restant après l'opération au moyen de l'hyposulfite :

Si A est le volume de solution d'iode placée dans le tube de Will

A' le volume de solution d'hyposulfite

(A — A') × 1,28 = milligrammes de SO^2 de 100 grammes de la matière examinée.

Cette méthode est approximative.

La méthode de Blarez et Chelle (voir page 208) pourra être utilisée pour le dosage de SO^2 dans toutes les matières alimentaires.

Méthode officielle. — « On pourra, pour la recherche et le dosage de l'anhydride sulfureux, se conformer à la méthode indiquée pour le vin.

D'une manière générale on peut employer le procédé suivant :

Analyse qualitative. — Pour rechercher l'acide sulfureux, on fait passer dans les liquides, légèrement acidifiés par un peu d'acide chlorhydrique, un courant d'hydrogène, et on recueille les gaz dans une solution très diluée d'iodure de potassium iodurée. L'entraînement de l'acide sulfureux peut être activé en chauffant légèrement. Si la proportion est assez grande, on constate une décoloration de l'iode ; dans tous les cas, que cette décoloration se produise ou non, on reconnaît la présence de l'acide sulfurique en ajoutant dans la liqueur quelques gouttes d'une solution de chlorure de baryum qui donne un précipité de sulfate de baryum par la transformation de l'acide sulfureux en acide sulfurique.

Dosage. — En opérant de la sorte et en prolongeant l'opération assez longtemps pour que les gaz qui se dégagent ne réagissent plus sur l'iodure de potassium ioduré, ce que l'on vérifiera en changeant le tube abducteur et le réactif, on pourra doser à l'état de sulfate de baryum l'acide sulfurique formé et en déduire la proportion de l'acide sulfureux. Une partie de sulfate de baryte correspond à 0,275 d'anhydride sulfureux. »

ACIDE BORIQUE ET BORATES

Recherche (Sellier). — On traite dans un ballon de 150^{cc} environ, 10 grammes de produit (tous produits alimentaires, viande, charcuterie, etc.) par 10 à 12^{cc} SO^4H^2. Lorsque la désagrégation est complète, on ajoute au liquide brun 10^{cc} d'alcool méthylique ; on réchauffe le mélange et on enflamme la vapeur sortant du col du ballon. Dans le cas de l'acide borique la flamme est nettement verte. Cette réaction simple et facile est plus sensible que celle que l'on réalise sur les cendres. (Voir aussi page 721.)

Méthode officielle. — « La substance est incinérée jusqu'à ce que tout le charbon soit brûlé ; s'il s'agit d'un vin, on opère sur un volume constant de 25^{cc}. L'acide borique que l'on peut rencontrer dans les matières alimentaires se trouve généralement en présence d'une assez grande quantité de bases alcalines et terreuses pour que les pertes par volatilisation soient négligeables. S'il n'en était pas ainsi, il suffirait d'ajouter une trace de carbonate alcalin.

Dans le cas d'une matière grasse, telle que le beurre, au lieu d'incinérer la substance, il sera préférable de la faire fondre et de l'épuiser par de l'eau tiède contenant 1 à 2 centigrammes de carbonate de soude ; l'eau sera ensuite évaporée et le résidu calciné légèrement.

Les cendres sont traitées par des volumes déterminés d'acide sulfurique et d'alcool méthylique, 1^{cc} d'acide sulfurique suffit pour humecter les cendres de 25^{cc} de vin. On égoutte dans un petit ballon le liquide qui peut en être séparé et on lave le fond du vase avec 3^{cc} d'alcool méthylique ajoutés en deux ou trois fois, en réunissant dans le ballon ces portions successives. On bouche aussitôt le ballon et on l'adapte à un réfrigérant ; on chauffe le mélange jusqu'à apparition des vapeurs blanches d'acide sulfurique, et on enflamme de suite le liquide distillé, recueilli en évitant une évaporation partielle, après l'avoir transvasé dans une petite soucoupe. La flamme, surtout lorsqu'on l'observe en se plaçant devant un fond noir et en évitant une lumière trop intense, est déjà très nettement colorée en vert, principalement au début, par une quantité d'acide borique ne dépassant pas un dixième de milligramme. »

Dosage (Spindler). — On dessèche la substance en présence d'un excès d'eau de chaux et on l'incinère complètement. On rend les cendres très faiblement chlorhydriques et ensuite alcalines par NaOH, on ajoute de l'hélianthine et goutte à goutte de l'acide phosphorique en quantité telle que l'indicateur vire au rouge franc.

Le ballon dans lequel on opère est muni d'un bouchon percé de deux trous, dont l'un donne passage à un dôme à boule relié à un réfrigérant, tandis que le second porte un petit entonnoir à robinet destiné à l'introduction de l'alcool méthylique.

On distille le liquide aqueux aussi loin que possible, à siccité même (ce qui est plus avantageux), on ajoute de l'alcool méthylique par portions de 10^{cc} qu'on distille chaque fois complètement, opération qu'on répète jusqu'à ce qu'une goutte prélevée au réfrigérant, à l'aide d'une baguette en verre, et introduite dans une flamme incolore ne communique plus à celle-ci une teinte verte.

On distille alors encore une ou deux fois avec 10^{cc} d'alcool méthylique.

Les différents distillats sont additionnés d'un grand excès de NaOH N/10, on chasse l'alcool par distillation et on concentre à 20-30^{cc}. Après refroidissement, on ajoute un égal volume de glycérine et on titre en retour, au moyen de H^2SO^4 N/10 l'excès d'alcali. 1^{cc} NaOH N/10 = 0,0062 H^3BO^3.

Recherche et dosage rapides dans le lait (méthode Denigès). — *Recherche.* On met dans un vase de Bohême 20^{cc} environ de lait à essayer, quelques gouttes de phénol-phtaléine, et on ajoute, peu à peu, en agitant, de la soude N/10, jusqu'à coloration rosée très faible, ce que l'on aperçoit facilement par comparaison avec une seconde prise d'essai de lait, mise comme témoin dans un vase identique au premier.

Cela fait, le contenu rosé de ce premier récipient est partagé, par portions égales, en deux tubes :

Dans l'un on ajoute 2 à 3^{cc} de glycérine et on agite ; la coloration rosée disparaît instantanément et ne réapparaît pas par addition de deux gouttes de soude N/10 et agitation, même si le lait ne renferme que 15 à 20 centigrammes d'acide borique par litre (or, on en emploie toujours de $0^{gr}50$ à 1 gramme, au moins, comme conservateur).

Au contraire, 2 gouttes d'alcali N/10 ajoutées dans le second tube, qui servira de témoin dans l'expérience, en exaltent nettement la teinte.

Si l'addition de la glycérine ne produit pas dans le premier tube la disparition complète de la coloration, on peut conclure que le lait examiné renferme moins de 0gr20 par litre d'acide borique et, pratiquement, que ce lait n'a pas été additionné de ce produit, puisqu'on n'a aucun intérêt à effectuer cette addition au-dessous de cette dose.

Pour rechercher l'acide borique combiné à l'état de borax, il est nécessaire d'ajouter, au préalable, au lait soumis à l'essai, 1/2cc d'acide chlorhydrique ou sulfurique *normal*, puis de la phtaléine et de la soude N/10 jusqu'à teinte rosée. On continue ensuite comme ci-dessus.

Dosage. — Mettre dans deux vases de Bohême identiques 20cc de lait à examiner, les placer sur une feuille de papier blanc et verser dans l'un d'eux deux ou trois gouttes de phénol-phtaléine et de la soude N/10 jusqu'à teinte *faiblement* rosée, mais très visible par comparaison avec le témoin ; ajouter alors 10cc d'un mélange à volumes égaux d'alcool à 90° et de glycérine, puis de la soude décinormale jusqu'à ce que la coloration rosée d'abord disparue ait repris son intensité primitive. Noter exactement cette dernière quantité d'alcali ainsi employée, soit *n* centimètres cubes.

La valeur (n — 0,15) indiquera en grammes, à un ou deux décigrammes près, la proportion d'acide borique contenue dans un litre de lait essayé.

Si n = 185, par exemple, cette proportion sera de 1gr85 — 0,15 = 1gr70 d'acide borique par litre.

Ce dosage n'est exact que lorsque la quantité d'acide borique n'excède pas 3 grammes par litre et quand la teneur du lait en lactose est comprise entre 40 et 50 grammes par litre.

Au delà de 3 grammes par litre, il faut diluer le lait avant de prélever les 20cc destinés à être saturés par la soude et, dans tous les cas, ajouter suffisamment de sucre de lait pour ramener la teneur au voisinage de 45 grammes (40 à 50 grammes par litre).

Enfin, si le lait est boraté, on ajoutera de 1/2 à 1cc d'acide normal à la prise d'essai avant la première neutralisation et on continuera, comme plus haut, en exprimant les résultats en acide borique.

ACIDE FLUORHYDRIQUE ET FLUORURES

Recherche générale qualitative. (*Méthode officielle.*) — « Les composés du fluor doivent être recherchés dans la plupart des matières alimentaires, boissons, sirops, confitures, conserves, beurres, graisses, etc.

Pour rechercher les fluorures et les fluoborates, on calcine en présence de la chaux les résidus de l'évaporation du vin, de la bière, etc., ou des liquides de digestion s'il s'agit d'une substance solide ; s'il s'agit de beurre ou d'une matière grasse analogue, on le fera fondre doucement, on prélèvera avec un tube étiré le liquide aqueux, trouble, séparé à la partie inférieure et, après l'avoir évaporé à sec en présence d'un peu de chaux, on calcinera le résidu.

Si la substance alimentaire été additionnée d'un fluorure simple, tel que le fluorure d'ammonium, d'un fluoborate ou d'un fluosilicate, les cendres obtenues contiendront le fluor à l'état de fluorure de calcium ; en outre, dans les deux derniers cas, elles renfermeront du borate ou du silicate de chaux.

On traite ensuite les cendres en les chauffant dix minutes au bain-marie avec un peu d'eau acidulée par l'acide acétique (environ 5 0/0), qui dissout le borate de chaux s'il s'en trouve. La solution acétique est ensuite évaporée à sec, après neutralisation, et l'acide borique recherché dans le résidu, comme il est dit précédemment.

Le résidu insoluble est desséché par calcination et introduit avec un peu de silice précipitée, ou mieux de silicate de chaux, dans un petit creuset, on humecte avec un peu d'acide sulfurique concentré, puis on recouvre le creuset avec une plaque de verre, sur la face inférieure de laquelle on a préalablement déposé, au moyen d'un agitateur, une gouttelette d'eau. Dans le cas où la cendre renferme un composé fluoré on voit apparaître après quelques instants une auréole de silice sur les bords de la goutelette d'eau. La réaction se produit sans qu'il soit nécessaire de chauffer. »

En ce qui concerne la recherche du fluor dans les vins, cette méthode, fait remarquer M. Blarez (*Vins et Spiritueux*), n'indique pas la quantité de vin sur laquelle il faut opérer ; l'auteur estime qu'elle doit être de 100^{cc} au minimum, qu'il faut évaporer à sec et incinérer.

Recherche spéciale dans les vins. (Méthode de M. Blarez : *Bulletin de la Société de Pharmacie de Bordeaux*, novembre 1904). — On prend 150^{cc} de vin (1) blanc ou rouge ; on s'assure qu'il est légèrement plâtré ; s'il ne l'est pas, on y ajoute une pincée d'un sulfate alcalin quelconque ; on ajoute au vin 10^{cc} d'une solution à 10 0/0 d'acétate de baryum ; on agite et on laisse déposer ; au bout d'un quart d'heure on jette sur un petit filtre plissé, fait avec du papier Berzélius ; le dépôt recueilli sur le filtre est formé de sulfate de baryum, de quelques matières colorantes, d'une petite quantité de tartrate de baryum et de *tout* le fluor existant dans le vin, qui s'est transformé en fluorure de baryum et qui se dépose avec le sulfate ; on lave le filtre une fois ou deux, on laisse égoutter, on fait sécher rapidement, on incinère dans une capsule en platine à fond rond de 5 centimètres de diamètres environ.

D'autre part, on prend une plaque de verre (ou un verre de montre) assez mince, bien propre, carrée ou ronde, de 8 centimètres de diamètre ou de côté ; on la chauffe soit dans une étuve, soit sur une flamme et on l'enduit de cire de Carnauba *blanche*, qui présente un point de fusion relativement assez élevé, ce qui est avantageux dans la circonstance ; après refroidissement, on trace, avec un petit poinçon, quelques caractères de façon à mettre le verre à nu.

On recouvre le creuset, qui doit être solidement fixé sur le support, avec

____

(1) Dans son ouvrage sur les *Vins et Spiritueux* (Maloine, éditeur, 1908), M. Blarez prescrit de n'opérer que sur 100^{cc} de vin.

la plaque de verre ainsi préparée, le côté enduit en dessous ; on s'assure de *l'adhérence parfaite* et l'on chauffe très modérément le fond de la capsule dans laquelle, avant de l'avoir obturée, on a ajouté un peu de SO^4H^2 pur concentré, de façon à imprégner les matières salines qui s'y trouvent.

Le point *important* est d'obtenir une bonne réfrigération de la plaque de verre. Pour cela, on surmonte la plaque de verre à refroidir d'un cylindre de même diamètre que la capsule, de 8 à 10 cen-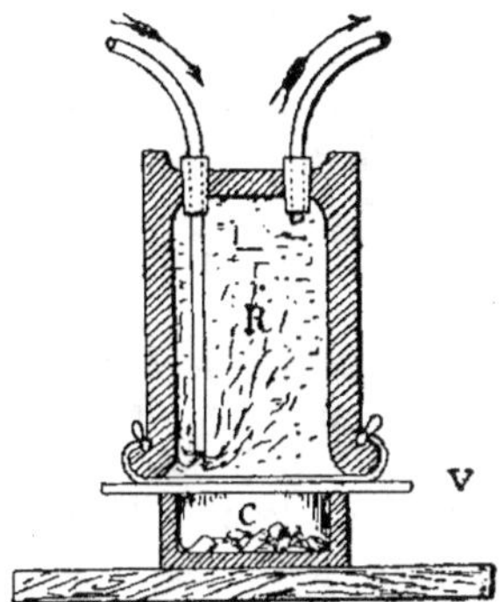
timètres de hauteur, fermé à sa partie infé-
rieure par une feuille de parchemin solidement attachée. Ce cylindre est bouché, à sa
partie supérieure, par un bouchon percé de
deux trous donnant passage à deux tubes,
l'un allant jusqu'à la partie inférieure, l'autre
s'arrêtant au ras du bouchon, fig. 73. Si l'on fait
arriver par le premier tube un courant continu
d'eau froide, le cylindre se remplit et l'excès
d'eau s'échappe par le second tube, auquel on
ajuste un bout de caoutchouc pour rejeter
l'eau au dehors. La pression de l'eau applique
la membrane de parchemin sur la plaque de
verre, qui est ainsi continuellement refroidie.

Fig. 73.

Au bout d'une heure, on éteint le feu ; on détache la plaque ; on enlève a plus grande partie de la cire avec du papier, après l'avoir fait fondre ; le reste de la cire est enlevé en frottant la plaque avec une poudre à polir, soit du ciment en poudre, soit du carbonate de chaux précipité, qu'on mélange avec un peu de chloroforme ou de tétrachlorure de carbone. La plaque essuyée est examinée. Lorsque le vin est fluoré par addition d'un antiseptique fluoré, la gravure est nette et se voit à l'œil nu et l'on peut constater, à la loupe, ou au microscope et au moyen d'une aiguille pointue, que la gravure en creux existe réellement.

Dans la majeure partie des cas, les composés fluorés sont employés comme antiseptiques à dose telle qu'on retrouve 4 à 5 centigrammes de fluor par litre, ce qui correspond approximativement à 8 ou 10 centigrammes de fluorure de sodium ou d'ammonium par hectolitre. Pour les vins renfermant du sucre non fermenté, on porte la dose au double de cette quantité. La dose retrouvée est souvent plus faible, soit qu'elle ait été introduite telle, soit que le vin ait attendu longtemps avant d'être analysé, en futailles ou bien en bouteilles. Le fluor se dépose, en effet, en partie seulement et à l'état inso-luble dans les lies, dans lesquelles il est aisé de le retrouver.

On combine quelquefois, dans le but de rendre les recherches plus dif-ficiles, des fluorures avec des sulfites neutres. On fait également intervenir les benzoates alcalins. Il s'ensuit que la recherche de ces composés, dont chacun d'eux n'existe plus qu'en très faible proportion, est chose très difficile.

Recherche rapide dans la viande et la charcuterie (Froidevaux). — 30 grammes de viande soigneusement hachée sont incinérés au rouge sombre dans une capsule de platine en présence de 1 à 2cc de CO_3Na_2 à 50 0/0.

Lorsque la matière organique est détruite, on pulvérise le charbon et on le mouille avec 5 à 6cc d'eau distillée ; on porte à l'ébullition, on filtre et au filtrat refroidi on ajoute 2 ou 3cc d'acide chlorhydrique pur et quelques gouttes d'hélianthine, puis une solution saturée d'acétate d'ammoniaque jusqu'à coloration jaune. On agite.

Si la liqueur obtenue précipite par addition de 1 à 2cc de $CaCl_2$ à 20 0/0 : présence de fluorures.

ACIDE SALICYLIQUE ET SALICYLATES

Recherche : La substance est solide : En peser 25 grammes, après l'avoir divisée ou hachée y ajouter 50 grammes d'une solution de CO_3Na_2 à 1/10e ; chauffer à l'ébullition, laisser refroidir ; filtrer sur papier mouillé, aciduler franchement le filtrat avec HCl concentré et l'épuiser à deux reprises différentes (dans un entonnoir à séparation bouché à l'émeri) par un égal volume de benzine.

Avec les matières grasses, beurre, margarine, graisses alimentaires, on commence par les faire fondre, puis on les agite avec de l'eau alcalinisée au moyen du bicarbonate de soude. On sépare l'eau, on l'acidule par l'acide chlorhydrique et on la traite par la benzine.

Pendant le traitement avec la benzine, il faut avoir soin d'éviter une émulsion, et pour cela agiter doucement le liquide avec la benzine. Evaporer à l'air libre la solution, puis traiter le résidu avec précaution par quelques gouttes de perchlorure de fer officinal rigoureusement *neutre* dilué avec de l'eau, de manière que cette eau soit à peine colorée. (Voir page 384 pour la préparation du perchlorure de fer.)

S'il se manifeste une coloration violette (et non jaunâtre), c'est l'indice de la présence de l'acide salicylique.

Cette méthode est officielle.

Pour le beurre, on peut encore opérer ainsi. Verser dans un tube à essai 4cc d'alcool à 20° et 2 à 3 gouttes Fe_2Cl_6 très étendu, ajouter environ 2cc de beurre fondu et filtrer, et agiter fortement : coloration violette en présence d'acide salicylique.

Pour les sirops et confitures, Heffelmann recommande la réaction suivante :

Neutraliser 100cc du produit, distiller et recueillir 75cc de distillat, additionner le résidu de fragments de pierre ponce et de 2cc SO_4H_2 au 1/4, distiller et recueillir 10cc qui donnent la réaction du perchlorure de fer.

B) *La substance est liquide :* En prélever un certain volume et l'aciduler franchement avec HCl ou SO_4H_2 ; épuiser le mélange comme il est dit précédemment et caractériser avec le perchlorure de fer, l'acide salicylique.

Si la substance renferme du tanin, la réaction précédente doit être modifiée, on la traite par l'acétate neutre de plomb qui laisse la liqueur légèrement acide (officiel), on épuise alors avec la benzine.

Dans le cas du lait, on doit le cailler préalablement par addition d'acide acétique, puis on épuise par la benzine les liquides filtrés et acidulés (officiel).

Dosage. — On acidule la substance et on l'épuise à trois reprises différentes au moyen de l'éther. On lave les solutions éthérées avec un peu d'eau puis on filtre. On chasse la majeure partie de l'éther par distillation et on évapore le reste du dissolvant à la température ordinaire.

Sur le résidu on verse un volume de benzine égal au volume primitif de l'éther, on abandonne au repos pendant 24 heures, on décante la benzine et on épuise le résidu avec la même quantité du même solvant. On complète avec de l'alcool absolu un volume déterminé et sur une partie aliquote on dose volumétriquement l'acide salicylique avec une solution titrée alcaline étendue.

$$1^{cc} \text{ de soude } \frac{N}{10} = 0^{gr}01380 \text{ d'acide salicylique.}$$

ACIDE BENZOIQUE

Recherche : Méthode officielle. — On l'extrait des aliments au moyen de l'alcool, de l'éther ou d'une eau alcaline.

Si on emploie l'alcool ou l'éther, on évapore le solvant (recherche de l'odeur, sublimation sur une fraction du résidu et détermination du point de fusion si possible) et on reprend le résidu par l'eau chaude.

Le liquide exactement neutralisé est additionné de perchlorure de fer qui donne un précipité caractéristique (benzoate de fer).

Le résidu chauffé avec l'acide sulfurique (acide sulfo-benzoïque) et avec quelques gouttes de nitrate de potasse, donne l'acide métadinitro-benzoïque ; la sursaturation de cet acide par AzH^3 produit une coloration jaune qui devient rouge en présence de sulfure d'ammonium (acide ammonium métadiamido benzoïque).

Méthode de Brevans. — Si la matière est liquide, on la concentre au bain-marie et on procède comme s'il s'agissait d'une matière solide.

Si la matière est solide, on l'épuise par l'eau, on filtre et on ajoute au filtrat quelques gouttes d'acide sulfurique dilué qui décompose les benzoates.

On épuise le liquide, placé dans une boule à décantation, à 3 reprises différentes avec un mélange à PE d'éther sulfurique et d'éther de pétrole.

On laisse évaporer spontanément à l'air libre les liquides éthérés réunis dans un cristallisoir de verre : le résidu peut contenir la saccharine, l'acide salicylique et l'acide benzoïque.

Si le résidu est sucré : présence de saccharine.

L'acide salicylique sera reconnu par le perchlorure de fer.

La présence de l'acide benzoïque peut déjà être suspectée si le résidu présente les caractères suivants : odeur aromatique spéciale, production de vapeurs irritantes lorsqu'on chauffe le résidu sur une lame de platine.

Pour caractériser l'acide benzoïque : dans un tube à essais, bien sec, on fait tomber $1/2^{cc}$ environ d'aniline (tenant en dissolution $0^{gr}02$ de chlorhydrate de rosaniline pour 100^{cc}) et une petite quantité du résidu. On chauffe le tout à l'ébullition au bain de sable (184°) pendant 20 minutes, après avoir recouvert le tube d'une petite ampoule de verre.

Au bout de ce temps, le liquide primitivement rouge grenat est devenu bleu plus ou moins violacé *s'il existe de l'acide benzoïque*. On ajoute quelques gouttes d'acide chlorhydrique, puis de l'eau, il reste une matière bleu foncé insoluble qui adhère souvent aux parois du tube et que l'on recueille sur un filtre. On la lave à l'eau jusqu'à ce que toutes les matières violettes qui ont été formées pendant la réaction aient été entraînées ; on dissout le résidu dans l'alcool.

Recherche dans le beurre (Méthode Halphen : *Journal de Pharmacie et de Chimie*, 1908) d'après les *Annales des Falsifications*.

Fondre le beurre sur de l'eau de chaux saturée ;

Brasser le mélange, l'eau doit rester alcaline ;

Séparer la couche aqueuse du beurre et la rendre acide par un excès de $P^2O^5, 3H^2O$;

Agiter cette solution avec 1/2 volume d'éther sulfurique et faire au besoin disparaître les émulsions avec quelques gouttes d'alcool ;

Evaporer spontanément l'éther, le résidu doit être anhydre ;

Dans la capsule qui contient ce résidu, verser 2^{cc} SO^4H^2, chauffer sans dépasser (100-110°) et en agitant ;

Après refroidissement, ajouter $0^{cc}2$ d'acide azotique fumant, rendre homogène et verser le liquide dans un tube à essais de 0^m16 de long.

Chauffer, en agitant, au-dessus d'une flamme de Bunsen, en évitant que la flamme touche le fond du tube ; on cesse d'agiter dès que la masse commence à bouillonner ;

Maintenir le tube immobile jusqu'à ce que les vapeurs qui le remplissent tendent à s'en échapper ;

Après refroidissement, on ajoute en remuant 5 à 6^{cc} d'eau qui produisent un échauffement et des vapeurs nitreuses ;

Ajouter, peu à peu, en agitant après chaque addition, du sulfite de soude en solution aqueuse saturée, jusqu'à ce qu'il n'y ait plus du tout de vapeurs jaunes dans le tube.

Rendre homogène et, après refroidissement, verser, peu à peu, à la surface du liquide, de l'AzH^3 pure ;

Il se produit une coloration rouge orange en présence d'acide benzoïque.

(Suivre rigoureusement le mode opératoire.)

Méthode de Robin (Ann. Ch. Analytique, 1908-1909.)

Recherche dans les matières grasses et le beurre. — Dans une boule à décantation contenant un mélange de :

Bicarbonate de soude	$0^{gr}40$ à $0^{gr}45$
Alcool à 95°	15^{cc}
Eau	50^{cc}

verser 25 grammes de beurre fondu et chaud, agiter le mélange avec précaution et abandonner au repos 10 minutes.

Décanter le liquide alcoolique alcalin dans un ballon, l'aciduler avec 7 à 8 gouttes de SO^4H^2 ou d'HCl, et chauffer jusqu'à commencement d'ébullition. A ce moment, ajouter un peu de talc, agiter 1 à 2 minutes et filtrer sur filtre mouillé.

Introduire le filtrat dans une boule à décantation et l'agiter avec 40^{cc} d'éther; après repos, décanter le liquide aqueux, laver l'éther, une fois, avec 20^{cc} d'eau additionnée de 5^{cc} d'alcool à 95°.

Agiter l'éther, ainsi lavé (contenant l'acide benzoïque), avec un mélange de 20^{cc} d'eau, 5^{cc} d'alcool à 95° et $0^{gr}2$ à $0^{gr}3$ de bicarbonate de soude : décanter après repos la solution alcaline, dans une capsule de 8 à 9 centimètres de diamètre, et l'évaporer au bain-marie (le résidu contient le benzoate de soude.)

Dans la capsule refroidie, verser 5^{cc} SO^4H^2 à 66 B et 9 à 10 gouttes AzO^3H fumant. Lorsqu'il ne se dégage plus CO^2, chauffer la capsule à 2 ou 3 centimètres d'un bec Bunsen jusqu'à apparition de vapeurs blanches.

Le liquide sulfurique qui doit être blanc est versé dans une fiole renfermant 50^{cc} d'H^2O et un fragment de papier tournesol.

Alcaliniser le liquide par AzH^3 (environ 15^{cc}) et après refroidissement faire tomber goutte à goutte et en agitant du sulfhydrate d'ammoniaque.

Dans le cas de la présence d'acide benzoïque, on constate une coloration rouge orange qui se développe rapidement après avoir arrêté l'addition de réactif.

Recherche dans les vins, cidres et bières. — Additionner de Fe^2Cl^6 et d'HCl ou de SO^4H^2, 50^{cc} du liquide à examiner.

Agiter le mélange deux fois avec 40 à 50^{cc} d'éther; prélever une partie de l'éther pour la recherche de l'acide salicylique, l'autre partie est agitée avec 25^{cc} de la solution alcoolique de bicarbonate de soude. Rechercher ensuite l'acide benzoïque dans la solution alcoolique, après évaporation, comme ci-dessus.

Recherche dans le lait. — Coaguler 50^{cc} de lait par un mélange de 10^{cc} SO^4H^3 à 5 0/0 et 20^{cc} d'alcool à 95°.

Filtrer, et le filtratum est agité dans une boule à décantation, avec 50^{cc} d'éther ; décanter la partie aqueuse ; laver deux fois l'éther avec de l'eau légèrement alcoolisée.

Dans les liquides décantés rechercher : 1º l'acide salicylique ; 2º l'acide benzoïque.

Dosage. — Méthode Lehmann (*Chem. Zeitung*, 1908). — Diviser et couper finement 100 grammes du produit suspect, les broyer avec 50^{cc} d'acide sulfurique étendu à 1/4 ; distiller dans un courant de vapeur d'eau de manière à recueillir deux litres du liquide pour un résidu de distillation ne dépassant pas 50^{cc}.

Epuiser le distillat à 4 reprises, avec 200^{cc} d'un mélange PE d'éther et d'éther de pétrole.

Eliminer le solvant au bain-marie, évaporer le résidu à sec, à froid, dans un courant d'air.

L'acide benzoïque cristallise, on le dissout dans l'alcool et on le titre.

$$1^{cc} \text{ solution alcaline } \frac{N}{100} = 0^{gr}0122 \text{ d'acide benzoïque.}$$

ABRASTOL

Recherche dans les vins (Procédé Bellier, *Moniteur scientifique*, février 1895).

Cette méthode est officielle.

Rendre ammoniacaux environ 50^{cc} de vin ; agiter doucement avec 10^{cc} d'alcool amylique, laisser au repos, puis décanter l'alcool (si l'alcool ne se sépare pas ajouter quelques gouttes d'alcool ordinaire), le filtrer au besoin et l'évaporer dans une petite capsule ; verser sur le résidu 1^{cc} AzO^{3}H étendu de son volume d'eau, faire réduire de moitié au bain-marie ; transvaser le liquide dans un tube à essai, rincer la capsule avec 1^{cc} d'eau, que l'on introduit également dans le tube.

Introduire dans le tube 0^{gr}20 de sulfate ferreux, puis, après dissolution, goutte à goutte et en agitant, de l'ammoniaque étendue de son volume d'eau, jusqu'à précipité permanent, enfin 5^{cc} d'alcool et quelques gouttes d'acide sulfurique.

Agiter, laisser reposer et filtrer.

Avec le vin pur le liquide est incolore ou légèrement jaunâtre.

Avec le vin contenant de l'abrastol, coloration rouge ; la coloration est sensible avec les vins ne contenant que 0^{gr}01 à 0^{gr}015 d'abrastol.

Certaines substances colorantes pouvant produire cette réaction, il sera bon, lorsque l'alcool amylique sera coloré, de reprendre le résidu par l'acide acétique étendu et d'évaporer à nouveau à sec sur un mouchet de laine. En reprenant par l'eau, l'abrastol seul se dissoudra. (Voir plus bas.)

En présence de l'acide salicylique le procédé précédent pourrait donner une réaction douteuse, mais la coloration serait orangée au lieu d'être rouge : on peut du reste distinguer l'acide salicylique en ajoutant une goutte de perchlorure de fer très étendu, sur le résidu de l'alcool amylique : avec l'acide salicylique, coloration violette persistant à l'ébullition, avec l'abrastol une coloration bleue disparaissant à chaud.

La fuchsine S, la safranine, et l'orangé II masquent complètement la réaction.

Les éosines, l'orangé, les jaunes de naphtol, la citronine, le bleu de méthylène et le bleu alcalin gênent la réaction ; pour les éliminer, si l'alcool amylique est coloré après traitement de la substance alimentaire, il suffit, l'évaporation terminée, de reprendre le résidu par $C^2H^4O^2$ très dilué, ou, dans le cas du bleu alcalin, par de l'ammoniaque étendue d'eau et d'évaporer de nouveau à sec sur un mouchet de laine blanche. En reprenant par l'eau on dissout l'abrastol seul et on termine comme en l'absence de matière colorante (officiel).

Recherche dans la bière, les sirops, les confitures, etc. — Comme dans le vin.

Recherche dans les matières grasses (beurres, graisses, etc.). — On remplace le traitement à l'alcool amylique par l'alcool éthylique et on filtre sur un filtre mouillé.

Le résidu laissé par l'évaporation de l'extrait alcoolique est traité comme ci-dessus.

NAPHTOL

Epuiser 200 grammes de substance par 10^{cc} de chloroforme, laisser en contact ; décanter le chloroforme, le traiter par quelques gouttes de potasse alcoolique. Placer le liquide au bain-marie bouillant pendant deux minutes. La présence du β naphtol est indiquée par la formation d'une couleur bleu de Prusse devenant verte, puis jaune.

PHÉNOLS

Après avoir divisé la matière, on l'acidule avec l'acide sulfurique, puis on distille dans un courant de vapeur d'eau. La plupart des phénols sont entraînés dans ces conditions ; les premières portions recueillies à la distillation pourront servir à les caractériser : il suffira d'agiter dans une boule à décantation avec un peu de chloroforme auquel on ajoutera, après séparation, un peu de potasse ; on portera à l'ébullition la solution chloroformique, dans laquelle il se produira une coloration variant du rouge au bleu et au violet, suivant la nature du phénol.

Le phénol produit une coloration rouge pâle, passant peu à peu à froid au brun, au jaune, puis se décolore (cette réaction est plus rapide à chaud).

Le salol donne aussi une coloration rouge.

Le β naphtol donne une coloration bleu foncé, qui passe au vert puis au brun.

ALDÉHYDE FORMIQUE (formol)

Recherche : La substance est solide : La diviser finement et la broyer avec de l'eau acidulée avec SO^4H^2 ; soumettre le mélange à la distillation, après lui avoir ajouté un excès de sulfate de soude sec et pulvérisé.

Dans le liquide distillé on recherche le formol par les réactions suivantes :

1º Ajouter à 1^{cc} du distillat deux gouttes de solution de chlorhydrate de phényl-hydrazine et $1^{gr}50$ d'acétate de soude dissous dans 100^{cc} d'eau ; enfin deux gouttes d'acide sulfurique : dans le cas du formol il se produit une coloration verte ;

2º A 5^{cc} de distillat, on ajoute deux ou trois gouttes de solution aqueuse de phénol à 1 0/0 ; on mélange et on introduit prudemment ce mélange dans une même quantité d'acide sulfurique concentré contenu dans une éprouvette, en tenant le tube de manière que les liquides ne se mêlent pas. La présence d'une partie de formaldéhyde dans 100.000 parties de liquide est indiquée par la formation d'une zone cramoisie au plan de séparation des solutions. Quand il y a beaucoup de formaldéhyde, on observe au-dessus de la zone colorée un trouble blanc dû à un précipité de faible coloration. Si de la substance organique a passé en même temps que les produits volatils, la carbonisation par l'acide sulfurique peut provoquer une confusion avec la réaction d'une trace de formaldéhyde ; mais, au bout de 12 heures, la coloration, si elle est due à la formaldéhyde, devient un trouble blanchâtre au lieu d'une coloration foncée que produisent les matières organiques.

3º On traite environ 5^{cc} de distillat par un volume égal de lait pur, et environ 10^{cc} d'acide chlorhydrique concentré contenant 1^{cc} d'une solution de chlorure ferrique à 10 0/0 pour 500^{cc} d'acide. On chauffe vers 80º ; une coloration violette indique la formaldéhyde.

La substance est liquide : On la soumet à la distillation mais très lentement, et dans un ballon de grandes dimensions, on recueille 20^{cc} de distillat que l'on soumet aux réactions précédentes.

Pour la recherche dans le lait, le *Journal Officiel* indique les réactions suivantes :

1º *Par la Phloroglucine :* Verser dans un tube à essai 5^{cc} de lait et 2^{cc} d'une solution complètement incolore de 1 gramme de phloroglucine dans 1000^{cc} d'eau. On agite puis on ajoute 1 à 2^{cc} d'une solution à 10 0/0 de soude pure.

Quand le lait est pur, le mélange prend une teinte blanc verdâtre et devient semi-transparent ; si le lait est additionné de formol il se développe une coloration rose-saumon fugace, qui disparaît au bout de quelques minutes.

La coloration est très vive avec du lait formolé à la dose de 1/50.000e : elle est encore nette à 1/100.000e, on peut encore l'apercevoir au milionième par comparaison avec un lait pur.

2º *Par le phénol.* — On distille environ 100^{cc} de lait et on recueille 20 à 25^{cc} de liquide. Au distillat, on ajoute quelques gouttes d'une solution aqueuse très diluée de phénol et on verse l'acide sulfurique concentré de telle façon que les deux liquides se mélangent aussi peu que possible. En présence de la formaldéhyde il se produit un anneau rouge carmin au contact des deux liquides.

3º *Par le perchlorure de fer.* — Le lait formolé, traité par son volume d'acide sulfurique et quelques gouttes de perchlorure de fer, développe, surtout à chaud, une magnifique coloration violette.

Cette réaction est très sensible et permet facilement de reconnaître le lait formolé à la dose de 1/100.000e.

Les réactions qui précèdent étant communes à plusieurs aldéhydes, on caractérise l'aldéhyde formique par le procédé suivant :

Procédé Trillat. — « Ce procédé consiste à combiner l'aldéhyde formique avec la diméthylaniline et à oxyder la base ainsi obtenue par le bioxyde de plomb ; on obtient une coloration bleue, stable à l'ébullition et correspondant à une réaction nettement définie. La diméthylaniline doit être rigoureusement rectifiée (point d'ébullition 192). On la conserve dans des flacons bouchés à l'émeri à l'abri de l'air et de la lumière.

On distille 100^{cc} du liquide contenant le formol, de manière à obtenir environ 25^{cc} de liquide distillé. Celui-ci est additionné d'un 1/2^{cc} de diméthylaniline et de 5^{cc} d'acide sulfurique à 1 p. 100, dans un petit flacon que l'on bouche et que l'on place sur un bain-marie à une température d'environ 50º. Après une heure de chauffage la condensation est terminée ; on verse le contenu du flacon dans un ballon d'un demi-litre. On étend à environ 100^{cc} et on alcalinise fortement avec 5^{cc} de lessive de soude. On relie le ballon d'une part avec un récipient contenant de l'eau et d'autre part avec un réfrigérant incliné ; on chauffe le ballon et on fait passer en même temps un violent courant de vapeur d'eau, de manière à chasser complètement la diméthylaniline, ce qu'on reconnaît lorsqu'il ne passe plus de gouttelettes huileuses (durée de passage de la vapeur environ dix minutes).

La base résultant de la combinaison de la diméthylaniline et du formol reste dans le résidu. Il suffit, pour une recherche qualitative, d'aciduler le liquide avec de l'acide acétique, d'en prélever quelques centimètres cubes et d'ajouter une trace de bioxyde de plomb en suspension dans l'eau (2 à 3 grammes en suspension dans 100^{cc} d'eau) pour voir apparaître à l'ébullition la coloration bleue, caractéristique de l'hydrol, qui disparaît à froid et reparaît à chaud.

Pour doser la formaldéhyde, on opère sur la totalité du liquide alcalin, que l'on traite par l'éther. Par évaporation de l'éther, on obtient les cristaux de tétraméthyldiamidodiphénylméthane, du poids desquels on déduit celui de l'aldéhyde formique : $CH^2 (C^6H^4N, 2CH^3)^2$. »

Recherche de la formaldéhyde polymérisée. — « La formaldéhyde peut se rencontrer dans les aliments à l'état polymérisé, soit qu'on l'ait ajoutée à cet état, soit que la polymérisation se soit produite spontanément. Dans ce cas, par suite de son insolubilité complète dans l'eau, les réactions colorées donnent souvent un résultat négatif. On devra, dans ce cas, avoir recours au procédé à la diméthylaniline, qui dépolymérise le trioxyméthylène. »

Dosage dans le lait (Léonard et Smith : *Analyst.*, 1897). — Prendre 100^{cc} de lait, y ajouter 1^{cc} SO^4H^2 dilué à 1/3; distiller et recueillir $20^{cc}2$ $\left(\text{soit } \dfrac{1}{5}\right)$ de liquide ; ce liquide contient les 33,33 0/0 de formol total.

Titrer cette liqueur au moyen du cyanure de potassium.

Pour cela, additionner 10^{cc} $AgAzO^3$ $\dfrac{N}{10}$ de six gouttes AzO^3H étendu à 50 0/0 et de 10^{cc} de solution de cyanure de potassium à $6^{gr}20$ de cyanure du commerce (à 90 0/0) par litre ; compléter à 50^{cc} avec de l'eau distillée ; agiter, prélever 25^{cc} du liquide et titrer l'excès d'argent au moyen du sulfocyanure d'ammonium. (Voir Documents physico-chimiques.)

Faire une deuxième prise de 100^{cc} $AgAzO^3$ $\dfrac{N}{10}$ et la traiter comme ci-dessus, mais en mélangeant préalablement aux 10^{cc} de cyanure de potassium la solution de formol.

La différence entre les deux résultats, multipliée par 2, donne la quantité de cyanure de potassium qui a été absorbée par le formol en fonction du sulfocyanure $\dfrac{N}{10}$.

1^{cc} sulfocyanure $\dfrac{N}{10}$ = $0^{gr}0015$ aldéhyde formique.

Exemple. — Supposons que dans le premier essai il a fallu 12^{cc} de solution $\dfrac{N}{10}$ de sulfocyanure d'ammonium, dans le second 15^{cc}, la quantité d'aldéhyde formique contenue dans 100^{cc} de lait sera :

$$(15 - 12) \times 2 \times 0^{gr}0015 = 0^{gr}009 \times \frac{100}{33,33}$$

SACCHARINE

Méthode officielle. — « La saccharine (sulfimide benzoïque $C^6H^4 — SO^2 — CO — NH$), est couramment utilisée dans les aliments liquides ou solides, non comme édulcorant mais comme antiseptique.

Le produit ou le liquide provenant d'un épuisement par l'eau ou l'alcool est évaporé ou soumis à la distillation, pour en séparer l'alcool ; on ajoute ensuite un excès d'acétate neutre de plomb en milieu acide. (Si le liquide n'est pas suffisamment acide, on ajoute 1 p. 100 d'acide acétique cristallisable.) L'excès de plomb est séparé de la solution par précipitation à l'aide d'un excès d'acide sulfurique ; on filtre ensuite.

La solution acide ainsi obtenue est épuisée à trois reprises par agitation chaque fois avec moitié de son volume d'éther.

On évapore ce dissolvant, puis on reprend le résidu par 10^{cc} d'acide sulfurique à $\dfrac{1}{10}$ et on chauffe au bain-marie en ajoutant peu à peu du permanganate de potasse en solution saturée jusqu'à coloration persistante.

La liqueur ainsi obtenue, quelle qu'ait été sa composition primitive, ne peut contenir ni acide salicylique, ni aucun produit capable de masquer soit le goût, soit les réactions de la saccharine. Elle est alors agitée trois fois, avec moitié de son volume de benzine. La solution benzénique décantée, filtrée, est évaporée à sec. Le résidu est repris par 2^{cc} d'eau chaude. Une goutte de la solution est prélevée pour rechercher la saveur sucrée. Si le résultat est positif, le reste de la liqueur est versé dans un tube à essai et la capsule rincée avec 2^{cc} d'une solution de soude à 3 p. 100 de NaOH. Les liqueurs réunies sont évaporées à sec, en ayant soin d'éviter que l'opération ne soit trop longue par crainte de carbonisation totale de l'alcali. Le tube à essai est alors relié à un thermomètre par deux bagues de caoutchouc, de façon à ce que le bout du thermomètre soit sur un même plan que le fond du tube. Le tout est porté dans un bain de soudure des plombiers, préalablement chauffé, et y est maintenu pendant une minute à 270°. Le résidu est dissous dans l'acide sulfurique à $\dfrac{1}{10}$, la solution est agitée avec de la benzine, celle-ci, décantée et filtrée, est agitée avec 1^{cc} de la solution ferrique employée pour la recherche de l'acide salicylique. On observe la coloration violette, caractéristique de la présence d'acide salicylique, si le produit traité contenait de la saccharine. »

Méthode Wauters. — 250^{cc} de bière, vin ou liqueur, ou plus, suivant les circonstances, fortement acidulés par un acide minéral : phosphorique, sulfurique ou chlorhydrique, sont agités avec un égal volume d'éther sulfurique. Après séparation, l'éther est décanté, filtré et abandonné à l'évaporation spontanée.

L'extrait ainsi obtenu est dissous dans quelques centimètres cubes d'eau, acidifié par un peu d'acide sulfurique, chauffé vers 60° et additionné d'une solution de permanganate de potassium jusqu'à coloration rouge persistante pendant une demi-heure. La solution est ensuite décolorée par une solution très diluée d'acide oxalique ajoutée goutte à goutte, le liquide est agité avec de l'éther ; celui-ci est décanté, filtré et évaporé spontanément. On obtient ainsi un extrait éthéré débarrasssé de toutes les impuretés et sur lequel on peut faire toutes les réactions.

L'extrait éthéré, épuré, dissous dans un peu d'eau, est goûté ; une saveur sucrée indique la présence de la saccharine.

L'extrait épuré, dissous dans un peu d'eau, est additionné de potasse ou de soude caustique ; le tout est évaporé et fondu ensuite à une température de 270° environ pendant trois ou quatre minutes au plus ; le produit de cette opération est dissous dans l'eau, acidifié par l'acide sulfurique, puis agité avec du chloroforme ou de la benzine dans une boule à décanter. Le dissolvant est séparé, filtré et, sans lavage préalable, agité avec de l'eau contenant un peu de persel de fer. Si l'eau se colore en violet, cela indique la présence de saccharine.

Recherche de la saccharine dans la bière (Méthode Jörgensen) (*Annales des Falsifications*, février 1909.) — 500ᶜᶜ de bière sont évaporés au bain-marie, jusqu'à consistance sirupeuse. Le résidu est extrait par l'alcool à 96° en le broyant à l'aide d'une molette. Après avoir versé le liquide dans une fiole, on dissout le résidu dans un peu d'eau chaude, et on traite ce sirop encore une ou deux fois de la même manière, après quoi les solutions alcooliques sont réunies.

Le lendemain le liquide limpide est versé dans un alambic et, après avoir ajouté quelques grains de pierre ponce, on récupère la plus grande partie de l'alcool par distillation. On verse ce nouveau résidu dans une capsule en porcelaine, et, après addition d'eau, on évapore au bain-marie jusqu'à la disparition de l'alcool.

Après refroidissement du liquide aqueux, on y ajoute quelques gouttes d'acide sulfurique dilué, on filtre au besoin et on agite à plusieurs reprises avec de l'éther, dans une boule à décantation.

Les liquides éthérés, qui contiennent presque toute la saccharine, sont distillés ensemble, et lorsque le tout est réduit à un très faible volume, on y ajoute de l'eau, de l'acide sulfurique dilué et par portions une solution saturée de permanganate de potasse, jusqu'à ce que la coloration rouge persiste. Afin de réduire le peroxyde de manganèse précipité, on fait tomber goutte à goutte une solution saturée d'acide oxalique sans en employer un excès, et le liquide incolore et filtré est épuisé à plusieurs reprises par un mélange d'éther ordinaire et d'éther de pétrole dans une boule à décantation.

Bien que ledit mélange ait une moins grande puissance extractive que l'éther, ce mélange est à préférer, parce que la saccharine ainsi obtenue est très pure.

Les liquides éthérés, décantés soigneusement, sont réunis et distillés.

Si la boisson analysée a contenu de la saccharine, il restera un résidu composé de cristaux blancs et d'une saveur extrêmement sucrée.

Comme l'acide salicylique est décomposé par le traitement avec le permanganate de potasse, on peut ultérieurement identifier la saccharine en la transformant en cet acide, quand même la boisson à examiner contiendrait de l'acide salicylique.

SUCRAMINE. — *Méthode de MM. Blarez et Tourrou.* (*Bulletin de la Société de pharmacie de Bordeaux, 1900.*) — La sucramine, qui est très soluble dans l'eau, est un dérivé ammoniacal de la saccharine ; elle possède une saveur plus sucrée que cette dernière, mais elle s'en distingue en ce qu'elle est insoluble dans l'éther ou dans un mélange d'éther et d'essence de pétrole.

Pour la rechercher dans les boissons et dans les substances alimentaires, il est nécessaire de procéder autrement que pour la recherche de la saccharine.

Cette sucramine, lorsqu'on la chauffe avec un alcali caustique (potasse ou soude), perd de l'ammoniaque, et il se forme alors une combinaison qui présente les propriétés de la saccharine. On utilise donc cette réaction pour la rechercher. S'il s'agit d'une boisson additionnée de sucramine, on concentre le liquide, et, lorsque l'alcool est éliminé, on fait bouillir le liquide pendant un quart d'heure environ avec un petit excès de lessive de soude ; on laisse refroidir ; on rend le milieu légèrement acide avec l'acide chlorhydrique et on épuise par l'éther ; l'éther, évaporé, donne alors un résidu très sucré, qui, chauffé avec la potasse en fusion, fournit de l'acide ortho-salicylique, qu'on peut extraire et caractériser au moyen du perchlorure de fer.

Pour la recherche de la sucramine dans les substances solides, on fait macérer celles-ci dans l'eau ; on filtre et on traite le filtratum par la lessive de soude comme il vient d'être dit.

Note officielle. — « La Sucramine est le sel ammoniacal de la Saccharine, elle présente donc tous les caractères de la Saccharine, sauf la solubilité dans le solvant de la Sulfimide. En solution aqueuse, elle ne passe pas dans l'éther ou la benzine lorsqu'on l'agite avec ces dissolvants ; il est donc nécessaire d'acidifier par l'acide sulfurique avant de procéder à l'épuisement. »

DULCINE. — *Méthode officielle.* — La dulcine, ou paraphénétolcarbamide $C^2H^3O, C^6H^4, NH, CO, NH^2$, est jusqu'ici moins répandue que la saccharine.

La matière est directement traitée par le chloroforme, qui extrait la dulcine.

S'il s'agit d'un liquide, comme le vin, on l'additionne de carbonate de plomb et on évapore au bain-marie pour obtenir une pâte épaisse. Le résidu est traité par l'alcool ; l'extrait alcoolique évaporé à sec est épuisé à plusieurs reprises avec de l'éther. L'extrait éthéré filtré laisse déposer la dulcine à l'état pur. On peut la connaître par son goût sucré et son point de fusion (173-174°). On la caractérise en outre par les réactions suivantes :

a) La dulcine est mise en suspension dans un peu d'eau ; on ajoute 5 à 8 gouttes d'une solution de nitrate de mercure, exempte d'acide nitrique, puis on chauffe huit à dix minutes au bain-marie bouillant. Il se forme une faible coloration violette, qui s'accroît par addition d'une petite quantité de peroxyde de plomb.

b) La dulcine est chauffée peu de temps, avec 3 à 4 gouttes de phénol et d'acide sulfurique concentré, puis étendue avec de l'eau et additionnée d'ammoniaque. A la surface de contact des deux liquides, non miscibles immédiatement, il se forme une zone bleue. »

EAU OXYGÉNÉE

Recherche dans le lait : Ajouter à 50cc de lait à examiner 10cc de lait de vache cru et 10cc d'une solution aqueuse saturée de gaïacol. Une coloration rouge grenat est l'indice de la présence de l'eau oxygénée.

Traiter le lait cru ou cuit par quelques gouttes d'une solution à 10 0/0 d'acide vanadique ou d'acide titanique dans l'acide sulfurique. L'eau oxygénée est caractérisée par la coloration rouge du lait si on emploie le réactif vanadique, et jaune avec le réactif titanique.

(Voir Lait : méthode officielle.)

Méthode de M. Adam. — 1° Un lait cru, non traité par l'eau oxygénée, devient en présence d'eau oxygénée rouge grenat par le gaïacol, bleu par la paraphénylènediamine. Il décolore le bleu de méthylène en présence des aldéhydes (réactif de Schardinger) ;

2° Le même lait cru, altéré, ne donne plus les colorations normales, avec les deux premiers réactifs. Il décolore encore le réactif de Schardinger ;

3° Un lait cru, contenant de l'eau oxygénée, donne la réaction colorée avec le gaïacol seul, ou la paraphénylènediamine seule ; il ne change pas la couleur du réactif de Schardinger ;

4° Un lait cru, ayant été traité par l'eau oxygénée, mais n'en contenant plus, donne, si on lui ajoute de l'eau oxygénée, les mêmes réactions que le lait pur par le gaïacol et surtout par la paraphénylènediamine. Mais il ne décolore pas le réactif de Schardinger, à moins qu'il ne soit putréfié.

5° Un lait cuit ne donne aucune des réactions précédentes. Le gaïacol, préconisé par M. Dupouy, s'emploie en solution aqueuse à 1 0/0. Cette solution est ajoutée à volume égal de lait, et le tout maintenu dix minutes à 35-40°.

Quant au réactif de M. Schardinger, il se compose de :

Solution alcoolique concentrée de bleu de méthylène 5cc
Formol du commerce...............................   5cc
Eau distillée.. 190cc

On chauffe 5cc de lait à 40° avec 6 gouttes de réactif.

Le Conseil supérieur d'hygiène publique a adopté (23 novembre 1908) les conclusions suivantes dues à M. Bonjean, concernant l'emploi de l'eau oxygénée dans l'industrie laitière :

1° Il y a le plus grand intérêt pour l'hygiène publique à ce que les récipients dans lesquels on ramasse ou on distribue le lait soient d'une grande propreté, se rapprochant le plus possible de l'asepsie et en tout cas indemnes de germes pathogènes.

2° Il n'y a pas lieu de s'opposer à l'emploi de l'eau oxygénée pour le lavage des récipients dans l'industrie laitière.

3° En aucun cas ces manipulations ne devront avoir pour but d'introduire de l'eau oxygénée dans le lait ; les réactions les plus sensibles de l'eau oxygénée devront donner des résultats négatifs.

MATIÈRES COLORANTES

1º Dans les Matières alimentaires

Documents officiels et d'hygiène alimentaire

Loi du 11 juillet 1891 (voir page 210) interdisant l'emploi d'une matière colorante artificielle quelconque pour colorer les *vins*.

Loi du 16 avril 1897 (voir page 406) interdisant la coloration de la *margarine*.

Circulaire ministérielle du 16 février 1901 (voir page 605) autorisant la coloration des *pâtes alimentaires* par les sulfoconjugués du naphtol.

Décret du 28 juillet 1908 concernant la coloration artificielle de la *bière* (voir page 273), du *cidre* et *poiré* (voir page 262), du *vinaigre* (voir page 251).

Loi du 16 avril 1897 (*article premier*) concernant la coloration du *beurre* (page 405).

La circulaire ministérielle du 31 décembre 1890 (voir page 839) fixe :

Dans l'article premier la nomenclature des matières colorantes *minérales* et *organiques* dont l'emploi est interdit dans toute substance alimentaire ;

Dans l'article 2, la nomenclature des matières colorantes *organiques* dont l'emploi est toléré pour colorer les bonbons, pastillages, sucreries, glaces, pâtes de fruits et certaines liqueurs qui ne sont pas colorées naturellement.

Cet article 2 a été étendu par *arrêté du 4 août 1908* (voir page 840) aux sirops et aux liqueurs.

Cet arrêté admet en outre la coloration au moyen de substances végétales (excepté l'aconit napel et la gomme-gutte.)

Pour compléter ces documents et fixer la nomenclature des matières colorantes minérales et végétales que l'on peut tolérer dans les substances alimentaires, il faut se reporter aux lois des 22 septembre 1841, 26 juin 1856, 15 juin 1862 et aux délibérations du Comité consultatif d'Hygiène publique de France (5 avril et 25 octobre 1880) qui les résument toutes.

Ordonnance de police du 15 juin 1862

TITRE PREMIER.— I.— Il est expressément défendu de se servir d'aucune substance minérale, excepté le bleu de Prusse, l'outremer, la craie (carbonate de chaux) et les ocres, pour colorer les bonbons, dragées, pastillages, les liqueurs et toute espèce de sucreries et pâtisseries.

Il est également défendu d'employer, pour colorer les bonbons, liqueurs, etc. des substances nuisibles à la santé, notamment la gomme-gutte et l'aconit.

Les mêmes défenses s'appliquent aux substances employées à la clarification des sirops et des liqueurs.

(Voir la suite de cette ordonnance page 842).

Circulaire ministérielle (et ordonnance de police) du 31 décembre 1890

Article premier. — L'EMPLOI DES COULEURS CI-APRÈS DÉSIGNÉES EST INTERDIT POUR LA COLORATION DE TOUTE SUBSTANCE ENTRANT DANS L'ALIMENTATION A QUELQUE TITRE QUE CE SOIT :

COULEURS MINÉRALES :

Composés de cuivre : cendres bleues, bleu de montagne.

Composés de plomb : massicot, minium, mine orange ; — oxychlorures de plomb : jaune de Cassel, jaune de Turner, jaune de Paris ; — carbonates de plomb : blanc de plomb, céruse, blanc d'argent ; — antimoniates de plomb : jaune de Naples, sulfate de plomb ; — chromates de plomb : jaune de chrome, jaune de Cologne.

Chromate de baryte : outremer jaune.

Composés d'arsenic : arsénite de cuivre, vert de Scheele, vert de Schweinfurt.

Sulfure de mercure : vermillon.

COULEURS ORGANIQUES :

Gomme-gutte : aconit napel.

Matières colorantes dérivées des goudrons de houille telles que fuchsine, bleu de Lyon, flavaniline, bleu de méthylène ; — phtaléines et leurs dérivés substitués ; éosine, érythrosine.

Matières colorantes renfermant au nombre de leurs éléments la vapeur nitreuse ; telles que jaune de naphtol, jaune victoria.

Matières colorantes préparées à l'aide de composés diazoïques : telles que tropéolines, rouges de xylidines :

Art. 2. — *A titre exceptionnel il est permis d'employer pour la coloration des bonbons, pastillages, sucreries, des glaces, pâtes de fruits, de certaines liqueurs qui ne sont pas naturellement colorées, telles que la menthe verte, les couleurs ci-après, dérivées des goudrons de houille, en raison de leur emploi restreint ou de la très minime quantité de substances colorantes que ces produits renferment :*

Couleurs roses :

Eosine (tétrabromo-fluorescéine).

Erythrosine (dérivés méthylés et éthylés de l'éosine).

Rose bengale-phloxine (dérivés iodés et bromés de la fluorescéine chlorée).

Rouges de Bordeaux-ponceau (résultant de l'action des dérivés sulfoconjugués du naphtol sur les diazoxylines).

Fuchsine acide (sans arsenic et préparée par le procédé Coupier).

Couleurs jaunes :

Jaune acide, jaune d'or, etc. (dérivés sulfo-conjugués du naphtol).

Couleurs bleues :

Bleu de Lyon, bleu lumière, bleu Coupier, etc. (dérivés de la rosaniline tryphénylée ou de la dyphénylamine).

Couleurs vertes :

Mélanges de bleu et de jaune ci-dessus.

Vert malachite (éther chlorhydrique du tétraméthyldiamidotriphénylcarbinol).

Couleur violette :

Violet de Paris ou de méthylaniline.

(Voir la suite de cette ordonnance page 842).

Arrêté du 4 août 1908

ARTICLE PREMIER. — Est autorisé dans la fabrication des liqueurs et sirops l'emploi des matières colorantes ci-après énumérées :

1° Matières colorantes végétales à l'exception de la gomme-gutte et de l'aconit napel ;

2° Matières colorantes dérivées de la houille.

Couleurs roses. — Éosine (tétrabromo-fluorescéine).

Erythrosine (dérivés méthylés et éthylés de l'éosine).

Rose bengale-phloxine (dérivés iodés et bromés de la fluorescéine chlorée).

Rouge de Bordeaux-ponceau (résultant de l'action des dérivés sulfo-conjugués du naphtol sur les diazoxylines).

Fuchsine acide (sans arsenic et préparée par le procédé Coupier).

Couleurs jaunes. — Jaune acide, jaune d'or, etc. (dérivés sulfo-conjugués du naphtol.

Couleurs bleues. — Bleu de Lyon, bleu lumière, bleu Coupier, etc. (dérivés de la rosaniline triphénylée ou de la diphénylamine).

Couleurs vertes. — Mélanges de bleu et de jaune ci-dessus.

Vert malachite (éther chlorhydrique du tétraméthyldiamidotriphénylcarbinol).

Couleur violette. — Violet de Paris ou de méthylaniline.

Matières colorantes d'origine minérale ou végétale qui peuvent être employées sans danger pour la coloration des objets de consommation.

Délibérations du Comité consultatif d'hygiène (5 avril et 25 octobre 1880).

Couleurs minérales
{
Bleues : Outremer. Bleu de Prusse ou de Berlin.
Violettes : Outremer violet.
Brunes : Ocres, brun de manganèse.
Vertes : Outremer vert.
Jaunes : Ocres jaunes.
}

Couleurs organiques.

Rouges..
{
Cochenille et carmin de cochenille.
Carmin de carthame.
Bois rouge.
Alizarine et purpurine artificielles.
Sucs de betteraves rouges et de cerises.
Laques préparées avec ces substances.
}

Orangées
{
Rocou.
Mélanges de couleurs rouges et de couleurs jaunes inoffensives.
}

Jaunes...
{
Safran : faux safran. Pastel.
Curcuma, graine de Perse, d'Avignon.
Quercitron. Extrait de bois jaune.
Laques alumineuses préparées avec ces substances.
}

Vertes ...
{
Suc d'épinards ; vert de Chine (Lo Kao).
Mélanges de couleurs jaunes et de couleurs bleues inoffensives.
}

Bleues ...
{
Carmin d'indigo.
Tournesol.
Bleu d'orseille (bleu violet).
}

Violettes .
{
Extrait d'orseille.
Bois d'Inde.
Mélanges de couleurs bleues et de couleurs rouges inoffensives.
}

Brunes ..
{
Caramel.
Suc de réglisse.
Extrait de châtaignier.
Extrait de cachou.
}

Blanches
{
Fleur de farine.
Amidon.
}

2º : **Dans les Papiers d'enveloppage**

Ordonnance de police du 15 juin 1862

TITRE PREMIER : *Art. 2.* — Il est défendu d'envelopper ou de couler des sucreries dans des papiers blancs lissés ou colorés avec des substances minérales, excepté le bleu de Prusse, l'outremer, les ocres et la craie.

Il est défendu de placer des bonbons ou fruits confits dans des boîtes garnies à l'intérieur ou à l'extérieur de papiers colorés avec des substances prohibées par la présente ordonnance et de les recouvrir avec des découpures de ces papiers.

Il en sera de même des fleurs ou autres objets artificiels servant à la décoration des bonbons.

Art. 3. — Il est défendu de faire entrer aucune préparation fulminante dans la composition des enveloppes de bonbons.

Il est également défendu de se servir de fils métalliques comme supports de fleurs, de fruits et autres objets en sucre et en pastillage.

Art. 4. — Les bonbons enveloppés porteront le nom et l'adresse du fabricant ou marchand ; il en sera de même des sacs dans lesquels les bonbons ou sucreries seront livrés au public.

Les flacons contenant des liqueurs colorées devront porter les mêmes indications.

Art. 5. — Il est interdit d'introduire, dans l'intérieur des bonbons et pastillages, des objets de métal ou d'alliage métallique de nature à former des composés nuisibles à la santé.

Les feuilles métalliques appliquées sur les bonbons ne devront également être qu'en or ou en argent fin.

Les feuilles métalliques introduites dans les liqueurs devront également être en or ou en argent fin.

Circulaire Ministérielle (et ordonnance de police) du 31 décembre 1890

Art. 3. — L'emploi des couleurs ci-après désignées *est interdit pour la coloration des papiers et cartons servant à envelopper toute substance entrant dans l'alimentation de quelque nature qu'elle soit.*

Couleurs minérales :

Composés de cuivre : cendres bleues, bleu de montagne.

Composés de plomb : massicot, minium, mine orange ; — oxychlorures de plomb : jaune de Cassel, jaune de Turner, jaune de Paris ; — carbonates de plomb : blanc de plomb, céruse, blanc d'argent ; antimoniate de plomb : jaune de Naples ; — sulfate de plomb ; — chromates de plomb : jaune de chrome, jaune de Cologne.

Chromate de baryte : outremer jaune.

Composés d'arsenic : arsénite de cuivre, vert de Scheele, vert de Schwein-furt.

    Couleurs organiques :

Gomme-gutte : aconit napel.

Délibération du Comité consultatif d'hygiène du 25 mars 1889.

1° Pour la coloration des papiers et cartons destinés à servir d'enveloppes aux substances alimentaires, les couleurs suivantes sont *seules* interdites... (suit la nomenclature des composés ci-dessus.)

A. COULEURS D'ORIGINE MINÉRALE

NOMS COMMERCIAUX DE COULEURS MINÉRALES INTERDITES (d'après Girard)

COULEURS	COMPOSITION	NOMS COMMERCIAUX LES PLUS USITÉS
Vert.........	Arsénite de cuivre	Vert de Scheele. — minéral. — suédois. — anglais. — de Schweinfürth. — original. — patenté. — impérial. — de Cassel. — de Vienne. — de Paris. — de Leipzig. — de Suisse.
	Arsénite et acétate de cuivre	— de Wurtzbourg. — perroquet. — mitis ou métis. — nouveau. — montagne. — de mai. — mousse. — de Neuwied. — de Pickel. — Kirchbenger.
	Arsénite de cuivre et sulfate de chaux . Le phosphate de cuivre .... Le chromate de cuivre.............. Le stannate de cuivre, etc., etc.	Cendre verte.
	Hydrates de cuivre	Vert de Brünswich. — montagne. — de Brême.
	Sulfate de cuivre basique	Vert d'Erlaa. — Casselmann.
	L'acétate basique de cuivre	Vert-de-gris. Verdet.

COULEURS	COMPOSITION	NOMS COMMERCIAUX LES PLUS USITÉS
Vert.........	Les mélanges de chromate de plomb avec différents bleus	Vert d'huile. — Milory. — de chrome. — de Naples. — feuilles.
	Carbonate de cuivre	Vert malachite.
	Carbonate de cuivre et de zinc	Laque minérale verte.
	Les matières colorantes organiques précipitées par le sulfate de cuivre et la soude, telles que les	Vert de Quercitron. — de Fustet — d'Elsner.
Rouge	Sulfure de mercure	Cinabre. Vermillon. Rouge de Chine. Rouge patenté.
	Protoxyde et peroxyde de plomb......	Minium Rouge de plomb. Mine orange. Brun doré. Rouge de chrome.
Jaune	Chromate de plomb	Jaune de chrome. — de Leipzig. — de Zwickau. — de Gotha. — de Hambourg. — de Cologne. — impérial. — citron. — nouveau. — d'or. — de Cassel. — minéral. — pâte orange. — orangé de chrome
	Oxychlorure de plomb	Jaune paille minéral. — chimique. — de Montpellier. — de Paris. — de Vérone. — Turner.
	Antimoniate de plomb	Jaune de Naples. Terre de Naples.
	Trisulfure d'arsenic	Orpiment. Réalgar. Jaune royal. — de Perse. — de Chine. — d'Espagne.
	Oxyde de plomb....................	Massicot. Litharge.
	Sous-sulfate de mercure	Turbith minéral.
Bleu.........	Hydrocarbure de cuivre............	Bleu de montagne. — minéral. — anglais.

COULEURS	COMPOSITION	NOMS COMMERCIAUX LES PLUS USITÉS
Bleu..........	Hydrocarbonate de cuivre............	Bleu de Hambourg. — de cuivre. — de chaux. — de Cassel. — Neuwied.
Blanc	Hydrocarbonate de plomb	Blanc de céruse. — d'argent. — de plomb. — de peintre. — de perle.
Or	Mélange de cuivre et de zinc	Or faux.
Bronze	Mélange de cuivre, zinc, étain........	Bronze faux.

Recherche des métaux toxiques dans les matières colorantes d'origine minérale employées pour colorer les bonbons, papiers, cartons.

Pour les bonbons, il suffit de les dissoudre dans l'eau, la matière colorante minérale insoluble pourra être ainsi facilement séparée.

Pour les papiers, cartons, bristols, on incinèrera ces substances et on traitera les cendres par l'acide nitrique ; on pourra encore frotter la couche colorée avec un pinceau dur imbibé d'eau chaude qui enlèvera la couleur ; on la séparera par filtration.

On traite la portion de couleur qu'on a pu séparer par l'acide nitrique concentré. S'il y a de l'étain ou de l'antimoine, ils restent tous deux à l'état d'acide stannique ou antimonique insolubles, avec le sulfure de mercure qui n'est pas attaqué.

Ce résidu est séparé de la liqueur (sol. A) par filtration et traité par l'acide chlorhydrique concentré qui dissout l'étain et l'antimoine (sol. B.), et laisse le sulfure de mercure. La partie restant insoluble ne peut être que rouge si on a affaire au vermillon. On la dissout dans l'eau régale et on la caractérise par l'hydrogène sulfuré. Si au contraire le résidu est blanc, il n'y a pas lieu de s'en préoccuper, il peut être constitué par du sulfate de baryte, du kaolin, etc. matières permises par l'ordonnance.

La liqueur chlorhydrique (sol. B) est évaporée presque à sec pour chasser l'excès d'acide chlorhydrique, reprise par l'eau, portée à l'ébullition avec une petite quantité d'hydrate de chloral pour réduire les sels au maximum, enfin additionnée d'hyposulfite de soude et reportée à l'ébullition. La présence de l'antimoine est décelée par la précipitation de l'oxysulfure d'antimoine ou vermillon d'antimoine, qui est rouge. L'étain restant en solution peut être ensuite caractérisé par l'hydrogène sulfuré qui donne un précipité brun.

La liqueur nitrique (solution A) peut contenir du plomb, du mercure, du cuivre, de l'arsenic à l'état d'acide arsénique, du chrome et de la baryte.

On évapore la liqueur presque à siccité en présence de quelques gouttes d'acide sulfurique pour chasser l'acide nitrique. On reprend par l'eau (solution C) : le sulfate de plomb et le sulfate de baryte restent insolubles.

On caractérise le plomb en traitant ce précipité par une solution de potasse. qui dissout le plomb qui peut être précipité de cette solution par l'hydrogène sulfuré. Le sulfate de baryte qui reste comme résidu est insoluble dans tous les réactifs.

La liqueur sulfurique (solution C) est traitée par un courant lent d'hydrogène sulfuré pour séparer l'arsenic, le cuivre et le mercure.

Les sulfures, recueillis sur un filtre, sont lavés à l'eau chargée d'hydrogène sulfuré et mis à digérer avec de l'ammoniaque qui dissout le sulfure d'arsenic. Ce sulfure d'arsenic est précipité par l'acide chlorhydrique, recueilli sur un filtre et transformé en acide arsénique par l'acide nitrique. On le caractérise par le nitrate d'argent qui donne, avec les arséniates, un précipité rouge brique soluble dans l'acide nitrique et l'ammoniaque.

Les sulfures précipités de la solution C, insolubles dans l'ammoniaque, sont traités par l'acide nitrique, qui dissout le sulfure de cuivre ; la coloration de la liqueur et la couleur bleue céleste qu'elle prend par addition d'ammoniaque sont suffisamment caractéristiques pour permettre d'affirmer la présence du cuivre.

S'il reste un résidu insoluble dans l'acide nitrique, il doit être constitué par du sulfure de mercure, que l'on traitera et caractérisera comme le vermillon.

Enfin la liqueur (solution E) précipitée par l'hydrogène sulfuré ne peut contenir que du chrome, surtout si l'on a trouvé du plomb et de la baryte. On le caractérisera par la potasse qui donne un précipité vert, soluble dans un excès de réactif et qui reprécipite à l'ébullition. (P. Girard.)

Examen de l'azurage du papier. — Les papiers *azurés* au moyen du *bleu de cobalt*, de l'*outremer* artificiel, du *bleu de Prusse*, ou de *sels de cuivre*, se reconnaissent de la manière suivante :

Les papiers colorés au bleu de cobalt ont en général une face plus colorée que l'autre, par suite de la grande densité de ce corps : ils ne sont décolorés ni par l'eau ni par les acides, ni par les alcalis. Leur cendre donne au chalumeau, quand elle a été mêlée de borax calciné, un verre bleu.

La présence de l'outremer se reconnaît à la décoloration et au dégagement d'acide sulfhydrique, quand on met le papier en contact avec l'acide sulfurique étendu.

Le bleu de Prusse donne une teinte bleue, que ne modifient pas les acides étendus, mais qui disparaît par l'action des alcalis.

Les papiers azurés par des sels de cuivre prennent une teinte pourprée avec le cyanure jaune, et leur cendre dissoute dans l'acide nitrique donne une coloration bleue par l'ammoniaque.

B. COULEURS D'ORIGINE ORGANIQUE

Nous extrayons d'un travail de M. Muttelet (*Annales des Falsifications,* 1908) les remarques suivantes concernant l'interprétation à donner au texte du décret du 4 août 1908.

COLORANTS ROSES. — L'arrêté est ainsi libellé :
Eosine (tétrabromo-fluorescéine).
Erythrosine (dérivés méthylés et éthylés de l'éosine).
Rose bengale-phloxine (dérivés iodés et bromés de la fluorescéine chlorée).
Rouge de Bordeaux-ponceau (résultant de l'action des dérivés sulfo-conjugués du naphtol sur les diazoxylines).
Fuchsine acide. — (Sans arsenic et préparée par le procédé Coupier).

EOSINE. — Ainsi que l'arrêté l'indique, il s'agit ici de la tétrabromo-fluorescéine obtenue en bromant la fluorescéine en solution alcoolique ou aqueuse.

ERYTHROSINE. — C'est le nom commercial de la tétraïodofluorescéine et non celui des dérivés méthylés et éthylés de l'éosine désignés dans le commerce sous les noms de « Primerose » et d' « Eosine à l'alcool ». Il n'est pas douteux que l'autorisation s'applique bien à la tétraïodofluorescéine.

Quant aux colorants connus sous les noms de Primerose et d'éosine à l'alcool, ils rentrent dans le groupe des « Colorants tolérés ».

ROSE BENGALE. — Sous ce nom on désigne dans le commerce les dérivés tétraïodés des fluorescéine di- ou tétrachlorées.

Au point de vue de la coloration ces deux colorants sont sensiblement identiques.

PHLOXINE. — Nom commercial des Eosines di- et tétrachlorées obtenues en remplaçant dans la préparation de l'Eosine la fluorescéine par ses dérivés di- et tétrachlorés. La présence d'un nombre plus ou moins grand d'atomes de chlore ne modifie pas sensiblement les propriétés des colorants.

ROUGE DE BORDEAUX-PONCEAU. — La parenthèse qui figure dans l'arrêté, semble restreindre l'autorisation à des colorants azoïques contenant le noyau de la xylidine.

Dans ces conditions seraient seuls autorisés :
Le ponceau 2R, ou xylidine azo-B, naphtol disulfo R,
et le Bordeaux BX ou diazo-amidoxylène-azo-B, naphtol-disulfo R.

Il semble cependant assez vraisemblable que l'arrêté n'a pas exclu de l'autorisation les principaux rouges de Bordeaux dont la plupart dérivent non pas de la xylidine mais de la naphtylamine, tels par exemple :
Le Bordeaux B ou *a.* naphtylamine-azo B, naphtol disulfo R,
et le Bordeaux S, ou p.-sulfo-*a.*-naphtylamine-azo-B, naphtoldisulfo R.

Ainsi le Ponceau 2R et le Bordeaux BX feraient partie des « colorants autorisés » et les Bordeaux B et S seraient des « colorants tolérés ».

FUCHSINE ACIDE. — La Fuchsine acide ou Fuchsine S s'obtient en sulfonant la fuchsine.

L'arrêté exige que la fuchsine soumise à la sulfonation soit exempte d'arsenic et préparée par le procédé Coupier.

La liste des colorants roses donnée par l'arrêté se trouve donc interprétée de la façon suivante :

« Colorants autorisés » :

Eosine. — (Tétrabromofluorescéine).
Erythrosine. — (Tétraïodofluorescéine).
Rose Bengale. — (Tétraïodo dichlorofluorescéine).
Phloxine. — Tétra bromo-dichloro-fluorescéine).
Ponceau 2R. — (Xylidine-azo-B, naphtoldisulfo R).
Bordeaux BX. — (Diazo-amidoxylène-azo-B, naphtol-disulfo R).
Fuchsine acide. — Fuchsine trisulfonée (sans arsenic et préparée par le pro-
cédé Coupier).

« Colorants tolérés » :
Primerose. — Ether éthylique de l'Eosine.
Eosine à l'alcool. — Ether méthylique de l'Eosine.
Bordeaux B. — (*a.* naphtylamine-azo-B, naphtoldisulfo R).
Bordeaux S. — (p. sulfo. *a.* naphtylamine-azo-B, naphtoldisulfo R).

Colorants bleus. — L'arrêté est ainsi libellé :

Bleu de Lyon, bleu Lumière, bleu Coupier, etc. (dérivés de la rosaniline triphénylée ou de la diphénylamine).

Bleu Lumière. — C'est le nom commercial du produit préparé en chauffant
à 180° la fuchsine (à l'état de base) en solution dans l'aniline et en présence
d'acide benzoïque :

Le produit ainsi obtenu est un mélange de rosaniline et de pararosaniline, triphénylées, employé comme matière colorante à l'état de chlorhydrate, sulfate
ou acétate.

Bleu de Lyon. — Au début, quand les rosanilines et pararosanilines
phénylées étaient préparées sans acide benzoïque, les produits obtenus, plus
ou moins phénylés de nuances rougeâtres, furent lancés dans le commerce sous les
noms de Bleu de Paris, Bleu de Lyon. Ces marques sont plus ou moins abandon-
nées.

Actuellement « Bleu de Lyon » est l'un des noms commerciaux du Bleu Lumière
trisulfoné à l'état de sel de soude.

Il semble rationnel d'admettre ce Bleu Lumière trisulfoné parmi les « Colorants
tolérés ».

Bleu de diphénylamine. — Ce colorant correspond au dérivé de la diphénylamine dont parle l'arrêté. Il est constitué par le chlorhydrate de triphényl-
pararosaniline.

Il se trouvé mélangé à la triphénylrosaniline dans le Bleu Lumière. Ce sera donc
un membre du groupe des « Colorants tolérés. »

Bleu Coupier. — C'est le nom commercial de l'Induline obtenue par le procédé
Coupier, c'est-à-dire en chauffant à 180° un mélange de nitrobenzène, d'aniline et
de chlorhydrate d'aniline avec du fer.

La matière colorante ainsi obtenue ne constitue pas une unité chimique. C'est
un mélange dont la nuance est d'un bleu d'autant plus intense que le poids moléculaire des composants est plus élevé. Ce mélange est soluble dans l'alcool et insoluble dans l'eau. C'est le « Bleu Coupier à l'alcool ». Traité par l'acide sulfurique
dans des conditions appropriées, il se transforme en dérivés sulfonés dont les sels
de soude solubles dans l'eau constituent quelques-unes des indulines commerciales.

Le procédé Coupier n'est pas le seul utilisé pour la préparation des indulines ;
les produits obtenus par d'autres méthodes ne diffèrent pas sensiblement des
« Bleus Coupier » ; ils peuvent donc être groupés parmi les « Colorants tolérés ».

Le texte de l'arrêté du 4 août 1908 en ce qui concerne les Colorants bleus peut donc être interprété de la façon suivante :

« Colorants autorisés » :

Bleu Lumière. — (Chlorhydrates de rosaniline et de p. rosaniline triphénylées.)
Bleu Coupier. — (Indulines sulfonées ou non préparées par le procédé Coupier.)

« Colorants tolérés » :

Bleu de Diphénylamine. — (Chlorhydrate de p. rosaniline triphénylée.)
Bleu de Lyon. — (Bleu Lumière trisulfoné.)
Indulines sulfonées ou non, préparées par des procédés autres que le procédé Coupier.

Violet de Paris. — Ce colorant s'obtient par oxydation à l'air de la diméthylaniline au moyen des sels de cuivre, en présence de sel marin et de petites quantités de phénol. Le produit est un mélange formé principalement de penta- et d'hexaméthyl-p. rosaniline.

Violet cristallisé. — C'est le dérivé hexaméthylé pur. On le prépare par différents procédés synthétiques, entre autres par condensation du tétraméthyl-diamidobenzhydrol et de la diméthylaniline et oxydation de la leucobase obtenue. Le violet cristallisé peut prendre rang parmi les « Colorants tolérés ».

L'arrêté, en ce qui concerne les colorants violets, se trouve interprété comme suit :

« Colorant autorisé » :

Violet de Paris. — (Chlorhydrates de penta et d'hexaméthyl-p. rosaniline.)

« Colorant toléré » :

Violet cristallisé. — (Chlorhydrate d'hexaméthyl-p. rosaniline.

Colorants jaunes. — Différents colorants se trouvent dans le commerce sous le nom de Jaune acide. La parenthèse de l'arrêté semble restreindre l'autorisation à des dérivés jaunes sulfoconjugués du naphtol.

Cette interprétation se trouve, en quelque sorte, confirmée par une circulaire du ministre de l'Intérieur en date du 16 février 1901, invitant, sur l'avis du Comité consultatif d'hygiène publique, les Préfets à prendre des arrêtés autorisant l'emploi des dérivés jaunes sulfoconjugués du naphtol dans la coloration des pâtes alimentaires.

Il y a donc lieu de considérer comme Jaune acide réellement autorisé, les jaunes de naphtol S et R S ou dinitro *a*, naphtol *a* ou *b* monosulfoné.

L'autre jaune acide du commerce est un colorant azoïque, l'amido-azobenzène sulfoné, connu également sous le nom de « Jaune solide ». Ce sera un « colorant toléré. »

Jaune d'or. — Sous le nom de Jaune d'or, le commerce fournit également deux colorants :

L'un, plus connu sous le nom de Jaune de Martius, est constitué par le dinitro-*a.* naphtol.

C'est un composé exclusivement nitré. Il fait partie des « colorants prohibés ».

L'autre jaune d'or est un colorant azoïque, c'est le Jaune de Résorcine ou Chrysoïne. Son nom scientifique est sulfanilique-azo-résorcine. Il sera classé parmi les « colorants tolérés ».

Les colorants jaunes se trouvent ainsi répartis :

« Colorants autorisés » :

Jaunes de Naphtol S et R S. — (Dinitro-*a* naphtol *a* ou *b* monosulfoné.)

54

« Colorants tolérés ».

Jaune acide ou *Jaune solide*. — (Amido-azobenzène sulfoné.)
Jaune d'Or ou *Jaune de Résorcine* (sulfanilique-azo-résorcine).

« Colorant prohibé » :

Jaune d'Or ou *Jaune de Martius*. — (Dinitro-α naphtol.)

COLORANTS VERTS.— *Vert malachite* (éther chlorhydrique du tétraméthyldiami-dotriphényl-carbinol.)

Ce colorant se trouve dans le commerce sous la forme de sels ou d'éthers du tétraméthyldiamidotriphényl-carbinol.

Et plus spécialement à l'état de picrate, d'oxalate et de chlorhydrate ou plutôt de sel double avec le chlorure de zinc.

D'après l'arrêté le seul composé autorisé c'est l'éther chlorhydrique, c'est-à-dire le chlorhydrate exempt de chlorure de zinc. Cette forme est assez rare dans le commerce.

Le vert malachite commercial est le plus souvent constitué par l'oxalate ou le chlorure double. Ces deux sels peuvent être considérés comme faisant partie des « colorants tolérés ». Quant au picrate, il trouve sa place parmi les « colorants prohibés ».

L'arrêté, en ce qui concerne les colorants verts, est donc interprété de la façon suivante :

« Colorant autorisé ».

Vert malachite. — Ether chlorhydrique du tétraméthyldiamidotriphényl-carbinol.)

« Colorants tolérés » :

Vert malachite. — (Oxalate ou chlorure double de zinc et de tétraméthyldia-midotriphénylcarbinol.)

« Colorant prohibé. »

Vert malachite. — (Picrate de tétraméthyldiamidotriphényl-carbinol.)

Recherche des Matières colorantes d'origine organique

MÉTHODES SPÉCIALES

Dans les Vins (voir page 223).
Dans les Vinaigres (voir page 261).
Dans les Alcools, Spiritueux et Liqueurs (voir pages 84, 101, 117, 128).
Dans les Cidres et Poirés (voir page 268).
Dans les Bières (voir page 285).
Dans les Beurres (voir page 440).
Dans le Lait (voir page 528).
Dans les produits de la Charcuterie (voir page 729).
Dans les produits de Confiserie (voir page 399).
Dans les pâtes alimentaires (voir page 607).
Dans les conserves (voir page 781).

MÉTHODES GÉNÉRALES

Extraction de la matière colorante.

Si la matière alimentaire est liquide ou pâteuse, ou est à l'état de pulpe

(Sirops, Confitures, Conserves de tomates, etc.), on la mélange avec son volume de sable lavé.

Si elle est solide et soluble (Bonbons), on la dissout dans un peu d'eau et on y ajoute du sable.

Si elle est solide et insoluble on la délaye dans l'eau et on ajoute du sable au mélange.

Si elle est grasse (Beurre) on la dissout dans l'éther de pétrole et on agite la solution éthérée avec de la terre à foulon qui fixe la matière colorante, on filtre et on lave le résidu resté sur le filtre avec de l'éther de pétrole pour enlever la graisse. On mélange la terre à foulon avec un peu de sable.

Méthode d'Halphen. — Le mélange obtenu est desséché au bain-marie puis on pulvérise la masse sèche et on l'introduit dans un petit flacon à col large et on l'humecte avec de l'acide acétique cristallisable dont on ajoute un volume suffisant pour qu'il dépasse un peu la matière solide ; on agite avec un agitateur, on bouche le flacon et on l'abandonne au repos pendant 10 minutes.

On ajoute alors au mélange environ deux fois son volume d'alcool à 90° on agite et on laisse déposer pendant 10 minutes.

On décante le liquide sur un filtre sur lequel on fait tomber ensuite le résidu solide. On laisse égoutter.

A) *Résidu.* — Ce résidu contient la cochenille : on la recherche comme il est dit aux conserves de légumes (page 781).

B) *Filtrat.* — On le divise en deux portions :

On neutralise la première par CO_3Na_2 puis on l'acidifie légèrement et on y plonge une floche de soie, on ajoute environ 2 volumes d'eau, on fait bouillir assez longtemps pour que l'alcool étant évaporé en totalité, le volume du liquide soit réduit à la moitié environ de celui de la portion du liquide filtré prélevée pour cet essai.

On neutralise la seconde par CO_3Na_2 et on fait un essai de teinture comme ci-dessus.

On lave les floches de soie au savon et on les rince à grande eau, on les sèche entre des feuilles de papier.

Si les floches sont colorées c'est l'indice de la présence des dérivés de la houille.

Caractérisation sommaire de la matière colorante. — On refait l'opération d'extraction sur une plus grande quantité de matière et on prend le filtrat A ci-dessus. On le soumet aux essais suivants qui permettent de classer la matière colorante dans un groupe déterminé :

La solution est alcalinisée puis agitée avec de l'éther. *à suivre*

- **L'éther est coloré :** On décante l'éther et on l'agite avec de l'eau acidulée par $C^2H^4O^2$.
  - **L'eau se colore :** *Colorants basiques*
    - Bleus de Méthylène, de Meldola, de Nil.
    - *Induline* (*Bleu Coupier*).
    - Violet de Lauth.
    - Safranines.
    - Fuchsine non sulfonée.
    - Brun Bismarck.
    - Aurantia.
  - **L'eau ne se colore pas :** *Colorants neutres.*
    - Indophénols
      - Bleus de phénol, de naphtol.
      - Vert de phénylène
      - Bleu de toluylène.
    - Indigotine.
    - Jaune de quinoléine, soluble à l'alcool.

L'éther n'est pas coloré : la solution aqueuse primitive est acidulée par $C^2H^4O^2$ et agitée avec de l'éther. *à suivre*

- **L'éther se colore :** *Colorants acides.*
  - Nitrophénols non sulfonés.
    - Jaune de Martius, jaune d'or.
    - Jaune Victoria.
    - — brillant.
    - Acide picrique.
  - Orcéine
    - Phtaléines, fluorescéine.
  - Dérivés de la rosaniline
    - *Éosine, Érythrosine, Phloxine.*
    - *Rose Bengale.*
    - *Verts malachite, lumière, de méthyle.*
    - *Bleus de Lyon, de Paris, Lumière.*
    - Violet de Paris, cristallisé.
  - Dérivés de l'alizarine non sulfonée.
    - Bleu et jaune d'alizarine.
    - Purpurine.
    - Bordeaux d'alizarine.
- **L'éther ne se colore pas.** *Colorants sulfonés.* *à suivre*
  - Nitrophénols sulfonés.
    - Jaunes de naphlol S, RS :
    - *Jaune acide* (amido-azo-benzéne sulfoné).
    - *Jaune d'or* (jaune de résorcine).
  - Vert de naphtol B.

La solution est alcalinisée puis agitée avec de l'éther. *suite*	L'éther n'est pas coloré : la solution aqueuse primitive est acidulée par $C^2H^4O^2$ et agitée avec de l'éther. *suite*	L'éther ne se colore pas. *Colorants sulfonés.* *suite*	*Bordeaux B. S. Bx.* *Ponceaux* Ponceau 2 R (de xylidine). Rouge Congo. Carmin d'indigo. *Fuchsine sulfonée* (Fuchsine acide). Alizarine sulfonée (Rouge d'alizarine.)

CARACTÉRISATION DE LA MATIÈRE COLORANTE *(Méthode Auger)*

I

1° *La substance est en solution aqueuse.* — On en évapore une partie à siccité et, après avoir pulvérisé le résidu sec, on en projette une portion dans de l'acide sulfurique concentré couvrant le fond d'une soucoupe. On en examine avec soin la coloration sulfurique obtenue, ainsi que les changements de coloration et les précipités qui peuvent se produire, en diluant peu à peu l'acide avec de l'eau. On passe ensuite à la partie marquée II.

2° *La substance est en solution alcoolique.* — On évapore l'alcool et on traite la substance suivant 3°.

3° *La substance est solide.* — On projette une petite quantité de matière pulvérisée à la surface de l'eau contenue dans un grand verre à pied. Les stries colorées produites par la dissolution permettront souvent de reconnaître si l'on est en présence d'un mélange de plusieurs colorants.

Si la matière est insoluble, on la traite d'après 4°.

Une substance partiellement soluble dans l'eau, même à l'ébullition, fournira une solution (voir 1°) et un précipité (voir 4°).

On examinera aussi, avec la substance solide, la coloration produite par la dissolution dans l'acide sulfurique concentré. Les chlorhydrates de colorants basiques fournissent un dégagement de gaz chlorhydrique.

Les stries de dissolution sulfurique indiqueront aussi si la substance est un mélange.

4° *La substance est insoluble dans l'eau.* — On est en présence soit d'un colorant naturellement insoluble, soit d'un colorant acide à l'état de laque, soit enfin d'un colorant basique à l'état de stéarate ou de résinate. On fait bouillir la substance avec une solution à 10 0/0 de carbonate de sodium et l'on filtre :

a) *Solution.* — La solution, colorée ou non, est additionnée d'un léger excès d'acide acétique :

a. Le produit reste dissous. — On l'essaie d'après II.

b. Il se forme un précipité. — On délaie une partie du précipité dans de l'eau que l'on porte à l'ébullition et dans laquelle on trempe un morceau de laine. Si la laine se teint, la solution du colorant dans le carbonate de sodium est traitée suivant II. Dans le cas contraire, on procède à un nouvel essai de teinture avec de la laine mordancée au chrome (1) : la nuance que prend l'échantillon contribue à déterminer la nature du colorant à mordant, qui constituait le précipité :

Teinture.		*Solution dans* NaOH.
Rouge violacé	Alizarine.	Violette.
Rouge vif.	Purpurine.	Violette.
Orange rouge.	Nitroalizarine.	Rouge.
Brun.	Brun d'anthracène	Bleue.
Bleu violet.	Alizarine-cyanine.	Bleu vert.
Bordeaux.	Bordeaux d'alizarine.	Violet rouge.
Brun.	Marron d'alizarine.	Bleu vert.

b) Résidu insoluble. — On arrose le résidu insoluble avec de l'acide acétique dilué :

a. Solution colorée. — On opère d'après II.

b. Rien ne se dissout. — On traite le résidu par l'alcool bouillant.

aa) *Solution alcoolique :*

Coloration sulfurique.

Jaune .. { Jaune .... Amidoazobenzène.
{ Rouge fuchsine .. Orange insoluble.

Rouge .. { Violet bleu ...... Ponceau insoluble.
{ Violet rouge...... Soudan.
{ Jaune .... Primerose à l'alcool.

Bleue .. { Jaune brun...... { Bleu à l'alcool.
{ (L'addition de NaOH fait virer au brun rouge.
{ Indophénol.
{ (La soude n'altère pas la solution.)
{ Bleu violet ou bleu franc.......... { *Indulines.*

Noire .... Nigrosines.

bb) *Insoluble dans l'alcool bouillant.* — Il peut rester sur le filtre une substance inorganique insoluble, ou bien :

Indigo............. (Solution sulfurique bleue.)
Bleu d'alizarine ...... (Solution sulfurique rouge cramoisi.)

---

(1) Pour mordancer au chrome on plonge la laine dans un bain porté à 50-60° et composé de 4 grammes de bichromate de potasse, 4 grammes de tartre, 50 grammes d'eau : on fait bouillir pendant 1 heure 1/2 ; on lave ensuite et on laisse sécher.

II

La solution primitive, ou celle qui a été obtenue par les traitements indiqués plus haut, est additionnée de poudre de zinc et soumise à l'ébullition. Puis on filtre :

1° *La solution se décolore.* — On la verse dans une soucoupe pour la soumettre à l'action de l'air.

A. —La couleur réapparaît spontanément, ou mieux après avoir additionné la solution, légèrement acétique, d'une trace de PbO^2 en poudre fine.

La couleur appartient alors aux groupes : triphénylméthane, induline, acide sulfindigotique, thionine, azine, oxazine, bleu de Nil, etc... (Voir plus loin, § 1, *A*.)

B. — La couleur ne réapparaît pas, ou l'action de l'air fait réapparaître une tout autre coloration :

Groupe azoïque, phénols nitrés, etc. (Voir plus loin, § 1, *B*.)

2° *La solution ne se décolore pas complètement.* (Voir plus loin, § 2.)

§ 1, A.

Solution sulfurique.	Solution primitive.		
Rouge Aciduler avec HCl.	Précipité. Phtaléines.	Eosine	Chauffée sur la lame de platine dégage des vapeurs de brome.
		Erythrosine .	Id. d'iode.
		Lutérienne...	Solution sans fluorescence.
		Méthyléosine	Teinture sur soie à nuance rouge bleuâtre.
	Solution. Alcaliniser avec NaOH.	Précipité rose	Fuchsine.
		Solution	Rhodamine. Solution primitive fluorescente. *Fuchsine acide.* La soude en excès à chaud décolore la solution.
Jaune .	Précipité coloré.	Vert ou bleu vert (passant au rougeâtre).	Vert malachite.
		Brun..............	Bleu Victoria.
		Violet	*Violet de Paris.* Violet cristallisé.
Verte, bleue, ou violette. Alcaliniser avec NaOH.	Solution	Vert pâle, décoloré par l'alcali en excès	Verts sulfonés.
		Vert bleu, non décolorée par l'alcali en excès...	Bleu patenté.
		Bleu pâle, décoloré par l'alcali en excès. ...	Bleus solubles.
		Violette. La solution, additionnée d'HCl concentré, précipite :	
		Précipité violet dans une solution verte ..	Violet acide.
		Précipité bleu	Violamine.

Solution　Solution
sulfurique. primitive.

Bleue
ou
bleu
violet ... Bleue ... La solution primitive est additionnée d'acide sulfurique et d'une goutte d'acide azotique........ Se décolore .... Acides sulfindigotiques.

Ne se décolore pas..... *Indulines solubles.* Indulines sulfonées.

Vert pré Bleue .. Thiocarmin .. Teint la laine en bain acide.
Bleu de méthylène.... Teint le coton mordancé au tannin. La solution n'est pas altérée par HCl.

Vert franc ... Rouge. Alcaliniser avec la soude. Précipité rose Safranine............ Solution rose Rosinduline. Se réduit difficilement par la poudre de zinc.

Violet rouge ... Mauvéine

Bleue ... Bleu Capri .. L'acide chlorhydrique fait virer la couleur au rouge.

Vert bleu Bleue.. Bleu de Meldola ...... La solution bleu violet passe au bleu franc par addition d'acide chlorhydrique. La poudre est sternutatoire.

Bleu de Bâle .

Vert noirâtre .. Bleue ... Indazine.
Brunc ... Bleue ... Bleu de Nil.

§ 1, *B.*

La couleur primitive a passé du bleu au rouge pendant la réduction ; elle réapparaît rouge : *Indoïne.*

La couleur a disparu. On alcalinise la solution primitive par la soude.

a) *Précipité.*

Brun.	Brun Bismarck.
Jaune brun.	Chrysoïdine.
Blanc.	Auramine.
Blanc sale cristallin	Orangé IV.
(en solution pas trop diluée.)	

b) *Solution.*

Solution
sulfurique.

Incolore. Aciduler par l'acide chlorhydrique la liqueur primitive. Précipité blanc. Jaune de Martius.

Solution jaune Acide picrique Ses sels alcalins fusent sur une lame de platine chauffée.

*Solution
sulfurique.*

Jaune. Aciduler par l'acide chlorhydrique.

- Précipité — Chrysoïne.
- Solution jaune
  - Jaune SS — Teinture sur laine jaune franc.
  - Jaune OS — Teinture sur laine jaune à reflet vert.
  - Sel de calcium insoluble.
  - Tartrazine — La solution vire au rouge par la soude.

Nuance primitive

Rouge

- Rouge
  - Ponceau de xylidine.
  - Rouge Saint-Denis — Teint le coton bain de soude et sel marin.
- Orangée — Orangé II.
- Jaune
  - Citronine — Ne teint pas le coton.
  - Chrysamine — Teint le coton en bain alcalin, vire au rouge brun avec la soude.
  - Jaune soleil — Teint le coton en bain alcalin, vire au rouge orangé avec la soude.

Violette

- Orangée
  - Orangé I — Solution primitive de nuance rouge.
  - Orangé IV — Solution primitive de nuance orangée.
  - Le sel de sodium est très peu soluble.
- Rouge foncé
  - Roccelline — Acide chlorhydrique, précipité brun jaune.
  - Cérasine — Soluble en acide chlorhydrique. La soude précipite en brun jaune.
  - Azofuchsine — Vire au jaune par l'acide chlorhydrique, au bleu par la soude, teint la laine en rouge bleuâtre.
  - Ponceau naphtionique NRR — Teint la laine en rouge ponceau.
  - Naccarat ou azorubine — Précipite en brun jaune par l'acide chlorhydrique, teint la laine en nuance plusvive que la roccelline.
- Jaune — Jaune métanile.

*Solution
sulfurique.*

Teinture.

Bleue
Teindre un morceau de coton en solution carbonatée sodique.
La substance teint le coton. *Tournez*

- Bleue
  - Bleu diamine.
  - Benzoazurine — La teinture passée au fer chaud vire au rouge et reprend la teinte primitive par refroidissement.

Bleue
Teindre un morceau de coton en solution carbonatée sodique. *suite*

La substance teint le coton *suite*

Rouge. La liqueur primitive précipite par HCl.
— Précipité bleu ... Congo.
— Précipité brun ... Benzo-purpurine. Delta-purpurine. Pourpre de Hesse. Teinture à nuance bleuâtre.)

Violette.
— Congo ..... Vire au rouge cerise par NaOH.
— Corinthe ...
— Violet de Hesse ...... Vire au bleu violet par NaOH.

Noir bleu — Noir diamine.

La substance ne teint pas le coton.

Nuance primitive.
Jaune N.

Rouge ..
— Coccéine ....
— Ecarlate de Biebrich . — Teint le coton sur bain d'alun.

Noir bleu ....
— Noir naphtol — Acide chlorhydrique : rien.
— Noir de naphtylamine ... — La solution précipite par l'acide chlorhydrique.

Brune.... Brun acide.

Noir verdâtre .... Bleu indigo poudre.

§ 2

Solution primitive.

Jaune ....
— Phosphine..............
— Orangé d'acridine .... } Précipitent par la soude.
— Jaune de quinoléine....... Ne précipite pas par la soude.

Rouge ... Safranines.............. La solution sulfurique verte passe au bleu, puis au rose par dilution.

Vert bouteille
— Noir Vidal.............. Teint directement le coton en noir.
— Cachou de Laval .... Teint directement le coton en brun.

Remarque. — Le bleu d'alizarine combiné avec le bisulfite de sodium est soluble dans l'eau froide et précipite à l'ébullition sous forme de poudre métallique. Teint en bleu le coton mordancé au chrome.

C. COULEURS D'ORIGINE VÉGÉTALE

On a donné aux pages 399 et suivantes, 440, 528, les caractères des matières colorantes d'origine végétale.

USTENSILES ET ÉTAMAGES

Il y a lieu d'examiner en vue de leur emploi dans l'alimentation :

Les ustensiles d'étain.
> *Poterie d'étain* : servant à mesurer, à conserver ou à préparer les substances alimentaires ; on peut y comprendre les *têtes de siphons* destinés à l'eau de Seltz et les *tubes pour appareils à bière.*
>
> *Les feuilles d'étain* destinées à envelopper le chocolat, le beurre de cacao et certaines conserves de soupes, de légumes, etc.
>
> *Les soudures extérieures des boîtes de conserves.*

Les étamages intérieurs des boîtes de conserves et des ustensiles culinaires.
Les poteries vernissées.
Les ustensiles en aluminium.
Les ustensiles en émail, les caoutchoucs sertisseurs des boîtes de conserves.

Documents officiels et d'hygiène alimentaire

ORDONNANCE DE POLICE DU 31 DÉCEMBRE 1890. — *Feuilles d'étain.* — ART. 4. — Il est interdit d'employer des *feuilles d'étain plombifère* pour envelopper les fruits, les confiseries, les chocolats, les fromages, les saucissons, la chicorée, et d'une manière générale toutes substances entrant dans l'alimentation.

Les *feuilles d'étain* destinées à cet usage devront être constituées par un alliage contenant au moins 97 0/0 d'étain dosé à l'état d'acide métastannique. Cet alliage ne devra pas renfermer plus de 1/2 0/0 de plomb (0^{gr}50 pour 100 grammes) et 1/10,000 d'arsenic (1 centigramme pour 100 grammes).

Etamages et rétamages des vases et ustensiles. — ART. 5. — Il est interdit d'employer à *l'étamage ou au rétamage des vases et ustensiles* servant aux usages alimentaires des bains qui ne contiendraient pas au moins 97 0/0 d'étain dosé à l'état d'acide métastannique ou qui renfermeraient plus de 1/2 0/0 de plomb (0^{gr}50 pour 100 grammes) ou plus de un dix-millième d'arsenic (0^{gr}01 pour 100 grammes).

Vases et ustensiles en étain. — ART. 6..............................
(Voir ordonnance de Police du 8 mars 1896 (page 860).

ART. 7. — La mise en vente des produits, objets et ustensiles dont la fabrication est défendue par la présente ordonnance, est interdite au même titre que cette fabrication.

Cette ordonnance de police a été promulguée en conformité de la circulaire ministérielle du 29 décembre 1890.

ORDONNANCE DE POLICE DU 8 MARS 1896. — ARTICLE PREMIER. — L'article 6 de l'ordonnance de police du 31 décembre 1890 est modifié ainsi qu'il suit :

Il est interdit de fabriquer ou de mettre en vente des vases et ustensiles de métal *destinés à être en contact avec des substances alimentaires* et dans la composition desquels entrerait une proportion totale soit de plus de 10 0/0 de plomb, soit de plus de un dix millième d'arsenic ($0^{gr}01$ pour 100 grammes).

ART. 2. — Il est également interdit de fabriquer ou de mettre en vente des vases en *tôle plombée*, improprement désignée sous le nom de fer blanc terne.

Ces deux dispositions ont été prises en conformité des circulaires ministérielles des 24 et 28 février 1896.

Circulaire ministérielle du 4 mai 1908. — Par circulaire ministérielle, les Préfets des départements sont invités à prendre un arrêté, conforme au modèle ci-dessous, tendant à réglementer l'étamage, le rétamage et la peinture des boîtes de conserves :

ARTICLE PREMIER. — Il est interdit aux fabricants de boîtes de conserves alimentaires de se servir pour la confection desdites boîtes d'autre fer-blanc que celui étamé à l'étain fin.

Les soudures faites à l'intérieur des boîtes de conserves devront être pratiquées à l'étain fin comme celui qui sert à l'étamage desdites boîtes.

Tout procédé de sertissage des boîtes de conserves qui comporte l'emploi de substances plombifères est interdit.

L'emploi de vernis ou de peinture à base de plomb sur les boîtes de conserves alimentaires est également interdit.

ART. 2. — Il est interdit à tout débitant ou marchand quelconque de vendre et de mettre en vente des boîtes de conserves fabriquées contrairement aux prescriptions de l'article 1er.

Cette circulaire résume les dispositions antérieures des circulaires du 4 mars 1879, 31 mai 1880, 12 août 1889, 15 juin 1895.

Définition de l'étain fin. — Comité consultatif d'hygiène (27 janvier 1890).

1º L'expression « Etain fin » devant s'appliquer logiquement à un étain d'une pureté qu'il peut être difficile d'obtenir dans le commerce, ne doit plus être dorénavant employé dans les ordonnances et arrêtés ;

2º Partout où cette expression est employée dans les ordonnances anciennes, on devra l'interpréter dans les conditions prescrites par la troisième conclusion ;

3° L'étain employé pour les bains d'étamage ou de rétamage doit contenir au moins 97 0/0 d'étain, dosé à l'état d'acide métastannique. Il ne doit pas renfermer plus de 1/2 0/0 de plomb (0^{gr}50 pour 100 grammes) et 1/10,000^e d'arsenic (1 centigramme pour 100 grammes).

Ces vœux n'ont pas été sanctionnés par un arrêté ministériel, mais par l'ordonnance de police du 31 décembre 1890. (Voir page 859).

L'ordonnance de police du 28 février 1853 caractérise ainsi l'étain fin et l'étamage du fer blanc.

« L'étain fin est blanc, brillant lorsqu'il est neuf et rappelle la couleur de l'argent. Lorsqu'on le ploie, il fait entendre un cri particulier qu'on appelle cri de l'étain ; l'étain, allié avec du plomb, est gris bleuâtre et cesse de faire entendre le cri que nous venons d'indiquer lorsqu'il y a plus de 20 0/0 de plomb.

L'étamage à l'étain fin est blanc, brillant et à un aspect gras ; l'étamage à 75 0/0 d'étain et 25 0/0 de plomb est moins blanc, celui à 50 0/0 est bleuâtre.

Pour que l'étamage soit bien fait, il faut que le métal soit répandu sur la pièce à étamer, d'une manière égale et sans une trop grande épaisseur ; le poids de l'étain à employer est *d'environ 0^{gr}50 par décimètre carré*.........

On peut se reporter aux circulaires ministérielles relatives à ce sujet, des 25 octobre 1851, 28 septembre 1853, 14 juin 1859, 20 avril 1861, 5 novembre 1888, 16 janvier 1889, 15 avril 1891, 24 et 28 février 1896.

Tuyaux de plomb : La circulaire ministérielle du 28 septembre 1853 interdit pour transvaser la bière des tuyaux en étain contenant plus de 16 0/0 de plomb.

Service de santé militaire. — Le règlement sur le service de santé de l'armée à l'intérieur dispose dans son article 237 que les marmites, casseroles et autres ustensiles de cuisine sont étamés avec de l'étain qui ne doit pas renfermer plus de 5 millièmes (0^{gr}50 pour 100) de plomb ou de métaux étrangers.

Conformément à la prescription ministérielle du 1er janvier 1881, les objets en usage dans les pharmacies militaires : couloires, infusoirs et réservoirs à tisanes ne contiendront que 5 0/0 de plomb, avec une tolérance de 0,5 0/0.

Ustensiles des corps de troupe. — La circulaire du 21 août 1890 relative à l'étamage des ustensiles de cuisine dans les corps de troupe prescrit que l'étamage doit être fait avec de l'étain fin qui ne doit pas renfermer plus de 5 millièmes (0,5 0/0) de plomb ou de métaux étrangers.

Matériel de campement. — Le règlement concernant la description du matériel de campement en usage dans l'armée, arrêté à la date du 20 janvier 1905, prescrit que :

Etamage. — La quantité d'étain consommée pour l'étamage des ustensiles de campement varie de 3ᵍʳ05 à 5 grammes par décimètre carré de tôle et pour les deux faces...

L'étamage doit être fait avec de l'étain fin ne contenant pas au-delà de quatre dixièmes (0,4) pour 100 de **plomb**.

Soudure. — *La matière à souder* sera de l'étain provenant des anciens bains d'étamage dont la proportion de plomb ne dépassera pas 0ᵍʳ6 pour 100 de plomb.

Les alliages d'étain et de plomb *pour soudure* titrant plus de 0,6 0/0 de plomb devront être rehaussés en étain par addition d'une quantité égale d'étain fin provenant des bains d'étamage de façon à ne plus contenir que 0,5 pour 100 de plomb.

Les alliages renfermant plus de 0,6 0/0 de plomb seront réformés et remis aux Domaines...

Le cahier des charges qui régit la fourniture des ustensiles de campement fixe le maximum de plomb qui peut être contenu dans *les étamages* à 0ᵍʳ40 0/0 *de plomb* ; et pour les soudures de ces mêmes ustensiles il fixe la composition de l'alliage à :

Etain chimiquement pur 98 0/0 au minimum.

Impuretés (fer, cuivre et plomb), 2 0/0 au maximum, dont 0ᵍʳ4 à 0ᵍʳ5 0/0 de plomb, le reste en cuivre et fer.

Conserves de viande et de potage. — *Le cahier des charges pour la fourniture des conserves de viande et des potages aux haricots* fixe ainsi qu'il suit la composition des étamages intérieurs des boîtes :

Etain 98 0/0 au minimum ;

Impuretés 2 0/0, dont $\begin{cases} 0,4 \text{ à } 0ᵍʳ5 \text{ 0/0 de plomb au maximum.} \\ \text{Le reste : cuivre et fer.} \end{cases}$

Quant à la teneur en plomb des *soudures extérieures* (1), le même cahier des charges admet 66 0/0 de plomb au maximum et 33 0/0 d'étain au minimum.

Il est fait exception pour la soudure de la petite capsule circulaire fermant le fond de la boîte, qui sera faite d'étain fin comme l'étamage de la boîte.

Papier d'étain. — *Le cahier des charges relatif à la fourniture du papier d'étain* destiné à envelopper les tablettes comprimées de café et de potage aux haricots dispose que ce papier ne devra pas renfermer plus de 2 0/0 d'impuretés, dont 0ᵍʳ50 0/0 de plomb.

____

(1) On entend par *soudure extérieure*, celle qui, de quelque façon qu'elle ait été pratiquée, ne met en aucun point cette soudure en contact avec les matières alimentaires contenues dans la boîte.

Soudures extérieures des Boîtes de conserves

On se bornera à doser l'étain et le plomb.

Méthode pondérale. — On pèse 1 gramme de soudure que l'on traite par 5 ou 6^{cc} d'acide nitrique pur d'une densité d'environ 1,30 ; on chauffe doucement au bain-marie en ayant soin d'ajouter de temps en temps un peu d'acide nitrique.

Lorsqu'il ne se dégage plus de vapeurs nitreuses et que le précipité est parfaitement blanc, on ajoute 15 à 20^{cc} d'acide sulfurique concentré et pur, puis on porte le mélange à l'ébullition que l'on maintient jusqu'à disparition de vapeurs nitreuses et apparition de vapeurs lourdes sulfuriques.

On laisse refroidir le mélange et on ajoute avec précaution 40^{cc} d'eau froide et 30^{cc} d'alcool à 95° ; on agite le mélange et on le filtre au creuset de Gooch ou au filtre de Barillot, ou au papier à filtrer durci.

Plomb. — On lave le précipité sur le filtre avec de l'eau aiguisée d'acide sulfurique d'abord, puis avec de l'eau distillée chaude ; on calcine le précipité de sulfate de plomb, on laisse refroidir à l'exsiccateur et on pèse.

Le poids de sulfate de plomb × 0,6829 donne le poids de plomb de 1 gramme de matière.

Etain. — Le liquide filtré réuni aux eaux de lavage est étendu avec de l'eau distillée jusqu'à 100^{cc}.

On prélève 25^{cc} de ce liquide (représentant $0^{gr}25$ de matière), on les alcalinise avec de l'ammoniaque, puis on réacidule très légèrement avec de l'acide sulfurique étendu ; on porte à l'ébullition. L'oxyde stannique formé est reçu sur un filtre, calciné et pesé.

Le poids de SnO^2 × 4 donne le poids de SnO^2 correspondant à 1 gramme d'alliage, soit x.

$$x \times 0,7866 = \text{Etain de 1 gramme de matière.}$$

On aura ainsi :

Etain.
Plomb.
Impuretés diverses (par différence).
Le plomb et le cuivre des soudures pourront aussi être dosés par voie électrolytique (Voir page 873).

Poterie d'Étain

Sous cette dénomination nous comprendrons, outre la poterie proprement dite, divers ustensiles tels que les couverts, la tuyauterie pour bière, les têtes de siphons, etc.

Dans la poterie d'étain on dosera :

Soit le plomb et l'étain (analyse sommaire).

Soit le plomb, l'étain, le cuivre, l'antimoine, l'arsenic (analyse complète).

Analyse sommaire :

Elle se fera comme par la méthode indiquée pour les soudures intérieures.

Analyse complète :

Première méthode. — Sur une première prise d'essai on dosera l'*étain et le plomb* comme précédemment.

Sur une deuxième prise d'essai on dosera le *cuivre* et l'*antimoine.*

Cuivre et antimoine. Méthode Weil-Truchon. — Pour appliquer cette méthode on prépare d'abord les solutions suivantes :

Solution cuivrique .... { Sulfate de cuivre .... $15^{gr}753$
{ Eau distillée .... 1000^{cc}

$1^{cc} = 0,00452$ cuivre : $25^{cc} = 0^{gr}113$ cuivre.

Solution stanneuse .... { Protochlorure d'étain...... 15^{gr}
{ HCl pur .... 400^{gr}

Conserver cette liqueur à l'abri de l'air, sous une couche d'huile de vaseline ; on la titre avant chaque dosage.

En versant le chlorure stanneux dans la liqueur cuivrique, la liqueur se décolore ; quand la décoloration est totale, la réaction est terminée ; on peut donc savoir à quelle quantité de cuivre correspond un certain volume de la solution stanneuse.

Voici comment on opère le titrage : on met dans un ballon de verre 10^{cc} de liqueur de cuivre et 50^{cc} HCl concentré pur, on porte à l'ébullition et avec une burette on verse la solution de $SnCl^2$ jusqu'à décoloration.

Si on a employé 5^{cc} de cette solution pour amener la décoloration, ces 5^{cc} correspondent à $0^{gr}0452$ de cuivre et 1^{cc} correspondra à $\dfrac{0^{gr}0452}{5}$ de cuivre.

Pour doser le *cuivre* et l'*antimoine* dans un alliage, dissoudre à l'ébullition 1 gramme de métal dans environ 70^{cc} d'acide chlorhydrique pur, en ajoutant, par petites portions, 2 grammes de chlorate de potasse ; maintenir environ 15 à 20 minutes à l'ébullition pour chasser le chlore en excès.

On s'assurera qu'il ne reste plus de chlore, soit à l'aide du papier à l'iodure de potassium amidonné, soit par une ou deux touches sur une soucoupe contenant quelques gouttes de sulfate d'indigo très dilué.

Si l'alliage contient du cuivre, la solution sera d'un jaune verdâtre très prononcé ; on pourra opérer immédiatement et doser le cuivre.

Si, au contraire, il n'en contient pas, la solution sera incolore ; dans ce cas, on devra ajouter 25^{cc} de la liqueur cuivrique type.

Puis, toujours à l'ébullition, avec une burette graduée en 1/10e de centimètre cube, on verse la liqueur stanneuse jusqu'à décoloration complète. Le nombre de centimètres cubes employés représentera le cuivre et l'antimoine.

A l'aide d'une trompe, on fait alors passer, pendant deux heures, un courant d'air dans le liquide qui vient d'être décoloré. Le cuivre, ramené à l'état de sel cuivreux incolore par le protochlorure d'étain, absorbe seul l'oxygène de l'air et redevient sel cuivrique ; l'antimoine reste à l'état de sel antimonieux.

On titre alors, comme précédemment ; le nombre de centimètres cubes employé représentera le cuivre ; la différence entre les deux dosages donnera l'antimoine exprimé en cuivre. En multipliant ce résultat par le coefficient 0,96 on aura l'antimoine.

L'*antimoine* pourra encore être dosé directement sur l'alliage par la méthode de Thompson :

1 gramme de l'échantillon d'étain est placé dans une capsule avec 50^{cc} de la solution suivante :

Chlorure de potassium	20	grammes
Eau	500	—
Acide chlorhydrique	400	—
Acide azotique	100	—

Cette solution se conserve très bien.

On évapore à siccité, puis on ajoute 10^{cc} d'une solution de potasse caustique (1 gramme pour 5^{cc}) et, au bout de quelques minutes, 20^{cc} d'eau oxygénée à 12 volumes. On chauffe au bain-marie 15 à 20 minutes ; on verse le contenu de la capsule dans un flacon d'Erlenmeyer, on ajoute 10 grammes d'acide oxalique et 10 grammes d'oxalate d'ammoniaque, puis 200 grammes d'eau. On porte à l'ébullition et on fait passer dans le liquide un courant de H^{2}S *pendant 45 minutes au moins*, en maintenant la liqueur presque bouillante.

On filtre immédiatement et on lave le précipité à l'eau bouillante.

Ce précipité, constitué par les sulfures de plomb, de cuivre (si ces derniers métaux existent dans l'échantillon) et le sulfure d'antimoine, est chassé dans une capsule, à l'aide d'une pissette, avec la plus petite quantité d'eau possible, puis traité par 10cc de KOH caustique (1 gramme pour 5cc). Le liquide est chauffé au bain-marie jusqu'à ce que le résidu insoluble soit complètement noir, ce qui demande quelques minutes. On jette ce résidu sur le même filtre qui le contenait précédemment.

Le liquide filtré, contenant le sulfure d'antimoine dissous à la faveur de la potasse, est reçu dans un flacon d'Erlenmeyer. On ajoute 1 gramme de chlorate de potasse et 50cc d'acide chlorhydrique pur, on fait bouillir jusqu'à ce que la liqueur soit parfaitement limpide et que tout le chlore ait été chassé. On filtre sur du coton de verre le soufre qui a pu se précipiter, on lave avec de l'acide chlorhydrique concentré et après refroidissement on ajoute 1 gramme d'iodure de potassium.

On titre alors l'iode mis en liberté avec une solution décinormale d'hyposulfite de soude (Voir Documents Physico-chimiques), en se servant de l'empois d'amidon comme indicateur.

Le nombre de centimètres cubes d'hyposulfite de soude $\dfrac{N}{10} \times$ 0gr006 = Antimoine.

Deuxième méthode. — On pèse deux grammes de matière et on y ajoute 10-15cc d'acide chlorhydrique et 3cc AzO^3H, on chauffe lentement au bain-marie jusqu'à dissolution de l'alliage ; on porte alors à l'ébullition lente et on ajoute peu à peu, en agitant, quelques centimètres cubes d'acide azotique jusqu'à peroxydation complète (la peroxydation est achevée lorsque l'acide azotique produit une effervescence plus vive que les précédentes) :

On laisse refroidir, on ajoute 50 à 60cc d'eau froide, 3 à 4 grammes d'acide tartrique en solution aqueuse, puis de la soude caustique jusqu'à réaction faiblement alcaline.

Dans le mélange on ajoute un léger excès d'une solution de sulfure de sodium (exempt de soufre et de polysulfure) : on chauffe à l'ébullition.

Le plomb et le cuivre sont précipités seuls ;

La solution contient l'étain et l'antimoine.

Plomb et cuivre. — A : *Plomb :* Le sulfure mixte est lavé avec de l'eau chargée de sulfure de sodium, puis avec de l'eau bouillante, on ajoute les eaux de lavage au liquide contenant l'étain et l'antimoine.

On lave alors le résidu resté sur le filtre avec une solution de cyanure de potassium, puis avec de l'eau distillée et on recueille le filtrat dans un vase séparé, on y dosera le cuivre comme ci-dessous.

Le sulfure de plomb resté sur le filtre est :

Ou bien pesé après dessication à + 100° si on a eu soin de le recevoir sur un filtre taré (le poids de sulfure de plomb × 0,8660 donnera le poids de plomb correspondant),

Ou bien traité comme suit :

On le place avec le filtre dans une capsule de porcelaine contenant 20-25^{cc} d'eau que l'on porte à l'ébullition et que l'on additionne peu à peu d'acide azotique concentré jusqu'à ce que le contenu du filtre soit dissous.

On ajoute à la solution du carbonate de soude tant que le précipité formé se dissout par agitation, puis un excès d'acétate de soude.

Dans le liquide on verse goutte à goutte une solution de bichromate de potasse à 7^{gr}830 par litre (1^{cc} = 0^{gr}01 de plomb) jusqu'à ce que le précipité commence à se déposer rapidement.

On continue les additions de bichromate de potasse, mais par deux ou trois gouttes à la fois en remuant soigneusement après chaque addition.

Quand le liquide est devenu clair, on en prélève une petit goutte que l'on place sur une goutte d'azotate d'argent, et on arrête l'affusion de bichromate dès que la goutte d'azotate d'argent devient *rouge brique*.

Du nombre de centimètres cubes et de dixièmes employés, on retranche 0^{cc}1 et on calcule le poids de plomb.

Remarque. — Si avant la réaction colorée finale la liqueur prenait une teinte jaune on ajouterait un peu d'acétate de soude, puis 1^{cc} d'une solution (à 15^{gr}99 d'azotate de plomb par litre) contenant 0^{gr}01 de plomb, puis on continuerait l'opération comme précédemment, mais on retrancherait 1^{cc} du volume total de bichromate employé pour obtenir la réaction finale.

Le plomb pourrait encore être précipité à l'état de sulfate après évaporation de la solution azotique, reprise du résidu par l'eau aiguisée d'AzO^{3}H. C'est la méthode classique.

B : *Cuivre :* Pour doser le cuivre la méthode Denigès est des plus pratiques.

Préparer une solution de cyanure de potassium équivalente, volume à volume, à une solution AgAzO^3 $\dfrac{N}{10}$; pour cela, dissoudre 16 à 18 grammes de cyanure de potassium dans 800^{cc} d'eau distillée, ajouter 10^{cc} de lessive des savonniers, agiter, filtrer, compléter le volume à un litre avec de l'eau distillée.

Placer dans un vase à précipité 10^{cc} de cette solution, 100^{cc} d'eau, 10^{cc} d'ammoniaque, 10 gouttes KI à 20 0/0 et y verser goutte à goutte la solution titrée d'AgAzO^3 $\dfrac{N}{10}$ jusqu'à opalescence persistante. Soit N^{cc} ;

N sera toujours supérieur à 10 si le cyanure est pur ; (N — 10) = quantité d'eau qu'il faudra ajouter à chaque 10^{cc} de solution cyanurée, pour les rendre équivalents à 10^{cc} d'azotate d'argent.

Pour doser le cuivre avec cette solution prendre 20 à 40^{cc} du liquide filtré contenant le cuivre, le porter à l'ébullition avec quelques gouttes d'acide azotique, y ajouter 10^{cc} ammoniaque ; porter à l'ébullition et y verser, en maintenant l'ébullition, la solution cyanurée titrée contenue dans une burette graduée, jusqu'à décoloration de la liqueur cuivrique : Soit N^{cc}. On a la proportion de cuivre x de la prise d'essai par :

$$x = (N' - 0^{cc}1) \times (0{,}594 \times 0{,}00635).$$

Etain et antimoine. — Le filtrat renfermant l'antimoine et l'étain est chauffé et décoloré au moyen du peroxyde d'hydrogène, et neutralisé approximativement par l'acide chlorhydrique ; on ajoute une solution très chaude de 25 à 30 grammes d'acide oxalique au liquide chaud qu'on fait ensuite bouillir pendant une demi-heure dans un courant d'hydrogène sulfuré en continuant à y envoyer le gaz pendant 5 à 10 minutes après avoir retiré la flamme.

Le sulfure d'antimoine précipité qui retient un peu d'étain est filtré et lavé à l'eau chaude, redissous dans la plus petite quantité possible de sulfure de sodium ou de sulfure d'ammonium ; on reprend ensuite par l'acide chlorhydrique, on ajoute 15 à 20 grammes d'acide oxalique et l'on fait passer l'hydrogène sulfuré pendant 15 minutes.

Il faut débarrasser le précipité de sulfure d'antimoine du soufre en lavant à l'alcool, puis avec un mélange d'alcool et de bisulfite de carbone et finalement à l'alcool pur et à l'éther.

Après avoir séché, on enlève le précipité du filtre ; le résidu est dissous dans un peu de sulfure d'ammonium très chaud, évaporé et calciné dans un creuset en porcelaine pesé.

On ajoute alors la masse du précipité et on oxyde à plusieurs reprises à l'aide d'acide nitrique fumant jusqu'à ce que tout le soufre soit éliminé.

Le creuset s'adapte dans une ouverture pratiquée dans une plaque d'amiante et il est chauffé graduellement au moyen du chalumeau. L'antimoine est pesé à l'état de Sb^{2}O^4.

$$Sb^2O^4 \times 0{,}7895 = Antimoine$$

On ajoute un excès d'ammoniaque, de sulfure d'ammonium et d'acide acétique aux filtrats réunis renfermant l'étain, ou bien à une partie aliquote si l'alliage est riche en étain et on pèse sous forme de SnO^2 (Rossing).

$$SnO^2 \times 0{,}7867 = Etain.$$

Arsenic : On le dose comme il est dit aux Etamages.

Etains, Étamages, Papiers d'Étain

Soudures intérieures des boîtes de conserves

A. Essais qualitatifs

Attaquer à chaud 2 ou 3 grammes de substance finement divisée par l'acide azotique étendu de son volume d'eau (opérer comme il est dit aux soudures extérieures.

Lorsque l'acide stannique est devenu bien blanc (accompagné d'acides arsénique et antimonieux éventuellement), jeter le précipité sur un filtre et le laver avec de l'eau aiguisée d'acide azotique puis avec de l'eau bouillante jusqu'à ce que les eaux de lavage ne soient plus acides ; on a ainsi :

Une solution A (Liqueur filtrée),
Un résidu B sur le filtre.

A) Solution. L'évaporer à siccité. Reprendre le résidu par l'eau distillée. Filtrer.

Résidu. Le dissoudre dans AzO^3H. La solution précipite en blanc par l'eau, en noir par H^2S. En brun par KI : *Bismuth*.

Solution. La traiter par SO^4H^2 + alcool.

Précipité blanc : *Plomb*.

Solution. La traiter par AzH^3 en excès.

Précipité brun : *Fer*.

Solution. La faire bouillir avec KOH jusqu'à disparition d'AzH^3. (Dans le cas du cuivre, la solution est bleue.)

Précipité : *Cuivre*.
Solution. La traiter par H^2S précipité blanc : *Zinc*.

B) Résidu. (Tournez).

B

A. En dissoudre une partie dans l'eau régale, plonger dans la solution une lame de zinc qui précipite *l'antimoine* sous forme de poudre noire.

Reprendre le reste du résidu par une petite quantité SO^4H^2 et chauffer le mélange au bain de sable jusqu'à apparition de vapeurs blanches épaisses ; laisser refroidir. Placer la solution avec les précipités qu'elle contient dans un tube à essais, étendre d'eau, ajouter quelques fragments de zinc distillé et quelques gouttes d'une solution de bichlorure de platine à 1/20e. Boucher le tube avec un bouchon de liège traversé par un tube de verre recourbé à angle droit et terminé à son extrémité extérieure par une pointe effilée. Chauffer légèrement le tube à essais, puis, lorsque le dégagement gazeux qui se produit à l'intérieur de ce tube est devenu bien régulier, présenter une flamme à l'extrémité du tube effilé. Il se produit immédiatement une petite flamme ; écraser cette flamme avec une soucoupe froide en porcelaine. S'il se produit sur la soucoupe des taches métalliques, grisâtres : *présence d'arsenic, d'antimoine, seuls ou mélangés*.

1° Produire plusieurs taches sur la soucoupe en y promenant la flamme de place en place, puis chauffer au moyen d'un bec Bunsen la partie horizontale du tube recourbé à angle droit : on verra se former de chaque côté de la partie chauffée un anneau miroitant grisâtre.

A) Traiter les taches de la soucoupe : *a*) par l'hypochlorite ou l'hypobromite de soude.

Les taches se dissolvent : *arsenic*.
—   ne se dissolvent pas : *antimoine*.

b) par AzO^3H.

Elles se dissolvent : *arsenic*.
Elles ne se dissolvent pas : *antimoine*.

B) Résidu (suite). { B

c) Placer la solution nitrique précédente dans un petit tube à essais, la neutraliser exactement par l'ammoniaque et la traiter par l'azotate d'argent.

Précipité rouge brique : *arsenic*.

B) Faire passer dans le tube recourbé contenant l'anneau métallique, un courant d'hydrogène sulfuré, tout en chauffant légèrement l'anneau, laisser refroidir, faire passer un courant d'HCl et recevoir dans l'eau le gaz qui se dégage.

a) Traiter une partie de la solution aqueuse par H^2S. Précipité rouge orange : *antimoine*.

b) Placer dans une deuxième partie de la solution aqueuse contenue dans une capsule de platine une lame de zinc. Si cette lame se recouvre d'une tache noire, très adhérente, soluble seulement dans AzO^3H : *antimoine*.

Si les courants successifs de H^2S et de HCl ont laissé un résidu d'anneau dans le tube, ce résidu est constitué par de l'arsenic, on le dissoudra dans AzOH et dans la solution obtenue on caractérisera l'*arsenic* par $AgAzO^3$ (A*c*).

2º Recevoir les gaz qui se dégagent de l'appareil dans un tube à boule contenant une solution d'$AgAzO^3$; l'antimoine se précipite avec l'argent réduit, tandis que l'arsenic reste en solution. Séparer le précipité mixte d'antimoine et d'argent par filtration.

Traiter la solution par HCl, pour séparer l'excès d'argent, filtrer, traiter la liqueur filtrée par H^2S, qui donne un précipité de sulfure d'arsenic.

Quant au résidu d'antimoine et d'argent, on le traite par l'eau régale et on caractérise l'antimoine dans la solution ainsi obtenue (A).

B. ANALYSE QUANTITATIVE.

Dans les étamages et soudures extérieures des boîtes de conserves on se bornera à doser le plomb, en raison de la faible quantité de substance dont on dispose généralement.

Dans les papiers d'étain, on dosera : l'étain, le plomb, le cuivre ; si l'analyse qualitative démontre la présence d'antimoine on dosera ce métal par la méthode de Thompson. (Voir page 865).

Dans toutes ces matières on dosera en outre l'arsenic si les essais qualitatifs en ont démontré la présence.

Peser $0^{gr}50$ à 1 gramme de la matière réduite en fines râclures et la traiter comme il a été dit à la Poterie d'étain (deuxième méthode page 866). Il est essentiel que la peroxydation soit complète et pour cela on doit, après addition d'acide azotique, jeter dans le mélange quelques cristaux de chlorate de potasse ; le sulfure de sodium doit être parfaitement blanc.

Plomb-cuivre. — On opèrera exactement comme il a été dit page 866 pour les séparer :

Plomb. — On pourra, dans un essai rapide, peser le sulfure, mais on pourra aussi le doser *colorimétriquement* dans la solution nitrique obtenue comme il est dit page 867.

On amène la solution nitrique à un volume connu, 100^{cc} par exemple, avec de l'eau distillée, on l'agite vivement puis on en prélève un volume tel qu'il contienne environ $0^{mg}5$ de plomb présumé.

On place le liquide ainsi mesuré dans une éprouvette en cristal jaugée à 100^{cc} et on le neutralise exactement avec une solution de soude caustique à 15 0/0 ; *on note exactement le volume de cette solution* employé, on complète le volume de la liqueur à 100^{cc} avec de l'eau distillée et on ajoute 5 gouttes de sulfure d'ammonium ; on agite vivement et on laisse la coloration se former. (Si au bout de quelques minutes il se formait un précipité dans le liquide, il faudrait recommencer l'opération sur un plus petit volume de solution nitrique.)

D'autre part, on prépare une solution plombique :

Azotate de plomb cristallisé........................ $0^{gr}116$
Eau distillée...................................... 1000^{cc}

1^{cc} de cette solution $= 0^{mg}1$ de plomb.

Puis dans 5 éprouvettes jaugées à 100^{cc}, en cristal, aussi semblables que possibles à la première, on place respectivement un *volume égal à celui de la solution de soude à 15 0/0 employée précédemment* d'une liqueur d'azotate de soude à 32 0/0 exactement.

Dans la première on ajoute 10^{cc} de solution plombique (1^{mg} Pb).
— deuxième — 8^{cc} — ($0^{mg}8$ Pb)
— troisième — 6^{cc} — ($0^{mg}6$ Pb).
— quatrième — 4^{cc} — ($0^{mg}4$ Pb).
— cinquième — 2^{cc} — ($0^{mg}2$ Pb).

on complète le volume de chaque éprouvette à 100^{cc} avec de l'eau distillée, puis on verse dans chacune 5 gouttes de sulfure d'ammonium, on laisse les colorations se produire et on a ainsi 5 types auxquels on compare la solution plombique à titrer ; on en déduit la proportion de plomb contenue dans l'étain à analyser.

Étain. — Le filtrat renfermant l'étain sera chauffé après addition d'acide sulfurique étendu et d'eau salée saturée ; le sulfure d'étain précipité sera ensuite lavé à l'eau salée puis à l'eau bouillante, enfin transformé en SnO^2 par calcination dans un creuset de porcelaine.

$$SnO^2 \times 0{,}7867 = \text{Étain.}$$

Il sera bon avant de calciner le sulfure d'étain de l'humecter avec un peu d'acide azotique, puis après calcination d'ajouter dans le creuset un peu de carbonate d'ammoniaque et de calciner de nouveau.

Arsenic. (Méthode Houzeau). — Attaquer 2 grammes d'alliage par l'acide nitrique pur et exempt d'arsenic ; évaporer la solution à sec, reprendre le résidu par une petite quantité SO^{4}H^2 et chauffer le tout au bain de sable jusqu'à l'apparition de vapeurs blanches ; laisser refroidir, filtrer, laver le précipité resté sur le filtre et ajouter les eaux de lavage au liquide filtré.

Monter un appareil de Marsch dont le tube à dégagement, contenant un tampon d'ouate modérément tassé, se rend dans un tube à trois boules, contenant 25^{cc} d'une solution $\frac{N}{10}$ AgAzO^3 additionnée de 5^{cc} d'AzO^{3}H étendu au quart (en volume) et suivi d'un tube témoin contenant 5^{cc} du même réactif acidulé.

L'appareil ayant fonctionné à blanc pendant 20 minutes sans qu'il se soit produit de précipité dans les liqueurs argentiques, y verser d'un seul coup la solution arsenicale préparée précédemment, laisser l'appareil fonctionner pendant une demi-heure.

Transvaser les deux solutions argentiques dans un matras jaugé à 150^{cc}, y joindre les eaux de lavage des boules ; compléter le volume de 15^{cc} avec de l'eau distillée ; filtrer et dans la solution filtrée doser l'argent restant par le procédé suivant :

A 100^{cc} de filtrat ajouter 15^{cc} AzH^3 et 20^{cc} d'une solution de cyanure de potassium, équivalente à la solution d'AgAzO^3 $\frac{N}{10}$ (voir Documents physico-chimiques), puis 10 gouttes d'une solution de KI à 20/100 et enfin verser goutte à goutte la solution d'AgAzO^3 $\frac{N}{10}$ contenue dans une burette jusqu'à trouble persistant.

Si on a employé 0^{cc}5 de solution titrée d'AgAzO^3, la proportion d'arsenic contenue dans 2 grammes d'alliage sera

$$0^{cc}5 \times 0^{gr}001875 = 0^{gr}0009375$$

Détermination de la quantité d'étain répartie sur une surface donnée. — Il peut parfois être utile de déterminer la quantité d'étain répandue sur une surface donnée. Voici comment on peut opérer :

On découpe dans le fer étamé ou dans l'ustensile un carré de 1 centimètre de côté par exemple, puis on le place dans un petit creuset de fer et on le recouvre de bioxyde de sodium. On chauffe lentement jusqu'à fusion du bioxyde, on maintient la fusion jusqu'à ce que l'étain de la surface essayée soit dissous.

On laisse refroidir, on reprend la masse par l'eau, on filtre la solution : au filtrat on ajoute de l'acide sulfurique pour décomposer le stannate alcalin ; on chauffe à l'ébullition ; SnO^2 se dépose, on le traite par la méthode classique.

On rapporte le résultat au mètre carré.

Méthode électrolytique

Dosage du plomb dans l'étain. (Méthode Hollard.) — 1 gramme d'alliage réduit en copeaux très fins, ou laminé en feuille très mince est attaqué en présence de 10 grammes de cuivre par 52^{cc} d'acide nitrique. On ajoute une quantité d'eau d'autant plus faible que l'alliage contient plus d'étain (l'attaque de l'étain pur se fait avec de l'acide nitrique sans eau).

Après l'attaque on étend à 300^{cc}, puis on chauffe quelque temps au bain-marie pour rassembler le précipité d'oxyde d'étain au fond du verre.

On laisse refroidir et on place au sein du liquide l'appareil à électrolyser (voir Documents Physico-chimiques) de manière que la spirale plonge jusqu'au fond du verre.

La spirale est reliée au pôle (—), le cylindre au pôle (+), c'est sur ce cylindre que se déposera PbO^2. Il doit être taré avant l'opération.

On lance le courant qui doit être de 0,3 ampères. Lorsque l'électrolyse est terminée, on lave — sans supprimer le courant — l'anode recouverte de PbO^2 dans de l'eau aiguisée d'acide nitrique, puis dans l'eau distillée pure. (Ne pas laver à l'alcool), chauffer l'anode à l'étuve à + 200° ; on pèse.

$$PbO^2 \times 0{,}853 = Pb.$$

Dosage du plomb et du cuivre. — Dans un vase en verre de 350 à 400^{cc}, on introduit 4 grammes d'étain puis peu à peu 60^{cc} d'un mélange à parties égales d'eau et d'acide nitrique pur à 36°B. On chauffe légèrement jusqu'à attaque complète. On étend à 250^{cc} avec de l'eau distillée, puis on porte pendant une heure au bain-marie bouillant.

On retire le verre du bain-marie et on électrolyse pour doser le plomb (en maintenant la température à + 70°) avec une intensité de 0,5 ampère.

Il faut environ 4 heures.

Lorsqu'on a pesé PbO^2 formé, on lave l'électrode qui le supporte avec de l'acide azotique étendu d'eau et chaud.

Dans le vase électrolytique contenant l'électrode négative sur laquelle s'est déposé un peu de cuivre, on ajoute 7 à 8^{cc} d'acide sulfurique pur ainsi que les eaux de lavage provenant du dosage du plomb et préalablement évaporées, puis on complète le volume à 250^{cc}.

On laisse SnO^2 se déposer, on réunit l'électrode cylindrique au pôle (—) et on électrolyse sous 0,4 à 0,5 ampère pendant 36 à 40 heures.

Le cuivre se dépose sur l'électrode de platine, on lave cette électrode — sans interrompre le courant — à l'eau, puis à l'alcool, — on sèche à l'étuve et pèse. On a ainsi le poids de cuivre.

Alliages destinés à la fabrication des plats, cuillers, etc. :

Titre : alliage d'étain à 16 0/0 de plomb.

Gris	—	20 0/0	—
Clair	—	40 0/0	—
Mat	—	60 0/0	—

Composition des Etains du Commerce.

	Etain	Fer	Plomb	Cuivre	Bismuth	Anti-moine	Arsenic	Nickel et Cobalt	
Etain Banca	98 7	0 019	0 014	0 006					
— de Piriac	99 5	traces	0 20						
	95 0	1 2	3 0						
— de Saxe	98 11	0 71							
— de Bohême	99 9				0 1				
— du Pérou	95 65	0 07	1 93	traces		2 34			
— d'Angleterre	97 5	traces		0 24					
	98 64	traces	0 20	1 16					
— allemand			0	0 480	0 060	0 545	0 079		D'après Hollard et Bertiaux.
— suisse			0 498		0.580	0 174	0 022		
— Cao-Bang		0 040	0 076	0		0 110	0 034	0 028	
— chinois		0 037	0 833	0.040		0 044	0 118		
— Détroit (Malacca)	98	0 008	0.081	0.030	•	0	0 033	0 014	Traces de zinc.
		0.020	0	0 072		0.060	0 043		

Caractères : alliage d'étain, de plomb et d'antimoine ; cet alliage est employé pour la fabrication de la poterie dite d'étain.

Le Titre est utilisé pour fabriquer la poterie d'étain destinées aux mesures dites d'étain.

Composition des alliages destinés à la fabrication des ustensiles.

	ÉTAIN	ANTIM.	CUIVRE	PLOMB	ZINC
Poterie d'étain des ouvriers de Paris.	90 00	9 00	1 00	»	
Métal argentin	85 44	14 50	»	0 06	
Métal prince Robert pour couverts .	84 75	15 25	»	»	
Métal d'Alger	60 00	5 40	»	34 60	
Minofor	68 63	17 00	4 37	»	10 00

Poteries vernissées

La circulaire ministérielle du 19 juin 1878 (ordonnance de police du 2 juillet 1878) interdit la fabrication, la mise en vente des poteries, tant françaises qu'étrangères, vernies à l'aide d'enduits d'oxyde de plomb fondu ou incomplètement vitrifié et cédant par conséquent de l'oxyde de plomb aux acides faibles.

Le mode d'essai des poteries a été déterminé par un rapport au Comité consultatif d'hygiène publique de France (20 janvier 1879). Ce mode d'essai est le suivant :

Faire bouillir doucement pendant une demi-heure, dans les vases suspects, du vinaigre étendu de son volume d'eau, en remplaçant le liquide à mesure qu'il s'évapore (50 grammes de vinaigre suffisent pour un vase d'un demi-litre) ; laisser refroidir, filtrer et ajouter à une partie de la solution incolore de l'hydrogène sulfuré dissous dans l'eau, ou y faire passer un courant de ce gaz. La présence du plomb sera décelée par un précipité noir, ou, au moins, par une coloration brune. Dans une autre partie de la solution, l'iodure de potassium produira un précipité jaune d'iodure de plomb.

Les vases contenant du plomb doivent être rejetés des usages pharmaceutiques et culinaires.

Ustensiles divers

Recherche du plomb dans les caoutchoucs sertisseurs. — Le caoutchouc employé à cet usage est à base d'oxyde de fer ; pour y rechercher le plomb, on l'incinère, on reprend les cendres par l'eau bouillante aiguisée d'AzO^3H, on filtre la solution et on y recherche et dose le plomb par les procédés précédemment décrits (page 868 et suivantes).

Email des ustensiles en fonte et en tôle. — M. le professeur Barthe détache l'émail intérieur au moyen de violents coups de marteaux donnés sur la paroi externe du récipient.

Il pulvérise au mortier d'agate les fragments d'émail obtenus, il mélange la poudre avec des carbonates de potasse, de soude, de l'azotate de potasse et du cyanure de potassium, puis fait subir à la masse trois fusions successives.

(On peut remplacer le mélange précédent par le bisulfate de potasse ou l'hydrate de baryte, deux fusions sont alors nécessaires.)

Il traite la masse fondue par l'eau bouillante, puis par AzO^3H chaud ; il examine ensuite les deux solutions suivant les méthodes ordinaires.

M. Barthe a ainsi reconnu dans l'émail les métaux suivants :

En forte proportion : silice, étain, alumine ;

En petite quantité : zinc, chaux, potasse.

A l'état de traces : fer, cobalt, magnésie (rarement).

Il n'a trouvé ni arsenic, anhydride borique ou plomb.

Essai complet d'un émail (Barillé).

A) *Essai sommaire.* — S'assurer de la complète silicatisation de l'émail, qui ne doit renfermer *aucun sel de plomb soluble.* En conséquence, les ustensiles émaillés doivent satisfaire aux conditions suivantes :

1º Ne pas être attaqués, à une ébullition prolongée, par les acides forts, ni par les acides faibles employés dans l'économie domestique. En y laissant séjourner du vinaigre, du lait aigri, de l'oseille, etc..., ces substances doivent n'y contracter aucune odeur sulfhydrique et ne donner, après ébullition, aucune coloration brune par le sulfure ammonique.

2º Ne pas se colorer au contact de certaines matières alimentaires, les choux, la choucroute, etc... ;

3º Un fragment d'émail, détaché du récipient et broyé en poudre fine, doit pouvoir être chauffé plusieurs heures avec l'eau distillée, sans y perdre, par dissolution, aucune trace sensible de ses éléments constituants. Avec les émaux à verre plombeux et renfermant de la chaux, le liquide aurait alors une réaction alcaline et se colorerait par l'hydrogène sulfuré, l'oxyde de plomb, fondu avec la chaux, donnant, en effet, un composé soluble dans l'eau.

Les vases émaillés sont attaqués à la longue par les aliments alcalins, les aliments salés et surtout par le sel marin. Si l'émail est plombifère, ces vases peuvent se recouvrir d'une légère couche de *chlorure de plomb soluble*, susceptible d'être entraînée par les matières alimentaires. Le sel, qui est un corps très hygrométrique, ne doit pas être conservé dans des récipients émaillés, car l'émaillage ne tarde pas à s'exfolier.

Suivant les résultats chimiques obtenus, les émaillages peuvent donc se classer en deux catégories :

a : *Emaux bien silicatés*, où le plomb n'est pas décelable directement. Ils n'offrent aucun danger.

b : *Emaux mal silicatés*, où le plomb n'est pas en combinaison stable. Ils sont attaqués à froid par les acides même étendus et sont comparables aux étamages plombifères.

4° Y caractériser le plomb rapidement, en opérant de la façon suivante, qui permet de ne pas enlever l'émail : bien nettoyer une surface d'un centimètre carré environ ; y verser deux gouttes d'acide nitrique ; évaporer avec précaution en chauffant extérieurement, avec une lampe à alcool, la partie du récipient ainsi traitée ; verser sur la tache obtenue une ou deux gouttes de solution de monosulfure de sodium ; la production d'une coloration noire sur l'émail est caractéristique de la formation du sulfure de plomb ; elle indique, par conséquent, la présence de ce métal, et, par suite, l'incomplète silicatisation de l'émaillage.

B) *Analyse complète.* — 1° *Examen qualitatif.* — A) *Action de l'acide azotique concentré.* — On fait digérer pendant deux heures, au bain-marie, un fragment d'émail avec de l'acide azotique pur. On évapore à siccité et on chauffe, jusqu'à ce qu'il ne se dégage plus de vapeurs. On humecte le résidu avec un peu d'acide azotique et l'on ajoute de l'eau. Le liquide obtenu ne contient que du fer provenant du récipient.

L'émail à examiner est donc inattaquable par l'acide azotique.

B) *Action de l'acide sulfurique 3 parties et eau 1 partie.* — Aucune attaque appréciable ; on évapore à siccité dans une capsule de platine ; le résidu est repris par l'acide chlorhydrique étendu ; on y fait passer un courant d'hydrogène sulfuré ; on n'obtient qu'un dépôt de soufre.

C) *Action du carbonate de soude potassé.* — A la température de la fusion tranquille, on obtient une masse qui est dissoute dans l'eau bouillante ; on filtre ; on acidule par l'acide azotique et on sature exactement la solution par l'ammoniaque, puis on acidule très légèrement par l'acide chlorhydrique.

On plonge dans une partie de la liqueur une bande de papier de curcuma, qu'on sèche ensuite à 100° ; ce papier brunit (*acide borique*).

Dans la seconde partie de la solution, on fait passer un courant d'acide sulfhydrique pour la recherche des métaux, on obtient un précipité noir, insoluble dans le sulfure ammonique ; ce précipité, dissous dans l'acide nitrique, est évaporé et repris par l'eau ; on obtient, par l'iodure de potassium, un précipité jaune (*plomb*).

2° *Analyse quantitative.* — L'échantillon d'émail est traité à froid par l'acide nitrique pour dissoudre le fer adhérent.

Au bout de 48 heures, on lave par décantation ; on dessèche et on porphyrise la prise d'essai ; on la mélange à quatre fois son poids de carbonate de soude potassé ; on fait fondre dans une capsule de platine ; la masse, reprise par l'eau additionnée d'acide nitrique, donne un liquide et laisse un résidu ; le résidu est lavé sur filtre à l'eau bouillante, puis séché, calciné et pesé. C'est de l'acide silicique, pouvant être mélangé d'acide stannique. On le traite par l'eau régale ; on fait fondre alors avec du carbonate de soude ; on reprend par l'acide chlorhydrique et on fait passer un courant d'hydrogène sulfuré.

On dose dans le liquide, par les méthodes habituelles, l'alumine, le plomb, l'étain, l'acide borique et on constate la présence de la chaux, de la soude et de la potasse, qui sont calculées par différence.

COMPOSITION DE L'ÉMAIL (Barillé)

	Résultats	
	Prise d'essai.	Pour 100.
Acide silicique	$0^{gr}311$	$62^{gr}57$
Acide borique	0 020	4 »
Oxyde de plomb	0 0232	4 66
Oxyde d'étain (avec fer et manganèse)	0 021	4 22
Chaux	traces	traces
Alumine	$0^{gr}027$	$5^{gr}43$
Soude, potasse et autres alcalis	0 0948	19 12
	$0^{gr}497$	$100^{gr}00$

Ustensiles en aluminium

Les divers ustensiles en aluminium sont constitués soit par de l'aluminium pur, soit de l'aluminium allié au cuivre.

L'aluminium pur doit être au titre de 995 millièmes, avec une tolérance de 5 millièmes en moins, c'est-à-dire qu'il doit contenir 99 à 99,5 0/0 d'aluminium pur.

L'aluminium-cuivre est constitué par un alliage dans lequel la proportion de cuivre doit être comprise entre 20 et 30 millièmes, soit 2 à 3 0/0.

Les ustensiles ne doivent pas subir de décapages à la soude.

Le décret du 12 novembre 1908 autorise l'emploi de l'aluminium pour la construction des mesures de capacité destinées au mesurage des liquides.

Voici la méthode d'analyse de M. Balland :

Analyse des ustensiles en aluminium pur. — On met dans une fiole d'attaque 0^{gr}5 du métal coupé en menus morceaux, on ajoute 50^{cc} d'eau distillée et 10^{cc} d'acide chlorhydrique pur. L'action de tarde pas à se manifester et à s'affirmer de plus en plus, à mesure que la liqueur s'échauffe. Dès que le dégagement de gaz commence à se ralentir, on porte la fiole à l'étuve, à une température inférieure à 100°, et on ne la retire que lorsque tout dégagement a cessé. Dans ces conditions, le silicium, le carbone et le cuivre ne sont pas attaqués ; ils sont recueillis sur filtre, lavés et pesés après calcination.

Pour doser le fer, on ajoute à la moitié de la liqueur filtrée comprenant les eaux de lavage un excès de potasse à 10 0/0 suffisant pour dissoudre l'alumine et on laisse à l'étuve pendant une demi-heure. On rassemble sur un petit filtre sans plis le dépôt ocracé qui s'est formé au fond du vase, on le lave à l'eau distillée chaude, on verse sur le filtre quelques centimètres cubes d'acide chlorhydrique pur à 5 0/0, de façon à dissoudre entièrement le contenu. On recueille à part la liqueur acide qui a traversé le filtre ; puis, comme précédemment, on y ajoute un excès de potasse, on met à l'étuve et lorsque le dépôt d'oxyde de fer, ainsi exempt d'alumine, s'est bien rassemblé, on le sépare par le filtre, on lave pour enlever toutes traces de potasse et on pèse après calcination sur une lamelle de platine préalablement tarée.

Dans l'autre moitié de la liqueur primitive, on dose à la fois l'aluminium et le fer, suivant les indications classiques, en ajoutant à chaud un léger excès d'ammoniaque pure. En retranchant du poids trouvé le poids de l'oxyde de fer obtenu plus haut, on a le poids de l'alumine seule et, par le calcul, la proportion d'aluminium pur.

L'industrie française livre actuellement des aluminiums qui se dissolvent presque entièrement à froid dans l'acide chlorhydrique à 20 p. 100, ne laissant même souvent qu'un très léger dépôt noir à peine appréciable à la balance. Le silicium, le carbone et le cuivre ont à peu près disparu. Le fer, qu'il y a non moins d'intérêt à voir disparaître, a beaucoup diminué, mais les progrès réalisés ont été moins marqués que pour le silicium ; de 1,20 p. 100 en 1891, il n'est encore tombé qu'à 0,5 p. 100.

Ustensiles d'aluminium allié au cuivre. — On met dans deux fioles d'attaque 0^{gr}5 du métal coupé en morceaux, on ajoute 50^{cc} d'eau distillée et seulement 5^{cc} d'acide chlorhydrique pur. L'attaque se produit plus rapidement qu'avec l'aluminium seul. Quand le dégagement de gaz commence à se ralentir, on porte les fioles à l'étuve, à une température inférieure à 100°, et on les retire lorsqu'on ne voit plus de bulles gazeuses. Les opérations durent moins d'une heure. Le cuivre reste absolument intact sous la forme d'un amas rougeâtre, spongieux. On verse sur un filtre sans plis le contenu de l'une des fioles, on lave le dépôt à l'eau distillée chaude, on calcine et on pèse. Dans la liqueur filtrée, on dose, comme ci-dessus, le fer et l'aluminium.

L'autre fiole permet de s'assurer s'il y a du silicium ou du carbone. A cet effet, on ajoute 25 à 30 gouttes d'acide nitrique pur et l'on chauffe modérément à feu nu. En quelques minutes tout le cuivre disparaît et il ne reste que le silicium et le carbone que l'on peut recueillir sur filtre et peser après lavage et calcination.

DOCUMENTS PHYSICO-CHIMIQUES

Équivalents et poids atomiques des corps simples principaux

(Commission Internationale, 1897)

CORPS SIMPLES	SYMBOLE	ÉQUIVALENT	POIDS ATOMIQUE
Aluminium	Al	13 5	27 1
Antimoine	Sb	120	120 2
Argent	Ag	108	107 93
Arsenic	As	75	75
Azote	Az	14	14 01
Baryum	Ba	68.5	137 4
Bismuth	Bi	208	208
Bore	Bo	11	11
Brome	Br	80	79.96
Calcium	Ca	20	40.1
Carbone	C	6	12
Chlore	Cl	35 5	35 45
Chrome	Cr	26	52.1
Cuivre	Cu	31.75	63 6
Etain	Sn	59	119
Fer	Fe	28	55.9
Fluor	Fl	19	19
Iode	I	127	126.97
Magnésium	Mg	12	24.36
Manganèse	Mn	27.5	55.
Mercure	Hg	100	200
Nickel	Ni	29.5	58.7
Oxygène	O	8	16.00
Phosphore	P	31	31
Platine	Pt	98.5	194.8
Plomb	Pb	103.5	206.9
Potassium	K	39	39.15
Silicium	Si	14	28.4
Sodium	Na	23	23.05
Soufre	S	16	32.06
Strontium	Sr	43 75	87.6
Uranium	U	120	238.5
Zinc	Zn	32.5	65.4

LIQUEURS NORMALES

1° Liqueur normale d'acide sulfurique

Elle doit contenir 49 grammes d'acide monohydraté (SO^4H^2) par litre.

Préparation. — Dans une carafe jaugée de 1 litre, placer environ 200^{cc} d'eau distillée ; y ajouter peu à peu, en agitant, 60 grammes d'acide sulfurique pur ; laisser refroidir ; compléter le volume de 1 litre avec de l'eau distillée.

Titrage. — Deux méthodes :

A) *Méthode pondérale.* — Prélever, au moyen d'une pipette, 10^{cc} de cette solution, y ajouter du chlorure d'ammonium en solution, porter à l'ébullition et ajouter 10^{cc} d'une solution de chlorure de baryum à 10 0/0 ; continuer l'opération comme il est dit au sel marin (page 690).

Le poids de sulfate de baryte $\times$ 0,4204 = SO^4H^2 de 10^{cc} de liqueur à titrer ; rapporter ce poids à 1000^{cc}.

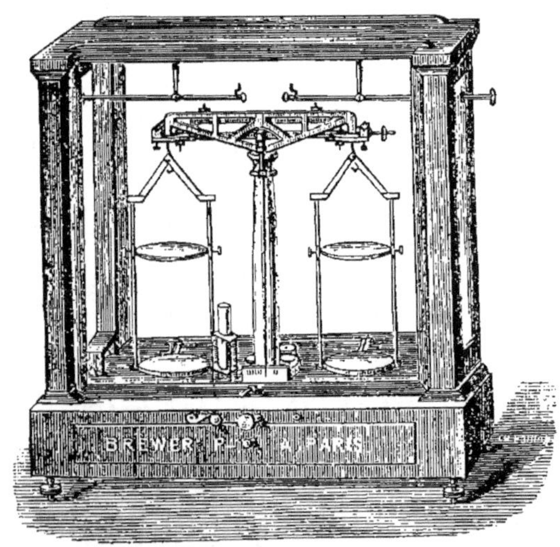

Fig. 74.

Supposons que le calcul donne 51^{gr} SO^4H^2 pour 1000^{cc}. On en concluera que :

Si 51 grammes SO^4H^2 sont contenus dans 1000^{cc},

49 grammes (poids normal), seront contenus dans $\dfrac{1000 \times 49}{51} = 960$.

On prendra donc 960^{cc} de liqueur préparée et on y ajoutera quantité suffisante d'eau distillée (soit 40^{cc}) pour obtenir 1000^{cc} à + 15° ; on aura ainsi une solution normale.

B) *Méthode volumétrique*. — On prélèvera 10^{cc} de solution normale de soude (préalablement titrée au moyen de la solution normale d'acide oxalique), on y ajoutera deux gouttes de solution alcoolique de phtaléine du phénol et, goutte à goutte, la solution d'acide sulfurique à titrer, contenue dans une burette graduée, jusqu'à ce que la coloration rose de la solution alcaline soit disparue.

S'il faut 10^{cc} de solution acide pour arriver à ce résultat, la solution acide sera normale.

S'il en faut plus de 10, 12 par exemple, la solution acide sera trop faible, on lui ajoutera 20^{cc} SO^{4}H^2 pur et on titrera de nouveau la nouvelle solution.

S'il en faut moins de 10, 8^{cc}4 par exemple, on dira :

Ces 8^{cc}4 équivalent à 10^{cc} de solution alcaline normale ; il faudra donc, pour les rendre normaux, leur ajouter 10 — 8^{cc}4 = 1^{cc}6 d'eau distillée.

Si donc à 8^{cc}4 il faut ajouter 1^{cc}6 d'eau
   et à 840^{cc} —   160^{cc} —

on aura ainsi un litre de solution normale acide.

Liqueurs décime et centime normales. — Si à 100^{cc} de solution normale titrée précédemment, on ajoute une quantité suffisante d'eau pour obtenir 1000^{cc} de solution, on aura une solution décime normale $\left(\dfrac{N}{10}\text{ en abrégé}\right)$ de même que si à 10^{cc} de solution normale ou à 100^{cc} de solution décime normale on ajoute quantité suffisante d'eau distillée, pour avoir 1000^{cc} de solution à + 15°, on aura une *solution centime normale* $\left(\dfrac{N}{100}\right)$.

2° LIQUEUR NORMALE D'ACIDE OXALIQUE.

Cette liqueur présente un grand avantage, celui de pouvoir être préparée exactement, sans titrage subséquent, ce qui permet de la faire servir au titrage des solutions alcalines qui, à leur tour, serviront à titrer les solutions acides. Cette solution conserve bien son titre, à condition de la maintenir dans un flacon bien bouché.

Elle doit contenir par litre 63 grammes C^{2}O^{4}H^2, 2H^{2}O.

Pour la préparer, on commence par purifier l'acide oxalique ; pour cela on en prend 100 grammes que l'on dissout dans 125 grammes d'eau distillée ; on chauffe la solution à + 60° ; on décante dans un matras et on porte le liquide à l'ébullition ; on filtre rapidement, on additionne le filtrat encore chaud du vingtième de son volume d'AzO^{3}H ; on laisse refroidir. L'acide oxalique cristallise ; on filtre sur un tampon de coton, on lave les cristaux avec un peu d'eau froide, puis on les sèche à l'air libre ou dans un dessiccateur à acide sulfurique.

On en pèse exactement 63 grammes et on les dissout dans 1000^{cc} d'eau distillée à + 15° (si on desséchait l'acide à 100° jusqu'à poids constant, on en pèserait 45 grammes).

On a ainsi une *solution normale* parfaitement dosée. Si on se trouvait dans la nécessité de titrer cette liqueur, on le ferait au moyen d'une solution normale de permanganate de potasse (voir page 887) ou de potasse normale, en se servant, dans ce dernier cas, de la phénol-phtaléine comme indicateur ; on opérerait et calculerait comme il a été dit au sujet de la liqueur normale d'acide sulfurique.

Comme cette liqueur ne sert pas seulement en alcalimétrie, voici ses coefficients spéciaux.

$$\left.\begin{array}{l} 1^{cc}\text{ de cette} \\ \text{solution} \\ \text{normale} \\ \text{équivaut à} \end{array}\right\} \left\{\begin{array}{l} 0^{gr}08 \text{ d'oxygène : et à } \dfrac{0,08}{1,43} = 5^{cc} \text{ oxygène.} \\ 0^{gr}056 \text{ Fe.} \\ 0^{gr}072 \text{ FeO.} \\ 0^{gr}02 \text{ Ca.} \\ 0^{gr}0316 \text{ MnO}^4\text{K.} \end{array}\right.$$

Les équivalents alcalimétriques sont les mêmes que ceux des autres acides. (Voir Tableau page 885.)

On emploie comme réactif indicateur, le Tournesol ou la Phtaléine du Phénol à l'exclusion de l'héliantine.

3° LIQUEUR NORMALE D'HCl

Elle doit contenir 36^{gr}50 d'acide réel par litre. On la titre comme la liqueur normale de SO^{4}H^2, au moyen de la soude ou de la potasse normale.

4° LIQUEUR NORMALE D'AzO^{3}H.

Elle doit 63 grammes acide réel par litre.

5° LIQUEURS NORMALES DE POTASSE ET DE SOUDE, DE CARBONATE DE SOUDE ET DE BARYTE

La liqueur normale de potasse doit contenir 56 grammes de potasse (KOH) par litre.

La liqueur normale de soude doit contenir 40 grammes de soude (NaOH) par litre.

Préparation. — Peser environ 70 grammes de potasse caustique ou 50 grammes de soude caustique à la chaux, dissoudre dans 1000^{cc} d'eau distillée à + 15°.

Titrage. — Prendre 10^{cc} de liqueur normale d'acide oxalique (ou d'un acide quelconque), y ajouter deux gouttes de phtaléine du phénol et y faire tomber goutte à goutte la solution alcaline à titrer contenue dans une burette graduée jusqu'à teinte rose de la solution acide.

Calculer comme il est dit à la liqueur normale d'acide sulfurique.

La liqueur normale de carbonate de soude doit contenir 53 grammes de ce sel (CO^3Na^2) par litre.

Pour la préparer, on chauffe au rouge sombre du bicarbonate de soude ; on dissout le résidu de la calcination dans un litre d'eau.

Liqueur déci-normale de baryte. — La baryte $Ba(OH)^2$ étant peu soluble dans l'eau, on ne peut en faire une solution normale. La solution déci-normale doit contenir par litre $8^{gr}55$ de baryte $Ba(OH)^2$.

ÉQUIVALENTS ALCALIMÉTRIQUES ET ACIDIMÉTRIQUES DES SOLUTIONS

NORMALES, ACIDES ET ALCALINES.

1^{cc} de solution *acide normale* correspond à

$0^{gr}0400$ NaOH ($0^{gr}031$ Na^2O ; $0^{gr}023$ Na)
0 056 KOH ($0^{gr}0470$ K^2O ; $0^{gr}039$ K)
0 0170 AzH^3 ;
0 014 Az ($0^{gr}014 \times 6,25$: (Matières azotées)
0 0840 CO^3NaH
0 100 CO^3KH
0 06895 CO^3K^2
0 0530 CO^3Na^2 (anhydre)
0 1430 $CO^3Na^2 + 10$ aq (cristallisé)
0 0280 CaO ($0^{gr}050$ CO^3Ca)
0 0765 BaO ($0^{gr}0985$ CO^3Ba)
$0^{gr}020$ MgO ($0^{gr}042$ CO^3Mg).

1^{cc} de solution *alcaline normale* correspond à

$0^{gr}049$ SO^4H^2 ($0^{gr}040$ SO^3 ; $0^{gr}03993$ SO^2 ; $0^{gr}041$ SO^3H^2)
0 0365 HCl
0 0810 HBr
0 1280 HI
0 063 AzO^3H
0 060 $C^2O^4H^2$ (monohydraté)
0 063 $C^2O^4H^2$
0 031 CO^3H^2
0 0900 acide lactique
0 075 acide tartrique cristallisé ($C^4H^8O^6 + 2H^2O$)
0 067 — malique.
0 070 — citrique ($C^6H^3O^7 + H^2O$)
0 1720 tartrate acide de soude
0 1880 — de potasse (crème de tartre).

Solutions alcalines systématiques. — Si à 204^{cc} de liqueur normale alcaline on ajoute 796^{cc} d'eau distillée, on aura une solution dont 1^{cc} représentera $0^{gr}001$ d'acidité (en SO^4H^2) de 10^{cc} de solution à titrer.

C'est-à-dire que si on titre l'acidité d'un liquide sur 10^{cc} de ce liquide, le nombre de centimètres cubes de solution normale alcaline employés représentera en grammes et en SO^4H^2 l'acidité de 1 litre du liquide (les dixièmes de centimètres cubes représenteront des décigrammes).

En effet, si on opère sur 10^{cc} de liquide, 1^{cc} de solution alcaline normale correspond à une acidité de $4^{gr}90$ par litre (en SO^4H^2).

Pour que cette acidité soit représentée par un gramme par litre, il faudra employer $\dfrac{1}{4,90}$ $0^{cc}204$ de solution normale, ce qui revient à dire qu'il faudra ajouter à $0^{cc}204$ de solution normale la quantité suffisante d'eau pour obtenir 1^{cc}, c'est-à-dire $0^{cc}796$.

On pourra calculer ainsi pour les autres solutions :

Pour obtenir 1^{cc} d'une solution systématique correspondant à 1 gramme d'un corps déterminé, on prendra $\dfrac{1}{M}$ centimètres cubes de la solution normale (M étant le poids du corps auquel elle correspond), et on complètera 1^{cc} avec de l'eau.

6e LIQUEUR NORMALE DE PERMANGANATE DE POTASSE.

Lorsque le permanganate de potasse agit comme oxydant, en milieu sulfurique, le corps oxydé exige *1, 2, 3...n cinquièmes* de molécule de permanganate.

Pour cette raison, on considère comme *liqueur normale* oxydante de permanganate de potasse, la solution renfermant 1/5e de sa molécule par litre ; la molécule de MnO^4K pesant 158 grammes, la solution normale sera préparée en dissolvant $\dfrac{158}{5} = 31^{gr}60$ de ce sel pur dans 1000^{cc} d'eau distillée à $+ 15^o$.

Mais comme le sel de commerce n'est pas toujours bien pur on en dissoudra à chaud 33 à 34 grammes dans 1000^{cc} d'eau et on titrera la solution par l'une des méthodes suivantes :

A) *Par le sulfate double de fer et d'ammoniaque* $(SO^4)^2Fe\,(AzH^4)^2$. Ce sel a pour poids moléculaire 392 et présente cette particularité qu'il contient exactement 1/7e de son poids de fer pur ; il est facile de l'obtenir pur, et il se conserve bien en cet état.

Pour titrer la *solution normale* de permanganate, placer dans un petit ballon :

Eau distillée...... 60^{cc}
SO^4H^2 pur .... 4^{cc}
CO^3NaH......... $C^{gr}50$ (pour opérer dans un gaz inerte).

Après effervescence, ajouter $\dfrac{1}{100}$ de molécule de sel double, soit $\dfrac{392}{100}$ $= 3^{gr}92$. Boucher et agiter jusqu'à dissolution. Compléter à 100^{cc} avec de l'eau distillée bouillie. On a ainsi une solution $\dfrac{N}{10}$.

Puis placer dans un verre de Bohême :

Eau .... 10^{cc}
SO^4H^2 pur .... 4^{cc}
CO^3NaH.. $0,50$
Solution précédente de sel double .... 100^{cc}

verser peu à peu dans cette solution la solution normale de permanganate à titrer, jusqu'à ce que la solution de sel double prenne une coloration rose.

Soit n^{cc} employés : ces n^{cc} correspondent à 100^{cc} de solution déci-normale de sel double ou, ce qui revient au même, à 10^{cc} de solution normale.

Si on a employé 10^{cc} de solution de permanganate pour amener la coloration rose, c'est que cette solution est exacte, sinon on l'ajustera comme il est dit page 000.

B) *Par l'acide oxalique.* — On prend 10^{cc} de la solution normale d'acide oxalique, on y ajoute 1^{cc} SO^4H^2 ; on chauffe vers 60° et on y verse la solution de MnO^4K jusqu'à teinte rose.

Soit N^{cc} ; ils correspondent à 10^{cc} acide oxalique normal.

On ajustera la solution de façon qu'elle corresponde à 10^{cc} de solution d'acide oxalique normale.

1^{cc} de solution *normale* de permanganate de potasse correspond à $\left\{\begin{array}{l} 0^{gr}056\ Fe \\ 0^{gr}072\ FeO \\ 0^{gr}080\ Fe^2O^3 \\ 0^{gr}008\ \text{oxygène.} \\ 0^{gr}045\ \text{acide oxalique anhydre.} \\ 0^{gr}063\ \text{———— cristallisé.} \\ 0^{gr}028\ \text{chaux (CaO).} \\ 0^{gr}064\ \text{oxalate de chaux anhydre.} \end{array}\right.$

dosé à l'état de sels ferreux.

Dans les laboratoires, la solution normale de permanganate est rarement employée, on emploie les solutions $\dfrac{N}{10}$ et $\dfrac{N}{100}$ que l'on prépare comme il a été dit au sujet des liqueurs titrées d'acide sulfurique.

Solutions systématiques. — Pour certains dosages, on emploie des solutions très étendues de MnO^4K à titre arbitraire.

Ainsi, pour le dosage de la matière organique dans les eaux, on utilise une solution telle que 1^{cc} corresponde à $0^{gr}0001$ d'oxygène, à $0^{gr}000738$ d'acide oxalique et à $0^{gr}0035$ CaO ; cette solution se prépare en mesurant à $+ 15^o$ 125^{cc} de solution décime normale de permanganate de potasse et en l'étendant avec quantité suffisante d'eau distillée, pour avoir 1000^{cc} de solution à + 15°. (Voir page 45).

7° LIQUEUR DÉCI-NORMALE D'IODE.

L'iode agit sur l'hyposulfite de soude pour le transformer en tétrathionate de soude

Il faut 2 molécules d'iode (127 grammes) pour transformer une molécule (248) d'hyposulfite de soude $Na^2S^2O^3 + 5H^2O$.

La solution d'iode dont on fait généralement usage est la solution *décime normale*, elle contient par litre le dixième de l'équivalent gramme 12^{gr}70, qui se confond ici avec l'atome gramme.

Préparation. — On commence par purifier l'iode en lui enlevant le Cl qu'il contient ; pour cela, on le broie avec un quart de son poids de KI et on chauffe doucement le mélange intime, entre deux grands verres de montre ou deux capsules de porcelaine. La capsule inférieure reposant sur une plaque de fer chauffée, l'iode se sublime très pur.

On en pèse 12^{gr}70 exactement, que l'on pulvérise finement et on le projette dans un entonnoir à tige d'assez fort diamètre, placé sur un matras jaugé de 1 litre, on chasse avec un jet de pissette dans l'entonnoir, les parcelles d'iode qui sont restées adhérentes au mortier, dans lequel on a pulvérisé l'iode.

D'autre part, on porte à 60-70° une solution faite avec 25 grammes KI (qui ne doit pas bleuir l'amidon si on y ajoute de l'acide acétique) et 100^{cc} d'eau. On verse ce liquide chaud sur les parois de l'entonnoir qui contient l'iode, on agite et la dissolution s'effectue vite, on complète à 1000^{cc}.

Titrage. — Si on a eu soin d'employer de l'iode et KI purs, le titrage devient pratiquement inutile.

Dans le cas contraire, on titre la solution d'iode au moyen de l'acide arsénieux ou de l'hyposulfite de soude.

Pour titrer la solution d'iode $\dfrac{N}{10}$ au moyen de l'acide arsénieux $\dfrac{N}{10}$, on fait une solution d'arsenite de potasse, en dissolvant 4^{gr}95 d'acide arsénieux du commerce dans 200^{cc} d'eau, ajoutant environ 15 grammes de bicarbonate de potasse (exempt de sulfures) et complétant à 1 litre avec de l'eau distillée.

On prend 10^{cc} de la solution d'acide arsénieux, que l'on place dans un verre de Bohême avec quelques gouttes d'eau amidonnée, puis on y fait tomber, goutte à goutte, la solution d'iode placée dans une burette graduée, jusqu'à ce que la solution arsénieuse prenne une teinte bleue.

Si la solution d'iode est juste, il faudra en employer 10^{cc}, sinon il faudra l'ajuster comme il est dit aux solutions normales acides et alcalines.

On pourra titrer la solution d'iode au moyen de l'hyposulfite titré (voir ci-dessous).

1^{cc} de la solution déci-normale d'iode correspond à .... $\begin{cases} 0^{gr}0016 \text{ soufre.} \\ 0^{gr}032 \text{ SO}^2 \\ 0^{gr}0017 \text{ H}^2\text{S} \\ 0^{gr}0248 \text{ S}^2\text{O}^3\text{Na}^2 + 5\text{ H}^2\text{O} \\ 0^{gr}0158 \text{ S}^2\text{O}^3\text{Na}^2 \text{ anhydre} \\ 0^{gr}00495 \text{ As}^2\text{O}^3 \\ 0^{gr}00575 \text{ As}^2\text{O}^5 \end{cases}$

8° LIQUEUR DÉCI-NORMALE D'HYPOSULFITE DE SOUDE.

La solution déci-normale d'hyposulfite de soude doit contenir par litre une molécule de ce sel.

Mais l'hyposulfite du commerce cristallisé a pour formule $\text{S}^2\text{O}^3\text{Na}^2 + 5\text{H}^2\text{O}$ (248 grammes) et non $\text{S}^2\text{O}^3\text{Na}^2$ (158 grammes). On fera donc une dissolution de $24^{gr}80$ de cristaux d'hyposulfite de soude dans 1000^{cc} d'eau, pour obtenir une solution $\frac{N}{10}$.

Mais comme il est difficile d'obtenir un sel bien sec, il est nécessaire de titrer la liqueur à l'aide du bichromate de potasse (Volhard) ou de l'acide sulfurique $\frac{N}{10}$ (Perrin).

Méthode Volhard : On pèse exactement $3^{gr}8774$ de bichromate de potasse pur qu'on dissout dans la quantité d'eau nécessaire pour faire 1000^{cc} de liqueur.

Dans un flacon bouché à l'émeri, on introduit $1C^{cc}$ de solution d'iodure de potassium à 10 0/0 et 5^{cc} d'acide chlorhydrique, puis $12^{cc}37$ de solution de bichromate de potasse exactement mesurée.

Comme chaque centimètre cube de liqueur de bichromate déplace $0^{gr}01$ d'iode, il y a $0^{gr}127$ d'iode mis en liberté.

On verse alors dans la liqueur d'hyposulfite de soude à titrer jusqu'à disparition de la teinte d'iode, on ajoute quelques centimètres cubes d'empois d'amidon et on continue l'addition d'hyposulfite jusqu'à ce que la couleur bleue disparaisse exactement.

Soit N le nombre de centimètres cubes de bichromate de potasse ;

Si $N = 10^{cc}$ c'est que la solution d'hyposulfite est déci-normale et correspond à $0^{gr}127$ d'iode.

Si N est différent de 10, son titre est (c'est-à-dire que 1^{cc} correspond à) :

$$\frac{0,127}{N} \text{ d'iode.}$$

Méthode de Perrin (*Moniteur scientifique* 1901, page 244). Cette méthode a l'avantage de n'exiger qu'une liqueur titrée que l'on a toujours sous la main, l'acide sulfurique décinormal.

On mesure dans un vase :

Solution d'iodure de potassium à 10 0/0 .... 5^{cc}
 — d'iodate de potassium à 0^{gr}9 0/0 .... 5^{cc}
Eau .... 10^{cc}

et très exactement

Acide sulfurique déci-normal......................... 10^{cc}

on verse alors dans le mélange la solution d'hyposulfite $\dfrac{N}{10}$ à titrer jusqu'à disparition de la teinte de l'iode. On ajoute 2^{cc} d'empois d'amidon et si la coloration bleue persiste on ajoute encore de la solution d'hyposulfite pour faire disparaître la coloration.

Soit N le nombre de centimètres cubes d'hyposulfite employé ; ce volume correspond à 10^{cc} d'acide sulfurique déci-normal et par suite à 0^{gr}127 d'iode (49 grammes d'acide sulfurique mettent en liberté 127 grammes d'iode).

Donc le titre de la solution d'hyposulfite est

$$\frac{0{,}127}{N}$$

On ramènera au besoin l'hyposulfite à un volume déci-normal comme il est dit pour la liqueur d'acide sulfurique.

9° Liqueur normale d'azotate d'argent.

Lorsque dans une solution *neutre ou très faiblement alcaline* d'un chlorure additionnée de chromate neutre de potassium, on ajoute une solution neutre d'azotate d'argent, il se produit, par double décomposition, un précipité de chlorure d'argent qui se rassemble facilement et du chromate d'argent rouge brique, qui indique l'excès d'azotate d'argent.

En vertu de l'équation

$$X \frac{Cl}{35{,}5} + \frac{AgAzO^3}{170} = AgCl + X\,AzO^3,$$

on voit que quel que soit X, c'est-à-dire le métal chloruré, un atome de Cl (pesant 35,5) nécessite 170 grammes d'Ag AzO^3 pour être entièrement précipité.

La solution normale d'azotate d'argent devra donc contenir, pour 1000^{cc}, 170 grammes de ce sel.

On se sert ordinairement de la solution déci-normale à 17 grammes par litre.

Préparation. — *A)* Peser exactement 17 grammes d'azotate d'argent dur (desséché à 150-160°, puis abandonné au refroidissement sous un dessiccateur à acide sulfurique à l'abri de la lumière) et les dissoudre dans 1000^{cc} d'eau distillée additionnés de 1^{cc} AzO^{3}H pur.

B) Dissoudre 10^{gr}766 d'argent pur (obtenu par électrolyse) dans 100^{cc} AzO^{3}H pur, évaporer la solution à siccité pour chasser l'excès d'acide, dissoudre le résidu dans quantité suffisante d'eau distillée pour obtenir 1000^{cc}.

La solution, ainsi préparée, n'a pas besoin d'être titrée ; elle est décinormale.

$$1^{cc} \text{ correspond à } \ldots\ldots \begin{cases} 0^{gr}00355 \text{ Cl} \\ 0^{gr}00585 \text{ NaCl} \\ 0^{gr}00365 \text{ HCl} \\ 0^{gr}00745 \text{ KCl} \end{cases}$$

Application de cette solution au dosage d'un chlorure en solution. — Le chlorure à doser, lorsqu'il s'agit de matières alimentaires, peut être un chlorure de sodium (sel marin), ou un chlorure contenu dans les cendres.

La première précaution est d'obtenir une solution neutre ou très faiblement alcaline de ce chlorure.

Si le chlorure à titrer est un chlorure de sodium on dissout ce chlorure dans l'eau, et si la solution obtenue est fortement alcaline on la neutralise par de l'acide acétique, on y ajoute quelques gouttes de chromate neutre de potassium à 1/10e et on titre le chlorure en solution en y versant goutte à goutte la solution titrée $\dfrac{N}{10}$ d'AgAzO^3 jusqu'à précipité rouge brique.

S'il s'agit de titrer les chlorures contenus dans les cendres d'une substance alimentaire, comme les chlorures sont volatils au rouge sombre, on fait les cendres en brûlant la matière juste assez pour avoir des cendres noires friables ; on les traite par l'eau distillée bouillante aiguisée d'AzO^{3}H, on filtre, lave le filtre avec l'eau distillée et dans le filtrat on dose les chlorures par l'une des méthodes suivantes :

A) *Méthode directe.* — Neutraliser la solution par addition de CO^{3}Ca (exempt de chlorures), et titrer le chlorure par la solution $\dfrac{N}{10}$ d'AgAzO^3 en présence du chromate neutre de potassium comme il est dit précédemment.

B) *Méthode par reste.* — Elle consiste à ajouter à la solution acide obtenue un excès de nitrate d'argent $\dfrac{N}{10}$, puis à déterminer l'excès de solution $\dfrac{N}{10}$ ajouté, au moyen du sulfocyanure d'ammonium. (Voir sel marin, page 689.)

Solution $\dfrac{N}{10}$ *de sulfocyanure d'ammonium* : Cette solution souvent employée pour le dosage des chlorures, se prépare en dissolvant environ 9 grammes de ce sel dans 1000^{cc} d'eau distillée et en la titrant de façon suivante :

Prendre 10^{cc} de solution déci-normale d'azotate d'argent, y ajouter 2 ou 3 gouttes de solution d'azotate ferrique comme indicateur, et y verser goutte à goutte la solution de sulfocyanure à titrer, contenue dans une burette graduée, jusqu'à coloration rouge.

S'il faut 10^{cc} de solution de sulfocyanure, c'est que cette solution est exactement décime normale.

S'il en faut 8^{cc} par exemple, il faudra ajouter, pour l'ajuster, 10 — 8 = 2^{cc} d'eau à chaque volume de 8^{cc} ; c'est-à-dire 20^{cc} d'eau pour 80^{cc} de solution.

S'il en faut 11, il faudra ajouter à la solution une nouvelle quantité de sel, titrer et ajuster de nouveau.

Solution systématique d'AgAzO³. Si on fait une solution d'AgAzO³ à 20^{gr}076 par litre, 1^{cc} de cette solution correspondra à 1 gramme de NaCl par litre de liquide examiné, si on opère sur 10^{cc} de ce liquide.

En dissolvant 4^{gr}794 d'azotate d'argent dans 1000^{cc} d'eau, on aura une solution dont 1^{cc} correspondra à 1 milligramme de chlore.

10° LIQUEUR D'URANE.

Préparation. — Dans un ballon jaugé de un litre, placer 50 grammes d'azotate d'urane en cristaux jaunes et 800^{cc} d'eau distillée ; agiter pour dissoudre ; après dissolution ajouter peu à peu de l'ammoniaque, jusqu'à ce que le précipité qui se produit après chaque addition d'ammoniaque ne se dissolve plus ; rétablir la limpidité de la solution avec quelques gouttes d'acide acétique ; compléter le volume de la solution à un litre avec de l'eau distillée ; laisser reposer cinq à six jours ; filtrer : titrer.

Titrage. — Préparer :

A) Solution acéto-acétique
- Acétate de soude . . . . 10^{gr}
- Acide acétique cristallisable . . . . . . 5^{cc}
- Eau distillée q. s. pour . . . . 100^{cc}

B) Solution de ferrocyanure de potassium à 10 0/0.

C) Solution phosphatée titrée
- Phosphate acide d'ammonium 3^{gr}24 (1)
- Eau distillée q. s. pour . . . . 1000^{cc}

Cette solution renferme par litre une proportion de phosphate qui correspond à autant d'acide ortho-phosphorique que pourraient en fournir 2 grammes d'anhydride P²O⁵.

1° Placer sur une soucoupe de porcelaine ou une feuille de papier blanc une vingtaine de gouttes de solution *B* ;

2° Mesurer 50^{cc} de la solution *C* dans une capsule de porcelaine de 100^{cc} de capacité, y ajouter 5^{cc} de solution *A*, porter à l'ébullition et y verser par

---

(1) Ou 10 gr. 084 phosphate disodique cristallisé non effleuri PO⁴HNa², 12H²O ; 5 gr. 887 phosphate double de soude et d'ammonium PO⁴ HNaAzH⁴ + 4 H²O.

10 gouttes à la fois la Liqueur d'urane contenue dans une burette graduée, en ayant soin de prélever de temps en temps, à l'aide d'un agitateur en verre, une goutte du mélange que l'on porte au contact d'une goutte de solution B (que l'on a disposée sur la soucoupe de porcelaine ou la feuille de papier blanc), jusqu'à ce que la goutte du mélange produise au contact du ferrocyanure une coloration brun chamois faible.

Soit N^{cc} de liqueur d'urane : ces N^{cc} correspondront à $0^{gr}10$ P^2O^5 ; 1^{cc} correspondra à $\dfrac{0^{gr}10}{N}$ P^2O^5.

Mais on peut s'arranger de façon à ce que 1^{cc} de solution uranique corresponde à $0^{gr}005$ P^2O^5, titre généralement adopté.

Pour cela, supposons que $N = 18^{cc}$; on diluera la liqueur uranique en écrivant : $20 - 18 = 2$: c'est-à-dire qu'il faudra ajouter autant de fois 2^{cc} d'eau qu'il y aura de fois 18^{cc} dans la liqueur restante. La liqueur uranique sera alors telle que 20^{cc} précipiteront $0^{gr}10$ P^2O^5 ; par conséquent 1^{cc} équivaudra à $\dfrac{0^{gr}10}{20} = 0^{gr}005$ P^2O^5.

Si $N = 20$, il n'y a donc aucune correction à faire.

1^{cc} liqueur d'urane correspondant à $0^{gr}005$ P^2O^5 correspond aussi à

Phosphate monocalcique	0,0082
— bicalcique	0,0095
— tricalcique	0,0109

VÉRIFICATION DES VASES GRADUÉS ET JAUGÉS

Un vase jaugé n'est exact que pour la température pour laquelle il est jaugé ; en France, la température officielle est de $+ 15°$ centigrades et les vases du commerce doivent être tous jaugés à cette température ; les vases allemands sont jaugés à $+ 17°5$ centigrades.

Les ballons et carafes sont jaugés à sec, on ne doit donc pas s'en servir pour transvaser.

Les pipettes et burettes sont graduées mouillées.

Les éprouvettes à pied sont graduées sèches ou mouillées, dans ce dernier cas elles peuvent servir au transvasement, mais il faut se renseigner auprès du constructeur pour savoir de quelle façon la graduation a été faite.

Soit à vérifier une carafe jaugée de 1 litre : le volume doit être de 1000^{cc} à $+ 15°$ centigrades en reportant cette valeur dans la formule $V = pR'$ de la table Landolt et Bornstein (page 896), on tire

$$p = \frac{1000}{1,00192} = 998^{gr}083$$

pour le poids de l'eau à + 15° que doit contenir cette carafe, ce que l'on vérifie par la balance. On fait exactement la tare de la carafe sèche + 998^{gr}083 en poids de laiton. On enlève les poids et on équilibre en remplissant la carafe d'eau distillée, on s'assure si l'air est bien chassé ; le ménisque doit affleurer le trait de jauge ; sinon rejeter le flacon.

Si on veut vérifier un vase jaugé mouillé, on commence par tarer un vase de Bohême et on ajoute le poids p correspondant, calculé comme précédemment ; on enlève p et on verse le liquide du vase jaugé dans le vase de Bohême : l'équilibre doit être rétabli.

Pour les pipettes à un trait, on remplit la pipette de façon que le ménisque soit tangent au trait de jauge, on fait toucher sa pointe à la paroi mouillée du vase pour détacher la goutte ; on laisse l'écoulement se faire librement dans le vase de Bohême et quand il est terminé on détache la goutte en touchant la paroi : *on ne doit pas souffler dans ces pipettes.*

CALCUL DE LA CAPACITÉ D'UN VASE DE VERRE JAUGÉ A + 15° POUR UNE TEMPÉRATURE QUELCONQUE.

TABLE XLVIII

Multiples du coefficient de dilatation cubique du verre (Regnault).

	de 0° à 100°		de 0° à 150°		de 0° à 200°		de 0° à 250°		de 0° à 300°
1	0 0000276	1	0 0000284	1	0 0000291	1	0 0000298	1	0 0000306
2	0 0000552	2	0 0000568	2	0 0000582	2	0 0000296	2	0 0000612
3	0 0000828	3	0 0000852	3	0 0000873	3	0 0000894	3	0 0000918
4	0 0001104	4	0 0001136	4	0 0001164	4	0 0001192	4	0 0001224
5	0 0001380	5	0 0001420	5	0 0001455	5	0 0001490	5	0 0001530
6	0 0001656	6	0 0001704	6	0 0001746	6	0 0001788	6	0 0001836
7	0 0001932	7	0 0001988	7	0 0002037	7	0 0002086	7	0 0002142
8	0 0002208	8	0 0002272	8	0 0002328	8	0 0002384	8	0 0002448
9	0 0002484	9	0 0002556	9	0 0002619	9	0 0002682	9	0 0002754

Soit à déterminer la capacité à + 19° d'un vase jaugé à 50^{cc} à + 15°.

Nous avons : Volume à + 19° = 50^{cc} + 50^{cc} (19°-15°) × 0,0000276.

$$= 50^{cc} + 50^{cc} \times 4 \times 0,0000276 = 50^{cc} + 50^{cc}$$

× 0,0001104.

Volume à + 19° = 50^{cc} + 0^{cc}00552 = 50^{cc}00552.

DÉTERMINATION DES DENSITÉS

(Densimétrie)

A) MÉTHODE DU FLACON

On emploie un petit flacon bouché à l'émeri, à col capillaire et portant un trait de jauge. Quelques-uns sont munis d'un thermomètre (picnomètres).

Pour déterminer une densité, on commence par *établir une fois pour toutes le volume exact du flacon* ;

Pour cela on pèse d'abord le flacon vide, soit P son poids, ensuite on le remplit exactement jusqu'au trait de jauge avec de l'eau distillée à la température du milieu où l'on opère, on le pèse de nouveau, soit P' le poids total, en observant exactement la température.

En retranchant la tare du flacon (P) du poids total (P'), on a le poids *p* de l'eau pesée dans l'air avec des poids en laiton (poids apparent), on en déduit le poids absolu de l'eau, c'est-à-dire son poids dans le vide par la formule

$$A = p \times \left(1 + \frac{L}{I} - \frac{L}{d} \right)$$

dans laquelle

A = poids absolu cherché.

p = poids apparent déterminé précédemment.

L = densité de l'air (en moyenne 0,0012).

I = densité du corps pesé.

d = densité du laiton ($d = 8,4$).

A = généralement 1,00106.

Si on divise le poids de l'eau ainsi trouvé par sa densité, pour la température de l'opération (Table de Volkmann), on a le volume du centimètre cube.

TABLE XLIX

Table des Densités et Volumes de l'eau de 0º à 100º. Unité prise à + 4º (Volkmann).

t^o	Densité Poids de 1 cc. d'eau en gram.	Volume de 1 gr. d'eau en cc.	t^o	Densité Poids de 1 cc. d'eau en gram.	Volume de 1 gr. d'eau en cc.
10	0 999739	1.000261	19	0 998475	1 001527
11	0 999650	1 000350	20	0.998272	1 001731
12	0 999544	1 000456	21	0 998065	1 001939
13	0 999450	1 000570	22	0 997849	1 002156
14	0 999297	1 000703	23	0.997623	1 002383
15	0 999154	1 000847	24	0.997386	1 002621
16	0 999004	1 000997	25	0 997140	1 002868
17	0 998839	1 001162	30	0 99577	1 00425
18	0 998663	1 001339	35	0 99417	1 00586

La table suivante permet de calculer non seulement le volume du flacon à la température t de l'observation par la formule $V = p\,R$, mais aussi de calculer le volume respectif du flacon à 0°, 15°, 20° centigrades, en tenant compte de la dilatation du verre ; dans ce cas, on aura $V = p\,R'$; R et R' étant les coefficients appliqués au poids apparent de l'eau.

TABLE L (de Landolt et Bornstein).

t^o	VASES JAUGÉS A L'EAU			
	R	R' à 0°	R' à 15°	R' à 20°
0	1 00126	1 00126	1 00163	1 00176
13	165	133	170	183
14	178	143	181	193
15	192	155	192	205
16	207	167	204	217
17	223	180	218	230
18	240	195	233	245
19	258	211	248	261
20	278	228	266	278
21	299	246	284	296
22	320	265	303	315
23	343	285	322	335
24	366	306	343	356
25	390	327	365	378
26	417	352	390	402

1er Exemple : Si un flacon rempli à la température de 19° jusqu'au trait de jauge a donné comme poids apparent de l'eau 49 grammes, son volume à cette température est de (Table L).

$$V = 49 \times 1,00258 = 49^{cc}126.$$

Son volume à + 15° serait :

$$V' = 49 \times R' = 49 \times 1,00248 = 49^{cc}031..$$

Son volume à + 20° serait :

$$V'' = 49 \times R'' = 49 \times 1,00261 = 49^{cc}127.$$

Son volume à 0° serait :

$$V''' = 49 \times R''' = 49 \times 1,0211 = 49^{cc}103.$$

2e Exemple. — Si un flacon rempli à la température de 20°6 jusqu'au trait de jauge a donné comme poids apparent de l'eau 99gr5, son volume à cette température est :

$$V = 99,5 \times \left[1,00278 + \left(1,00299 - 1,00278\right) \times \frac{6}{10}\right]$$

$$V = 99,5 \times 1,002906 = 99^{cc},789.$$

Son volume V' à 20° serait :

$$V' = 99,5 \times \left[1,00278 + \left(1,00296 - 1,00278\right) \times \frac{6}{10}\right]$$

$$V' = 99,5 \times 1,002888 = 99^{cc}787.$$

Le volume du flacon établi, on rince le flacon d'abord avec un peu de liquide à essayer, et on l'en remplit ensuite jusqu'au trait de jauge environ ; on le plonge dans un bain d'eau froide pour l'amener à + 15° centigrades, on l'essuie enfin avec soin, on ramène le niveau du liquide au trait de jauge très exactement et on le pèse.

En divisant le poids du liquide par celui de l'eau distillée à + 4° centigrades, on obtient la densité (ou poids réel en kilogramme d'un litre) du liquide essayé.

Dans la pratique, on détermine d'abord le poids de ce flacon rempli d'eau distillée à + 4° centigrades et on établit son volume en retranchant de ce poids la tare du flacon. Chaque gramme d'eau distillée à + 4° centigrades remplissant exactement un centimètre cube, on n'a aucun calcul à faire.

Ou bien encore on fait cette opération avec de l'eau à la température ambiante, qui est un peu moins dense que celle de 4° centigrades, et on divise le nombre de grammes par la densité de l'eau, à la température de l'essai qu'on trouve dans la table, afin d'avoir son volume exact.

Exemple :

<table>
<tr><td rowspan="8">1°
Volume
du flacon</td><td>Poids du flacon + eau (à 16 centigr.)...........</td><td>82^{gr}8646</td></tr>
</table>

1° Volume du flacon	Poids du flacon + eau (à 16 centigr.)...........	$82^{gr}8646$
	— vide	28 3698
	Poids de l'eau à + 16°	54 4948
	Poids du même volume d'eau à 4° centigrades. (Voir Table XLIX.) $54,4948 \times 1,000997 = 54^{gr}5491$ ou : $\dfrac{54,4948}{0,999004} = 54^{gr}5491$	

2° Densité du liquide	Poids du flacon + liquide à + 18°	$80^{gr}8646$
	— vide	28 3698
	Poids du liquide	52 4948
	— de l'eau rapportée à 4° centigrades	54 5476
	— du liquide	52 4948
	Densité du liquide : $\dfrac{52^{gr}4948}{54^{gr}5491} = 0,96234$	

Si on voulait avoir la densité à + 15°, connaissant la densité à + 4°, on se reporterait à la Table XLIX et multiplierait la densité trouvée à + 4° par 0,999154.

$$0,96234 \times 0,999154 = 0,96152 : \text{Densité à } + 15°.$$

Picnomètre de Sprengel. — On atteint un très haut degré de précision par l'emploi du picnomètre de Sprengel, celui-ci consiste en un tube en U de verre mince dont les deux branches se terminent par des tubes capillaires coudés à angle droit et rodés à leur extrémité pour recevoir deux bouchons de verre (certains de ces instruments portent un thermomètre qui se prolonge au milieu du flacon).

Le diamètre intérieur de ces deux tubes capillaires est inégal ; l'un, qui porte un trait indicateur, est le plus gros ; il a un diamètre d'environ $0^{mm}5$, l'autre n'a un diamètre que de $0^{mm}25$.

Le remplissage de ce picnomètre se fait en plongeant l'extrémité du tube étroit dans le liquide et en aspirant par un tube à boule adapté à l'extrémité du tube opposé. Lorsque le liquide sort par ce dernier, on enlève le tube à boule et on plonge l'instrument dans un bain maintenu à la température normale.

On retire ensuite le picnomètre qu'on essuie, et on observe le vide qui s'est formé dans le gros tube, le tube capillaire restant toujours plein. Si le liquide dépasse le trait indicateur, on touche avec un morceau de papier à filtrer l'extrémité du tube opposé afin d'enlever une goutte ou deux de liquide. Dans le cas contraire, on touche l'extrémité du tube avec une baguette portant une goutte du liquide à essayer, que la capillarité de l'autre tube fait absorber ; le mouvement se produit à travers tout le liquide contenu dans l'appareil, de sorte qu'on parvient très facilement à régler ainsi l'arrivée du liquide jusqu'au trait. On suspend alors l'appareil par le fil qui le porte au crochet de l'étrier d'une balance de précision et l'on pèse très exactement. En retranchant la tare du picnomètre on a le poids, qu'on divise par le poids d'eau distillée préalablement déterminé, et on a la densité cherchée.

B) Méthode des aréomètres a poids constant et a volume variable.

Les aréomètres de cette catégorie sont des flotteurs en verre creux, fermés aux deux extrémités, dont la partie supérieure est terminée par une tige graduée et la partie inférieure renflée, lestés avec du mercure ou de la grenaille de plomb, de telle façon que, plongés dans l'eau distillée, l'affleurement se produit vers l'extrémité supérieure ou inférieure de la tige graduée, suivant qu'ils sont destinés à des liquides plus ou moins denses que l'eau.

On les divise en trois groupes :

Les aréomètres, qui portent des divisions arbitraires ou degrés que l'on peut traduire en densité au moyen de Tables ou de formules renfermant une constante (module) : ce sont les aréomètres Baumé, Cartier, etc.

Les volumètres, qui portent des graduations indiquant le volume de l'unité de poids ou *volume spécifique* des liquides dans lesquels ils sont plongés. On transforme leurs indications en densités au moyen d'une formule à module. Le type de ces instruments est le volumètre de Gay-Lussac.

Les densimètres, qui portent les graduations donnant directement la densité des liquides dans lesquels on les plonge.

Aréomètre Baumé. — *Graduation ancienne.* — Pour liquides plus denses que l'eau (pèse-acides, pèse-sels, pèse-sirops); il marque 0° dans l'eau distillée à + 10° et 10° dans une solution de sel marin à 10 0/0 (d : = 1,07335), à 12°5. On en tire la densité d d'après la formule :

$$d = \frac{145,88}{145,88 - n}$$

n étant le nombre de degrés lus.

Pour liquides plus légers que l'eau (pèse-esprits, pèse-liqueurs); il marque 0° dans la solution de sel marin et 10° dans l'eau distillée. Il fournit la densité d'après les formules :

à + 15°

$$d = \frac{146,3}{146,3 + n}$$

à + 17°5

$$d = \frac{146,78}{146,78 + n}$$

Graduation nouvelle (1). — C'est l'appareil le plus employé dans l'industrie : pour les liquides plus denses que l'eau, il marque 0° dans l'eau distillée et 66° dans l'acide sulfurique à $d = 1,842$:

A + 15°, il donne la densité par la formule :

$$d = \frac{144,320}{144,320 - n}$$

Pour les liquides moins denses que l'eau, on a à + 15° :

$$d = \frac{144,320}{144,320 + n}$$

---

(1) Les opérations étant faites à + 15°, l'appareil pour liquides plus denses que l'eau marque 0° lorsque le densimètre marque 1000 et 66° lorsque le densimètre marque 1,8427, le module du Baumé est dans ces conditions 144,320 ; pour les aréomètres moins lourds que l'eau, le point 10 correspond à une densité de 1,050, le point 20 à une densité de 0,9352, le module restant 144,320 (module officiel).

Les divers constructeurs ont adopté le module précédent ou un module très voisin : ainsi Chabaud prend 144,3, Dujardin 144,4, Demichel 144,320, Baudin 144,3. Le module 144,320 correspond à une densité 18,427 ; à une variation de 0,01 sur le module oficiel 144.320, correspond, à 66°, une différence de 0°0046 Baumé.

Voir les Tables VII (page 145), XII (page 165) et XXVI (page 235) pour passer des degrés Baumé aux densités.

L'appareil étant gradué pour la température de + 15°, lorsque la lecture n'est pas faite à cette température, il faut faire une correction qui consiste, lorsque la lecture est faite à une température supérieure à + 15° à ajouter au chiffre trouvé autant de fois 0,04545 qu'il y a de degrés supplémentaires et à retrancher autant de fois ce même nombre qu'il y a de degrés au-dessous de + 15°.

Aréomètres divers. — *Aréomètre Cartier.* — Pour liquides plus légers que l'eau.

$$d = \frac{138,8}{126,1 + n}$$

Voir aussi Table XII (page 165).

Aréomètre de Beck. — Il marque 0° dans l'eau et 30° dans les liquides ayant une densité de 0,850 à + 12°5. Pour liquides plus lourds que l'eau :

$$d = \frac{170}{170 - n} \text{à} + 12°5 \text{ cent.}$$

Pour liquides plus légers que l'eau :

$$d = \frac{170}{170 + n} \text{à} + 12°5 \text{ cent.}$$

Voir aussi page 166.

Aréomètre de Balling. — Pour liquides plus lourds :

$$d = \frac{200}{200 - n} \text{à} + 17°5$$

Pour liquides plus légers :

$$d = \frac{200}{200 + n}$$

2° Balling = 1° Gay-Lussac.

Voir Saccharométrie, page 330, pour tout ce qui se rapporte au Balling, ainsi que pour la correction de température.

Aréomètre de Brix. — Pour liquides plus lourds que l'eau.

$$d = \frac{400}{400 - n} \text{à} + 15° \text{ cent.}$$

4° Brix = 1° Gay-Lussac.

Pour liquides plus légers :

$$\frac{400}{400 + n} \text{à} + 15° \text{ cent.}$$

Voir Saccharométrie, page 332, pour tout ce qui se rapporte au Brix.

Aréomètre de Twadell. — Pour liquides plus lourds que l'eau.

$$d = 1 + 0,005\, n.$$

Aréomètre hollandais. — C'est l'aréomètre Baumé, dont 10° indiquent à + 12°5, la densité du liquide salin à 10 0/0, soit 1,07462.

Pour les liquides plus denses que l'eau, on a :

$$d = \frac{144}{144 - n} \text{ à } 12°5.$$

Pour les liquides moins denses que l'eau :

$$d = \frac{144}{144 + n} \text{ à } + 12°5.$$

Volumètre de Gay-Lussac. — Peut servir à déterminer la densité des liquides plus légers que l'eau ou plus lourds.

Ses formules de densité sont :

$$d = \frac{100}{100 + n} \text{ et } d = \frac{100}{100 - n}$$

Alcoomètres légal et de Gay-Lussac (pages 130, 140, 146, 165), *Tralles, Richter, Wolchmester* (164, 165, 166, 167), *Tagliabue* (v. page 173), *hydromètre de Sykes* (page 166), *de Beck* (page 166).

Pour convertir les indications de tel ou tel aréomètre en indications de tel ou tel autre, voir les Tables suivantes :

Correspondance des indications de l'alcoomètre légal en alcoomètre de Gay-Lussac, et réciproquement, page 131.

Correspondance des densités avec les indications des alcoomètres légal et de Gay-Lussac, page 140.

Comparaison des degrés Baumé (moins lourds), Cartier et Gay-Lussac, page 165.

Conversion des degrés Baumé en Cartier, page 164.

Rapports des degrés Baumé, Cartier et Gay-Lussac, avec [les densités, page 165.

Conversion des degrés centésimaux en Cartier, page 167.

Conversion des degrés Cartier en centésimaux, page 168.

Rapport du Tralles avec les densités, page 166.

Rapports entre le Tralles et les alcoomètres, page 167.

Concordance entre les degrés Tralles et Beck, page 166.

Conversion des degrés Gay-Lussac en degrés Tralles et Richter et inversement, page 168.

Rapports entre les Sykes et les degrés de l'alcoomètre, page 173.

Correction des degrés Balling, page 329.

Rapports entre le Tagliabue et les densités, page 172.

Comparaison entre les degrés Baumé, les densités et les degrés Balling, page 330.

Comparaison entre les degrés Balling ou de Brix, les densités et les degrés Baumé, page 331.

Densimètre. — Le densimètre marque la densité des liquides, telle qu'on l'observe quand on pèse un litre de ce liquide, c'est-à-dire la masse en grammes à + 15° d'un décimètre cube de liquide.

Le densimètre marque 1000 dans l'eau à + 4° et 0,999125 dans l'eau à + 15°, 0,998213 dans l'eau à + 20°.

Il fournit la *densité absolue* du liquide dans lequel il est plongé, quelles que soient la température et la pression atmosphérique, mais il est nécessaire d'opérer toujours à la même température, afin de pouvoir posséder des termes de comparaison entre les différents liquides dont le coefficient de dilatation peut différer de celui de l'eau ; la température adoptée est + 15° centigrades.

L'instrument porte, marquée sur sa tige, l'indication de la densité du liquide en nombres entiers, c'est-à-dire le poids du litre en grammes ; ainsi 996 veut dire densité 0,996 et le poids du litre 996 grammes ; 56 veut dire 1056.

Si on veut alors ramener la température à + 4°, après s'être servi de l'appareil, on consultera la table de Wolkmann, page 895.

Supposons que le liquide examiné indique une température de + 18°, pour ramener la densité à + 4° on diviserait la densité obtenue par 0,998663.

Si on voulait avoir la densité à + 15°, connaissant la densité à + 4°, on se reporterait à la même Table et on multiplierait la densité trouvée à + 4° par 0,999154

$$0,96234 \times 0.999154 = 0,96152 : \text{Densité à } + 15°.$$

Pour faire une correction approximative consulter la Table XXXIX, page 329.

MÉTHODE DES ARÉOMÈTRES A POIDS ET A VOLUME VARIABLES

Densimètre de Rousseau. — C'est un aréomètre de la forme ordinaire dont la tige est surmontée d'une petite capsule jaugée à un centimètre cube.

Cet appareil permet de prendre la densité d'un liquide en en employant un très petit volume (un centimètre cube).

Pour les liquides plus lourds que l'eau, le densimètre muni de sa capsule remplie d'eau distillée jusqu'au trait qui limite un centimètre cube affleure dans l'eau distillée à la partie inférieure de la tige en un point marqué 100 ; on ajoute 1 gramme dans la capsule, l'appareil s'enfonce, on marque 200 au point d'affleurement, l'intervalle entre les deux traits est ensuite divisé en 100 parties égales.

Pour les liquides plus légers que l'eau, l'appareil est lesté de telle façon que muni de sa capsule vide il affleure dans l'eau distillée vers la partie inférieure de la tige, en un point qu'on marque 0 ; on verse dans la capsule 1ᶜᶜ d'eau distillée, l'affleurement se fait alors vers la partie supérieure de la tige, en un point qu'on marque 100 ; on divise ensuite l'intervalle entre les deux traits en 100 parties égales.

Dans ces deux cas, les divisions de l'échelle correspondent à 1/100ᵉ de centimètre cube d'eau distillée, c'est-à-dire à 1 centigramme.

Si on veut prendre la densité d'un liquide au moyen de cet appareil, on l'immerge dans l'eau distillée et on verse dans la capsule 1ᶜᶜ du liquide dont on cherche la densité.

Si l'affleurement se fait en un point n, la densité d sera :

$$d = \frac{n \times 0,01}{1} = \frac{n}{100}$$

C) Méthode de la balance hydrostatique

(*Balance aréothermique de Mohr*).

L'instrument de F. Mohr, connu sous le nom de balance aréothermique, permet de déterminer, jusqu'à la quatrième décimale, les poids spécifiques (densités) des corps solides, plus lourds ou plus légers que l'eau et de tous les liquides, tels que : alcool, essences, huiles, éthers, glycérines, solutions acides ou alcalines, jus sucrés, etc., *avec autant d'exactitude que par la méthode du flacon ou avec la rapidité des aréomètres*. En outre, il a le grand avantage de ne nécessiter l'emploi que d'une très petite quantité de liquide, soit environ 60ᶜᶜ.

La balance de Mohr présente encore le grand avantage de ne nécessiter l'emploi d'aucune table ni d'aucune formule pour faire la correction de la température.

La figure 75 représente les divers éléments dont l'appareil se compose, savoir :

1º Un fléau à bras égaux dont l'un, celui de droite, est divisé en dix parties égales entaillées dans le métal, afin de recevoir les poids cavaliers D, E, F, G. Ce fléau peut être élevé ou abaissé au moyen d'un système à crémaillère, le long d'une colonne fixée sur la boîte à tiroir en acajou, servant à l'emballage de la balance ;

2º Un flotteur en verre A suspendu à un fil de platine et contenant un thermomètre soudé à l'intérieur ;

3º Un petit plateau en laiton B, avec deux crochets servant de tare au flotteur thermométrique, pesé dans l'air ambiant et utilisé aussi pour prendre les densités des solides ;

4º Une petite éprouvette à pied en verre C de 60ᶜᶜ environ ;

5º Une série en double de poids cavaliers D, E, F, G destinés à être placés dans les entailles du fléau.

Le cavalier D est égal au poids de l'eau distillée à la température de 15° centigrades déplacée par le flotteur.

$$- \qquad E = \frac{1}{10} \text{ de } D.$$

$$- \qquad F = \frac{1}{10} \text{ de } E \text{ ou } \frac{1}{100} \text{ de } D.$$

$$- \qquad G = \frac{1}{10} \text{ de } F \text{ ou } \frac{1}{100} \text{ de } E \text{ ou } \frac{1}{1000} \text{ de } D.$$

6° Une paire de plateaux avec fils de laiton pour transformer l'appareil en balance ordinaire.

Vérification de la balance. — La balance étant montée comme dans la figure ci-contre, le flotteur thermométrique A suspendu à droite, et à gauche sa tare B (le petit plateau à 2 crochets), l'équilibre doit être parfait. Mais si l'on plonge le flotteur dans de l'eau distillée à 15° *centigrades*, en faisant usage

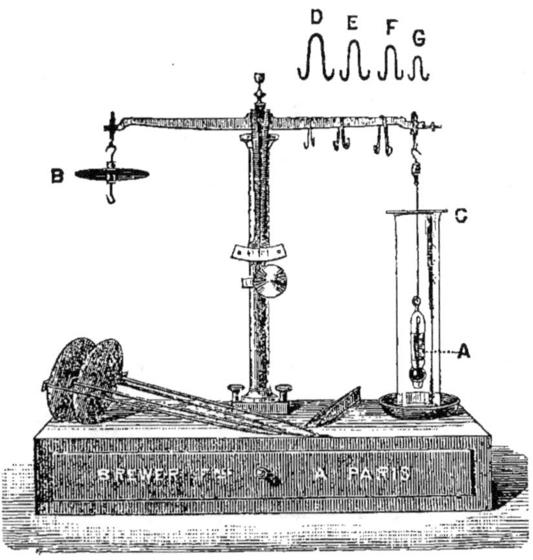

Fig. 75.

de la petite éprouvette en verre C, l'équilibre est de suite rompu. Pour le rétablir, il suffit d'accrocher l'un des poids cavaliers D au crochet placé à l'extrémité droite du fléau et qui soutient le flotteur ; donc, le cavalier D est égal au poids de l'eau déplacée par le flotteur.

Densité d'un liquide plus léger que l'eau. (Huile.) — On verse le liquide à peser dans l'éprouvette C, on y plonge *entièrement* le flotteur, puis on place le grand cavalier D dans l'une des entailles du bras droit du fléau subdivisé, afin de rétablir l'équilibre. Mais si cet équilibre n'est possible qu'entre deux des entailles marquées 1, 2, 3, 4, 5, 6, 7, 8, 9, admettons que ce soit entre 8 et 9), on place ce grand cavailer D à un chiffre voisin plus bas (soit 8) et l'on cherche à rétablir l'équilibre au moyen du cavalier E (soit entre 5 et 6, donc 5). Dans ce cas, le cavalier D donne la première décimale 8 et le cavalier E la seconde 5 (soit 0,85).

Si l'équilibre n'est pas encore rétabli, on essaye avec le cavalier F qui se place entre 4 et 5 (soit 4, la troisième décimale) ; et enfin le cavalier G rétablit l'équilibre en se plaçant entre 3 et 4 (soit 3, la quatrième décimale). Nous avons alors la densité 0,8543.

S'il arrive que deux cavaliers se placent dans la même entaille, on accroche le plus petit à l'un des crochets inférieurs du plus grand ; ainsi si le cavalier D a été placé au n° 7, E et F au n° 6 et G au n° 2, on aura la densité 0,7662.

Détermination de la densité d'un liquide plus lourd que l'eau. — Dans ce cas, on suspend l'un des grands cavaliers D au crochet placé à l'extrémité droite du fléau, lequel soutient le flotteur. Pour les décimales, on procède comme précédemment. Exemple : le premier cavalier D représente le poids de l'eau distillée déplacée par le flotteur, soit l'unité 1 ; le second cavalier D ayant été placé au n° 3 donne la première densité décimale (soit 1, 3), E placé au n° 5, F au n° 6 et G au n° 8, on aura la densité 1,3568.

Densité d'un corps solide. — On suspend au crochet du bras droit du fléau le petit plateau à deux crochets B et au bras gauche un des plateaux à fils de laiton. L'appareil se trouve alors transformé en balance hydrostatique.

On fixe le corps solide, à l'aide d'un fil métallique, au crochet inférieur du petit plateau B, on le pèse dans l'air, en ayant soin de mettre un fil de même poids sur le plateau de gauche, on aura le poids de P, puis on plonge le corps dans l'eau distillée contenue dans l'éprouvette C. Les poids qu'il faudra mettre sur le petit plateau B pour rétablir l'équilibre représenteront le poids du volume d'eau distillée déplacé par le corps, soit le poids P'. On en déduira la densité par la formule $D = \dfrac{P}{P'}$.

Flotteurs thermométriques. — Ces flotteurs sont identiques pour toutes les balances et concordent avec les poids existants ; leur poids est de 10 grammes, y compris le fil de platine et la petite masse de laiton à crochet.

L'eau distillée à 15° centigrades déplacée par ce flotteur pèse 5 grammes et, comme le cavalier D représente ce poids, on a :

Cavalier D = 5 grammes.
   —   E = 1/10 de D = 0^{gr}5.
   —   F = 1/10 de E = 0^{gr}05
   —   G = 1/10 de F = 0^{gr}005

La vérification du flotteur est donc très facile, soit avec les cavaliers, soit avec les poids ordinaires.

Balance de Westphal. — La balance de Westphal est basée sur le même principe que la précédente, mais elle fonctionne à la façon d'une balance romaine dont le grand bras peut être surchargé de poids convenables (cavaliers) et supporte un thermomètre servant de plongeur.

Cette balance est formée d'un fléau dont l'une des extrémités terminée par une pointe mobile devant un cadran porte un contrepoids. A l'autre extrémité du fléau divisé en 10 parties par des encoches, est suspendu au

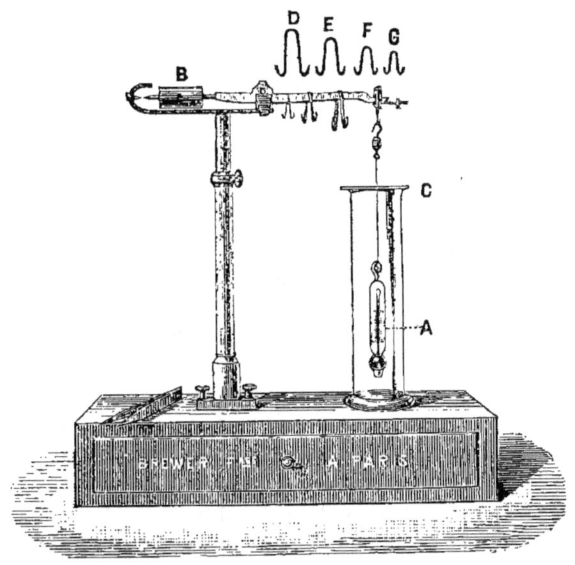

Fig. 76. — Balance de Westphal

moyen d'un fil de platine très fin, un flotteur de volume déterminé contenant un thermomètre soudé à l'intérieur et flottant dans l'eau distillée. Sur les encoches on peut disposer des cavaliers.

Les cavaliers sont au nombre de cinq : les trois premiers, 1, 2, 3, sont égaux, quoique de forme différente ; le poids 4 est égal à 1/10, et le poids 5 à 1/100 des trois premiers. Ces poids, tous munis de crochets, permettant de les suspendre les uns aux autres, ont, en outre, leurs extrémités creuses, ce qui facilite le réglage de l'appareil en cas de bris du thermomètre. Le poids 1, suspendu au crochet du fléau, s'emploie pour les liquides plus denses que l'eau et représente l'unité ; le poids 2 est parfois nécessaire pour le réglage de l'appareil ; le poids 3 représente les dixièmes ; le poids 4, les centièmes ; le poids 5, les millièmes. Les chiffres de ces unités successives sont donnés par les crans auxquels on a été amené à accrocher ces poids pour obtenir l'équilibre du fléau, quand le plongeur est immergé dans le liquide dont on recherche la densité.

Pour les liquides plus légers que l'eau, on plonge complètement le flotteur dans le liquide à essayer contenu dans une éprouvette, puis on place dans l'une des encoches un cavalier dont le poids est égal au poids de l'eau distillée à + 15° déplacée par le flotteur ; afin de chercher à rétablir l'équilibre, ce qui n'est généralement pas possible, on le place à un chiffre plus bas, 7, par exemple ; on cherche ensuite à rétablir l'équilibre avec un cavalier dont le poids est égal à 1/10 du premier, soit 5 la division la plus voisine ; puis un cavalier de poids égal au 1/100 du premier, soit 3 ; on obtient finalement la densité 0,753.

Si deux cavaliers se placent sur la même encoche, on accroche le plus petit à l'un des crochets du plus grand.

Voici des exemples numériques :

a) Le cavalier 1 est placé à l'encoche 7, le cavalier 4 est sur l'encoche 4 et le cavalier 5 est suspendu au crochet du cavalier 1 ; la densité est 0,747.

b) Le cavalier 3 est sur l'encoche 8, le cavalier 5 sur l'encoche 3 ; la densité est 0,803.

c) Le cavalier 3 est sur l'encoche 9, le cavalier 4 sur l'encoche 1 ; la densité est 0,910.

Pour les liquides plus lourds que l'eau, on suspend le grand cavalier 1 de poids égal à l'eau déplacée par le flotteur, au crochet placé à l'extrémité du fléau, et on procède comme précédemment.

Voici des exemples numériques :

a) Le cavalier 3 est sur l'encoche 6, le cavalier 4 est suspendu au cavalier 3, le cavalier 5 est sur l'encoche 9 ; la densité est 1,669.

b) Le cavalier 3 est sur l'encoche 8, le cavalier 4 sur l'encoche 4, le cavalier 5 sur l'encoche 6 ; la densité est 1,846.

Balance Williams pour densité des solides. — Williams a modifié la balance de Westphal pour l'appliquer à la détermination de la densité des solides. Dans celle-ci, l'aiguille indicatrice a été considérablement allongée et, sur une distance égale à la longueur de l'autre bras, une entaille a été ménagée pour pouvoir y placer un support portant deux coupelles, l'une disposée au-dessus de la surface du liquide, l'autre plongeant dans celui-ci. Par ce dispositif, un corps solide peut être pesé dans l'air et dans le liquide.

Pour faciliter le réglage du fléau, un contrepoids composé de deux parties peut se mouvoir le long de l'aiguille indicatrice. L'une des parties de ce contrepoids est à vis et sert à fixer celui-ci dans une position telle que l'appareil ne puisse pas se dérégler une fois ajusté.

Observations concernant les densités prises à la balance aréothermique (1). — L'accord n'est pas toujours satisfaisant entre les indications fournies par les aéromètres et la balance de Mohr. Ceci tient beaucoup à ce que les nombres fournis par celle-ci sont exprimés en unités différentes de ceux fournis par les aéromètres. D'après le mode opératoire de chacun d'eux il est en effet facile de comprendre que les aéromètres donnent le poids spécifique des corps soumis à l'expérience, rapporté à l'eau à + 4° centigrades, tandis que la balance de Mohr donne leur densité rapportée à l'eau à + 15°.

Soit donc G le poids spécifique donné par un aéromètre, la densité D du même corps fournie par la balance de Mohr, devra être fournie par la formule suivante :

$$D = 1,002069 \, G - 0,001228.$$

Les différences de valeurs de D et de G sont appréciables, puisque pour l'eau, en particulier, elle est presque égale à une unité de troisième ordre.

Dilution au degré voulu des solutions de concentration connue d'après la densité (2). — Voici les formules qui permettent de diluer au degré voulu des solutions de concentration donnée, connaissant la densité ou la richesse en sel, et en supposant que la dilution de ces solutions s'accomplisse sans contraction ni augmentation de volume :

Soit *a* la teneur en sel 0/0 du liquide concentré,
— *b*   —   —   cherché.

Le quotient $\dfrac{a}{b}$ est égal à la somme des volumes du liquide concentré (1 volume) et de l'eau à ajouter.

Ainsi, soit un acide nitrique à 45° Baumé à ramener à 22° :

L'acide à 45° Baumé (Table LXXIII) renferme 77,8 0/0 d'acide réel (3).
   —   à 22°   —   —   —   29,2   —

---

(1) Extrait des comptes rendus du IVᵉ Congrès de Chimie appliquée. Communication de M. A. Demichel.

(2) *Agenda du Chimiste*, 1897.

(3) On peut opérer aussi de la façon suivante :
Soit 3 kilogrammes d'acide nitrique à 40° B qu'on se propose d'amener à 22°.
On prend la différence des deux degrés :

$$40 - 22 = 18$$

on la multiplie par le poids de l'acide :

$$18 \times 3 = 54$$

et on divise le produit par la moitié du degré de l'acide concentré :

$$\frac{54}{20} = 2,700$$

d'eau à ajouter.
(La contraction qui en résulte est négligeable).]

Le rapport $\dfrac{77,8}{29,2} = 2,67$; il faut donc à un volume d'acide à 45° ajouter 1,67 volume d'eau pour la ramener à 22°.

On peut aussi résoudre le problème inverse : combien d'eau a-t-on ajouté à un produit de densité D pour obtenir 100 parties de mélange de densité d ?

La quantité d'eau 0/0 dans le produit $= \dfrac{100\left(\dfrac{D}{d}-1\right)}{D-1}$.

En général, soit D la densité d'une solution de volume V : on veut l'amener à la densité d' en ajoutant un volume v de solution de densité d :

$$d' = \frac{VD + vd}{V + v} \qquad\qquad v = \frac{V(D - d')}{d' - d}$$

Une solution à 15 0/0 de sel en renferme 17,3^{gr} pour 100^{gr} d'eau.

—	20	—	25	—
—	25	—	23,3	—
—	30	—	43	—
—	35	—	54	—
—	40	—	67	—
—	45	—	82	—
—	50	—	100	—
—	55	—	122	—
—	60	—	150	—
—	70	—	225	—

MÉLANGES RÉFRIGÉRANTS

Mélange de neige et de sel à 0°

	Proportion	Temp. obtenue
Neige	1	— 18°
Sel marin	1	
Neige	2	51
Chlorure de calcium cristallisé, pulvérisé ..	3	
Neige refroidie à — 18°	1	55
Chlorure de calcium cristallisé, pulvérisé, à — 18	2	
Acide sulfurique avec 1/2 v. d'eau refroidi à 0°	1	33
Neige	2	

Mélanges réfrigérants de liquides et de sels pris à 10°

	Proportion	Temp. obtenue
Eau	1	— 16°
Azotate d'ammonium pulvérisé	1	
Sel ammoniaque pulvérisé	5	
Azotate de potassium pulvérisé...	5	— 12°
Eau	16	
Acide chlorhydrique	5	— 18°
Sulfate de sodium pulvérisé	8	

RÉFRACTOMÉTRIE

On sait que lorsque les rayons lumineux passent de l'air dans un milieu plus dense, ils sont déviés de leur direction primitive et il existe un rapport déterminé entre l'angle d'incidence et l'angle de réfraction. Ce rapport, nommé *indice de réfraction*, est constant pour une seule et même substance.

On a employé avantageusement la réfractométrie à l'examen des corps gras concrets ou fluides.

En France en emploie pour déterminer l'indice de réfraction les réfractomètres de *Féry* et de *Jean et Amagat*.

Le premier fait connaître directement l'indice de réfraction vrai de la matière examinée ;

Le second est un réfractomètre différentiel, c'est-à-dire qu'il indique non pas l'indice de réfraction vrai, mais une différence de déviation par rapport à une huile type. Cependant, MM. *Lebrasseur, Grassot* et *Féry* sont arrivés à transformer les indications de cet appareil en indices de réfraction : voir page 911 le tableau qui permet de faire ces transformations.

Exemples : Une déviation de + 35° à l'oléoréfractomètre et à + 22° centigrades correspond à un indice de 1,4750 + 0,00025 × 5 = 1,47625.

Une déviation de — 37° à + 45° centigrades correspond à un indice de 1,4494 + 0,00025 × 3 = 1,45015 (37 étant égal à — 40 + 3).

L'appareil a été décrit et son mode de fonctionnement donné dans le cours de l'ouvrage (voir pages 414, 464).

En Allemagne, on emploie le *réfractomètre de Zeiss* décrit page 462 et suivantes, le butyroréfractomètre décrit page 418, et le réfractomètre à immersion décrit page 521.

Réfractomètre de Féry. — La cuve renfermant la matière grasse à examiner est constituée par un prisme creux d'angle convenable, dont les faces *a b* et *c d* sont.

Transformation des indications de l'oléoréfractomètre en indices de réfraction

LECTURE FAITE A + 22° (Corps gras Liquides)			LECTURE FAITE A + 45° (Corps gras Concrets)	
Déviation de l'Oléoréfractomètre	Indice de Réfraction		Déviation de l'Oléoréfractomètre	Indice de Réfraction
— 20	1.4625		— 40	1.4494
— 10	1.4650		— 30	1.4519
0	1.4675		— 20	1.4544
+ 10	1.4700		— 10	1.4569
+ 20	1.4725		0	1.4594
+ 30	1.4750		+ 10	1.4619
+ 40	1.4775		+ 20	1.6444
+ 50	1.4800		+ 30	1.4669
+ 60	1.4825		+ 40	1.4694
+ 70	1.4850			
+ 80	1.4875			

(Colonne centrale) Pour calculer les nombres intermédiaires, se souvenir que toute augmentation positive de 1° à l'oléoréfractomètre correspond à une augmentation de 0,00025 de l'indice de réfraction.

également prismatiques ; mais placées de telle manière que l'ensemble constitue un système à faces parallèles.

Les trois prismes constituant ainsi la cuve à liquides sont montés dans une garniture métallique portant deux fentes horizontales de trois millimètres de hauteur.

La fente inférieure permet aux rayons de passer par le fond de la cuve et de traverser ainsi l'ensemble des *trois prismes solides* agissant comme une lame à faces parallèles, ces trois prismes étant constitués par le même verre qui est un crown résistant aux agents chimiques.

La fente supérieure permet de recevoir les rayons qui traversent le liquide ; c'est à la hauteur de cette fente que l'on doit disposer le réservoir du thermomètre coudé *t* porté par le couvercle en verre rodé de cette cuve.

Cette première cuve est placée dans une seconde M N P Q (fig. 77) entièrement métallique, sauf les deux grands côtés M N et P Q constitués par des lentilles de compensation plan-convexes, dont la face courbe est tournée vers l'extérieur.

L'espace compris entre les deux cuves doit être rempli d'eau, ce qui se fait facilement par un entonnoir *e*, visible sur la vue d'ensemble de l'appareil.

Le réglage de l'appareil ainsi que toutes les mesures doivent être faits avec de l'eau entre les deux cuves. C'est la présence de ce liquide, qui d'ailleurs ne joue aucun rôle optique dans les mesures, car il forme une double lame *à faces parallèles*, qui assure la stabilité de la température de la cuve centrale et permet de l'élever au degré désiré au moyen d'une petite lampe *l* qui chauffe un thermo-siphon.

La cuve centrale, qui déborde légèrement la cuve de chauffage, est fermée par un couvercle en verre rodé portant le thermomètre coudé *t* (vue d'ensemble).

La cuve extérieure est munie d'un couvercle métallique percé d'une ouverture rectangulaire livrant passage à la cuve centrale.

L'ensemble de ces deux cuves, porté par une glissière, peut se déplacer perpendiculairement à l'axe optique de l'instrument, déterminé par la fente à réticule du collimateur C et le réticule en croix de Saint-André de la lunette L. Ces deux réticules sont mobiles au moyen des boutons b, b'.

Dans son mouvement, la cuve extérieure entraîne un vernier v et une loupe l' devant une échelle fixe, ce qui permet d'apprécier son déplacement à 3/1000e de millimètre près, correspondant à 1/10000e d'indice.

Description du vernier. — L'échelle est divisée de 1,33 à 1,59, mais, pour ne pas charger la chiffraison, on n'a indiqué que les deux premières décimales des indices. Chacune des grandes divisions, qui vaut presque 4 millimètres, est divisé en 4 parties.

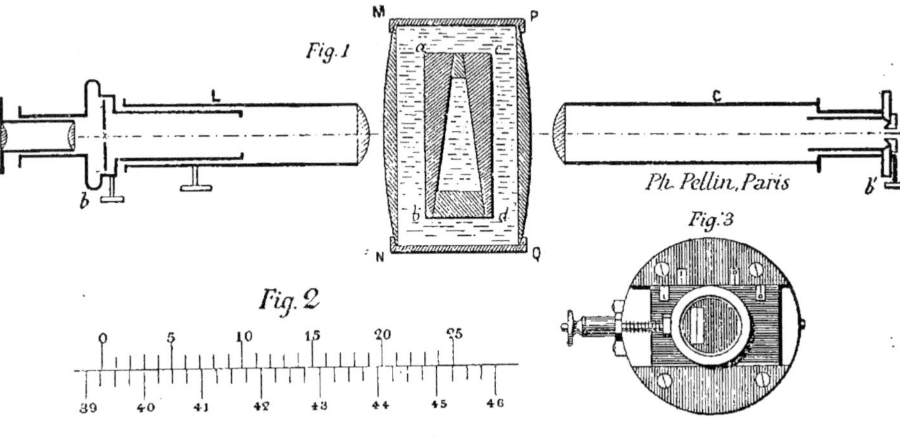

Fig. 77.

Chacune de ses subdivisions représente 25/10.000e ou 0,0025. Le vernier est lui-même divisé en 25 parties dont la longueur totale représente 24 des petites divisions de l'échelle.

On lira donc de la façon suivante l'exemple (*Fig. 2*, page 912) :

39 grandes divisions plus une petite valant 0,0025 ce qui donne 3925.
Plus ce qu'on lit au vernier ; dans l'exemple, c'est la division 4 qui coïncide.
L'indice est donc 1,3929.

Réglage de l'appareil et détermination des indices. — La cuve centrale étant en place, et la cuve extérieure remplie d'eau jusqu'à un niveau supérieur à celui du liquide à mesurer, pour être sûr d'obtenir l'uniformité de la température de ce dernier, on ferme les deux cuves par leurs couvercles respectifs et on règle la hauteur du thermomètre de manière à ce que son réservoir soit visible par la fente supérieure de la cuve.

On amène en coïncidence les repères 0 de la fente du colimateur C au moyen du bouton b' (*Fig. 2*), on fait masquer au vernier, au moyen du bouton B, l'indice du verre de la cuve, *indice qui sert de point de réglage et qui est gravé sur chaque appareil.*

L'indice du verre n'est pas affecté par la température ou tout au moins les variations ne portent que sur une décimale très éloignée de celle qu'on se propose d'atteindre.

On met au point, au moyen du tirage de l'oculaire, le réticule en croix de Saint-André que porte la lunette L, puis on obtient la mise au point du réticule vertical du collimateur par la manœuvre du pignon P de la lunette. (L'appareil étant éclairé par la lumière monochromatique du sodium.)

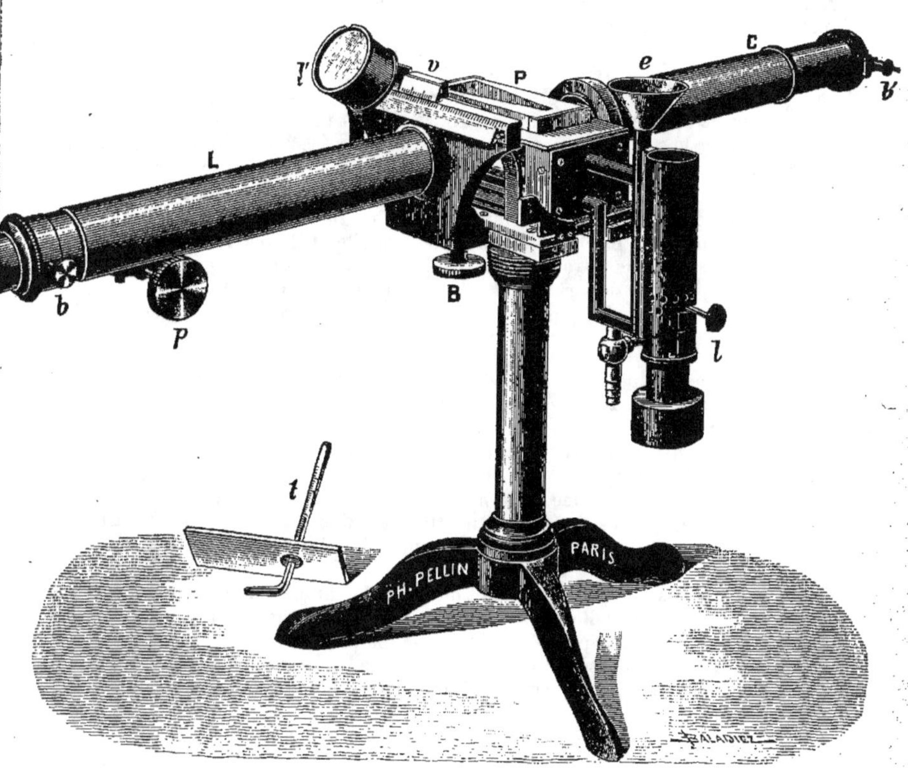

Fig. 78. — Réfractomètre Féry.

On fait coïncider par le bouton de réglage *b* de l'oculaire, qu'il ne faudra pas toucher désormais, le réticule vertical avec le centre de la croix.

Aucune parallaxe ne doit exister entre la croix de Saint-André et le réticule vertical du collimateur, quand on déplace l'œil près de l'oculaire.

Nota. — *On devra se conformer à ces indications pour le réglage.*

L'appareil étant réglé on ne devra plus se servir que du bouton B pour effectuer les mesures.

Pour cela, on introduit le liquide dans la cuve centrale, s'il n'y était déjà, car sa présence n'empêche nullement le réglage de l'appareil.

Quand la température de ce liquide, indiquée par le thermomètre qui y plonge est bien stationnaire, on tourne le bouton B jusqu'à ce qu'une nouvelle image apparaisse dans le champ de la lunette.

Cette image est formée par les rayons qui ont traversé la fente horizontale supérieure de la cuve centrale. On l'amène en coïncidence avec le réticule de la lunette comme on l'a fait pour l'image de réglage du verre de la cuve, et il ne reste plus *qu'à lire l'indice sur l'échelle de l'instrument.*

Ainsi réglé l'appareil fonctionne entre 1,3300 et 1,5326 ; ce réglage convient d'ailleurs à la majorité des huiles grasses.

Si cependant on s'aperçoit que l'indice n'est pas contenu dans ces limites, il est très facile de faire la mesure.

Pour cela, on déplace le point de réglage, donné par l'indice du verre, d'une quantité connue ; par exemple dans un appareil dont l'indice du verre est 1,51261 on veut mesurer le sulfure de carbone dont l'indice est 1,634 environ, on amène en coïncidence les repères 1 de la fente porte-réticule du collimateur au moyen du bouton *b'* (*Fig.* 2) ; on fait marquer au vernier 1,3726 au moyen du bouton B, on fait enfin coïncider les réticules par la manœuvre du bouton *b* de l'oculaire.

On a ainsi augmenté de 0,14 l'étendue de l'échelle et l'appareil fonctionne jusqu'à 1,6726. Il suffira de se rappeler que toutes les indications doivent être majorées de 0,14, le point de départ ayant été déplacé de cette quantité.

Si donc on trouve 1,5227 on ajoutera 0,1400 et on aura pour l'indice cherché 1,6627.

Nota.— *On peut déplacer le point de départ entre 1,3726 et 1,5126 de la quantité dont on a besoin pour trouver l'indice cherché.*

Mesures d'indices à une température différente de la température ambiante. — Les précautions suivantes doivent être prises, si on opère à une température supérieure à celle de la salle où on opère.

La petite lampe *l* est allumée, la flamme étant réglée très petite ; le tube de laiton faisant tirage et auquel est brasé un tube de petit diamètre en cuivre, constituant un thermo-siphon, s'échauffe rapidement, une circulation active du liquide se produit.

On suit la marche du thermomètre et on éteint la lampe quand la température est de 0°5 au-dessous de celle qu'on veut atteindre. Le thermomètre continue alors à monter très lentement, puis devient stationnaire avant de descendre ; c'est l'instant que l'on choisit pour effectuer la mesure ; à ce moment en effet, l'équilibre thermique est complètement établi entre les différents milieux traversés par le rayon lumineux.

ANALYSE ÉLECTROLYTIQUE

Principes théoriques fondamentaux ; données pratiques sur le matériel ; conduite d'une analyse.

L'analyse électrolytique est basée sur la décomposition, par le courant électrique, de composés salins, en leurs éléments (Ions), éléments qui dans des conditions déterminées de *force électromotrice,* d'*intensité* de courant, etc., se séparent [en Anions au pôle (+) et Cathions au pôle (—)] de l'électrolyte (corps soumis à l'électrolyse) et se déposent à l'état solide sur les *Electrodes.*

« L'électricité peut, étant en petite quantité, avoir une haute tension, elle

est comparable alors à un point lumineux éblouissant, à une haute température, ou mieux à une forte pression d'eau résultant d'une grande *différence
de niveau* ou de *potentiel*. Cette qualité électrique, la tension, se nomme précisément *différence de potentiel* aux deux pôles, ou *force électromotrice* E qu'on
mesure en *volts*. L'électricité peut, par contre, sous un *voltage* relativement
faible, avoir un grand débit, une grande *intensité*. Tel serait le cas, selon les
comparaisons de Maxwell, d'une forte conduite d'eau qui, éprouvant peu de
résistance, amènerait *beaucoup* de liquide sous une pression n'ayant rien
de remarquable.

L'*intensité électrique* I se mesure rigoureusement en *ampères* à l'aide
d'ampèremètres.

L'intensité I dépend naturellement de la force électromotrice E et de la
résistance R que la matière oppose au passage de l'énergie électrique.

Ces valeurs sont reliées par la formule d'Ohm,

$$I = \frac{E}{R} \cdots$$

Il convient que la *densité du courant*, c'est-à-dire l'intensité par rapport à la
surface du pôle où se dépose le métal, soit convenable. On arrive à fixer cette
densité par expérience dans chaque cas, car elle dépend de la nature des
solutions, de leur température, de leur résistance, etc. (1) »

Tension. Force électromotrice. — La tension ou force électromotrice se
mesure pratiquement en *volts*, le volt étant (sensiblement) la tension qui
existe entre les deux pôles d'une pile de *Daniell* fraîchement montée.

Intensité du courant. — C'est la quantité d'électricité qui traverse les fils
conducteurs se rendant à l'électrolyte, dans l'unité de temps.

L'intensité se mesure en *ampères*, l'ampère étant l'intensité d'un courant
qui met en liberté, par électrolyse et dans une seconde, $1^{mgr}118$ d'argent, ou
d'une manière générale 1/96600 partie de l'équivalent chimique d'un
corps, exprimé en grammes ($1^{mgr}118$ Ag × 96600 = 107,99, équivalent de
l'argent).

L'équivalent électro-chimique d'un corps est le poids de ce corps décomposé ou libéré en *1 seconde* par un courant de *1 ampère* ;

Pour le plomb, cet équivalent est $1^{mg}072$;
  — l'étain   — $0^{mg}611$;
  — le cuivre   — $0^{mg}329$.

L'intensité du courant s'exprime encore quelquefois en centimètres cubes
de gaz tonnant (mélange de 2 volumes d'H et de 1 volume d'O) dégagés en
une minute par le courant considéré :

____

(1) Etard : *Les Nouvelles Théories chimiques*, 2ᵉ édition, collection Léauté.

Un courant de 1 ampère dégage, par électrolyse, $0^{cc}1737$ de gaz tonnant par seconde, soit $10^{cc}422$ par minute ; en divisant le nombre de centimètres cubes de gaz tonnant dégagé par 10,422 (pratiquement par 10), on convertira l'intensité en gaz tonnant en intensité en ampères.

La table LI, due à M. Campredon, évite tout calcul.

Densité du courant. — On appelle densité D du courant son intensité I exprimée en ampères, par rapport à l'unité de surface S de l'électrode, ordinairement le décimètre carré

$$D = \frac{I}{S}$$

en d'autres termes, la densité du courant est le rapport entre l'intensité du courant et la surface de l'électrode qui reçoit le dépôt.

Si on fait S = 1, la densité D du courant sera représentée par le même chiffre que celui de l'intensité, c'est ce qu'on réalise dans la constitution des appareils électrolytiques. (Voir page 925.)

Données pratiques sur le matériel de l'électrolyse.

Pour effectuer une analyse électrolytique, il faut avoir à sa disposition :
1º Une source d'électricité ;
2º Des rhéostats ;
3º Des appareils de mesure ;
4º Un appareil électrolytique.

Sources d'électricité. — L'analyse électrolytique exige des *courants continus*, c'est-à-dire allant toujours dans le même sens ; ces courants sont obtenus directement au moyen des appareils qui [seront décrits ci-dessous.

Dans le cas où on n'aurait à sa disposition qu'un *courant alternatif* (courants destinés à l'éclairage de certaines villes et provenant de l'utilisation des chutes d'eau), il faudrait le transformer en courant continu au moyen d'un appareil trieur, appelé *soupape*.

Les appareils qui fournissent des courants continus et qui peuvent être utilisés directement par l'électrolyse sont :

A *Les piles hydro-électriques.* — En électrolyse, on demande aux sources d'électricité des quantités d'électricité généralement peu considérables, aussi la plupart des piles hydro-électriques conviennent très bien.

Lorsque l'électrolyse devra être conduite avec une intensité de courant très faible (n'excédant par 1 dixième d'ampère) on choisira les *piles Leclanché* avec ou sans vase poreux, ou la *pile de Daniell*; l'opération sera de longue durée.

Si l'électrolyse doit être conduite avec une intensité plus grande (sans

TABLE LI.

Intensité du courant en ampères.	Intensité du courant en cc. de gaz tonnant par minute.	Intensité du courant en ampères.	Intensité du courant en cc. de gaz tonnant par minute.	Intensité du courant en cc. de gaz tonnant par minute.	Intensité du courant en ampères.	Intensité du courant en cc. de gaz tonnant par minute.	Intensité du courant en ampères.
0 1	1 04	1 5	15 65	1	0 096	15	1 437
0 2	2 09	1.6	16.70	2	0 192	16	1 533
0 3	3 13	1 7	17 74	3	0 287	17	1 629
0 4	4 18	1 8	18 78	4	0 383	18	1 724
0 5	5 22	1 9	19 83	5	0.479	19	1 820
0 6	6 62	2 0	20 87	6	0 575	20	1 916
0 7	7 31	3 0	31 31	7	0 671	30	2 874
0 8	8 35	4 0	41 75	8	0 776	40	3 832
0.9	9 39	5 0	52 18	9	0 862	50	4 790
1 0	10 44	6 0	62 62	10	0 958	60	5 748
1 1	11 48	7 0	73 05	11	1 054	70	6 706
1 2	12 52	8 0	83 51	12	1 150	80	7 664
1 3	13 57	9 0	93 92	13	1 245	90	8 622
1.4	14 61	10 0	104 36	14	1.341	100	9 580

cependant dépasser 2 ampères) on choisira les *piles Bunsen, Grove,* ou la *pile Lalande* grand modèle ; la durée de l'opération sera courte.

Pile de Daniell. — Le cuivre est le pôle (+), le zinc est le pôle (—).

Résistance intérieure .... 0 ohm 2 environ.
Force électromotrice..................... 1 volt 08.

Elle fournit pendant un temps assez long des courants de 1 à 2 ampères. Sa polarisation est faible.

Pile de Bunsen. —
Pile à acides .
- Le zinc est le pôle (—) ; le charbon est le pôle (+).
- Résistance intérieure 0 ohm 1.
- Force électromotrice 1 volt 9.
- Fournit des courants de grande intensité et assez longs, mais émet des vapeurs acides ; pas ou peu de polarisation.

Pile au bichromate (Poggendorf)..... Force électromotrice 2 volts 1.

Il est bon de se souvenir que, quelle que soit la grandeur de l'élément, sa force électromotrice est toujours la même ; ainsi une petite pile de *Daniell* de 10 centimètres de haut donnera 1 volt aussi bien qu'un élément *Daniell* qui aurait 1 mètre de hauteur ; la force électromotrice ne dépend en effet que de la *nature* des substances en contact ; au contraire, *l'intensité* du courant fourni par une grande pile sera bien plus considérable que celui donné par une petite.

Pile Leclanché. —
- Force électromotrice, 1 volt 48 ;
- Résistance intérieure, 1 ohm au moins.

Elle présente l'avantage de se conserver inaltérable en circuit ouvert.

Piles Lalande force électromotrice 0 v. 8 à 0 v.9

Grand modèle.
- Résistance intérieure.. 0 ohm 03.
- Débit normal .... 5-6 ampères.
- Capacité............. 600 ampères-heure

Moyen modèle
- Résistance intérieure 0 ohm 05.
- Débit normal......... 3-4-ampères.
- Capacité............. 300 ampères-heure

Petit modèle ..
- Résistance intérieure 0 ohm 25.
- Débit normal....... 1 ampère.
- Capacité.......... 75 ampères-heure.

Comme la force électromotrice du courant varie entre des limites assez étendues suivant le métal précipité (3 et 5 volts), on est obligé d'établir plusieurs piles en tension (c'est-à-dire que l'on réunira le pôle positif d'un élément au pôle négatif du voisin et ainsi de suite). Il y a même avantage pour la régularité du courant à réunir en tension plus de piles qu'il n'est nécessaire, de façon à disposer d'une force électromotrice supérieure à celle que nécessite l'électrolyse (en réduisant le courant à l'intensité voulue au moyen des rhéostats) de manière que si le courant tend à baisser d'intensité pendant l'électrolyse on puisse la ramener à l'intensité normale au moyen des mêmes appareils.

B *Piles thermo-électriques*. — Ces piles fournissent des courants d'une très grande régularité, mais elles exigent des soins spéciaux qui en limitent l'usage.

La Pile Clamond est constituée par des éléments (formés de prismes de zinc antimonieux soudés à des lames de maillechort) réunis en tension.

La réunion de 120 de ces éléments atteint une force électromotrice de 8 volts qui exigent 280 litres de gaz à l'heure, la résistance intérieure est de 2 ohms environ.

Le grand modèle est formé de 60 éléments, il a une force électromotrice de 3 volts 5 et une résistance de 0 ohm 65.

La pile Noé est formée de barres constituées par un alliage d'antimoine et de zinc, terminées par une pointe et liées entre elles par des fils d'argent. Ces éléments sont disposés suivant les rayons d'un cercle, les pointes de fer venant reposer sur une plaque centrale de mica qui sert à élargir la flamme d'un brûleur central.

Une pile de *Noé* de 120 éléments possède une force électromotrice de 2 volts 2 (Waltenoven).

La pile Gülcher est formée d'éléments constitués par un alliage d'antimoine moulé autour d'un cylindre d'acier formant cheminée et constituant la soudure chaude. Cet alliage d'antimoine est relié à une lame mince de cuivre qui forme la soudure froide ; les éléments sont rangés verticalement côte à côte, séparés par de l'amiante et chauffés chacun par un petit brûleur Bunsen spécial.

Le type de 60 éléments a une force électromotrice de 4 volts, sa résistance intérieure est de 0 ohm 40 environ ; il consomme 170 litres de gaz à l'heure.

Le type à 50 éléments a pour constantes : 3 volts, 0 ohm 50 et exige 130 litres de gaz à l'heure.

Le type à 26 éléments a pour constantes : 1 volt 5, 0 ohm 25 et exige 70 litres de gaz à l'heure.

C *Accumulateurs*. — Les accumulateurs sont réservés pour les électrolyses qui exigent une forte intensité : on choisit des appareils dont le poids des matières actives (électrodes positives et négatives réunies) est de 10 kilogrammes au moins.

Comme leur nom l'indique ces appareils sont pour ainsi dire des réservoirs d'électricité, à condition qu'on les recharge avec une source convenable d'électricité ; ils fournissent un courant qui dépasse en constance et en régularité celui des meilleures piles.

Les piles, en effet, donnent, lorsqu'elles sont neuves, leur *coup de fouet* ; puis peu à peu leur force électromotrice diminue et avec elle l'intensité du courant qui traverse l'électrolyte. Cette diminution de la force électromotrice est due à ce que les produits chimiques introduits dans la pile se décomposent peu à peu ; or, comme la force électromotrice dépend essentiellement de la nature des corps en présence dans la pile, on conçoit qu'elle varie avec leur état de décomposition.

L'*accumulateur de Planté* se compose de deux plaques de plomb plongeant dans un bocal rempli d'eau acidulée par l'acide sulfurique. Sous l'action du courant de charge, la plaque reliée au pôle positif de la source s'oxyde et devient *brune*, tandis que l'autre reliée au pôle négatif blanchit légèrement.

En retirant la source et en réunissant ensuite les deux lames de plomb par un fil conducteur, on constate la présence d'un courant intense, plus énergique que celui de la source mais aussi de plus courte durée, c'est le courant de décharge.

Mesurée aussitôt après la charge, la force électromotrice d'un accumulateur est de 2,4 volts, puis en quelques instants elle tombe à 2,2 volts et y reste très longtemps (la résistance intérieure est très faible, elle n'est que de quelques fractions d'ohm). Pendant la décharge le courant se maintient avec une constance parfaite ; puis, lorsque l'accumulateur est épuisé, ce courant diminue rapidement (voir ci-après la manière de constater que l'accumulateur est déchargé).Cette régularité tient à ce que tant qu'il y a de l'oxyde sur la plaque positive, l'accumulateur est dans le même état qu'à la fin de la charge et la force électromotrice reste sensiblement la même ; puis, par le fonctionnement, cet oxyde tend à disparaître, ce qui entraîne une diminution de la force électromotrice, puisque les lames de plomb en présence ne sont plus dans le même état.

Pour l'analyse électrolytique tous les modèles d'accumulateurs conviennent, car les courants relativement faibles que l'on exige d'eux ne sont pas faits pour les mettre hors de service.

Une batterie de 5 éléments suffira dans la plupart des cas, ces 5 éléments seront montés en tension, et comme on dispose de deux volts exactement entre les pôles de chaque élément, en déplaçant les points d'attache des fils se rendant de la batterie à l'électrolyte, on pourra disposer de 2, 4, 6, 8 ou 10 volts.

Il faut surtout, avec les accumulateurs, éviter les courts-circuits ; on ne doit donc jamais réunir les fils venant de la batterie, n'y aurait-il qu'un élément en circuit. Non seulement on risque de se brûler les mains, mais on abîme l'accumulateur, les plaques de plomb se tordent sous l'effet des actions chimiques violentes dont elles sont le siège et elles peuvent alors venir se toucher à l'intérieur de l'élément, ce qui met l'accumulateur hors de service.

C'est donc un mauvais système que de vouloir essayer de se rendre compte si un accumulateur est chargé en faisant jaillir des étincelles par le contact d'un objet métallique sur ses pôles.

L'entretien des accumulateurs est très simple, il se borne à ajouter de *l'eau pure* (non acidulée) quand le niveau baissant sous l'effet de l'évaporation, le haut des plaques est à découvert ; il faut entretenir les contacts des éléments entre eux et avec les fils conducteurs dans le plus grand état de propreté et ne jamais décharger trop les accumulateurs ni les charger à refus. Pendant la décharge on devra arrêter le courant lorsque la tension descend au-dessous de 1;8 volt par élément, et la charge sera interrompue lorsque, ayant restitué aux éléments le courant qu'ils ont fourni, un actif bouillonnement se produit autour des plaques. (Voir ci-après pour reconnaître les limites de charge et de décharge.)

L'acide entrant dans la composition de l'eau acidulée des accumulateurs devra être de l'acide sulfurique au soufre exempt d'arsenic et de platine. On ne devra employer que des acides exempts de ces impuretés qui sont préjudiciables à la conservation des plaques des accumulateurs.

La solution d'acide dans l'eau devra titrer de 20 à 25° à l'aréomètre Baumé, ce qui correspond à une proportion de 4 à 5 volumes d'eau pour 1 d'acide.

Charge. — Pour charger un accumulateur on peut employer les machines dynamo, le courant des villes ou encore les piles.

Les machines-dynamo. — On reliera la batterie à la machine, déjà en marche et ayant atteint sa vitesse normale, le pôle positif au câble positif de la dynamo et le pôle négatif au câble négatif ; on aura soin d'intercaler un *disjoncteur* dans le circuit, allant de la machine aux accumulateurs, ou un interrupteur chargé de supprimer la communication lorsque la dynamo vient à s'arrêter. On évitera ainsi que les accumulateurs envoient leur courant de décharge dans la machine, lorsque cette dernière ne produit plus de courant.

Le courant des villes. — Si ce courant est alternatif on disposera une *soupape* entre la prise de courant et l'accumulateur (voir précédemment).

Dans les deux cas il faut s'assurer des pôles, c'est-à-dire de la direction du courant, pour cela on fait fonctionner la machine ou bien on attache deux fils à la prise de courant de ville ; on plonge l'extrémité des fils dénudée dans de l'eau acidulée par SO^4H^2 ; on voit le pôle + noircir et de l'oxyde de cuivre noir se détacher.

Les pôles de l'accumulateur sont marqués des signes + et — ; souvent les pôles + sont marqués d'un trait rouge et les pôles — d'un trait noir.

On réunit donc le pôle + de la prise de courant avec le pôle + de l'accumulateur et le pôle — de la prise avec le pôle — de l'accumulateur.

On réduit le courant avec une très grande résistance ou avec un réducteur de potentiel, de manière à avoir une force électromotrice de 1 ou 2 volts seulement. (Voir un dispositif ci-après, page 925.)

Les piles (ce procédé est peu pratique et très dispendieux) ; on opérera comme il est dit dans les deux cas précédents :

La condition nécessaire pour une bonne charge est que la source dont on dispose ait une force électromotrice supérieure à la force électromotrice de l'accumulateur à charger.

Ainsi, si un accumulateur a une force électromotrice de 2,5 volts, on ne peut songer à le charger avec un élément Daniell dont la force électromotrice est 1 volt ; mais 3 éléments en série (c'est-à-dire reliés de façon que le pôle + d'un élément soit relié au pôle — du second et ce dernier au pôle + du troisième) seront au contraire suffisants.

On reconnaît que la charge d'un accumulateur est terminée :

1º Avec un densimètre : la densité du liquide électrolytique varie pendant la charge de 1,18 à 1,22 (le liquide électrolytique est ici l'eau sulfurique) ;

2º Au bouillonnement tumultueux qui se produit dans l'électrolyte.

On reconnaît qu'un accumulateur est déchargé, au moyen d'un *densimètre* (lorsque la densité du liquide électrolytique est tombée de 1,22 à 1,18), ou au moyen du *voltmètre* (lorsqu'après s'être servi de l'appareil pendant un certain temps on constate que sa force électromotrice qui était jusque-là constante voisine de 2 volts tombe brusquement).

Capacité utile d'un accumulateur. — C'est la quantité d'électricité (Q = It) qu'un accumulateur convenablement chargé peut fournir en décharge normale ; on l'exprime en ampères-heure. Cette capacité varie dans les accumulateurs entre 9 et 13 ampères-heure par kilogramme de plaque.

D *Courant des villes ou machine-dynamo.* — On se sert rarement de ces courants dans les laboratoires : on trouvera plus loin un dispositif spécial qui permet de les utiliser.

RHÉOSTATS. — L'appareil qui joue dans les circuits électriques le même rôle que les robinets dans les canalisations d'eau s'appelle un *rhéostat* ; il est constitué en principe par un fil en métal résistant, généralement en *maillechort*, dont on introduit une longueur plus ou moins grande dans le circuit. Bien des systèmes ont été employés dans ce but ; mais le plus simple, le plus répandu, le plus facile à construire est le suivant : un cadre généralement en fer supporte, tendus entre des poulies de porcelaine, un certain nombre de fils de maillechort et de cuivre enroulés en boudin pour pouvoir

en loger une grande longueur dans peu de place. Ces fils sont reliés ensemble
en tension, de façon à ce que le courant puisse les traverser successivement ;
un commutateur portant une manette et une série de touches permet d'en
insérer un nombre plus ou moins grand dans le circuit.

En faisant les liaisons du commutateur avec les fils de maillechort enroulés en boudin, on peut s'arranger de façon à ce que, lorsque la manette est
sur la première touche, aucun boudin ne soit dans le circuit ; la deuxième
touche intercalera un boudin, la troisième un autre, etc., etc. Généralement
on laisse la dernière touche libre, elle devient un *plot mort*, c'est-à-dire que
lorsque la manette est sur ce plot le courant est interrompu.

On peut construire à peu de
frais un rhéostat très simple en
fixant sur une planchette au
moyen de 4 clous ou 4 bornes
deux fils résistants de cuivre ou
de maillechort contournés en spirale. On fait varier la résistance

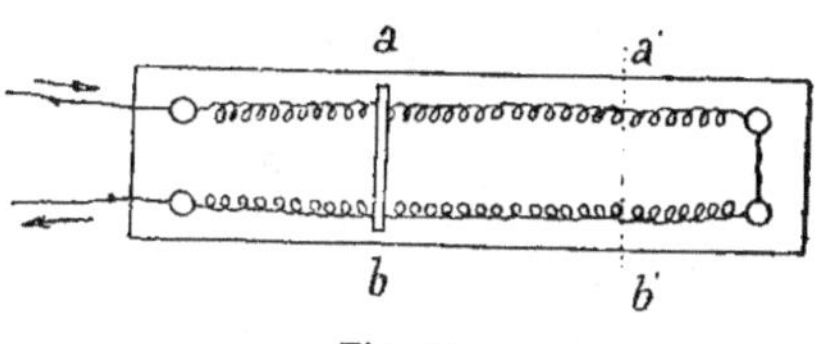

Fig. 79.

à l'aide d'une lame ou d'un gros fil de cuivre reposant et se déplaçant sur
les spires (fig. 79).

On choisira de préférence le maillechort qui a le double avantage de
présenter une résistance assez grande pour une section moyenne et de ne
varier que très peu avec la température ; pour avoir une résistance d'un
ohm il faut un fil de maillechort de 4 m. 10 de long et de 1 millimètre de
diamètre.

Dans l'établissement du rhéostat il est utile de tenir compte de l'intensité
du courant qui doit le traverser afin de fixer le diamètre du fil métallique
de manière que l'échauffement de celui-ci ne soit pas trop grand ; la pratique
indique qu'on peut lancer un courant de 4 à 5 ampères par millimètre carré
de section pour les fils de maillechort d'un diamètre inférieur à 1 millimètre
et de 2 à 3 ampères pour des diamètres compris entre 1 et 2 millimètres.

On pourra encore utiliser les boîtes de résistance et les résistances liquides.
Parmi les résistances liquides l'une des plus simples est la suivante :

Dans un cristallisoir en verre de 20 centimètres de diamètre et 10 centimètres de hauteur, on place de l'eau acidulée par 2 ou 3 gouttes d'acide sulfurique pur à 66° Baumé, de façon à la rendre conductrice. On fait plonger
dans le liquide deux lames de plomb de 2 à 3 millimètres d'épaisseur
pouvant reposer sur les bords du cristallisoir.

Sur chaque lame on soude à l'étain un fil conducteur.

APPAREILS DE MESURE. — Ampèremètre-Voltmètre.
On emploie les appareils que l'on trouve dans l'industrie.
Le *voltmètre* sera gradué à 10 volts au maximum avec des 1/10e de volt.
Si on ne disposait que d'un appareil gradué à 5 volts et qu'on veuille *doubler*

sa constante lorsque la différence de potentiel aux électrodes excédera 5 volts, il suffira d'établir dans son circuit une résistance égale à la sienne propre.

On monte toujours le voltmètre *en dérivation* sur le circuit (jamais dans le circuit où il ne laisserait passer que quelques centièmes d'ampères et agirait alors comme une énorme résistance). On fixe le fil + de la source électrique au pôle + du voltmètre, et sur ce fil on place un interrupteur quelconque (un bouton de sonnerie par exemple), destiné à ne laisser passer le courant que pendant un instant assez court de manière à ne pas altérer la résistance de l'appareil.

L'*ampèremètre* sera choisi pour l'intensité maxima du courant qui devra le traverser ; 3 ou 4 ampères, divisés en 1/10e d'ampères.

Si on voulait augmenter la constante de l'appareil, on se servirait d'un *shunt*, gradué pour la constante que l'on désire obtenir.

L'ampèremètre doit être traversé par le courant à mesurer, on fera donc une interruption dans les conducteurs se rendant à l'électrolyte et on insérera l'ampèremètre à cet endroit, après avoir constaté au moyen du voltmètre que la source électrique possède la force électromotrice minima nécessaire pour électrolyser la solution.

C'est en augmentant ou diminuant la résistance au moyen du rhéostat et en observant l'ampèremètre que l'on arrive à régler l'intensité du courant nécessaire pour électrolyser une solution.

On fait généralement les analyses électrolytiques avec *une intensité faible* (quelques dixièmes d'ampère à 2-3 ampères) et une force électromotrice, UN VOLTAGE, dépassant rarement 2 à 4 volts.

On arrive à ce résultat :

Soit avec 2 accumulateurs associés.
            2 ou 3 éléments Daniell.
            3 ou 4 — de Lalande.

APPAREILS ÉLECTROLYTIQUES. — Les appareils électrolytiques sont très nombreux.

L'appareil de M. Hollard est un des plus pratiques pour les dosages qui sont décrits dans cet ouvrage.

Le vase qui renferme l'électrolyte est un verre cylindrique de Bohême de 6cm5 environ de diamètre intérieur. L'anode ou pôle (—) est constituée par une spirale de platine ; la cathode pôle (+) est un tronc de cône formé d'une feuille de platine (djamètre supérieur 18 millimètres, diamètre inférieur 45 millimètres, génératrice 63 millimètres) dont la surface en regard de l'anode est de 60 centimètres carrés, la surface totale 120 centimètres soit 1 décimètre carré environ.

Si on admet que la densité du courant doit se calculer en fonction de la surface totale S de l'électrode on en conclut qu'elle sera représentée dans l'appareil de M. Hollard par le même chiffre qui fixe l'intensité du courant. (Voir page 916).

On peut encore simplifier cet appareil de la manière suivante :

L'appareil se compose de deux électrodes en platine : l'une est un cylindre de platine dépoli au sable, ouvert aux deux bouts, de trente millimètres de diamètre et 50 millimètres de hauteur, sur lequel se trouve rivée une tige de platine d'environ 15 centimètres de longueur, ce sera l'électrode devant recevoir les dépôts métalliques. Elle pèse environ 20 grammes.

L'autre est constituée par un fil de platine de douze dixièmes de millimètre d'épaisseur contourné en spirale à sa base.

Un support en verre portant deux tiges en bronze doré permet de supporter les électrodes.

Là encore, l'électrode cylindrique présente une surface totale de 1 décimètre carré environ.

La solution à électrolyser est placée dans un verre de Bohême à tropplein de forme haute, d'environ 300 à 400^{cc} de capacité, soutenu par un support en bois.

Dispositif pour l'électrolyse.

Dans ce qui va suivre nous indiquerons le dispositif qui est nécessaire pour mener une seule analyse électrolytique ; nous renvoyons aux ouvrages spéciaux (Riban : *Traité d'Analyse chimique quantitative par Electrolyse ;* Hollard et Bertiaux : *Analyse des Métaux par Electrolyse*) pour des systèmes plus complexes.

Nous distinguerons deux cas extrêmes :

1° *On se sert d'un courant de fort voltage (courant d'une ville ou d'une dynamo).* — En général ces courants sont à 110 ou 120 volts aux bornes de la dynamo génératrice, il faut les réduire ; voici le dispositif que nous avons adopté et qui a été construit par MM. Brewer-Manoncourt (fig. 81).

La figure 80 est le schéma de la figure.

Sur une planchette de bois on dispose deux bornes A B, reliées au courant de la ville.

Sur la borne A (+) on branche un fil qui traversera d'abord un coupe-circuit C, puis se subdivisera en trois branches portant chacune une douille *a b c* sur laquelle on pourra placer deux ou trois lampes électrique ; ces trois fils se réuniront ensuite en un seul qui après avoir traversé un ampèremètre D se rendra au vase contenant l'électrolyte E.

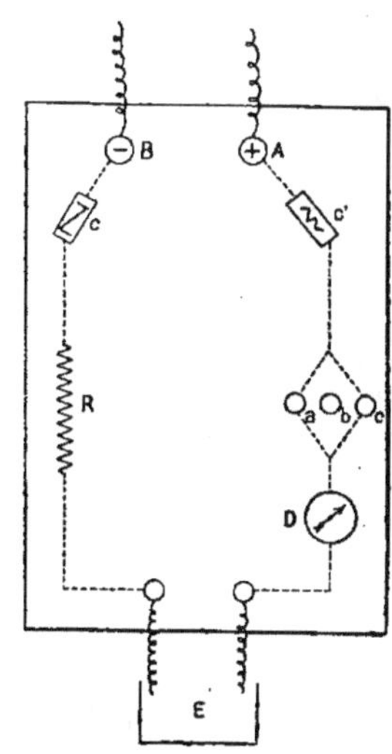

Fig. 80.

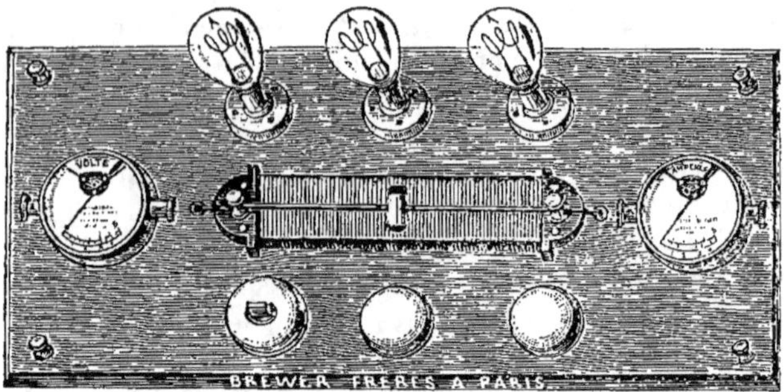

Fig. 81.

Sur la borne B (—) on branche un fil qui, après avoir traversé un coupe-circuit C', rejoindra une résistance R (en fil de maillechort), puis le vase contenant la solution à électrolyser E.

Le courant passe ensuite par un rhéostat R.

Pour régler l'intensité du courant avec ce dispositif on place *d'abord* dans les douilles destinées à cet usage une ou plusieurs lampes à incandescence en se souvenant qu'avec :

1 lampe de 8 bougies l'intensité aux bornes de l'électrolyte sera de 0,25 ampère.

2 lampes de 8 bougies (1 lampe de 16) l'intensité aux bornes de l'électrolyte sera de 0,50 ampère.

1 lampe de 8 + 1 lampe de 16 (3 lampes de 8) l'intensité aux bornes de l'électrolyte sera de 0,75 ampère.

2 lampes de 16 (1 lampe de 32) l'intensité aux bornes de l'électrolyte sera de 1 ampère.

Puis pour obtenir des intensités intermédiaires on manœuvrera le rhéostat.

Si on veut obtenir des intensités inférieures à 0,25 ampères, on supprimera complètement les lampes et on se servira seulement du rhéostat.

2° On se sert du courant fourni par un système d'accumulateurs ou de piles.

On pourra employer le dispositif

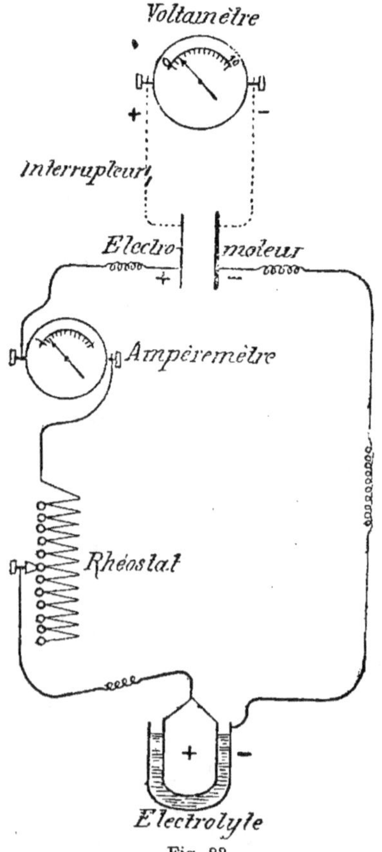

Fig. 82.

suivant (fig. 82), emprunté à M. Barral (*Précis d'analyse chimique quantitative*).

Dans le circuit on intercale un rhéostat en fil de maillechort (voir précédemment) et un ampèremètre en dérivation, on place le voltmètre avec sur le fil (+) un interrupteur.

Pour régler l'intensité, on fera manœuvrer le rhéostat jusqu'à ce que l'ampèremètre indique l'intensité convenable.

Conduite de l'Électrolyse

A) On commencera d'abord, les générateurs d'électricité étant en fonction, par reconnaître les pôles, c'est-à-dire le sens du courant dans le circuit.

On se servira pour cela d'un tube en verre d'environ 15 centimètres de long rempli d'une solution de soude à 2 0/0 additionnée de phénol-phtaléine, bouché par deux bouchons en caoutchouc traversés chacun par un gros fil de cuivre terminé par un fil conducteur.

Si on place ce tube en dérivation sur les deux fils amenant le courant, il se produit au pôle (—) une coloration rouge. (Après l'usage il suffit d'agiter le contenu du tube, la coloration rouge disparaît.)

On peut encore se servir d'une bande de papier imbibée de la solution précédente et séchée (*papier cherche-pôle*).

Lorsqu'on humecte cette bande de papier et qu'on place à sa surface deux fils reliés aux pôles d'un générateur, il se produit une tache rose vif au pôle (—).

B) Le courant étant arrêté, on relie les électrodes aux fils conducteurs en plaçant l'électrode cylindrique au pôle où doit se faire le dépôt. On a soin au préalable de tarer cette électrode.

Les électrodes sont plongées dans le liquide à électrolyser (*Electrolyte*) (1), de façon que l'électrode spirale touche au fond du verre et que la partie inférieure de l'électrode cylindrique soit à 5 à 10 millimètres de la spirale, le haut du cylindre étant également submergé et au moins à un centimètre en dessous du niveau supérieur du liquide. On recouvre le verre de Bohême de demi-verres de montre, présentant des encoches pour le passage des électrodes et en plaçant la convexité en dessous. (De cette façon, les gouttelettes liquides entraînées par les bulles de gaz pendant le passage du courant pourront être recueillies et récupérées avec un jet de pissette.)

C) On chauffe l'électrolyte à la température voulue.

D) On donne au rhéostat sa résistance maxima *puis on lance le courant* ; on diminue alors peu à peu cette résistance jusqu'à obtenir l'intensité voulue

---

(1) Ce liquide est contenu dans un vase en verre décrit précédemment et supporté par un support en bois.

(on s'assure au préalable, au moyen du voltmètre, que la source électrique possède la force électromotrice minima nécessaire pour électrolyser la solution).

E) On laisse agir le courant en surveillant de temps en temps l'ampère-mètre de manière à maintenir au moyen du rhéostat une intensité constante.

La durée de l'électrolyse est variable. Pour reconnaître la fin de l'opération, on dépose une gouttelette de l'électrolyte sur une goutte d'un réactif approprié.

F) On lave le dépôt ; il y a pour cela deux méthodes :

Lavage en circuit fermé. — On prépare deux verres pareils à celui de l'électrolyte et on les remplit d'eau distillée ; puis, sans interrompre le courant, on retire d'abord le support en bois, puis rapidement le verre électrolyte, et on le remplace immédiatement par un rempli d'eau que l'on manœuvre verticalement plusieurs fois pour bien laver l'électrode. On fait de même avec le deuxième verre. On peut alors interrompre le courant et détacher l'électrode qui a reçu le dépôt. On termine de la laver avec un jet de pissette à eau distillée, puis un jet d'alcool pur à 90-95°, en recueillant ces lavages dans un verre pour constater que le dépôt était bien adhérent et qu'il n'a en pas été entraîné dans les lavages. Enfin on porte dans une étuve à 90° pendant dix minutes.

Ou pèse après refroidissement, pour avoir par différence avec le poids de l'électrode nue le poids de métal déposé.

Lavage en circuit ouvert. — On démonte l'appareil et on lave l'électrode recouverte du dépôt, d'abord à l'eau distillée, puis à l'alcool, enfin à l'éther ; on sèche à l'étuve (80° à 90°), ou dans un exsiccateur et on pèse.

Nota. — On nettoie l'électrode portant le dépôt après chaque électrolyse au moyen d'un acide approprié (HCl, AzO^3H, SO^4H^2), et si on ne parvient pas à la rendre parfaitement propre par ce moyen on la chauffe au rouge avec du bisulfate de potasse ; on la lave et on la chauffe de nouveau au rouge.

RÉACTIFS

Réactif de Nessler.

On chauffe 20 grammes d'iodure de potassium et 7 grammes de bichlorure de mercure dans 400cc d'eau. Quand on a une solution limpide, on y ajoute goutte à goutte une solution saturée de bichlorure de mercure jusqu'à formation d'un précipité rose permanent. On ajoute alors 80 grammes d'hydrate de potasse ou 60 grammes d'hydrate de soude et assez d'eau pour obtenir 500cc. On laisse reposer pendant deux heures et on décante dans de petits flacons. 2cc de ce réactif doivent produire une coloration jaune dans 50cc d'eau contenant 0mgr05 d'ammoniaque.

Solution nitrique de Molybdate d'ammoniaque.

Faire dissoudre :

Molybdate d'ammoniaque	12gr
Eau distillée	40cc

après dissolution, filtrer et ajouter :

Acide azotique pur D = 1,2	144gr

après huit jours de repos, ajouter :

Eau distillée q. s. pour	200cc

Réactif de Le Roy. (Recherche des coques de noix, etc., dans les poivres).

Alcool à 90-95	15cc
Eau distillée	15cc
Acide phosphorique sirupeux	10cc
Phloroglucine	1gr

Réactif de Millon.

On dissout une partie de mercure dans deux parties d'acide nitrique d'une densité de 1,42, à froid d'abord, ensuite en chauffant. Quand la dissolution est complète, on ajoute au liquide le double de son volume d'eau, on laisse déposer et on décante la portion claire.

Réactif de Schardinger.

Solution alcoolique saturée de bleu de méthylène	5cc
Formol du commerce à 40 0/0	5cc
Eau	190cc

Réactif sulfo-phénique. (Grandval et Lajoux).

Phénol pur	3gr
Acide sulfurique monohydraté	37gr

Lessive des savonniers. Soude caustique (D = 1,332).

Soude caustique à la chaux	400gr
Eau distillée	600gr

Réactif Phospho-Tungstique. — Prendre 20 grammes de tungstate de soude pur et cristallisé qu'on additionne de 100 grammes d'acide phosphorique de densité 1,13 et de 100 grammes d'eau distillée. Porter à l'ébullition pendant 20 minutes en remplaçant l'eau qui s'évapore ; la liqueur étant devenue alcaline, l'aciduler nettement avec l'acide chlorhydrique : filtrer.

Réactif de Fischer (pour l'aldéhyde benzoïque).

Chlorhydrate de phénylhydrazine	2^{gr}
Acétate de soude cristallisé	3^{gr}
Eau distillée.....................................	20^{cc}

Solution citro-magnésienne (Joulie). Dosage des phosphates.

Acide citrique	40^{gr}
Carbonate de magnésie...........................	4^{gr}
Magnésie caustique	2^{gr}
Eau distillée.....................................	50^{gr}

faire dissoudre et ajouter 60^{cc} d'ammoniaque à 22° B, compléter avec de l'eau le volume de 150^{cc} ; filtrer s'il y a lieu, après 24 heures.

10^{cc} de cette solution précipitent 0^{gr}134 de P^{2}O^5.

Craie albuminée : immerger un bâton de craie dans une solution à 1/10e d'albumine d'œuf ; au bout de 24 heures sécher le bâton de craie à une température de + 45°.

La craie albuminée donne, lorsqu'on dépose sur sa surface (préalablement raclée) quelques gouttes de vin et qu'on l'abandonne pendant 24 heures à l'obscurité, des taches souvent caractéristiques des matières colorantes du vin.

Métaphosphate de soude (Denigès). — Faire fondre le sel du commerce, ou chauffer dans une capsule de platine du sel de phosphore, d'abord jusqu'à départ de l'eau et de l'ammoniac, puis au chalumeau jusqu'à fusion ignée tranquille. Couler par perles sur une plaque d'acier et conserver en flacons bien bouchés.

On dissout le sel *à froid* dans l'eau.

Réactif d'Esbach.

Acide picrique....................................	10^{gr}
— acétique	25^{gr}
Eau q. s. pour	1000^{cc}

Réactif nitro-mercurique. (Patein).

Mesurer dans une éprouvette graduée de 1 litre, 200^{cc} de nitrate acide de mercure et y ajouter 500 à 600^{cc} d'eau distillée, puis quelques gouttes de lessive de soude, jusqu'à ce que, après agitation, il se dépose un léger précipité jaune ; compléter au volume de 1 litre.

On est ainsi certain que le réactif ne renferme pas un excès d'AzO^{3}H.

Bleu lactique Gueguen.

 Bleu à l'eau 6 B (Triphénlyrosaniline) .... 0^{gr}15
 Acide lactique .... 100^{gr}

faire dissoudre à froid, au mortier ; laisser reposer 24 heures, filtrer.

Chlorure de baryum iodé.

 Chlorure de baryum .... 8^{gr}
 Alcool absolu .... 1^{gr}
 Teinture d'iode .... 1^{gr}

Chlorure stanneux.

 Chlorure stanneux .... 10^{gr}
 Acide chlorhydrique .... 10^{cc}
 Eau .... 5^{cc}

Sous-acétate de plomb (pour la défécation des liquides sucrés).

Placer dans une grande capsule de porcelaine les substances suivantes :

 Acétate neutre de plomb .... 950^{gr}
 Litharge en poudre fine .... 280^{gr}
 Eau distillée.................................. 2500^{cc}.

faire digérer le tout, en agitant fréquemment, pendant 6 à 7 heures à une température de + 60° environ, au bain-marie de préférence.

Laisser refroidir, décanter le liquide dans une grande bouteille fermée hermétiquement par un bouchon de caoutchouc à deux trous, dont l'un laisse passer un long tube de verre descendant jusqu'au fond de la bouteille et recourbé à sa partie supérieure au bout de laquelle est adapté un long tube de caoutchouc que l'on peut fermer au moyen d'une pince, et l'autre un tube de verre recourbé renflé vers sa partie supérieure et contenant de la chaux sodée dans son renflement.

BIBLIOGRAPHIE [1]

OUVRAGES GÉNÉRAUX

Balland. *Les Aliments*. (Baillière, Paris, 1907.)

Barral. *Précis d'Analyse chimique*. (Baillière, Paris, 1905.)

Breteau. *Guide pratique des Falsifications et Altérations des Substances alimentaires*. (Baillière, Paris, 1907.)

Bourrey et Marquet. *Traité d'Analyse chimique*. (Doin, Paris, 1908.)

Chevallier et Baudrimont (Heret). *Dictionnaire des Altérations et Falsifications des Substances alimentaires*. (Asselin, Paris, 1893-97.)

Ch. Girard. *Analyse des Matières alimentaires et Recherche de leurs Falsifications*. (Dunod, Paris, 1904.)

Denigès. *Précis de Chimie analytique*. (Maloine, Paris, 1907.) '

Encyclopédie d'Hygiène et de Médecine publique du Dr Rochard. (Paris, 1890.)

Gerard et Bonn. *Traité pratique d'Analyse des Matières alimentaires*. (Vigot, Paris, 1909).

Haller et Girard. *Memento du Chimiste*. (Dunod, Paris, 1906.)

Halphen-Arnould. *La Pratique des Essais commerciaux*. (Baillière, Paris, 1904.)

Macé. *Les Substances alimentaires étudiées au Microscope*. (Baillière, Paris).

Manuel suisse des Denrées alimentaires. (Traduction de Steinmann et Ackermann). (Neukomm et Zimmermann, Berne, 1900.)

Rouget et Dopter. *L'Hygiène alimentaire*.

Vade-Mecum du Chimiste publié sous les auspices du Syndicat des Chimistes de Belgique. (Baillière, Paris, 1903.)

Villiers-Collin. *Traité des Falsifications et Altérations des Substances alimentaires*. (Doin, Paris, 1900).

Villiers, Collin et Fayolle. *Analyse des Matières alimentaires et Recherche de leurs Falsifications*. (Doin, Paris, 1909.)

---

(1) Nous ne donnons dans cette bibliographie que les ouvrages que nous avons consultés pour la révision du nôtre.

OUVRAGES SPÉCIAUX

Eaux potables

BAUCHER. *Analyse des Eaux potables et minérales.* (Vigot, Paris, 1904.)

COREIL. *L'Eau potable.* (Baillière, Paris.)

GOUPIL. *Tableaux synoptiques pour l'Analyse chimique et l'Examen bactériologique des Eaux.* (Baillière, Paris, 1901.)

GUICHARD. *Analyse chimique et Purification des Eaux potables.* (Masson, Paris.)

GUINOCHET. *Eau d'Alimentation.* (Baillière, Paris.)

LAJOUX. *L'eau potable, le Lait, le Vin.* (Matot-Braine, Reims, 1889.)

MALMEJAC. *L'Eau dans l'Alimentation.*

OLHMULLER. *Analyse de l'Eau* (traduction L. GAUTIER de la 2ᵉ édition allemande). (Béranger, Paris.)

ZUNE et BONJEAN. *Traité d'Analyse chimique micrographique et microbiologique des Eaux potables.* (2ᵉ édition, Vigot, Paris.)

Boissons distillées

BEAUDOIN (A.). *Les Eaux-de-Vie et le Cognac.* (Baillière, Paris.)

BUCHELER. *La Distillerie* (traduction GAUTIER). (Béranger, Paris.)

DUJARDIN. *Notice sur les Instruments de Précision appliqués à l'Œnologie.* (Dujardin, Paris.)

DUPLAIS. *Traité de la Fabrication des Liqueurs.* (Gauthier-Villars, Paris.)

CH. GIRARD et L. CUNIASSE. *Manuel Pratique de l'Analyse des Alcools et des Spiritueux.* (Masson, Paris, 1899.)

GUICHARD. *Chimie du Distillateur.* (Baillière, Paris.)

LARBALÉTRIER. *L'Alcool.* (Baillière, Paris.)

NIVIÈRE et HUBERT. *La Falsification et l'Analyse des Absinthes.* (*Moniteur Scientifique*, août 1895 ; *Annales de Chimie Analytique* du 15 novembre 1901.)

ONFROY. *Examen des Matières colorantes de l'Absinthe.* (*Annales de Chimie Analytique*, 1904.)

X. ROCQUES. *Analyse des Alcools et des Eaux-de-Vie.* (Masson, Paris.)

SANGLÉ-FERRIÈRE et CUNIASSE. *Nouvelle Méthode d'Analyse des Absinthes.* (Dunod, Paris, 1902.)

V. SEBASTIAN. *Guide pratique du Fabricant d'Alcool et du Distillateur-Liquoriste.* (Masson, Paris, 1899.)

Boissons fermentées

ASTRUC. *Le Vin.* (Masson, Paris).

ASTRUC. *Le Vinaigre.* (Masson, Paris.)

BASTIDE. *Vins sophistiqués.* (Baillière, Paris, 1889.)

BLAREZ. *Vins et Spiritueux.* (Maloine, Paris, 1908.)

BOUCHERON. *La Bière et l'Industrie de la Brasserie.* (Baillière, Paris.)

BOULLANGER. *Industries agricoles de Fermentation.* (Baillière, Paris.)

BOUTTEVILLE et HAUCHECORNE. *Le Cidre.*

CARTUYVELS et STAMMER. *La Brasserie.* (Béranger, Paris.)

DUJARDIN. *L'Essai commercial des Vins.* (Baillière, Paris, 1905.)

DUJARDIN. *Notice sur les Instruments de Précision appliqués à l'Œnologie.* (Dujardin, Paris.)

GAUTIER. *La Sophistication des Vins.*

G. JACQUEMIN et ALLIOT. *La Cidrerie moderne.* (Baillière, Paris, 1902.)

G. JACQUEMIN et ALLIOT. *Lâ Vinification moderne.*

HÉBERT, *Boissons falsifiées.* (Masson, Paris.)

DE SAPORTA. *La Chimie des Vins.* (Baillière, Paris.)

MAGNIER DE LA SOURCE. *Analyse des Vins.* (Masson, Paris).

MONAVON. *Coloration artificielle des Vins.* (Baillière, Paris, 1890.)

A. MOREAU. *La Bière.* (Hachette, Paris, 1907.)

X. ROCQUES. *Le Cidre.* (Masson, Paris.)

Aliments sucrés

CESARO et BUSSY. *Exposé élémentaire des Principes de Saccharimétrie optique.* (Hayez, Bruxelles, 1902).

DE LUYNES et A. GIRARD. *Poids normal du Saccharimètre.* (Compte-rendus Académie des Sciences, 1875.)

MAQUENNE. *Les sucres et leurs principaux dérivés.* (Carré et Naud, Paris 1900.)

MASCARD ET BÉNARD. *Poids normal du Saccharimètre. (Annales de Chimie et de Physique,* 1899.)

SIDERSKY. *Traité d'analyse des Matières sucrées.* (Bernard, Paris, 1890.)

SIDERSKY. *Polarisation et Saccharimétrie.* (Masson, Paris, 1909.)

SIDERSKY. *Aide-mémoire de Sucrerie,* 1898.

TOLLENS. (Traduction BOURGEOIS). *Les Hydrates de Carbone.* (Dunod, Paris.)

Aliments gras et laits

BEAUVISAGE. *Les Matières grasses.* (Baillière, Paris, 1891.)

BOUCHARD. *Introduction à l'étude des Matières grasses.* (Dunod, Paris, 1908.)

Comité consultatif des Stations agronomiques. (Imprimerie nationale, Paris, 1897.)

DORNIC. *La Fabrication du Beurre et le Contrôle des Laits.* (Parsonneau et Baude, Surgères, 1902.)

DUCLOUX. *Le Lait, le Beurre, le Fromage* (Baillière, Paris.)

FRITSCH. *Fabrication de la Margarine et des Graisses alimentaires.* (Desforges, Paris, 1905.)

FRITSCH. *Fabrication et Raffinage des Huiles végétales.* (1905.)

GERBER. *Traité pratique du Contrôle du Lait et de ses produits.* (Wyss, Berne, 1903.)

GIRARD et DE BREVANS. *La Margarine et le Beurre artificiel.* (Baillière, Paris.)

HALPHEN. *Analyse des Matières grasses.* (Masson, Paris.)

HALPHEN. *Revue critique des progrès réalisés dans l'analyse des Matières grasses.* (Journal de Pharmacie et de Chimie, tome IX, pages 543 et 597.)

HALPHEN. *La Falsification des Huiles.* (C. R. IVe Congrès de Chimie appliquée, tome II, Paris, 1902.)

HINARD. *Analyse des Laits.* (Masson, Paris, 1909.)

HOUDET. *Laiterie, Beurrerie, Fromagerie.* (Hachette, Paris, 1909.)

FERDINAND JEAN. *Chimie analytique des Matières grasses.* (Rousset, Paris, 1892).

LAJOUX. *L'Eau potable, le Lait, le Vin.* (Matot-Braine, Reims, 1889.)

LARBALÉTRIER. *Le Beurre et la Margarine.* (Masson, Paris.)

LEWKOWITSCH (Traduction BONTOUX). *Huiles, Graisses et Cires.* (Dunod, Paris, 1906-1909.)

MARTIN. *Laiterie.* (Baillière, Paris, 1908.)

MUNTZ et COUDON. *Procédé officiel pour le Dosage du Beurre dans la Margarine.* (*Bulletin du Ministère de l'Agriculture*, Novembre 1897.)

ROLET. *L'Industrie laitière.* (Baillière, Paris, 1905.)

Aliments féculents

BALLAND. *Les Blés, les Farines et le Pain.* (Lavauzelle, Paris, 1894 et publications dans la *Revue de l'Intendance militaire.*)

BILLON. *Farines et Fécules.* (Bernard, Paris, 1898.)

BOUTROUX. *Le Pain et la Panification.* (Hachette, Paris, 1897.)

FONTENELLE, MALEPEYRE et SCHIELD TREHERN. *Manuel complet du Boulanger.* (Encyclopédie Roret, Mulo, Paris, 1907.)

HENDOUX. *Traité pratique de Meunerie et de Boulangerie.* (Garnier, Paris.)

MARION et MANGET. *Tableaux synoptiques pour l'Analyse des Farines.* (Baillière, Paris, 1901.)

RABATÉ. *Le Blé, la Farine, le Pain.* (Hachette, Paris, 1909.)

VAN LAER. *La Chimie dans ses rapports avec la Boulangerie et la Pâtisserie.* (Dunod, Paris, 1908.)

Aliments végétaux, Conserves de viande

ALQUIER. *Aliments végétaux.* (Paris.)

DE BREVANS. *Les Conserves alimentaires.* (Baillière, Paris, 1896.)

COSTANTIN et DUFOUR. *Nouvelle Flore des Champignons.*

DESMOULINS. *Conservation des Denrées et Produits agricoles.* (Masson, Paris.)

DUGAL. *Les Aliments animaux.* (Baillière, Paris, 1908.)

FAUPIN. *Les Champignons comestibles et vénéneux.* (Nathan, Paris.)

GALTIER. *Manuel d'inspection des Abattoirs.* (Asselin et Houzeau, Paris, 1904.)

LAVOINE. *Les Conserves alimentaires.* (Hachette, Paris, 1908.)

LESCARDÉ. *L'Œuf de poule, sa conservation.* (Dunod, Paris, 1908.)

DE LOVERDO. *Conservation par le froid des Denrées alimentaires.* (Masson, Paris, 1909.)

MANGET. *Tableaux synoptiques pour l'inspection des Viandes.* (Baillière, Paris, 1903.)

MANGET. *Tableaux synoptiques pour l'Analyse des Conserves alimentaires.* (Baillière, Paris, 1902.)

MOYEN. *Les Champignons.*

DE NOTER. *Conserves alimentaires.* (Bernard Tignol, Paris.)

NOURISSE. *Les divers procédés de Conservation des Œufs.* (Société d'Editions techniques, Paris, 1907.)

PAUTET. *Précis de l'Inspection des Viandes.* (Asselin et Houzeaud, Paris.)

POLIN et LABIT. *Examen des Aliments suspects.* (Masson, Paris.)

RAZOUS ET NOURISSE. *Les divers procédés de Conservation des Viandes.* (Société d'Editions techniques, Paris, 1907.)

SACQUEPÉE. *Les Empoisonnements alimentaires.* (Baillière, Paris, 1909.)

URBAIN. *La Conservation des substances alimentaires.* (Dunod, Paris.)

Documents physico-chimiques

De GRAFFIGNY. *Guide pratique de l'Electro-Chimiste.* (Bernard, Paris.)

HALLARD et BERTIAUX *Analyse des métaux par électrolyse.* (Dunod, Paris, 1906.)

MINET. *Théorie de l'électrolyse.* (Masson, Paris.)

MINET. *Analyse électrolytique.* (Masson, Paris.)

RIBAN. *Traité d'analyse chimique par Electrolyse.* (Masson, Paris, 1899.)

SIGALAS. *Précis de Physique.* (Maloine, Paris, 1905.)

Publications périodiques

Journal de Pharmacie et de Chimie.

Revue Générale de Chimie pure et appliquée.

Annales des Falsifications.

Revue de Chimie analytique.

Moniteur Scientifique.

Comptes rendus de l'Académie des Sciences.

Revue du service de l'intendance militaire.

TABLE ALPHABÉTIQUE DES MATIÈRES

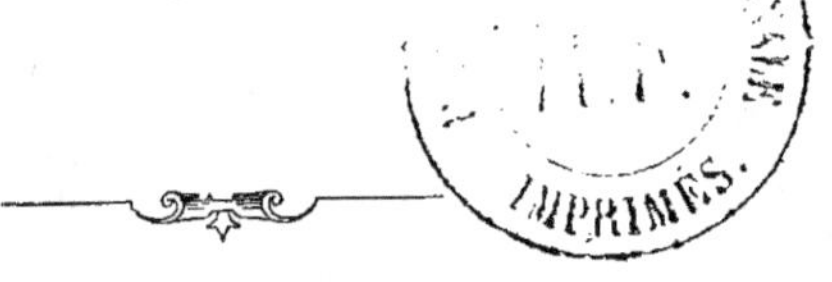

Orléans, imp. H. Tessier, 56, rue des Carmes.

www.ingramcontent.com/pod-product-compliance
Lightning Source LLC
LaVergne TN
LVHW050650060726
842527LV00001B/7